O Menisco

Da Avaliação e Lesão ao Transplante

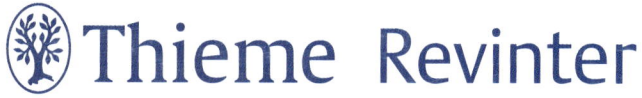

O Menisco

Da Avaliação e Lesão ao Transplante

Rodrigo A. Goes
Chefe Substituto do Centro Especializado em Trauma do Esporte do Instituto Nacional de Traumatologia e Ortopedia (INTO) – Rio de Janeiro, RJ
Mestre pelo Programa de Mestrado Profissional em Ciências Aplicadas ao Sistema Musculoesquelético do INTO
Membro Titular da Sociedade Brasileira de Ortopedia e Traumatologia (SBOT), da Sociedade Brasileira de Cirurgia do Joelho (SBCJ) e da Sociedade Brasileira de Artroscopia e Traumatologia do Esporte (SBRATE)

Robert G. McCormack
MD, FRCSC, Dip Sport Med
Professor Orthopaedic Surgery
Faculty of Medicine, UBC

Thieme
Rio de Janeiro • Stuttgart • New York • Delhi

Dados Internacionais de Catalogação na Publicação (CIP)

G598m

Goes, Rodrigo A.
  O Menisco: Da Avaliação e Lesão ao Transplante / Rodrigo A. Goes & Robert McCormack – 1. Ed. – Rio de Janeiro – RJ: Thieme Revinter Publicações, 2019.

  408 p.: il; 18,5 x 27 cm.
  Inclui Referências Bibliográficas e Índice Remissivo.
  ISBN 978-85-5465-039-1

  1. Ortopedia. 2. Menisco – Avaliação – Tratamento – Transplante. I. McCormack, Robert. II. Título.

CDD: 617.582059
CDU: 617.583

Contato com o autor:
RODRIGO A. GOES
rodrigogoes4@yahoo.com.br

Créditos de ilustração:
RODRIGO TONAN
Ilustrador Médico Formado pela Faculdade Paulista de Artes
Especializado em Ilustrações Médicas pelo Hospital das Clínicas da Faculdade de Medicina da Universidade de São Paulo (HCFMUSP)
Atua como Coordenador do Serviço de Artes Médicas no Hospital de Amor de Barretos e na Faculdade de Ciências da Saúde de Barretos Dr. Paulo Prata (FACISB), SP

Nota: O conhecimento médico está em constante evolução. À medida que a pesquisa e a experiência clínica ampliam o nosso saber, pode ser necessário alterar os métodos de tratamento e medicação. Os autores e editores deste material consultaram fontes tidas como confiáveis, a fim de fornecer informações completas e de acordo com os padrões aceitos no momento da publicação. No entanto, em vista da possibilidade de erro humano por parte dos autores, dos editores ou da casa editorial que traz à luz este trabalho, ou ainda de alterações no conhecimento médico, nem os autores, nem os editores, nem a casa editorial, nem qualquer outra parte que se tenha envolvido na elaboração deste material garantem que as informações aqui contidas sejam totalmente precisas ou completas; tampouco se responsabilizam por quaisquer erros ou omissões ou pelos resultados obtidos em consequência do uso de tais informações. É aconselhável que os leitores confirmem em outras fontes as informações aqui contidas. Sugere-se, por exemplo, que verifiquem a bula de cada medicamento que pretendam administrar, a fim de certificar-se de que as informações contidas nesta publicação são precisas e de que não houve mudanças na dose recomendada ou nas contraindicações. Esta recomendação é especialmente importante no caso de medicamentos novos ou pouco utilizados. Alguns dos nomes de produtos, patentes e design a que nos referimos neste livro são, na verdade, marcas registradas ou nomes protegidos pela legislação referente à propriedade intelectual, ainda que nem sempre o texto faça menção específica a esse fato. Portanto, a ocorrência de um nome sem a designação de sua propriedade não deve ser interpretada como uma indicação, por parte da editora, de que ele se encontra em domínio público.

© 2019 Thieme Revinter Publicações Ltda.
Rua do Matoso, 170, Tijuca
20270-135, Rio de Janeiro – RJ, Brasil
http://www.ThiemeRevinter.com.br

Thieme Medical Publishers
http://www.thieme.com
Capa: Thieme Revinter Publicações Ltda.

Impresso no Brasil por Zit Editora e Gráfica Ltda.
5 4 3 2 1
ISBN 978-85-5465-039-1

Todos os direitos reservados. Nenhuma parte desta publicação poderá ser reproduzida ou transmitida por nenhum meio, impresso, eletrônico ou mecânico, incluindo fotocópia, gravação ou qualquer outro tipo de sistema de armazenamento e transmissão de informação, sem prévia autorização por escrito.

DEDICATÓRIA

RODRIGO A. GOES

Dedico este livro aos que sempre estiveram ao meu lado, me apoiando, sonhando, chorando, sorrindo e realizando;

Aos meus pais (Luciano e Thania), meus irmãos (Fred e Carol), meus cunhados (Andressa e Faria), meus sobrinhos queridos (Lucas, Rafaela, Tiago, Gabriela e Theo);

À Olivia, minha esposa, meu amor, minha companheira, minha parceira, principalmente pela compreensão nos momentos de ausência que a Medicina nos obriga a ter;

Ao Arthur, meu filho, minha energia, para quem pretendo transmitir todo meu conhecimento e minha paixão pela Medicina, pela Cirurgia de Joelho e pelo Menisco.

Sem o apoio total, diário e irrestrito de vocês, eu não chegaria aqui.

ROBERT G. MCCORMACK

To my lovely wife Susan, you have my unending gratitude for your patience and support you have provided me through all my activities.

Also to my daughter Jennifer, who has brought great joy to our lives and always makes me proud.

AGRADECIMENTOS

RODRIGO A. GOES

Agradeço aos meus pais pelo esforço para me proporcionar a melhor formação e por sempre acreditarem em mim.

Aos meus professores e mestres, do colégio, da Medicina, da Ortopedia, da Cirurgia do Joelho e da vida, pois tudo começa com os seus ensinamentos, em especial a João Grangeiro Neto, João Maurício Barretto, Luiz Antonio Vieira e Robert McCormack, que me orientaram, me prepararam e me fizeram entender e acreditar que sempre vale a pena preservar e cuidar dos meniscos.

Aos membros da minha equipe cirúrgica (André Siqueira Campos, Rodrigo Cardoso, Rodrigo Vasconcelos e Aline Petrakis) que presenciam e dividem comigo, a cada semana, o nosso esforço para oferecer aos nossos pacientes, o que há de mais moderno na Cirugia do Joelho, por mais complexo que possa parecer.

Aos colaboradores por ajudarem a realizar essa obra e à Editora Thieme Revinter por acreditar no nosso trabalho.

ROBERT G. MCCORMACK

It goes without saying that this book could not have been accomplished without the support of all the authors. For any academic endeavor we also need to recognize and all the orthopedic trainees, which stimulate us to be better, every day.

We would also like to thank the publisher, all the support staff and, of course, our families.

PREFÁCIO

Parabéns pela compra deste livro!

Estamos confiantes que ele ajudará você a gerenciar melhor seus pacientes, para obter melhores resultados, tanto a curto quanto a longo prazo.

Percorremos um longo caminho desde os dias em que um menisco assintomático era completamente removido para "evitar problemas durante a temporada competitiva". Os maus resultados a longo prazo da meniscectomia nos ensinaram que o menisco tem um papel crítico na função e na saúde do joelho.

Enquanto algumas lições foram aprendidas da maneira mais difícil, este livro te ajudará a fornecer o melhor atendimento e tratamento possível aos pacientes.

Dedicamos a vida ao estudo dos Meniscos e à sua preservação.

Esta é uma obra completa! Dividida em 5 partes e 44 capítulos, escritos por renomados especialistas capazes de esmiuçar essas estruturas tão importantes para o bom funcionamento da articulação mais completa e complexa do nosso corpo… o Joelho.

Assunto em moda na imprensa esportiva, desperta a curiosidade e o interesse do paciente, seja ele atleta ou não. Caracteristicamente, uma lesão capaz de interferir nas atividades diárias e cotidianas e também nas esportivas.

Saber mais sobre anatomia, indicações de cirurgia, técnicas cirúrgicas, métodos de reabilitação e se familiarizar com temas avançados como Transplante Meniscal e *Scaffold meniscus* é o objetivo deste livro.

Esperamos que durante a leitura, vocês encontrem as respostas para os seus questionamentos, que ele traga conhecimento e ensinamento, melhorando a formação, desde o estudante, até os terapeutas e os subespecialistas da cirurgia do joelho.

Boa leitura e até a próxima!

Rodrigo A. Goes e Robert G. McCormack

COLABORADORES

ADRIANO MARQUES DE ALMEIDA
Médico do Grupo de Medicina do Esporte do Instituto de Ortopedia e Traumatologia do Hospital das Clínicas da Universidade de São Paulo (IOT-HCFMUSP)
Mestre e Doutor em Ortopedia pela USP
Professor Colaborador da Faculdade de Medicina da USP

ALFREDO MARQUES VILLARDI
Mestre em Ortopedia e Traumatologia pela Universidade Federal do Rio de Janeiro (UFRJ)
Doutor em Ciências Médicas pela Universidade do Estado do Rio de Janeiro (UERJ)
Responsável pelo Serviço de Cirurgia do Joelho do Hospital São Vicente de Paulo (HSVP) – Rio de Janeiro, RJ

ANDRÉ LUIZ SIQUEIRA CAMPOS
Mestre em Ciências Médicas pela Universidade Federal Fluminense (UFF)
Chefe do Grupo de Cirurgia do Joelho do Hospital Federal dos Servidores do Estado – Rio de Janeiro, RJ
Diretor Regional (Rio de Janeiro) da Sociedade Brasileira de Cirurgia do Joelho (SBCJ) – Gestão: 2017-2018

ANDRÉ PEDRINELLI
Professor Livre-Docente do Departamento de Ortopedia da Faculdade de Medicina da Universidade de São Paulo (FMUSP)
Chefe do Grupo de Medicina do Esporte do Instituto de Ortopedia e Traumatologia do Hospital das Clínicas da USP (HCFMUSP)
Editor-Chefe da Revista Brasileira de Medicina do Esporte

ARDAVAN A. SAADAT
Department of Orthopedic Surgery
University of Illinois – Chicago, USA

BERNARDO CRESPO ALVES
Membro Titular da Sociedade Brasileira de Cirurgia do Joelho (SBCJ)
Ortopedista da Universidade Federal do Rio de Janeiro (UFRJ)
Médico do Grupo de Cirurgia do Joelho do INTO – Rio de Janeiro, RJ

BERTRAND SONNERY-COTTET
Centre Orthopédique Santy, FIFA Medical Center of Excellence – Lyon, France

BETH M. RIZZARDO
MSc, BKin

BRUNO VIEGAS DE ASSIS MASCARENHAS
Médico Assistente do Grupo de Joelho da Faculdade de Medicina do ABC – São Paulo, SP
Chefe Grupo de Joelho do Hospital e Maternidade Beneficência Portuguesa de Santo André, SP
Membro Titular da Sociedade Brasileira de Cirurgia do Joelho (SBCJ)

CAMILA CAROLINA DA SILVA
Membro Titular do Colégio Brasileiro de Radiologia e Diagnóstico por Imagem (CBR)
Médica-Radiologista da Equipe de Radiologia Musculoesquelética da Radiologia Anchieta – Brasília, DF
Médica e Preceptora da Residência Médica da Radiologia e Diagnóstico por Imagem do Hospital Regional de Taguatinga – Brasília, DF

CAMILA COHEN KALEKA
Doutoranda no Hospital Israelita Albert Einstein – São Paulo, SP
Mestre no Programa de Pós-Graduação em Ciências da Saúde pela Faculdade de Ciências Médicas da Santa Casa de São Paulo, SP
Membro da Comissão de Ensino e Treinamento da Sociedade Brasileira de Cirurgia do Joelho (SBCJ) – Gestão: 2015-2018
Membro do Instituto Cohen de Ortopedia, Reabilitação e Medicina do Esporte – São Paulo, SP

CARLOS HUMBERTO VICTORIA
Ortopedista e Cirurgião de Joelho
Membro Titular da Sociedade Brasileira de Ortopedia e Traumatologia (SBOT) e da Sociedade Brasileira de Cirurgia do Joelho (SBCJ)

CÉSAR RUBENS DA COSTA FONTENELLE
Chefe do Serviço de Traumato-Ortopedia do Hospital Universitário Clementino Fraga Filho da Universidade Federal do Rio de Janeiro (HUCFF/UFRJ)
Mestre em Ortopedia pela Faculdade de Medicina da UFRJ
Membro da Sociedade Brasileira de Cirurgia do Joelho (SBCJ) e da Sociedade Brasileira de Artroscopia e Traumatologia do Esporte (SBRATE)

DANIEL ESPERANTE GOMES
Ortopedista e Cirurgião de Joelho
Membro Titular da Sociedade Brasileira de Ortopedia e Traumatologia (SBOT) e da Sociedade Brasileira de Cirurgia do Joelho (SBCJ)

DIANE RIZZARDO
MPT, BKin

DIOGO ASSIS CALS DE OLIVEIRA
Ortopedista e Cirurgião de Joelho
Membro Titular da Sociedade Brasileira de Ortopedia e Traumatologia (SBOT) e da Sociedade Brasileira de Cirurgia do Joelho (SBCJ)

DIOGO FAGUNDES
Membro da Sociedade Brasileira de Ortopedia e Traumatologia (SBOT) e da Sociedade Brasileira de Cirurgia do Joelho (SBCJ)

EDMAR STIEVEN FILHO
Professor de Ortopedia da Universidade Federal do Paraná (UFPR)
Médico do Hospital de Clínicas da UFPR
Membro do Ctea

EDUARDO BRANCO DE SOUSA
Médico-Ortopedista do Centro de Cirurgia do Joelho do INTO – Rio de Janeiro, RJ
Membro Titular da Sociedade Brasileira de Ortopedia e Traumatologia (SBOT) e da Sociedade Brasileira de Cirurgia do Joelho (SBCJ)
Mestre em Ciências Médicas pela Universidade Federal Fluminense (UFF)
Doutor em Ciências Morfológicas pela Universidade Federal do Rio de Janeiro (UFRJ)

ERWIN SECRETOV
Department of Orthopedic Surgery
University of Illinois – Chicago, USA

FABRÍCIO BOLPATO LOURES
Médico Assistente do Grupo de Cirurgia do Joelho do Hospital Santa Teresa, RJ
Cirurgião do Joelho do Hospital Universitário Pedro Ernesto (HUP–UERJ)
Mestre e Doutorando em Ciências Médicas pela Universidade Federal Fluminense (UFF)

FAHD MAHMOOD
MRCS, MSc, MPH, MA (Oxon)
Ortopedista e Traumatologista
Cirurgião de Joelho
Membro do Grupo de Joelho do Queen Elizabeth University Hospital (Glasgow – Escócia)

FELIPE NAVES KALIL
Médico do Clube Atlético Mineiro
Preceptor do Serviço de Ortopedia e Traumatologia do Hospital Universitário Ciências Médicas – Belo Horizonte, MG
Preceptor do Serviço de Ortopedia do Hospital MaterDei – Belo Horizonte, MG
Membro da Sociedade Brasileira de Ortopedia e Traumatologia (SBOT) e da Sociedade Brasileira de Cirurgia do Joelho (SBCJ)

FERNANDO MARTINS ROSA
Membro do Grupo de Cirurgia do Joelho do Hospital do Trabalhador – Curitiba, PR
Membro da Ctea
Membro Da Sociedade Brasileira de Cirurgia do Joelho (SBCJ)

FERNANDO NOEL
Médico Assistente do Grupo de Joelho da Faculdade de Medicina do ABC, SP
Membro Titular da Sociedade Brasileira de Cirurgia do Joelho (SBCJ)
Membro da International Society of Arthroscopy, Knee Surgery and Orthopaedic Sports Medicine (ISAKOS)

GUILHERME FIALHO REIS
Especialista em Fisioterapia Esportiva pela Universidade Federal de Minas Gerais (UFMG)
Fisioterapeuta do Clube Atlético Mineiro

GUILHERME MOREIRA ABREU E SILVA
Mestre e Doutor pela Universidade Federal de Minas Gerais (UFMG)
Professor Adjunto do Departamento do Aparelho Locomotor da Faculdade de Medicina da UFMG

GUILHERME MORGADO RUNCO
Membro Titular da Sociedade Brasileira de Ortopedia e Traumatologia (SBOT) e da Sociedade Brasileira de Cirurgia do Joelho (SBCJ)
Membro do Corpo Clínico do Hospital Universitário Pedro Ernesto da Universidade do Estado do Rio de Janeiro (HUPE–UERJ)

GUSTAVO BLANCO AZEREDO
Membro Titular da Sociedade Brasileira de Ortopedia e Traumatologia (SBOT)
Especializando em Cirurgia de Joelho (R4) do Hospital Israelita Albert Einstein

GUSTAVO LEPORACE
Mestre e Doutor em Engenharia Biomédica pelo COPPE da Universidade Federal do Rio de Janeiro (UFRJ)
Coordenador de Pesquisas do Instituto Brasil de Tecnologias de Saúde (IBTS)

HENRIQUE JORGE JATOBÁ BARRETO
Fisioterapeuta
Especialista em Anatomia Humana
Especialista em Fisioterapia Esportiva

INÊS GENRINHO
Médica Interna do Ano Comum, ULS Nordeste, Macedo de Cavaleiros, Portugal

ISABEL ZIESEMER COSTA
Residente em Ortopedia do Hospital de Clínicas da Universidade Federal do Paraná (HC-UFPR)

JACQUES MENETREY
Centre de Médecine du Sport et de l'Exercice, Swiss Olympic Medical Center, Hirslanden Clinique la Colline – Genève, Suisse
University Hospital of Geneva – Genève, Suisse

JAIR ANTUNES ELETÉRIO NETO
Especialista Titulado pelo Colégio Brasileiro de Radiologia e Diagnóstico por Imagem (CBR)
Visiting Fellow pela Universidade da Califórnia (UCSD)
Residência em Radiologia e Diagnóstico por Imagem no Instituto Nacional de Câncer – Rio de Janeiro, RJ

JAMES P. STANNARD
Chairman, Orthopaedic Surgery – University of Missouri
Medical Director, Missouri Orthopaedic Institute

JOÃO ALVES GRANGEIRO NETO
Mestre em Traumato-Ortopedia
Especialista em Medicina do Esporte
Diretor Médico dos Jogos Olímpicos e Paralímpicos Rio 2016

JOÃO ANTONIO MATHEUS GUIMARÃES
Chefe da Divisão de Ensino e Pesquisa INTO – Rio de Janeiro, RJ
Doutor em Ciências Médicas pela Universidade Federal Fluminense (UFF)
Mestre em Ortopedia e Traumatologia pela Universidade Federal do Rio de Janeiro (UFRJ)

JOÃO ESPREGUEIRA-MENDES
Orthopaedics Department of Minho University – Minho, Portugal
Clínica do Dragão, Espregueira-Mendes Sports Centre – FIFA Medical Centre of Excellence – Porto, Portugal
Dom Henrique Research Centre – Porto, Portugal
3B's Research Group – Biomaterials, Biodegradables and Biomimetics, University of Minho, Headquarters of the European Institute of Excellence on Tissue Engineering and Regenerative Medicine, AvePark, Parque de Ciência e Tecnologia, Zona Industrial da Gandra, 4805-017 Barco, Guimarães, Portugal; ICVS/3B's–PT Government Associate Laboratory, Braga/Guimarães, Portugal

JOÃO GABRIEL DE CERQUEIRA CAMPOS VILLARDI
Mestre em Ortopedia e Traumatologia pela Universidade Federal do Estado do Rio de Janeiro (UNIRIO)
Membro do Serviço de Cirurgia do Joelho do Hospital São Vicente de Paulo (HSVP) – Rio de Janeiro, RJ
Membro do Serviço de Cirurgia do Joelho do Hospital Gaffrée e Guinle da UNIRIO

JOÃO MAURÍCIO BARRETTO
Mestre em Ortopedia pela Universidade Federal do Rio de Janeiro (UFRJ)
Doutor em Ortopedia pela Universidade de São Paulo (USP)
Chefe da Divisão de Traumatologia e Ortopedia do INTO – Rio de Janeiro, RJ

JONATAS BRITO DE ALENCAR NETO
Preceptor da Residência Médica de Ortopedia e Traumatologia do Instituto Dr. José Frota – Fortaleza, CE
Membro Titular da Sociedade Brasileira de Cirurgia do Joelho (SBCJ)
Mestre em Ortopedia pela Universidade Christus – Fortaleza, CE

JORGE LUIZ FERNANDES OLIVA JUNIOR
Membro Titular da Sociedade Brasileira de Ortopedia e Traumatologia (SBOT) e da Sociedade Brasileira de Cirurgia do Joelho (SBCJ)
Médico e Preceptor do Grupo de Cirurgia do Joelho do Hospital das Forças Armadas (HFA) – Brasília, DF

JOSÉ LEONARDO ROCHA DE FARIA
Ortopedista e Traumatologista e Cirurgião do Joelho
Membro Titular da Sociedade Brasileira de Ortopedia e Traumatologia (SBOT), da Sociedade Brasileira de Cirurgia de Joelho (SBCJ) e da International Cartilage Regeneration & Joint Preservation Society (ICRS)
Membro do Centro de Cirurgia do Joelho (INTO) – Rio de Janeiro, RJ
Mestrando em Ciências Aplicadas ao Sistema Músculoesquelético pelo INTO – Rio de Janeiro, RJ

JOSÉ LUIZ COLLEONI
Chefe do Grupo de Joelho da Faculdade de Medicina do ABC, SP
Mestre em Ortopedia pela Escola Paulista
Membro Titular da Sociedade Brasileira de Cirurgia do Joelho (SBCJ)

JOSÉ LUIZ RUNCO
Membro Titular da Sociedade Brasileira de Ortopedia e Traumatologia (SBOT) e da Sociedade Brasileira de Cirurgia de Joelho (SBCJ)
Ex-Presidente da Sociedade Brasileira de Artroscopia e Traumatologia do Esporte (SBRATE)
Chefe do Departamento Médico da Confederação Brasileira de Futebol (CBF) – (1998 a 2014)

JULIANO FRANCISCO DA SILVA
Membro Titular da Sociedade Brasileira de Ortopedia e Traumatologia (SBOT) e da Sociedade Brasileira de Cirurgia do Joelho (SBCJ)
Cirurgião de Joelho do Hospital Ortopédico de Medicina Especializada (HOME) – Brasília, DF

JULIO C. FERNANDES
Cirurgião Ortopedista, CIUSS du NIM, Montreal, Canadá
Professor Titular, Faculté de Médecine, Université de Montréal (UdeM) – Montreal, Canadá
Titular, Cátedra de Pesquisa em Ortopedia da Udem au CIUSS du NIM – Montreal, Canadá

LEONARDO JOSÉ BERNARDES ALBERTONI
Mestrado pela Escola Paulista de Medicina da Universidade Federal de São Paulo (EPM-UNIFESP)
Membro do Grupo do Joelho do Departamento de Ortopedia e Traumatologia da EPM-UNIFESP
Coordenador do Setor de Ortopedia e Traumatologia do Hospital Estadual de Diadema, SP

LEONARDO METSAVAHT
Mestre em Ortopedia – DOT/SOT/UFRJ
Diretor Científico do Instituto Brasil de Tecnologias da Saúde (IBTS)

LUÍS DUARTE SILVA
Clínica do Dragão, Espregueira-Mendes Sports Centre – FIFA Medical Centre of Excellence – Porto, Portugal
Dom Henrique Research Centre – Porto, Portugal

LUIS FELIPE VILANOVA DE CARVALHO SANTOS
Médico-Residente (R4) do Grupo de Joelho da Faculdade de Medicina do ABC, SP

LUIS FERNANDO JORDÃO SANTOS
Cirurgião Ortopedista do Hospital da Força Aérea Brasileira – Natal, RN
Capitão-Médico da Força Aérea Brasileira

LUIZ ANTÔNIO M. VIEIRA
Ortopedista e Cirurgião de Joelho
Membro Titular da Sociedade Brasileira de Ortopedia e Traumatologia (SBOT) e da Sociedade Brasileira de Cirurgia do Joelho (SBCJ)
Ex-Chefe do Grupo de Joelho do INTO – Rio de Janeiro, RJ

LUIZ HENRIQUE PEREIRA ALVES
Professor-Assistente do Departamento de Anatomia Humana da Universidade Federal do Estado do Rio de Janeiro (UNIRIO)

MARC R. RIZZARDO
BScPT, MPE, BPE
Dip Sports Physiotherapy
Clinical Associate Professor
Faculty of Medicine, UBC

MARCEL FARACO SOBRADO
Graduado em Medicina pela Faculdade de Medicina da Universidade de São Paulo (FMUSP)
Residência Médica e Especialização em Cirurgia do Joelho pelo Hospital das Clínicas da FMUSP
Doutorando pela FMUSP

MARCELO CABRAL F. RÊGO
Membro Titular da Sociedade Brasileira de Cirurgia do Joelho (SBCJ)
Residência no INTO – Rio de Janeiro, RJ
Pós-Graduado em Medicina do Esporte pela Universidade Veiga de Almeida – Rio de Janeiro, RJ

MARCELO MANDARINO
Mestre em Ciências Musculoesqueléticas pelo INTO – Rio de Janeiro, RJ
Membro do Centro de Cirurgia do Joelho do INTO – Rio de Janeiro, RJ
Membro da Sociedade Brasileira de Ortopedia e Traumatologia (SBOT) Sociedade Brasileira de Cirurgia do Joelho (SBCJ)

MÁRCIO BEZERRA GADELHA LOPES
Membro Titular da Sociedade Brasileira de Ortopedia e Traumatologia (SBOT), da Sociedade Brasileira de Cirurgia do Joelho (SBCJ) e da Sociedade Brasileira de Medicina do Esporte e Exercício (SBMEE)

MARCO ANTÔNIO PERCOPE DE ANDRADE
Mestre e Doutor pela Universidade Federal de São Paulo (UNIFESP)
Professor-Associado do Departamento do Aparelho Locomotor da Faculdade de Medicina da Universidade Federal de Minas Gerais (UFMG)

MARCO KAWAMURA DEMANGE
Graduado em Medicina pela Universidade de Campinas (Unicamp)
Residência Médica e Especialização em Cirurgia do Joelho pelo Hospital das Clínicas da Faculdade de Medicina da Universidade de São Paulo (HCFMUSP)
Mestrado, Doutorado e Livre-Docência pela FMUSP
Pós-Doutorado pela Harvard University e pela Weil Cornell Medical College
Professor-Associado do Departamento de Ortopedia e Traumatologia da FMUSP
Chefe do Grupo de Joelho do Instituto de Ortopedia e Traumatologia (ITO) do HCFMUSP

MARCOS ANTÔNIO DA SILVA GIRÃO
Membro Titular da Sociedade Brasileira de Cirurgia do Joelho (SBCJ), da Sociedade Brasileira de Artroscopia e Trauma do Esporte (SBRATE) e da Sociedade Brasileira de Medicina do Esporte e Exercício (SBMEE)

MARIO FERRETTI
Doutor em Ortopedia pela Escola Paulista de Medicina da Universidade Federal de São Paulo (EPM-UNIFESP)
Pós-Doutorado pela University of Pittsburgh, EUA
Professor Adjunto do Departamento de Ortopedia e Traumatologia EPM-UNIFESP
Supervisor do Programa de Residência do Hospital Israelita Albert Einstein

MARK R. HUTCHINSON
Professor of Orthopedic Surgery and Sports Medicine
Head Team Physician
University of Illinois – Chicago, USA

MATTHEW J. STEFFES
Department of Orthopedic Surgery
University of Illinois – Chicago, USA

MAURO BATISTA ALBANO
Médico do Hospital de Clínicas da Universidade do Paraná (HC-UFPR)
Membro do Grupo de Cirurgia do Joelho do Hospital do Trabalhador – Curitiba, PR
Membro Da Sociedade Brasileira de Cirurgia do Joelho (SBCJ)

MAX ROGÉRIO FREITAS RAMOS
Professor-Associado Chefe de Clínicas da Ortopedia do Hospital Universitário Gaffrée e Guinle da Universidade Federal do Estado do Rio de Janeiro (UNIRIO)
Mestrado em Ciências Cirúrgicas pela Universidade Federal do Rio de Janeiro (UFRJ)
Doutorado em Ciências Cirúrgicas pela UFRJ
Livre-Docente e Pós-Doutorado pela Universidade Federal do Estado do Rio de Janeiro (UNIRIO)

MOISÉS COHEN
Professor Titular do Departamento de Ortopedia e Traumatologia e Chefe da Disciplina de Medicina do Esporte e da Atividade Física da Universidade Federal de São Paulo (UNIFESP)
Coordenador da Pós-Graduação em Ciências do Esporte e da Atividade Física e Orientador do Programa de Pós-Graduação em Cirurgia Translacional
Presidente da ISAKOS – Gestão: 2011-2013

NELSON HIROYUKI MIYABE OOKA
Mestre em Ciências Médicas pela Universidade Federal Fluminense (UFF)
Chefe de Clínica do Serviço de Ortopedia e Traumatologia do Hospital Federal dos Servidores do Estado – Rio de Janeiro, RJ
Médico-Ortopedista do Hospital Universitário Pedro Ernesto da Universidade do Estado do Rio de Janeiro (HUPE-UERJ)

NUNO PAIS
Departamento de Ortopedia e Traumatologia da Unidade Local de Saúde do Nordeste, Macedo de Cavaleiros, Portugal
Clínica do Dragão, Espregueira-Mendes Sports Centre – FIFA Medical Centre of Excellence – Porto, Portugal
Dom Henrique Research Centre, Portugal

NUNO SEVIVAS
Clínica do Dragão, Espregueira-Mendes Sports Centre – FIFA Medical Centre of Excellence – Porto, Portugal
Dom Henrique Research Centre – Porto, Portugal
Life and Health Sciences Research Institute (ICVS), School of Medicine, University of Minho, Campus de Gualtar – Braga, Portugal
ICVS/3B's–PT Government Associate Laboratory – Braga/Guimarães, Portugal

PEDRO DEBIEUX
Doutor pelo Programa de Pós-Graduação em Cirurgia Translacional da Escola Paulista de Medicina da Universidade Federal de São Paulo (EPM-UNIFESP)
Médico do Grupo de Joelho do Departamento de Ortopedia e Traumatologia da EPM-UNIFESP
Membro do Instituto Cohen de Ortopedia, Reabilitação e Medicina do Esporte

PEDRO NOGUEIRA GIGLIO
Graduado em Medicina pela Faculdade de Medicina da Universidade de São Paulo (FMUSP)
Residência Médica e Especialização em Cirurgia do Joelho pelo Hospital das Clínicas da FMUSP
Doutorando pela FMUSP

PHELIPPE AUGUSTO VALENTE MAIA
Mestre em Ciências Musculoesqueléticas pelo Instituto Nacional de Traumatologia e Ortopedia (INTO) – Rio de Janeiro, RJ
Chefe Substituto do Centro de Cirurgia do Joelho do INTO
Membro da Sociedade Brasileira de Ortopedia (SBOT) e da Sociedade Brasileira de Cirurgia do Joelho (SBCJ)

PIERRE RANGER
Cirurgião Ortopedista, CIUSS du NIM – Montreal, Canadá
Professor-Associado, Faculté de Médecine, UdeM – Montreal, Canadá

RAPHAEL SERRA CRUZ
Centro de Cirurgia de Joelho – Instituto Nacional de Traumatologia e Ortopedia
Instituto Brasil de Tecnologias da Saúde, Rio de Janeiro, RJ
Centro Avançado de Ortopedia – Hospital São Vicente de Paulo – Rio de Janeiro, RJ

RENATO ANDRADE
Clínica do Dragão, Espregueira-Mendes Sports Centre – FIFA Medical Centre of Excellence – Porto, Portugal
Dom Henrique Research Centre – Porto, Portugal
Faculty of Sports, University of Porto – Porto, Portugal

RICARDO BASTOS
Clínica do Dragão, Espregueira-Mendes Sports Centre - FIFA Medical Centre of Excellence, Porto – Portugal
Dom Henrique Research Centre – Porto, Portugal
Fluminense Federal University – Rio de Janeiro, RJ

RICARDO DO CARMO BASTOS
Médico Assistente do Centro de Trauma do Esporte do Instituto Nacional de Traumatologia e Ortopedia (INTO) – Rio de Janeiro, RJ
Membro do Departamento Médico do Futebol Profissional do Botafogo Futebol e Regatas
Membro Titular da Sociedade Brasileira de Ortopedia (SBOT), da Sociedade Brasileira de Cirurgia do Joelho (SBCJ) e da Sociedade Brasileira de Artroscopia e Traumatologia do Esporte (SBRATE)

RICARDO LYRA DE OLIVEIRA
Membro Titular da Sociedade Brasileira de Ortopedia (SBOT) e da Sociedade Brasileira de Cirurgia do Joelho (SBCJ)
Coordenador do Grupo de Joelho do Hospital Otávio de Feitas – Recife, PE

RODRIGO BARREIROS VIEIRA
Mestre em Cirurgia pela Universidade Federal de Minas Gerais (UFMG)
Médico do Clube Atlético Mineiro
Preceptor do Serviço de Ortopedia e Traumatologia do Hospital Universitário Ciências Médicas – Belo Horizonte, MG
Membro da Sociedade Brasileira de Ortopedia (SBOT), da Sociedade Brasileira de Cirurgia do Joelho (SBCJ) e da Sociedade Brasileira de Artroscopia e Traumatologia do Esporte (SBRATE)
Membro da International Society of Arthroscopy, Knee Surgery and Orthpaedic Sports Medicine (ISAKOS)

RODRIGO CAMPOS PACE LASMAR
Mestre em Cirurgia pela Faculdade de Medicina da Universidade de São Paulo (USP)
Professor de Ortopedia e Traumatologia da Faculdade de Ciências Médicas de Minas Gerais
Preceptor do Serviço de Ortopedia e Traumatologia do Hospital Universitário Ciências Médicas – Belo Horizonte, MG
Vice-Presidente da Sociedade Brasileira de Artroscopia e Traumatologia do Esporte (SBRATE) – (Gestão: 2018)
Membro da Sociedade Brasileira de Ortopedia (SBOT) e da Sociedade Brasileira de Cirurgia do Joelho (SBCJ)
Diretor Médico do Clube Atlético Mineiro
Médico da Seleção Brasileira de Futebol

RODRIGO DE FARIAS CARDOSO
Mestre no Programa de Mestrado Profissional em Ciências Aplicadas ao Sistema Musculoesquelético do INTO – Rio de Janeiro, RJ
Membro Titular da Sociedade Brasileira de Ortopedia e Traumatologia (SBOT), da Associação Brasileira de Oncologia Ortopédica (ABOO), da Sociedad Latino Americana de Tumores Musculo Esqueleticos (SLATME) e da Sociedade Portuguesa de Ortopedia e Traumatologia (SPOT)
Membro do Centro Especializado em Oncologia Ortopédica do INTO – Rio de Janeiro, RJ

RODRIGO KAZ
Membro Titular das Sociedades Brasileiras de Ortopedia e Traumatologia (SBOT), da Sociedade Brasileira de Medicina do Esporte (SBME) e da Sociedade Brasileira de Cirurgia do Joelho (SBCJ)
Post-Doctoral Fellowship – Sports Medicine – Universidade de Pittsburgh, US
Fellowship Artroscopia e Traumatogia Esportiva / ESSKA – Hospital Universitário de Genebra, Suíça e em Cirurgia de Joelho /SBCJ – Cartilage Repair Center – Brigham and Women's Hospital / Universidade de Harvard, EUA
Staff do Grupo de Cirurgia do Joelho do Hospital Federal da Lagoa

RODRIGO SATTAMINI PIRES E ALBUQUERQUE
Professor Adjunto de Ortopedia e Traumatologia da Universidade Federal Fluminense (UFF)
Médico Assistente do Centro de Cirurgia do Joelho do Instituto Nacional de Traumatologia e Ortopedia (INTO) – Rio de Janeiro, RJ
Mestre e Doutor em Medicina pela Universidade Federal do Rio de Janeiro (UFRJ)

SÉRGIO MARINHO DE GUSMÃO CANUTO
Ortopedista e Cirurgião de Joelho
Membro Titular da Sociedade Brasileira de Ortopedia (SBOT), da Sociedade Brasileira de Cirurgia do Joelho (SBCJ) e da Sociedade Brasileira de Artroscopia e Traumatologia do Esporte (SBRATE)

SIMON J. SPENCER
FRCS (Tr&Orth)
Ortopedista e Traumatologista
Cirurgião de Joelho
Membro do Grupo de Joelho do Queen Elizabeth University Hospital (Glasgow – Escócia)

THAIS DUTRA VIEIRA
Ortopedista e Traumatologista
Membro Titular da Sociedade Brasileira de Ortopedia e Traumatologia (SBOT) e da Sociedade Brasileira de Cirurgia do Joelho (SBCJ)
Especialista em Cirurgia do Joelho
Fellow em Cirurgia do Joelho e Trauma do Esporte no Centre Orthopédique Santy – FIFA Medical Center of Excellence – Lyon, FR

THOMAS M. DEBERARDINO
Professor of Orthopaedic Surgery, Baylor School of Medicine
Co-Director, Combined Baylor School of Medicine & San Antonio, Texas Sports Medicine Fellowship
Medical Director, Burkhart Research Institute for Orthopaedics (BRIO)
Sports Medicine Orthopaedic Surgeon at the Sports Institute and TSAOG Orthopaedics
Journal Reviewer: J of Trauma, Arthroscopy, Am J Sports Med, Medicine & Science in Sports & Exercise, Current Orthopaedic Practice, JSES, JBJS, AJO

TIAGO CARMINATTI
Membro do Grupo de Cirurgia do Joelho do Hospital Federal da Lagoa – Rio de Janeiro, RJ
Membro Titular da Sociedade Brasileira de Cirurgia do Joelho (SBCJ) e da Sociedade Brasileira de Ortopedia e Traumatologia (SBOT)
Membro da ICRS (International Cartilage Repair Society)

TÚLIO VINÍCIUS DE OLIVEIRA CAMPOS
Mestre pela Faculdade de Medicina da Universidade Federal de Minas Gerais (UFMG)
Professor-Assistente do Departamento do Aparelho Locomotor da UFMG

VITOR BARION CASTRO DE PÁDUA
Ortopedista e Cirurgião de Joelho
Membro Titular da Sociedade Brasileira de Ortopedia (SBOT), da Sociedade Brasileira de Cirurgia do Joelho (SBCJ) e da Sociedade Brasileira de Artroscopia e Traumatologia do Esporte (SBRATE)

SUMÁRIO

Parte I
Introdução

1 **A HISTÓRIA DO MENISCO: DO PERMIANO SUPERIOR AO SÉCULO XXI**...3
   Luis Fernando Jordão Santos
   Julio C. Fernandes
   Pierre Ranger

2 **ANATOMIA** 9
   Max Rogério Freitas Ramos
   Luiz Henrique Pereira Alves
   Diogo Fagundes

3 **CIÊNCIA BÁSICA: HISTOLOGIA, EMBRIOLOGIA, CITOLOGIA, VASCULARIZAÇÃO E INERVAÇÃO**..................... 17
   José Leonardo Rocha de Faria
   Rodrigo A. Goes

4 **FUNÇÕES BIOMECÂNICAS DOS MENISCOS – MUITO MAIS QUE UM AMORTECEDOR** ... 23
   Leonardo Metsavaht
   Gustavo Leporace

5 **EPIDEMIOLOGIA DAS LESÕES MENISCAIS** . 29
   Bruno Viegas de Assis Mascarenhas
   José Luiz Colleoni
   Fernando Noel
   Luis Felipe Vilanova de Carvalho Santos

6 **MECANISMO DE LESÃO MENISCAL POR ESPORTE** 33
   João Alves Grangeiro Neto
   Ricardo do Carmo Bastos

7 **SEMIOLOGIA DO JOELHO E TESTES MENISCAIS** 37
   Rodrigo Sattamini Pires e Albuquerque
   Fabrício Bolpato Loures

8 **DIAGNÓSTICO POR IMAGEM DAS LESÕES MENISCAIS**................... 43
   Jair Antunes Eletério Neto

9 **CAPACIDADE DE DETECÇÃO DE LESÃO E PREVISIBILIDADE DE SUTURA MENISCAL PELA RESSONÂNCIA MAGNÉTICA** 53
   Rodrigo A. Goes
   André Siqueira Campos
   Rodrigo de Farias Cardoso
   João Maurício Barretto

10 **CLASSIFICAÇÃO DAS LESÕES MENISCAIS**.. 65
   César Rubens da Costa Fontenelle
   Tiago Carminatti

11 **PLANEJAMENTO PRÉ-OPERATÓRIO PARA ARTROSCOPIA DE JOELHO – QUE CUIDADOS DEVEMOS TER?** 75
   Mario Ferretti
   Gustavo Blanco Azeredo

Parte II
Tratamento Conservador e Meniscectomia Parcial Artroscópica

12 **TRATAMENTO CONSERVADOR DAS LESÕES DE MENISCO**............. 85
   Eduardo Branco de Sousa

13 **MENISCECTOMIA PARCIAL: DESAFIOS E DIFICULDADES DA TÉCNICA** .. 89
   José Luiz Runco
   Guilherme Morgado Runco

14 **CONDRÓLISE E COMPLICAÇÕES PÓS-MENISCECTOMIA** 99
   Alfredo Marques Villardi
   João Gabriel de Cerqueira Campos Villardi

15 **REABILITAÇÃO NO TRATAMENTO CONSERVADOR E PÓS-MENISCECTOMIA** 107
   Henrique Jorge Jatobá Barreto

Parte III
O Menisco em Situações Especiais

16 MENISCO DISCOIDE: EPIDEMIOLOGIA, CLASSIFICAÇÃO E DIAGNÓSTICO 121
Marcelo Mandarino
Phelippe Augusto Valente Maia

17 LESÕES DO MENISCO NO ESQUELETO IMATURO 125
Marcel Faraco Sobrado
Pedro Nogueira Giglio
Marco Kawamura Demange

18 CONFLITO OSTEOMENISCAL 131
Adriano Marques de Almeida
André Pedrinelli

19 LESÃO MENISCAL DEGENERATIVA SEM ARTROSE: CAUSAS, ORIGENS, TRATAMENTO E CONSEQUÊNCIAS 133
Marco Antônio Percope de Andrade
Guilherme Moreira Abreu e Silva
Túlio Vinícius de Oliveira Campos

20 MENISCO EXTRUSO: CAUSAS, CONSEQUÊNCIAS E TRATAMENTO 139
Luis Fernando Jordão Santos
Pierre Ranger
Julio C. Fernandes

21 LESÃO MENISCAL ASSOCIADA A CISTO PARAMENISCAL 147
Sérgio Marinho de Gusmão Canuto
Vitor Barion Castro de Pádua

22 LESÃO MENISCAL RADIAL COMPLETA ... 153
Bernardo Crespo Alves

23 LESÃO MENISCAL LONGITUDINAL VERTICAL 159
Jorge Luiz Fernandes Oliva Junior
Juliano Francisco da Silva
Camila Carolina da Silva
Rodrigo A. Goes

24 LESÃO MENISCAL ASSOCIADA A LESÕES CONDRAIS E OSTEOCONDRAIS 173
André Siqueira Campos
Nelson Hiroyuki Miyabe Ooka
Rodrigo A. Goes

25 ABORDAGEM E CUIDADO COM O MENISCO NAS FRATURAS DO PLANALTO TIBIAL 195
João Antonio Matheus Guimarães

Parte IV
Reparo Meniscal

26 MENISCECTOMIA × MENISCORRAFIA: REVISÃO DA BIBLIOGRAFIA E CUIDADOS NO ATLETA DE ALTO RENDIMENTO 203
Rodrigo Campos Pace Lasmar
Felipe Naves Kalil
Rodrigo Barreiros Vieira
Guilherme Fialho Reis

27 INDICAÇÕES E CONTRAINDICAÇÕES PARA A SUTURA MENISCAL 217
Leonardo José Bernardes Albertoni

28 MATERIAIS E DISPOSITIVOS DE SUTURA MENISCAL 225
Marcelo Cabral F. Rêgo
Ricardo Lyra de Oliveira

29 ESTÍMULOS BIOLÓGICOS PARA CICATRIZAÇÃO MENISCAL – QUAIS AS OPÇÕES QUE TEMOS? 231
Ricardo Bastos
Nuno Pais
Inês Genrinho
Renato Andrade
Luís Duarte Silva
Nuno Sevivas
João Espregueira-Mendes

30 VIAS DE ACESSO PARA SUTURA DE MENISCO 239
Carlos Humberto Victoria
Luiz Antônio M. Vieira
Diogo Assis Cals de Oliveira

31 SUTURA MENISCAL ASSOCIADA À RECONSTRUÇÃO LIGAMENTAR 245
Rodrigo Kaz
Tiago Carminatti

32 SUTURA MENISCAL 1: TÉCNICA DE DENTRO PARA FORA (INSIDE-OUT) ... 251
Fernando Martins Rosa
Edmar Stieven Filho
Mauro Batista Albano
Isabel Ziesemer Costa

33 SUTURA MENISCAL 2: TÉCNICA DE FORA PARA DENTRO (OUTSIDE-IN) 261
Marcos Antônio da Silva Girão
Jonatas Brito de Alencar Neto
Márcio Bezerra Gadelha Lopes

34 SUTURA MENISCAL 3: TÉCNICA COM DISPOSITIVOS (ALL-INSIDE) 267
Luís Duarte Silva
Ricardo Bastos
Jacques Menetrey

35 SUTURA MENISCAL 4: TÉCNICA POSTERIOR PARA *RAMP LESION* 271
Raphael Serra Cruz
Thais Dutra Vieira
Bertrand Sonnery-Cottet

36 SUTURA MENISCAL 5: RAÍZES MENISCAIS . 281
Moisés Cohen

37 CENTRALIZAÇÃO MENISCAL: DIAGNÓSTICO, INDICAÇÃO E TÉCNICA . . 295
Daniel Esperante Gomes

38 COMPLICAÇÕES NOS REPAROS MENISCAIS 309
Diogo Assis Cals de Oliveira
Luiz Antônio M. Vieira
Carlos Humberto Victoria
Rodrigo A. Goes

Parte V
Transplante Meniscal

39 INDICAÇÕES E PLANEJAMENTO PRÉ-OPERATÓRIOS 321
Camila Cohen Kaleka
Pedro Debieux

40 INTRAOPERATÓRIO – TÉCNICA CIRÚRGICA E DICAS: TRANSPLANTE DE MENISCOS MEDIAL E LATERAL 327
Thomas M. DeBerardino

41 REABILITAÇÃO APÓS A CIRURGIA DE MENISCO 339
Marc R. Rizzardo
Beth M. Rizzardo
Diane Rizzardo
Robert G. McCormack

42 SOBREVIDA E RESULTADOS APÓS O TRANSPLANTE DE MENISCO 355
Erwin Secretov
Ardavan A. Saadat
Matthew J. Steffes
Mark R. Hutchinson

43 ARTROPLASTIA BIOLÓGICA 363
André Siqueira Campos
James P. Stannard

44 ALTERNATIVAS AOS ALOENXERTOS – *SCAFFOLDS MENISCUS* (SUPORTES): INDICAÇÕES, TÉCNICAS E RESULTADOS. . 369
Fahd Mahmood
Simon J. Spencer

ÍNDICE REMISSIVO 377

Parte I Introdução

1 A HISTÓRIA DO MENISCO: DO PERMIANO SUPERIOR AO SÉCULO XXI

Luis Fernando Jordão Santos
Julio C. Fernandes
Pierre Ranger

EVOLUÇÃO ANATÔMICA DO MENISCO

Caso fosse necessário determinar um ponto inicial para o começo da história dos meniscos deveríamos retomar mais de 300 milhões de anos ao registrar o surgimento dos apêndices pélvicos do *Sarcopterigian* (peixe com nadadeiras lobadas) e a partir de então o desenvolvimento do esqueleto apendicular.[17] As complexas características morfofuncionais do joelho não são unicamente humanas, e podemos observar anfíbios, répteis, pássaros e mamíferos que possuem as mesmas características observadas no joelho humano, entre elas a presença de estruturas fibrocartilaginosas entre o fêmur e a tíbia – os meniscos.

Muitos estudos sobre animais ancestrais de hábitos quadrúpedes são conhecidos e já descreviam a presença de meniscos entre o fêmur e a tíbia.[18,23] O *Eryops*, animal com passagem registrada no período Paleozoico, é uma espécie de ancestral dos répteis atuais e apresenta as mesmas características da articulação femorotibial que o crocodilo atual, onde os meniscos são conectados anteriormente pelo ligamento intermeniscal e também apresentam contiguidade com a cápsula articular, além da existência de rudimentares ligamentos dos meniscos femorais.

Ao observar a linhagem dos primatas que nos traz ao *Homo sapiens*, o estudo de Tardieu investigou a evolução para uma postura bípede há aproximadamente 3-4 milhões de anos com o *Australopithecus aferensis* e, diante desta importante modificação de hábitos,[24] três modificações de grande relevância na articulação femorotibial foram descritas: 1. ângulo bicondilar do fêmur (alinhamento do membro inferior em valgo); 2. forma mais aprofundada da articulação femoropatelar (aumento da força e forma do músculo quadríceps) e 3. dupla inserção do menisco lateral (aumento da estabilidade e amplitude articular).

As características anatômicas, observadas na articulação do joelho do *Australopithecus aferensis*, são as mesmas observadas no *Homo Sapiens* onde é evidente a dupla inserção do menisco lateral que confere uma limitada mobilidade deste menisco sobre o platô tibial e proporciona maior estabilidade articular. Tal observação confere ao *Australopithecus aferensis* a prática habitual do movimento de extensão completa do joelho durante a postura ereta e a fase de balanço da marcha bípede (Fig. 1-1).[24]

O joelho humano é uma articulação do tipo gínglimo ou dobradiça monoaxial que realiza movimentos de flexo-extensão no plano sagital. Com o joelho fletido é possível realizar ainda o movimento de rotação, visto que a superfície articular da tíbia não é exatamente complementar à do fêmur.[16]

Importante ressaltar que os côndilos femorais têm sua forma convexa e articulam-se com a parte proximal da tíbia que apresenta formatos interno côncavo e externo convexo. Desta forma a função primária dos meniscos é conferir estabilidade para a articulação femorotibial, adaptando o formato reto do "platô tibial" ao formato convexo do fêmur. Com isso, os meniscos passam a ter fundamental participação na congruência articular ao permitir maior transmissão de cargas, absorção de choques e distribuição de líquido sinovial, aumentando a estabilidade e reduzindo o desgaste articular.

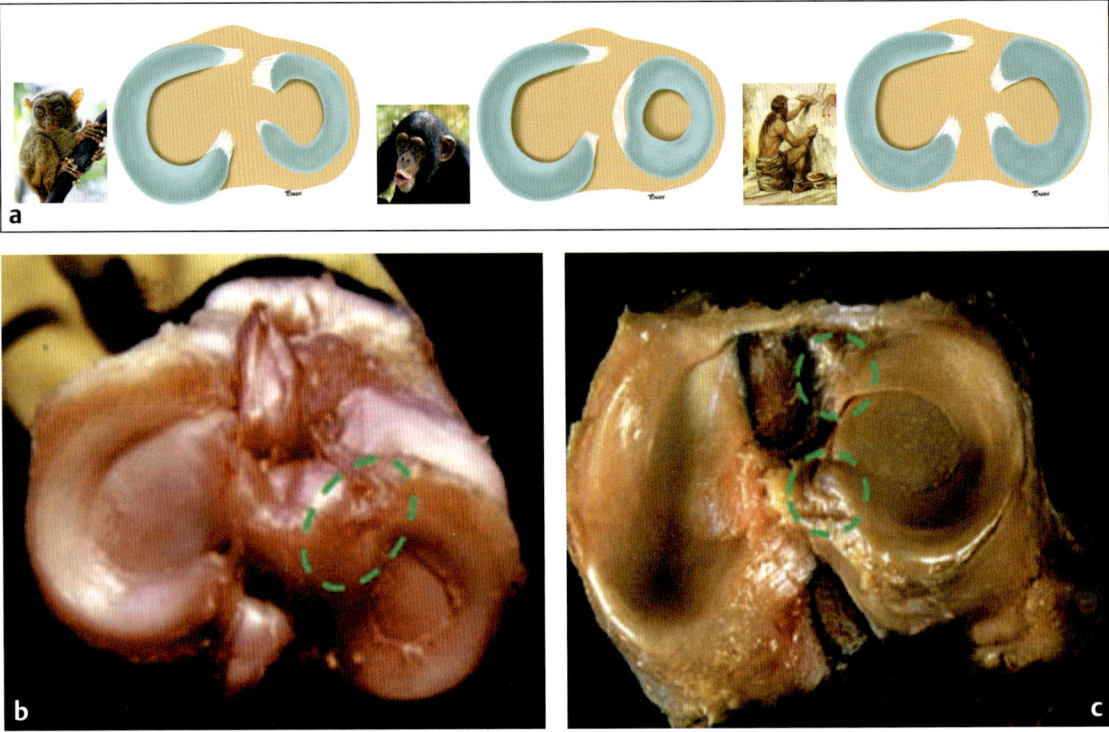

Fig. 1-1. (**a**) Evolução morfológica do menisco lateral. Peça anatômica de comparação morfológica da inserção meniscal do chipanzé (**b**) e do homem (**c**). *Fonte:* Lebel B *et al.*,2010[13]

HISTÓRIA DO MENISCO HUMANO

Podemos iniciar esse mergulho na história do menisco ao buscar a etimologia da palavra e as razões para a sua utilização. Menisco tem sua origem no Grego *meniskos*, que significa "crescente", que vem de *men* ou *mené*, que significa "lua";[19] porém, durante muitos anos, a denominação mais comum era "cartilagem semilunar" ou na origem latina, "cartilago semilunaris" por causa de sua forma semelhante à aparência da porção visível iluminada do satélite natural da terra.

O interesse pelo conhecimento da anatomia, biologia e da biomecânica do corpo humano sempre esteve na mente dos estudiosos em busca por informações que pudessem agregar conhecimento.

A denominação "cartilago semilunaris" é atribuída a Andrea Vesalius que publicou, em 1543, durante o período do Renascimento, sua obra particular chamada "De Humani Corporis Fabrica" onde fez uma descrição completa do corpo humano com base em dissecções anatômicas que descreveram as estruturas cartilaginosas localizadas no platô tibial (Fig. 1-2).[26]

A obra de Andrea Vesalius introduziu uma visão moderna de estudo da anatomia humana e foi seguida por diversas outras publicações, como "Observationes Anatomico Chirurgico Medicae" de Heinrich Bass, 1731, e "The Chirurgical Observations and Cases" de William Bromfield, 1773, que valorizavam, além das descrições detalhadas da anatomia,[3] as observações de técnicas cirúrgicas e procedimentos operatórios realizados para o tratamento das cartilagens semilunares do joelho.[4]

Ainda no século XIX grandes publicações trazendo fascinantes ilustrações da anatomia do joelho e em especial das cartilagens semilunares prenderam a atenção da comunidade científica pela riqueza de detalhes, fato inovador para a época, como as

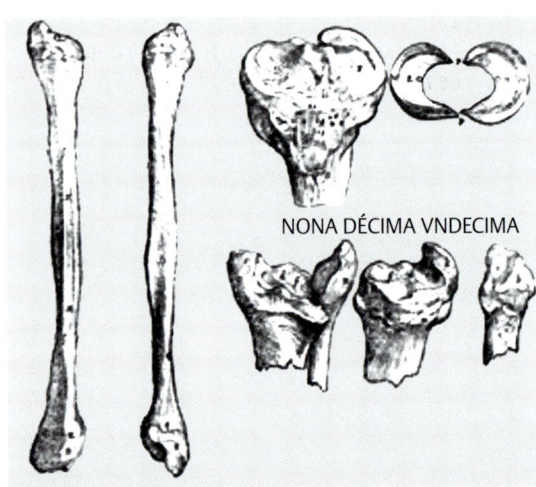

Fig. 1-2. "De Humani Corporis Fabrica" de Andreas Vesalius (1543). *Fonte:* DiMatteo *et al.*, 2016.[7]

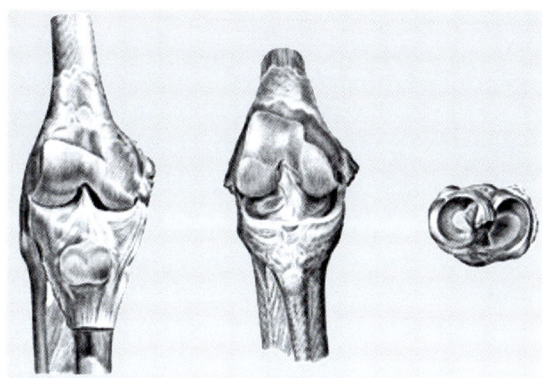

Fig. 1-3. "Icones Anatomicae" de Leopoldo Caldani (1813). *Fonte:* DiMatteo *et al.*, 2016.[7]

descrições feitas por Floriano Caldani, 1813, e Astley Coper, 1826 (Fig. 1-3).[5,6]

HISTÓRIA DA CIRURGIA DO MENISCO

Um cirurgião escocês, *Sir* Thomas Annandale (1838-1907), não sabia que estava prestes a mudar os rumos da história da cirurgia do menisco quando publicou, em 1883, sua revolucionária abordagem a um paciente de 30 anos que o procurou com queixa de dor aguda no joelho que frequentemente o acometia associada ao joelho bloqueado em flexão e com sensação de falseio. Após falha do tratamento conservador, Dr. Annandale optou pelo tratamento cirúrgico onde realizou o primeiro reparo meniscal como ele mesmo assim descreveu: "*... the semilunar cartilage was completely separated from its attachments and was displaced backwards about half an inch. The anterior edge of this cartilage was seized by a pair of artery catch forceps, and held there until three stitches of chromic catgut were passed through it and through the fascia and periosteum coveringthe margino f the* tíbia. *The forceps were then withdrawn, the cartilage remaing securely stitched in position*".[8] ("*... a cartilagem semilunar estava completamente separada de seus acessórios e foi deslocada para trás cerca de meia polegada. A borda anterior desta cartilagem foi apreendida por um par de capturas arteriais fórceps, e mantida ali até que três pontos de categute crômico fossem passados por ela e pela fáscia e periósteo cobrindo a margem da tíbia. Os fórceps foram, então, retirados, a cartilagem remanescente seguramente costurada na posição* ". - em tradução livre dos autores.). O paciente relatou completa recuperação da função do joelho após 6 meses da cirurgia. Este fato deu início a uma Nova Era da cirurgia do menisco.

A partir dessa nova ótica de abordagem às patologias meniscais, alterou-se a opinião dos cirurgiões que começaram a modificar suas condutas. e, em 1908, Moritz Katzenstein publicou seu estudo com uma série de 7 casos de reparo meniscal com *follow-up* de 7 anos. O autor destacou a boa evolução inicial, porém, deterioração dos resultados com o passar do tempo, "*... in a minority of the cases (1 of 10) resection of the meniscos results in permanently good function*" ("*em uma minoria dos casos (1 em 10), a ressecção dos meniscos resultou em função satisfatória permanente*"– tradução livre dos autores) e também acrescentou o importante comentário que ainda hoje, mais de 100 anos depois, se mantém atual em relação à preservação dos meniscos pois são parte importante da articulação e alerta para o reparo da lesão meniscal, "*... this was not astonishing, since with the resection of the meniscus, an important part of the joint is removed*" ("*... isto não foi surpreendente, pois com a ressecção do menisco, uma parte importante, da articulação é removida*" – idem).[20]

Outro importante trabalho que tem grande relevância para a história da cirurgia do menisco, confirmando 40 anos mais tarde o que fora observado por Moritz Katzenstein, foi o estudo publicado por outro cirurgião escocês, *Sir* Thomas Fairbank, em 1948, onde demonstra os efeitos deletérios causados na cartilagem articular decorrente da remoção dos meniscos.[9] Tal estudo obteve tamanho impacto sobre a comunidade científica e a necessidade de novas perspectivas pois revelou que os resultados pós-meniscectomia eram e ainda são devastadores em longo prazo. Desta forma chamando a atenção para a possibilidade de preservação da cartilagem semilunar do joelho, que era considerada como uma estrutura desprezível e sem função articular.

Edward Tapper reportou em seu trabalho datado de 1969 o acompanhamento de 20 anos de pacientes pós-meniscectomia que apresentaram um melhor resultado quando preservavam o rim meniscal se comparados aos pacientes pós-meniscetomia total. O relato de Tapper, aliado a outros estudos com a mesma formatação metodológica, como os trabalhos de Kettelkamp *et al.* (1972) e Lamaire *et al.* (1977), ajudou a compreender melhor e demonstrar as funções de absorção e transferência de cargas que ocorrem sobre o menisco durante o funcionamento da articulação do joelho.[12,14]

Durante os anos 1960 muita tecnologia se desenvolveu na região mais oriental do planeta, e importante lembrança deve ser dada aos cirurgiões japoneses que desenvolveram técnicas e instrumental artroscópico apropriado, mas em especial ao Dr. Masaki Watanabe (1921-1994) que é considerado o "Pai da Artroscopia" pois, a ele é dado este termo por causa do fato de ter realizado a primeira meniscectomia artroscópica, em 1962.[7] Os créditos relativos ao primeiro reparo meniscal artroscópico é dado ao Dr. Hiroshi Ikeuchi, realizado em 1969.

Todo esse conhecimento desenvolvido pelos cirurgiões orientais foi trazido e divulgado na América do Norte pelo cirurgião canadense, Dr. Robert W. Jackson, que durante sua visita ao Serviço do Dr. Watanabe tomou conhecimento da novidade e se viu fascinado pela tecnologia criada pelos japoneses. Curioso ressaltar o fato descrito pelo próprio Dr. Jackson em seu artigo "The history of arthroscopy" que em troca dos conhecimentos adquiridos sobre artroscopia com Dr. Watanabe, ele o ensinara à língua inglesa duas vezes por semana, durante muitos meses.[11]

Durante os anos subsequentes (anos 1970 e 1980) observou-se um desenvolvimento tecnológico e científico de grande importância voltado à cirurgia do menisco. A partir do melhor entendimento da anatomia vascular do menisco, descrita por Steven Arnoczky e Russell Warren, ao ilustrar a microvasculatura do menisco juntamente com o conceito das zonas de vascularização e sua relação com a capacidade de cicatrização da lesão.[2] Diversas técnicas cirúrgicas, assim como a criação de instrumentais específicos para sutura e preservação meniscal também tomou a cena ortopédica naquele momento, aliado aos estudos de desenvolvimento de materiais resistentes e minimamente invasivos, foram descritas por Charles Henning (Fig. 1-4).[21]

Com esta postura de valorização dos meniscos, a sociedade ortopédica deixa claro que o que antes era considerado uma estrutura vestigial, de pouca importância e porque não dizer desprezível, passava agora a ser o tema de diversos estudos, análises e discussões científicas com o objetivo de preservação e manutenção da homeostase articular.

Este conceito foi certamente impulsionado pelo entendimento biomecânico da articulação do joelho e da sua íntima relação com o ligamento cruzado anterior na estabilidade articular. De forma semelhante ao que se observou com as lesões meniscais, as lesões do ligamento cruzado anterior passaram a ser mais observadas, mais bem entendidas e bem diagnosticadas com o auxílio da artroscopia.

O final da década de 1980 e o início dos anos 1990 conheceram uma mudança no antigo conceito de reparação e preservação do menisco para o conceito de transplante meniscal quando Wirth, em 1989, publicou os primeiros resultados e a eficácia do procedimento após realizar o primeiro transplante aloenxerto livre de menisco.[27] Seguindo esta linha de tratamento, os anos 1990 e 2000 são recheados de publicações demonstrando os resultados e descrevendo técnicas usadas para o transplante e preservação do menisco por autores, como Kohn, Van Arkel, de Boer e Verdonk.[1,15,25] Importante ressaltar o fato de que independente da técnica utilizada, 70 a 80% dos casos apresentam bons resultados (Fig. 1-5).

Com o passar dos anos e as dificuldades de custo e efetividade observadas nos resultados da cirurgia do transplante meniscal, principalmente quando se considera a literatura europeia confrontada com a literatura norte-americana, abriu-se uma nova perspectiva para o desenvolvimento da engenharia de tecidos biológicos entre eles implantes de colágeno, *scaffolds* em forma de menisco, que já são usados há mais de 30 anos.

Diversas técnicas e novos equipamentos são idealizados e colocados à prova a cada dia com o objetivo único de reestabelecer a anatomia e preservação da função meniscal. Diante dessa realidade fica claro que o conceito de tratamento biológico das lesões se aplica de forma integral, e a postura do cirurgião ortopedista frente a uma lesão de menisco que era simplesmente de ressecar o menisco por completo, atualmente caminha em sentido diametralmente oposto, isto é, no sentido de preservar

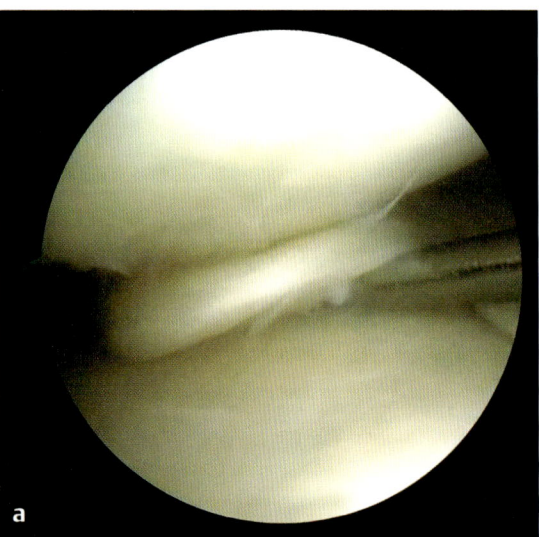
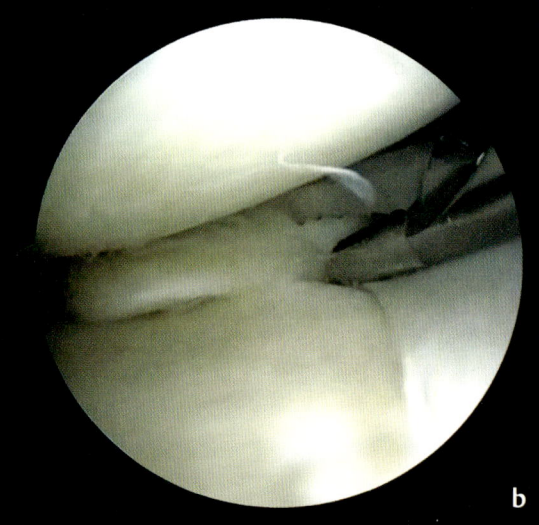

Fig. 1-4. (**a**), (**b**) Ressecção artroscópica de lesão meniscal interna. *Fonte:* Arquivo pessoal dos autores.

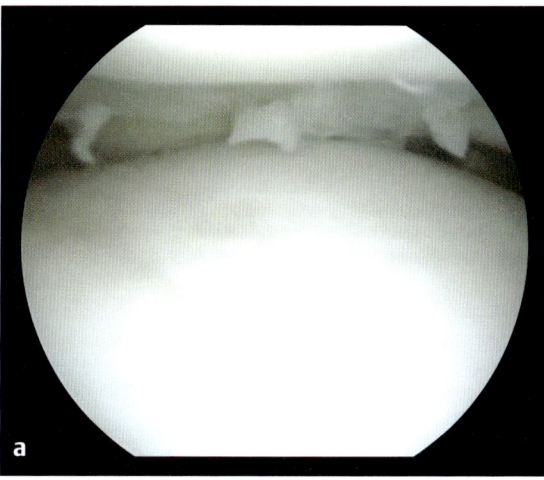 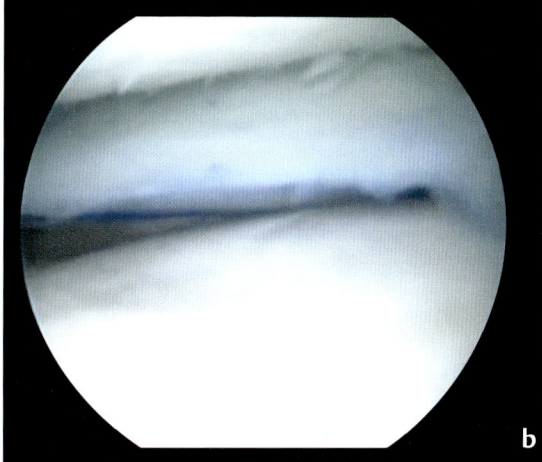

Fig. 1-5. Transplante de menisco lateral pela técnica *Dove Tail* realizado pelos autores. (**a**) Aspecto do compartimento lateral pós-meniscectomia. (**b**) Aspecto do aloenxerto de menisco externo após fixação.

CIRURGIA DO MENISCO NO BRASIL

No Brasil, a cirurgia do menisco teve seu grande impulso na década de 1970 com a criação do Clube do Joelho do Brasil, quando a grande preocupação ainda se voltava para a padronização do diagnóstico da lesão meniscal pela pneumoartrografia contrastada do joelho. No final da década de 1970 com a presença ilustre de um dos maiores nomes da cirurgia do joelho, o Dr. Jack C. Hughston, que esteve presente em cursos e jornadas científicas no estado de São Paulo, consolidaram-se os conceitos e condutas que nortearam a cirurgia do joelho no Brasil. Poucos anos mais tarde, em 1983, durante o primeiro simpósio brasileiro de cirurgia de joelho, foi então fundada oficialmente a Sociedade Brasileira de Cirurgia do Joelho com o objetivo de apoiar e aprofundar os conhecimentos na área além de incentivar o intercâmbio frequente entre os cirurgiões de joelho de diversos países.[10,22]

Tal fato reveste-se de grande importância para a história da cirurgia do menisco, pois não era costume na época a divisão por subespecialidades, fato que se observa atualmente na Ortopedia, e o procedimento de meniscectomia era considerado como uma cirurgia de baixa complexidade e praticada por todos os ortopedistas. Com a criação da Sociedade de Joelho um novo enfoque de valorização e estudo científico foi dado ao menisco.

Acompanhando a nova tendência de abordagem cirúrgica aos meniscos observada nos grandes centros de pesquisa em cirurgia do joelho no mundo no final dos anos 1990 e início dos anos 2000, foi possível notar uma mudança de conceitos quanto à preservação da biologia articular. Estes conceitos tiveram reflexos diretos na formação do cirurgião ortopedista que era voltada para a ressecção da lesão/menisco.

Em conclusão, os conceitos anatomofisiológicos evoluíram e a cirurgia do menisco no Brasil conta com centros de treinamento de excelência distribuídos pelo país. O objetivo da cirurgia no século XXI é de respeitar a anatomia do menisco para preservar sua função articular.

REFERÊNCIAS BIBLIOGRÁFICAS

1. Anderson AF, Irrgang JJ, Dunn W *et al.* Interobserver reliability of the international society of arthroscopy, knee surgery and orthopaedic sports medicine (ISAKOS) classification of meniscal tears. *Am J Sports Med* 2011;39:926-32.
2. Arnoczky SP, Warren RF. Microvasculature of the human meniscus. *Am J Sports Med* 1982;10:90-5.
3. Bass H. *Observationes anatomico-chirurgico-medicae: in quatuor decades digestae, variis observatis rarioribus exornatae et solidis medicae scientiae principiis superstructae cum figuris aeneis.* Officina Rengeriana, Halae Magdeburgicae, 1731.
4. Bromfeild W. *Observationes and lithotomiam attinentes.* Andream Bonduccium, Florentie. 1761.
5. Caldani L. *Icones anatomicae.* Calcographia Iosephi Picotti, Venetiis, 1813.
6. Cooper A. *Treatise on dislocations and fractures of the joints.* Longman, Hurst, Rees, Orme & Browne, Highley, E. Cox & Son, London, 1826.
7. Di Matteo B, Moran CJ, Tarabella V *et al.* A history of meniscal surgery: from ancient times to the twenty-first century. *Knee Surg Sports Traumatol Arthrosc* 2016;24(5):1510-8.
8. Di Matteo B, Tarabella V, Filardo G *et al.* Thomas Annandale: the first meniscus repair. *Knee Surg Sports Traumatol Arthrosc* 2013;21:1963-6.
9. Fairbank T. Knee joint changes after meniscectomy. *J Bone Surg* 1948;30:664-70.

10. Granata Jr GSM, Camanho GL. Cem anos de artroscopia do joelho. *Revista Brasileira de Ortopedia* 2012;47(6): 684.
11. Jackson RW. Memories of the early days of arthroscopy: 1965-1975. The formative years. *Arthroscopy* 1987;3:1-3.
12. Kettelkamp DB, Jacobs AW. Tibiofemoral contact area–determination and implications. *J Bone Joint Surg Am* 1948;54:349-56.
13. Lebel B, Tardieu C, Locker B, Hulet C. Ontogeny-Phylogeny. *In*: Beaufils P, Verdonk R (eds) *The Meniscus*. Springer, Berlin, Heidelberg, 2010.
14. Lemaire R. Osteoarthrosis of the knee joint, a predictable consequence of meniscectomy in patients with angular deformity of the knee. *Acta Chir Belg* 1977;76:355-60.
15. Lubowitz JH, Verdonk PC, Reid JB, Verdonk R. Meniscus allograft transplantation: a current concepts review. *Knee Surg Sports Traumatol Arthrosc* 2007;15:476-92.
16. Moore KL. *Anatomia Orientada para a Clínica*. 6 ed. Rio de Janeiro: Guanabara Koogan, 2011.
17. Mossman DJ, Sargeant WAS. The footprints of extinct animals. *Sci Am* 1983;250:78-9.
18. Müller W. *Le Genou*. 1 ed. Berlin: Springer, 1982.
19. Origem Da Palavra - Site de Etimologia https://origemdapalavra.com.br/site/palavras/menisco/
20. Paessler H, Franke K, Gladstone J. Moritz Katzenstein: the father of meniscus repair surgery. *Arthroscopy* 2003;5:1-2.
21. Scott GA, Jolly BL, Henning CE. Combined posterior incision and arthroscopic intra-articular repair of the meniscus. An examination of factors affecting healing. *J Bone Joint Surg Am* 1986;68:847-61.
22. Sociedade Brasileira de Cirurgia do Joelho – https://sbcj.org.br/intitucional/historia/
23. Stern JT, Susman RL. The locomotor anatomy of Australopithecus afarensis. *Am J Phys Anthropol* 1983;60:279-317.
24. Tardieu C. Evolution of the knee menisci in primates. In: Else J, Lee J (eds) *Primate evolution*. Cambridge University Press, Cambridge, (1986) pp 183-190.
25. Verdonk R, Volpi P, Verdonk P *et al*. Indications and limits of meniscal allografts. *Injury* 2013;44:21-7.
26. Vesalius A. *Andreae Vesalii de humani corporis fabrica libri septem*. Ex officina Joannis Oporini, Basileæ.1543
27. Wirth CJ, Milachowski KA, Weismeier K. Meniscus transplantation in animal experiments and initial clinical results. *Z Orthop Ihre Grenzgeb* 1986;124:508-12.

2 ANATOMIA

Max Rogério Freitas Ramos
Luiz Henrique Pereira Alves
Diogo Fagundes

MENISCOS

Os meniscos são estruturas fibrocartilaginosas formadas entre a 8ª e 10ª semanas de vida embrionária que servem basicamente para aprofundar a superfície articular da tíbia e acomodar os côndilos femorais no seu aspecto medial e o lateral, ambos são compostos por um tecido complexo branco brilhante, moléculas de matriz extracelular especializadas (MEC) e células com inervação e vascularização em sua periferia. São compostos por 75% de colágeno, sendo o mais predominante o tipo I em mais de 90% e de 8 a 13% de proteínas não colágenas, além de glicosaminoglicanos e glicoproteínas.

O menisco medial cobre 64% do platô medial, e o menisco lateral cobre 84% do platô lateral, em sua periferia os meniscos são espessos, convexos e aderidos à cápsula articular, afilando-se como rampa e acomodando suavemente a cartilagem hialina femoral sobre a cartilagem hialina do platô tibial em sua parte mais central. A superfície proximal é côncava e em contato com os côndilos femorais, a superfície distal é plana apoiada nos platôs tibiais. O fêmur distal se assemelha a uma esfera que entra em contato e desliza sobre uma superfície plana que é o topo da tíbia, e os meniscos atuariam como um reparo de contenção elástica, ajudando na estabilidade, congruência, isolamento, absorção e distribuição melhor do peso do fêmur sobre a tíbia.

De uma maneira geral os meniscos são divididos em corno posterior, corpo e corno anterior, no entanto, no menisco medial, o corno posterior é maior cerca de 11 mm em relação ao corno anterior, já o menisco lateral, o tamanho entre os cornos é semelhante (Figs. 2-1 e 2-2).

Histologicamente observam-se fibroblastos e células fibrocartilaginosas organizadas em uma matriz eosinofílica de fibras colágenas dispostas circunferencialmente para absorver cargas compressivas e também apresentam fibras no sentido radial na superfície e paralelas intrassubstancialmente ao platô tibial, que fornecem rigidez estrutural e ajudam a evitar lesões longitudinais. Fibras de elastina compõem cerca de 0,6% e auxiliam o retorno ao for-

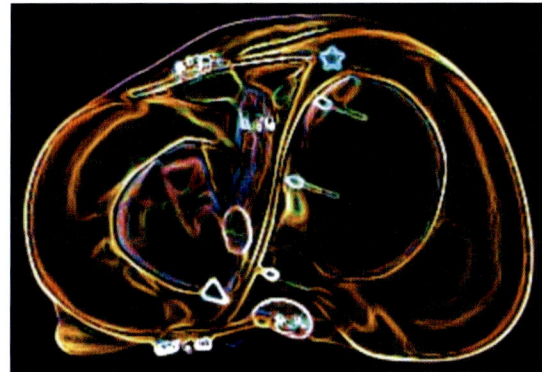

Fig. 2-1. Esquema de corte axial evidenciando a disposição meniscal medial e lateral.

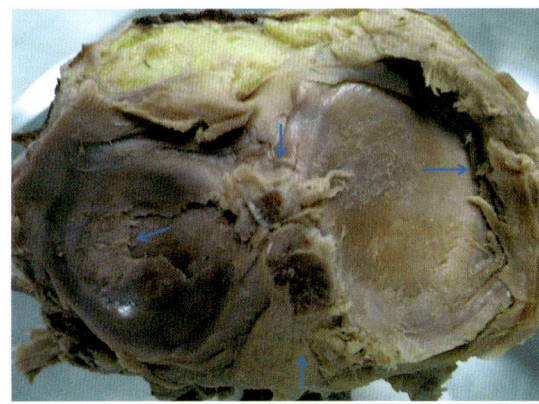

Fig. 2-2. Corte anatômico axial do platô tibial observando os meniscos medial e lateral com configurações distintas e os remanescentes ligamentares do ligamento cruzado anterior (LCA) e ligamento cruzado posterior (LCP). *Fonte:* Arquivo pessoal do autor.

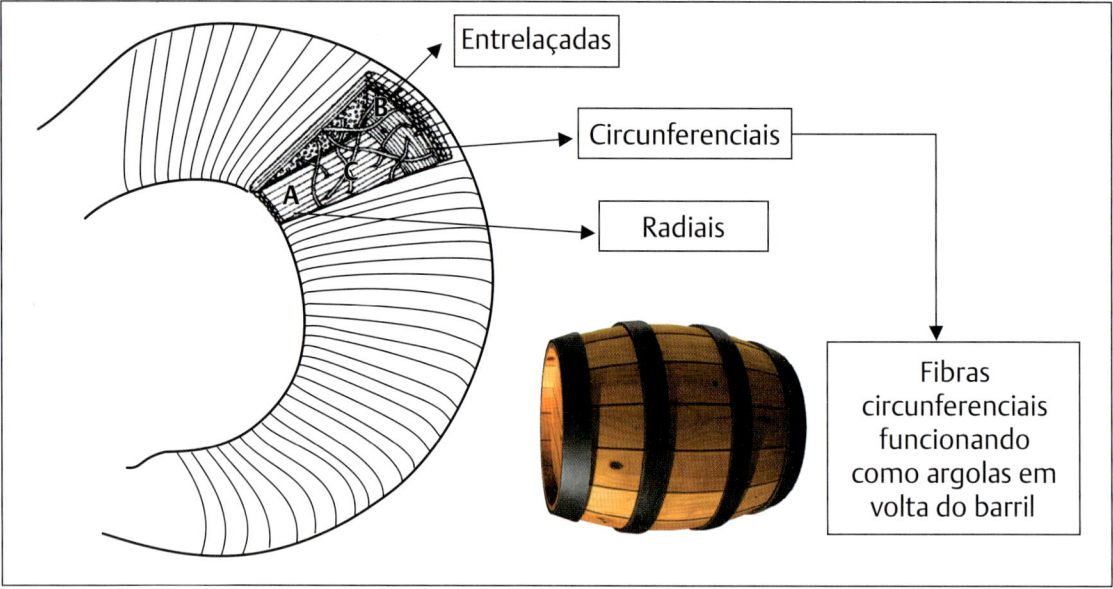

Fig. 2-3. Secção para análise das fibras meniscais.

mato original após uma eventual deformação. Estas estruturas apresentam uma configuração espacial que muitos assemelham a de um antigo barril de carvalho (Fig. 2-3).

Cartesianamente as funções dos meniscos são de distribuir a carga pela articulação, ajudar na difusão do líquido sinovial, aumentar a congruência articular, prevenir o impacto articular durante o arco de movimento e auxiliar na estabilidade no joelho, agindo como uma cunha entre os dois ossos.

Nas últimas décadas, diversos estudos comprovaram os danos condrais na ausência, mesmo que parcial, dos meniscos. O primeiro estudo foi realizado por Fairbank, em 1948, que comprovou redução do espaço articular do compartimento afetado, osteófitos formados no côndilo femoral e achatamento condilar, quando o paciente foi submetido à meniscectomia.

Detalharemos, durante esse capítulo, as peculiaridades anatômicas dos meniscos que servirão como base para todos os capítulos a seguir.

Menisco Medial

O menisco medial possui uma forma em C, quase semicircular e mede aproximadamente 3,5 cm de comprimento. Apresenta corte transversal triangular e é assimétrico, com um corno posterior consideravelmente maior do que o corno anterior. O corno posterior emite um ligamento conhecido como ligamento raiz que está firmemente fixado à porção posterior da fossa intercondilar da tíbia, diretamente anterior à inserção do ligamento cruzado posterior (LCP).

A fixação anterior do menisco medial é mais variável e cobre a maior área – cerca de 61,4 mm.

Geralmente, o menisco encontra-se firmemente fixo à fossa intercondilar anterior, cerca de 7 mm anteriormente à margem da inserção do ligamento cruzado anterior (LCA), alinhado ao tubérculo tibial medial. O menisco medial encontra-se fixo mais firmemente ao fêmur por um espessamento capsular, conhecido como ligamento medial profundo. A fixação tibial do menisco é feita pelos ligamentos coronarianos cerca de 5 milímetros distais da superfície articular. Posteromedialmente, de acordo com Kaplan, o menisco recebe uma parte da inserção do semimembranoso que se expande pela cápsula articular.

Atualmente, cinco zonas anatômicas do menisco medial são distinguíveis em relação à anatomia do menisco: a raiz anterior (zona 1); a anteromedial (zonas 2a e 2b); a medial (zona 3); a posterior (zona 4); e a raiz posterior (zona 5). Esta divisão zonal é com base em diferentes características anatômicas que favorecem um melhor entendimento das forças mecânicas que incidem sobre cada área específica (Fig. 2-4).

Zona 1 – Raiz Anterior

Segundo Berlet et al., existem quatro tipos de inserções da raiz anterior do menisco medial. Tipo I, o mais frequente (Fig. 2-5), tem a inserção localizada na região intercondilar plana do planalto tibial. Tipo II tem uma inserção mais medial, mais próxima da superfície tibial articular. O tipo III tem uma inserção mais anterior, que está na inclinação anterior da tíbia. O tipo IV não apresenta fixação sólida, e apenas fibras coronais controlam a estabilidade do menisco. O *footprint* tibial total médio da área é de cerca de 110,4 mm², mas apenas 50% pertencem às

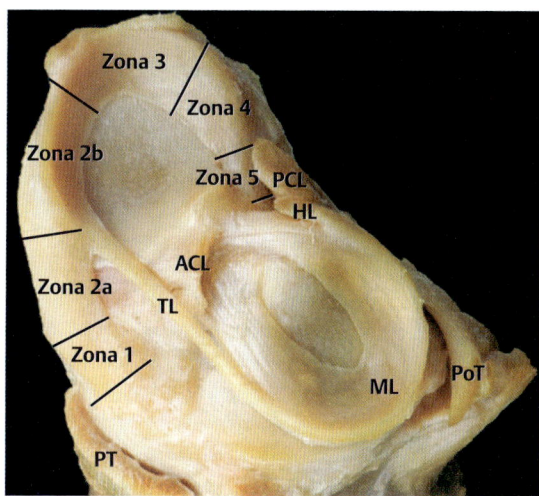

Fig. 2-4. Classificação por zonas do menisco medial. *Fonte:* Smigielski R, Zdanowicz U, Ciszek B, Becker R. Medial meniscus anatomy – from basic science to treatment. Knee Surg Sports Traumatol Arthrosc. 2015; 23:8–14.

fibras radiculares centrais, proeminentes (média de 56,3 mm^2), que são as mais densas. A ausência ou a hipermobilidade da raiz anterior do menisco medial é uma das principais anomalias observadas, no entanto, nesses casos o ligamento oblíquo costuma estar presente conectando o corno anterior do menisco medial até a área proximal do LCA, gerando uma estabilidade secundária (Fig. 2-6).

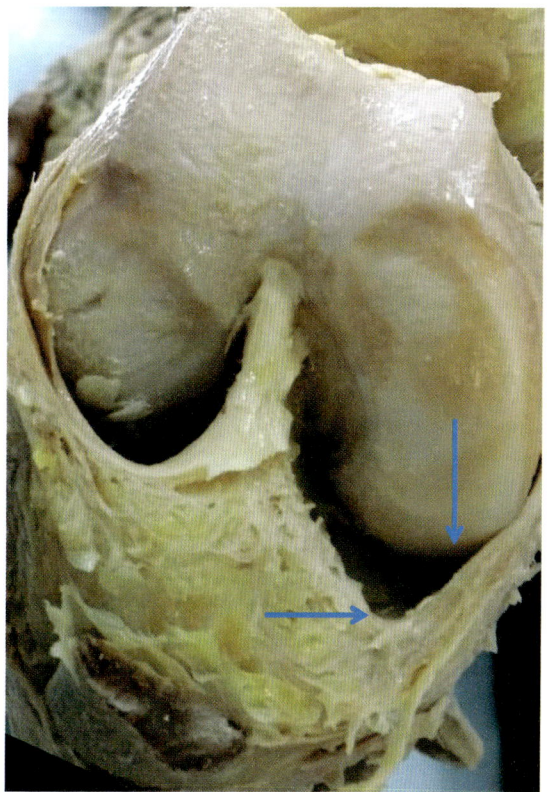

Fig. 2-5. Inserção capsular anterior do menisco medial na zona 2a. Fonte: Arquivo pessoal do autor.

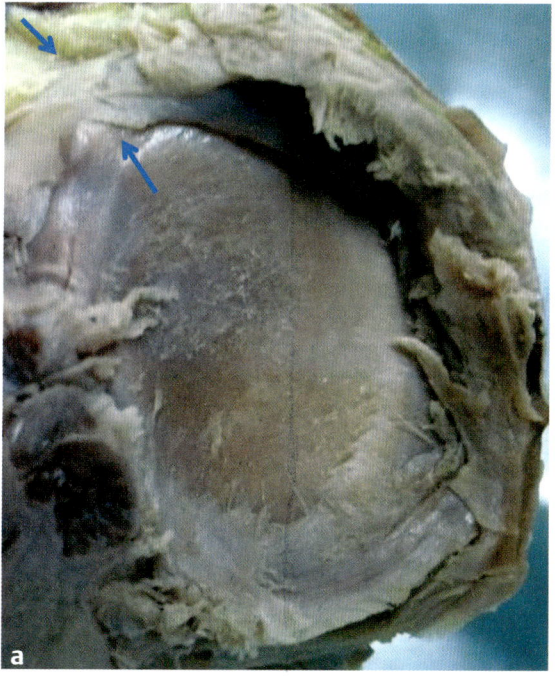
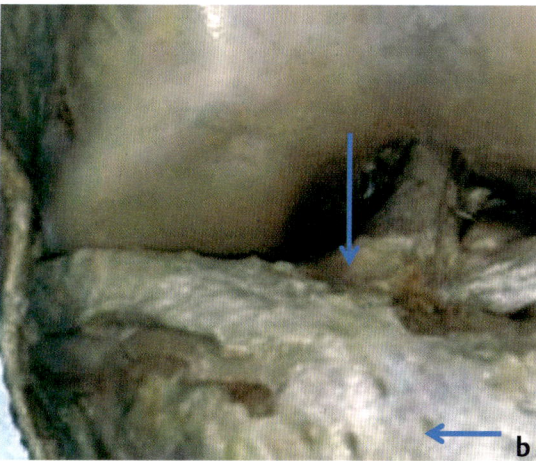

Fig. 2-6. Ligamento raiz anterior vista axial (**a**) e vista coronal (**b**). *Fonte:* Arquivo pessoal do autor.

Zona 2 – Zona Anteromedial

A zona anteromedial inclui o corno anterior da parte medial do menisco e termina na borda anterior do ligamento colateral medial (LCM). A zona pode ser dividida em duas subzonas: anterior 2a (da raiz anterior até o ligamento transverso) e 2b (do ligamento transverso até a borda anterior do LCM). O menisco das zonas 2a, 2b, 3 e 4 ligam-se à tíbia na periferia inferior apenas pelos ligamentos coronários. A periferia superior do menisco medial na zona 2a não mostra fixação aos tecidos circundantes (Fig. 2-5). Na zona 2b, no entanto, a periferia mais superior do menisco é ligado ao tecido sinovial.

Zona 3 – Região do Ligamento Colateral Medial (LCM)

Esta é a única zona onde há estabilidade do menisco medial, pois há íntimo contato com o LCM profundo e a cápsula articular. A parte inferior está ligada pelo ligamento coronário (ligamento menisco tibial) e a parte superior com o ligamento menisco-femoral (Fig. 2-7).

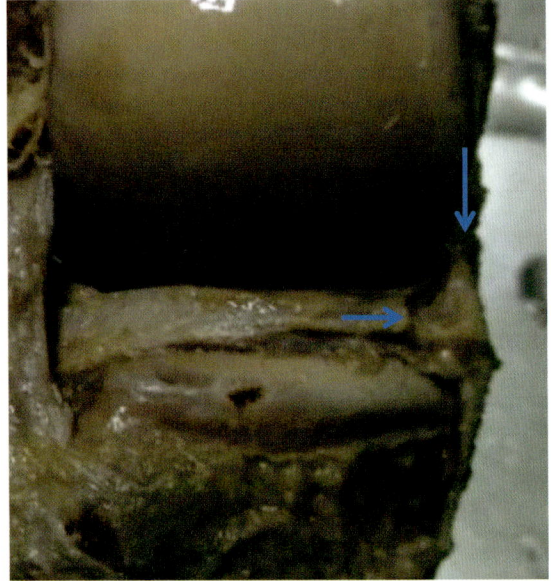

Fig. 2-7. Área de transição entre as zonas 3 e 4 onde se observa íntima relação com a cápsula e o ligamento colateral medial (LCM). *Fonte:* Arquivo pessoal do autor.

Zona 4 – Corno Posterior

A parte superior da periferia do menisco na zona 4 não se fixa à cápsula. A parte inferior mantém contato apenas pelos ligamentos coronários. Existe uma vasta área da periferia superior do corno posterior, que não mostra nenhuma ligação à cápsula.

Zona 5 – Raiz Posterior

O local de inserção da raiz posterior está localizado 9,6 mm posterior e 0,7 mm lateral do ápice da espinha tibial medial, 3,5 mm lateral à cartilagem articular e 8,2 mm anterior à fixação tibial do LCP (Fig. 2-8).

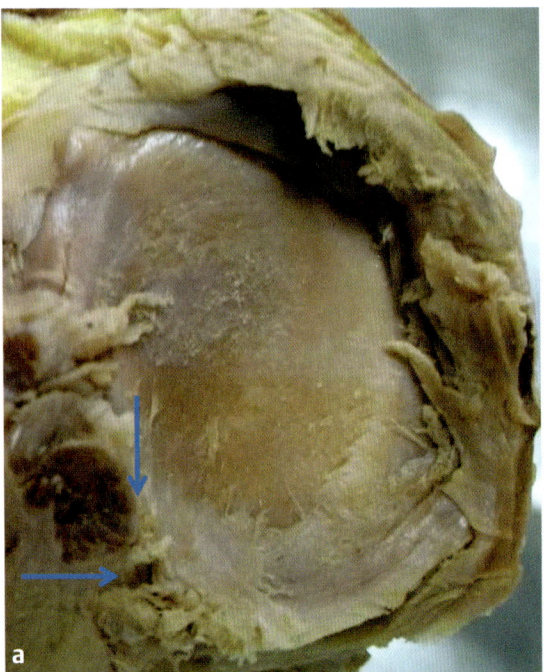

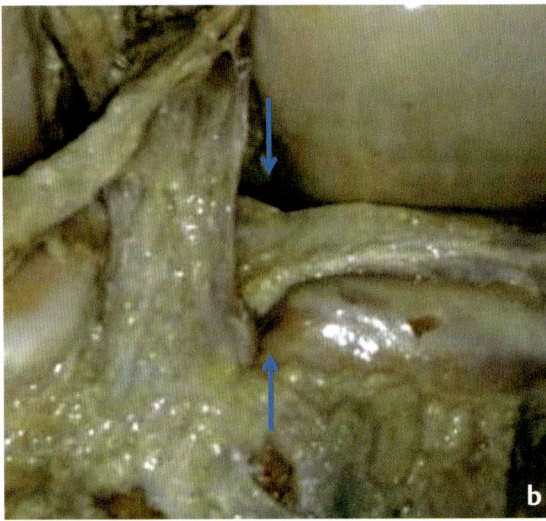

Fig. 2-8. (a) Ligamento raiz posterior (vista axial). **(b)** Ligamento raiz posterior (vista coronal). *Fonte:* Arquivo pessoal do autor.

É uma região extremamente importante para a estabilidade global do menisco medial e hoje em dia cada vez mais valorizada quanto à necessidade de reparo quando lesionada, pois a perda da raiz posterior leva à subluxação medial do menisco e com isso à perda da sua capacidade de absorver e distribuir adequadamente as cargas axiais, vetoriais e torcionais no joelho.

Menisco Lateral

O menisco lateral é quase circular e cobre uma grande área da superfície articular, o corno anterior encontra-se fixo à fossa intercondilar diretamente anterior ao tubérculo tibial lateral e adjacente ao LCA, já o corno posterior encontra-se posteriormente à espinha tibial lateral um pouco anterior à inserção do corno posterior do menisco medial.

Os ligamentos raízes do menisco lateral (anterior e posterior) são descritos como estruturas mais planas e amplas com uma inserção em forma de leque. O *footprint* do ligamento raiz do corno posterior do menisco lateral está anterior à inserção do corno posterior do menisco medial, medialmente à margem articular do platô tibial lateral e posteriormente à inserção tibial do LCA.

Comparada à inserção da raiz do menisco medial, o lado lateral é mais complexo e diversificado. Os ligamentos raízes são extensões fortes dos cornos anterior e posterior e histologicamente são diferenciadas em 4 zonas: fibras meniscais, fibrocartilagem não calcificada, fibrocartilagem calcificada e osso.

Geralmente observam-se 3 formas de fixação do ligamento raiz posterior do menisco lateral, na maioria dos casos (76%) há 2 locais de inserção com o componente principal ligado entre os tubérculos tibiais com extensão anterior à espinha tibial medial e o componente menor junto ao slope posterior alinhado à espinha tibial lateral, este conhecimento é útil para, em caso de reinserção, tentarmos reproduzir a verdadeira anatomia do ligamento raiz posterior do menisco lateral com 2 inserções. No restante (24%), ele se insere solitário entre os tubérculos ou isolado no *slope* posterior do tubérculo tibial lateral.

Os ligamentos meniscofemorais (LMF) conectam o corno posterior do menisco lateral à parede intercondilar do côndilo femoral medial (CFM), e estes LMF são conhecidos pelos epônimos, Humphry e Wrisberg. O ligamento de Humphry passa anteriormente ao LCP, enquanto o ligamento de Wrisberg passa posteriormente ao LCP. A presença de ao menos um destes LMF foi identificada em 71 a 100% dos joelhos de cadáveres. O ligamento de Wrisberg é um achado mais constante, sendo que ambos os ligamentos juntos são encontrados apenas em um pequeno percentual (Fig. 2-9).

A fixação do menisco lateral é interrompida pelo hiato poplíteo que, por sua vez, é atravessado pelo tendão poplíteo (TPL), e, diferentemente da anatomia do lado medial, o menisco lateral não apresenta fixação direta ao ligamento colateral, justificativa para a evidente maior mobilidade do menisco lateral. Posterolateralmente ao hiato poplíteo, o menisco lateral é sulcado pelo TPL (Fig. 2-10), e este tendão emite pequenas fibras à superfície superior do menisco lateral. Uma vez que o menisco lateral não esteja extensivamente fixo à cápsula, como o menisco medial, há maior mobilidade e pode-se deslocar em até 1 cm no plano sagital. A mobilidade controlada do menisco lateral, orientada pelas fixações do TPL e do LMF, pode explicar o motivo pelo qual as lesões deste menisco são menos frequentes.

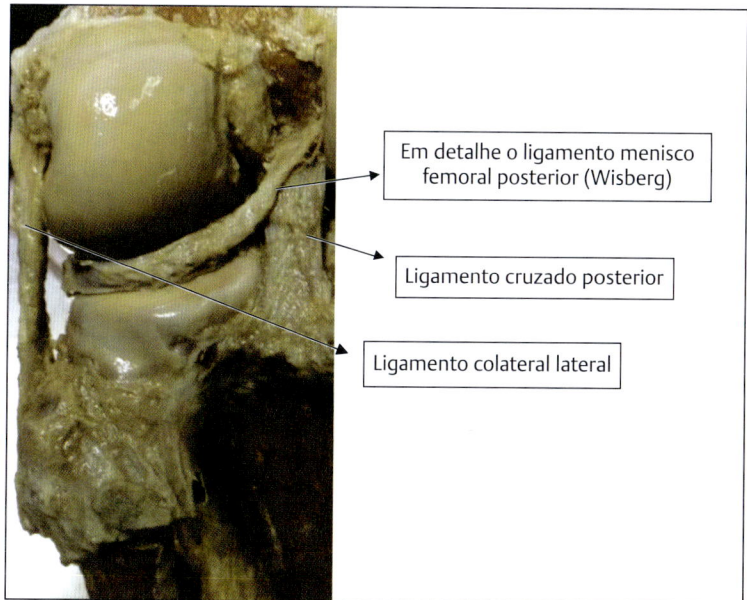

Fig. 2-9. Vista posterior do joelho observando-se o ligamento meniscal lateral posterior de Wrisberg.
Fonte: Arquivo pessoal do autor.

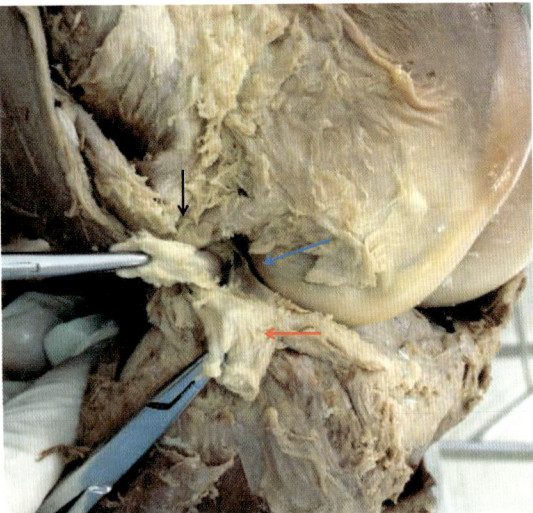

Fig. 2-10. Hiato meniscal do tendão poplíteo (seta azul), tendão poplíteo (seta preta), ligamento colateral lateral (LCL) (seta vermelha). *Fonte:* Arquivo pessoal do autor.

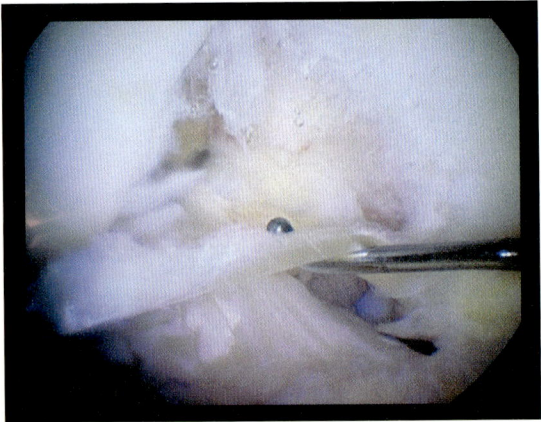

Fig. 2-12. Visão artroscópica do ligamento transverso (intermeniscal anterior ou ligamento meniscomeniscal anterior). *Fonte:* Arquivo pessoal do editor.

Conexões entre Meniscos Medial e Lateral

Existem quatro diferentes ligamentos meniscomeniscais conectando o menisco medial com o lateral: o ligamento intermeniscal oblíquo medial (Fig. 2-11); o ligamento intermeniscal oblíquo lateral; o ligamento anterior (também chamado ligamento transverso); e o ligamento intermeniscal posterior.

O ligamento transverso (intermeniscal anterior ou ligamento meniscomeniscal anterior) (Fig. 2-12) é o mais comum com prevalência de 60-94% de todos os joelhos, já o ligamento intermeniscal posterior é encontrado em apenas 1 a 4% dos casos. O ligamento intermeniscal oblíquo medial está presente em apenas 1% dos joelhos, começa na raiz anterior do menisco medial e passa obliquamente para trás e para a parte superior do corno posterior do menisco lateral. O ligamento intermeniscal lateral, que está presente em apenas 4% dos joelhos, origina-se na raiz anterior do menisco lateral, inserindo-se na parte superior da raiz posterior do menisco medial.

Inervação

A inervação dos meniscos é oriunda do ramo recorrente do fibular com origem no nervo fibular comum. Essas fibras nervosas seguem a orientação do suporte sanguíneo e são encontradas margeando e ligeiramente interpenetradas na zona vascular do terço externo dos meniscos medial e lateral sem prevalência entre os mesmos.

Três tipos diferentes de inervação reflexa e proprioceptiva por mecanorreceptores são descritos em três complexos: Ruffini, Pacinian e Golgi. Estes neu-

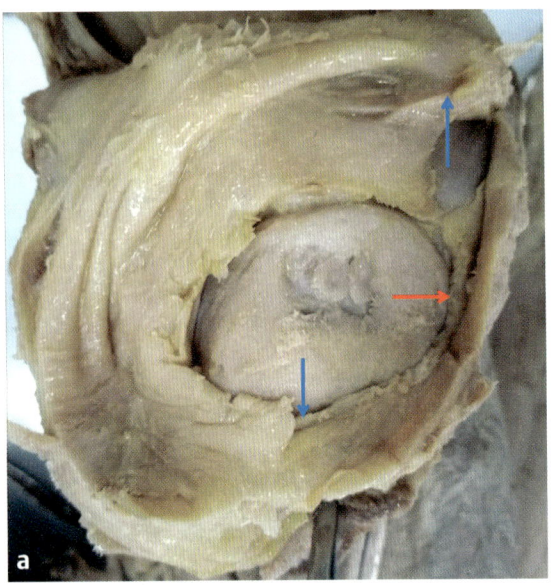

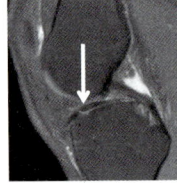
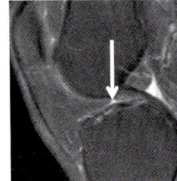
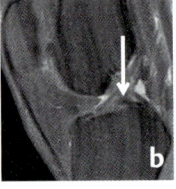

Fig. 2-11. (a) Vista axial do menisco lateral – ligamentos raiz anterior e posterior (seta azul) – ligamento intermeniscal oblíquo (seta vermelha). (b) Corte sagital mostrando ligamento intermeniscal oblíquo medial (setas). Origina-se no corno anterior do menisco medial ao corno posterior do menisco lateral, por entre os cruzados, simulando fragmento na linha média. *Fonte:* Arquivo pessoal do autor.

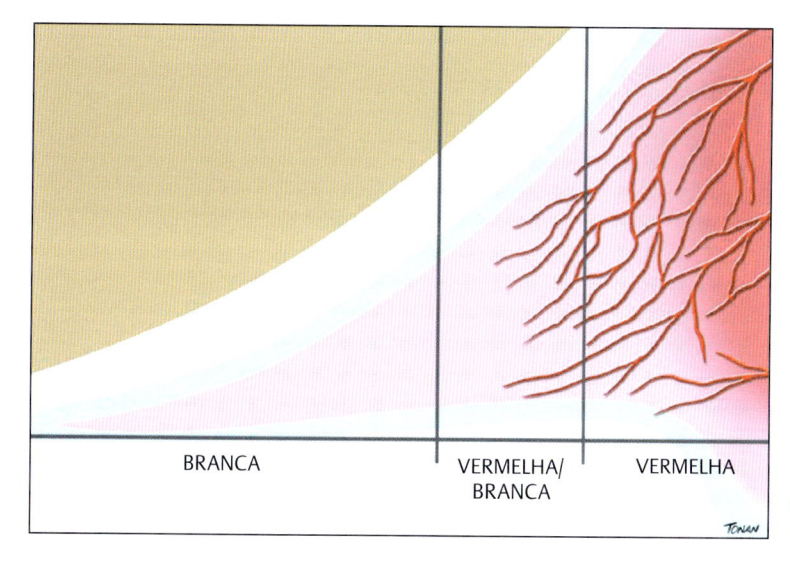

Fig. 2-13. Esquema das zonas de De Haven para vascularização meniscal.

roelementos são encontrados em maior concentração nos cornos posteriores dos meniscos e são estimulados pelas cargas axiais e pelos deslocamentos meniscais. Esses mecanoceptores intrameniscais funcionam como transdutores, convertendo os estímulos físicos de tensão e compressão em impulsos elétricos nervosos, promovendo informações para o controle do tônus muscular e dos movimentos coordenados, também transmite informações quanto a deformidades e lesões em tecidos moles adjacentes, dos movimentos musculares reflexos e da posição da articulação em suas relações estrutural e espacial.

Suporte Sanguíneo

Os meniscos em um neonato são inteiramente vasculares, no entanto, com o crescimento, o suporte sanguíneo torna-se parcial, e na idade adulta restringe-se apenas à sua periferia (Fig. 2-13).

Análises imuno-histoquímicas em cadáveres demonstraram que o menisco apresenta vascularização em toda sua área ao nascimento, aos 12 meses surge uma área avascular na circunferência interna, após os 10 anos a vascularização é encontrada apenas no terço externo, e após os 50 anos apenas cerca de 25% do menisco possui vascularização.

Ramos da artéria poplítea (artérias geniculares média e lateral inferior) fornecem maior suporte vascular aos meniscos, formando o complexo capilar perimeniscal. A vascularização é limitada de 10 a 25 % do menisco lateral em sua periferia e de 10 a 30% no menisco medial. Há outras duas formas de suprimento sanguíneo: uma pelos vasos oriundos dos cornos anterior e posterior que percorrem um trajeto curto para dentro da substância do menisco, gerando um aumento de fluxo sanguíneo nessas regiões; e a outra forma presente de nutrição meniscal é pela difusão osmótica sinovial estimulada pelos movimentos e gradientes de pressão, que promovem uma relativa nutrição da matriz intercelular e em especial da zona meniscal avascular.

Didaticamente, De Haven dividiu a vascularização meniscal em três zonas distintas:

1. Vermelha: vascularizada completamente.
2. Vermelha/Branca: vascularizada parcialmente.
3. Branca: avascular.

Lesões em zonas vascularizadas seriam passíveis de cicatrização e/ou de reparo cirúrgico, porém lesões em zonas avasculares em princípio não cicatrizariam.

CONSIDERAÇÕES FINAIS

O conhecimento da anatomia insercional diferenciada das diversas zonas dos meniscos medial e lateral, assim como da sua vascularização, é de fundamental importância para os mais diversos tipos de tratamento que serão discutidos nos capítulos subsequentes, pois os meniscos que no passado já foram considerados estruturas irrelevantes e descartáveis, hoje são compreendidos como de fundamental importância nas homeostasias estrutural e funcional do joelho e, portanto, merecedores de um livro especializado como esse.

BIBLIOGRAFIA

Arnoczky SP, Warren RF. Microvasculature of the human meniscus. *Am J Sports Med* 1982;10(2):90-5

Fairbank TJ. Knee joint changes after meniscectomy. *J Bone Joint Surg B* 1948;30:664-70.

Feucht MJ, Salzmann GM, Bode G *et al*. Posterior root tears of the lateral meniscus. *Knee Surg Sports Traumatol Arthrosc* 2015; 3(1):119-25.

Flandry F, Hommel G. Normal anatomy and biomechanics of the knee. *Sports Med Arthrosc Rev* 2011 Jun;19 (2):82-92.

Fox AJS, Wanivenhaus F, Burge AJ *et al*. The Human meniscus: A review of anatomy, function, injury and advances in treatment. *Clin Anat* 2015 Mar;28(2):269-87.

Makris EA, Hadidi P, Athanasiou KA. The knee meniscus: structure-function, pathophysiology, current repair techniques, and prospects for regeneration. *Biomaterials* 2011;32:7411e7431.

Mandal BB, Parque SH, Gil ES, Kaplan DL. Stem cell-based meniscus tissue engineering. *Tissue Eng Part A* 2011; 17(21-22).

Scott NW, Insall & Scott. *Surgery of the Knee*. 5 ed. Nova Iorque: Editora Elsevier, 2012.

Smigielski R, Zdanowicz U, Ciszek B, Becker R. Medial meniscus anatomy — from basic science to treatment. *Knee Surg Sports Traumatol Arthrosc* 2015;23:8-14.

You M-W, Park JS, Park SY *et al*. Posterior root of lateral meniscus: the detailed anatomic description on 3T MRI. *Acta Radiol* 2014;55(3):359-65.

3 CIÊNCIA BÁSICA: HISTOLOGIA, EMBRIOLOGIA, CITOLOGIA, VASCULARIZAÇÃO E INERVAÇÃO

José Leonardo Rocha de Faria
Rodrigo A. Goes

HISTOLOGIA

Os meniscos são estruturas semilunares em forma de C, formados por tecido fibrocartilaginoso e estão situados entre os côndilos femorais e o platô tibial.[1] Possuem uma matriz extracelular (MEC) densa, composta por 72% de água e 28% de matéria orgânica.[2-4] Tal matéria orgânica é composta por 75% de colágeno, 17% de glicosaminoglicanos, 2% de DNA, 1% de elastina e 1% de glicoproteínas de adesão de colágeno, interpostas com células.[2,5] As composições da MEC podem variar de acordo com a idade, lesões e outras possíveis condições patológicas que o indivíduo possa apresentar.[6,7]

A maior parte da água presente na MEC é encontrada retida junto aos domínios solventes de proteoglicanos. As camadas superficiais e profundas do menisco possuem conteúdos semelhantes de água, já no corno posterior encontramos uma maior concentração comparativamente ao corpo e corno anterior dos meniscos.[5] A interação existente entre água e a matriz macromolecular influencia significativamente as propriedades viscoelásticas do tecido meniscal.[8]

Os principais responsáveis pelas forças de tensão meniscais são os colágenos. Respondem por 75% do peso seco da MEC.[2] Diferentes tipos de colágeno são encontrados em diferentes concentrações de acordo com a região do menisco. Na zona vermelho-vermelha o colágeno tipo I é o predominante, correspondendo a 80% do peso seco, os outros tipos (II, III, IV, VI, XVIII) estão presentes em menos de 1% nesta área do menisco. Na zona branco-branca os colágenos representam 70% do peso seco, sendo 60% colágeno do tipo II e 40% colágeno do tipo I.[9]

Os colágenos são fortemente interligados por aldeídos hidroxilpiridínicos.[10] A disposição estrutural das fibras de colágeno é ideal para suportar cargas compressivas verticais, formando um aro circunferencial resistente ao estresse mecânico (Fig. 3-1).[11] As fibras do colágeno do tipo I se apresentam de forma circunferencial nas camadas profundas do menisco, paralelas à borda periférica. Essas fibras se misturam a conexões ligamentares dos cornos do menisco à superfície articular.[12-15]

Na região mais superficial do menisco, as fibras do tipo I estão orientadas em direção mais radial, também são encontradas no sentido radial nas camadas mais profundas, entrelaçadas às fibras circunferenciais, visando promover uma maior integridade estrutural.[13-22]

A fibronectina é outra proteína presente na MEC, contribuindo com 8 a 13% do peso seco orgânico da matriz. Esta proteína está envolvida em vários processos celulares, como no reparo meniscal, embriogênese, produção do coágulo e na migração e adesão celular. Enquanto a elastina corresponde a menos de 0,6% do peso seco da MEC, sua localização ultraestrutural não é clara.[14,16,23-27]

Os proteoglicanos localizados em conjunto com a fina e complexa trama de fibrilas de colágeno, são moléculas grandes hidrofílicas carregadas negativamente.[28] São formados por proteína central com um ou mais cadeias de ligações covalentes de glicosaminoglicanos (Fig. 3-2), contribuindo com 1 a 2% do peso seco da MEC.[29]

A interação dos proteoglicanos com o ácido hialurônico aumenta o tamanho destas moléculas.[30,31] Enquanto a quantidade destas substâncias nos meniscos varia de acordo com a localização e a idade do indivíduo.[14]

Os proteoglicanos são responsáveis pela hidratação e por proporcionar ao tecido uma alta capacidade de resistir às cargas compressivas, por causa de sua estrutura especializada, e sua alta densidade fixa e a repulsão de forças da mesma polaridade.[12,29,32-36]

Em meniscos de adultos hígidos encontramos os glicosaminoglicanos à frente, nas seguintes proporções: condroitina-6-sulfato 40%; condroitina-4-sulfato 10 a 20%; sulfato de dermatano 15%;

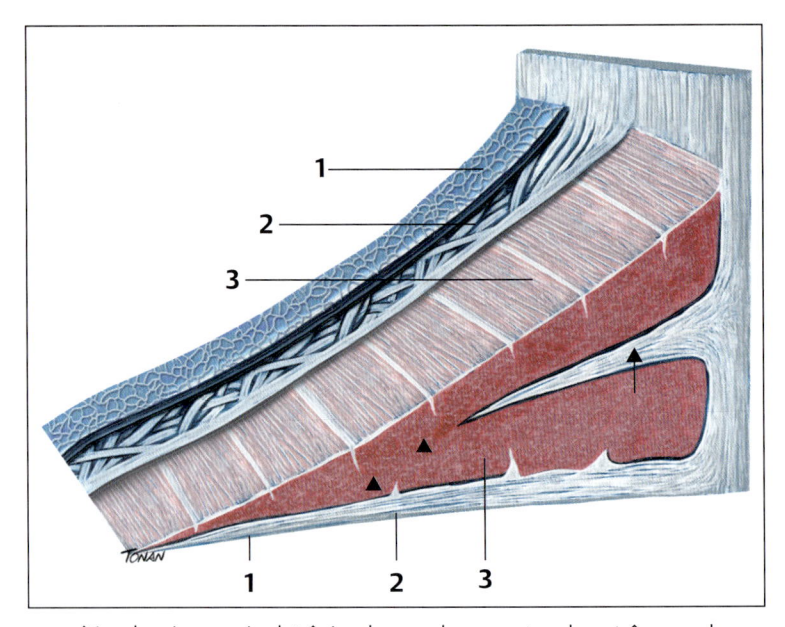

Fig. 3-1. Desenho esquemático de microscopia eletrônica de varredura, mostrando as três camadas na secção transversal do menisco: (1) Rede superficial: os lados tibial e femoral da superfície do menisco são cobertos por uma malha de fibrilas finas. (2) Camada lamelar: abaixo da rede superficial existe uma camada de lamelas de fibras de colágeno, nas superfícies tibial e femoral. Na área de circunferência externa, os segmentos anterior e posterior dos feixes de fibrilas de colágeno estão dispostos em sentido radial. Nas outras partes, os feixes de fibras de colágeno se cruzam em vários ângulos.
(3) Camada central principal: a porção principal das fibrilas de colágeno do menisco está localizada na região central entre as superfícies femoral e tibial. Em toda a camada principal os feixes de fibras de colágeno são orientados de forma circular. Na circunferência interna, as fibrilas de colágeno radiais são entrelaçadas com os feixes de fibrilas circulares (cabeças de setas). Na circunferência externa, o tecido conectivo frouxo da cápsula articular penetra radialmente entre as fibras circulares (seta).

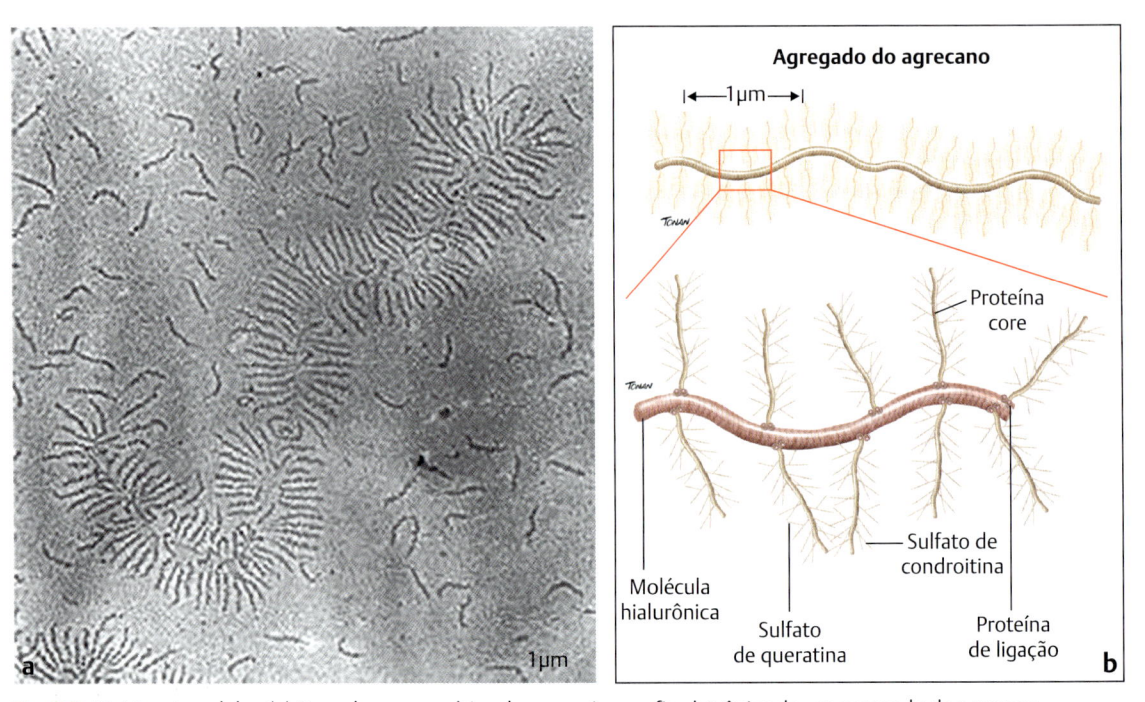

Fig. 3-2. Matriz extracelular. (**a**) Desenho esquemático de uma micrografia eletrônica de um agregado de agrecano sombreado por platina. Muitas moléculas livres de agrecano também são vistas. (**b**) Desenho esquemático de um agregado de agrecano mostrado na figura **a**.

sulfato de queratina 15%.[2,37-39] Tais substâncias são encontradas em maiores concentrações nas regiões meniscais submetidas à carga com maior frequência, como os cornos posteriores.[2,28]

A viscoelasticidade meniscal é conferida principalmente pelo maior proteoglicano encontrado nesta estrutura, os agrecanos. Outros agrecanos que também são encontrados são o biglicano, decorin, fibromodulina, porém esses três são menores, encontrados em proporções inferiores, e suas verdadeiras funções permanecem não elucidadas.[11,40-42]

A função da matriz de glicoproteínas ainda não está totalmente determinada, e estudos com eletroforese observaram que o peso molecular das moléculas presentes pode variar substancialmente. Nesta matriz estão incluídas proteínas de ligação que estabilizam o complexo proteoglicanos – ácido hialurônico. Estudos de imunolocalização sugerem que as mesmas estão localizadas ao redor dos feixes de colágeno na matriz interterritorial.[26,43,44]

EMBRIOLOGIA

Os meniscos se desenvolvem pela condensação da camada intermediária do tecido mesenquimal, formando ligações com a cápsula articular circundante.[45-47] A característica e a forma dos meniscos medial e lateral são obtidas entre as 8ª e 10ª semanas de gestação.[48,49]

O estímulo mecânico durante a embriogênese é essencial para manutenção do menisco.[50] O movimento articular e a carga pós-natal são fatores importantes ajudando a determinar a orientação das fibras de colágeno.[45,51] Na ausência das contrações musculares funcionais, a formação do menisco se inicia, mas rapidamente se deteriora.[50]

O menisco em desenvolvimento é altamente celular e vascularizado, com suprimento sanguíneo entrando pela periferia e irrigando toda a estrutura meniscal.[45] À medida que o desenvolvimento fetal continua, ocorrem uma diminuição gradual do número de células e um concomitante rearranjo circunferencial das fibras de colágeno.[45,52]

Em um estudo que avaliou o desenvolvimento da expressão gênica da MEC em meniscos de ratos, observaram-se 4 distintos estágios da morfogênese meniscal: Estágio 1, condensação celular mesenquimal entre as superfícies articulares do fêmur e tíbia; Estágio 2, diferenciação dos fibrocondroblastos meniscais; Estágio 3, produção e depósito da matriz extracelular meniscal; Estágio 4, maturação da matriz extracelular meniscal. As células meniscais começam a produzir a matriz extracelular pela produção de colágeno dos tipos I e III e agrecanos no Estágio 3. A expressão e produção de colágeno do tipo II ocorrem na última etapa, no Estágio 4. Estes resultados sugerem que o tecido meniscal é o único tecido conectivo com perfil distinto de desenvolvimento.[53]

CITOLOGIA

Na fase inicial da formação meniscal as células presentes apresentam morfologia semelhante. Com o desenvolvimento deste tecido as distinções morfológicas e fenotípicas entre as mesmas aparecem, variando o número de células e sua localização topográfica.[54] Em 1979, Ghadially *et al.* propuseram a classificação do tipo de células meniscais de acordo com seu formato e a presença ou ausência de matriz extracelular.[4] Atualmente a caracterização das células meniscais é algo controverso na literatura.[54]

Células que apresentam formatos oval, fusiforme, com comportamento similar aos fibroblastos, são chamadas de células fibroblastos-*like*. Este tipo celular é encontrado na camada externa do menisco, possuindo longas extensões celulares, facilitando a interação com outras células e a matriz extracelular. São compostas principalmente por colágeno do tipo I, possuindo pequena porcentagem de glicoproteínas e colágeno dos tipos III e V.[55,56]

Os fibrocondrócitos ou condrócitos-*like* são encontrados na região central dos meniscos, possuem formato arredondado, com matriz extracelular composta principalmente por colágeno do tipo I, entrelaçado com colágeno do tipo II em menor quantidade. Apresentam também uma concentração aumentada de glicosaminoglicanos comparativamente à camada externa.[56,57]

Na camada superficial meniscal observa-se uma terceira população de células de formato fusiforme, porém sem extensões celulares. Estudos sugerem que este tipo celular é possivelmente progenitor, com capacidade terapêutica de regeneração (Fig. 3-3).[58]

Conclui-se que as células presentes nas camadas externas meniscais são semelhantes à fibrocartilagem, enquanto as células nas camadas centrais apresentam características semelhantes à cartilagem articular.[59]

VASCULARIZAÇÃO

O suprimento vascular dos meniscos é limitado à sua região periférica, 10 a 30% da periferia do menisco medial e 10 a 25% da mesma região do menisco lateral são bem vascularizadas (Fig. 3-4), possuindo importantes implicações na cicatrização meniscal.[51,60,61]

As artérias geniculares medial, lateral e central (todos ramos da artéria poplítea) provêm a maior vascularização às regiões superior e inferior de cada menisco. Uma rede capilar perimeniscal, formada por tais artérias geniculares, origina-se dentro dos tecidos sinoviais e capsulares ao longo da periferia dos meniscos.[51,60,62-65]

Vasos endoligamentares, presentes nos cornos anteriores e posteriores, percorrem uma pequena distância no interior meniscal, formando alças terminais fornecendo uma rota direta para a nutrição.[60]

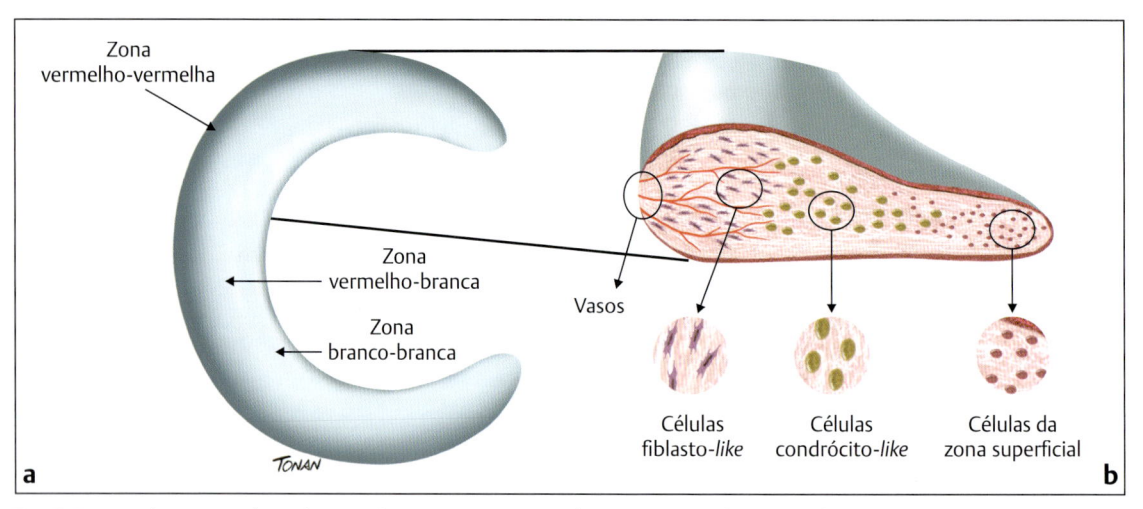

Fig. 3-3. Desenho esquemático de variações regionais na vascularização e populações celulares do menisco. (**a**) Embora totalmente vascularizada ao nascimento, os vasos sanguíneos no menisco recuam para o terço mais periférico na maturidade. Na idade adulta, a região vermelho-vermelha contém a grande maioria dos vasos sanguíneos. (**b**) As células na parte externa vascularizada do menisco (região vermelho-vermelha) são fusiformes e semelhantes a fibroblastos, enquanto as células nas partes intermediária (região vermelho-branca) e interna (região branco-branca) são semelhantes aos condrócitos, embora sejam fenotipicamente distintos dos condrócitos. As células na camada superficial do menisco são pequenas e fusiformes sem prolongações celulares.

A região meniscal que não recebe tal suprimento vascular (65 a 75%) é nutrida por difusão ou por bombeamento mecânico, pelo líquido sinovial.[35,66]

Estudos realizados por Bird *et al.* avaliaram o tecido meniscal de animais e humanos utilizando microscopia eletrônica de varredura, observando estruturas semelhantes a canais abrindo profundamente na superfície meniscal. Acredita-se que estes canais podem desempenhar um papel de transporte de nutrientes do líquido sinovial e vasos sanguíneos para as secções avasculares do menisco.[67,68] No entanto, mais estudos são necessários para elucidar o mecanismo exato pelo qual o movimento mecânico fornece nutrição para a porção avascular dos meniscos.

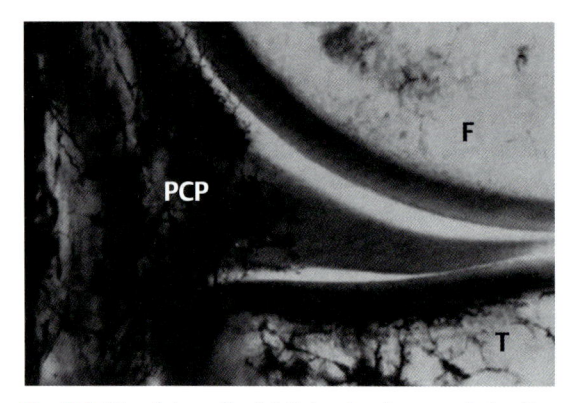

Fig. 3-4. Microfotografia eletrônica da microvascularização do menisco. Os capilares são abundantes e fazem perfusão no terço mais periférico do menisco. PCP: plexo perimeniscal capilar; F: fêmur; T: tíbia.[51]

INERVAÇÃO

O joelho é inervado pelo ramo articular posterior do nervo tibial posterior, e também pelos ramos terminais dos nervos obturador e femoral. A região lateral da cápsula é inervada pelo ramo fibular recorrente do nervo fibular comum.[8] Estas fibras nervosas penetram na cápsula e seguem o suprimento vascular na porção periférica meniscal, nos cornos anterior e posterior.[69,70] O terço externo do menisco é mais inervado do que o terço central.[71,72]

Encontramos também estruturas específicas que convertem estímulos de tensão e compressão em um impulso neural elétrico específico, tais estruturas são os mecanorreceptores. Estudos em meniscos humanos identificaram três mecanorreceptores morfologicamente distintos, que são: terminações de Ruffini (Tipo I); corpúsculos de Paccini (Tipo II) e órgãos tendinosos de Golgi (Tipo III).[64,69,70,72-77]

Os mecanorreceptores do Tipo I se adaptam lentamente às mudanças de deformação e pressão articular. Do Tipo II rapidamente se adequam às mudanças de tensão. Do Tipo III sinalizam quando a articulação do joelho se aproxima da amplitude terminal de movimento, associados à inibição neuromuscular. Tais elementos neurais são encontrados principalmente nos cornos meniscais, principalmente no corno posterior.[64,70,73-77]

A presença dos mecanorreceptores sugere que os meniscos possuem também função na propriocepção articular. Já sendo provado que joelhos com lesões meniscais isoladas possuem uma diminuição na propriocepção articular.[78]

REFERÊNCIAS BIBLIOGRÁFICAS

1. Gupta M, Goyal PK, Singh P, Sharma A. Morphology of intra-articular structures and histology of menisci of knee joint. *Int J Appl Basic Med Res* 2018 Apr-Jun;8(2):96-9.
2. Herwig J, Egner E, Buddecke E. Chemical changes of human knee joint menisci in various stages of degeneration. *Ann Rheum Dis* 1984;43:635-40.
3. Ghadially FN, LaLonde JMA, Wedge JH. Ultrastructure of normal and torn menisci of the human knee joint. *J Anat* 1983;136:773-91.
4. Ghadially FN, Thomas I, Yong N, LaLonde JMA. Ultrastructure of rabbit semilunar cartilage. *J Anat* 1978;125:499.
5. Proctor CS, Schmidt MB, Whipple RR et al. Material properties of the normal medial bovine meniscus. *J Orthop Res* 1989;7:771-82.
6. Sweigart MA, Athanasiou KA. Toward tissue engineering of the knee meniscus. *Tissue Eng* 2001;7:111-29.
7. McDevitt CA, Webber RJ. The ultrastructure and biochemistry of meniscal cartilage. *Clin Orthop Relat Res* 1992; 252:8-18.
8. Alice J, Fox S, Asheesh B, Scott A R. The Basic Science of Human Knee Menisci: Structure, Composition, and Function. *Sports Health* 2012 Jul-Aug;4(4).
9. Cheung HS. Distribution of type I, II, III and V in the pepsin solubilized collagens in bovine menisci. *Connect Tissue Res* 1987;16:343-56.
10. Eyre DR, Wu JJ. Collagen of fibrocartilage: a distinctive molecular phenotype in bovine meniscus. *FEBS Lett* 1983;158:265.
11. Ghosh P, Ingman AM, Taylor TK. Variations in collagen, non-collagenous proteins, and hexosamine in menisci derived from osteoarthritic and rheumatoid arthritic knee joints. *J Rheumatol* 1975;2:100-7.
12. Arnoczky SP, Adams ME, DeHaven KE et al. The meniscus. *In*: Woo SL-Y, Buckwalter J, eds. *Injury and repair of musculoskeletal soft tissues*. Park Ridge, IL: *American Academy of Orthopaedic Surgeons* 1987:487-537.
13. Bullough PG, Munuera L, Murphy J et al. The strength of the menisci of the knee as it relates to their fine structure. *J Bone Joint Surg Br* 1979;52:564-70.
14. Fithian DC, Kelly MA, Mow VC. Material properties and structure-function relationships in the menisci. *Clin Orthop Relat Res* 1990;252:19-31.
15. Skaags DL, Mow VC. Function of the radial tie fibers in the meniscus. *Trans Orthop Res Soc* 1990;15:248.
16. Arnoczky SP, Warren RF, Spivak JM. Meniscal repair using exogenous fibrina clot: an experimental study in dogs. *J Bone Joint Surg Am* 1988;70:1209-17.
17. Aspden RM, Yarker YE, Hukins DWL. Collagen orientations in the meniscus of the knee joint. *J Anat* 1985;140:371.
18. Beaupre A, Choukroun R, Guidouin R et al. Knee menisci: correlation between microstructure and biomechanics. *Clin Orthop Relat Res* 1986;208:72-5.
19. Ghosh P, Taylor TKF, Pettit GD et al. Effect of Postoperative immobilization on the regrowth of knee joint semilunar cartilage: an experimental study. *J Orthop Res* 1983;1:153.
20. Merkel KHH. The surface of human menisci and its aging alterations during age. A combined scanning and transmission electron microscopic examination (SEM, TEM). *Arch Orthop Trauma Surg* 1980;97:185-91.
21. Wagner H-J. Die kollagen faser architectur der menisken des mensch lichen kniegelenkes. *Z Mikrosk Anat Forsch* 1976;90:302.
22. Yasui K. Three dimensional architecture of normal human menisci. *J Jpn Ortho Assoc* 1978;52:391.
23. Heinegard D, Oldberg A. Structure and biology of cartilage and bone matrix non collagenous macromolecules. *FASEB J* 1989;3:2042-51.
24. Höpker WW, Angres G, Klingel K et al. Changes of the elastin compartment in the human meniscus. *Virchows Arch A Pathol Anat Histopathol* 1986;408:575-92.
25. Ingman AM, Ghosh P, Taylor TKF. Variation of collagenous and non collagenous proteins of human knee joint menisci with age and degeneration. *Gerontologia* 1974;20:212-33.
26. McDevitt CA, Webber RJ. Ultra structure and biochemistry of meniscal cartilage. *Clin Orthop Relat Res* 1990;252:8-18.
27. Peters TJ, Smillie IS. Studies on the chemical composition of the menisci of the knee joint with special reference to the horizontal cleavage lesion. *Clin Orthop Relat Res* 1972;86:245-52.
28. Ghosh P, Taylor TKF. The knee joint meniscus: a fibrocartilage of some distinction. *Clin Orthop Relat Res* 1987;224:52-63.
29. Muir H. The structure and metabolism of mucopolysaccharides (glycosaminoglycans) and the problem of the mucopolysaccharidoses. *Am J Med* 1969;47(5):673-90.
30. Hardingham TE, Muir H. Binding of oligosaccharides of hyaluronic acid to proteoglycans. *Biochem J* 1973;135 (4):905-8.
31. Hascall VC, Heinegård D. Aggregation of cartilage proteoglycans: I. The role of hyaluronic acid. *J Biol Chem* 1974;249(13):4205-56.
32. Adams ME, Hukins DWL. The extracellular matrix of the meniscus. *In*: Mow VC, Arnoczky SP, Jackson DW, eds. *Knee Meniscus: Basic and Clinical Foundations.* New York, NY: Raven Press; 1992:15-28.2016.
33. Hascall VC. Interaction of cartilage proteoglycans with hyaluronic acid. *J Supramol Struct.* 1977;7:101-20.
34. Kempson GE, Tuke MA, Dingle JT et al. The effects of proteolytic enzymes on the mechanical properties of adult human articular cartilage. *Biochim Biophys Acta* 1976;428(3):741-60.
35. Meyers E, Zhu W, Mow V. Viscoelastic properties of articular cartilage and meniscus. *In*: Nimni M, ed. *Collagen: Chemistry, Biology and Biotechnology.* Boca Raton, FL: CRC, 1988.
36. Rosenberg LC, Buckwalter JA, Coutts R et al. Articular cartilage. *In*: Woo SLY, Buckwalter JA, eds. Injury and Repair of the Musculo skeletal Soft Tissues. Park Ridge, IL: *American Academy of Orthopaedic Surgeon* 1988:401.
37. Habuchi H, Yamagata T, Iwata H, Suzuki S. The occurrence of a wide variety of dermatan sulfate-chondroitin sulfate copolymers in fibrous cartilage. *J Biol Chem* 1973;248:6019-28.

38. Lehtonen A, Viljanto J, Kärkkäinen J. The mucopolysaccharides of herniated human intervertebral discs and semilunar cartilages. *Acta Chir Scand* 1967;133(4):303-6.
39. Solheim K. Glycosaminoglycans, hydroxyproline, calcium, and phosphorus in healing fractures. *Acta Univ Lund* 1965;28:1-22.
40. Nakano T, Dodd CM, Scott PG. Glycosaminoglycans and proteoglycans from different zones of the porcine knee meniscus. *J Orthop Res* 1997;15:213-22.
41. Scott PG, Nakano T, Dodd CM. Isolation and characterization of small proteoglycans from different zones of the porcine knee meniscus. *Biochim Biophys Acta* 1997;1336:254-62.
42. Helfet AJ. Osteoarthritis of the knee and its early arrest. *Instr Course Lect* 1971;20:219-230.
43. Fife RS. Identification of the link proteins and a 116,000-dalton matrix protein in canine meniscus. *Arch Biochem Biophys* 1985;240:682.
44. Fife RS, Hook GL, Brandt KD. Topographic localization of a 116,000 dalton protein in cartilage. *J Histochem Cytochem* 1985;33:127.
45. Clark CR, Ogden JA. Development of the menisci of the human knee joint. *J Bone Joint Surg Am* 1983;65:530.
46. Kaplan EB. The embryology of the menisci of the knee joint. *Bull Hosp Joint Dis* 1955;6:111-24.
47. McDermott LJ. Development of the human knee joint. *Arch Surg* 1943;46:705-19.
48. Gardner E, O'Rahilly R. The early development of the knee joint in staged human embryos. *J Anat* 1968;102:289-99.
49. Gray DJ, Gardner E. Pre-natal development of the human knee and superior tibial fibula joints. *Am J Anat* 1950;86:235-88.
50. Mikic B, Johnson TL, Chhabra AB et al. Differential effects of embryogenic immobilization on the development of fibrocartilaginous skeletal elements. *J Reahabil Res Dev* 2000;37:127-33.
51. Arnoczky SP, Warren RF. Micro vasculature of the human meniscus. *Am J Sports Med* 1982;10:90-5.
52. Carney SL, Muir H. The structure and function of cartilage proteoglycans. *Physiol Rev* 1988;68:858-910.
53. Pavlova A, Gamer L, Cox K et al. Developmental expression of BMPs and matrix proteins during meniscal morphogenesis. *Transactions* 2011;26.
54. Nakata K, Shino K, Hamada M et al. Human meniscus cell: characterization of the primary culture and use for tissue engineering. *Clin Orthop Relat Res* 2001; 391:S208–18.
55. Mcdevitt CAMS, Kambic H, Parker R. Emerging concepts of the cell biology of the meniscus. *Curr Opin Orthop* 2002; 13:345–50.
56. Melrose J, Smith S, Cake M et al. Comparative spatial and temporal localisation of perlecan, aggrecan and type I, II and IV collagen in the ovine meniscus: an ageing study. *Histochem Cell Biol* 2005;124:225-35.
57. Hellio Le Graverand MP, Ou Y, Schield-Yee T et al. The cells of the rabbit meniscus: their arrangement, interrelationship, morphological variations and cytoarchitecture. *J Anat* 2001;198:525-35.
58. Van der Bracht RVH, Verbruggen G, Elewaut D et al. (eds). Cell-based meniscus tissue engineering. *Topics in Tissue Engineering*, p. 2007.
59. Makris EA, Hadidi P, Athanasiou KA, P.E.1. The knee meniscus: structure-function, pathophysiology, current repair techniques, and prospects for regeneration. *Biomaterials* 2011 October;32(30):7411-31.
60. Danzig L, Resnik D, Gonsalves M, Akeson WH. Blood supply to the normal and abnormal meniscus of the human knee. *Clin Orthop Relat Res* 1983;172:271-6.
61. Harner CD, Janaushek MA, Kanamori A et al. Biomechanical analysis of a double-bundle posterior cruciate ligament reconstruction. *Am J Sports Med* 2000;28:144-151.
62. Arnoczky SP. Gross and vascular anatomy of the meniscus and its role in meniscal healing, regeneration and remodeling. *In:* Mow VC, Arnoczky SP, Jackson SW, eds. *Knee Meniscus: Basic and Clinical Foundations*. New York, NY: Raven Press; 1992:1-14.
63. Davies D, Edwards D. The vascular and nerve supply of the human meniscus. *Am R Coll Surg Engl* 1948;2:142-56.
64. Day B, Mackenzie WG, Shim SS, Leung G. The vascular and nerve supply of the human meniscus. *Arthroscopy* 1985;1:58-62.
65. Scapinelli R. Studies on the vasculature of the human knee joint. *Acta Anat* 1968;70:305-31.
66. Mow V, Fithian D, Kelly M. Fundamentals of articular cartilage and meniscus biomechanics. In: Ewing JW, ed. *Articular Cartilage and Knee Joint Function: Basic Science and Arthroscopy*. New York, NY: Raven Press; 1989:1-18.
67. Bird MDT, Sweet MBE. A system of canals in semilunar menisci. *Ann Rheum Dis* 1987;46:670-3.
68. Bird MDT, Sweet MBE. Canals of the semilunar meniscus: brief report. *J Bone Joint Surg Br* 1988;70:839.
69. Gardner E. The innervations of the knee joint. *Anat Rec* 1948;101:109-30.
70. Kennedy JC, Alexander IJ, Hayes KC. Nerve supply of the human knee and its functional importance. *Am J Sports Med* 1982;10:329-35.
71. Zimny ML. Mechanoreceptors in articular tissues. *Am J Anat* 1988; 64:883-8.
72. Zimny ML, Albright DJ, Dabezies E. Mechanoreceptors in the human medial meniscus. *Acta Anat* 1988;133:35-40.
73. Assimakopoulos AP, Katonis PG, Agapitos MV, Exarchou EI. The innervations of the human meniscus. *Clin Orthop Relat Res* 1992;275:232-6.
74. Gronblad M, Korkala O, Liesi P, Karaharju E. Innervation of synovial membrane and meniscus. *Acta Orthop Scand.* 1985;56:484-6.
75. O'Connor BL. The histological structure of the dog knee menisci with comments on its possible significance. *Am J Anat* 1976;147:407-17.
76. O'Connor BL, McConnaughey JS. The structure and innervation of cat knee menisci, and their relation to a "sensory hypothesis" of meniscal function. *Am J Anat* 1978;153:431-42.
77. Schutte MJ, Dabezius EJ, Zimny ML, Happe LT. Neural anatomy of the human anterior cruciate ligament. *J Bone Joint Surg Am* 1987;69:243-7.
78. Jerosch J, Prymka M, Castro WH. Proprioception of knee joints with a lesion of the medial meniscus. *Acta Orthop Belg* 1996; 62:41-5.

4 FUNÇÕES BIOMECÂNICAS DOS MENISCOS – MUITO MAIS QUE UM AMORTECEDOR

Leonardo Metsavaht
Gustavo Leporace

A função dos meniscos sempre intrigou a mente de estudiosos e anatomistas. Na primeira edição do *Gray's Anatomy*, em 1858, além das minuciosas descrições anatômica e histológica, um de seus colaboradores, o cirurgião e anatomista Sir George Murray Humphry – o mesmo do ligamento de Humphry – entre suas observações já afirmava que "estas fibrocartilagens interarticulares servem a importante função de permitir maior variedade de movimentos de uma articulação. Embora seja uma articulação do tipo dobradiça, que como regra só um tipo de movimento é permitido, no joelho há dois tipos de movimento: o angular* e o de rotação." Ainda assim, os meniscos foram subestimados por muitas décadas a ponto de serem extraídos cirurgicamente quando vitimados por qualquer lesão, ou, muitas vezes, "profilaticamente". O avanço tecnológico ocorrido na década de 1970 do século passado,[1] principalmente pela necessidade de estudos biomecânicos profundos para a emergente indústria de próteses de joelho, acabou contribuindo para as novas descobertas de suas ações e funções. Na década de 1990, Renström e Johnson alertaram sobre a importância da preservação dos meniscos à biomecânica e longevidade do joelho.[2]
Ideia que, felizmente, vem se popularizando pelo mundo todo, parte pela elaboração e validação de ferramentas confiáveis e reprodutivas para avaliação dos níveis da funcionalidade do joelho e dos membros inferiores para comparação de resultados clínicos e cirúrgicos.[3-5]

Como apresentado nos Capítulos 2 e 3 os meniscos possuem uma anatomia bastante complexa, para atenderem a uma série de competências biomecânicas femorotibiais, com base na sua arquitetura colágena, mecânica dos fluidos internos e pela malha de proteoglicanos e colágenos.[6]

Eles aumentam a área de contato e congruência da articulação[7] e contribuem para minimizar os estresses de contato na transmissão de cargas, absorção de impactos e estabilidade articular.[8-10]

Também participam dos processos de nutrição, lubrificação[11] e propriocepção articular.[12] As lesões que modificam quaisquer destas qualidades dos meniscos têm sido amplamente estudadas e relacionadas com a aceleração do processo degenerativo da articulação, no entanto, o reparo de tais lesões ainda não apresentam resultados consensuais em longo prazo.[13] Portanto, abordaremos individualmente alguns destes aspectos para melhor reflexão sobre o assunto.

TRANSMISSÃO DE CARGAS E ABSORÇÃO DE IMPACTOS

Talvez a verdadeira importância biomecânica dos meniscos só tenha começado realmente a ser valorizada em meados do século passado, quando alguns observadores começaram a inferir que processos degenerativos da articulação seguiam, quase como regra, às meniscectomias completas.[14] Estudos posteriores demonstraram que cerca de 50 a 70% da carga transmitida pelo joelho é suportada pelos meniscos medial e lateral.[15] O ortostatismo produz no joelho forças no sentido axial que comprimem os meniscos promovendo um estresse que, em razão da característica radial de suas fibras, converte tais forças em tensão circunferencial e ajuda a distribuir a carga pela articulação, aumentando a superfície de contato e diminuindo o pico de pressão nos compartimentos medial e lateral dos joelhos.[16] Quando os meniscos são hígidos e íntegros, tais cargas tendem a se distribuir uniformemente por toda sua estrutura,[17] porém a exérese do menisco medial pode reduzir a área de contato entre as superfícies articulares em 50 a 70% proporcionando um aumento da carga na área de contato em até 100%.[7] Já a retirada do menisco lateral pode aumentar a carga no compartimento lateral entre 200 e 300%.[18] A tendência atual, traduzida por

---

*Movimento angular: na época era como se referia à flexoextensão.

inúmeros artigos publicados nos últimos anos, é estudar o papel e a importância das raízes meniscais na extrusão articular dos meniscos,[16, 19-22] mas esta evidência já havia sido esclarecida quando Krause *et al.* publicaram seu detalhado artigo no JBJS, em 1976.[23] Biomecanicamente, comprovou-se que a lesão da raiz meniscal medial, assim como as lesões radiais do corpo, promove a perda de tensão circunferencial por reduzir a superfície de contato do compartimento ipsolateral do joelho, provocando o aumento no pico da pressão de contato em 25,4%, e um aumento da rotação externa e translação lateral da tíbia semelhante ao que ocorre em um joelho submetido à meniscectomia total.[16] No compartimento lateral, as áreas de contato e os picos de pressão de contato podem sofrer um aumento de 2,8 MPa para 4,2 MPa (50%), e uma diminuição da área máxima de contato de 451 mm² no estado intacto para 304 mm² após a secção do corno posterior do menisco lateral.[24] Em estudos biomecânicos realizados em peças cadavéricas com cinco diferentes ângulos de flexão (0°, 30°, 45°, 60° e 90°) foi verificado que uma avulsão da raiz estava associada a um aumento médio da pressão de contato de 56%, sendo que o maior aumento de carga ocorreu a 90°, cerca de 83%.[25] Portanto, os estudos sugerem que pacientes submetidos ao reparo das raízes posteriores dos meniscos, seja por âncoras seja pela técnica de *pull-out* transtibial, têm maiores benefícios clínicos e funcionais do que sua retirada.[26]

PAPEL NA ESTABILIDADE ARTICULAR

Anatomicamente, a própria geometria dos meniscos já lhes confere um importante papel para a congruência e estabilização articular multidirecional. Em estudo multicêntrico ao longo de 12 anos abordando as falhas da reconstrução do ligamento cruzado anterior (LCA) em 193 pacientes, Trojani *et al.* verificaram uma desvantagem funcional e de estabilidade articular estatisticamente significativa para os que haviam sido submetidos à meniscectomia total comparativamente aos que tiveram seus meniscos preservados.[27] Um achado de grande relevância clínica foi quando Allaire *et al.* demonstraram em estudo biomecânico com cadáveres um aumento significativo na rotação externa e translação lateral da tíbia quando há lesão da raiz posterior do menisco medial (2,98° e 0,84 mm, respectivamente) e quando há uma meniscectomia medial total (4,45° e 0,80 mm, respectivamente), comparativamente ao joelho intacto.[16] Estudos biomecânicos recentes corroboram achados anteriores de função dos meniscos como restritores secundários, possuindo um papel importante na estabilidade do joelho.[28] Além disso, estudos evidenciaram que os meniscos são responsáveis por suportar até 50% das cargas de cisalhamento articular em 30° de flexão.[29] Isto ocorre principalmente na ausência do LCA, quando o menisco medial e as estruturas do canto posterolateral assumem importante papel estabilizador

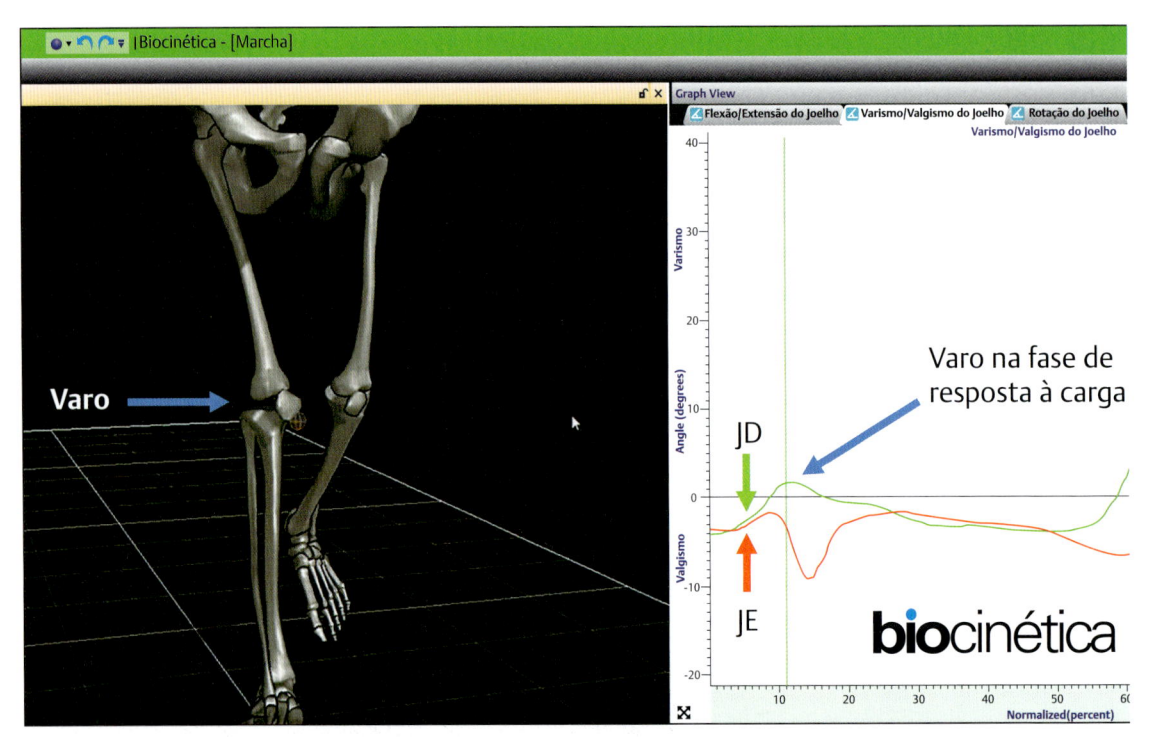

Fig. 4-1. Imagem 3D de análise biocinética da marcha de um indivíduo masculino de 36 anos, com história de meniscectomia medial total há 8 meses, assintomático, apresentando um varo acentuado na fase de resposta à carga. As consequências em longo prazo podem ser a degeneração de todo compartimento medial. JD: joelho direito, JE: joelho esquerdo.

tanto no sentido anterior, como rotacional do joelho (Fig. 4-1).[30] Na manobra de *pivot-shift* o cirurgião deve estar atento ao fato de o menisco lateral, ou sua falta, influenciar fortemente a translação anterior da tíbia, podendo, portanto, exacerbar a instabilidade anterior e induzir a conclusões imprecisas para a proposta terapêutica,[31] visto estar bastante em voga a reconstrução do ligamento anterolateral (LAL) nos casos de instabilidade anterior severa com um teste de *pivot-shift* 'explosivo', como alguns autores denominam.[32] Talvez seja mais sensato compreender tais instabilidades como sendo do 'complexo anterolateral' do joelho, que abrangeria graus diferentes de disfunções e/ou lesões da banda iliotibial, cápsula anterolateral, ligamento colateral lateral (LCL) e o menisco lateral.[33]

CINEMÁTICA ARTICULAR DOS MENISCOS

Semelhante ao punho humano, o joelho permite uma combinação muito peculiar de possibilidades de movimentos com diversos graus de liberdade, que proporcionem a flexoextensão com grande competência, porém sem restringir discretos movimentos rotacionais e translacionais. Isto é possível porque tanto o joelho, quanto o punho, se adaptaram a ter uma coluna prioritariamente para assumir a carga (medial no joelho e radial no punho) e outra coluna para prover mobilidade tridimensional (lateral no joelho e ulnar no punho).[34] Em 1941, Brantigan *et al.* já descreviam que o menisco lateral se moveria cerca de 10 mm no sentido anteroposterior durante a flexoextensão, enquanto o menisco medial se moveria somente cerca de 2 mm.[35] No entanto, isto se deve ao fato de o menisco lateral se mover por inteiro, enquanto o menisco medial sofre maior deformação e deslocamento de seus cornos anterior e posterior e isto, como inferido por um excepcional time de especialistas, como William Thompson, Leland Thaete, Scott Dye e Freddie Fu, estaria relacionado com o fato de o menisco medial estar mais sujeito a lesões que o lateral. Como os cornos anterior e posterior do menisco medial se mobilizam desta forma, modificando seu raio de curvatura, permitem uma perfeita adaptação ao raio do côndilo femoral, que também diminui durante a flexão do joelho.[36] Corroborando com estes achados, Flandry *et al.* verificaram que os músculos isquiotibiais mediais, mais particularmente o semimembranoso, se inserem na cápsula posterior e corno posterior do menisco medial e ativamente traciona e aumenta a área de contato articular durante a flexão do joelho. Isto lhes permitiu inferir que incompetências isquiotibiais que interfiram na mobilidade meniscal são importantes fatores de risco para pinçamento e consequente ruptura do mesmo[37] e justificaria a presença de uma malha muito mais concentrada de fibras radiais na região mais posterior dos meniscos.[38]

FUNÇÕES PROPRIOCEPTIVAS

Os mecanismos de *feedback* sensorial são de extrema importância para as articulações. Assim como o tato e dor protegem nossa pele de agressões externas, mecanorreceptores, como corpúsculos de Paccini e Ruffini, fornecem informações aferentes fundamentais para a proteção e bom funcionamento de ligamentos e articulações e, como nos demais segmentos do corpo humano, também estão sujeitos às disfunções relacionadas com a idade e com as doenças neurodegenerativas.[39] Tais elementos proprioceptivos também já foram identificados nos meniscos e, para muitos estudiosos, a evolução degenerativa da articulação não poderia ser justificada pela simples falta 'mecânica' dos meniscos, ou parte deles. Karahan *et al.* demonstraram que dois anos após uma meniscectomia a propriocepção articular estava comprometida com uma diferença estatisticamente significativa, principalmente em 60° e 75° de flexão do joelho, mesmo em indivíduos parcialmente meniscectomizados.[40] Fundamentados em premissas semelhantes alguns autores preconizam esforço máximo para a preservação dos meniscos lesionados por reconstrução e suturas mesmo em casos não agudos.[6]

REPERCUSSÕES BIOCINÉTICAS DAS LESÕES DO MENISCO

Em adição às suas funções de distribuição de carga, estabilidade articular e propriocepção, descritas anteriormente, os meniscos exercem importante influência na biomecânica dos movimentos do joelho durante as tarefas motoras. Diversos estudos apontaram diferenças no deslocamento angular e nas forças internas de joelhos meniscectomizados em relação ao lado contralateral e joelhos sem lesões, gerando um aumento da descarga de peso no compartimento medial do joelho que, quando associadas à menor área de contato articular decorrente da lesão meniscal,[16,41] estimula o mecanismo indutor de osteoartrose precoce observada nesses pacientes.[42]

O padrão biomecânico da marcha de pacientes com lesões de menisco foi avaliado por diversos estudos. Bulgheroni *et al.* e Sturnieks *et al.* encontraram que estratégias de proteção à dor, com menor flexão do joelho e menor torque extensor do joelho na fase de resposta à carga ocorrem no período pré-operatório da lesão até 6 meses após a meniscectomia.[43,44] A redução da demanda do quadríceps encontrada por esses estudos teria como função reduzir as forças compressivas tibiofemorais, uma estratégia semelhante às adotadas por pacientes com lesões no LCA[45] e osteoartrite do joelho.[46] Magyar *et al.* descreveram que essa redução do torque extensor do joelho era compensada por um aumento do torque extensor do quadril, aumentando a demanda da musculatura glútea e, consequentemente, as cargas compressivas na articulação coxofemoral (Fig. 4-2).[47]

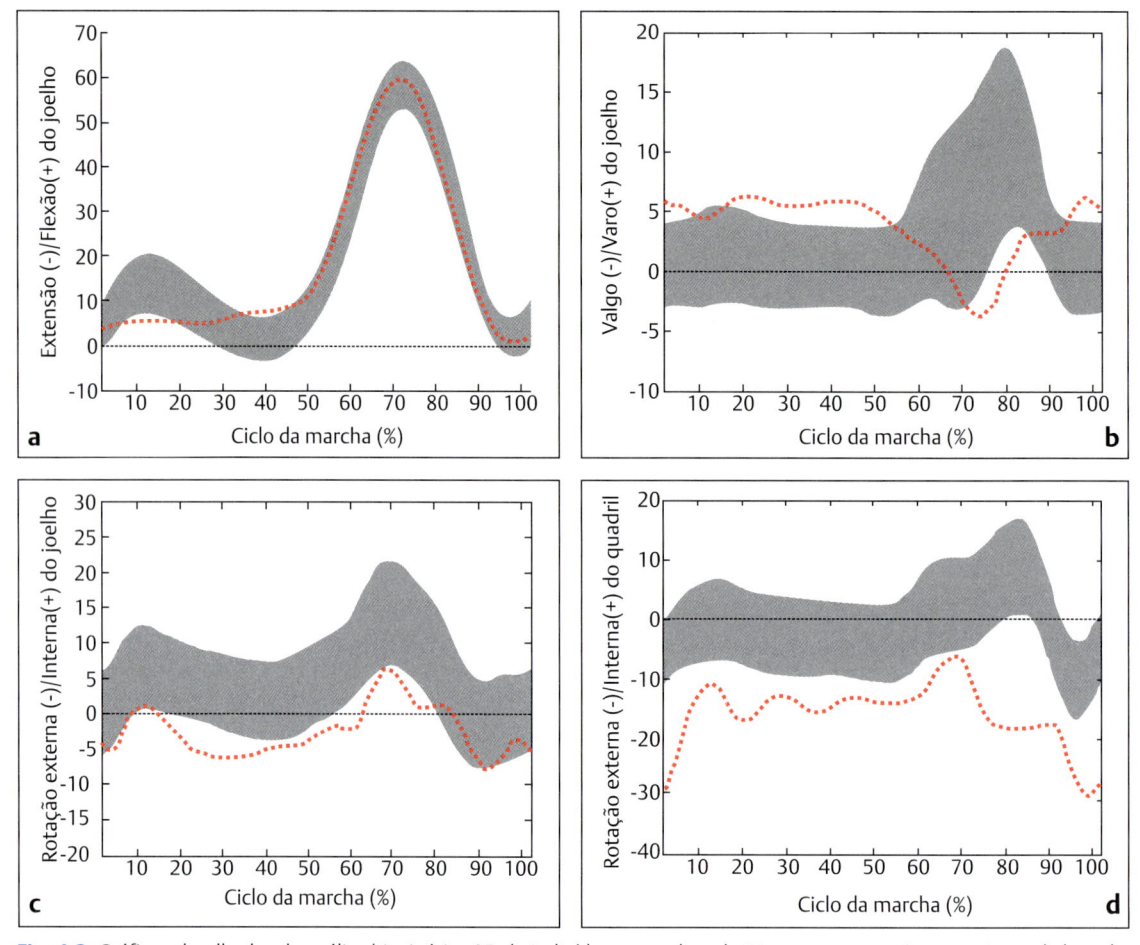

Fig. 4-2. Gráficos detalhados de análise biocinética 3D de indivíduo masculino de 51 anos com meniscectomia medial total há 12 anos, com sintomas dolorosos em compartimento medial. (**a**) Gráfico da flexoextensão do joelho no plano sagital: o indivíduo permanece em extensão do joelho em toda a fase da marcha (não faz a flexão fisiológica na fase de resposta à carga) como estratégia antálgica. (**b**) gráfico do varo-valgo do joelho no plano coronal: varismo do joelho durante toda a marcha por incompetência do compartimento medial. (**c**) Gráfico da rotação do joelho no plano axial: rotação externa excessiva do joelho durante toda a marcha. Estratégia para compensar a restrição da flexo-extensão. (**d**) Gráfico da rotação do quadril no plano axial: quadril permanece em excessiva rotação externa durante toda a marcha. Estratégia, nociva à articulação proximal, pelo aumento do torque extensor do quadril, aumentando a demanda da musculatura glútea e, consequentemente, as cargas compressivas na articulação coxofemoral.

Um ano após a meniscectomia, os pacientes parecem adotar um novo padrão de marcha. Comparativamente ao joelho contralateral e em relação a sujeitos hígidos, fazem maior flexão do joelho e maior torque extensor do joelho na fase de apoio induzindo maior demanda do quadríceps (Fig. 4-3).[43] Um estudo recente propôs que uma maior flexão do joelho na resposta à carga da marcha está associada à diminuição da espessura da cartilagem em um período de 5 anos,[48] comprovando a importância do estudo da biomecânica do joelho no plano sagital durante a marcha, como um indicador do potencial avanço do processo degenerativo articular. Isto é particularmente importante pelo fato de ser possível adotar medidas de reabilitação física bastante objetivas com base nestes achados.

Durante a marcha, pacientes submetidos à meniscectomia parcial ou total apresentam maior rotação externa da tíbia na fase de apoio da marcha.[49] Isto está relacionado com o fato de que 98% das lesões meniscais ocorrem no corno posterior,[50] e a perda ou remoção dessa parte do menisco reduz significativamente a capacidade do côndilo femoral medial em transladar posteriormente sobre a tíbia, resultando em maior rotação externa da tíbia.[16] O joelho meniscectomizado também apresenta maior torque em varo comparativamente ao não operado e ao de pessoas hígidas em toda a fase de apoio, três meses após a meniscectomia, induzindo um aumento de carga no compartimento medial do joelho, e esta sobrecarga se acentua significativamente em pacientes com o quadríceps fraco.[44] Apesar da normalização da força do quadríceps 2 anos após a cirurgia, esta sobrecarga tende a persistir.[51]

Estas alterações do padrão de movimento das tarefas motoras cotidianas são um alerta da impor-

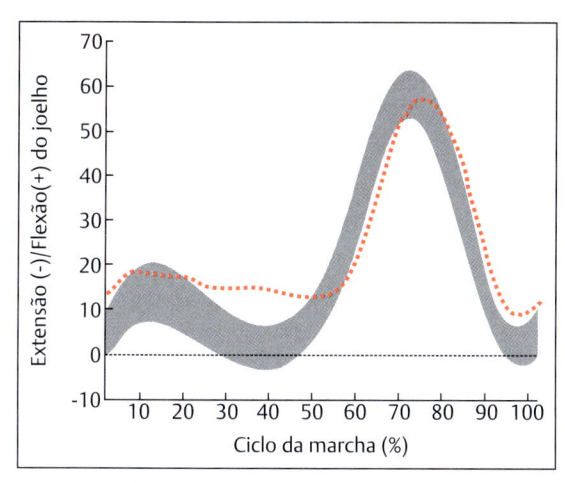

Fig. 4-3. Gráfico da flexoextensão do joelho no plano sagital de indivíduo masculino de 46 anos com meniscectomia medial total há 2 anos, assintomático. O indivíduo permanece em semiflexão do joelho em toda a fase da marcha como estratégia estabilizadora, porém à custa de um maior torque extensor do joelho na fase de apoio induzindo maior demanda do quadríceps.

tância de análises biocinéticas mensuráveis e reprodutíveis após lesões meniscais, pois estão fortemente relacionadas com o desenvolvimento dos processos degenerativos precoces do joelho e auxiliam objetivamente a decisão terapêutica cirúrgica ou reabilitativa. Os testes convencionais para verificar força muscular e arco de movimento não discriminam pacientes com alta e baixa funcionalidade para decidir com segurança o retorno à prática esportiva.[52] É importante ressaltar que o Brasil corre ombro a ombro com os países mais desenvolvidos não apenas no desenvolvimento científico de análises biocinéticas, mas também no aspecto social, já que exames usando sistemas de câmeras tridimensionais (CBHPM/TUSS 40104125) e avaliação da função muscular por dinamometria eletrônica (CBHPM/TUSS 41401010) são comtemplados no Rol de Procedimentos e Eventos em Saúde da Agência Nacional de Saúde (ANS 2014 - RN nº 338/2013 alterada pela RN nº349/2014), sendo obrigatória sua cobertura pelos planos de saúde nacionais.[53]

REFERÊNCIAS BIBLIOGRÁFICAS

1. Ranawat CS. History of total knee replacement. *J South Orthop Assoc* 2002;11(4):218-26
2. Renström P, Johnson RJ. Anatomy and biomechanics of the menisci. *Clin Sport Med* 1990;9.
3. Metsavaht L, Leporace G, Riberto M *et al*. Translation and cross-cultural adaptation of the brazilian version of the international knee documentation committee subjective knee form : Validity and reproducibility. *Am J Sports Med* 2010;38(9).
4. Metsavaht L, Leporace G, Riberto M *et al*. Translation and cross-cultural adaptation of the lower extremity functional scale into a razilian Portuguese version and validation on patients with knee injuries. *J Orthop Sport Phys Ther* 2012 Nov 1;42(11):932-9.
5. Metsavaht L, Leporace G, De Mello Sposito MM *et al*. WHAT is the best questionnaire for monitoring the physical characteristics of patients with knee osteoarthritis in the Brazilian population? *Rev Bras Ortop* 2011;46(3).
6. Aagaard H, Verdonk R. Function of the normal meniscus and consequences of meniscal resection. *Scand J Med Sci Sports* 1999 Jun; 9(3):134-40.
7. Kettelkamp DB, Jacobs AW. Tibiofemoral Contact Area-Determination and Implications. *J Bone Jt Surg* 1972 Mar; 54(2):349-56.
8. Fukuda Y, Takai S, Yoshino N *et al*. Impact load transmission of the knee joint-influence of leg alignment and the role of meniscus and articular cartilage. *Clin Biomech* 2000 Aug 1;15(7):516-21.
9. Masouros SD, McDermott ID, Bull AMJ, Amis AA. Biomechanics. In: The Meniscus, 2010. p. 29–37.
10. Fox AJS, Bedi A, Rodeo SA. The basic science of human knee menisci: structure, composition, and function. *Sports Health* 2012 Jul;4(4):340-51.
11. Bird M, Sweet M. Canals in the semilunar meniscus: Brief report. *Ann Rheum Dis* 1987 Nov;70-B(5):1.
12. Assimakopoulos AP, Katonis PG, Agapitos M V, Exarchou EI. The innervation of the human meniscus. *Clin Orthop Relat Res* 1992 Feb;(275):232-6.
13. Serra Cruz R, Ferrari MB, Metsavaht L, LaPrade RF. Understanding posterior meniscal roots lesions: from basic science to treatment. *Rev Bras Ortop* 2017;52(4).
14. Fairbank TJ. Knee joint changes after meniscectomy. *J Bone Joint Surg Br* 1948 Nov;30B(4):664-70.
15. Seedhom BB, Dowson D, Wright V. Proceedings: functions of the menisci. A preliminary study. *Ann Rheum Dis* 1974;33(1):111.
16. Allaire R, Muriuki M, Gilbertson L, Harner CD. Biomechanical consequences of a rear of the posterior root of the medial meniscus: similar to total meniscectomy. *J Bone Joint Surg Am* 2008 Sep; 90(9):1922-31.
17. Radin EL, de Lamotte F, Maquet P. Role of the menisci in the distribution of stress in the knee. *Clin Orthop Relat Res* 1984 May;(185):290-4.
18. Baratz ME, Fu FH, Mengato R. Meniscal tears: The effect of meniscectomy and of repair on intraarticular contact areas and stress in the human knee. A preliminary report. *Am J Sports Med* 1986 Jul 23;14(4):270-5.
19. Bhatia S, Laprade CM, Ellman MB, Laprade RF. Meniscal root tears: Significance, diagnosis, and treatment. *Am J Sports Med* 2014;42(12):3016-30.
20. Papalia R, Vasta S, Franceschi F, D'Adamio S *et al*. Meniscal root tears: From basic science to ultimate surgery. *Br Med Bull* 2013;106(1):91-115.
21. Gupte CM, Bull AMJ, Thomas RD, Amis A. The meniscofemoral ligaments: secondary restraints to the posterior drawer. Analysis of anteroposterior and rotary laxity in the intact and posterior-cruciate-deficient knee. *J Bone Joint Surg Br* 2003;85(5):765-73.
22. Johannsen AM, Civitarese DM, Padalecki JR, Goldsmith MT *et al*. Qualitative and quantitative anatomic analysis of the posterior root attachments

of the medial and lateral menisci. *Am J Sports Med* 2012;40(10):2342-7.
23. Krause WR, Pope MH, Johnson RJ, Wilder DG. Mechanical changes in the knee after meniscectomy. *J Bone Joint Surg Am* 1976 Jul;58(5):599-604.
24. Schillhammer CK, Werner FW, Scuderi MG, Cannizzaro JP. Repair of lateral meniscus posterior horn detachment lesions: A biomechanical evaluation. *Am J Sports Med* 2012 Nov 12;40(11):2604-9.
25. Laprade CM, Jansson KS, Dornan G, Smith SD et al. Altered tibiofemoral contact mechanics due to pull-out suture repairs. *J bone Jt Surg* 2014;471-9.
26. Serra Cruz R, Ferrari MB, Metsavaht L, LaPrade RF. Compreendendo as lesões das raízes posteriores dos meniscos: da ciência básica ao tratamento. *Rev Bras Ortop* 2017;52(4):463-72.
27. Trojani C, Sbihi A, Djian P, Potel JF et al. Causes for failure of ACL reconstruction and influence of meniscectomies after revision. *Knee Surgery, Sport Traumatol Arthrosc* 2011 Feb 20;19(2):196-201.
28. Shybut TB, Vega CE, Haddad J, Alexander JW et al. Effect of lateral meniscal root tear on the stability of the anterior cruciate ligament-deficient knee. *Am J Sports Med* 2015;43(4):905-11.
29. Walker PS, Arno S, Bell C, Salvadore G et al. Function of the medial meniscus in force transmission and stability. *J Biomech* 2015 Jun 1;48(8):1383-8.
30. Crespo B, James EW, Metsavaht L, LaPrade RF. Injuries to posterolateral corner of the knee: A comprehensive review from anatomy to surgical treatment. *Rev Bras Ortop* 2015;50(4).
31. Petrigliano FA, Musahl V, Suero EM, Citak M et al. Effect of meniscal loss on knee stability after single-bundle anterior cruciate ligament reconstruction. *Knee Surgery, Sport Traumatol Arthrosc* 2011;19(SUPPL1):86-93.
32. Hardy A, Casabianca L, Hardy E et al. Combined reconstruction of the anterior cruciate ligament associated with anterolateral tenodesis effectively controls the acceleration of the tibia during the pivot shift. *Knee Surgery, Sport Traumatol Arthrosc* 2017 Apr 27;25(4):1117-24.
33. Kaplan DJ, Jazrawi LM. Secondary Stabilizers of Tibial Rotation in the Intact and Anterior Cruciate Ligament Deficient Knee. *Clin Sports Med* 2018 Jan;37(1):49-59.
34. Stansfield B, Rooney S, Brown L, Kay M et al. Distal upper limb kinematics during functional everyday tasks. *Gait Posture* 2018 Mar 10;61:135-40.
35. Brantigan OC, Voshell AF. The mechanics of the ligaments and menisci of the knee joint. *J Bone Jt Surg Am* 1941;23(1):44-66.
36. Thompson WO, Thaete FL, Fu FH, Dye SF. Tibial meniscal dynamics using three-dimensional reconstruction of magnetic resonance images. *Am J Sports Med* 1991 May 23;19(3):210-6.
37. Flandry F, Hommel G. *Normal Anatomy and Biomechanics of the Knee. Sports Med Arthrosc* Rev 2011 Jun;19(2):82-92.
38. Campo-Ruiz V, Patel D, Anderson RR et al. Evaluation of human knee meniscus biopsies with near-infrared, reflectance confocal microscopy. A pilot study. *Int J Exp Pathol* 2005 Oct;86(5):297-307.
39. Skinner HB, Barrack RL, Cook SD. *Age-related decline in proprioception.* Clin Orthop Relat Res 1984;(184):208-11.
40. Karahan M, Kocaoglu B, Cabukoglu C et al. Effect of partial medial meniscectomy on the proprioceptive function of the knee. *Arch Orthop Trauma Surg* 2010 Mar 10;130(3):427-31.
41. Seitz AM, Lubomierski A, Friemert B, Ignatius. Effect of partial meniscectomy at the medial posterior horn after a radial tear on tibiofemoral contact mechanics and meniscal hoop strains in human knees. *J Orthop Res* 2012 Jun;30(6):934-42.
42. Thorlund JB, Holsgaard-Larsen A, Creaby MW et al. Changes in knee joint load indices from before to 12 months after arthroscopic partial meniscectomy: a prospective cohort study. *Osteoarthr Cartil* 2016 Jul;24(7):1153-9.
43. Bulgheroni P, Bulgheroni MV, Ronga M, Manelli A. Gait analysis of pre- and post-meniscectomy knee: A prospective study. *Knee* 2007 Dec;14(6):472-7.
44. Sturnieks Dl, Besier Tf, Hamer Pw et al. Knee strength and knee adduction moments following arthroscopic partial meniscectomy. *Med Sci Sport Exerc* 2008 Jun;40(6):991-7.
45. Kernozek T, Torry M, Shelburne K et al. From the gait laboratory to the rehabilitation clinic: translation of motion analysis and modeling data to interventions that impact anterior cruciate ligament loads in gait and drop landing. *Crit Rev Biomed Eng* 2013;41(3):243-58.
46. Kaufman KR, Hughes C, Morrey BF et al. Gait characteristics of patients with knee osteoarthritis. *J Biomech* 2001 Jul;34(7):907-15.
47. Magyar OM, Illyés Á, Knoll Z, Kiss RM. Effect of medial meniscectomy on gait parameters. *Knee Surgery, Sport Traumatol Arthrosc* 2008 Apr 13;16(4):427-33.
48. Favre J, Erhart-Hledik JC, Chehab EF, Andriacchi TP. Baseline ambulatory knee kinematics are associated with changes in cartilage thickness in osteoarthritic patients over 5 years. *J Biomech* 2016 Jun 14;49(9):1859-64.
49. Edd SN, Netravali NA, Favre J et al. Alterations in Knee Kinematics After Partial Medial Meniscectomy Are Activity Dependent. *Am J Sports Med* 2015 Jun;43(6):1399-407.
50. Metcalf MH, Barrett GR. Prospective evaluation of 1485 meniscal tear patterns in patients with stable knees. *Am J Sports Med* 2004 Apr 30;32(3):675-80.
51. Hall M, Wrigley T V, Metcalf Br et al. A longitudinal study of strength and gait after arthroscopic partial meniscectomy. *Med Sci Sport Exerc* 2013 Nov;45(11):2036-43.
52. Ford KR, Minning SJ, Myer GD et al. Landing adaptations following isolated lateral meniscectomy in athletes. *Knee Surgery, Sport Traumatol Arthrosc* 2011 Oct 6;19(10):1716-21.
53. Brasil. Ministério da Saúde. Agência Nacional de Saúde Suplementar (ANS). RN nº 338 de 21 de outubro de 2013. Rol de procedimentos e eventos em saúde. Anexo I: Tabela Tuss.

5 EPIDEMIOLOGIA DAS LESÕES MENISCAIS

Bruno Viegas de Assis Mascarenhas
José Luiz Colleoni
Fernando Noel
Luis Felipe Vilanova de Carvalho Santos

Historicamente, o menisco já foi considerado apenas um órgão vestigial, sendo considerado sem função, e sua excisão, pela meniscectomia total, já foi uma cirurgia corriqueira.[1] Com a melhor compreensão de sua função e das alterações secundárias à meniscectomia, cirurgias de preservação se tornam cada vez mais necessárias.[2] Desta forma, o conhecimento da epidemiologia da lesão meniscal é o primeiro passo para o correto diagnóstico da lesão e seu posterior tratamento.

Nos EUA, a lesão meniscal é a lesão intra-articular mais comum do joelho e é responsável pelo maior número de cirurgias ortopédicas.[3] A incidência anual de lesões meniscais é cerca de 66:100.000 habitantes,[2,4] com homens sendo mais acometidos que as mulheres em uma proporção de 2,5:1 a 4:1.[5] A média de idade de acometimento em ambos os sexos é entre 20 a 29 anos. As lesões meniscais são mais comuns no joelho direito, com etiologias variadas, a depender da idade do paciente e de seu nível de atividade esportiva.[6]

As lesões meniscais podem ocorrer de forma aguda, ou traumática, e crônica, ou degenerativa. Na forma aguda, estão associadas a lesões multiligamentares e trauma resultante de hiperflexão ou movimento torcional do joelho.[7] Tais lesões são mais comuns em pacientes mais jovens, sendo associadas à prática de atividades esportivas, correspondendo a mais de um terço das causas de lesão meniscal. Estão acompanhadas pela lesão do ligamento cruzado anterior (LCA) em mais de 80% dos casos. Lesões provocadas por acidentes automobilísticos também apresentam alta incidência nesse grupo etário.

Já na forma crônica degenerativa, as lesões estão relacionadas com pacientes com idade superior a 50 anos, de sintomas com início insidioso e sem mecanismo de trauma aparente ou com trauma mínimo.[8] Wang *et al.* diagnosticaram cerca de 40% de lesões meniscais em pacientes com osteoartrose já estabelecida, correlacionando as duas patologias.[9] Outro fator associado à lesão degenerativa é a menor vascularização meniscal no paciente mais idoso, predispondo o menisco a uma menor taxa de cicatrização e pior resultado em técnicas de preservação meniscal. Barrett *et al.* mostraram apenas 6% de lesões meniscais reparáveis nas lesões tidas como degenerativas.

Na faixa etária infantil, as lesões meniscais são diferentes daquelas em adultos, sendo a maioria dos casos (acima de 71%) lesões isoladas.[5,10] O principal mecanismo de lesão ocorre na prática desportiva, especialmente em ações de rotação do joelho, com uma menor porcentagem associada a menisco discoide.[10]

O menisco medial é mais lesionado que o menisco lateral, possivelmente por causa de sua menor mobilidade.[7,11] Pacientes com o LCA rompido também apresentam maior risco de lesão meniscal, destacando-se o menisco medial, por ser restritor secundário da anteriorização da tíbia, em especial nos casos em que a reconstrução ligamentar for adiada por mais de um ano da lesão inicial. Em lesões crônicas do LCA, podem-se encontrar taxas de até 90% de lesões meniscais, sendo o menisco medial o mais acometido.[2,5,12]

De forma geral, as lesões nas raízes do corno posterior do menisco medial são bastante comuns, correspondendo a 10-21% dos casos de reparo artroscópico ou cirurgias de meniscectomia. Os valores reais podem ainda ser maiores, dado o melhor conhecimento sobre a lesão e a noção de que na avaliação da ressonância magnética (RM) pode-se perder o diagnóstico em até um terço dos casos. Lesões da raiz do corno posterior podem estar associadas a 3% com lesões multiligamentares. Sexo feminino, idade avançada, aumento do índice de massa corporal e a prática de atividades esportivas são associados à maior incidência desse tipo de lesão.[11,13]

Recentemente descrita, a lesão em rampa é definida como uma lesão longitudinal na fixação periférica do corno posterior do menisco medial, em sua junção menisco-capsular, com menos de 2,5 cm de comprimento.[14] A prevalência desse tipo de lesão é comum em pacientes com ou sem ruptura do LCA, sendo encontrada entre 9,3 a 16,6% dos pacientes.[15,16] Vale ressaltar que estudos evidenciam lesão na periferia do corno posterior do menisco medial de até 75% em pacientes com lesão de LCA, porém esses mesmos estudos não referenciam se tais lesões estão localizadas na junção menisco-capsular, não podendo, portanto, ser consideradas lesões em rampa.[14,17]

O menisco lateral é mais móvel e sofre menos estresse na articulação do joelho, sendo por isso menos lesionado. Atividades esportivas, especialmente aquelas com ação de *pivot*, são consideradas como as principais causas de lesão do menisco lateral (aproximadamente 87% dos casos). Em razão deste mecanismo de trama, é extremamente comum a relação entre a ruptura aguda do LCA e a lesão do menisco lateral, sendo encontrada essa associação em até 70% dos casos.[18]

As lesões das raízes posteriores do menisco lateral são mais comuns em paciente com LCA roto, com a literatura evidenciando taxas de lesão de 8 a 9,8%. Já em pacientes com LCA íntegro, as taxas de lesão da raiz posterior menisco lateral são inferiores a 1%.[11,19]

Quando avaliamos o corno anterior dos meniscos, medial e lateral, pouco se sabe sobre a real incidência de lesão. Estudos revelam que até 11% das lesões do menisco medial e de 5 a 8% das lesões do menisco lateral são localizadas no corno anterior, não havendo qualquer definição sobre o percentual de lesões nas raízes meniscais anteriores.[11,20]

Quando consideramos a prática esportiva, vemos que o menisco medial é mais acometido que o menisco lateral de forma geral, exceto em esportes como o *wrestling*, em que a porcentagem de lesões do menisco lateral pode-se igualar às lesões do menisco medial. A prevalência de lesões no menisco medial pode chegar a 75% das lesões meniscais no futebol e até 90% no *baseball*.[21]

Em trabalho recente, Mitchell *et al.* avaliaram o número de lesões meniscais em atletas no ensino médio nos EUA, dividindo-os por modalidade esportiva e sexo. Observaram que as lesões meniscais ocorreram mais em praticantes de futebol americano do sexo masculino e jogadoras de futebol (*soccer*) do sexo feminino, com a maioria das lesões meniscais encontradas sendo tratadas de forma cirúrgica (63,8%), e 54% dos joelhos com lesão meniscal apresentaram outras lesões concomitantes (Fig. 5-1).[22]

Na avaliação da zona da lesão meniscal, a incidência de lesões depende da estabilidade do joelho. Em joelhos estáveis, as lesões periféricas (aquelas localizadas até 3 mm da junção menisco-capsular) podem corresponder até 39% das lesões meniscais e até 60,7% em joelhos instáveis (joelhos com lesão do LCA).[23]

Considerando dois padrões principais de lesão meniscal (predominantemente horizontal ou predominantemente longitudinal), as séries na literatura demonstram incidências variadas. Dentre as lesões horizontais, estão incluídas as lesões horizontais degenerativas e complexas, enquanto as lesões longitudinais são tidas como as em alça de balde, *flap*, verticais e longitudinais. Estudo desenvolvido por Smillie, em 1967, evidenciou 58% de lesões horizontais e 42% longitudinais.[24] Poehling *et al.* evidenciaram em seu estudo 42% de lesões horizontais e 56% de longitudinais.[25] Estudo mais recente, desenvolvido por Metcalf e Barrett, evidenciou 60% de lesões horizontais e 40% de lesões verticais.[23]

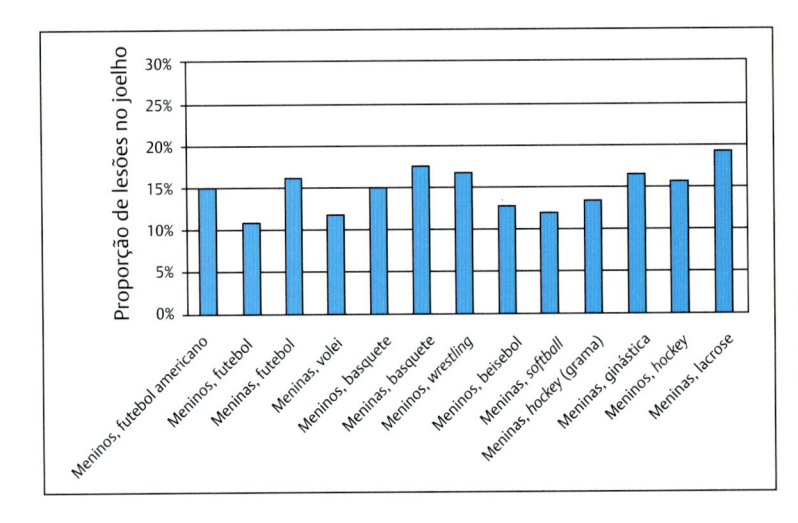

Fig. 5-1. Lesões meniscais como proporção das lesões no joelho, com base no estudo epidemiológico das lesões esportivas em estudantes do ensino médio nos Estados Unidos da América (EUA) de 2007/2008 – 2012/2013. Adaptada de Mitchell *et al.*[22]

REFERÊNCIAS BIBLIOGRÁFICAS

1. McDermott ID, Amis AA. The consequences of meniscectomy. *J Bone Joint Surg Br* 2006;88:1549-56.
2. Mordecai, SC, Al-Hadithy, N, Ware, HE, Gupte, CM. Treatment of meniscal tears: An evidence based approach. *World Journal of Orthopedics* 2014;5(3),233-41.
3. Salata MJ, Gibbs AE, Sekiya JK. A systematic review of clinical outcomes in patients undergoing meniscectomy. *Am J Sports Med* 2010;38:1907-16.
4. Hede A, Jensen DB, Blyme P, Sonne-Holm S. Epidemiology of meniscal lesions in the knee. 1,215 open operations in Copenhagen 1982-84. *Acta Orthop Scand* 1990;61:435-7.
5. Makris EA, Hadidi P, Athanasiou, KA. The knee meniscus: structure-function, pathophysiology, current repair techniques, and prospects for regeneration. *Biomaterials* 2011;32(30),7411-31.
6. Baker BE, Peckham AC, Pupparo F, Sanborn JC. Review of meniscal injury and associated sports. *Am J Sports Med* 1985;13:1-4.
7. Bhatia S, Laprade CM, Ellman MB, LaPrade RF. Meniscal root tears: significance, diagnosis, and treatment. *Am J Sports Med* 2014;42(12):3016-30.
8. Howell R, Kumar NS, Patel N, Tom J. Degenerative meniscus: pathogenesis, diagnosis, and treatment options. *World J Orthop* 2014;5:597-602.
9. Wang DW, Cai X, Liu YJ *et al*. Meniscus injury in osteoarthritis of knee joints: under arthroscopy. *Zhonghua Yi Xue Za Zhi* 2005 Sep 7;85(34):2425-7.
10. Kramer DE, Micheli LJ. Meniscal tears and discoid meniscus in children: diagnosis and treatment. *J Am Acad Orthop Surg* 2009;17:698-707.
11. Raj MA, Bubnis MA. Knee, Meniscal Tears. [Updated 2017 Mar 17]. *In*: StatPearls [Internet]. Treasure Island (FL): StatPearls Publishing; 2018.
12. Allen, CR, Wong, EK, Livesay, GA *et al*. Importance of the medial meniscus in the anterior cruciate ligament-deficient knee. *J Orthop Res* 2000;18(1):109-15.
13. Ozkoc G, Circi E, Gonc U *et al*. Radial tears in the root of the posterior horn of the medial meniscus. *Knee Surg Sports Traumatol Arthrosc* 2008;16(9):849-54.
14. Chahla J, Dean CS, Moatshe G. Meniscal ramp lesions: anatomy, incidence, diagnosis, and treatment. *Orthop J Sports Med* 2016;4(7):2325967116657815.
15. Liu X, Feng H, Zhang H *et al*. Arthroscopic prevalence of ramp lesion in 868 patients with anterior cruciate ligament injury. *Am J Sports Med* 2011;39:832-7.
16. Bollen SR. Posteromedial meniscocapsular injury associated with rupture of the anterior cruciate ligament: a previously unrecognised association. *J Bone Joint Surg Br* 2010;92:222-3.
17. Smith JP 3rd, Barrett GR. Medial and lateral meniscal tear patterns in anterior cruciate ligament-deficient knees. A prospective analysis of 575 tears. *Am J Sports Med* 2001;29:415-9.
18. Masini BD, Dickens JF, Tucker CJ *et al*. Epidemiology of isolated meniscus tears in young athletes. *Ortho J Sports Med* 2015;3(7 suppl2).
19. De Smet AA, Blankenbaker DG, Kijowski R *et al*. MR diagnosis of posterior root tears of the lateral meniscus using arthroscopy as the reference standard. *AJR Am J Roentgenol* 2009;192(2):480-6.
20. Beldame J, Wajfisz A, Lespagnol F *et al*. Lateral meniscus lesions on unstable knee. *Orthop Traumatol Surg Res* 2009;95(8)(suppl 1):S65-S69.
21. Baker PE, Peckham AC, Pupparo F, Sanborn JC. Review of meniscal injury and associated sports. *Am J Sports Med* 1985;13:1-4.
22. Mitchell J, Graham W, Best TM *et al*. Epidemiology of Meniscal Injuries in U.S. High School Athletes from 2007/08 – 2012/13. *Knee Surg Sports Traumatol Arthrosc* 2016;24(3):715-22.
23. Metcalf MH, Barrett GR. Prospective evaluation of 1485 meniscal tear patterns in patients with stable knees. *Am J Sports Med* 2004;32:675-80.
24. Smillie IS. The current pattern of the pathology of meniscus tears. *Proc R Soc Med* 1968;61(1):44-5.
25. Poehling GG, Ruch DS, Chabon SJ. The landscape of meniscal injuries. *Clin Sports Med* 1990;9(3):539-49.

6 MECANISMO DE LESÃO MENISCAL POR ESPORTE

João Alves Grangeiro Neto
Ricardo do Carmo Bastos

INTRODUÇÃO

O joelho é uma articulação complexa, possibilitando movimentos em sete eixos, compreendendo flexão, extensão e rotação lateral. Os meniscos desempenham um papel importante dentro da complexa estrutura que compõe o joelho, sendo essencial para sua homeostase, participando da distribuição de carga, absorção de impacto, lubrificação, estabilidade articular e propriocepção. As funções desempenhadas pelos meniscos são essenciais para a biomecânica normal da articulação.[1-3]

Os meniscos medial e lateral são cunhas semilunares, móveis, de fibrocartilagem, convexos na superfície femoral e planos no platô tibial. As fibras de colágeno são responsáveis por dissipar as forças de compressão na articulação, possibilitando a redução da força direta sobre a cartilagem articular.[1,4]

O menisco medial é semicircular e apenso ao ligamento colateral medial (LCM) do joelho. Dotado de pouca mobilidade, se comparado ao menisco lateral, deslocando-se somente de 2 a 5 mm dentro da articulação. Essa característica mais estática torna o menisco medial mais propenso a lesões.[1,5,6]

Por sua vez, o menisco lateral apresenta formato circular conferindo maior congruência articular em razão dos formatos convexos dos côndilos tibial e femoral.[1,5,6]

Por causa de sua menor fixação no hiato poplíteo, o menisco lateral possui mobilidade substancialmente maior do que o menisco medial, conferindo uma mobilidade que avança de 9 a 11 mm dentro da articulação. Quando comparado ao menisco medial, a maior mobilidade do menisco lateral tende a explicar sua menor predisposição a lesões.[1,5-7]

O interior dos meniscos tem sua composição, em maior parte, constituída por líquidos. Para a realização das atividades cotidianas, como andar ou subir escadas, há a compressão axial dos meniscos. Esses líquidos são liberados na articulação ajudando na nutrição da cartilagem, além de lubrificarem o joelho, impedindo o aumento do atrito entre ossos, músculos e ligamentos.[1,5-7]

EPIDEMIOLOGIA

A distribuição das lesões meniscais entre indivíduos dos sexos masculino e feminino ocorre na relação de 2,5 a 4,1:1 e geralmente as lesões agudas são mais prevalentes na faixa etária dos 20 a 30 anos nos homens, enquanto as lesões degenerativas são mais prevalentes nos indivíduos com idade superior a 40 anos.[2,3,8-10]

MECANISMO DE TRAUMA

A maior parte das lesões meniscais no esporte é causada por entorse do joelho, explicada pela localização dos meniscos, que ficam vulneráveis aos movimentos rotacionais, principalmente durante a prática de esportes.

As lesões meniscais traumáticas ocorrem quando a tensão de cisalhamento gerada dentro do joelho em flexão e compressão, combinada com a rotação femoral, excede a capacidade de resistência do colágeno meniscal. O mecanismo de trauma mais comum para lesões meniscais agudas é uma torção do membro inferior com o pé ancorado no chão, geralmente provocado pelo corpo de outro atleta. O componente de torção pode ser relativamente lento, sendo esse tipo de trauma bastante comum no futebol e no basquete.[11-15]

As lesões degenerativas têm sua ocorrência numa faixa etária superior e geralmente sem um evento determinante. A desidratação progressiva dos tecidos corporais, a degradação do colágeno e a perda da capacidade de absorção do choque do pé ao solo pela massa muscular, tanto por redução da força, quanto pela queda da agilidade neuromotora, são os fatores ligados a este tipo de lesão. Em razão dos microtraumas de repetição, as lesões degenerativas são comuns nos praticantes de corrida e ciclismo, em sua maior parte acima dos 40 anos.[11-15]

ESPORTES

Esportes com impacto são os grandes causadores de lesões no joelho, principalmente para as lesões meniscais, devido a fatores como trauma e movimentos rotacionais. Estudos em atletas nos mostram que fatores como idade, esporte e tempo praticado, são determinantes na diferenciação das características das lesões no joelho.[4,16]

A modalidade esportiva envolvida no momento das lesões reflete o envolvimento do caráter cultural na predominância dos resultados. Em virtude de seu aspecto degenerativo, observa-se que a média de idade do paciente com lesão meniscal é maior que a do paciente com lesão ligamentar, de forma traumática. Em todos os estudos analisados, no que se refere às lesões ligamentares e meniscais isoladas, o esporte mais lesivo foi o futebol, seguido pela corrida.[4,17]

O tempo de prática é um preditivo natural para lesões degenerativas. Ainda mais se considerarmos o tipo de exercício praticado e suas variações de impacto e movimentos rotatórios. A intensidade da prática é outro fator que deve ser destacado, tanto para as lesões agudas, como as degenerativas. A incidência de lesões no joelho por horas de prática é semelhante à encontrada na literatura para jogadores de futebol, tanto para homens como para mulheres. Em corredores, a incidência de lesões e sua intensidade foram correlacionadas com o grau de treinamento, diretamente proporcional ao nível de prática.[4,9,16]

O ciclismo e a corrida apresentam aproximadamente metade do risco de lesão a cada 1.000 horas de treino quando comparado ao futebol e à academia. O futebol é a modalidade esportiva com maior número de casos registrados, com incidência de lesões meniscais nos atletas de 0,448/1.000 horas de jogo, sendo 0,435/1.000 horas para homens e 0,596/1.000 horas para mulheres. Na academia a incidência de lesão dos meniscos foi de 0,55/1.000 horas, no voleibol de 0,41/1.000 horas, em atividades de corrida 0,24/1.000 horas e no ciclismo de 0,28/1.000 horas.[4,9,10,18]

Lesões decorrentes do ciclismo e corrida mostram-se também mais tardias, com ocorrência após 34,67 e 33 anos de prática, respectivamente. Para o futebol, o tempo médio decorrido para a lesão é de 25,59 anos, e para a academia este tempo é de em média 19,33 anos, acentuadamente mais reduzidos.[2,4,16]

As lesões traumáticas são predominantes em esportes, como futebol, *rugby*, basquete e handebol. Trauma torcional no joelho, por exemplo, geralmente ocorre em atletas ao prender o pé ao solo.[2]

A predisposição de lesões meniscais por atletas praticantes de luta explica-se pela realização de movimentos com muito torque no joelho em flexão máxima durante, por exemplo, a passagem de guarda. Já na corrida, esportes com saltos, academia e *Cross Fit*, as lesões meniscais estão ligadas ao trauma de repetição. O atleta sobrecarrega os meniscos durante a prática esportiva utilizando-os repetitivamente na dissipação de energia cinética. No entanto, nos esportes com salto, a lesão traumática também apresenta grande risco quando ocorre um problema durante a aterrissagem.[17]

REFERÊNCIAS BIBLIOGRÁFICAS

1. Arnoczky SP, Warren RF. Microvasculature of the human meniscus. *Am J Sports Med* 1982;10:90-5.
2. Bjordal JM, Arnly F, Hannestad B, Strand T. Epidemiology of anterior cruciate ligament injuries in soccer. *Am J Sports Med* 1997;25(3):341-5.
3. Majewski M, Susanne H, Klaus S. Epidemiology of athletic knee injuries: a 10-year study. *Knee* 2006;13(3):184-8.
4. Astur DC, Xerez M, Rozas J et al. Lesões do ligamento cruzado anterior e do menisco no esporte: incidência, tempo de prática até a lesão e limitações causadas pelo trauma. *Rev Bras Ortop* 2016;51(6):652-6.
5. Akatsu Y, Yamaguchi S, Mukoyama S. et al. Accuracy of high-resolution ultrasound in the detection of meniscal tears and determination of the visible area of menisci. *J Bone Joint Surg Am* 2015;97(10):799-806.
6. Branch EA, Milchteim C, Aspey BS. et al. Biomechanical comparison of arthroscopic repair constructs for radial tears of the meniscus. *Am J Sports Med* 2015;43(9):2270-6.
7. Arliani GG, Astur DC, Moraes ER. et al. Three dimensional anatomy of the anterior cruciate ligament: a new approach in anatomical orthopedic studies and a literature review. *Open Access J Sports Med* 2012;3:183-8.
8. Astur DC, Batista RF, Gustavo A, Cohen M. Trends in treatment of anterior cruciate ligament injuries of the knee in the public and private health care systems of Brazil. *Sao Paulo Med J* 2013;131(4):257-63.
9. Nordenvall R, Bahmanyar S, Adami J et al. A population based nationwide study of cruciate ligament injury in Sweden, 2001-2009: incidence, treatment, and sex differences. *Am J Sports Med* 2012;40(8):1808-13.
10. Noble J. Lesions of the menisci. Autopsy incidence in adults less than fifty-five years old. *J Bone Joint Surg Am* 1977;59:480-483.
11. Becker R, Schröder M, Stärke C et al. Biomechanical investigations of different meniscal repair implants in comparison with horizontal sutures on human meniscus. *Arthroscopy* 2001;17:439-44.
12. Shelbourne KD, Nitz PA. The O'Donoghue triad revisited. Combined knee injuries involving anterior cruciate and medial collateral ligament tears. *Am J Sports Med* 1995;19:474-7.
13. Allen CR, Wong EK, Livesay GA et al. Importance of the medial meniscus in the anterior cruciate ligament-deficient knee. *J Orthop Res* 2000;18:109-15.
14. Johal P, Williams A, Wragg P et al. Tibio-femoral movement in the living knee. A study of weight bearing and non-weight bearing knee kinematics using "interventional" MRI. *J Biomech* 2005;38:269-71.
15. Tienen TG, Buma P, Scholten JGF. et al. Displacement of the medial meniscus within the passive motion

characteristics of the human knee joint: An RSA study in human cadaver knees. *Knee Surg Sports Traumatol Arthrosc* 2005;13:287-92.
16. Schueller-Weidekamm C, Schueller G, Uffmann M, Bader T. Incidence of chronicknee lesions in long-distance runners based on training level: findings at MRI. *Eur J Radiol* 2006;58(2):286-93.
17. Ferretti A, Papandrea P, Conteduca F, Mariani PP. Knee ligament injuries in volleyball players. *Am J Sports Med* 1992;20(2):203-7.
18. Stewien E, Camargo O. Ocorrência de entorse e lesões do joelho em jogadores de futebol da cidade de Manaus, Amazonas. *Acta Orto Bras* 2005;13(3):141-6.

7 SEMIOLOGIA DO JOELHO E TESTES MENISCAIS

Rodrigo Sattamini Pires e Albuquerque
Fabrício Bolpato Loures

AVALIAÇÃO CLÍNICA DO JOELHO

O exame semiológico do joelho é uma etapa fundamental na elaboração das hipóteses diagnósticas, gerando uma suspeita principal e diagnósticos diferenciais. O exame clínico continua soberano, e os exames de imagem são complementares no auxílio do diagnóstico.[1]

Durante o exame físico, a localização da dor deve ser bem definida, assim como os sintomas mecânicos. Apesar de a real incidência de lesão meniscal ser desconhecida, o tratamento de lesões dos meniscos é a condição cirúrgica mais comum do joelho, com mais de 850.000 procedimentos ao ano nos Estados Unidos.[2] A lesão meniscal tem frequência estimada entre 0,33 a 8,27 por 1.000 pessoas ao ano, dependendo da idade, atividade e critérios da avaliação da amostra.[3,4]

Embora sejam classicamente associadas a lesões esportivas, as lesões meniscais ocorrem em sua maioria em atividades não esportivas.[5] Drosos *et al.* avaliaram 392 pacientes com lesão meniscal e verificaram que 71,9% das lesões ocorreram durante atividades da vida diária, em especial ao agachar ou levantar dessa posição.[5] O menisco medial é mais frequentemente acometido do que o lateral, perfazendo cerca de 2/3 das lesões.[5]

As lesões meniscais podem ser divididas em traumáticas ou degenerativas. Lesões agudas traumáticas são causadas por entorse do joelho em graus variados de flexão e estão frequentemente associadas a lesões ligamentares. Já as lesões degenerativas se apresentam sem história de trauma específico ou com trauma de baixa intensidade, em que a lesão ocorre secundariamente a uma alteração estrutural intrínseca meniscal.[6]

HISTÓRIA CLÍNICA

A história clínica bem colhida é capaz de alcançar uma acurácia de 85 a 98% para predizer a lesão meniscal.[7] Lesões traumáticas geralmente ocorrem em adultos jovens e adolescentes, enquanto lesões degenerativas apresentam quadro clínico de início mais insidioso, sendo mais frequentes em pacientes acima de 40 anos.[6]

Os mecanismos de trauma mais frequentes são: trauma torcional com o pé fixo ao solo; mudança abrupta de direção e movimento de hiperflexão do joelho.[6]

A avaliação inicia-se com uma anamnese detalhada, com o paciente despido e em ambiente adequado. As informações colhidas na anamnese são de suma importância e ajudam a complementar o exame físico direcionando para algumas patologias específicas.[1] Na história clínica da lesão meniscal o mecanismo de trauma, a localização da dor, a presença ou não de falseio, estalo ou o edema, bem como bloqueio articular facilitam o entendimento da lesão.[1]

A dor é subjetiva, e o seu limiar varia de acordo com o paciente. A dor deve ser analisada acerca da sua localização, periodicidade, início, fatores atenuantes e agravantes e a correlação com a atividade profissional, cotidiana ou esportiva.[1] Após o quadro de entorse, pode haver derrame articular associado, correspondendo a uma hemartrose (especialmente nas lesões na região vermelho-vermelha) ou derrame articular decorrente de transudato inflamatório.[8] Nos pacientes com lesão meniscal frequentemente se observam episódios de derrame articular de repetição. O estalido deve ser observado se ocorreu após uma entorse do joelho com hemartrose denotando um caráter agudo. Nos casos crônicos sem dor associada nos direciona para um menisco discoide, por exemplo.[1] O falseio frequentemente é relacionado com instabilidade ligamentar, ocorrendo após a mudança abrupta de direção, porém, existem outras causas, como as lesões meniscais, os corpos livres articulares e a luxação da patela. O bloqueio articular pode ocorrer por causa de causas mecânicas, como interposição de lesão meniscal ou presença de corpo livre. Pode ser constante ou intermitente.[1] Alguns pacientes apresentam cistos ao redor do joelho, sendo esse tipo de formação cística indicativa de lesão meniscal, mais frequentemente no padrão de clivagem horizontal ou no padrão radial.[8] Os cistos relacionados com as lesões meniscais frequentemente aumentam de volume com a extensão e reduzem de tamanho com a flexão do joelho, o que é denominado sinal de Pisani.[8] A piora dos sintomas é frequentemente relatada pelo paciente em situações em que se impõe maior carga aos meniscos, como ao agachar ou subir e descer escadas. A atrofia do músculo quadríceps também pode ser observada na lesão meniscal.[9]

INSPEÇÃO

O exame semiológico do joelho de uma forma geral começa na entrada do paciente no consultório médico.[10] Nesse momento observamos a marcha do indivíduo verificando se há ou não flambagem do joelho e o eixo do paciente. Enfatizamos que o exame clínico do joelho é comparativo ao lado contralateral.[10]

Na inspeção estática do joelho observamos se há manchas, cicatrizes, varizes, edema, atrofia muscular, tumorações, retrações e o eixo do paciente (Fig. 7-1).[1]

Na inspeção dinâmica observamos o grau de flexoextensão do joelho. Como foi comentado anteriormente na inspeção dinâmica pedimos ao paciente para deambular e verificamos se há algum grau de instabilidade do joelho.

ARCO DE MOVIMENTO

Após a inspeção passamos para a análise do arco de movimento do paciente que é realizada de formas ativa e passiva. No joelho normal encontramos uma amplitude de 0 a 135° e uma rotação interna e externa de 15°. Nessa fase é importante observar se há um flexo do joelho ou se há um recurvo e comparar ao outro joelho.

O exame do arco de movimentos ativo e passivo do joelho é fundamental para detectar eventual travamento ou bloqueio articular.[1,11]

AVALIAÇÃO NEUROVASCULAR

Outra etapa fundamental é a análise neurovascular. Nessa fase palpamos os pulsos pediosos e tibial posterior, observando se existe alguma diminuição do fluxo ou ausência do mesmo.[1] O retorno venoso deve ser analisado observando se há um edema mais pronunciado em uma perna em relação a outra. Nesta etapa também observamos se há ou não varizes superficiais e o tamanho delas. Na avaliação neurológica verificamos a sensibilidade do membro inferior, bem como o exame motor. O nervo obturador pode causar uma dor irradiada no joelho e a patologia de base ser do quadril. Em razão disso, devemos fazer uma análise ortopédica como um todo e não se limitar apenas a uma articulação. Nosso pensamento é que devemos sempre em uma análise do joelho avaliar as articulações do quadril, coluna, tornozelo e pés.

PALPAÇÃO

Na palpação do joelho seguimos uma rotina e começamos palpando os pontos ósseos anatômicos e os compartimentos medial e lateral, incluindo as bursas, interlinhas medial e lateral, músculos, tendões, ligamentos e oco poplíteo. O exame físico do paciente com lesão do menisco apresenta dor na interlinha

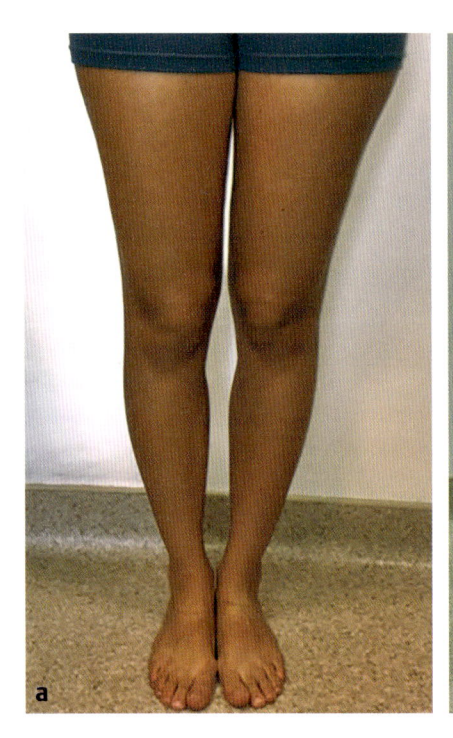

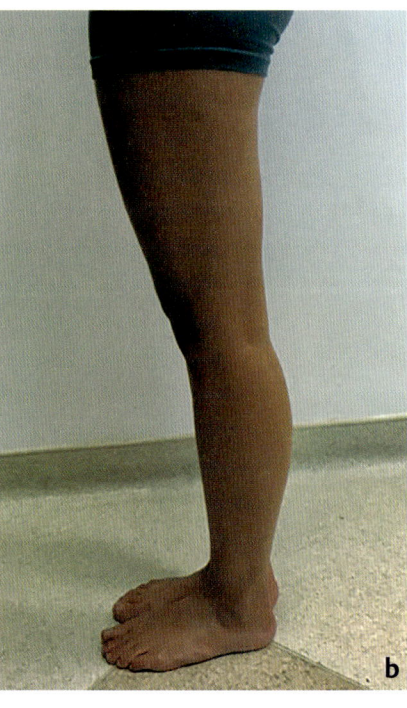

Fig. 7-1. Inspeção estática. (**a**) Anteroposterior. (**b**) Perfil.

articular e, eventualmente, bloqueio quando há deslocamento de um fragmento meniscal.

TESTES ESPECIAIS MENISCAIS

Os testes especiais são manobras provocativas que, dependendo do exame realizado, apresentam alto índice de especificidade e sensibilidade.

- **McMurray:** partindo da flexão, realiza-se extensão com rotação externa da tíbia para avaliar o menisco medial (MM) ou interna para avaliar o menisco lateral (ML). É positivo quando se percebe um *click* palpável na interlinha articular (Fig. 7-2).
- **Bragard:** semelhante ao anterior. Partindo da flexão, realiza-se extensão do joelho com rotação externa da tíbia, palpando-se a interlinha articular medial. É positivo para lesão do menisco medial quando existe dor ou *click* na interlinha e alívio quando se realiza a rotação interna tibial. Quando não há alívio no segundo tempo, sugere-se lesão condral e/ou artrose.
- **Steinmann:** paciente sentado na maca com as pernas pendentes, joelho a 90°. O examinador realiza uma rotação súbita da tíbia. Positivo para lesão do MM em caso de dor na interlinha medial à rotação externa e para o ML em caso de dor lateral à rotação interna (Fig. 7-3).
- **Sinal de Smillie:** dor à palpação da interlinha articular do joelho. A palpação da interlinha articular (Smillie) possui sensibilidade de até 89% para as lesões do menisco lateral. O exame deve ser realizado palpando-se toda a interlinha articular, tanto medial quanto lateral, até as porções mais posteriores do joelho.
- **Steinmann secundário:** palpa-se a interlinha e percebe-se que o local da dor se move posteriormente à flexão e anteriormente à extensão. Quando o local da dor não se move à flexoextensão, sugere-se lesão condral e/ou artrose.
- **Apley:** posição supina, joelho a 90°. Aplica-se compressão axial associada à rotação externa

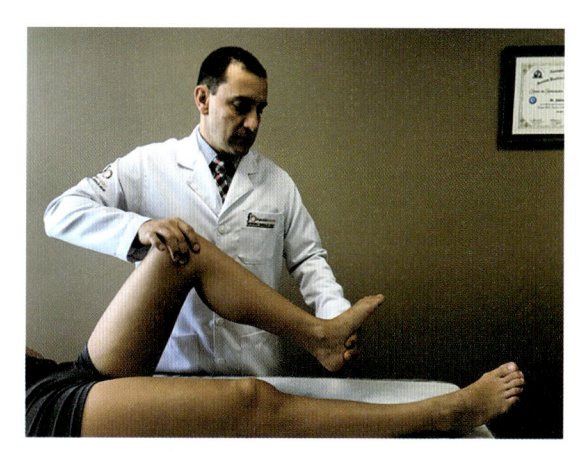

Fig. 7-2. Teste de McMurray.

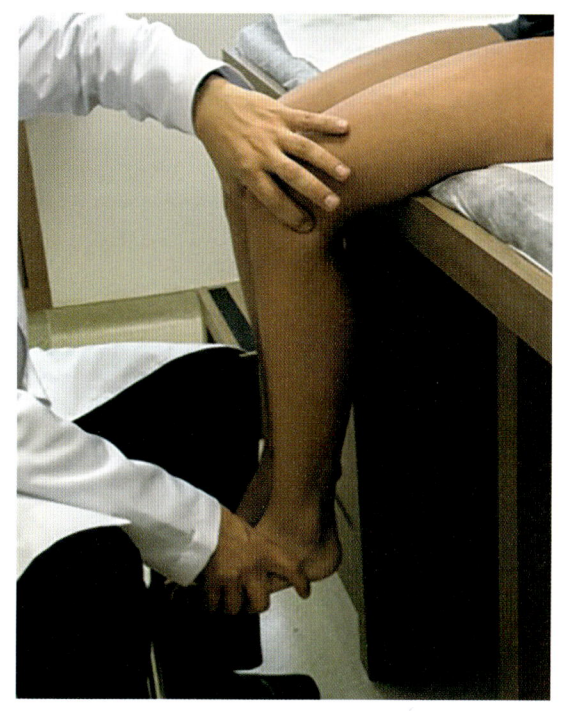

Fig. 7-3. Teste de Steinmann.

para MM e interna para ML. É positivo quando o paciente refere dor à compressão que alivia à distração num segundo tempo. Quando não há alívio à distração, a hipótese mais provável é de lesão condral e/ou artrose (Fig. 7-4).
- **Marcha de pato (Walk Duck Test):** pede-se ao paciente para se deslocar pra frente agachado. A dor sugere lesão do corno posterior do menisco. Muitas vezes só o agachamento já causa dor (Fig. 7-5).
- **Merke:** paciente em ortostase coloca apoio do peso corporal no membro a ser examinado e realiza uma rotação interna do corpo, consequentemente externa da tíbia. Dor na interlinha medial sugere lesão do MM. Para o ML realiza-se rotação externa do corpo, e a dor é lateral.
- **Bohler:** o teste consiste na tentativa de reproduzir os sintomas de dor realizando-se estresse em varo, para lesões do menisco medial e, em valgo, para lesões do menisco lateral.
- Helfet: o teste é utilizado para joelhos bloqueados, consistindo na diminuição da rotação lateral fisiológica da perna, limitando o aumento normal do ângulo "Q", quando o joelho é estendido. Isto ocorre por causa do bloqueio mecânico que impede a rotação lateral da tíbia durante a extensão do joelho.
- **Thessaly:** este teste vem ganhando importância e tem sido considerado o mais sensível para avaliação da lesão meniscal. O paciente é colocado de pé, em apoio monopodálico, com o joelho em flexão de 20°. Pede-se que sejam realizados movimentos de rotação do membro apoiado. O teste

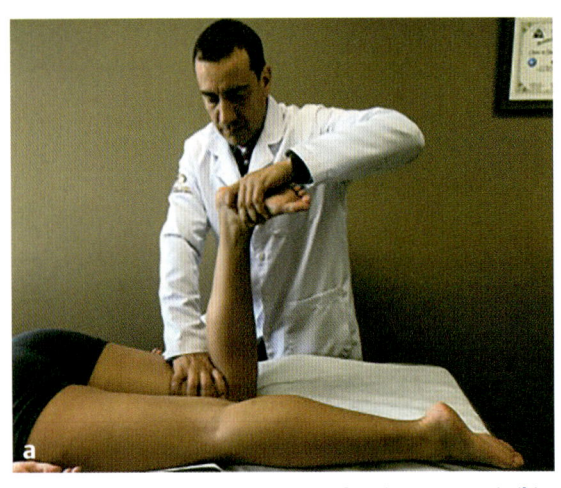

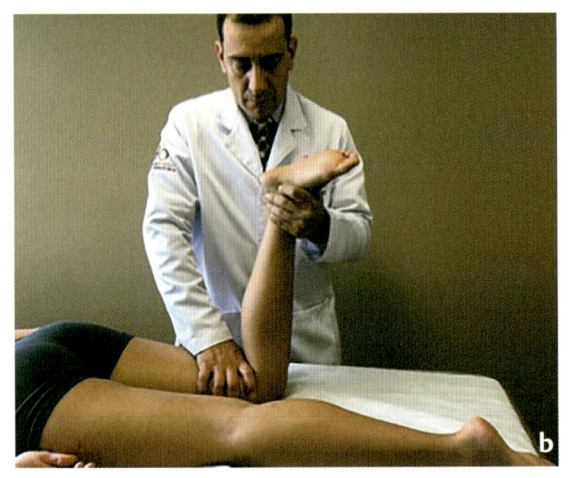

Fig. 7-4. Teste de Apley. (**a**) Primeira fase (compressão). (**b**) Segunda fase (distração).

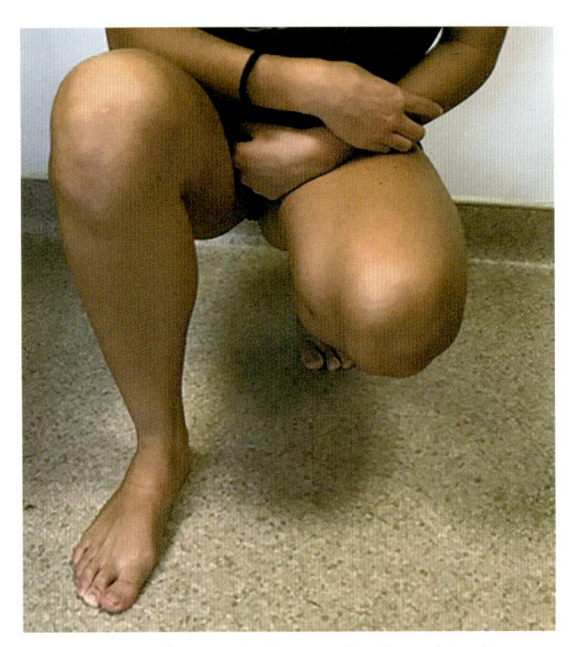

Fig. 7-5. Teste da "Marcha do Pato" (*Walk Duck Test*).

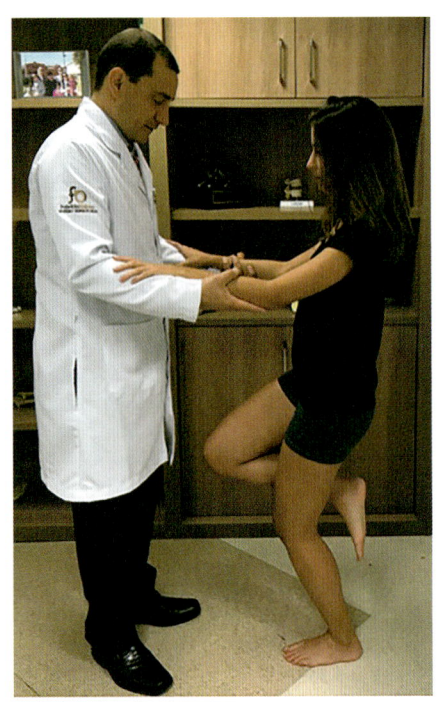

Fig. 7-6. Teste de Thessaly.

é positivo quando reproduz os sintomas de dor. Este teste possui uma acurácia diagnóstica de 94% no diagnóstico de lesão do menisco medial e 96% na do menisco lateral (Fig. 7-6).

- **Payr:** o paciente encontra-se em "posição de Buda". Uma força sobre ambos os joelhos direcionada para baixo é realizada, gerando um estresse em varo. Este teste avalia fundamentalmente a lesão do corno posterior do menisco medial.

A sensibilidade e especificidade de cada teste estão demonstradas no Quadro 7-1.[12]

Quadro 7-1. Testes Meniscais Diagnósticos (McMurray, Steinmann, Apley e Thessaly) e Suas Respectivas Sensibilidade e Especificidade

	Sensibilidade	Especificidade
Teste de McMurray	70,5%	71,1%
Teste de Steinmann	63,3%	77,4%
Teste de Apley	60,7%	70,2%
Teste de Thessaly	89%	97%

REFERÊNCIAS BIBLIOGRÁFICAS

1. Albuquerque RP, Campos ALS, Barretto JM. Avaliação clínica do joelho. *In*: Motta Filho GR, de Barros Filho TEP. *Ortopedia e Traumatologia*. 1. Ed. Rio de Janeiro: Elsevier; 2018. p. 1072-1078.
2. Andersen MB, Williams JM. A Model of Stress and Athletic Injury: Prediction and Prevention. *J Sport Exerc Pychol* 1988;10(3):294-306.

3. Lauder TD, Baker SP, Smith GS, Lincoln AE. Sports and physical training injury hospitalizations in the army. *Am J Prev Med* 2000;18(3 Suppl):118-28.
4. Jones JC, Burks R, Owens BD *et al*. Incidence and risk factors associated with meniscal injuries among active-duty US military service members. *J Athl Train* 2012;47(1):67-73.
5. Drosos GI, Pozo JL. The causes and mechanisms of meniscal injuries in the sporting and non-sporting environment in an unselected population. *Knee* 2004;11(2):143-9.
6. Fontenelle CRC, Alves BC, Santos DAN *et al*. Lesão meniscal. *In*: Cristante AF, Brandão GF. Sociedade Brasileira de Ortopedia e Traumatologia. *PROATO Programa de Atualização em Traumatologia e Ortopedia*: Ciclo 12. Porto Alegre: Artmed Panamericana; 2016. P. 9-36. (Sistema de Educação Continuada a Distância, v.2).
7. Johnson LL, Johnson AL, Colquitt JA *et al*. Is it possible to make an accurate diagnosis based only on a medical history? A pilot study on women's knee joints. *Arthroscopy* 1996;12(6):709-14.
8. Demange MK, Pécora JR, Tirico LEP. Lesões de menisco. *In*: de Barros Filho TEP, Camargo OP, Camanho GL. *Clínica Ortopédica*. 1 ed. Barueri, SP: Manole; 2012. p. 1082-1092.
9. Nett MP, Pedersen HB, Roehrig GJ *et al*. Clinical examination of the knee. *In*: Insall JN, Scott WN, editors. *Surgery of the knee*. 5rd Edition. Philadelphia, USA: Churchill Livingstone; 2012. p. 47–60.
10. Lubowitz JH, Bernardini BJ, Reid JB. 3rd. Current Concepts Review: Comphrensive Physical Examination for Instability of the Knee. *Am J Sports Med* 2008;36:577-94.
11. Malanga GA, Andrus S, Nadler SF, McLean J. Physical examination of the knee: a review of the original test description and scientific validity of common orthopedic tests. *Arch Phys Med Rehabil* 2003 Apr;84(4):592-603.
12. Bronstein RD, Schaffer JC. Physical examination of the knee: Meniscus, Cartilage and Patellofemoral conditions. *J Am Acad Orthop Surg* 2017;25:365-74.

8 DIAGNÓSTICO POR IMAGEM DAS LESÕES MENISCAIS

Jair Antunes Eletério Neto

A ressonância magnética (RM) revolucionou a avaliação por imagem das articulações, especialmente dos meniscos. É um método com alta sensibilidade e especificidade e até onde se sabe sem efeitos adversos.[3,34]

Na prática podemos esbarrar na fobia que um paciente venha a apresentar ao se colocar no ambiente fechado e apertado do equipamento de RM, problema que eventualmente pode ser contornado fazendo uso de aparelhos abertos ou de extremidades. Esses aparelhos, entretanto, embora úteis, em geral produzem imagens de qualidade mais baixa, o que pode reduzir a acurácia diagnóstica.[9]

O método está se difundindo e popularizando ao redor do mundo e pode ser de grande valor no esclarecimento diagnóstico e tomada de decisão.[15,38]

Como todo método diagnóstico, a sua precisão depende de diversos fatores, desde o pré-teste, com um pedido de exame indicando as suspeitas clínicas com clareza, até uma boa anamnese por parte da equipe radiológica a cargo.

Muitos centros de imagem colocam marcadores cutâneos para sinalizar as áreas de queixa clínica, quando aplicável, o que pode ser identificado geralmente como um círculo junto à pele com sinal em destaque nas imagens, que não deve ser confundido com uma tumoração.

O estudo por RM também pode sofrer algumas interferências que prejudicam a formação de imagens e geram os chamados artefatos, destacando-se os artefatos relacionados com movimentação do paciente durante a realização do exame e com os artefatos pela presença de materiais com propriedades ferromagnéticas em menor ou maior grau, como instrumentais cirúrgicos.

As contraindicações absolutas de estudo por RM não são muitas e incluem a presença de fixador ortopédico externo metálico não removível, próteses ortopédicas internas em paciente com rebaixamento do nível de consciência ou redução de sensibilidade, uso de marca-passo (existem atualmente alguns marca-passos que podem ser desligados, portanto, compatíveis com o exame) e próteses cocleares metálicas. Clipes antigos (anteriores a 1995) para tratamento de aneurisma também podem oferecer risco, pois podem se deslocar.

A artrorressonância magnética é um recurso adicional que consiste em realizar uma RM após a injeção intra-articular de solução contrastada, incluindo uma pequena dose de meio de contraste paramagnético (gadolínio). Dessa maneira podemos obter uma distensão mecânica da cápsula articular separando estruturas anatomicamente muito próximas e ainda podemos observar o preenchimento de uma alteração ou espaço pelo fluido, colaborando para a visualização de lesões e estruturas. Trata-se de um exame minimamente invasivo, e as complicações desse procedimento são bastante infrequentes, destacando-se a sinovite reacional e a pioartrite, além de reações alérgicas.[29]

Outros métodos de imagem, como a tomografia computadorizada, artrotomografia computadorizada, radiografia ou a ultrassonografia, têm capacidades em maior ou menor grau limitadas na avaliação dos meniscos e parecem fazer cada vez menos sentido nos dias atuais.[5,18]

A RM possui excelente capacidade de diagnosticar e caracterizar as lesões meniscais,[30,35,45] qualidade que vem avançando em compasso com a evolução dos equipamentos, das técnicas e com a curva de aprendizado dos radiologistas, uma vez que se trata de um exame complexo e relativamente recente. A RM também tem grande potencial para o diagnóstico de outras patologias menos comuns das quais inicialmente não se suspeitava ao investigar uma lesão meniscal, como alterações condrais, edemas ósseos, processos inflamatórios, infecciosos ou mesmo tumores. Além dos meniscos, outros tecidos e estruturas serão avaliados no estudo, permitindo um acesso mais completo da articulação em questão.

A observação de sinal hiperintenso linear no menisco nas sequências T2 ou DP alcançando uma das suas superfícies por dois ou mais cortes de imagem consecutivos indica uma alta sensibilidade para o diagnóstico de ruptura meniscal. A visualização de hipersinal contactando uma mesma superfície meniscal em dois planos diferentes também parece indicar ruptura de forma confiável.[2,11,13,34]

A alteração no sinal, encurtamento e a perda na forma triangular habitual do menisco também podem indicar lesão quando não há histórico de manipulação cirúrgica.[16,34]

Entre os principais tipos de lesão meniscal vistas na prática estão as rupturas horizontal, vertical, complexa e a alteração degenerativa. Outros padrões de ruptura meniscal incluem a lesão radial, lesão radial oblíqua (em bico de papagaio), lesão do ligamento raiz posterior (frequentemente um tipo de lesão radial), lesão em aba (*flap* meniscal) e lesão em alça de balde.[30,43]

RUPTURA HORIZONTAL

Apresenta uma orientação paralela ao platô tibial e ao eixo longo do menisco.[17] Divide o menisco em uma porção superior e outra inferior (Fig. 8-1). Um dos tipos mais comuns de lesão, ela frequentemente está relacionada com uma alteração degenerativa e ocorre com frequência em pacientes acima dos 40 anos.[25,30,34] Frequentemente tem uma orientação ligeiramente oblíqua e contata em duas ou mais imagens consecutivas uma das superfícies meniscais, seja a tibial ou a femoral. Algumas vezes esse contato acontece na borda livre do menisco e nessas circunstâncias algumas pessoas a interpretam como lesão de clivagem ou em "boca de peixe".

A lesão pode ainda alcançar a borda capsular do menisco, próxima da zona vascularizada (vermelha) e por vezes esse achado se relaciona com a presença de cisto parameniscal.[12,34]

Esses cistos representam cavidades preenchidas por fluido que, por um mecanismo de válvula unidirecional passa pela lesão, alcança e distende o interior de um espaço junto ao menisco e não consegue retornar para a articulação, assumindo assim uma forma sacular. O seu conteúdo costuma ser viscoso, e relatos indicam que o esvaziamento desses cistos sem a abordagem da lesão meniscal costuma cursar com recorrência.[33]

RUPTURA VERTICAL

Apresenta uma orientação perpendicular ao platô tibial e longitudinal em relação ao eixo longo do menisco.[17] Divide o menisco em uma porção central e outra periférica (Fig. 8-2). A lesão vertical frequentemente está associada a trauma e à lesão do ligamento cruzado anterior.[25,30,34] Quando ela acontece próximo à zona vascularizada do menisco pode ter propensão à cicatrização de maneira que é possível que uma lesão corretamente diagnosticada em um dado momento não possa mais ser observada na artroscopia ou em um eventual exame subsequente realizado algum tempo depois por ter cicatrizado. Há ainda lesões dessa natureza que acontecem tão próximas à borda capsular do menisco medial que são interpretadas como disjunção menisco capsular,[36] situação em que também existe propensão à cicatrização.

As lesões verticais podem, em algumas ocasiões, ser suturadas, especialmente em pacientes jovens e com lesões recentes. Após a lesão ou a manipulação cirúrgica a interpretação da integridade meniscal se torna mais desafiadora,[4] exigindo

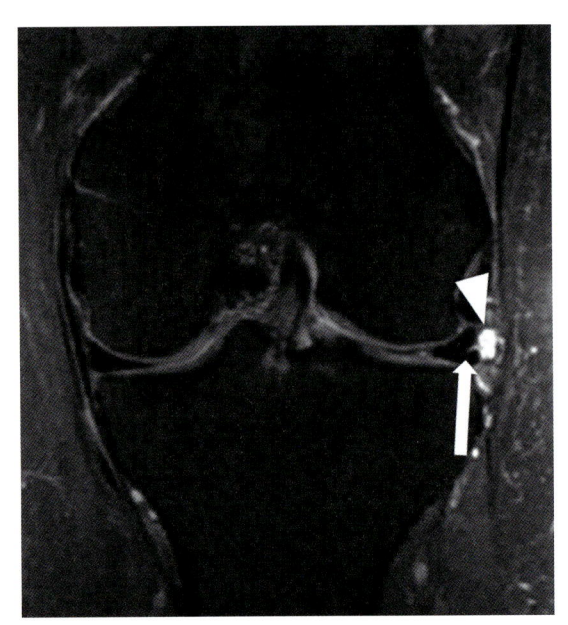

Fig. 8-1. RM no plano coronal. A seta indica ruptura horizontal no menisco lateral. A ponta de seta indica um cisto parameniscal.

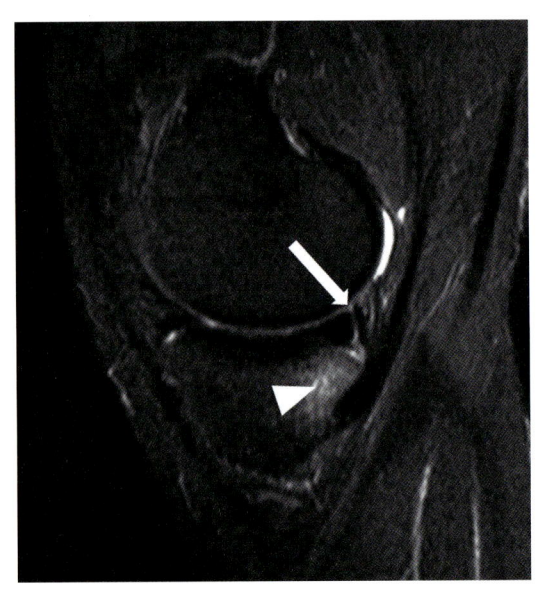

Fig. 8-2. RM no plano sagital. A seta branca indica ruptura vertical na periferia do corno posterior do menisco medial. A ponta de seta branca indica edema ósseo.

maiores informações clínicas e maior experiência do radiologista que analisará o estudo.

Em algumas ocasiões é particularmente difícil definir se um hipersinal linear contatando uma superfície meniscal representa uma lesão (residual ou nova), ou apenas tecido cicatricial. Nessas circunstâncias a artrorressonância magnética pode ser um recurso a se lançar mão, uma vez que, se a solução contrastada intra-articular ocupar a área de dúvida podemos inferir a presença de ruptura.

Na prática isto nem sempre acontece, e esta situação ainda continua sendo desafiadora na avaliação diagnóstica.

RUPTURA COMPLEXA

Em algumas ocasiões as lesões meniscais podem ter uma conformação complexa. Na imagem por RM veremos traços múltiplos de sinal linear, orientados em diversas direções e alcançando mais de uma superfície. Representa uma combinação variável de lesões horizontal, vertical e radial. O menisco parece fragmentado. Este padrão pode estar associado à alteração degenerativa ou trauma. Essa lesão tem potencial para se tornar instável e alterações inflamatórias, deslocamento de fragmentos e até fragmentos meniscais livres podem ser observados.

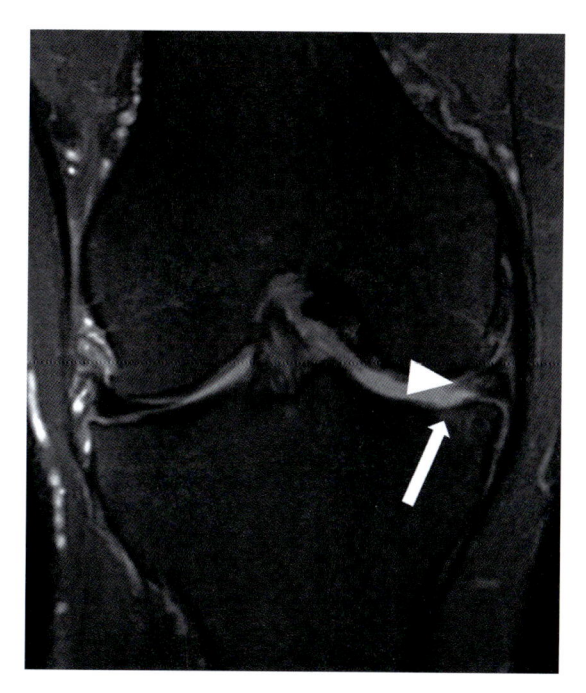

Fig. 8-3. RM no plano coronal. A ponta de seta indica uma alteração meniscal degenerativa. A seta indica perda de tecido condral e edema ósseo.

ALTERAÇÃO DEGENERATIVA

Muito frequente na prática diária, temos a alteração meniscal degenerativa.

Representa um desgaste meniscal iniciado a partir da sua borda livre que deixa de ser bem delimitada e aguda (Fig. 8-3) e avança em direção à periferia. Veremos na imagem um menisco encurtado e com a borda romba.[44] Progredindo o processo esse menisco vai apresentar uma aparência dismórfica e se deslocar perifericamente. Nesse caso, com frequência, além do deslocamento periférico identificamos aumento no sinal nos tecidos moles adjacentes, indicando a presença de alterações inflamatórias potencialmente sintomáticas. Podemos ainda ver processo semelhante comprometendo o ligamento da raiz posterior do menisco, especialmente do medial, lesão potencialmente instável. Essa situação costuma associar-se à perda condral evoluindo para artrose femorotibial ipsolateral.

RUPTURA RADIAL

Esta lesão como o nome indica acontece em uma orientação transversal em relação ao eixo longo do menisco, perpendicular ao platô tibial.[1,20,26] Ela pode ser parcial e comprometer a margem livre do menisco (Fig. 8-4) ou pode ser completa, quando há uma transecção total dessa estrutura. Frequentemente compromete o corno posterior do menisco medial, próxima ao ligamento raiz posterior ou a transição entre o corno anterior e corpo do menisco lateral.[30,34]

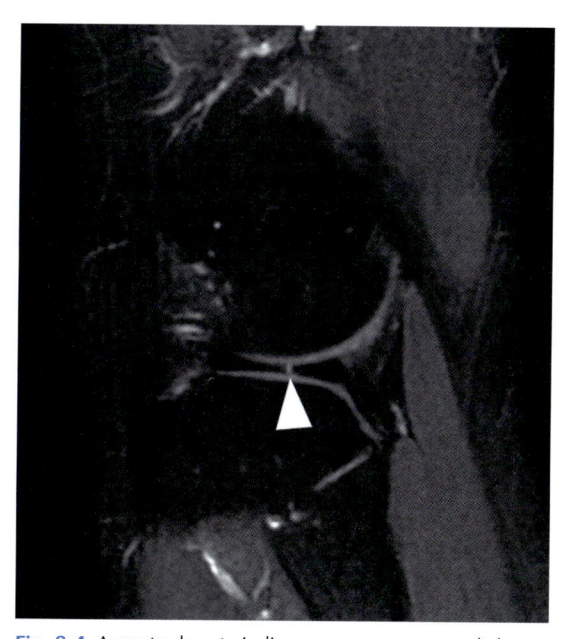

Fig. 8-4. A ponta de seta indica pequena ruptura radial na margem livre do menisco lateral vista no plano sagital.

Quando pequena, a lesão radial pode ser difícil de diagnosticar na RM.

A sua aparência é variável a depender da sua extensão e localização e há alguns sinais descritos, como o sinal do menisco fantasma, quando um corte coronal de imagem compreende a lesão inteira, e o menisco "desaparece" na imagem em questão. Outros sinais descritos são o sinal da fenda marchando (lesão radial oblíqua) e do triângulo truncado.

Quando completa ela é difícil de ser tratada e pode ser considerada uma lesão instável com potencial afastamento entre os fragmentos e comprometimento dramático da capacidade desse menisco de distribuir forças, podendo cursar com rápida destruição do compartimento femorotibial correspondente.

RUPTURA DE LIGAMENTO RAIZ

Os meniscos são ancorados anterior e posteriormente no platô tibial pelos ligamentos raízes. Por vezes o ligamento raiz (frequentemente o posterior) de um menisco pode-se romper,[8] prejudicar a estabilidade dessa estrutura e comprometer a sua capacidade de distribuir carga axial.[30] Com frequência representa um tipo de ruptura radial (Fig. 8-5). Com mais frequência compromete o menisco medial.

Cistos no platô tibial podem alertar para uma lesão de ligamento raiz posterior.[34]

A visualização da ruptura muitas vezes se apoia na identificação em mais de um plano de imagem. A consequência muitas vezes é um deslocamento periférico do menisco com alterações inflamatórias ao seu redor.[7,24] Essa alteração repentina pode não permitir ao osso adaptar o seu arranjo trabecular às novas condições de distribuição de forças e podemos ver uma fratura subcondral por insuficiência, situação que costuma ser bastante sintomática. As consequências sobre esse compartimento não costumam ser boas, perda condral e artrose precoce podem acontecer a seguir.[23]

RUPTURA EM ABA (*FLAP* MENISCAL)

Esta alteração basicamente se refere a uma ruptura segmentar horizontal parcial de uma das superfícies do menisco, com um fragmento em parte preso ao menisco e em parte se deslocando como uma aba superior ou inferiormente.[22]

Na imagem vemos tecido afilado com sinal semelhante ao do menisco em localização anormal (Fig. 8-6). Mais comum no menisco medial, costuma acontecer no corpo do menisco, podendo se deslocar superior ou inferiormente, situação em que se posiciona entre o platô tibial (que pode apresentar sinal aumentado por edema e sinovite, ou até erosão óssea refletindo conflito mecânico) e a cápsula articular do joelho.

Esse tipo de lesão merece especial atenção por algumas razões a destacar: É subdiagnosticada na RM por ser pequena e não muito comum; é altamente sintomática e, portanto, muitas vezes é o motivo da busca de assistência médica; é facilmente subdiagnosticada na artroscopia, uma vez que o fragmento se insinue para fora do campo de visão da câmera de artroscopia e, portanto, pode ser uma potencial causa de insucesso terapêutico.

RUPTURA EM ALÇA DE BALDE

Uma lesão meniscal (geralmente vertical) com grande comprimento paralelo ao eixo longo do menisco pode-se tornar uma lesão em alça de balde.[14,41] Isto ocorre quando uma parte desse menisco, que não está ancorada perifericamente, geralmente a porção central, se desloca em direção ao sulco intercondilar (Fig. 8-7).[28] Essa lesão é muito mais comum no

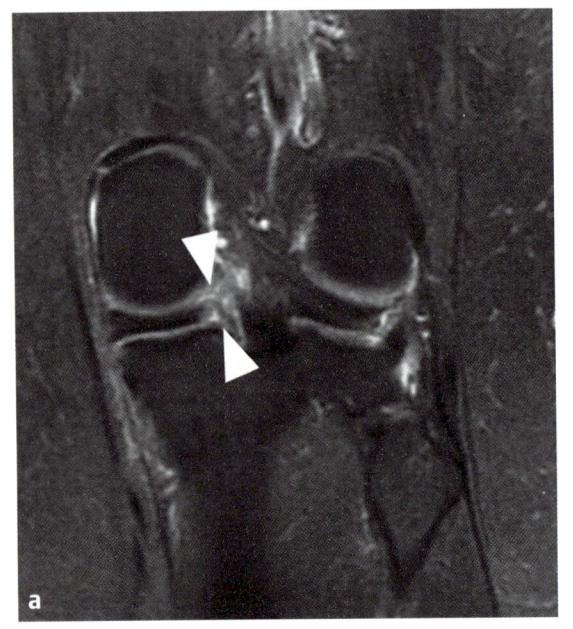

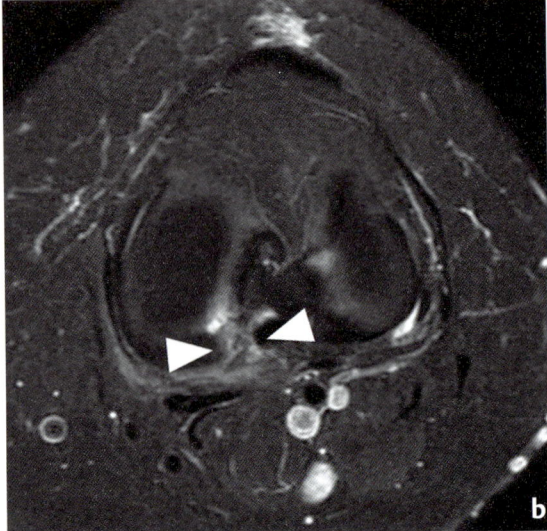

Fig. 8-5. As pontas de seta indicam uma lesão radial no ligamento raiz posterior do menisco medial nos planos coronal (a) e axial (b).

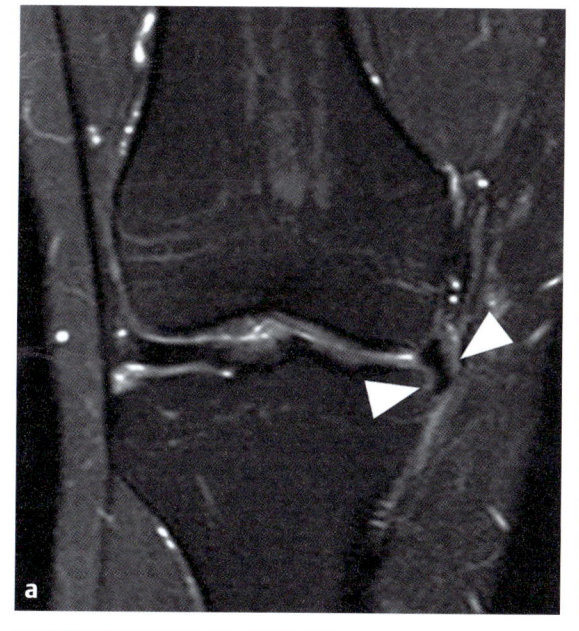

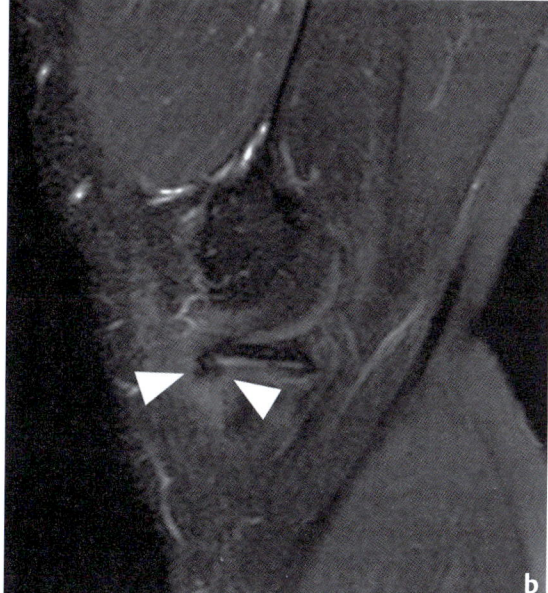

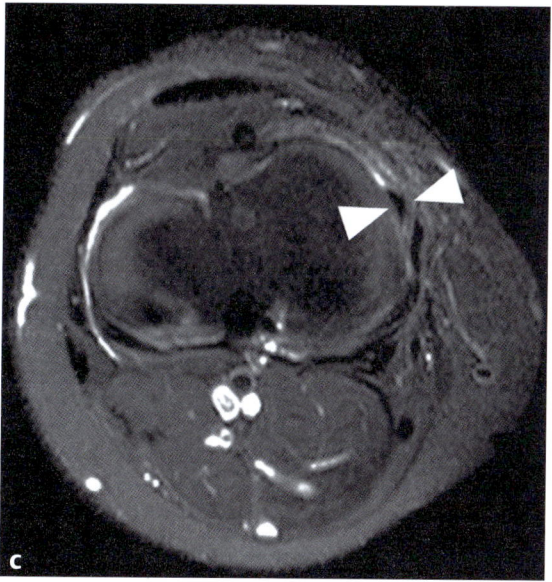

Fig. 8-6. As pontas de seta indicam nos planos coronal (a), sagital (b) e axial (c) uma ruptura meniscal com fragmento deslocado em aba (*flap* meniscal).

menisco medial,[25,30] mas pode ser vista no menisco lateral e em circunstâncias bastante incomuns em ambos os meniscos. Teoricamente para ser considerada uma lesão em alça de balde é necessário que ela esteja ancorada anterior e posteriormente ao restante do menisco.

O que se observa na RM é um menisco encurtado e dismórfico, perdendo a sua característica triangular. Além disso, veremos tecido meniscal anormalmente posicionado junto ao sulco intercondilar próximo aos ligamentos cruzados.

Existe associação entre lesão em alça de balde do menisco medial e lesão do ligamento cruzado anterior, e na prática elas são vistas em conjunto com frequência.[25,34] Esse tecido meniscal pode ter orientação relativamente paralela ao ligamento cruzado posterior criando uma imagem semelhante a um outro ligamento quando recebe o nome de sinal do "duplo cruzado posterior".[47]

Não é raro que os pacientes com esse tipo de lesão apresentem queixa de bloqueio articular.

Uma lesão análoga pode ser observada no corno posterior do menisco lateral onde existe uma disjunção menisco capsular no seu corno posterior, bem como lesão dos fascículos poplíteos meniscais, permitindo que o corno posterior do menisco lateral role anteriormente e repouse sobre o seu corno anterior.[19] Os sinais de imagem são o do corno anterior duplo e do menisco virado.

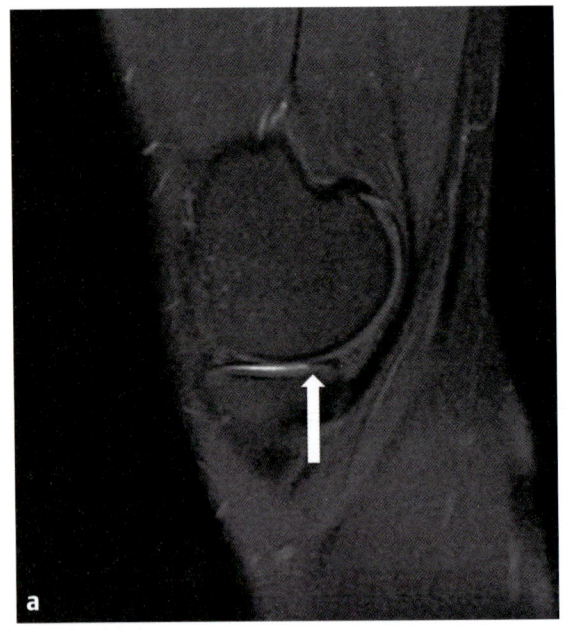

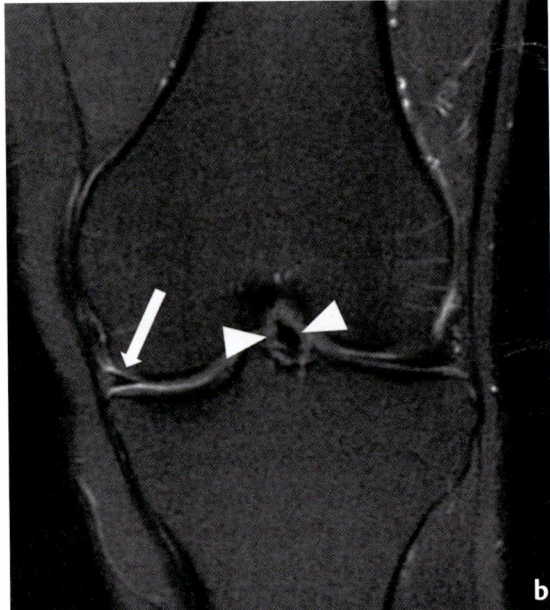

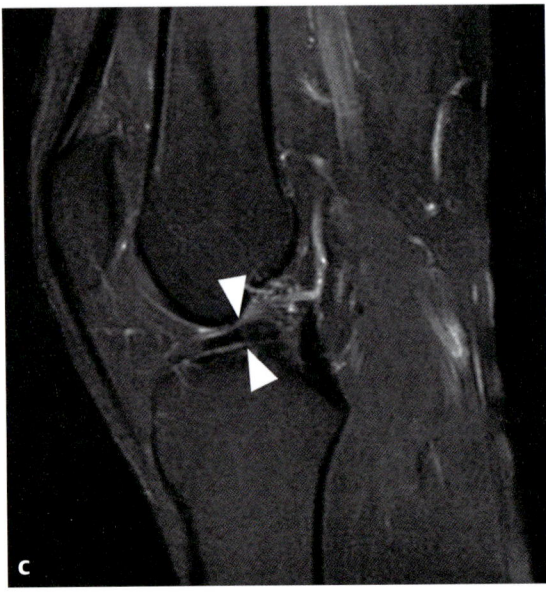

Fig. 8-7. (a-c) Nesta lesão em "alça de balde" as setas indicam o encurtamento do menisco medial, e as pontas de seta indicam o fragmento meniscal deslocado em direção ao sulco intercondilar.

ARMADILHAS NA INTERPRETAÇÃO DAS LESÕES MENISCAIS

O estudo por imagem pela ressonância magnética é por si só de grande complexidade. Some-se a isso o fato de que lidamos com artefatos de imagem e variantes anatômicas e teremos algumas armadilhas diagnósticas potenciais,[46] que podem nos enganar, portanto, recomendamos cautela na interpretação dos achados.[15,21]

Encorajamos também a discussão dos casos entre ortopedistas e radiologistas, pois a troca de informações pode ajudar bastante.

Gostaríamos de salientar que é necessário saber se o menisco já foi submetido à manipulação cirúrgica, com ressecção parcial (Fig. 8-8) ou mesmo sutura. Isto pode evitar interpretações e diagnósticos incorretos.

De uma maneira geral quando estamos vendo um menisco encurtado e dismórfico devemos pensar principalmente em meniscectomia parcial, alteração meniscal degenerativa (desgaste) ou lesão em "alça de balde".

A seguir algumas situações potencialmente relacionadas com diagnósticos incorretos de lesão meniscal.

O ligamento intermeniscal transverso, ligando os seus cornos anteriores pode, especialmente nos cortes sagitais, formar uma imagem semelhante a uma ruptura. Isto costuma acontecer no corno anterior do menisco lateral.[27]

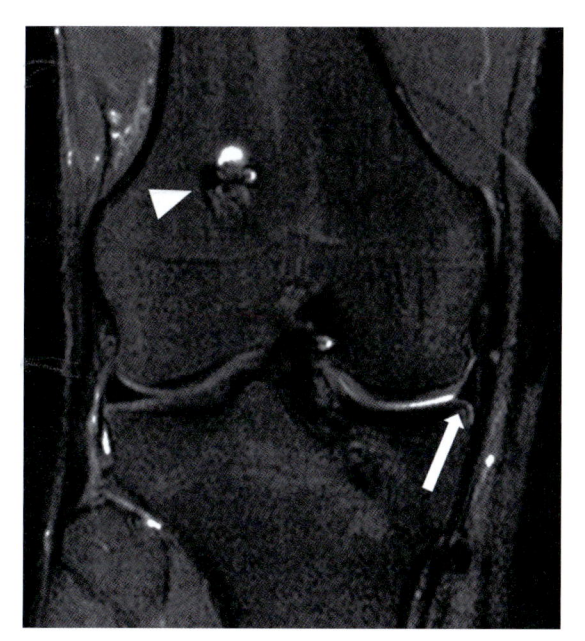

Fig. 8-8. A seta indica menisco medial encurtado por manipulação cirúrgica. A ponta de seta indica artefato relacionado com túnel para reconstrução do ligamento cruzado anterior.

A dificuldade está no fato de que o oposto também é verdadeiro e devemos estar atentos para não subestimarmos o achado e interpretarmos uma ruptura no corno posterior do menisco lateral como variante da normalidade.

Uma dica é a identificação de lesão do ligamento cruzado anterior, que se associa à lesão vertical no corno posterior do menisco lateral.[31]

O recesso localizado entre o corno posterior do menisco lateral e o tendão poplíteo pode dar a falsa impressão de uma lesão. Trata-se do chamado hiato poplíteo.[10,32,39] A respeito do menisco lateral também devemos nos lembrar do menisco discoide (Fig. 8-9).[42] Variante anatômica confere a essa estrutura uma conformação mais larga que a habitual. O menisco perde o seu aspecto em gravata borboleta o que pode dificultar a interpretação do exame e de eventuais rupturas.[37]

Ligamentos dos meniscos meniscais oblíquos que conectam o corno anterior de um menisco ao corno posterior do outro podem em algumas ocasiões simular uma lesão, especialmente lesão em alça de balde e devem ser lembrados.[40]

A margem livre do menisco raramente pode apresentar uma conformação ondulada (*flounce meniscal*), o que não deve isoladamente ser interpretado como uma lesão.[48]

Sinal aumentado na substância do menisco, especialmente se apresentar uma conformação globular em vez de linear e se não alcançar uma superfície pode representar apenas alteração degenerativa. Crianças também podem apresentar sinal aumentado no menisco relacionado com proeminência de estruturas vasculares na correspondência da sua

Os ligamentos dos meniscos femorais de Humphrey e Wrisberg ligam o corno posterior do menisco lateral ao côndilo femoral medial. São variantes da normalidade que podem ocorrer isoladamente ou em conjunto. A inserção de uma dessas estruturas no corno posterior do menisco lateral pode produzir uma imagem linear que não deve ser interpretada erroneamente como ruptura.[6]

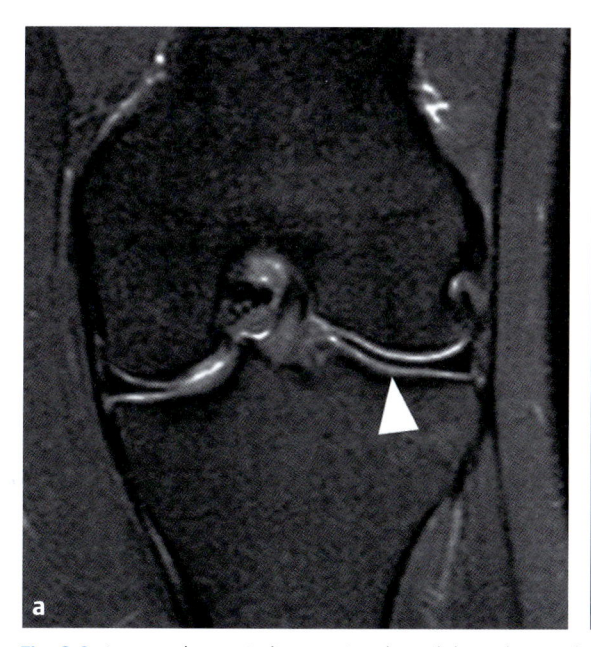

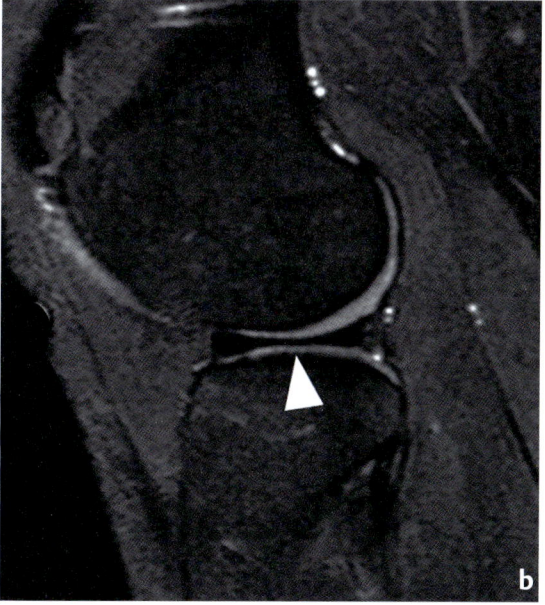

Fig. 8-9. A ponta de seta indica menisco lateral discoide nos planos coronal (a) e sagital (b).

zona vermelha, em sua periferia. Dessa forma é importante analisar essas informações em conjunto com a morfologia da estrutura para melhorar o índice de acertos nas interpretações.

AGRADECIMENTO

Agradeço a ajuda do professor Paulo Miguel Hemais, a quem tenho o privilégio de ter como amigo.

REFERÊNCIAS BIBLIOGRÁFICAS

1. Bin SI, Kim J, Shin SJ. Radial tears of the posterior horn of the medial meniscus. *Arthroscopy* 2004;20(4):373-37.
2. Blankenbaker DG, De Smet AA, Smith JD. Usefulness of two indirect MR imaging signs to diagnose lateral meniscal tears. *AJR Am J Roentgenol* 2002;178(3):579-82.
3. Boden SD, Davis DO, Dina T et al. A prospective and blinded investigation of magnetic resonance imaging of the knee: abnormal findings in asymptomatic subjects. *Clin Orthop Relat Res* 1992;(282):177-85.
4. Brostein R, Kirk P, Hurley J. The usefulness of MRI in evaluating menisci after meniscus repair. *Orthopedics* 1992;15(2):149-52.
5. Casser HR, Sohn C, Kiekenbeck A. Current evaluation of sonography of the meniscus. Results of a comparative study of sonographic and arthroscopic findings. *Arch Orthop Trauma Surg* 1990;109(3):150-4.
6. Cho JM, Suh JS, Na J et al. Variations in meniscofemoral ligaments at anatomical study and MR imaging. *Skeletal Radiol* 1999;28(4):189-95.
7. Choi C, Choi YJ. Lee JJ, Choi CH. Magnetic resonance imaging evidence of meniscal extrusion in medial meniscus posterior root tear. *Arthroscopy* 2010;26(12):1602-6.
8. Choi SH, Bae S, Ji SK, Chang MJ. The MRI findings of meniscal root tear of the medial meniscus: emphasis on coronal, sagittal and axial images. *Knee Surg Sports Traumatol Arthrosc* 2012;20(10)2098-103.
9. Cotten A, Default E, Demondionetal X. MR imaging of the knee at 0.2 and 1.5T: correlation with surgery. *Am J Roentgenol* 2000;174(4):1093-7.
10. De Smet AA, Asinger DA, Johnson RL. Abnormal superior popliteomeniscal fascicle and posterior pericapsular edema: indirect MR imaging signs of a lateral meniscal tear. *Am J Roentgenol* 2001;176(1):63-6.
11. De Smet AA, Tuite MJ. Use of the 'two-slice-touch' rule for the MRI diagnosis of meniscal tears. *Am Jl Roentgenol* 2006;187(4):911-4.
12. De Smet AA, Graf BK, del Rio AM. Association of parameniscal cysts with underlying meniscal tears as identified on MRI and arthroscopy. *Am J Roentgenol* 2011;196(2):W180–W186.
13. De Smet AA, Norris MA, Yandow DR et al. MR diagnosis of meniscal tears of the knee: importance of high signal in the meniscus that extends to the surface. *AJR Am J Roentgenol* 1993;161(1):101-7.
14. Dorsay TA, Helms CA. Bucket-handle meniscal tears of the knee: sensitivity and specificity of MRI signs. *Skeletal Radiol* 2003;32(5):266-72.
15. Elvenes JCP, Jerome O. Reikeras, Johansen O. Magnetic resonance imaging as a screening procedure to avoid arthroscopy for meniscal tears. *Arch Orthop Trauma Surg* 2000;120(1-2):14-6.
16. Engelhardt LV, Schmitz A, Pennekamp PH et al. Diagnostics of degenerative meniscal tears at 3-Tesla MRI compared to arthroscopy as reference standard. *Arch Orthop Trauma Surg* 2008;128(5):451-6.
17. Fox MG. MR imaging of the meniscus: review, current trends, and clinical implications. *Radiol Clin North Am* 2007;45(6):1033-53, vii.
18. Gerngross H, Sohn C. Ultrasound scanning for the diagnosis of meniscal lesions of the knee joint. *Arthroscopy* 1992; 8(1):105-10.
19. Haramati N, Staron RB, Rubin S et al. The flipped meniscus sign. *Skeletal Radiol* 1993;22(4):273-7.
20. Harper K, Helms CA, Lambert HS 3rd, Higgins LD. Radial meniscal tears: significance, incidence, and MR appearance. *AJR Am J Roentgenol* 2005;185(6):1429-34.
21. Justice W, Quinn SF. Error patterns in the MR imaging evaluation of menisci of the knee. *Radiology* 1995;196(3):617-21.
22. Lecas LK, Helms CA, Kosarek FJ, Garret WE.. Inferiorly displaced flap tears of the medial meniscus: MR appearance and clinical significance. *Am J Roentgenol* 2000;174(1):161-4.
23. Lee YG, Shim JC, Choi YS et al. Magnetic resonance imaging findings of surgically proven medial meniscus root tear: tear configuration and associated knee abnormalities. *J Com Assisted Tomography* 2008;32(3):452-7.
24. Lee YS, Jee WH, Kim JM. Radial tear of the medial meniscal root: reliability and accuracy of MRI for diagnosis. *Am J Roentgenol* 2008;191(1):81-5.
25. Lefevre N, Naouri JF, Herman S et al. *Radiology Research and Practice* 2016 January; 2016, Article ID 8329296
26. Magee T, Shapiro M, Williams D. MR accuracy and arthroscopic incidence of meniscal radial tears. *Skeletal Radiol* 2002;31(12):686-9.
27. Marcheix PS, Marcheix B, Siegler J et al. The anterior intermeniscal ligament of the knee: an anatomic and MR study. *Surg Radiol Anat* 2009;31(5):331-4.
28. McKnight A, Southgate J, Price A, Ostlere S. Meniscal tears with displaced fragments: common patterns on magnetic resonance imaging. *Skeletal Radiol* 2010;39(3):279-83.
29. Newberg AH, Munn CS, Robbins AH. Complications of arthrography. *Radiology* 1985 Jun;155(3):605-6.
30. Nguyen JC, DeSmet AA, Graf BK, Rosas HG. MR imaging-based diagnosis and classification of meniscal tears. *Radiographics* 2014;34(4):981-99.
31. Park LS, Jacobson JA, Jamadar DA et al. Posterior horn lateral meniscal tears simulating meniscofemoral ligament attachment in the setting of ACL tear: MRI findings. *Skeletal Radiol* 2007;36(5):399-403.
32. Peduto AJ, Nguyen A, Trudell DJ, Resnick DL. Popliteomeniscal fascicles: anatomic

considerations using MR arthrography in cadavers. *AJR Am J Roentgenol* 2008;190(2):442-8
33. Reagan WD, McConkey JP, Loomer RL, Davidson RG. Cysts of the lateral meniscus: arthroscopy versus arthroscopy plus open cystectomy. *Arthroscopy* 1989;5(4):274-81.
34. Resnick D, Kang HS, Pretterklieber ML. *Internal Derangements of joints.* 2nd ed. Vol.2. Philadelphia: Saunders Elsevier; 2007.
35. Rubin DA and Paletta Jr. GA. Current concepts and controversies in meniscal imaging. *Magnetic Resonance Imaging Clinics of North America* 2000;8(2):243-70.
36. Rubin DA, Britton CA, Towers JD, Harner CD. Are MR imaging signs of meniscocapsular separation valid? *Radiology* 1996;201(3):829-36.
37. Ryu KN, Kim IS, Kim EJ *et al.* MR imaging of tears of discoid lateral menisci. *Am J Roentgenol* 1998;171(4):963-7.
38. Ryzewicz M, Peterson B, Siparsky PN, Bartz RL. The diagnosis of meniscus tears: the role of MRI and clinical examination. *Clin Orthop Relat Res* 2007;455:123-33.
39. Sakai H, Sasho T, Wada Y *et al.* MRI of the popliteomeniscal fasciculi. *AJR Am J Roentgenol* 2006;186(2):460-6.
40. Sanders TG, Linares RC, Lawhorn KW *et al.* Oblique menisco meniscal ligament: another potential pitfall for a meniscal tear—anatomic description and appearance at MR imaging in three cases. *Radiology* 1999;213(1):213-6.
41. Shakespeare DT, Rigby HS. The bucket-handle tear of the meniscus: a clinical and arthrographic study. *J Bone Joint Surg Br* 1983;65(4):383-7.
42. Silverman JM, Mink JH, Deutsch AL. Discoid menisci of the knee: MR imaging appearance. *Radiology* 1989;173(2):351-4.
43. Stoller DW, Martin C, Crues III JV *et al.* Meniscal tears: pathologic correlation with MR imaging. *Radiology* 1987; 163(3):731-5.
44. Subhas N, Sakamoto FA, Mariscalco MW *et al.* Accuracy of MRI in the diagnosis of meniscal tears in older patients. *AJR Am J Roentgenol* 2012;198(6):W575-W580.
45. Thornton DD, Rubin DA. Magnetic resonance imaging of the knee menisci. *Seminars in Roentgenology* 2000;35 (3):217-30.
46. Watanabe TA, Carter B. Teitelbaum GP *et al.* Normal variations in MR imaging of the knee: appearance and frequency. *American Journal of Roentgenology* 1989;153(2):341-4.
47. Weiss KL, Morehouse HT, Levy IM. Sagittal MR images of the knee: a low-signal band parallel to the posterior cruciate ligament caused by a displaced bucket-handle tear. *Am J Roentgenol* 1991;156(1):117-9.
48. Wright RW, Boyer DS. Significance of the arthroscopic meniscal flounce sign: a prospective study. *Am J Sports Med* 2007;35(2):242-4.

9 CAPACIDADE DE DETECÇÃO DE LESÃO E PREVISIBILIDADE DE SUTURA MENISCAL PELA RESSONÂNCIA MAGNÉTICA

Rodrigo A. Goes
André Siqueira Campos
Rodrigo de Farias Cardoso
João Maurício Barretto

INTRODUÇÃO

A técnica de sutura meniscal é comprovadamente mais benéfica para o joelho quando comparada à meniscectomia, especialmente no que diz respeito à evolução para osteoartrose (OA). Constantemente, na clínica ortopédica observamos uma dissociação entre os achados do exame físico, dos exames de imagem e artroscópicos no que concerne ao diagnóstico das lesões meniscais e na possibilidade de sutura, dificultando o planejamento pelo cirurgião.

A decisão final sobre o tipo de tratamento cirúrgico da lesão meniscal é definida durante o ato artroscópico. A predição da sutura da lesão por ressonância magnética (RM) seria bastante útil para otimizar o planejamento cirúrgico, pois a sutura meniscal é um procedimento demorado, que exige a necessidade de equipamento específico e equipe treinada. Além disso, o pós-operatório é mais longo, com mais restrições, havendo ainda a necessidade de utilizar órteses, imobilizadores e muletas. Assim, a capacidade de informar previamente ao paciente se sua lesão é suscetível de ser suturada é uma ferramenta valiosa para nortear as expectativas e ajudar no preparo da recuperação pós-operatória.

A identificação dos pacientes com lesão nos joelhos normalmente é realizada por anamnese e exame físico associados aos exames de imagem não invasivos, muito úteis e importantes após um episódio de trauma no joelho. Esses exames auxiliam na seleção dos pacientes adultos-jovens e fisicamente ativos que irão se beneficiar com a artroscopia do joelho para tratamento do menisco.[1]

Atualmente, a RM é o exame de escolha e amplamente utilizado para avaliação não invasiva da articulação do joelho, sendo o diagnóstico pela RM considerado confiável e uma poderosa ferramenta na detecção de alterações e lesões ligamentares e meniscais do joelho (Fig. 9-1).[1-3] No entanto, a RM apresenta menor capacidade diagnóstica para as lesões intra-articulares quando são incluídas apenas as lesões agudas do joelho.[1]

A capacidade de detecção das lesões meniscais varia entre os estudos e pode ser influenciada pelo tipo de aparelho, pelo tempo entre a lesão e o exame e pela presença de lesões associadas. Lundberg et al., em seu estudo, verificaram sensibilidade de 74% e especificidade de 66% na detecção das lesões do menisco medial (MM); e sensibilidade de 50% e especificidade de 84% na detecção de lesões do menisco lateral (ML) pela RM.[4] Adicionalmente, foi demonstrado por Munshi et al., sensibilidade de 50% e especificidade de 86% para a detecção de lesões meniscais mediais, e sensibilidade de 88% e especificidade de 73% para a detecção de lesões meniscais laterais pela RM.[5] Anos mais tarde, Kuikka et al. demonstraram 67% de sensibilidade da RM, especificidade de 93% e acurácia de 88% para detecção de lesões agudas e 64, 91 e 86% para as lesões crônicas respectivamente. Não houve diferença estatística significativa entre os dois grupos.[1]

A utilização da RM para prever a sutura do menisco tem sido contestada na literatura, e existem críticas se este método poderia ser usado para indicar a probabilidade de se reparar a lesão meniscal.[6] Matava et al. concluíram que a RM foi de pouca utilidade na previsão da sutura meniscal.[7] Em outro estudo, revisando 61 lesões meniscais laterais por RM, demonstraram que a sensibilidade para prever a sutura era de 33%.[8] Bernthal et al. descreveram os critérios de reparabilidade do menisco pela RM e observaram sensibilidade de 47% e especificidade de 74%, concluindo que a RM não é eficiente na predição de sutura meniscal.[9]

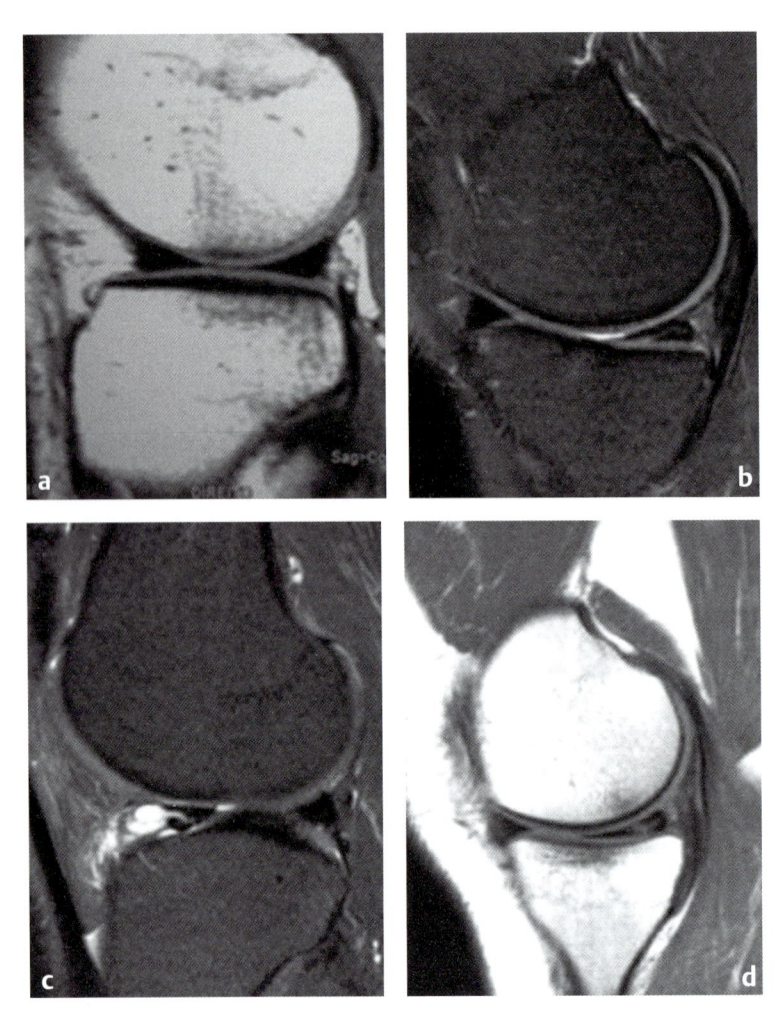

Fig. 9-1. RM da articulação do joelho em corte sagital. (**a**) Menisco lateral sem lesão; (**b**) detecção de lesão oblíqua no corno posterior do menisco medial; (**c**) detecção de lesão horizontal associada a um cisto parameniscal no corno anterior do menisco lateral; (**d**) detecção de lesão longitudinal no corno posterior do menisco medial. *Fonte:* Arquivo pessoal do autor.

Já Nourissat *et al.* demonstraram que a RM foi capaz de prever corretamente a sutura em 90% dos casos de ruptura meniscal, com uma sensibilidade de 94%, mas apenas em um subgrupo de pacientes com lesão meniscal longitudinal total.[10] Em um estudo com lesões do tipo "alça de balde" a RM mostrou boa previsão para a realização da sutura neste tipo de lesão. Dos 23 casos não reparados na artroscopia a RM acertou a previsão em 22, e dos 5 casos reparados na artroscopia, acertou 4.[3]

As bobinas dos equipamentos de RM geram campos magnéticos que são medidos em unidades de Tesla (T). Magnetos mais potentes geram imagens de melhor qualidade e aumentam o poder diagnóstico do exame em algumas situações. Magee e Williams concluíram que o uso da RM 3-T resulta em diagnósticos com acurácia superior quando comparado ao 1,5-T.[11] Da mesma forma, Von Engelhardt *et al.* demonstraram uma especificidade de 95% e valores preditivos positivos de 87% com a RM 3-T.[12] Os aparelhos mais modernos permitem uma previsão mais precisa da sutura da lesão meniscal em alguns grupos de pacientes.[3,10] Em contraste, outros grupos foram incapazes de encontrar diferenças significativas entre a acurácia das RM 1,5-T e 3-T no diagnóstico de lesão meniscal,[13] e na avaliação pós-operatória do reparo meniscal.[14]

Recentemente a RM foi considerada um método preciso para o diagnóstico de lesões do menisco, porém, os autores alertaram que este exame é menos confiável na avaliação pós-operatória de um reparo (sutura) do menisco, em curto e médio prazos, particularmente porque uma cicatriz em um menisco devidamente curado pode simular o sinal visto nas lesões meniscais.[15]

DETECÇÃO DAS LESÕES MENISCAIS

O papel da RM tem aumentado e agora se tornou a investigação de escolha para a maioria das lesões do joelho. Este exame também está sendo usado para avaliação pré e pós-operatória. É uma técnica não invasiva, que não requer administração de contraste, é operador-independente e livre de radiação. A avaliação completa de todas as estruturas internas do joelho não é possível com outras modalidades como radiografia, artrografia ou ultrassonografia.[16,17]

Lesões meniscais são causas comuns de disfunção do joelho e são responsáveis por dois terços de todos os distúrbios do joelho.[18] Similarmente, lesões do LCA também provocam instabilidade na articulação do joelho e, apesar de ser o ligamento mais frequentemente lesionado do joelho, seu diagnóstico clínico permanece difícil. A RM é frequentemente relatada como o procedimento de diagnóstico padrão ouro para diagnóstico dessas lesões.[19-21] No entanto, Kocabey *et al.* não mostraram vantagens reais da RM em relação ao exame clínico para uso rotineiro no diagnóstico de menisco e patologia de LCA antes da artroscopia do joelho. Os autores recomendam que a RM seja considerada apenas em casos selecionados: para definir o retorno ao esporte em atletas profissionais, para um diagnóstico diferencial detalhado ou para definir o tamanho e a localização da lesão meniscal em perspectiva de reparo em potencial, especialmente em pacientes jovens, em que a meniscectomia é catastrófica.[21] Outros autores confirmam que as solicitações de RM aumentaram dramaticamente ao longo do tempo e, consequentemente, o número de artroscopias de joelho e os custos relacionados com a saúde.[22,23]

Um sinal heterogêneo do menisco na RM está relacionado com a má qualidade do tecido meniscal, porém não compromete a sutura, provavelmente porque, após a cruentização, é obtido sangramento na borda da lesão.[10]

Muitas vezes, as lesões ocorrem no intervalo de tempo entre o exame de RM e a artroscopia. Essas lesões, portanto, podem ser perdidas em estudos iniciais de RM.[24] Este fato ocorre mais comumente em pacientes com lesões isoladas de LCA. Quanto menor o tempo entre a ocorrência da lesão no LCA e a cirurgia para sua reconstrução, menor a chance de desenvolver lesão meniscal associada,[20] pois a instabilidade pela deficiência do LCA aumenta as forças no menisco medial para tentar estabilizar o joelho.[25]

A intensidade do sinal da RM na região do corpo do menisco é um critério bem estabelecido para diagnosticar uma ruptura meniscal ou degeneração, porém a artroscopia é sabidamente o padrão ouro.[25] Muitos estudos avaliaram a capacidade de detecção de lesão para os meniscos medial e lateral, medida pela sensibilidade e pelo valor preditivo positivo (VPP) (Quadro 9-1).[26-38] Os resultados da literatura encontraram altos valores de sensibilidade que variaram de 82 a 97% e de VPP que variaram de 82 a 100%.[27,29,31]

A taxa de detecção de lesão no menisco é maior se a lesão for isolada.[31] De Smet *et al.* relataram um menor VPP em pacientes com lesão aguda de LCA (78%) em comparação a pacientes com lesões meniscais isoladas (91%).[39]

Amreen *et al.*, em uma análise com 230 pacientes e 71 correlações artroscópicas de lesões no joelho, observaram que a detecção de lesão para o MM foi de 93,54%, enquanto para o ML foi de 77,77%.[16] Dufka *et al.* mostraram diferença de 90% para o MM e 64% para o ML.[20] Esses autores atribuíram a menor capacidade de detecção de lesão do ML aos aspectos anatômicos locais. A sensibilidade, a especificidade e a acurácia da RM para detecção de lesão do ML são maiores quando a avaliação é feita por um radiologista experiente e treinado, mas é indiferente na avaliação do MM.[27]

A exatidão diagnóstica da RM para detecção das lesões do ML é maior quando a cirurgia é realizada dentro de 30 dias após a RM, no entanto, este tempo não influencia na detecção das lesões do MM.[20]

Sharifah *et al.* encontraram alto VPN (90%).[29] A RM é uma ferramenta útil no contexto clínico, pois identifica com precisão os pacientes sem lesões meniscais antes da artroscopia.[28,40-42]

A acurácia diagnóstica da RM para a detecção de patologia meniscal diminui na presença de uma lesão associada de LCA comparado ao diagnóstico de lesões isoladas.[30,31,37,43] Desta forma, nesses casos a RM deve ser interpretada com algum grau de cautela e deve complementar o exame clínico completo, além de cuidadosa avaliação artroscópica de ambos os meniscos. Sinais sutis, como a perda da borda livre, devem ser interpretados como uma alta probabilidade de ruptura.[44-46] Outros autores mostraram variabilidade, relatando de 45 a 98% de acurácia.[47-50]

Diferentes autores levantaram a hipótese de que a cicatrização espontânea das lesões longitudinais periféricas do menisco poderia justificar a alta taxa de falso-positivo das rupturas periféricas do menisco.[20,39,51] Sharifah *et al.* descreveram um caso de diagnóstico falso-positivo de lesão ML e três diagnósticos falso-positivos de lesão MM (Figs. 9-2 e 9-3).[29]

A dificuldade técnica em acessar artroscopicamente o corno posterior do menisco medial pode resultar em achados negativos na artroscopia, aumentando os resultados falso-positivos da RM.[40] Os achados falso-positivos na RM são mais comumente associados a lesões localizadas no corno posterior dos meniscos. Os autores sugerem que diversos fatores, como a bainha do tendão do poplíteo, o ligamento transverso, o ligamento de Humphrey, o ligamento de Wrisberg e as membranas sinoviais, poderiam mimetizar lesões, sendo armadilhas para o diagnóstico da lesão meniscal por RM.[24]

Lesões incompletas ou hematomas também podem explicar alguns dos falsos diagnósticos positivos que ocorreram, pois estes podem ser interpretados como lesões meniscais em alguns pacientes. Outra possível explicação é que algumas lesões meniscais podem curar espontaneamente no cenário da hemartrose aguda associada a uma lesão do LCA.[36,39,51] Um sinal aumentado no corno posterior do ML também pode ser decorrente do fenômeno do "ângulo mágico", um artefato de pulsação que impede a visualização completa do corno posterior

Quadro 9-1. Resultados de Estudos Demonstrando a Capacidade de Detecção de Lesão Meniscal por Ressonância Magnética

Referência	Menisco	Sensibilidade	Especificidade	Acurácia	VPP	VPN
Goes, 2017[26]	MM	85,3%	63,9%	77,9%	81,7%	69,7%
	ML	80,6%	89,0%	86,5%	75,7%	91,5%
Dufka et al., 2016[20]	MM	90%	80%		69%	94%
	ML	64%	85%		76%	76%
Amreen et al., 2014[16]	MM	94%	88%		85%	95%
	ML	78%	82%		72%	86%
Felli et al., 2016 (1)[27]	MM	97%	94%	96%	98%	88%
	ML	90%	70%	75%	51%	95%
Felli et al., 2016 (2)[27]	MM	97%	100%	97%	100%	89%
	ML	95%	96%	96%	90%	98%
Rayan et al., 2009[28]	MM	76%	52%	63%	57%	73%
	ML	61%	92%	85%	74%	88%
Sharifah et al., 2015[29]	MM	82%	92%	88%	82%	88%
	ML	83%	97%	92%	96%	90%
Speziali et al., 2015[30]	MM	79,6%	72%	76,4%	84,2%	75%
	ML	78,8%	70,4%	69,5%	80,7%	71,4%
Nam et al., 2014[31] (Lesão do LCA)	MM	70,2%	93,8%		94,2%	68,5%
	ML	71,4%	98,8%		98%	81,4%
Nam et al., 2014[31] (LCA normal)	MM	94%	90,1%		96,7%	83%
	ML	82,9%	96%		90,1%	92,8%
Orlando Jr et al., 2015[32]	MM	92,5%	74,2%	83,3%		
	ML	65%	88,46%	81,94%		
Matava et al., 1999[7]	MM	91%	92%	92%	96%	85%
	ML	84%	95%	93%	86%	95%
Nourissat et al., 2008[10]	MM	98%	91%			
	ML	92%	99%			
Jackson et al., 1998[33]	MM	98%	89%	93%		
	ML	85%	99%	97%		
Mink et al., 1998[34]	MM	97%	89%	94%		
	ML	92%	91%	92%		
Boeree et al., 1991[35]	MM	97%	91%	94%		
	ML	96%	98%	98%		
Fischer et al., 1991[36]	MM	93%	84%	89%		
	ML	69%	94%	88%		
De Smet et al., 1994[37]	MM	93%	87%	90%		
	ML	80%	93%	89%		
Justice, Quinn, 1995[38]	MM	96%	91%	95%		
	ML	82%	98%	93%		

MM: menisco medial; ML: menisco lateral; VPP: valor preditivo positivo; VPN: valor preditivo negativo.

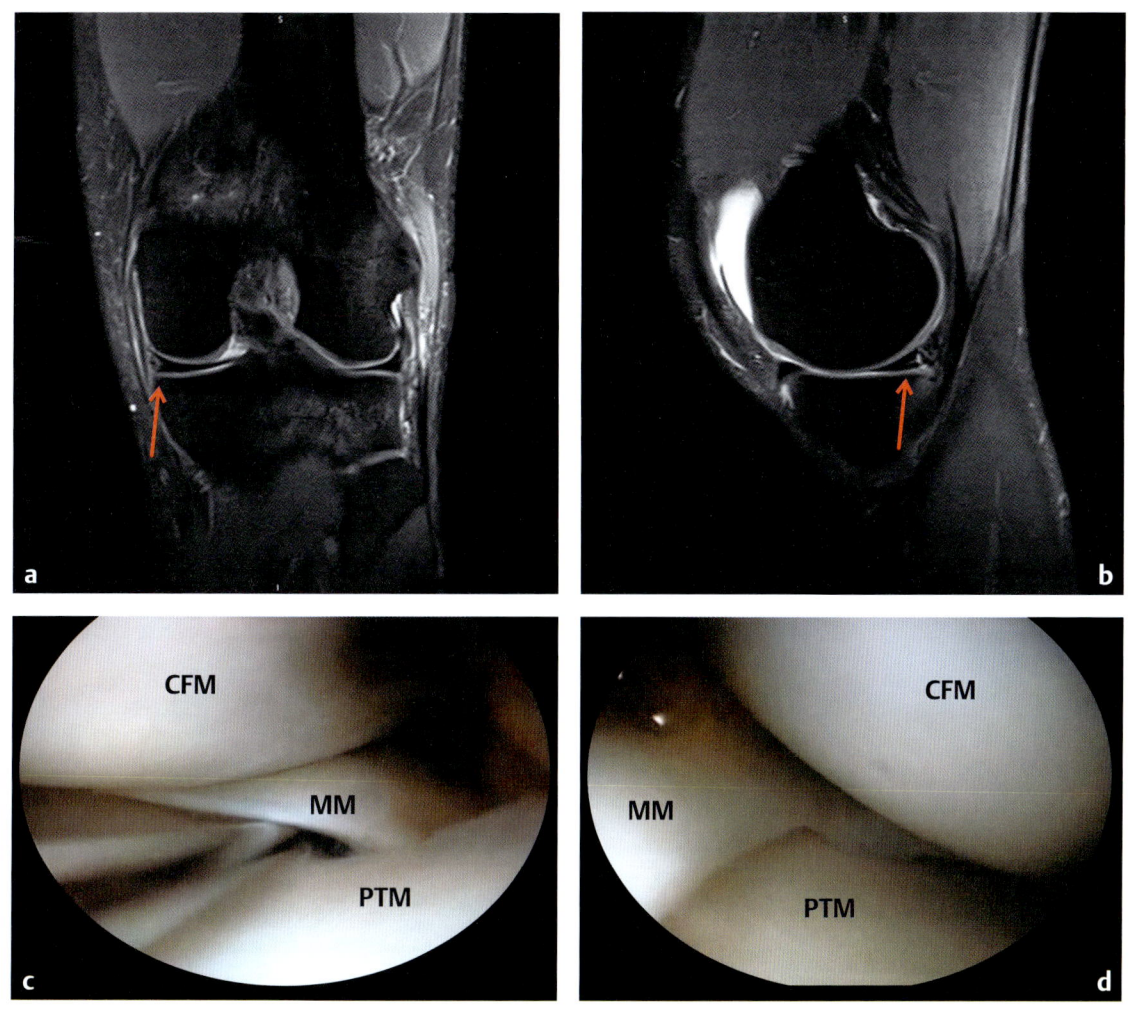

Fig. 9-2. Um caso falso-positivo para sutura do menisco. RM com previsibilidade de sutura do menisco e posterior artroscopia evidenciando menisco sem lesão. Paciente de 24 anos, masculino, esportista recreacional com trauma e torção no joelho esquerdo em prática de futebol. RM em cortes (**a**) coronal e (**b**) sagital evidenciando lesão do menisco capsular na zona vermelho-vermelha do menisco medial (seta). Na artroscopia vista do corno posterior (**c**) e, a partir do corpo do menisco (**d**), 60 dias após a RM, o menisco se apresentava normal, e foi feita a reconstrução do ligamento cruzado anterior. MM: menisco medial; CFM: côndilo femoral medial; PTM: platô tibial medial. *Fonte:* Arquivo pessoal do editor.

do ML.[52] Assim, uma degeneração meniscal poderia ser interpretada como ruptura.[52,53] Outro ponto é que a precisão diagnóstica da RM para patologias intra-articulares pode ser menor em casos de trauma agudo com hemartrose por causa das propriedades paramagnéticas do sangue e dos processos catalíticos nos tecidos meniscais e condrais durante o processo de degradação da hemoglobina.[4] Além disso, o remanescente do LCA e a sinovite intra-articular associada podem aumentar a taxa de falso-positivos simulando lesões meniscais.[30]

Os diagnósticos falso-negativos podem ser atribuídos a lesões "perdidas" durante a interpretação da RM, que frequentemente são achados sutis que foram negligenciados.[54] Lesões "perdidas" no ML podem estar relacionadas com a confusão entre o que representa desgaste (alteração degenerativa) e o que representa uma lesão verdadeira. A anatomia mais complexa do ML, assim como a orientação oblíqua do corno posterior em relação às imagens nos planos coronal e sagital da RM, torna as lesões mais difíceis de serem detectadas. Além disso, artefatos de pulsação e o fenômeno do "ângulo mágico" também podem impedir a visualização completa, contribuindo para a maior frequência de lesões perdidas no corno posterior do ML (Figs. 9-4 e 9-5).[24,29,47,55]

De Smet *et al.* relataram que 11% das lesões no ML não detectadas tinham padrão radial, e 16% tinham padrão longitudinal periférico.[39] A proximidade do ligamento meniscofemoral no compartimento medial pode causar interpretação incorreta da RM. Uma ênfase particular deve ser dada às lesões longitudinais periféricas por causa do seu potencial de evoluir para a lesão em "alça de balde" ou com pa-

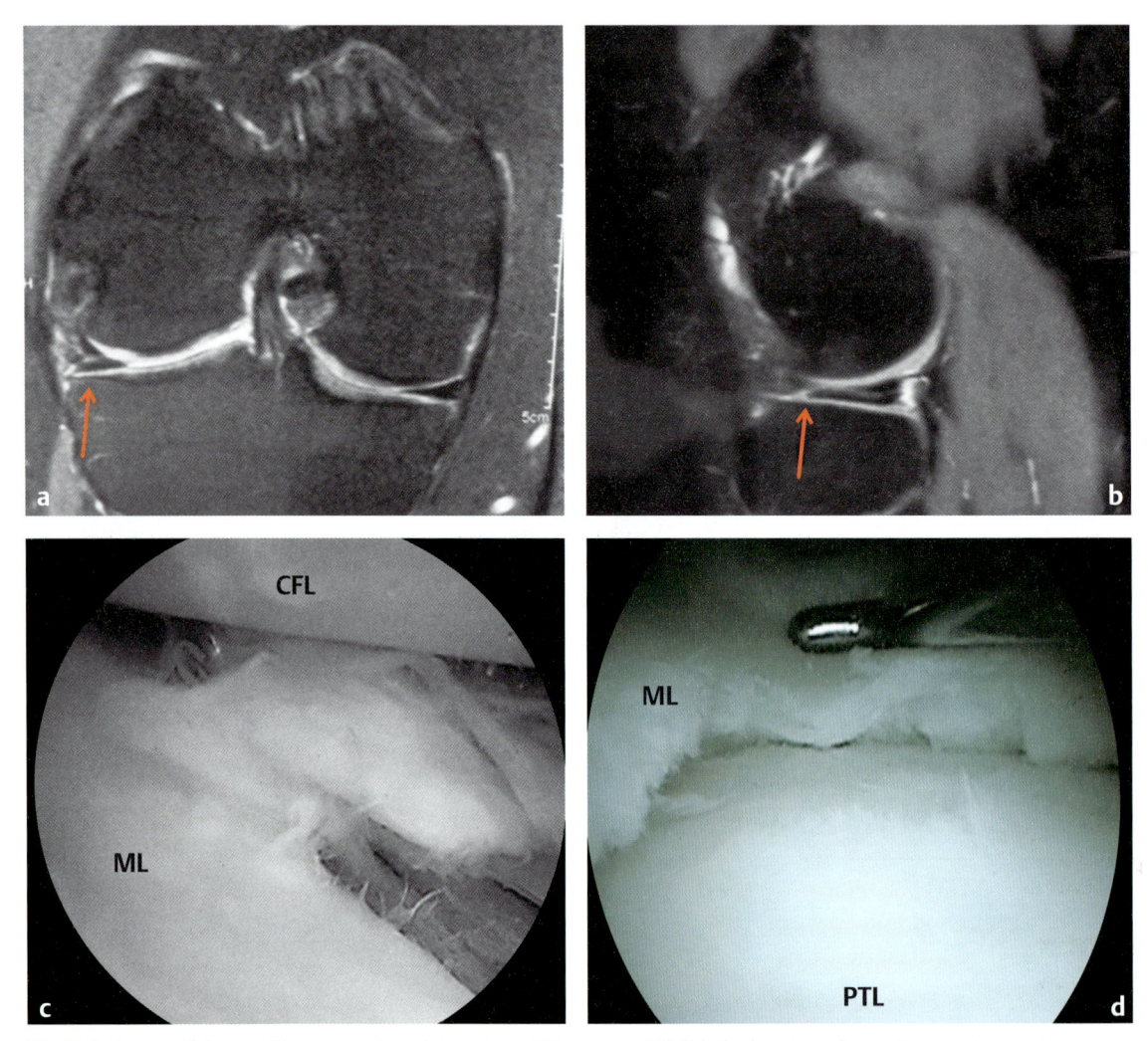

Fig. 9-3. Um caso falso-positivo para sutura do menisco. RM com previsibilidade de sutura de menisco e artroscopia com lesão não suturável. Paciente de 20 anos, masculino, esportista profissional com trauma e torção no joelho esquerdo em prática de futebol. RM em cortes (**a**) coronal e (**b**) sagital evidenciando lesão horizontal na zona vermelho-branca do menisco lateral (seta). (**c**) Na artroscopia realizada 120 dias após a RM, o menisco apresentava uma lesão em *flap* com componente radial sem condições de sutura. (**d**) Realização da meniscectomia parcial. ML: menisco lateral; CFL: côndilo femoral lateral; PTL: platô tibial lateral. *Fonte:* Arquivo pessoal do editor.

drão complexo, especialmente em pacientes jovens ou atletas profissionais.[56]

Na literatura, de 5,6 a 36% dos pacientes têm exame de RM sem alterações, e a taxa de erro de diagnóstico de RM para patologia do joelho é relatada entre 10 e 20%. As imprecisões são significativamente maiores em pacientes com mais de 40 anos.[21,27,48,57]

A resolução melhorada em *scanners* 3-T pode proporcionar melhores imagens do menisco.[10] No entanto, segundo alguns autores as RM 3-T e 1,5-T demonstraram uma precisão semelhante no diagnóstico das lesões meniscais e também dos falsos-negativos.[13,58,59] De fato, a RM 3-T melhora significativamente a acurácia diagnóstica na detecção de lesões de cartilagem quando comparada a um protocolo semelhante realizado a 1,5 T.[60]

PREVISIBILIDADE DE SUTURA MENISCAL

A sutura meniscal tem sido estabelecida há muito tempo como um método eficaz de tratamento para certos tipos de lesões meniscais, uma vez que restabeleça a função do menisco de absorção de choque.[14] No entanto, nem todas as lesões meniscais são reparáveis, e esta informação antes da cirurgia é muito valiosa para o cirurgião e para o paciente.

Van der Wal *et al.* explicaram que se tivessem usado esse ponto de corte de 3 mm na população estudada em seu estudo, apenas 42,2% dos pacientes teriam cumprido este critério.[61] Matava *et al.* estavam incertos quanto à possibilidade de reparo de lesões meniscais com uma largura de borda periférica de 3 a 5 mm, mas também não consideraram essas lesões irreparáveis.[7]

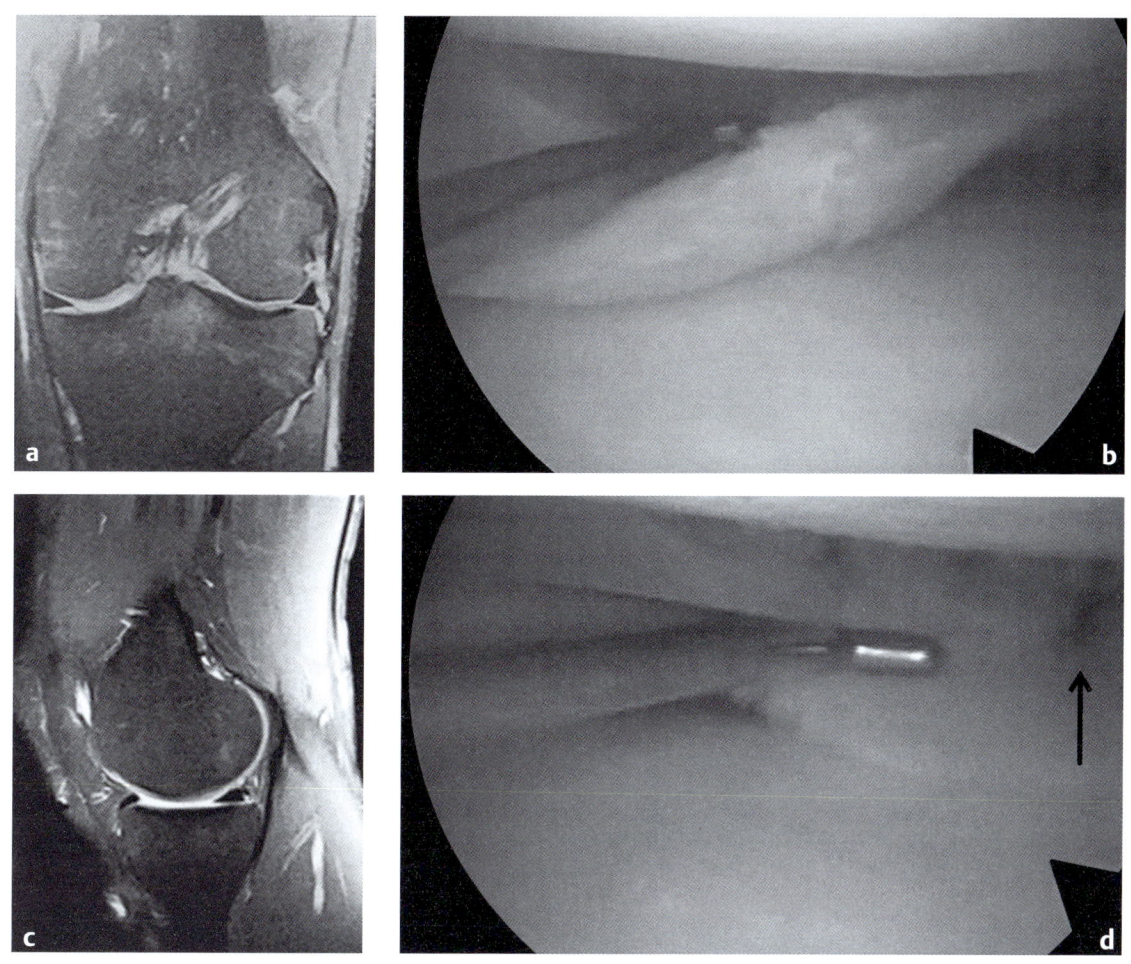

Fig. 9-4. Um caso falso-negativo para sutura do menisco. RM sem previsibilidade de sutura do menisco e artroscopia com lesão suturável. Paciente de 33 anos, masculino, esportista profissional com forte evidência clínica de lesão no menisco medial, porém sem confirmação no exame de RM e submetido à artroscopia diagnóstica seguida de sutura do menisco medial. RM em cortes (**a**) coronal e (**b**) sagital não evidenciando lesão. (**c**) Na artroscopia, o menisco apresentava uma lesão meniscocapsular (zona vermelho-vermelha), longitudinal e instável com condições de sutura. (**d**) Realização da sutura de menisco. A seta indica ponto de sutura. *Fonte:* Arquivo pessoal do editor.

São poucos os estudos que abordam esse tema (Quadro 9-2). Um dos primeiros estudos do gênero avaliou 106 pacientes e 115 lesões que foram analisadas por três examinadores, um radiologista geral, um cirurgião ortopédico e um radiologista especialista em sistema musculoesquelético sem, no entanto, relatar diferenças entre os três na precisão das previsões. No geral, mostraram sensibilidade de 29%, especificidade de 89%, acurácia de 74%, VPP de 50% e VPN de 80% e concluíram que a RM foi de pouca utilidade na previsão da sutura meniscal.[7]

Mais recentemente, Bernthal *et al.* descreveram os critérios radiológicos de reparabilidade do menisco pela RM (Quadro 9-3) e avaliaram a eficácia da RM para prever a sutura meniscal em 58 pacientes com lesão meniscal suturada e 61 pacientes em que foi realizada meniscectomia. As análises foram realizadas apenas por radiologistas musculoesqueléticos sêniores, incluíram imagens de RM realizadas em apenas um local, e foram excluídos todos os pacientes com exame realizado com período maior do que três meses antes da artroscopia. Os autores, porém, não garantiram que os critérios artroscópicos definidos pelos cirurgiões para sutura foram rigorosamente respeitados na decisão intraoperatória, pois o procedimento cirúrgico foi realizado por várias equipes. Apesar de terem controlado o viés do radiologista, do equipamento e do tempo, concluíram que, ainda assim, a RM não foi uma ferramenta eficaz ou eficiente para prever a sutura, uma vez que tenham encontrado valores de sensibilidade de 47%, especificidade de 74%, acurácia de 60,0%, VPP de 63,0% e VPN de 59,0%, o que pode não configurar uma incapacidade da RM e sim falha da equipe, uma vez que o procedimento cirúrgico tenha sido realizado por várias equipes.[9]

Já Nourissat *et al.* mostraram sensibilidade de 94% na previsão de sutura meniscal. Uma análise

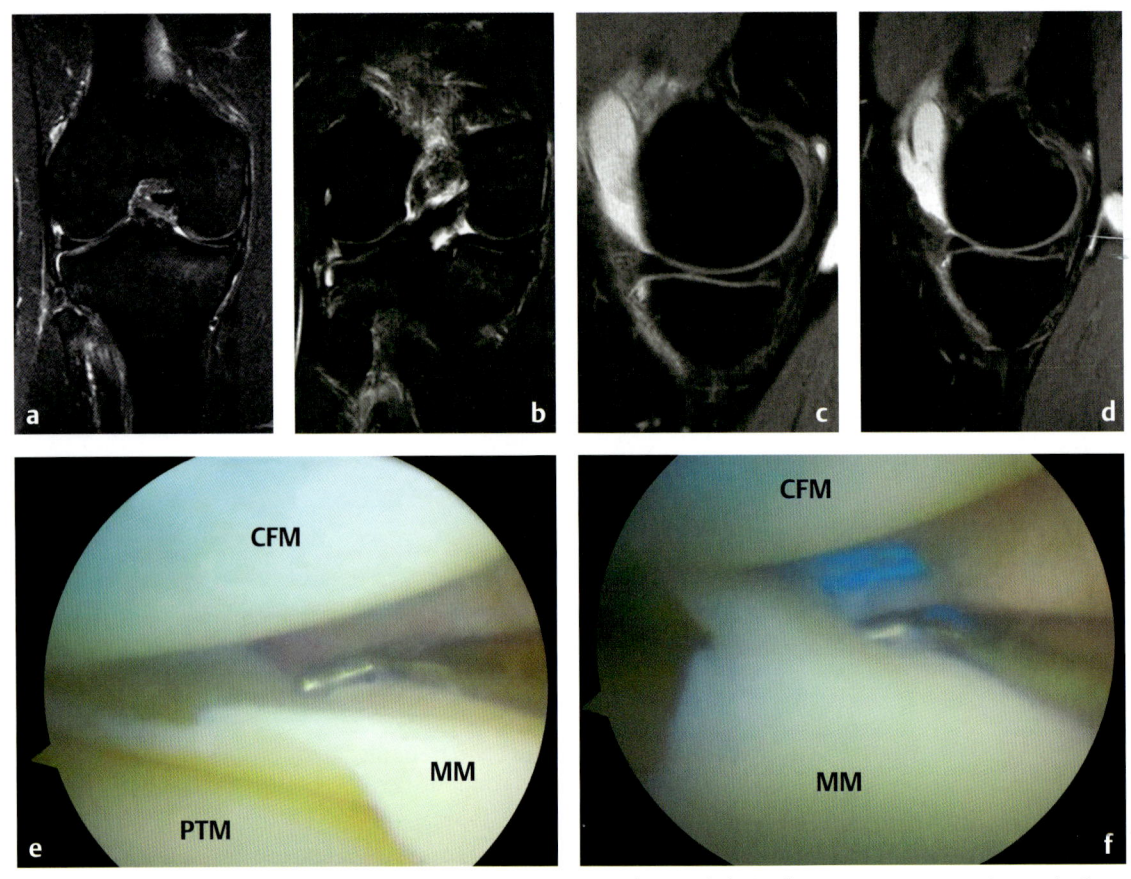

Fig. 9-5. Um caso falso-negativo para sutura do menisco. RM não evidenciando lesão do menisco e artroscopia com lesão suturável. Paciente de 26 anos, masculino, esportista recreacional com trauma e torção no joelho esquerdo em prática de esqui alpino. RM em cortes (**a**, **b**) coronal e (**c**, **d**) sagital não evidenciando lesão meniscal. (**e**) Na artroscopia, 46 dias após a RM, o menisco medial apresentava lesão longitudinal na zona vermelho-vermelha (meniscocapsular) e (**f**) foi realizada a sutura do menisco associada à reconstrução do ligamento cruzado anterior. MM: menisco medial; CFM: côndilo femoral medial; PTM: platô tibial medial. *Fonte:* Arquivo pessoal do editor.

Quadro 9-2. Resultados de Estudos Demonstrando a Capacidade de Previsibilidade da Sutura Meniscal por Ressonância Magnética

Referência	Sensibilidade	Especificidade	Acurácia	VPP	VPN
Goes, 2017[26]	60,3%	66,7%	64,9%	41,2%	81,3%
MM	63,3%	45%	52,9%	45,9%	62,8%
ML	50,0%	81,1%	76,9%	29,2%	91,2%
Bernthal et al., 2011[9]	47%	74%	60%	63%	59%
Nourissat et al., 2008[10]	94%	81%		94%	82%
Shiozaki et al., 2002[8]	33%		91%		
Matava et al., 1999[7]	29%	89%	74%	50%	80%
Thoreux, 2006[3]	80%	95%	85%	80%	95%

MM: menisco medial; ML: menisco lateral; VPP: valor preditivo positivo; VPN: valor preditivo negativo.

Quadro 9-3. Critérios Utilizados para Indicar Sutura dos Meniscos pela Ressonância Magnética

Presença de lesão meniscal dos tipos longitudinal, horizontal ou oblíqua
Presença de lesão meniscal associada a um cisto parameniscal
Presença de lesão meniscal maior do que 10 mm (presente em mais de 2 cortes da RM)
Presença de lesão meniscal localizada até 3 mm da junção meniscocapsular
Presença de lesão meniscal com comprometimento de mais de 50% da espessura do menisco

Bernthal et al., 2011.[9]

mais detalhada dos métodos desse estudo mostra que os autores fizeram seleção do tipo de lesão, além de ainda haver o viés do tipo de equipamento de RM utilizado. Eles revisaram 200 imagens produzidas por *scanners* de 1-T e 1,5-T e excluíram 100 casos que não tinham lesões longitudinais de espessura total, o que pode ser um viés significativo de seleção e ter resultado em dados diferentes. A exclusão de lesões inadequadas para reparo é um viés de seleção que superestima a capacidade de previsão da RM, melhora artificialmente os resultados e não condiz com a realidade do cirurgião.[10]

O local e o padrão da lesão podem influenciar a previsibilidade. Toreux et al. definiram que lesões do tipo "alça de balde" (ou longitudinal) com menos de 4 mm de distância da periferia, maiores do que 10 mm de comprimento e fragmento meniscal interno de baixo sinal têm maior probabilidade de serem suturadas.[3] Todavia, tais critérios não são precisos para as lesões localizadas na região poplítea (menisco lateral). Critérios muito específicos com base na intensidade do sinal na RM podem ser de difícil interpretação, tanto para avaliar a cicatrização espontânea, como para predizer a possibilidade de sutura meniscal.[62] Desta forma, um sinal de RM heterogêneo ou alto na parte axial do menisco não compromete a sutura artroscópica.

Um estudo retrospectivo mais recente avaliou imagens pré-operatórias de RM de 63 pacientes submetidos à sutura de lesão meniscal. Dos 63 pacientes (60%),[38] tiveram lesão no MM, sendo 22 em "alça de balde" luxada. Dos 25 pacientes com lesão ML, 12 eram "alça de balde" luxada. O comprimento da lesão do menisco e a largura da borda, conforme avaliado pela RM pré-operatória, mostraram boa concordância intra e interobservador. O aspecto do menisco, contudo, não mostrou boa concordância. O comprimento da lesão e a largura da borda foram as únicas duas medidas com moderada à boa concordância entre os avaliadores, entretanto, nenhuma delas foi correlacionada com a previsibilidade de uma sutura bem-sucedida do menisco. Neste estudo, os autores utilizaram como critérios de sutura (1) uma lesão em "alça de balde" inferior a 4 mm de largura; (2) comprimento de lesão > 1 cm, independentemente do comprimento total da lesão; e (3) dano mínimo aos fragmentos meniscais internos e periféricos.[61]

Em 2004, a decisão sobre a sutura do menisco durante a artroscopia era com base em critérios visuais de identificação das lesões nas zonas vermelho-vermelha (VV) e vermelho-branca (VB) e também no uso do probe para avaliar o tamanho da lesão.[63]

Matava et al. mostraram bons resultados clínicos na sutura de lesões na zona branco-branca (BB) em pacientes jovens com dois anos de acompanhamento.[7]

Como conclusões, deixamos o alerta aos cirurgiões para que estejam atentos e preparados para realizar a sutura e preservação meniscal especialmente em pacientes jovens, com os devidos equipamentos e dispositivos na sala de cirurgia e principalmente não confiarem plenamente que a RM irá definir a sua conduta. Como foi demonstrado no capítulo, a RM tem boa capacidade de detecção de uma lesão meniscal e baixa capacidade de previsibilidade de sutura. A decisão final acontecerá no momento da cirurgia artroscópica, e o paciente deve, sempre, estar informado quanto às restrições pós-operatórias, o tempo maior de cirurgia e o retorno ao esporte.

REFERÊNCIAS BIBLIOGRÁFICAS

1. Kuikka PI, Sillanpaa P, Mattila VM *et al.* Magnetic resonance imaging in acute traumatic and chronic meniscal tears of the knee.a diagnostic accuracy study in young adults. *Am J Sports Med* 2009;37(5):1003-8.
2. Oei EH, Nikken JJ, Verstijnen AC *et al.* MR imaging of the menisci and cruciate ligaments: a systematic review. *Radiology* 2003;226:837-48.
3. Thoreux P, Rety F, Nourissat G, *et al.* Bucket-handle meniscal lesions: magnetic resonance imaging criteria for reparability. *Arthroscopy* 2006;22(9):954-61.
4. Lundberg M, Odensten M, Thuomas KA, Messner K. The diagnostic validity of magnetic resonance imaging in acute knee injuries with hemarthrosis: a single-blinded evaluation in 69 patients using high- field MRI before arthroscopy. *Int J Sports Med* 1996;17:218-222.
5. Munshi M, Davidson M, MacDonald PB *et al.* The efficacy of magnetic resonance imaging in acute knee injuries. *Clin J Sport Med* 2000;10:34-9.
6. Diment MT, DeHaven KE, Sebastianelli WJ. Current concepts in meniscal repair. *Orthopedics* 1993;16:973-7.
7. Matava M, Eck K, Totty W *et al.* Magnetic resonance imaging as a tool to predict meniscal reparability. *Am J Sports Med* 1999;27:436-43.

8. Shiozaki Y, Horibe S, Mitsuoka T et al. Prediction of reparability of isolated semilunar lateral meniscus tears by magnetic resonance imaging. *Knee Surg Sports Traumatol Arthrosc* 2002;10(4):213-7.
9. Bernthal NM, Seeger LL, Motamedi K, et al. Can the reparability of meniscal tears be predicted with magnetic resonance imaging? *Am J Sports Med* 2011;39:506-10.
10. Nourissat G, Beaufils P, Charrois O et al. Magnetic resonance imaging as a tool to predict reparability of longitudinal full-thickness meniscus lesions. *Knee Surg Sports Traumatol Arthrosc* 2008;16:482-6.
11. Magee T, Williams D. 3.0-T MRI of meniscal tears. *Am J Roentgenol* 2006;187:371-5.
12. Von Engelhardt LV, Schmitz A, Burian B et al. 3-Tesla MRI vs. arthroscopy for diagnostics of degenerative knee cartilage diseases: preliminary clinical results. *Orthopade* 2008;37(9):914, 916-22.
13. Grossman JW, De Smet AA, Shinki K. Comparison of the accuracy rates of 3-T and 1.5-T MRI of the knee in the diagnosis of meniscal tear. *Am J Roentgenol* 2009;193(2):509-14.
14. Hoffelner T, Resch H, Forstner R et al. Arthroscopic all-inside meniscal repair— Does the meniscus heal? A clinical and radiological follow-up examination to verify meniscal healing using a 3-T MRI. *Skeletal Radiol* 2011;40:181-7.
15. Pujol N, Tardy N, Boisrenoult P, Beaufils P. Magnetic Resonance Imaging is not suitable for interpretation of meniscal status ten years after arthroscopic repair. *SICOT* 2013.
16. Amreen AB, Shivali VK, Bhushan NL, Mohammad SA. Comparison of MRI with arthroscopy in anterior cruciate ligament and meniscal injuries. *J Clin Diagn Res* 2014 Dec;8(12):RC14-RC18.
17. Shahriaree, Heshmat (Editor). *O'Connor's Text book of arthroscopic surgery*. Philadelphia: J.B Lippincot; 1984.
18. Bui-Mansfield LT, Youngberg RA, Warme W et al. Potential cost saving of MR imaging obtained before arthroscopy of the knee. Evaluation of 50 consecutive cases. *AJR* 1997;168:913-18.
19. Bari A, Kashikar S, Iakhkar B, Ahsan M. Evaluation of MRI versus arthroscopy in anterior cruciate ligament and meniscal injuries. *J Clin Diagn Res* 2014;8(12):RC14–RC18.
20. Dufka FL et al. Accuracy of MRI evaluation of meniscus tears in the setting of ACL injuries. *Knee* 2016; 23(3):460-4.
21. Kocabey Y, Tetik O, Isbell WM et al. The value of clinical examination versus magnetic resonance imaging in the diagnosis of meniscal tears and anterior cruciate ligament rupture. *Arthroscopy* 2004;20(7):696-700.
22. Kim S, Bosque J, Meehan JP et al. Increase in outpatient knee arthroscopy in the United States: a comparison of National Surveys of Ambulatory Surgery, 1996 and 2006. *J Bone Joint Surg Am* 2011;93:994-1000.
23. Lelario M, Ciuffreda P, Lupo P et al. Financial impact of radiological reports on medical-legal evaluation of compensation for meniscal lesions. *Musculoskelet Surg* 2013;97(Suppl 2):S137-S144.
24. Naranje S, Mittal R, Nag H, Sharma R. Arthroscopic and magnetic resonance imaging evaluation of meniscus lesions in the chronic anterior cruciate ligament-deficient knee. *Arthroscopy* 2008;24:1045-51.
25. Englund M, Roos EM, Lohmander LS. Impact of type of meniscal tear on radiographic and symptomatic knee osteoarthritis: a sixteen-year follow-up of meniscectomy with matched controls. *Arthritis Rheum* 2003; 48:2178-87.
26. Goes RA. Avaliação da previsibilidade da sutura de menisco através da ressonância magnética. 2017. Dissertação (Mestrado em Ciências Aplicadas ao Sistema Musculoesquelético) – Divisão de pesquisa, Instituto Nacional de Traumatologia e Ortopedia (INTO-MS), Rio de Janeiro.
27. Felli L, Garlaschi G, Muda A et al. Comparison of clinical, MRI and arthroscopic assessments of chronic ACL injuries, meniscal tears and cartilage defects. *Musculoskelet Surg* 2016 Dec;100(3):231-8.
28. Rayan F, Bhonsle S, Shukla DD. Clinical, MRI, and arthroscopic correlation in meniscal and anterior cruciate ligament injuries. *Int Orthop* 2009;33:129-32.
29. Sharifah MI, Lee CL, Suraya A et al. Accuracy of MRI in the diagnosis of meniscal tears in patients with chronic ACL tears. *Knee Surg Sports Traumatol Arthrosc* 2015;23:826-30.
30. Speziali A, Placella G, Tei MM et al. Diagnostic value of the clinical investigation in acute meniscal tears combined with anterior cruciate ligament injury using arthroscopic findings as golden standard. *Musculoskelet Surg* 2015;100:31-5.
31. Nam TS, Kim MK, Ahn JH. Efficacy of magnetic resonance imaging evaluation for meniscal tear in acute anterior cruciate ligament injuries. *Arthroscopy* 2014;30:475-82.
32. Orlando Júnior N, de Souza Leão MG, de Oliveira NH. Diagnosis of knee injuries: comparison of the physical examination and magnetic resonance imaging with the findings from arthroscopy. *R Bras Ortop* 2015 Oct 19;50(6):712-9
33. Jackson DW, Jennings LD, Maywood RM, Berger PE Magnetic resonance imaging of the knee. *Am J Sports Med* 1998;16:29-38.
34. Mink JH, Levy T, Crues JV. Tears of the anterior cruciate ligament and menisci of the knee: MR imaging evaluation. *Radiology* 1998;167:769-774.
35. Boeree NR, Watkinson AF, Ackroyd CE, Johnson C. Magnetic resonance imaging of meniscal and cruciate ligament injury of the knee. *J Bone Joint Surg* (Br) 1991;452-7.
36. Fischer SP, Fox JM, Del Pizzo W et al. Accuracy of diagnoses from magnetic resonance imaging of the knee: a multi-center analysis of one thousand and fourteen patients. *J Bone Joint Surg Am* 1991;73:2-10.
37. De Smet AA, Graf BK. Meniscal tears missed on MR imaging: relation-ship to meniscal tear patterns and anterior cruciate ligament tears. *Am J Roentgenol* 1994;162:905-11.
38. Justice WW, Quinn SF. Error patterns in the MR imaging evaluation of menisci of the knee. *Radiology* 1995; 196:617-21.
39. De Smet AA, Nathan DH, Graf BK et al. Clinical and MRI findings as- sociated with false-positive

knee MR diagnoses of medial meniscal tears. *Am J Roentgenol* 2008;191:93-9.
40. Crawford R, Walley G, Bridgman S, Maffulli N. Magnetic resonance imaging versus arthroscopy in the diagnosis of knee pathology, concentrating on meniscal lesions and ACL tears: a systematic review. *Br Med Bull* 2007;84:5-23.
41. Behairy NH, Dorgham MA, Khaled SA. Accuracy of routine magnetic resonance imag- ing in meniscal and ligamentous injuries of the knee: comparison with arthroscopy. *Int Orthop* 2009;33:961-7.
42. Thomas S, Pullagura M, Robinson E *et al*. The value of magnetic resonance imaging in our current management of ACL and meniscal injuries. *Knee Surg Sports Traumatol Arthrosc* 2007;15:533-6.
43. Rubin DA, Kettering JM, Towers JD *et al*. MR imaging of knees having isolated and combined ligament injuries. *Am J Roentgenol* 1998;170:1207-13.
44. Kim BH, Seol HY, Jung HS *et al*. Meniscal flounce on MR: correlation with arthroscopic or surgical findings. *Yonsei Med J* 2000;41:507-11.
45. Williams AM, Myers PT, Watts MC *et al*. The meniscal flounce: a valuable arthroscopic sign. *Knee* 2006;13:337-41.
46. Wright RW, Boyer DS. Significance of the arthroscopic meniscal flounce sign: a prospective study. *Am J Sports Med* 2007;35:242-4.
47. Jee WH, McCauley TR, Kim JM. Magnetic resonance diagnosis of meniscal tears in patients with acute anterior cruciate ligament tears. *J Comput Assist Tomogr* 2004;28 402-6.
48. Esmaili Jah AA, Keyhani S, Zarei R, Moghaddam AK. Accuracy of MRI in comparison with clinical and arthroscopic findings in ligamentous and meniscal injuries of the knee. *Acta Orthop Belg* 2005;71(2):189-96.
49. Nikolaou VS, Chronopoulos E, Savvidou C *et al*, Papachristou G MRI efficacy in diagnosing internal lesions of the knee: a retrospective analysis. *J Trauma Manag Outcomes* 2008;2(1):4.
50. Takayama K, Matsushita T, Matsumoto T *et al*. The double ACL sign: an unusual bucket- handle tear of medial meniscus. *Knee Surg Sports Traumatol Arthrosc* 2011;19(8):1343-6.
51. Mackenzie R, Keene GS, Lomas DJ, Dixon AK. Errors at knee magnetic resonance imaging: true or false? *Br J Radiol* 1995;68:1045-51.
52. Nguyen JC, De Smet AA, Graf BK, Rosas HG. MR imaging-based diagnosis and classification of meniscal tears. *Radiographics* 2014;34(4):981-99.
53. Peterfy CG, Janzen DL, Tirman PF *et al*. "Magic-angle" phenomenon: a cause of increased signal in the normal lateral meniscus on short-TE MR images of the knee. *Am J Roentgenol* 1994;163(1):149-54.
54. Van Dyck P, Gielen J, D'Anvers J *et al*. MR diagnosis of meniscal tears of the knee: analysis of error patterns. *Arch Orthop Trauma Surg* 2007;127:849-54.
55. Anderson MW. MR imaging of the meniscus. *Radiol Clin North Am* 2002;40:1081-94.
56. Alessio-Mazzola M, Formica M, Coviello M *et al*. Conservative treatment of meniscal tears in anterior cruciate ligament reconstruction. *Knee* 2016;23(4):642-6.
57. Hodler J, Haghighi P, Pathria MN *et al*. Meniscal changes in the elderly: correlation of MR imaging and histologic findings. *Radiology* 2002;184:221-5.
58. Krampla W, Roesel M, Svoboda K *et al*. MRI of the knee: how do field strength and radiologist's experience influence diagnostic accuracy and interobserver correlation in assessing chondral and meniscal lesions and the integrity of the anterior cruciate ligament? *Eur Radiol* 2009;19:1519-28.
59. Van Dyck P, Vanhoenacker FM, Lambrecht V *et al*. Prospective comparison of 1.5 and 3.0-T MRI for evaluating the knee menisci and ACL. *J Bone Joint Surg Am* 2013;95:916-24.
60. Van Dyck P, Kenis C, Vanhoenacker FM *et al*. Comparison of 1.5- and 3-T MR imaging for evaluating the articular cartilage of the knee. *Knee Surg Sports Traumatol Arthrosc* 22:1376-84.
61. Van der Wal RJ, Ottevanger JW, de Rooij TP *et al*. Intraobserver and Interobserver Agreement of Magnetic Resonance Imaging for Reparability of Peripheral Meniscal Tears: What Criteria Really Matter? *J Knee Surg* 2016 Jul 1.
62. Kijowski R, Rosas HG, Lee KS *et al*. MRI characteristics of healed and unhealed peripheral vertical meniscal tears. *AJR Am J Roentgenol* 2014;202(3):585-92.
63. Beaufils P, Hulet C, Dhenain M *et al*. Clinical practice guidelines for the management of meniscal lesions and isolated lesions of the anterior cruciate ligament of the knee in adults. *Orthop Traumatol Surg Res* 2009; 95:437-42.

10 CLASSIFICAÇÃO DAS LESÕES MENISCAIS

César Rubens da Costa Fontenelle
Tiago Carminatti

INTRODUÇÃO

As classificações são ferramentas essenciais na construção e organização do raciocínio lógico com relação à abordagem diagnóstico-terapêutica em todas as esferas da Ortopedia e, por conseguinte, da cirurgia do joelho.

Idealmente, uma classificação deve apresentar linguagem de fácil entendimento, base anatômica sólida e construção lógica para facilitar a compreensão da mesma, permitindo estabelecer diretrizes para o tratamento, de forma metódica e objetiva.

HISTÓRICO

No tratamento cirúrgico das patologias do joelho, os meniscos eram considerados estruturas vestigiais sem função, havendo relatos de remoção de corpos livres articulares desde 1558 por Ambrose Paré,[1] sendo rotineiramente extraídos ao longo do século XIX. Embora com base em um conceito errôneo à luz do conhecimento dos dias atuais, essa conduta contribuiu para o início do entendimento dos variados tipos de padrão de lesão meniscal, após análise do produto da ressecção meniscal. Apenas em 1885, o trabalho marcante do cirurgião escocês, Thomas Annandale,[2] relatou o que pode ser evidenciado como o primeiro reparo meniscal, realizado dois anos antes da publicação, usando fio *catgut* para suturar a "cartilagem semilunar interna", obtendo bom resultado funcional após seis meses de acompanhamento.

A descrição da microvasculatura meniscal, proposta por Arnoczky e Warren, em 1982,[3] pode ser vista como um marco para o entendimento anatômico das lesões meniscais, bem como na classificação em zonas (de acordo com a vascularização) e no tratamento das mesmas.

Nas últimas décadas, com o advento e desenvolvimento dos métodos terapêuticos e diagnósticos, como a artroscopia cirúrgica e a ressonância magnética, inaugurou-se outra era na compreensão e na classificação dos mais variados padrões e tipos de lesão meniscal.

TIPOS DE CLASSIFICAÇÃO

As lesões meniscais, de acordo com as variadas etiologias, padrões e métodos de avaliação, são habitualmente contempladas quanto aos seguintes tipos de classificação:

A) Etiológica.
B) Vascular.
C) Localização.
D) Descritiva.
E) Ressonância magnética.
F) Lesões em rampa.
G) Lesões da raiz.
H) Menisco discoide.
I) ISAKOS.

Etiológica

As lesões meniscais podem ter origem traumática ou degenerativa:[4]

- Traumática: principalmente relacionada com o menisco lateral, ainda pode ser subdividida, de acordo com a temporalidade, em aguda ou crônica.
- Degenerativa: mais associada ao menisco medial, por desgaste crônico, com consequente degeneração mucoide de sua matriz. Pode também apresentar-se sob a forma de cisto meniscal, este com marcante prevalência no menisco lateral.

Vascular

Arnoczky e Warren[3] demonstraram que, no adulto, os capilares não penetram em mais do que 10 a 30% da periferia meniscal medial e 10 a 25% na lateral, com a inervação correndo paralelamente. Desde então, o menisco acabou sendo convencionalmente dividido em zonas, de acordo com o aporte vascular, sendo maior na região periférica (zona vermelho-vermelha) e menor na central (zona branco-branca), separadas por uma zona de transição (zona vermelho-branca) – (Fig. 10-1).

A classificação baseia-se na presença de lesão e no potencial de cicatrização nessas zonas.

Classificação das zonas do menisco segundo sua vascularização (Fig. 10-2):

- Zona vermelho-vermelha: muito vascularizada, grande potencial de cicatrização.
- Zona vermelho-branca: algo vascularizada, potencial menor de cicatrização.
- Zona branco-branca: avascular, potencial de cicatrização baixo.

Localização

Com base nas considerações vasculares descritas previamente e na avaliação de que a vascularização não se estende mais do que 3 mm, da periferia para o centro da articulação, Cooper et al.[5] elaboraram uma classificação circunferencial do menisco em 4 zonas diferentes, sendo que as zonas 0 e 1 possuem melhor potencial de cicatrização, por serem mais bem vascularizadas (Figs. 10-3 e 10-4).

Zonas meniscais, segundo Cooper et al.,[5] quanto ao potencial de cicatrização:

- Zona 0: junção meniscossinovial.
- Zona 1: terço externo (0 a 3 mm).
- Zona 2: terço médio (3 a 5 mm).
- Zona 3: terço central (> 5 mm).

Descritiva

De acordo com a morfologia da lesão e seu padrão geométrico, as lesões são classificadas de modo descritivo (Fig. 10-5):[7]

- Oblíqua: "bico de papagaio".
- Longitudinal vertical: "alça de balde".
- Transversa ou radial.
- Horizontal: "boca de peixe".
- Degenerativa/complexa: associação de mais de um padrão de lesão.

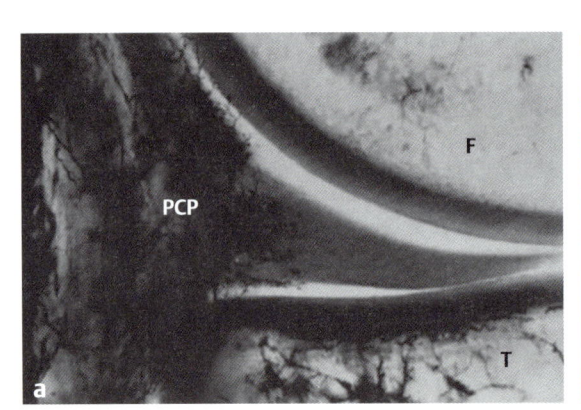

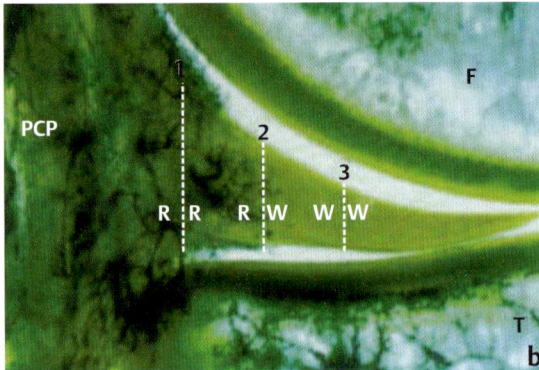

Fig. 10-1. Microfotografia eletrônica da vascularização do menisco (**a, b**), com as divisões das zonas vermelho-vermelha (R-R), vermelho-branca (R-W) e branco-branca (W-W) (**b**).[3]

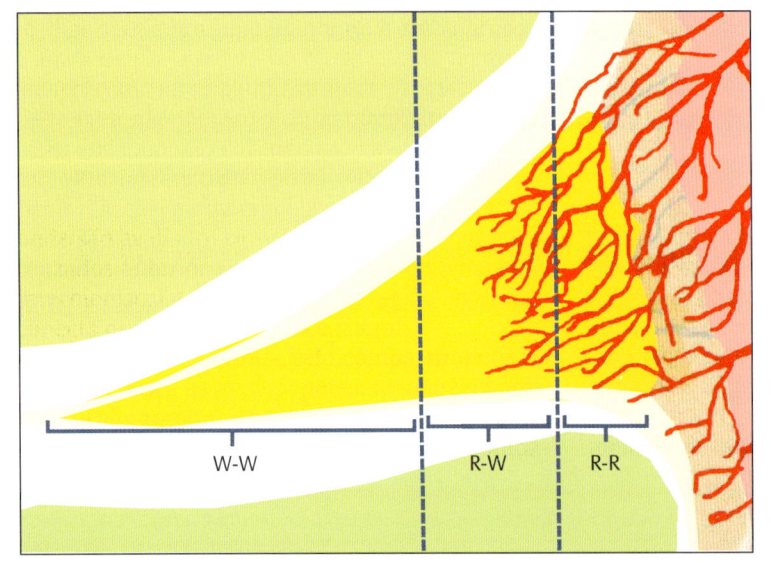

Fig. 10-2. Representação do padrão vascular dos meniscos, constatado por Arnoczky e Warren. R-R: zona vermelho-vermelha (*red-red*); R-W: zona vermelho-branca (*red-white*); W-W: zona branco-branca (*white-white*).[3]

Também conhecida como lesão em "bico de papagaio".

Longitudinal Vertical
Ocorre entre as fibras colágenas circunferenciais, paralelas ao longo eixo do menisco e perpendiculares ao platô tibial. É denominada em "alça de balde" quando mantém as inserções anterior e posterior, podendo luxar para o centro do intercôndilo. É mais comumente derivada de origem traumática, na população mais jovem. Isolada, aparece de forma mais frequente no menisco medial e, quando associada à lesão aguda do LCA, no lateral.[9]

Transversa ou Radial
Lesões que geralmente se iniciam na borda livre do menisco, podendo se estender até a região periférica, caracterizando lesão radial completa. Sua incidência é maior em jovens, no menisco lateral e com componente traumático.

Horizontal
Padrão longitudinal de clivagem paralelo ao platô tibial, dividindo o menisco em segmentos superior e inferior, também conhecida como lesão em "boca de peixe". Sua incidência é maior em idosos e no corno posterior do menisco medial.

Degenerativa/Complexa
Lesões com 2 ou mais tipos associados, padrão mais comum, visto em aproximadamente 30% dos casos. Geralmente estão associadas a um padrão degenerativo articular difuso.

Ressonância Magnética
O advento da ressonância magnética alterou de sobremaneira a dinâmica diagnóstica das lesões meniscais. Um exame de imagem com tanta acurácia auxiliou de modo ímpar o entendimento pré-operatório, no tocante ao padrão e à localização das mesmas, influenciando diretamente no planejamento cirúrgico.

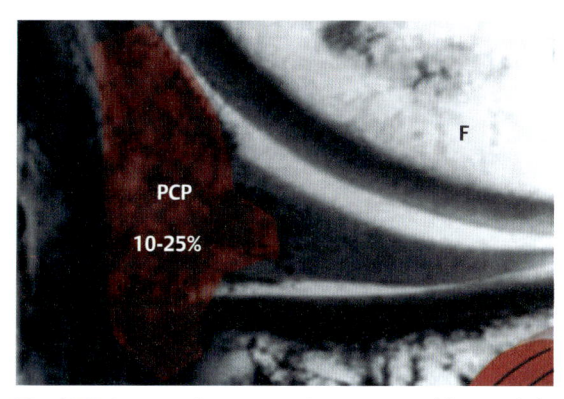

Fig. 10-3. Imagem demonstrando o percentual (10-25%) de menisco medial que é suprido por vascularização, a partir dos capilares da periferia.[3,6]

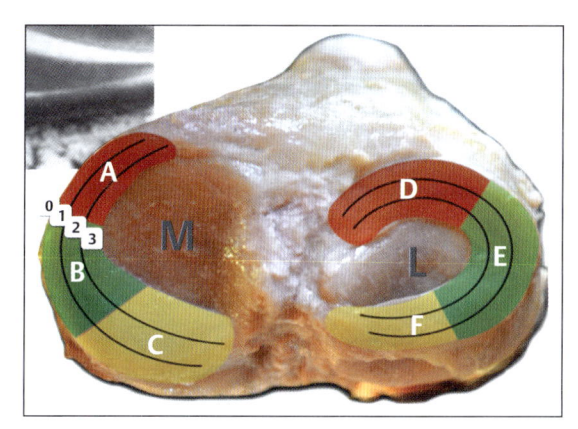

Fig. 10-4. Divisão das zonas meniscais, em uma visão superior de ambos os meniscos, em 0, 1, 2 e 3 (quanto ao potencial de cicatrização); A, B e C (zonas anterior, intermédia e posterior do menisco medial) e D, E e F (zonas anterior, intermédia e posterior do menisco lateral).[3,6]

Oblíqua
Assim como a longitudinal vertical, ocorre entre as fibras colágenas circunferenciais, paralela ao longo eixo do menisco e perpendicular ao platô tibial, todavia, o plano de clivagem se encerra obliquamente em direção à borda livre articular do menisco.

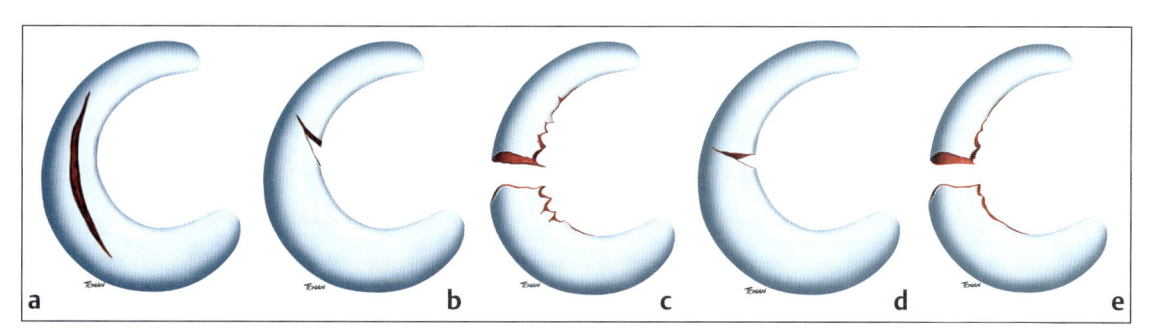

Fig. 10-5. Tipos de lesão meniscal, quanto à sua morfologia e padrão geométrico. (**a**) Vertical longitudinal. (**b**) Oblíqua. (**c**) Degenerativa. (**d**) Transversa (radial). (**e**) Horizontal.[8]

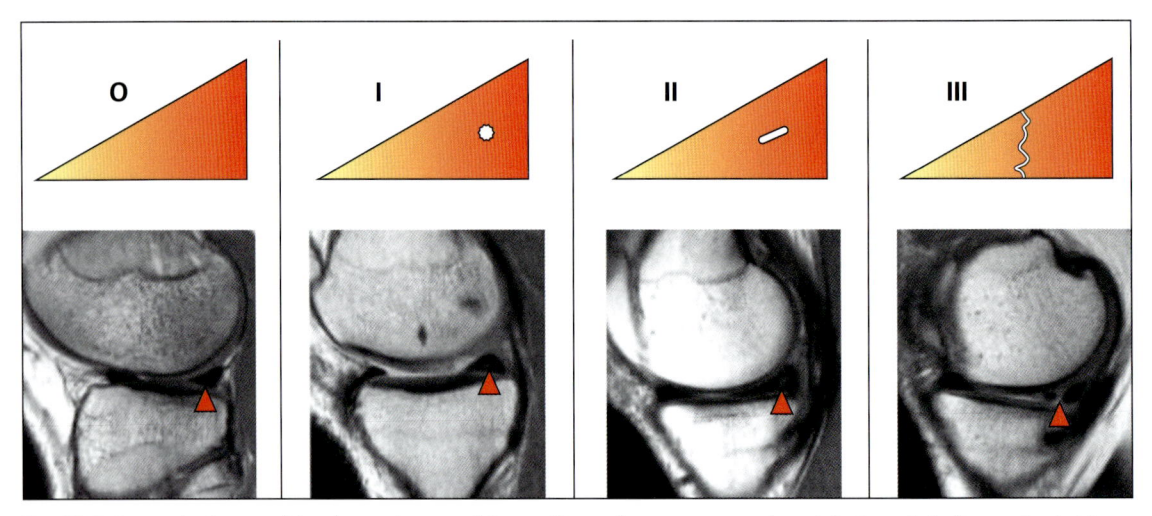

Fig. 10-6. Ressonância magnética do menisco medial, com ilustrações representando os três tipos de lesão meniscal vistos nesse exame de imagem: sinal normal (0), globular (I), linear (II) e que se estende à superfície meniscal (III).[12]

De acordo com as alterações de sinal, Tyrrell et al.[10] elaboraram a seguinte classificação, modificada posteriormente por Stoller et al. (Fig. 10-6):[11]

- Grau 0: normal.
- Grau 1: imagens de formato globular, apresentando hipersinal intrameniscal que não atinge as superfícies superior e inferior. Representa as alterações iniciais degenerativas.
- Grau 2: imagens lineares intrameniscais com área extensa, sem plano de clivagem definido, podendo ou não se estender às margens do menisco, mas sem apresentar comunicação nítida com a cavidade articular, ou seja, não se estendem à superfície meniscal.
- Grau 3: imagens lineares que se estendem a, pelo menos, uma das superfícies meniscais.
  - 3A: lesão se estende a uma das superfícies.
  - 3B: lesão se estende a ambas as superfícies meniscais.

As lesões meniscais também podem ser classificadas como **estáveis** ou **instáveis** pela avaliação das imagens da ressonância magnética.

Uma laceração **instável**, em que um fragmento de menisco pode ser deslocado por um *probe*, é definida segundo os seguintes critérios:

1. O fragmento meniscal deslocado é visível.
2. A lesão é visível em mais de 2 imagens sagitais com 4 mm de espessura e/ou em 3 imagens coronais com 3 mm de espessura.
3. A lesão tem mais de um padrão ou mais de um plano de clivagem presentes.
4. Sinal de líquido no interior do menisco em T2.

Lesões em Rampa

Uma lesão em rampa consiste em um rompimento meniscossinovial ou meniscocapsular. Em razão de sua localização, esta lesão é dificilmente diagnosticada artroscopicamente, pela visão tradicional obtida nos portais anteriores do joelho.

Para o devido diagnóstico, é importante o estudo de rotina da visualização intercondilar no inventário do compartimento posteromedial. Isto se dá pelo triângulo formado entre o côndilo femoral medial, as espinhas tibiais e o ligamento cruzado posterior (LCP) (Fig. 10-7). O artroscópio é introduzido pelo portal anterolateral até a borda condilar, com estresse em valgo do joelho, inicialmente em extensão e depois em flexão, descrito por Thaunat et al.[13]

Após o diagnóstico, as diferentes lesões em rampa são classificadas, segundo Thaunat et al.,[13] de acordo com o padrão das mesmas, podendo ser de espessura parcial ou total, além de poder apresentar ou não associação à ruptura dos ligamentos meniscotibiais. Estes autores então classificaram essas lesões, por eles denominada "*ramp lesions*", em cinco tipos (Fig. 10-8):

- Tipo 1: lesões meniscocapsulares. Extremamente periféricas, localizadas na bainha sinovial. Tem mobilidade baixa ao se manipular a lesão com o *probe*.
- Tipo 2: lesões parciais superiores. São estáveis e diagnosticadas apenas com visualização intercondilar. Tem mobilidade baixa ao se manipular a lesão com o *probe*.
- Tipo 3: lesões parciais inferiores ("*hidden lesions*"). Não são visualizáveis pela abordagem intercondilar, mas de alta suspeição quando existe alta mobilidade ao se manipular a lesão com o *probe*.
- Tipo 4: lesões completas na zona vermelho-vermelha. Mobilidade alta ao se testar com o *probe*.
- Tipo 5: lesões duplas.

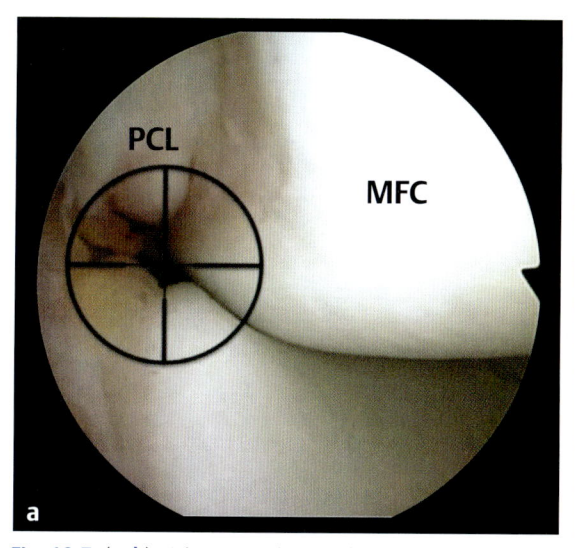

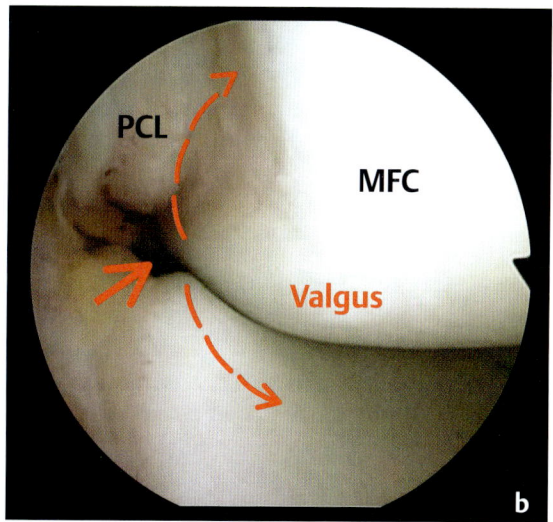

Fig. 10-7. (a, b) Visão artroscópica pelo triângulo formado pelo LCP, côndilo femoral medial e a espinha tibial medial.[13]

Lesões de Raiz

As lesões da raiz meniscal têm recebido maior interesse científico recentemente, dadas às consequências oriundas da sua apresentação, como alteração mecânica de contato tibiofemoral, extrusão meniscal e osteoartrite.

As mesmas se apresentam de variadas formas e com intuito de estabelecer uma classificação concisa. LaPrade et al.[14] revisaram a avaliação morfológica de 71 lesões de 67 pacientes operados de 2010 a 2014, estabelecendo a seguinte divisão em 5 tipos principais:

Classificação das lesões das raízes anterior e posterior dos meniscos medial e lateral (Fig. 10-9):

- Tipo 1: lesão meniscal estável, parcial, de 0 a 9 mm de distância do centro da inserção da raiz meniscal.
- Tipo 2: lesão meniscal radial completa:
  - 2A: 0 a < 3 mm do centro da inserção da raiz.
  - 2B: 3 a < 6 mm do centro da inserção da raiz.
  - 2C: 6 a < 9 mm do centro da inserção da raiz.
- Tipo 3: lesão em alça de balde, com desinserção da raiz.
- Tipo 4: lesão complexa oblíqua, com extensão para inserção da raiz.
- Tipo 5: fratura avulsão da inserção da raiz meniscal.

Ademais, foi identificada uma variante da lesão da raiz posterior do menisco lateral, em que um ou ambos os ligamentos meniscofemorais encontram-se intactos. A importância desta variante reside no fato de que, quando presente, confere estabilidade às lesões da raiz posterior do menisco lateral, prevenindo mobilidade aumentada e extrusão meniscal (Fig. 10-10).

Menisco Discoide

O menisco discoide ocorre quase exclusivamente no lado lateral, com incidência aproximada de 1% na população em geral, sendo bilateral em 20% dos casos.

Algumas classificações foram propostas para definir os padrões do menisco discoide com base em aspectos embriológicos (tipos primitivo, intermediário e infantil de Smillie),[15] artrográficos (6 tipos de Hall),[16] sendo a mais utilizada atualmente a artroscópica de Watanabe.[17]

Classificação de Watanabe (Fig. 10-11):

- Tipo 1: completo. Recobre todo o platô. As inserções periféricas estão intactas.
- Tipo 2: incompleto. Recobre parcialmente o platô. As inserções periféricas estão intactas.
- Tipo 3: Wrisberg. Podem ser completos ou incompletos na morfologia e não apresentam conexões capsulares posteriores, com exceção do ligamento meniscofemoral posterior (ligamento de Wrisberg).[18]

ISAKOS

Atualmente, entende-se haver bom entendimento das relações anatômicas, biomecânicas e diagnósticas dos meniscos e suas lesões. Todavia, sumarizar e traduzir todo esse conhecimento no melhor tratamento possível ainda permanecem um desafio.

Com intuito de uniformizar a coleta de dados e padronizar a classificação das lesões meniscais, tendo em vista o escopo final de otimizar o diagnóstico e consequente tratamento cirúrgico, a ISAKOS (*International Society of Arthroscopy, Knee Surgery and Orthopaedic Sports Medicine*) formou, em 2006, um subcomitê, com especialistas em cirurgia do joelho, para desenvolver um sistema confiável de docu-

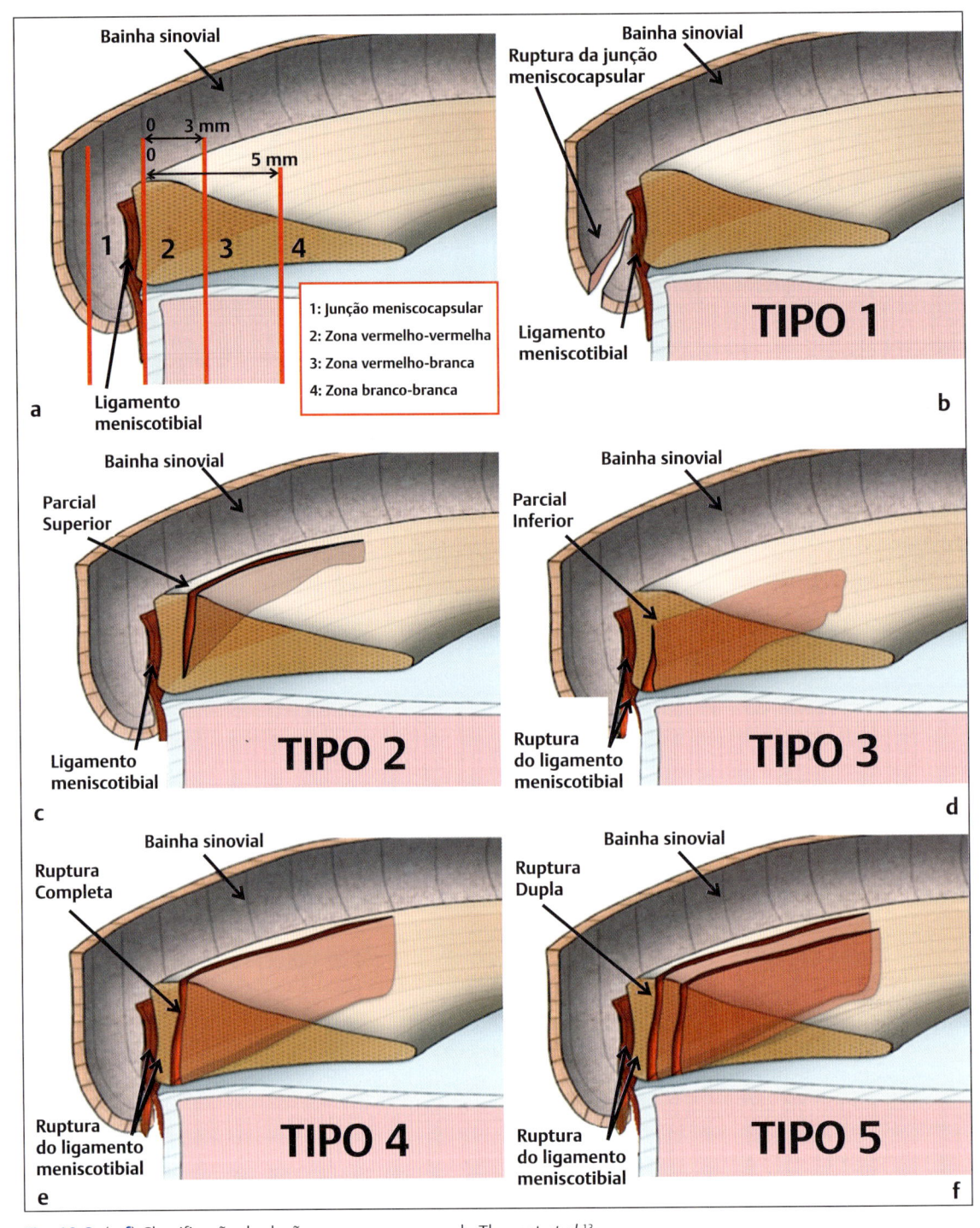

Fig. 10-8. (a-f) Classificação das lesões em rampa, segundo Thaunat et al.[13]

CAPÍTULO 10 ■ CLASSIFICAÇÃO DAS LESÕES MENISCAIS

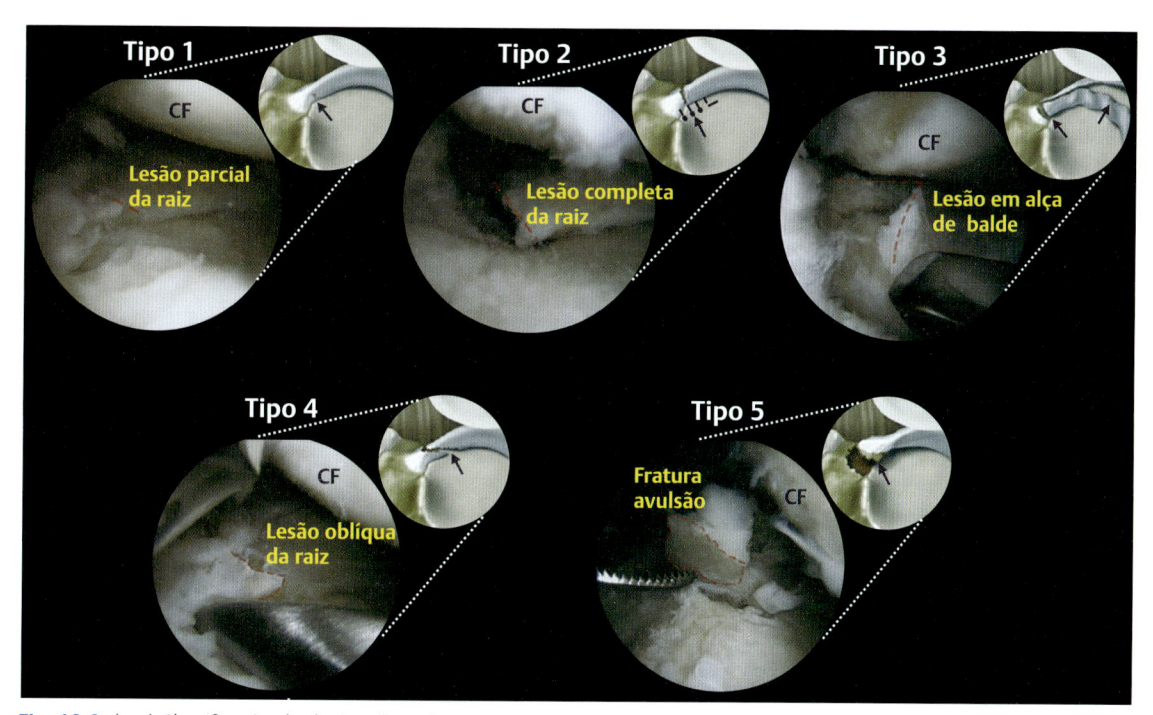

Fig. 10-9. (a-e) Classificação das lesões das raízes meniscais anteriores e posteriores, segundo LaPrade et al.[14]

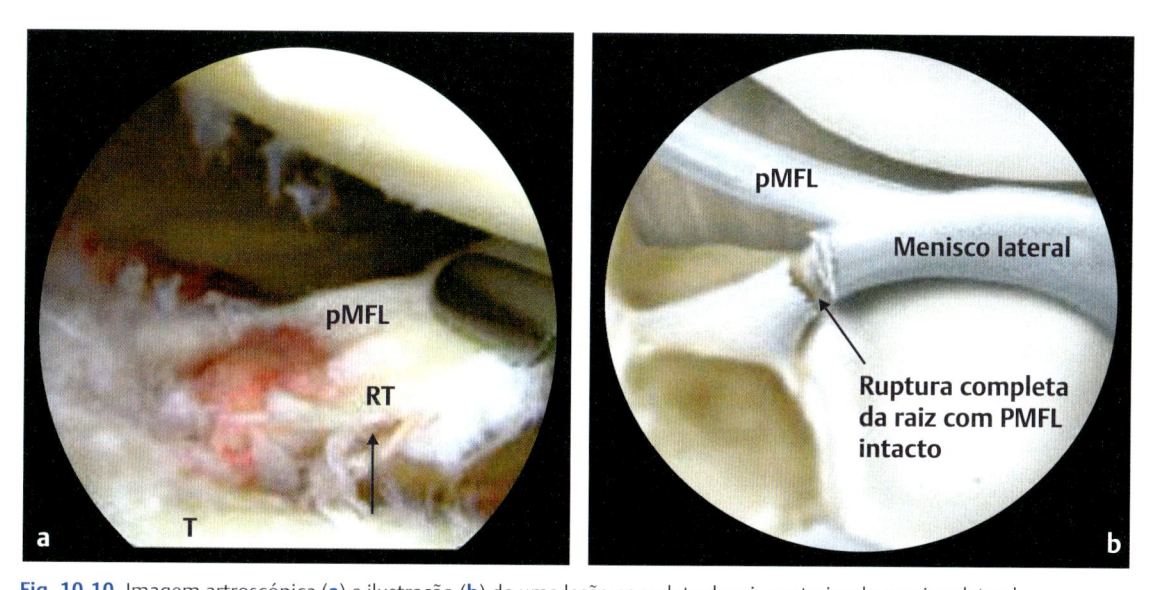

Fig. 10-10. Imagem artroscópica (a) e ilustração (b) de uma lesão completa da raiz posterior do menisco lateral, estabilizada pela integridade do ligamento meniscofemoral posterior (Wrisberg).[14]

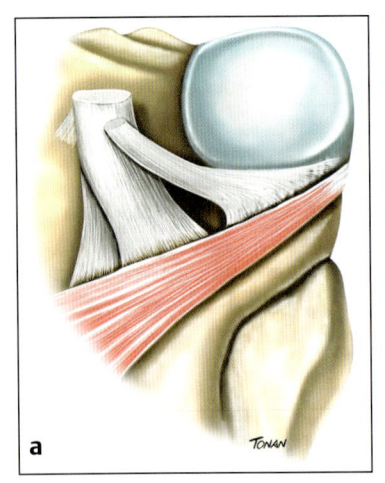

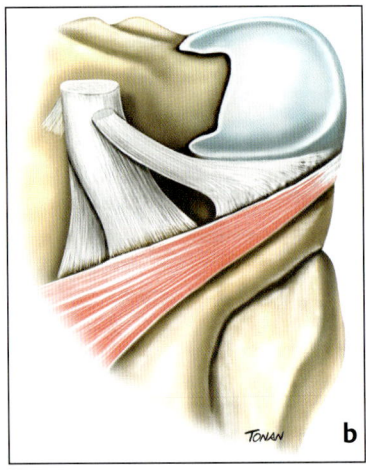

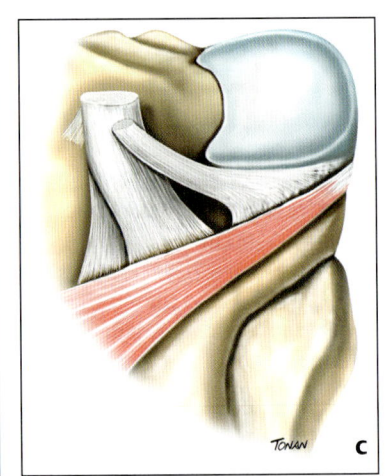

Fig. 10-11. Classificação de Watanabe.[20] (**a**) Tipo completo; (**b**) tipo incompleto; e (**c**) tipo Wrisberg. Depende da presença ou não de estabilização posterior (presença dos ligamentos coronários) e pelo grau de cobertura do planalto tibial.[19]

mentação e classificação internacional das lesões meniscais.

De modo geral, avaliou-se a lesão quanto à profundidade, localização, padrão, qualidade tecidual, extensão e quantidade de menisco removido. Todos os ítens estão detalhados na Figura 10-12.

Alguns pontos mereceram detalhamento por parte dos autores. A profundidade convencionou-se como: parcial, quando havia extensão para superfície superior ou inferior; completa, quando se estende para ambas as superfícies.

Com relação à localização circunferencial, as lesões são graduadas de acordo com a profundidade que se estendem para dentro do menisco. Por exemplo, uma lesão completa radial, que se estende pelas zonas 3 (> 5 mm), 2 (3 a 5 mm) e 1 (< 3 mm), é classificada como lesão da zona 1.

Quanto à localização radial, houve a opção para comparação de duas classificações, posterior-anterior e anterior-corpo-posterior, além da avaliação relativa com relação à posição do recesso do poplíteo.

Os padrões clássicos de lesão meniscal, convencionados como disponíveis para classificação, foram: longitudinal-vertical, horizontal, radial, *flap* vertical, *flap* horizontal e complexa.

A qualidade tecidual foi definida em não degenerativa, degenerativa e indeterminada.

O comprimento foi aferido em milímetros, e a quantidade de menisco ressecado de modo percentual.

Segundo estudo de Anderson *et al.*, esta classificação apresentou suficiente confiabilidade interobservadores. A classificação da localização radial em anterior-posterior apresentou maior correlação entre os observadores, porém os autores recomendam o uso da subdivisão em anterior-corpo-posterior, pela maior especificidade no relato da lesão.

CAPÍTULO 10 ▪ CLASSIFICAÇÃO DAS LESÕES MENISCAIS

Instruction Sheet and Questionnaire

A. INSTRUCTION SHEET

1. Tear depth: The partial tear extends through either the superior or inferior surface of the meniscus. A horizontal tear may also be a partial tear. The complete tear extends through both the superior and inferior surfaces of the meniscus.
2. Rim width:
   a. In the zone classification, tears may involve more than one zone. The tears should be graded based on how far the tear extends into the meniscus. For example, a complete radial tear that extends through zones 3, 2, and 1 should be graded as a zone 1 tear.
      Zone 1 tears have a rim width of \ 3 mm.
      Zone 2 tears have a rim width of 3 to \ 5 mm.
      Zone 3 tears have a rim width of 5 mm.
3. Radial location: The committee is evaluating the reliability of 2 different methods of documenting tear locations. The results of this study will determine which method is chosen.
   Please grade location of the tear with 2 formats:
   a. Indicate whether the tear is posterior, mid body, or anterior in location. Tears should be graded according to all the zones in which they are located. For example, a complete bucket-handle medial meniscus tear would be in the posterior, mid body, and anterior zones.
   b. The posterior-anterior classification is demonstrated on the diagram. Indicate whether the tear is anterior, posterior, or both. A radial tear in the middle lateral meniscus from anterior to posterior should be marked as radial tear mid body.
4. A tear of the lateral meniscus that extends partially or completely in front of the popliteal hiatus should be graded as central to the popliteal hiatus.
5. Tear pattern: The tear should be graded according to the patterns that are demonstrated in the drawing. Tears should be graded on the predominant tear pattern. Complex tears include 2 or more tear patterns.   A tear in the lateral meniscus that extends partially or completely in front of the popliteal hiatus should be graded as central to the popliteal hiatus.
6. Quality of the tissue: Degenerative characteristics include cavitations, multiple tear patterns, softened meniscal tissue, fibrillation, or other degenerative changes.
7. Length of tear: This should be measured from the arthroscopic ruler in millimeters. The length of a radial tear is the distance the tear extends into the meniscus.
8. Please indicate the amount of meniscal tissue that has been excised by drawing on the diagram and cross-hatching the part of the meniscus that was removed.
9. Indicate the percentage of meniscus (surface area) that was excised.

B. QUESTIONNAIRE

1. Tear Depth:
   ☐ Partial
   ☐ Complete
2. Location (refer to diagram for description)
   Rim Width (circumferential location):   ☐ Zone 1 ☐ Zone 2 ☐ Zone 3

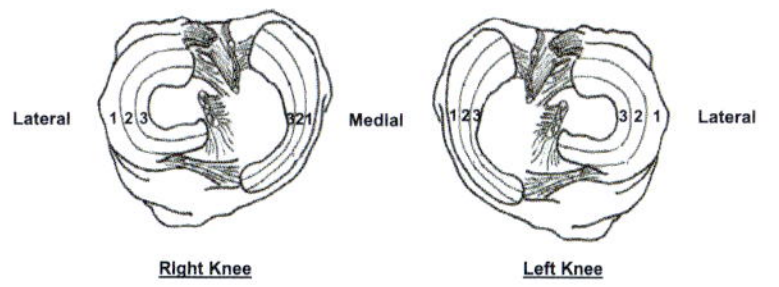

3. Radial Location
   a. Posterior–Mid body–Anterior Location: ☐ Posterior ☐ Mid body ☐ Anterior

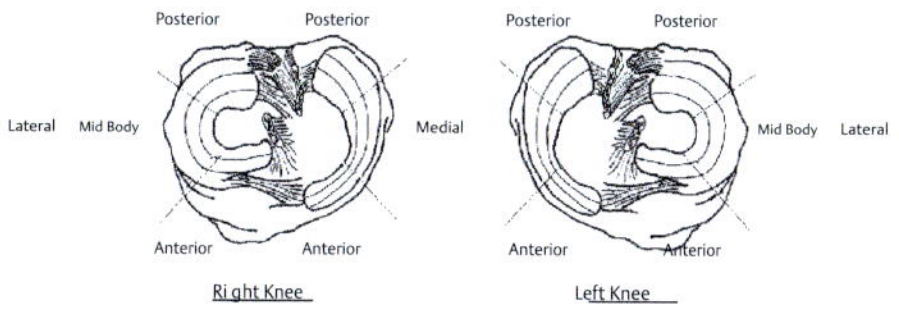

   b. Posterior-Anterior Location: ☐ Posterior ☐ Anterior ☐ Radial tear mid body

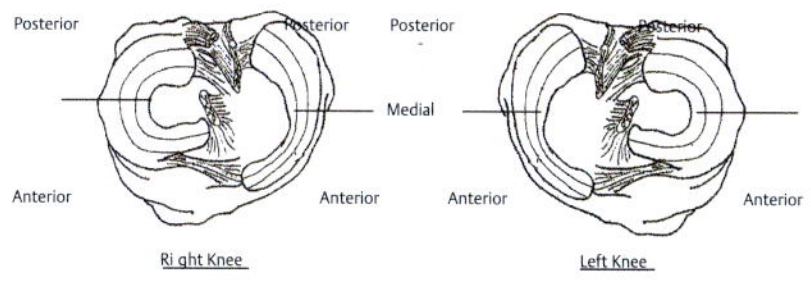

4. Central to the popliteal hiatus?   ☐ Yes ☐ No
5. Tear Pattern (refer to diagram for description)
   ☐ Longitudinal-vertical: extension is a bucket handle tear
   ☐ Horizontal
   ☐ Radial
   ☐ Vertical flap
   ☐ Horizontal flap
   ☐ Complex
6. Quality of Tissue: 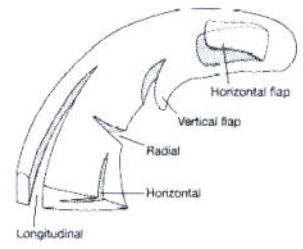
   ☐ Nondegenerative
   ☐ Degenerative
   ☐ Undetermined
7. Length of Tear:
   ☐☐ mm
8. Indicate the amount of meniscus that was excised by drawing on the diagram and crosshatching the part that was removed.
9. What percentage of the medial meniscus was excised? 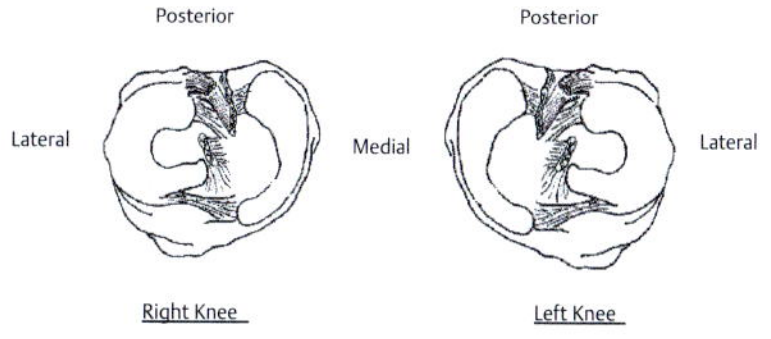
   ☐ % ☐

Fig. 10-12. Proposta da ISAKOS (*International Society of Arthroscopy, Knee Surgery and Orthopaedic Sports Medicine*) para documentação e registro das lesões meniscais.[20]

REFERÊNCIAS BIBLIOGRÁFICAS

1. Timbrell Fisher AG. *Internal derangements of the knee joint*. New York, NY: The MacMillan Company.1924, pp. 4-22.
2. Annandale T. An operation for displaced semilunar cartilage. *Br Med J* 1889;1(1268):779.
3. Arnoczky SP, Warren RF. Microvascularization of human meniscus. *Am J Sports Med* 1982;10(2):90-105.
4. Fox AJ, Wanivenhaus F, Burge AJ *et al*. The human meniscus: a review of anatomy, function, injury, and advances in treatment. *Clin Anat* 2015;28(2):269-87.
5. Cooper DE, Arnoczky SP, Warren RF. Meniscal Repair. *Clin Sports Med* 1991;103:529-48.
6. Complex Knee Surgery. Made Easy. Ebook. *In*: Chahla J, Dean CS, LaPrade RF. Steadman Philippon Research Institute, 2016.
7. Metcalf RW, Burks RT, Metcalf MS, McGinty JB. Arthroscopic meniscectomy. *In*: McGinty JB, Caspari RB, Jackson RW, Poehling GG (eds). *Operative Arthroscopy*. ed 2. Philadelphia, PA: Lippincott-Raven, 1996, pp 263-297.
8. Ciccotti MG, Shields CL, El Attrache NS. Meniscectomy. *In*: Fu FH, Harner CD, Vince KG (eds). *Knee Surgery*. vol 1. Baltimore, MD: Williams & Wilkins, 1994, pp 591-613.
9. Poehling GG, Ruch DS, Chabon SJ. The landscape of meniscal injuries. *Clin Sports Med* 1990;9:539-49.
10. Tyrrell RL, Gluckert K, Pathria M, Modic MT. Fast three-dimensional MR imaging of the knee: comparison with arthroscopy. *Radiology* 1988;166:865-72.
11. Stoller DW, Martin C, Crues JV *et al*. Meniscal tears: pathologic correlation with MR imaging. *Radiology* 1987; 163:731-5.
12. Fox AJ, Wanivenhaus F, Burge AJ *et al*. The human meniscus: a review of anatomy, function, injury, and advances in treatment. *Clin Anat* 2015;28(2):269-87.
13. Thaunat M, Fayard JM, Guimaraes T *et al*. Classification and surgical repair of ramp lesions of the medial meniscus. *Arthrosc Tech* 2016;5(4):e871-e875.
14. LaPrade C, James E, Cram T *et al*. Classification system based on tear morphology. *Am J Sports Med* 2014; 43(2):363-9.
15. Smillie IS. The congenital discoid meniscus. *J Bone Joint Surg* 1948;30:671-82.
16. Hall FM. Arthrography of the discoid lateral meniscus. *AJR Am J Roentgenol* 1977;128:993-1002.
17. Watanabe M, Takeda S, Ikeuchi H. *Atlas of arthroscopy*, 2nd ed., Tokyo: Igaku Shoin, 1969.
18. Watanabe M. Disorders of the knee. *Arthroscopy of the knee joint*, Philadelphia, JB Lippincott, 1974; p.145.
19. Kramer DE, Micheli LJ. Meniscal tears and discoid meniscus in children: diagnosis and treatment. *J Am Acad Orthop Surg* 2009;17(11):703.
20. Anderson A, Irrgang J, Dunn W *et al*. Interobserver reliability of the international society of arthroscopy, knee surgery and orthopaedic sports medicine (ISAKOS) classification of meniscal tears. *Am J Sports Med* 2011;39(5):926-32.

11 PLANEJAMENTO PRÉ-OPERATÓRIO PARA ARTROSCOPIA DE JOELHO – QUE CUIDADOS DEVEMOS TER?

Mario Ferretti
Gustavo Blanco Azeredo

Ao longo dos anos as técnicas artroscópicas para a articulação do joelho têm sido cada vez mais estudadas e aprimoradas, bem como os materiais utilizados. Porém, a artroscopia não depende apenas da técnica do cirurgião e dos materiais para a obtenção do sucesso. Alguns cuidados pré-operatórios são necessários, bem como uma boa indicação para o procedimento, a demarcação do sítio operatório, anestesia, conhecimento e familiaridade com o material a ser utilizado, exame com o paciente anestesiado, posicionamento e os portais artroscópicos. Dentro deste capítulo, iremos abordar cada uma dessas etapas, visto que cada uma delas tem seu valor dentro do sucesso do procedimento, à medida que visam a diminuir as taxas de complicações, que são raras.[1,2]

IDENTIFICAÇÃO DO PACIENTE E SÍTIO OPERATÓRIO

A identificação do paciente e a demarcação correta do sítio operatório são de fundamental importância, antes que o paciente seja colocado na sala de cirurgia. É recomendado que essa demarcação e identificação sejam feitas com o paciente e o cirurgião e sejam confirmados mais de uma vez antes que o paciente seja anestesiado e colocado na mesa cirúrgica.

Várias formas de demarcação do sítio cirúrgico foram colocadas e discutidas ao longo dos anos, a fim de obter uma maior clareza e evitar o erro na hora de abordar o paciente. A demarcação do sítio com um alvo, ou com um V parecem ser as formas menos confusas, visto que um X, por exemplo, pode gerar confusão em relação ao membro a ser operado (Fig. 11-1).

INDICAÇÃO

A indicação de uma artroscopia de joelho deve-se iniciar no consultório, partindo de uma boa anamnese, pesquisando cuidadosamente as queixas do paciente e realização de adequado exame clínico. Os

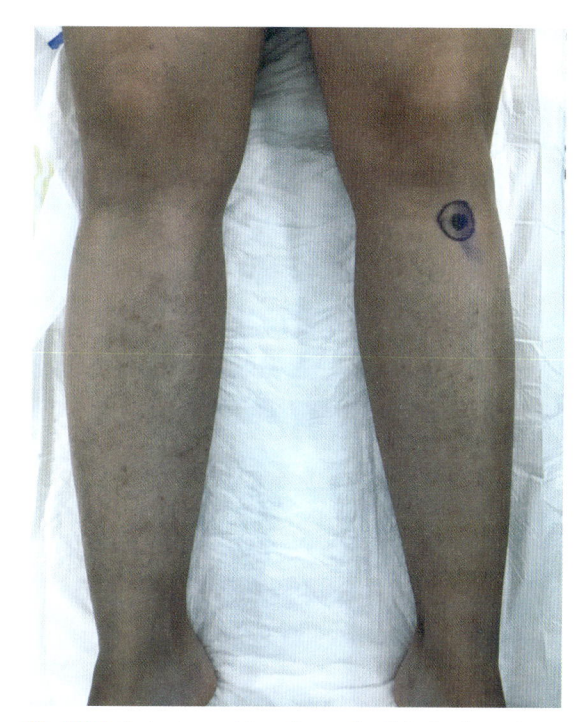

Fig. 11-1. Paciente posicionado em decúbito horizontal com sítio cirúrgico demarcado com um alvo.

exames de imagem, como raios X, tomografia computadorizada, ressonância magnética entre outros, servem como complemento e auxiliam o planejamento da cirurgia, nunca devendo ser encarados de forma isolada na indicação cirúrgica.

Indicações para artroscopia de joelho variam entre lesões meniscais, lesões condrais, lesões ligamentares, tumorações e sinovites. A artroscopia serve também para diagnóstico e classificação das lesões, muitas vezes sendo o exame artroscópico capaz de mudar a conduta inicial do cirurgião durante o procedimento. Sabe-se que das artroscopias de joelho, de acordo com a ABOS (American Board of Orthopedic Surgery), as lesões meniscais lideram a lista de procedimentos realizados.[3,4]

Uma vez que a cirurgia seja indicada, outra etapa fundamental é o esclarecimento das expectativas de resultado do procedimento para o paciente. O mesmo deve ser alertado quanto às etapas do procedimento, dos riscos possíveis e dos resultados clínicos do procedimento, ficando a encargo do cirurgião o esclarecimento dessas dúvidas, evitando, assim, falsas expectativas por parte do paciente e problemas dessa esfera para o cirurgião.[5]

ANESTESIA

A seleção do tipo de anestesia a ser utilizada nas artroscopias do joelho deve ser feita de acordo com o tipo de procedimento a ser realizado, tempo estimado e condições clínicas do paciente. Tendo em vista esses fatores, a escolha deve ser feita em concordância do cirurgião, do anestesista e do paciente. As opções de anestesia para a artroscopia de joelho variam de anestesia local, regional ou geral.

Anestesia Local

Via de regra, a anestesia local é realizada para procedimentos com duração inferior a 20 minutos e que não necessitam grande exposição da articulação, somados à sedação intravenosa. Esse tipo de anestesia vem ganhando popularidade nos últimos anos, por causa do menor risco anestésico e menor tempo de recuperação pós-anestésica e torniquete.

Dentre os procedimentos que podem ser feitos com anestesia local, podemos citar artroscopias diagnósticas, remoção de corpos livres e meniscectomias parciais.[6]

Anestesia Regional

A anestesia regional é uma opção muito usada em pacientes submetidos à cirurgia no joelho, e também nos casos em que o paciente tem alguma contraindicação à anestesia geral, ou deseja permanecer acordado durante o procedimento.

A anestesia regional inclui os bloqueios de nervos periféricos do plexo lombar, bloqueio espinal subaracnoide, mais comumente chamada de raquianestesia e bloqueio epidural ou peridural.

O bloqueio de nervos periféricos pode ser feito por diversas técnicas, como o bloqueio de nervo femoral, de nervo ciático, de nervo cutâneo femoral lateral, ou bloqueios combinados, proporcionando adequado relaxamento muscular, prolongada analgesia pós-operatória, mobilidade precoce e satisfação do paciente. Porém, é tecnicamente mais difícil quando comparada à raquianestesia e pode acarretar algumas complicações, como lesão nervosa, injeção intravascular e quedas no pós-operatório, associadas à fraqueza do quadríceps.[7,8] Geralmente, é feito em conjunto com a anestesia geral.

O bloqueio neuraxial subaracnoide, ou raquianestesia, consiste em infusão de anestésico em dose única, dentro do espaço subaracnoide. É amplamente utilizado nas artroscopias de joelho, por causa da técnica relativamente mais fácil, satisfatórios bloqueios sensitivo e motor dos membros inferiores e baixas taxas de complicações. Estas podem incluir sintomas neurológicos transitórios, cefaleia e bradicardia.[9]

A anestesia epidural, ou peridural, também consiste em bloqueio neuraxial, inclusive podendo ser realizado em associação à raquianestesia. Ele é obtido pela infusão de anestésico local em baixas doses ao redor do espaço epidural.

Anestesia Geral

Para a maioria dos casos, é o tipo de escolha, pois permite relaxamento completo do corpo para proceder o exame do paciente, exposição completa da articulação e é melhor para procedimentos onde é esperado maior tempo cirúrgico.[5]

EXAME COM O PACIENTE ANESTESIADO

O exame físico das patologias do joelho muitas vezes é prejudicado quando realizado na rotina do consultório, na maior parte das vezes em decorrência da dor do paciente, ou quando o paciente não é colaborativo com o exame por algum outro motivo.

Por essa razão, o exame clínico, após o ato da anestesia, é de grande valia para o cirurgião, à medida que, com o paciente anestesiado, é mais fácil obter um exame físico preciso, especialmente nos casos de instabilidade por lesões ligamentares. Nas lesões meniscais, porém, os testes como Mc Murray, Appley, Thessaly e marcha de pato, são mais bem executados com o paciente acordado, pois são testes provocativos de dor.[10] Além disso, o cirurgião pode correlacionar os dados obtidos e direcionar seu procedimento artroscópico, auxiliando no planejamento cirúrgico. Os testes devem ser feitos comparativamente com o membro contralateral ao lado lesionado.

USAR OU NÃO O TORNIQUETE

Durante a artroscopia, é necessária uma boa e clara visualização das estruturas articulares, por essa razão a maioria dos cirurgiões opta pela utilização do torniquete pneumático, posicionado o mais proximal possível no membro a ser operado a uma pressão entre 250 a 275 mm Hg (Fig. 11-2).[5] Não há um consenso sobre se esse procedimento deve ou não ser realizado, pois ao mesmo tempo que possui a vantagem de melhor visualização da articulação, teoricamente diminuindo tempo cirúrgico, sua utilização pode ter consequências negativas, como a não identificação precoce de uma lesão vascular durante o ato, neuropatias, dor, fraqueza e atrofia muscular, além do risco de tromboembolismo.[11] Dessa forma, alguns cirurgiões optam pela não utilização do mesmo para procedimentos mais rápidos, em que se almeja um menor tempo de hospitalização. Em 2010, Hooglsead *et al.* publicaram em um estudo duplo-cego, que, em artroscopias de rotina, o uso de torniquete melhora significativamente a visualização, porém não diminui o tempo cirúrgico significativamente.[12]

POSICIONAMENTO DO PACIENTE

Uma vez anestesiado e após realização dos testes clínicos, o paciente deve ser posicionado na mesa cirúrgica de modo a facilitar o acesso do cirurgião à articulação e estruturas a serem observadas mobilizando o membro quando necessário, realização dos portais e introdução dos materiais. Normalmente o paciente é posicionado em decúbito dorsal horizontal e pode-se lançar mão de um poste ou vírgula, posicionados na lateral da mesa, que permite deixar a extremidade distal livre, facilitando a mobilização do membro em varo e valgo e acesso aos portais posteriores (Fig. 11-2).

Outro acessório que pode auxiliar no posicionamento do paciente é o chamado *leg holder*, que consiste em um instrumento colocado proximalmente no membro a ser operado, que mantém o mesmo em posição fixa, dispensando, assim, a necessidade de um auxiliar para o cirurgião. Na utilização do *leg holder*, o cirurgião deve se certificar que os joelhos estejam livres, permitindo assim flexão de 90°, facilitando o acesso às estruturas posteriores.[13]

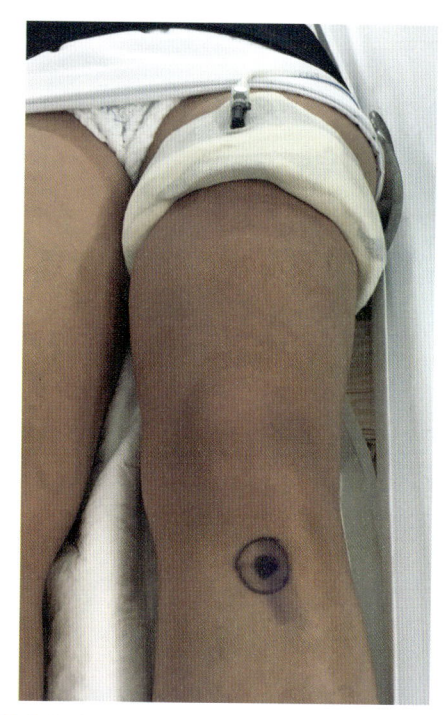

Fig. 11-2. Paciente após posicionamento do torniquete e vírgula lateral.

MATERIAIS

O cirurgião deve estar atento, conhecer e checar os materiais a serem utilizados antes do início do procedimento, de modo a tentar evitar ou minimizar a ocorrência de situações indesejadas durante o mesmo.

- Artroscópio: consiste em um sistema entre uma ocular, um acessório para o cabo de luz, um sistema de lentes e uma óptica. É o instrumento que permite que o cirurgião obtenha as imagens da articulação. Pode variar quanto ao comprimento, diâmetro e angulação, sendo 18 cm de comprimento, 4 mm de diâmetro e angulação de 30° os mais utilizados nas artroscopias de joelho (Fig. 11-3). Comprimentos inferiores a 18 cm podem dificultar a visualização completa das estruturas, principalmente posteriores, como LCP e cornos posteriores dos meniscos. Quanto ao diâmetro, este pode variar entre 1,7 a 4 mm, de acordo com as dimensões do sistema de lentes e da fibra óptica utilizada e do barril artroscópico metálico. Artroscópios com angulação de 70° podem ser úteis na visualização dos compartimentos posteromedial e posterolateral, porém sua indicação é limitada.[9,14,15]
- Trocater artroscópico: é o instrumento introduzido na articulação juntamente com a cânula antes

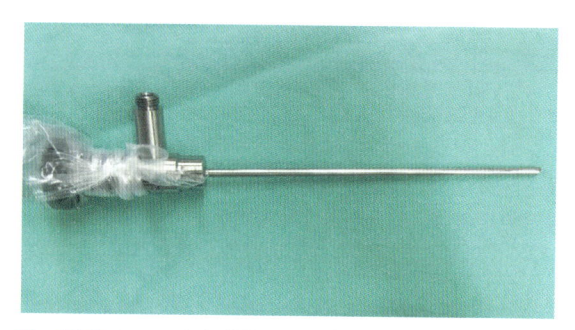

Fig. 11-3. Artroscópio 30°, 18 cm de comprimento, 4 mm de diâmetro.

de se introduzir o artroscópio. Não é recomendada a utilização de trocater com pontas afiadas, visto que essas podem ocasionar danos na cartilagem articular.[9,15] A cânula do artroscópio consiste basicamente em um sistema com 3 entradas, por onde são acoplados o trocater ou o artroscópio, e duas entradas laterais, onde são acoplados os tubos do sistema de irrigação e aspirador (Fig. 11-4).

- *Probe*: é também fundamental para realização de uma boa artroscopia diagnóstica. Sua função é palpar as estruturas da articulação, auxiliando o cirurgião na avaliação de lesões da cartilagem, dos meniscos e dos ligamentos. Consiste em um instrumento metálico fino com a ponta em formato ganchoso, que permite ao cirurgião tracionar as estruturas em busca de instabilidade (Fig. 11-5).

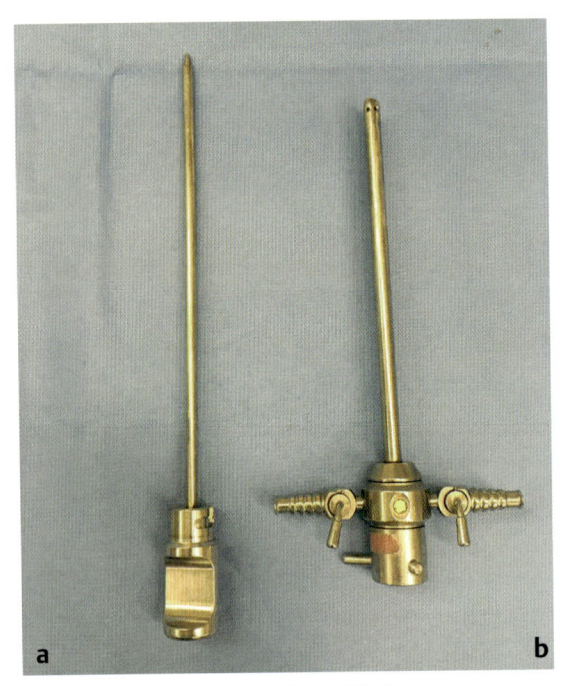

Fig. 11-4. (a) Trocater artroscópico; (b) Cânula.

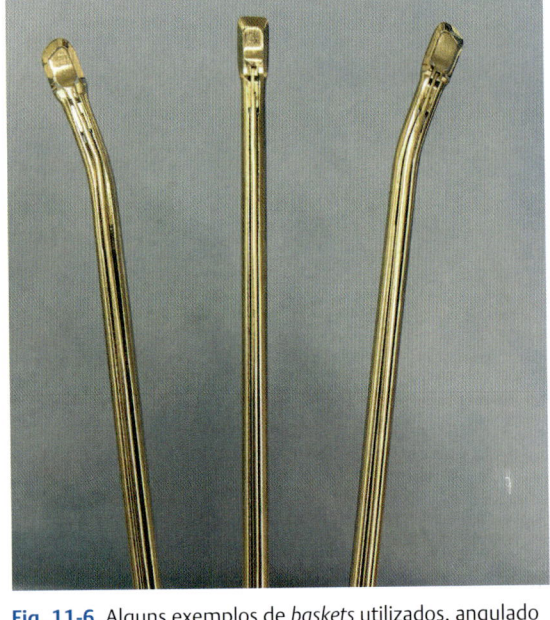

Fig. 11-6. Alguns exemplos de *baskets* utilizados, angulado para a esquerda, reto e angulado para a direita.

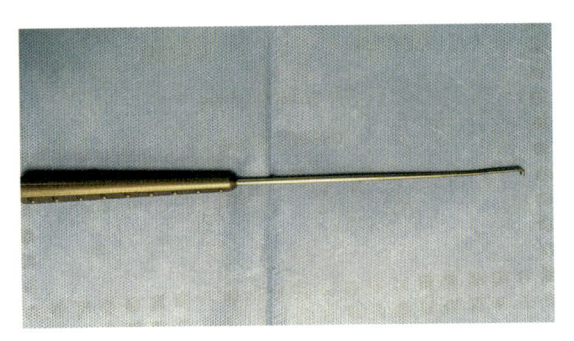

Fig. 11-5. *Probe* artroscópico.

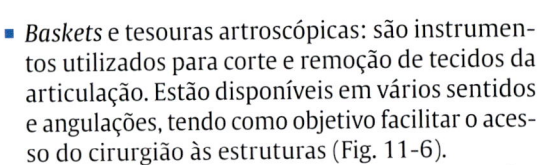

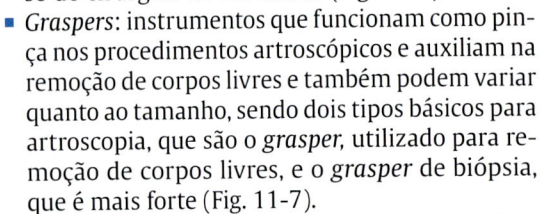

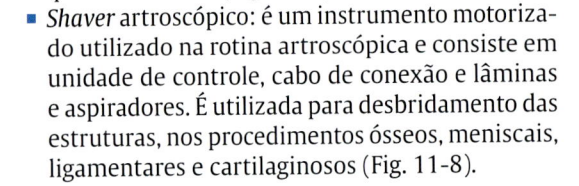

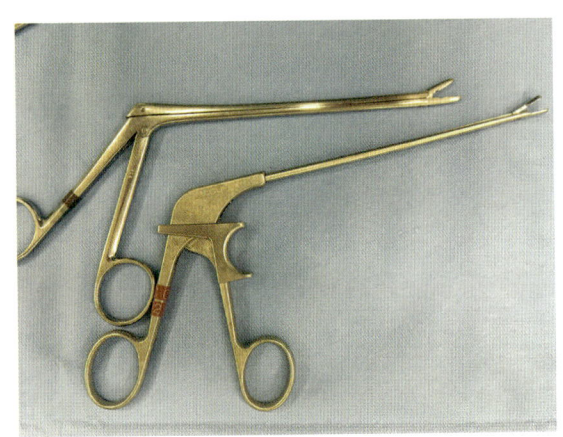

Fig. 11-7. *Graspers*. *Grasper* para biópsia (acima) e para retirada de corpos livres.

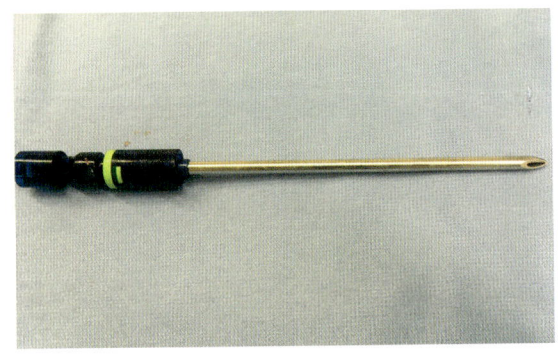

- *Baskets* e tesouras artroscópicas: são instrumentos utilizados para corte e remoção de tecidos da articulação. Estão disponíveis em vários sentidos e angulações, tendo como objetivo facilitar o acesso do cirurgião às estruturas (Fig. 11-6).
- *Graspers*: instrumentos que funcionam como pinça nos procedimentos artroscópicos e auxiliam na remoção de corpos livres e também podem variar quanto ao tamanho, sendo dois tipos básicos para artroscopia, que são o *grasper*, utilizado para remoção de corpos livres, e o *grasper* de biópsia, que é mais forte (Fig. 11-7).
- *Shaver* artroscópico: é um instrumento motorizado utilizado na rotina artroscópica e consiste em unidade de controle, cabo de conexão e lâminas e aspiradores. É utilizada para desbridamento das estruturas, nos procedimentos ósseos, meniscais, ligamentares e cartilaginosos (Fig. 11-8).

Fig. 11-8. Lâmina de *shaver* com a ponta pontiaguda para evitar maior atrito com a cartilagem articular.

SELEÇÃO DOS PORTAIS E ACESSO ÀS ESTRUTURAS ANATÔMICAS

Para que se possam realizar a inspeção completa da articulação e acessar as estruturas anatômicas desejadas, é fundamental para o cirurgião o conhecimento da anatomia do joelho e um bom posicionamento dos portais artroscópicos. Para a maioria dos procedimentos, dois portais anteriores são suficientes. Cooper, em 2015, descreveu uma técnica com apenas um portal transpatelar, localizado 1 cm distal à patela, dividindo o tendão longitudinalmente, para casos que demandam procedimentos menos complexos, diminuindo o tempo cirúrgico. Foram relatados 600 casos, com boa evolução, porém podem evoluir com dor anterior no joelho e encurtamento do tendão.[16]

O padrão ouro permanece sendo os portais anterolateral e anteromedial.

Esses dois portais são posicionados ao nível do polo inferior da patela, 1 cm medialmente e lateralmente ao tendão patelar. Devem-se palpar as estruturas anatômicas usadas como referência, que são os polos superior e inferior da patela, bordas lateral e medial da patela, tendão patelar, côndilos femorais lateral e medial e região proximal da tíbia, formando os *soft points* medial e lateral que servem como base para a incisão (Fig. 11-9). Um mau posicionamento dos portais pode ocasionar algumas complicações para o cirurgião, como, por exemplo, uma má visualização da articulação quando o portal é feito mais central e próximo ao tendão patelar, em que a gordura de Hoffa, que se localiza posteriormente ao tendão, dificulta a visualização. Nos casos em que as incisões são feitas mais distalmente e muito próximas à tíbia, lesões meniscais iatrogênicas podem acontecer.

O portal anterolateral é o primeiro portal a ser realizado e por onde é introduzido o artroscópio. Por meio dele é possível inspecionar a maior parte das estruturas. É importante que o cirurgião tenha sempre em mente uma sequência ao examinar artroscopicamente um joelho. Com o joelho fletido a aproximadamente 70° é realizada a incisão, utilizando um bisturi de lâmina n° 11 ou n° 15. Ela pode ser realizada transversal ou longitudinalmente. Em seguida é introduzida a cânula com o trocater, passando posteriormente à patela e à superfície articular da articulação patelofemoral, de lateral para medial. Nessa, bem como em todas as etapas do procedimento, os instrumentos devem ser introduzidos e manuseados suavemente, para evitar agressões à cartilagem, com destaque para a lâmina de *shaver*, que deve sempre ser utilizada com cuidado e de costas para estruturas ligamentares, vasculonervosas e cartilagem. Em seguida, estende-se o joelho, retira-se o trocater e coloca-se o artroscópio, e, então, começa a inspeção da articulação, iniciando pelo recesso suprapatelar, em busca de sinovites, plicas, adesões e corpos livres, seguindo para a articulação patelofemoral distalmente, com o joelho em extensão, por onde pode-se observar a cartilagem articular da patela e da tróclea femoral em

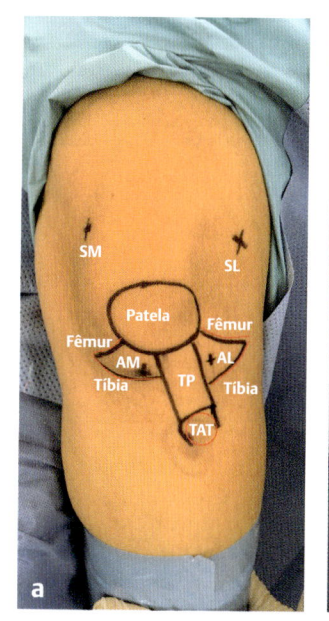

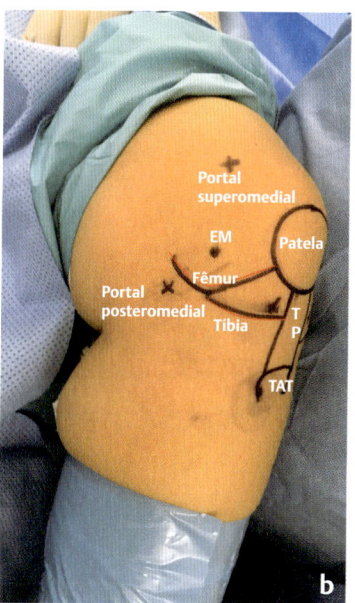

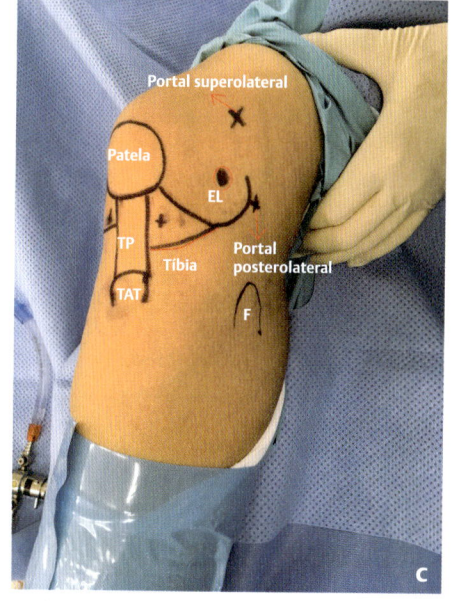

Fig. 11-9. (**a**) Vista frontal de joelho fletido com as estruturas anatômicas utilizadas como referência para os portais da artroscopia. Os portais são demarcados com um X. TP: tendão patelar; AM: portal anteromedial; AL: portal anterolateral; SM: portal superomedial; SL: portal superolateral. (**b**) Vista medial do joelho, onde pode-se observar os portais acessórios superomedial e posteromedial. EM: epicôndilo medial do fêmur. (**c**) Vista lateral do joelho, mostrando portais acessórios superolateral e posterolateral. F: cabeça da fíbula; EL: epicôndilo lateral do fêmur.

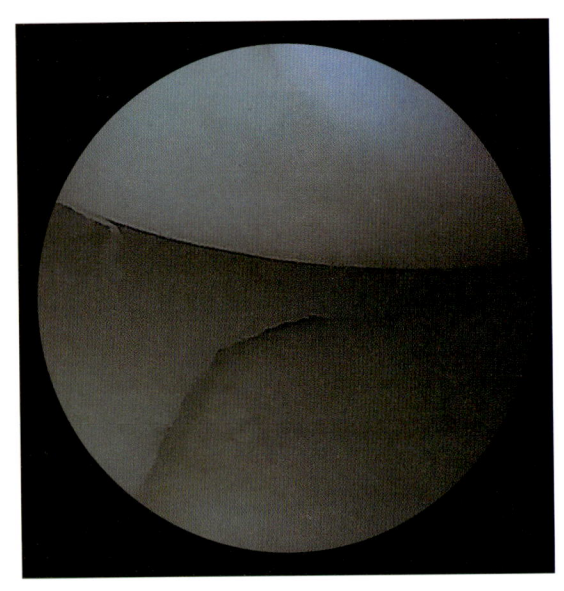

Fig. 11-10. Vista artroscópica da cartilagem do compartimento medial do joelho.

busca de lesões, além da excursão patelar em relação à tróclea, movendo o joelho de extensão para leve flexão e seguindo a inspeção para o recesso lateral do joelho, ainda com o joelho estendido em busca de corpos livres e, posteriormente, para o recesso medial, repetindo a inspeção.

Em seguida o joelho é fletido a 90° e segue a inspeção para o compartimento medial do joelho (Fig. 11-10). É introduzida uma agulha, medialmente ao tendão patelar, por onde o cirurgião pode avaliar se o ponto onde pretende realizar a incisão do portal anteromedial está adequado ou não, permitindo acesso às estruturas anatômicas. No compartimento medial, o cirurgião deve avaliar a mobilidade do menisco medial, inspecioná-lo em sua totalidade em busca de lesões, assim como a articulação tibiofemoral. Para auxiliar a inspeção do compartimento medial, o membro pode ser mantido em valgo, com a ajuda de um auxiliar, do poste lateral, ou do *leg holder*, como citado anteriormente, tomando cuidado para não tensionar demais, evitando, assim, lesão do ligamento colateral medial (LCM).

Movendo-se o artroscópio para o meio da articulação, chega-se à região do sulco intercondilar, onde são avaliados principalmente os ligamentos cruzados anterior e posterior, além do ligamento intermeniscal que se localiza na região anterior e conecta os meniscos medial e lateral.

A inspeção continua pelo compartimento lateral, em busca da fossa poplítea, tendão do poplíteo, cornos anterior e posterior do menisco lateral (Fig. 11-11), palpando-o e testando sua mobilidade com o *probe*, lembrando que o menisco lateral é mais móvel que o menisco medial, por causa da região do hiato poplíteo, localizado posteriormente ao menisco lateral, onde não há inserção capsular do menisco. A visualização do compartimento lateral pode ser mais difícil que do medial, e isto pode ser explicado pela anatomia da articulação, em que o planalto tibial medial é mais côncavo que o lateral, facilitando a acomodação dos materiais. Para melhor visualização do compartimento lateral, pode-se realizar *stress* em varo, colocando o membro na posição do quatro (Fig. 11-12).

A troca dos portais é um recurso utilizado pelo cirurgião, que permite trabalhar pelo portal anterolateral, sob visualização do artroscópio introduzido no portal anteromedial, quando as estruturas não podem ser acessadas pelos portais habituais, especialmente na região anterior do joelho.

Portais acessórios superolateral e superomedial são realizados com o joelho em extensão, e localizados a 2,5 cm superolateral ou superomedialmente ao polo superior da patela, evitando o tendão quadricipital. O portal superolateral geralmente é utilizado para aspiração, e o superomedial para irrigação, além de ambos serem úteis na avaliação do *tracking* patelar, cartilagens patelar e femoral e retirada de corpos livres.

Em casos em que o acesso às estruturas posteriores é limitado pelos portais anteriores, o cirurgião pode lançar mão de portais acessórios posteriores, especialmente quando se busca o acesso aos cornos posteriores dos meniscos e do ligamento cruzado posterior.

O portal posteromedial (Fig. 11-9B) é realizado utilizando como referência a interlinha articular e o LCM. A incisão é feita 1 cm abaixo da interlinha, atrás do LCM. Já o portal posterolateral (Fig. 11-9C) é feito também 1 cm abaixo da interlinha, entre os tendões do bíceps femoral e ligamento colateral lateral.

Ao realizar os portais posteriores, o cirurgião deve tomar cuidado com as estruturas neurovasculares, em especial com a artéria poplítea. A lesão pode ser evitada penetrando-se o septo posterior de lateral para medial, pois existe uma zona de segurança localizada no canto posteromedial do joelho.[5,17]

Ao final do procedimento, antes de realizar o fechamento da pele, deve-se proceder à retirada do torniquete e checagem dos pulsos periféricos. Feito isso, são fechados os portais utilizando fios de náilon 4.0 e feito curativo oclusivo estéril. O retorno às atividades se dá entre a 4ª e a 6ª semanas de pós-operatório para os casos de artroscopias simples e meniscectomias parciais, e em casos de sutura de menisco devem seguir protocolos específicos.

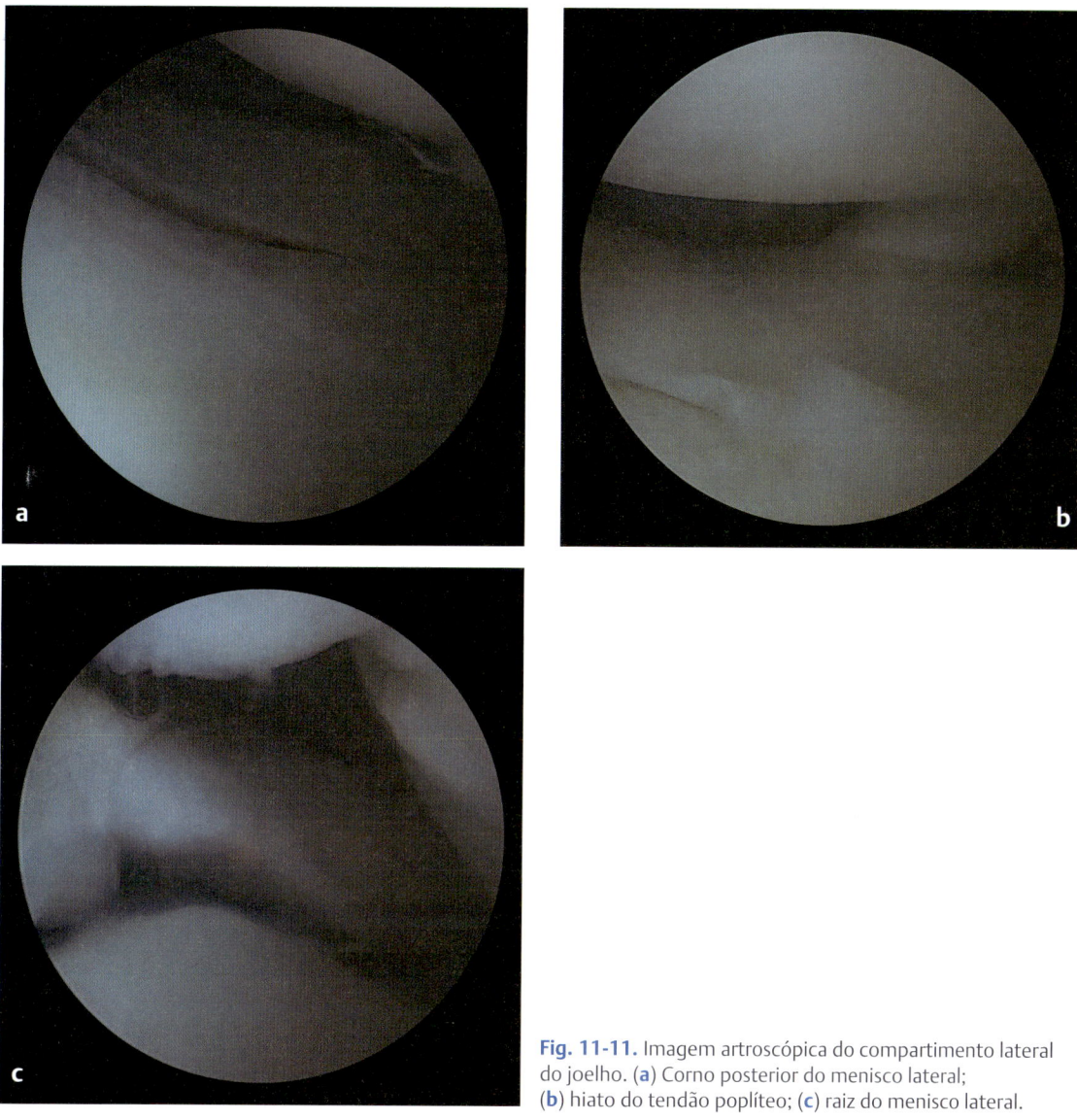

Fig. 11-11. Imagem artroscópica do compartimento lateral do joelho. (**a**) Corno posterior do menisco lateral; (**b**) hiato do tendão poplíteo; (**c**) raiz do menisco lateral.

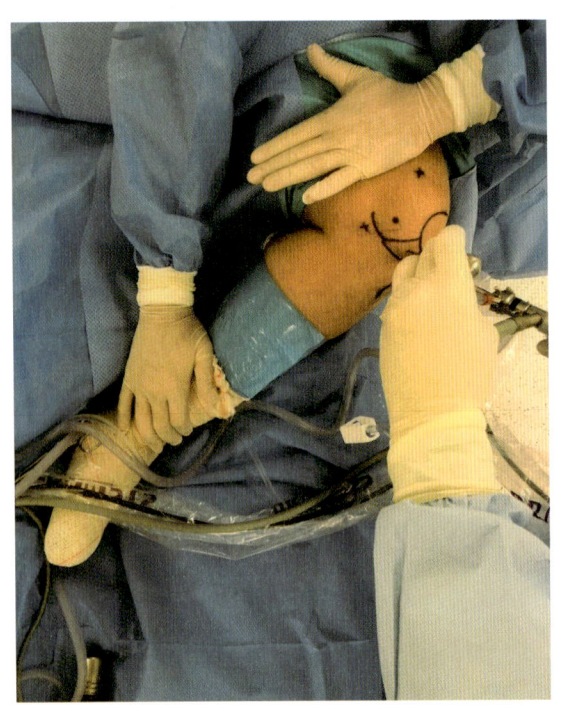

Fig. 11-12. Membro mantido na posição do quatro, facilitando acesso ao compartimento lateral.

REFERÊNCIAS BIBLIOGRÁFICAS

1. Jameson SS, Dowen D, James P et al. The burden of arthroscopy of the knee: A contemporary analysis of data from the English NHS. *J Bone Joint Surg Br* 2011;93B(10):1327-33.
2. Allum R. Complications of arthroscopy of the knee. *J Bone Joint Surg* [Br] 2002;84B:937-45.
3. Garrett WE Jr, Swiontkowski MF, Weinstein JN et al. American board of orthopaedic surgery practice of the orthopaedic surgeon: Part-II, certification examination case mix. *J Bone Joint Surg Am* 2006;88:660-7.
4. Scott, W. Norman. *Insall & Scott – Surgery of The Knee*. Londres: Elsevier Editora, 2018 p. 504.
5. Miller, Mark D, Cole, Brian J. *Textbook of Arthroscopy*. Filadélfia: Saunders, 2004 p. 463.
6. La Prade, Robert F, Arendt, Elizabeth A et al. The Menisci, Isakos, 2017 p. 33.
7. Stein BE, Srikumaran U, Tan EW et al. Lower-extremity peripheral nerve blocks in the perioperative pain management of orthopaedic patients: AAOS exhibit selection. *J Bone Joint Surg Am* 2012;94: e167.
8. Ilfield BM, Duke KB, Donohue MC. The association between lower extremity continuous peripheral nerve blocks and patient falls after knee and hip arthroplasty. *Anesth Analg* 2010;111:1552-4.
9. Prejbeanu R. *Atlas of Knee Arthroscopy* Berlim: Springer, 2014 p.10.
10. Koenig JH, Ranawat AS, Umans HR, Difelice GS. Meniscal root tears: Diagnosis and treatment. *Arthroscopy* 2009; 25(9):1025-32.
11. Kuo LT, Yu PA, Chen CL et al. Tourniquet use in arthroscopic anterior cruciate ligament reconstruction: a systematic review and meta-analysis of randomised controlled trials. *BMC Musculoskeletal Disorders* 2017;18:358.
12. Hoogeslag RA, Brouwer RW, van Raay JJ. The value of tourniquet use for visibility during arthroscopy of the knee: A double-blind, randomized controlled trial. *Arthroscopy* 2010; 26(9 Suppl):S67–S72.
13. Stiefel EC, McIntyre L. Arthroscopic Lysis of Adhesions for Treatment of Post-traumatic Arthrofibrosis of the Knee Joint. *Arthrosc Tech* 2017 Jul 3;6(4):e939-e944.
14. Mariani PP, Gillquist J. The blind spots in arthroscopic approaches. *Int Orthop* 1982;5:257.
15. Lundberg M, Odensten M, Hammer R et al. Instruments for Routine Arthroscopic Surgery of the Knee. *Acta Chair Scand Suppl* 1984;520:79-83.
16. Cooper DE. Single portal knee arthroscopy: 2015 technique update. *Arthrosc Tech* 2016;5(1):e17–22.
17. McGinnis MD, Gonzalez R, Nyland J, Caborn DN. The posteromedial knee arthroscopy portal: a cadaveric study defi ning a safety zone for portal placement. *Arthroscopy* 2011;27(8):1090-5.

Parte II Tratamento Conservador e Meniscectomia Parcial Artroscópica

12 TRATAMENTO CONSERVADOR DAS LESÕES DE MENISCO

Eduardo Branco de Sousa

INTRODUÇÃO

Os meniscos possuem papel importante na absorção de impacto, reduzindo as cargas sobre a articulação, além de contribuírem para a nutrição e para a estabilidade articular.[20] Porém, a qualidade do menisco diminui com a idade, deixando-o mais vulnerável a lesões.[17,18]

Nem todas as lesões meniscais necessitarão uma intervenção cirúrgica. Todavia, considerando o potencial do desenvolvimento de alterações estruturais da cartilagem articular, o paciente deve ser avaliado quanto ao tipo de tratamento indicado.[10,20]

A identificação de que o paciente apresenta uma lesão meniscal não é suficiente para definir a conduta terapêutica, sendo necessário identificar a sua localização exata e a presença de lesões ligamentares ou da cartilagem articular associadas. Além disso, as lesões meniscais devem ser classificadas em traumáticas, definidas por um episódio súbito de dor na linha articular associada a uma lesão no joelho, ou degenerativas, de desenvolvimento mais lento em um paciente de meia-idade ou idoso.[3] Os pacientes com lesão meniscal traumática apresentam melhor resposta ao tratamento artroscópico do que os pacientes com lesão degenerativa,[15] de modo que estes últimos podem se beneficiar do tratamento conservador.[11]

Tanto o tratamento conservador quanto o cirúrgico não previnem o desenvolvimento da osteoartrite (OA).[17,18] Assim, a falta de evidências na escolha entre o tratamento conservador e a meniscectomia parcial artroscópica (MPA) é o maior desafio no manejo de pacientes com lesão meniscal.[5] A realização de artroscopia para o tratamento de joelhos degenerativos pode até acelerar mais o processo de osteoartrite do que o tratamento conservador.[17,18] Ainda assim, cerca de 60% das artroscopias são realizadas em pacientes com idade acima dos 40 anos, sugerindo que a maioria das lesões meniscais tratadas é de origem degenerativa.[15] Um consenso com base na literatura vigente, publicado recentemente, não encontrou trabalhos avaliando o uso do tratamento conservador em lesões traumáticas.[16]

TRATAMENTO CONSERVADOR

O tratamento conservador das lesões meniscais envolve principalmente medidas como a observação expectante, a perda ponderal nos casos de sobrepeso e a reabilitação física e exercícios, não havendo uma sequência ou combinação definida.[12] O uso de medicações orais, tópicas e injetáveis não apresenta papel específico no tratamento das lesões meniscais, não sendo o escopo deste capítulo.

A maioria dos estudos, entretanto, não faz comparações entre as modalidades de tratamento conservador entre si, mas com a MPA, uma vez que a indicação desta para o tratamento da lesão meniscal degenerativa seja controversa.[4]

Observação Expectante

Algumas lesões meniscais possuem capacidade de cicatrizar, não necessitando cirurgia. O padrão de lesão e vascularização são determinantes para a cicatrização, devendo ser avaliadas em conjunto com o seu tamanho, estabilidade, lesões associadas e objetivos do paciente.[6] As lesões meniscais com melhor prognóstico para cicatrização são aquelas localizadas na sua periferia (0 a 2 mm da junção menisco capsular) e as lesões de padrão vertical longitudinal.[20] Lesões meniscais longitudinais estáveis, especialmente na região vascular periférica, devem ser deixadas intocadas a não ser que outras lesões estejam presentes.[19] A presença de sintomas mecânicos não reduz o resultado do tratamento conservador.[13]

Perda Ponderal

A relação entre alterações ponderais em pacientes sem OA com e sem lesão meniscal foi avaliada em um estudo longitudinal, sendo verificado que a perda ponderal estaria associada a uma redução dos sintomas álgicos nos pacientes com lesão meniscal.[14] Indivíduos com ganho ponderal de 10% em 48 meses teriam risco 10 vezes maior de progressão de uma lesão meniscal intrassubstancial, de modo que o controle ponderal é indicado como uma forma de manutenção da saúde do menisco.[7] Além disso, foi demonstrado que, em mulheres na faixa etária de 50 a 60 anos, obesas ou com sobrepeso, o índice de massa corporal seria um fator de risco para a extrusão do menisco medial.[21] Esses estudos reforçam a importância do controle ponderal no tratamento conservador das lesões meniscais.

Reabilitação Física e Exercícios

Já foi demonstrado que o tratamento fisioterápico isolado não era inferior à MPA associada à fisioterapia para o tratamento de lesões meniscais degenerativas, sendo recomendado no tratamento inicial desse tipo de lesão.[8] Os protocolos de reabilitação variam entre os estudos, envolvendo desde 16 sessões de 30 minutos até sessões de 60 minutos três vezes por semana por três semanas.[17,18,21]

Da mesma forma, os exercícios de fortalecimento e o treinamento de resistência com progressão gradual já foram sugeridos para o tratamento de lesões meniscais detectadas em exames de ressonância magnética.[1] Os exercícios de fortalecimento muscular dos extensores e flexores do joelho também foram comparados à MPA, não sendo evidenciadas diferenças entre os grupos em termos de dor e melhora da função do joelho ou aumento da satisfação dos pacientes após dois anos de acompanhamento.[21] Além disso, foi demonstrado que os exercícios levaram ao aumento da massa muscular da coxa, pelo menos até dois anos, que foi o período de acompanhamento do estudo, devendo ser considerados como uma opção para os pacientes com lesão meniscal degenerativa e sem sinais radiográficos de OA.[9]

Tratamento Conservador em Pacientes com Lesões Meniscal e Ligamentar

Nos pacientes com lesão do ligamento cruzado anterior, o tratamento conservador de lesões meniscais mediais e laterais periféricas pequenas (< 10 mm) e estáveis é uma opção com baixo índice (6,5%) de falhas e complicações quando é obtida boa estabilidade articular. Entretanto, esse índice aumenta para 87,5% nos casos em que persiste alguma instabilidade residual.[2]

CONSIDERAÇÕES FINAIS

O tratamento conservador das lesões meniscais deve ser, de acordo com a literatura vigente, reservado aos casos de lesões meniscais de características degenerativas, em que os sintomas se confundem ou estão associados àqueles da osteoartrite. As evidências apontam para bons efeitos na redução dos sintomas álgicos com o controle ponderal e a reabilitação física associada aos exercícios de fortalecimento muscular dos quadríceps.

REFERÊNCIAS BIBLIOGRÁFICAS

1. Aichroth P. Degenerative meniscal tears. *Knee* 1996;3:70-2.
2. Alessio-Mazzola M, Formica M, Coviello M *et al*. Conservative treatment of meniscal tears in anterior cruciate ligament reconstruction. *Knee* 2016;23(4):642-6.
3. Beaufils P, Becker R, Kopf S *et al*. The knee meniscus: management of traumatic tears and degenerative lesions. *EFORT Open Rev* 2017;2(5):195-203.
4. Brignardello-Petersen R, Guyatt GH, Buchbinder R *et al*. Knee arthroscopic versus conservative management in patients with degenerative knee disease: a systematic review. *BMJ Open* 7(5).
5. Englund M, Roemer FW, Hayashi D *et al*. Meniscus pathology, osteoarthritis and the treatment controversy. *Nat Rev Rheumatol* 2012;8:412-9.
6. Gu Y, Wang Y. Treatment of meniscal injury: a current concept review. *Chin Med J* 2010;13(6):370-6.
7. Guimarães JB, Nevitt MC, McCulloch CE *et al*. Association of weight change with progression of meniscal intrasubstance degeneration over 48 months: data from the Osteoarthritis Initiative. *Eur Radiol* 2018;28(3):953-62.
8. Herrlin SV, Wange PO, Lapidus G *et al*. Is arthroscopic surgery beneficial in treating non-traumatic, degenerative medial meniscal tears? A five year follow up. *Knee Surg Sports Traumatolo Arthrosc* 2013;21:358-64.
9. Kise NJ, Risberg MA, Stensrud S *et al*. Exercise therapy versus arthroscopic partial meniscectomy for degenerative meniscal tear in middle aged patients: randomised controlled trial with two year follow up. *BMJ* 2016;354.
10. Mezhov V, Teichtahl AJ, Strasser R *et al*. Meniscal pathology – the evidence for treatment. *Arthr Res Treat* 2014;16:206.
11. Rathleff CR, Cavallius C, Jensen HP *et al*. Sucessful conservative treatment of patients with MRI-verified meniscal lesions. *Knee Surg Sports Traumatolo Arthrosc* 2015;23(1):178-83.
12. Siemieniuk RAC, Harris IA, Agoritsas T *et al*. Arthroscopic surgery for degenerative knee arthritis and meniscal tears: a clinical practice guideline. *Br J Sports Med* 2018;52:313.
13. Sihvonen R, Englund M, Turkiewics A, Jarvinen TLN. Mechanical symptoms as indication for knee arthroscopy in patients with degenerative meniscos tear: a prospective cohort study. *Osteoarthritis Cartilage* 2016;24(8):1365-75.
14. Teichtahl AJ, Wluka AE, Wang Y *et al*. The longitudinal relationship between changes in body weight and changes in medial tibial cartilage, and pain among community-based adults with and without menical tears. *Ann Rheum Dis* 2014;73:1652-8.
15. Thorlund JB, Englund M, Christensen R *et al*. Patient reported outcomes in patients undergoing arthroscopic partial meniscectomy for traumatic

or degenerative meniscal tears: comparative prospective cohort study. *BMJ* 2017;356.
16. Thorlund JB, Juhl CB, Ingelsrud LH, Skou ST. Risk factors, diagnosis and non-surgical treatment for meniscal tears: evidence and recommendations: a statement paper commissioned by the Danish Society of Sports Physical Theraphy (DSSF). *Br J Sports Med* 2018;0:1-9.
17. Van de Graaf VA, Scholtes VAB, Wolterbeek N et al. Cost-effectiveness of early surgery versus conservative treatment with optional delayed meniscectomy for patients over 45 years with non-obstructive meniscal tears (ESCAPE study): protocolo of a randomised controlled trial. *BMJ Open* 2016;6(12).
18. Van de Graaf VA, Wolterbeek N, Mutsaerts ELAR et al. Arthroscopic partial meniscectomy or conservative treatment for nonobstructive meniscal tear: a systematic review and meta-analysis of randomized controlled trials. *Arthroscopy* 2016; 32(9):1855-65.
19. Weiss CB, Lundberg M, Hamberg P et al. Non-Operative treatment of meniscal tear. *J Bone J Surg* 1989;71(6):811- 22.
20. Woodmass JM, LaPrade RF, Sgaglione NA et al. Current concepts review: Meniscal repair. Reconsidering indications, techniques, and biologic augmentation. *J Bone J Surg* 2017;99:1222-31.
21. Yim J-H, Seon J-K, Song E-K et al. A comparative study of meniscectomy and nonoperative treatment for degenerative horizontal tears of the medial meniscos. *Am J Sports Med* 41(7):1565-70.
22. Zhang F, Bierma-Zeinstra SM, Oei EHG et al. Factors associated with meniscal body extrusion on knee MRI in overweight and obese women. *Osteoarthritis Cartilage* 2017;25(5):694-9.

13 MENISCECTOMIA PARCIAL: DESAFIOS E DIFICULDADES DA TÉCNICA

José Luiz Runco
Guilherme Morgado Runco

INTRODUÇÃO

Lesões meniscais são causas muito frequentes de dor, derrame e bloqueio articular no joelho, gerando limitação ou incapacidade funcional em indivíduos das mais variadas idades e níveis de atividade. Por conta disso, seu diagnóstico e tratamento despertam grande interesse e têm evoluído no decorrer dos anos.

Acreditava-se, no passado, que os meniscos seriam estruturas com pouca ou nenhuma função, e o padrão ouro para tratamento cirúrgico de suas lesões era a meniscectomia total aberta.[1] Havia um instrumento designado para tal, conhecido como meniscótomo, e a retirada incompleta dos meniscos era considerada um erro de técnica e causa de falha no tratamento.[2] Alguns cirurgiões mais agressivos indicavam, por vezes, a meniscectomia total profilática do compartimento oposto, visando a tratar uma potencial lesão futura, principalmente em indivíduos muito ativos e atletas de alto rendimento.

Com o passar dos anos estudos começaram a mostrar uma elevada incidência de alterações degenerativas articulares em pacientes submetidos à meniscectomia total (Fig. 13-1).[3] Começou-se a compreender a função dos meniscos para aumento da congruência articular, distribuição de carga, estabilização secundária, propriocepção e nutrição da cartilagem articular.[4] As meniscectomias abertas começaram a ser realizadas de forma parcial, preservando-se o tecido remanescente meniscal íntegro. Concomitantemente houve o desenvolvimento de técnicas cirúrgicas artroscópicas, o que levou a uma mudança de padrão na cirurgia meniscal, passando para as meniscectomias parciais com o auxílio do vídeo.[5] No entanto, meniscectomias parciais, especialmente no compartimento lateral, também apresentam evolução para osteoartrose em longo prazo.[6]

Atualmente temos um conceito bem estabelecido de tentar preservar o máximo de tecido meniscal possível.[7] A evolução de técnicas e o desenvolvimento de materiais próprios têm aumentado significativamente a quantidade de cirurgias de reparo meniscal. Todavia, este procedimento é tecnicamente mais difícil e mais caro, e a meniscectomia parcial artroscópica ainda é o procedimento mais realizado no tratamento cirúrgico das lesões meniscais.

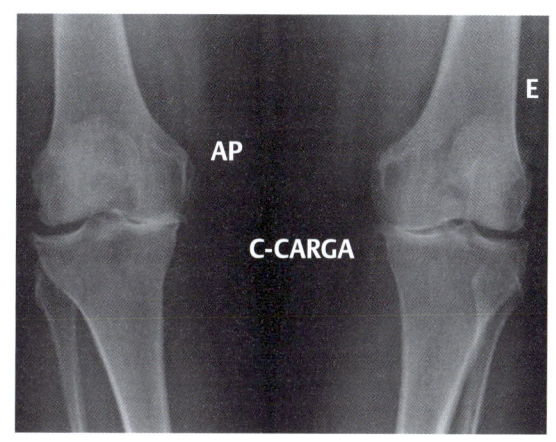

Fig. 13-1. Radiografias em AP dos joelhos com carga de paciente com 69 anos submetido a meniscectomia total aberta do menisco medial há 32 anos. Observa-se colapso do compartimento medial em ambos os joelhos, com artrose grave. *Fonte:* Arquivo pessoal dos autores.

INDICAÇÃO

Nem toda lesão meniscal tem indicação de tratamento cirúrgico. Lesões incompletas, estáveis, pouco sintomáticas ou em pacientes com baixa demanda funcional devem ser tratadas de forma conservadora com um programa de reabilitação que envolve perda ponderal, exercícios para treino de propriocepção e fortalecimento muscular.[8,9] Da mesma forma, lesões meniscais em pacientes com artrose moderada à grave devem seguir o protocolo de tratamento para artrose, e um procedimento cirúrgico artroscópico raramente está indicado nesses casos.[10]

A indicação cirúrgica varia de acordo com o perfil do paciente e o tipo e localização da lesão. Pacientes jovens, abaixo de 40 anos, em geral, terão lesão de caráter traumático, com tecido meniscal de boa qualidade e joelho sem alterações degenerativas. Nesses casos, a primeira opção deve ser sempre a sutura meniscal, sendo a meniscectomia parcial reservada para as situações em que haja impossibilidade de sutura ou critérios para mau prognóstico.[11] Dentre os fatores que devem ser levados em consideração para esta definição estão:

- Idade do paciente: quanto mais jovem for o paciente, maior a tendência a se tentar o reparo da lesão meniscal, uma vez que as alterações degenerativas decorrentes de uma meniscectomia geralmente sejam vistas em médio e longo prazos.[11,12] É importante ressaltar, porém, que desde que a lesão seja traumática e reparável, a idade isoladamente não se mostrou um fator prognóstico para o sucesso da sutura meniscal.[13]
- Menisco medial vs. lateral: lesões meniscais apresentam comportamento diferente em cada um dos compartimentos. O formato do platô lateral, mais convexo, faz com que uma meniscectomia extensa lateral provoque um aumento de carga sobre uma área menor da cartilagem articular, gerando um aumento da pressão de até 700% após uma meniscectomia total e 400% após uma meniscectomia parcial. No compartimento medial, a anatomia óssea é mais congruente, e o aumento de pressão é próximo a 100% após uma meniscectomia total.[14] Pode-se afirmar, portanto, que uma menisectomia extensa lateral tem risco maior de evoluir para um quadro degenerativo articular.[15]
- Redutibilidade da lesão: lesões irredutíveis constituem indicação formal de meniscectomia parcial.
- Localização da lesão: a vascularização do menisco é muito mais rica na região periférica do que na central, sendo o terço mais periférico conhecido como área vermelho-vermelha (VV), o terço médio como área vermelho-branca (VB) e o terço central como área branco-branca (BB).[16] Lesões nas áreas VV e VB têm um potencial maior de cicatrização após uma sutura, enquanto lesões na área BB indicam uma maior tendência à realização de meniscectomia.[17]
- Tipo da lesão: lesões longitudinais são as que apresentam melhores indicações de sutura meniscal. Lesões horizontais e radiais completas também têm um bom resultado após o reparo.[18] Nas lesões radiais completas a sutura deve sempre ser tentada pois uma descontinuidade das fibras periféricas do menisco se comporta biomecanicamente como uma meniscectomia total. Lesões em flap, lesões radiais centrais e lesões degenerativas representam indicações mais frequentes de meniscectomia parcial.
- Extensão da lesão: o aumento da pressão sobre a cartilagem articular é diretamente proporcional à quantidade de tecido meniscal excisado.[19] Dessa forma, quanto maior for a lesão, maior deve ser o empenho do cirurgião em tentar suturá-la, visto que o dano em longo prazo será maior com uma meniscectomia.
- Qualidade do tecido meniscal: o tecido meniscal sofre um processo de degeneração progressiva após uma lesão. No momento da artroscopia o cirurgião deve avaliar a qualidade tecidual pela visualização e palpação do menisco com o *probe*. Lesões crônicas em geral terão um tecido com mais fibrose e vascularização pobre, havendo uma tendência maior à meniscectomia, enquanto lesões mais recentes têm maior possibilidade de bons resultados da sutura meniscal.[20]
- Associação à lesão do ligamento cruzado anterior (LCA): a necessidade de reconstrução do LCA com a confecção de túneis ósseos aumenta a possibilidade de sucesso do reparo meniscal. O sangramento intra-articular funciona como adjuvante, e as taxas de cicatrização chegam a 95% quando a sutura é feita simultaneamente a uma reconstrução de LCA,[21] enquanto ficam em torno de 80% nas suturas isoladas.[22]

A ressonância magnética (RM) pré-operatória tem-se mostrado uma ferramenta com baixa acurácia para predizer a viabilidade da sutura meniscal.[23] Uma lesão meniscal não visualizada na RM e identificada no inventário artroscópico durante uma reconstrução ligamentar deve ser testada com o *probe* e, no caso de estar instável, deve ser abordada. Lesões meniscais não tratadas no momento de uma reconstrução ligamentar têm uma taxa de reoperação maior no menisco medial quando comparado ao menisco lateral.[24]

A decisão final entre realizar uma sutura meniscal ou meniscectomia parcial é sempre intraoperatória. O cirurgião deve estar preparado para realizar qualquer um dos procedimentos, havendo, em alguns casos, a possibilidade de uma técnica combinada, com a meniscectomia de uma porção do menisco e a sutura de outra região. Isto é frequentemente utilizado em lesões mais complexas (Fig. 13-2).

Havendo possibilidade de reparo meniscal, este deve ser sempre a primeira opção. A quantidade de tecido meniscal removido, após uma sutura mal-sucedida, não tem se mostrado maior do que em uma menisectomia primária.[25] É fundamental que o paciente esteja informado e de acordo com todos os cenários possíveis, ciente das indicações, das diferenças na abordagem intra e pós-operatória, dos potenciais riscos e complicações de cada um dos procedimentos.

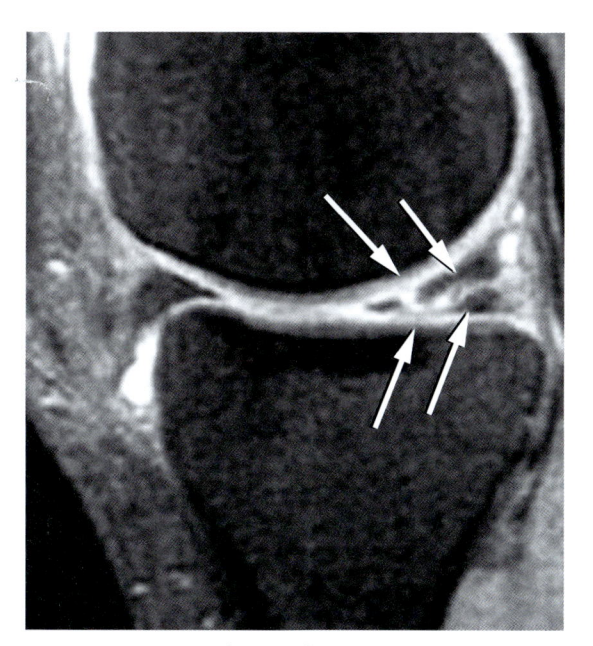

Fig. 13-2. Corte sagital em T2 de ressonância magnética mostrando lesão complexa do corno posterior do menisco medial. Observa-se uma lesão horizontal que se estende até a região mais periférica do menisco e uma lesão longitudinal na zona mais central (branco-branca). A decisão final será sempre intraoperatória, porém esta imagem sugere a possibilidade de utilização de uma técnica combinada, com ressecção da porção mais central e sutura da região periférica do menisco. *Fonte:* Arquivo pessoal dos autores.

Em pacientes com faixa etária entre 40 e 60 anos, alguns fatores adicionais devem ser considerados. Alterações degenerativas articulares passam a ser mais frequentes e deve-se atentar para isto antes de se indicar uma meniscectomia parcial. É fundamental avaliar o eixo mecânico dos membros inferiores, o espaço articular do compartimento acometido, a qualidade e espessura da cartilagem articular e a presença de edema ósseo subcondral adjacente à lesão do menisco. Qualquer dessas alterações pode necessitar de tratamento específico, seja com medidas conservadoras ou procedimentos cirúrgicos para reparação condral ou alinhamento de eixo em associação à cirurgia meniscal. A falha em identificar esses fatores aumentará a taxa de insucesso na realização da meniscectomia parcial.

A obesidade é um fator questionável quanto aos resultados da cirurgia meniscal. Há artigos que mostram resultado pior em pacientes com IMC acima de 26,[26] enquanto outros mostram resultados semelhantes.[27] Na nossa experiência, pacientes obesos (IMC > 30) devem ser orientados a emagrecer antes de realizar uma meniscectomia parcial por dois motivos: primeiramente porque a perda ponderal diminuirá a carga sobre o joelho e pode ser suficiente, associada a um programa de fisioterapia, para resolver os sintomas, não havendo necessidade da intervenção cirúrgica. Além disso, no caso de ser necessária a cirurgia, os índices de satisfação do paciente em relação a alívio de dor serão melhores com a redução do peso.

Para pacientes acima de 60 anos, as indicações de meniscectomia parcial se tornam bem menos frequentes. Muitos desses pacientes se apresentarão com artrose no joelho, e a lesão meniscal deve ser compreendida como parte do processo degenerativo. É importante ressaltar que nessa faixa etária não há mais qualquer indicação de sutura meniscal, e a opção deve ser entre tratamento conservador, meniscectomia parcial ou tratamento cirúrgico da artrose com osteotomia ou artroplastia parcial ou total (Fig. 13-3).[7] Nessa população é obrigatória a realização de radiografias com carga para definir o grau de artrose. Os melhores resultados de cirurgia artroscópica se dão quando o paciente apresenta sintomas mecânicos de bloqueio articular seja por um *flap* meniscal ou pela presença de um corpo livre articular. A indicação cirúrgica para tratamento exclusivo da dor apresenta uma chance maior de insatisfação do paciente, com pouca ou nenhuma melhora em diversos casos. Yim *et al.* obtiveram resultados semelhantes entre meniscectomia parcial e tratamento conservador em 102 pacientes com lesão degenerativa horizontal do menisco medial.[28]

Por outro lado, hoje vivemos uma realidade em que pacientes com mais de 60 anos são cada vez mais ativos. A dor meniscal pode ser bastante incapacitante para realização de atividades esportivas ou até mesmo no dia a dia. Nossa abordagem nesses casos envolve sempre uma tentativa de tratamento conservador por 3 a 4 meses. Havendo falha desta opção, a intervenção cirúrgica é indicada para os pacientes em que não se encontra nenhuma outra causa de dor.[29] O paciente deve apresentar exame clínico característico de dor meniscal, bom alinhamento de membros inferiores, artrose no máximo até grau 2 pela classificação de Kellgren-Lawrence e não deve ter sintomas expressivos em outros compartimentos nem sinais de sinovite. O paciente precisa estar informado de que o procedimento pode resultar em pouca melhora dos sintomas, porém seguindo estes critérios têm-se obtido resultados satisfatórios. Como regra geral, quanto mais ativo for e quanto menos artrose o paciente apresentar, mais ele se beneficiará de uma meniscectomia parcial artroscópica.

TÉCNICA CIRÚRGICA

As meniscectomias parciais são realizadas de rotina pelos dois portais tradicionais da artroscopia de joelho, um anterolateral e outro anteromedial. A visualização clara de toda a articulação e do menisco em toda a sua extensão é imprescindível para a realização de um procedimento adequado.

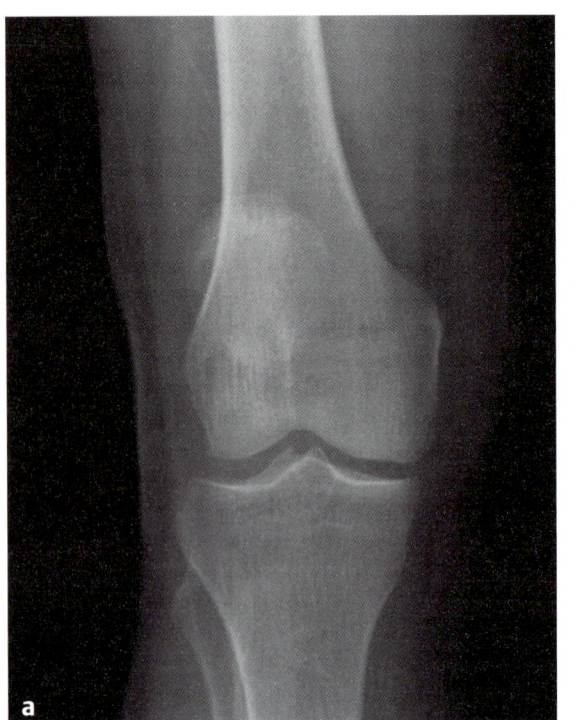

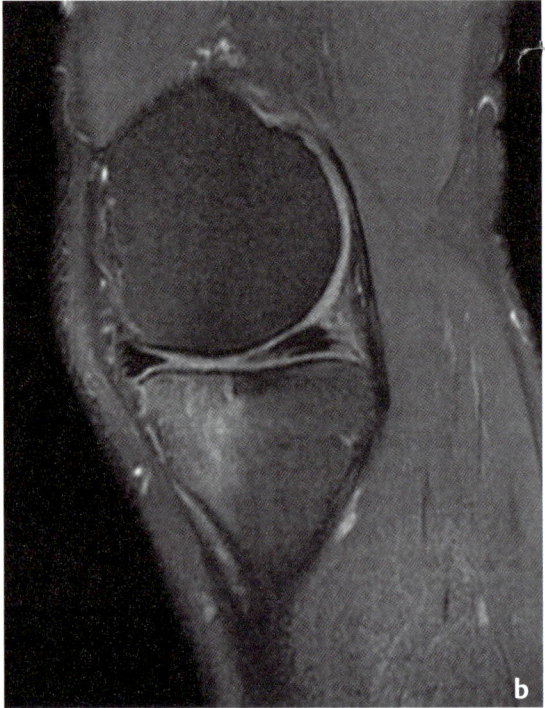

Fig. 13-3. (a) Radiografia em AP com carga de paciente com 62 anos e dor crônica, progressiva, localizada no compartimento medial do joelho. Observa-se um discreto aplainamento do côndilo femoral medial e alguma esclerose do osso subcondral no platô tibial medial. O espaço articular encontra-se levemente reduzido, porém bastante satisfatório. **(b)**. Corte sagital de ressonância magnética em T2 do mesmo paciente, mostrando pequena lesão no corno posterior do menisco medial e edema ósseo de sobrecarga na região mais anterior do platô tibial. Neste caso o edema ósseo em geral é a maior causa de dor do paciente e uma meniscectomia parcial pode não ser bem-sucedida. Após 4 meses de tratamento conservador sem sucesso, foi indicada artroplastia unicompartimental medial. *Fonte:* Arquivo pessoal dos autores.

O correto posicionamento dos portais, cerca de 1 cm acima da linha articular, permite o acesso da óptica e dos instrumentos (pinças, *probe*, *shaver*), para que seja possível remover todo tecido meniscal acometido. As lesões do corno anterior do menisco lateral podem ser de difícil visualização pelos portais tradicionais, e pode ser necessária a realização de um terceiro portal, na região medial, mais afastado do tendão patelar para adequada abordagem da lesão. Há ainda a possibilidade de se utilizar um gancho pelo portal anterolateral para se retrair a pele, sinóvia e parte íntegra do menisco, expondo melhor a área da lesão a ser removida.[30]

Eventualmente portais acessórios posterolateral ou posteromedial podem ser necessários para melhor visualização da região posterior da articulação e identificação de algumas lesões, tipicamente como ocorre nas lesões em rampa dos meniscos. Portais suprapatelares também podem ser utilizados para melhor acesso ao fundo de saco e eventual remoção de corpos livres ou sinovite.

O uso de torniquete é opcional, assim como o uso de bombas de infusão para aumentar a pressão da entrada de soro. Na nossa rotina realizamos meniscectomias parciais com uma infusão intra-articular de 20 mL de lidocaína com adrenalina diluída em 100 mL de soro fisiológico e elevação do suporte de soro para aumento da pressão de infusão. Não utilizamos o torniquete nem a bomba infusora e conseguimos uma visualização satisfatória em quase todos os casos. Vale ressaltar, entretanto, que pacientes com sinovite importante apresentam uma tendência maior a sangramento intraoperatório. Aos cirurgiões menos experientes, é recomendável que se utilize pelo menos um dos dois métodos para facilitar a visualização. O torniquete tem potenciais riscos de neuropraxia e trombose, mas essas complicações são muito raras, e seu uso é bastante seguro.

No inventário artroscópico é obrigatório que se avaliem todos os compartimentos em busca de lesões, assim como os fundos de saco medial e lateral, em busca de corpos livres. Os dois meniscos devem ser visualizados integralmente e testados com o *probe* em suas bordas superiores e inferiores. O menisco medial é mais fixo na cápsula articular e ligamento colateral medial profundo, enquanto o menisco lateral tem uma maior mobilidade, principalmente na área do hiato do poplíteo, onde não há inserção capsular. O cirurgião deve estar especialmente atento a essas diferenças para não confundir esta hipermobilidade com lesão menisco capsular lateral.

O compartimento medial deve ser explorado com a realização do *stress* em valgo da articulação com o joelho em torno de 15 graus de flexão. Esta manobra pode ser realizada com o auxílio de um suporte lateral para apoio na coxa e um auxiliar forçando o valgo para permitir a visualização de todo corno posterior do menisco, onde se apresenta grande parte das lesões (Fig. 13-4).

Nas situações em que o compartimento medial é apertado e a visualização do corno posterior do menisco medial difícil mesmo com a abertura em valgo, técnicas de liberação do ligamento colateral medial pelo *shaver* para liberação de sua porção profunda[31] ou pela técnica de *pie-crust* têm-se mostrado seguras e efetivas.[32] Não há necessidade de utilização de imobilizadores no pós-operatório.

Para a correta visualização de todo o menisco lateral, deve-se colocar o membro inferior do paciente sobre a mesa, na posição de 4, abrindo o compartimento lateral. Pode-se ainda fazer uma leve pressão na região medial da coxa ou elevar o tornozelo do paciente, visando a aumentar o espaço para se trabalhar na articulação (Fig. 13-5).

Os instrumentos utilizados para realizar a meniscectomia são o *shaver* e as pinças artroscópicas tipo *basket*. Existem pinças de diferentes tamanhos,

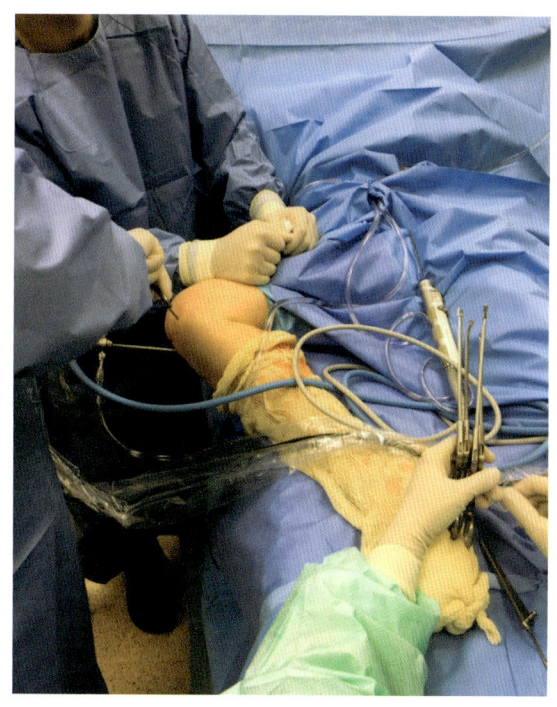

Fig. 13-5. Posicionamento do membro inferior para abertura e visualização do compartimento lateral do joelho. Coloca-se o pé do paciente sobre a mesa cirúrgica, formando um "4". Em situações em que o compartimento lateral é apertado pode-se elevar o tornozelo e fazer uma pressão na face medial da coxa para aumentar a força em varo. *Fonte:* Arquivo pessoal dos autores.

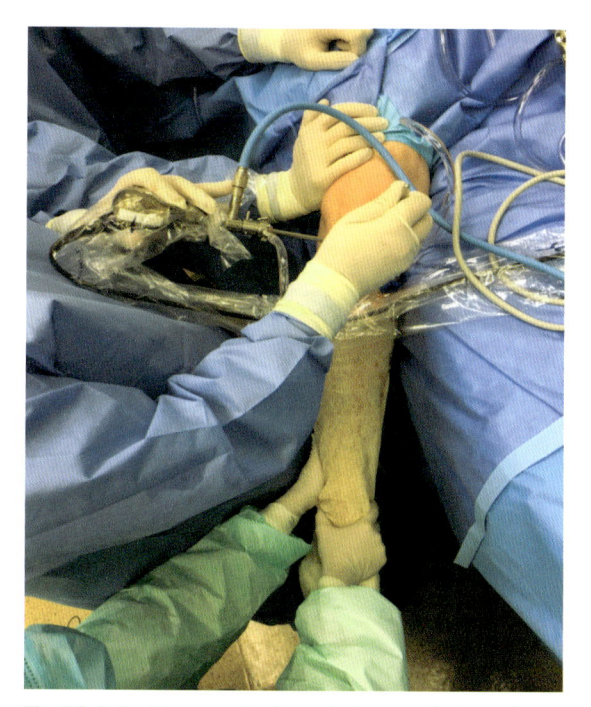

Fig. 13-4. Posicionamento do paciente para abertura do espaço medial. O membro inferior fica pendente para fora da mesa, um auxiliar faz o apoio na região do tornozelo posicionando o joelho em 15 graus de extensão e com força em valgo. O apoio na face lateral da coxa pode ser realizado por outro auxiliar ou por um suporte posicionado antes da colocação dos campos cirúrgicos. *Fonte:* Arquivo pessoal dos autores.

assim como pinças curvadas para direita, esquerda, para cima, para baixo e até para trás, visando a facilitar o acesso e ressecção do tecido meniscal lesionado com a maior precisão possível. As ressecções podem ser em bloco, retirando-se um fragmento meniscal grande com o auxílio do *grasper* ou em pequenos fragmentos, quando se utilizam as pinças para cortar o menisco e sequencialmente o *shaver* para aspirar os fragmentos. Nas ressecções em fragmentos, o cirurgião precisa estar bastante atento para evitar que um ou mais fragmentos não sejam removidos e fiquem inadvertidamente na articulação como corpos livres.

As lesões de aspecto degenerativo, com tecido meniscal mais friável, geralmente podem ser ressecadas apenas com o uso do *shaver*. Nas lesões em *flap*, pode-se utilizar apenas o *shaver* ou uma pinça tipo *basket* para cortar o menisco na base do *flap* e remover o fragmento por inteiro. Nas lesões radiais incompletas, retiram-se as bordas da lesão com a pinça e depois se utiliza o *shaver* para regularizar o tecido remanescente (Fig. 13-6). Nas lesões horizontais, avalia-se a estabilidade dos folhetos superior e inferior e buscam-se a remoção do folheto mais instável e a preservação do mais estável. Em nossa casuística, observamos com mais frequência a preservação do folheto meniscal superior. Para tra-

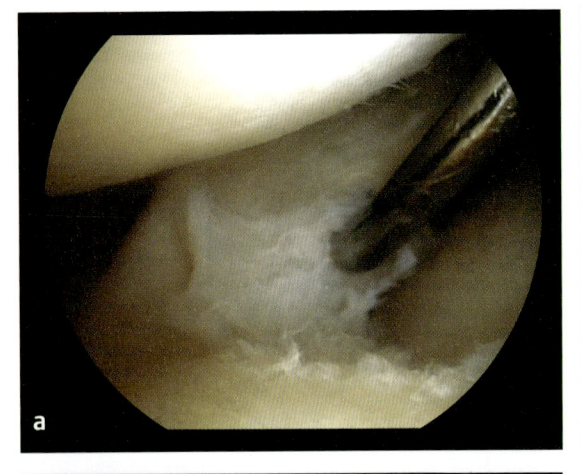

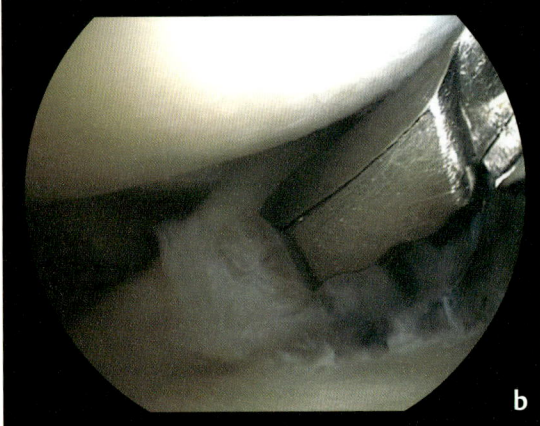

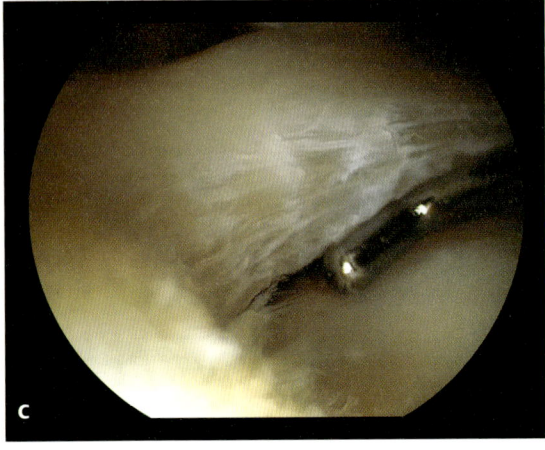

Fig. 13-6. (**a**) Imagem artroscópica de pequena lesão radial com na zona central (avascular) do menisco lateral. (**b**) Pinça tipo *basket* para realização da meniscectomia parcial. (**c**) Aspecto final do menisco regularizado após retirada do fragmento lesionado. *Fonte:* Arquivo pessoal dos autores.

tamento das lesões horizontais, existe a descrição de um portal inframeniscal.[33] Na nossa prática não observamos a necessidade de utilização.

Nas lesões longitudinais removemos o fragmento mais central e mantemos a região mais periférica do menisco. Em lesões longitudinais extensas e lesões tipo alça de balde para remoção do fragmento meniscal em bloco, recomendamos sempre que possível iniciar a clivagem do fragmento pela região posterior e sequencialmente a região anterior. É interessante que se deixe um pequeno remanescente posterior para ser desbridado com o *shaver* após a remoção do fragmento meniscal. Essa técnica foi proposta por Nakase *et al.* e permite uma segurança maior e reduz as chances de o cirurgião inadvertidamente causar uma lesão na raiz meniscal posterior.[34]

Após o fim da meniscectomia, um novo inventário de toda a articulação deve ser feito. O menisco é revisado e testado com o *probe* em toda sua extensão, assegurando a estabilidade do tecido remanescente. O fundo de saco deve ser revisado em busca de pequenos fragmentos que possam ter migrado e devem ser removidos.

Realizamos a sutura dos portais e curativo. Não utilizamos nenhum tipo de enfaixamento ou imobilização após meniscectomias.

PÓS-OPERATÓRIO

O paciente recebe alta hospitalar em torno de 6 horas após o procedimento. Utilizam-se analgésicos apenas em caso de dor. A carga é total desde os primeiros dias, sem necessidade de uso de muletas. Recomendamos a aplicação de gelo sobre o joelho operado quatro vezes ao dia durante a primeira semana.

O programa de fisioterapia pode ser iniciado precocemente, em geral no segundo ou terceiro dia de pós-operatório. Exercícios isométricos, proprioceptivos e até alguma carga com caneleiras são liberados de acordo com a tolerância do paciente.

Na nossa experiência, meniscectomias parciais laterais costumam ter uma evolução um pouco mais demorada. O paciente apresenta mais dor, sinovite e um derrame articular de regressão mais difícil. Entretanto, na maioria dos casos a evolução é satisfatória durante o programa de reabilitação. Em raras situações pode ser necessária uma artrocentese para aliviar a dor e permitir que o paciente possa progredir as etapas da fisioterapia.

Após uma semana retiramos os pontos e intensificamos o programa de reabilitação. Bicicleta e piscina em geral são liberadas nesse momento, e o trabalho de musculação assim que o paciente tolerar adequadamente. Atividades na areia são bastante interessantes nessa fase, pois auxiliam no processo de fortalecimento e propriocepção com menor impacto sobre a articulação.

O retorno a atividades de corrida e esportivas ocorre entre 4 e 6 semanas para lesões meniscais mediais e entre 6 e 8 semanas para lesões laterais. Nawabi *et al.* demonstraram um período de 5 semanas em lesões mediais e 7 semanas em lesões laterais.[35] Kim *et al.* mostraram uma tendência de retorno mais rápido em pacientes abaixo de 30 anos (54 dias × 89 dias) e em atletas de maior nível de rendimento (53 dias para esportes competitivos × 88 dias para recreacional).[33]

RESULTADOS

Meniscectomias parciais artroscópicas apresentam resultados bastante consistentes, com taxa de satisfação dos pacientes em curto prazo entre 80 e 100%. São procedimentos simples, de baixa morbidade, que costumam ter uma reabilitação bastante favorável, assim como um retorno a atividades esportivas. Os piores resultados em curto prazo estão diretamente ligados a indicações inadequadas, em pacientes com artrose, desvios de eixo ou edema subcondral, o que pode em algumas situações agravar a dor e aumentar as alterações de imagem que demonstram sobrecarga articular após a remoção do menisco lesionado ou a erro de técnica com ressecção insuficiente ou corpos livres remanescentes na articulação.[36]

Em médio e longo prazos, existem uma adaptação biomecânica e perda de propriocepção no joelho meniscectomizado. Parte dessa propriocepção pode ser recuperada por trabalhos específicos na fisioterapia e atividades físicas do paciente. Um paciente meniscectomizado deve ser orientado a evitar ganho de peso, manter um trabalho de fortalecimento muscular, assim como exercícios aeróbicos de baixo impacto, principalmente se ainda for praticante de atividades físicas com maior sobrecarga articular.

A meniscectomia parcial provoca uma alteração da homeostase e da distribuição de carga dentro do joelho levando a uma aceleração do processo de degeneração articular. A função da articulação está diretamente relacionada com quantidade de tecido meniscal removido.[19] Resultados em longo prazo têm mostrado uma taxa significativamente maior de artrose em joelhos meniscectomizados, principalmente no compartimento lateral e em joelhos instáveis.[37] Dessa forma, os cirurgiões precisam ser cada vez mais criteriosos, respeitando as indicações adequadas para cada método e buscando sempre que possível a preservação do tecido meniscal e da anatomia e biomecânica articulares.

Estudos recentes têm evidenciado um melhor resultado em longo prazo das suturas meniscais superior ao das meniscectomias parciais, tanto em relação à dor e evolução da artrose quanto ao retorno ao esporte no mesmo nível pré-lesão, principalmente em pacientes jovens e praticantes de atividades esportivas.[12]

MENISCECTOMIA PARCIAL EM ATLETAS DE ALTO RENDIMENTO

Nem sempre o que nos parece melhor é o melhor para nossos pacientes. O tratamento de lesões meniscais em atletas de alto rendimento merece uma seção à parte, porque possui algumas peculiaridades. A decisão entre realizar a meniscectomia parcial ou a sutura meniscal deve, em princípio, seguir os critérios discutidos no início deste capítulo. No entanto, o fato de o atleta necessitar do seu corpo plenamente apto à realização de atividades físicas para exercer sua profissão aumenta muito o número de fatores a serem levados em consideração. Qual o prazo estimado para reabilitação? Qual a importância daquele atleta para seu time? Em que momento da temporada estamos? Há alguma previsão de jogo ou competição decisiva nos próximos meses? O quanto isso trará de impacto financeiro para o atleta e para o clube? O atleta é uma jovem promessa, um jogador no auge da sua carreira ou um veterano já próximo de se aposentar?

Em lesões meniscais associadas a reconstruções ligamentares, o impacto temporal na reabilitação será pequeno quando se associa a uma sutura meniscal. O atleta já tem uma previsão de afastamento em torno de 6 a 8 meses e, nesses casos, acreditamos que a sutura meniscal deva ser realizada quando houver lesão reparável.

A grande questão é nas lesões meniscais isoladas. Uma meniscectomia parcial colocará o atleta apto novamente a competir em torno de 6 semanas, enquanto uma sutura meniscal o afastará das atividades por cerca de 6 meses. Essa decisão nem sempre é fácil e deve ser tomada em conjunto com o atleta e a comissão técnica que o acompanha. O médico deve expor todas as vantagens e desvantagens de cada uma das técnicas e, junto com o atleta e seu *staff*, definir o melhor procedimento a ser realizado.

Na nossa experiência, observamos que atletas sempre tenderão a optar pela meniscectomia parcial, uma vez que têm pensamento imediatista e a vontade de resolver da forma mais simples e rápida. O papel do médico é avaliar o risco de tal procedimento, inclusive quanto a um potencial prejuízo para a carreira do atleta. Por exemplo, uma meniscectomia parcial de uma lesão em alça de balde do menisco lateral que vai exigir a ressecção de 80% do menisco num atleta de 20 anos é algo que deve ser evitado, pois provavelmente terá grandes repercussões no futuro profissional e na vida deste indivíduo. Nesses casos devemos optar por indicar o reparo meniscal independente de questões esportivas associadas.

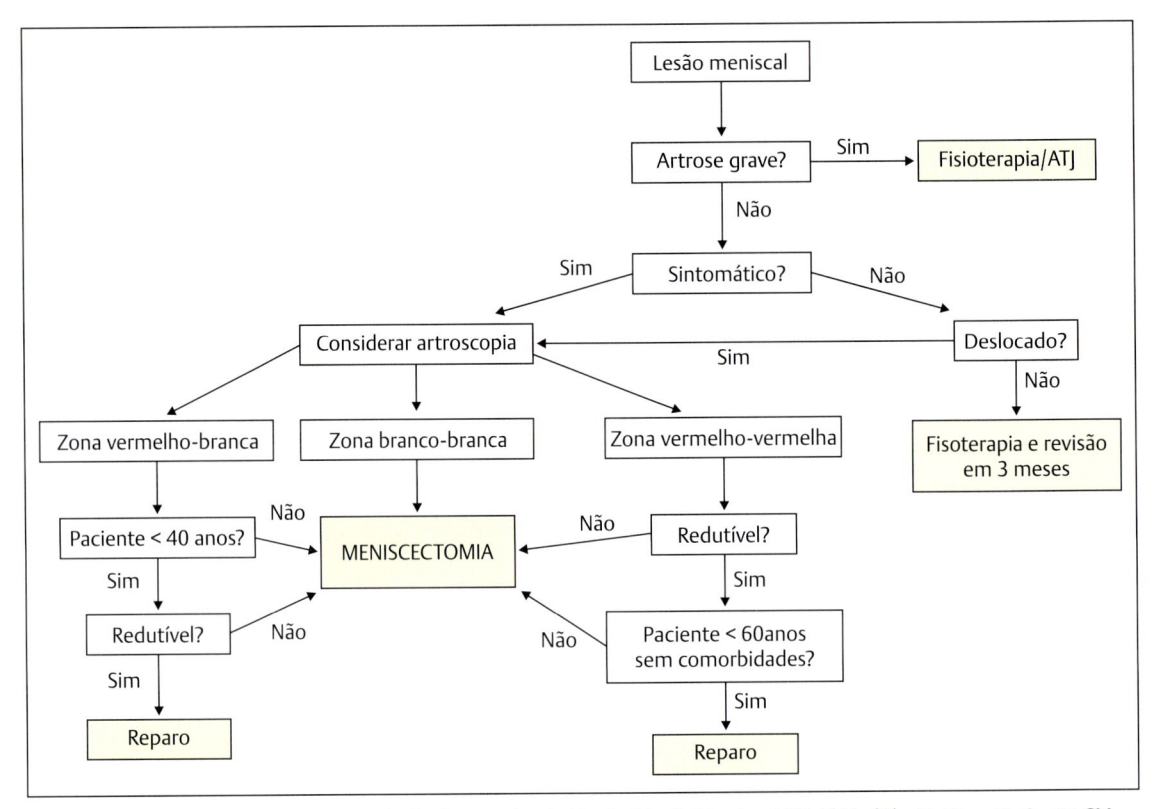

Fig. 13-7. Fluxograma para tratamento das lesões meniscais. Traduzido de Mordecai SC, Al-Hadithy N, Ware H, Gupte CM. Treatment of meniscal tears: an evidence based approach. World J Orthop. 2014;5(3):233-241.[7]

COMPLICAÇÕES

Meniscectomias parciais artroscópicas são procedimentos bastante seguros, e a taxa de complicações é entre 1 e 2%. A maioria das complicações é de baixa morbidade e de resolução simples e rápida, como sinovite, dor residual ou hemartrose.

Estão descritas também trombose venosa profunda, infecção, lesão neurológica ou vascular, lesão iatrogênica da cartilagem articular, condrólise e complicações pós-anestésicas.

CONCLUSÃO

A meniscectomia parcial artroscópica ainda é o procedimento mais realizado em todo o mundo. A técnica cirúrgica apresentou poucas modificações nos últimos anos e já está bem estabelecida. A grande maioria dos trabalhos recentes sobre lesões meniscais diz respeito à sutura meniscal, procedimento que vem ganhando espaço mundialmente. No Brasil em especial, a sutura de menisco ainda é feita em proporção muito abaixo da desejada, em parte por ser um procedimento tecnicamente mais difícil e demorado, em parte pela necessidade de materiais especiais mais caros e nem sempre disponíveis.

É notável, porém, que, apesar destas dificuldades, o número de cirurgiões interessados na sutura meniscal vem crescendo, assim como o número de procedimentos. Há que se estimular cada vez mais o treinamento e aprendizado das técnicas de sutura, para que o cirurgião tenha a possibilidade de tomar as decisões com todas as opções disponíveis.

Há espaço para todo o tipo de tratamento nas lesões meniscais, desde o conservador, meniscectomias parciais e suturas meniscais. Os trabalhos científicos e a experiência individual tornarão o cirurgião cada vez mais apto a definir pela melhor forma de tratamento. O sucesso da cirurgia meniscal está em grande parte na correta avaliação do paciente e indicação do tratamento adequado.[36] Embasado na literatura e conhecimento atual, Mordecai et al. publicaram um fluxograma que resume e auxilia a tomada de decisões para o tratamento das lesões meniscais (Fig. 13-7).

REFERÊNCIAS BIBLIOGRÁFICAS

1. Smillie IS. The current pattern of internal derangements of the knee joint relative to the menisci. *Clin Orthop Relat Res* 1967;51:117-22.
2. McMurray TP. The semilunar cartilages. *Br J Surg* 1942;29:407-14.
3. McDermott ID, Amis AA. The consequences of meniscectomy *J Bone Joint Surg Br* 2006;88:1549-56
4. Greis PE, Bardana DD, Holmstrom MC, Burks RT. Meniscal injury: I.Basic Science and evaluation. *J Am Acad Orthop Surg* 2002;10:168-76.
5. Jackson RW. A history of arthroscopy. *Arthroscopy* 2010;226:91-103.

6. Hulet C, Menetrey J, Beaufils P et al. Clinical and radiographic results of arthroscopic partial lateral meniscectomies in stable knees with a minimal follow up of 20 years. *Knee Surg Sports Traumatol Arthrosc* 2015;23:225-31.
7. Mordecai SC, Al-Hadithy N, Ware H, Gupte CM. Treatment of meniscal tears: an evidence based approach. *World J Orthop* 2014;5(3):233-41.
8. Neogi DS, Kumar A, Rijal L et al. Role of nonoperative treatment in managing degeneratvie tears of the medial meniscus posterior root. *J Orthop Traumatol* 2013;14:193-9.
9. Herlrlin S. Hållander M, Wange P et al. Arthroscopic or conservative treatment of degenerative medial meniscal tears: a prospective randomised trial. *Knee Surg Sports Traumatol Arthrosc* 2007;15:393-401.
10. Knoop J, Steultjens MP, Roorda LD et al. Improvement in upper leg muscle strength underlies beneficial effects of exercise theray in knee osteoartrhitis: secondary analysis from a randomized controlled trial. *Physiotherapy* 2014;13:31-73.
11. Pengas JP, Assiotis A, Nash W et al. Total meniscectomy in adolescentes: a 40-year follow-up. *J Bone Joint Sur Br* 2012;94(12):1649-54.
12. Stein T, Mehling AP, Welsch F et al. Long-term outcome after arthroscopic meniscal repair versus arthroscopic partial meniscectomy for traumatic meniscal tears. *Am J Sports Med* 2010;38:1542-8.
13. Ahn JH, Lee YS, Yoo JC et al. Clinical and second-look arthroscopic evaluation of repaired medial meniscus in anterior cruciate ligament-reconstructed knees. *Am J Sports Med* 2010;38:472-7.
14. Peña E, Calvo B, Martinez MA, Palanca D, Doblaré M. Why lateral meniscectomy is more dangerous than medial meniscectomy. A finite element study. *J Orthop Res* 2006;24(5):1001-10.
15. Chatain F, Adeleine P, Chambat P, Neyret P; Société Française d´Arhroscopie. A comparative study of medial versus lateral arthroscopic partial meniscectomy on stable knees: 10-year minimum follow-up. *Artrhoscopy* 2003;19:842-9.
16. Arnockzy SP, Warren RF. The microvasculature of the meniscos and its response to injury. An experimental study in the dog. *Am J Sports Med* 1983;11:131-41.
17. Hoffelner T, Resch H, Forstner R et al. Arthroscopic all-inside meniscal repair--Does the meniscus heal? A clinical and radiological follow-up examination to verify meniscal healing using a 3-T MRI. *Skeletal Radiol* 2011;40(2):181-7.
18. Ra HJ, Ha JK, Jang SH et al. Arthroscopic inside-out repair of complete radial tears of the meniscus with a fibrin clot. *Knee Surg Sports Traumatol Arthrosc* 2013;21:2126-30.
19. Hede A. Jensen DB, Blyme P, Sonne-Holm S. Epidemiology of meniscal lesions in the knee. 1215 open operations in Copenhagen 1982-84. *Acta Orthop Scand* 1990;61:435-7.
20. Westermann RW, Wright RW, Spindler KP, Huston LJ, Wolf BR; MOON Knee Group. Meniscal repair with concurrent anterior cruciate ligament reconstruction: operative success and patient outcomes at 6-year follow-up. *Am J Sports Med* 2014;42:2184-92.
21. Toman CV, Dunn WR, Spindler KP, Amendola A, et al. Success of meniscal repair at anterior cruciate ligament reconstruction. *Am J Sports Med* 2009;37(6):1115.
22. Wasserstein D, Dwyer T, Gandhi R, Austin PC, Mahomed N, Ogilvie-Harris D. A matched-cohort population study of reoperation after meniscal repair with and without concomitante anterior cruciate ligament reconstruction. *Am J Sports Med* 2013;41(2):349-55.
23. Góes RA, Campos ALS, Cardoso RF, Casado PL, Lobo J. Magnetic Resonance Imaging: Is it really a good tool for predicting meniscal reparability? *Austin J Orthopade & Rheumatol* 2015;2(3):1019.
24. Shelbourne KD, Heinrich J. The long-term evaluation of lateral meniscus tears left in situ at time of anterior cruciate ligament reconstruction. *Artrhoscopy* 2004;20:346-51.
25. Pujol N, Barbier O, Boisrenoult P, Beaufils P. Amount of meniscal resection after failed meniscal repair. *Am J Sports Med* 2011;39:1648-52.
26. Erdil M, Bilsel K, Sungur M, et al. Does obesity negatively affect the functional results of arthroscopic partial meniscectomy? A retrospective cohort study. *Arthroscopy* 2013;9(2):232-7.
27. Bailey O, Gronkowski K, Leach WJ. Effect of body mass index and osteoarthritis on outcomes following arthroscopic meniscectomy: a prospective nation-wide study. *Knee* 2015;22(2)95-9.
28. Yim JH, Seon JK, Song EK et al. A comparative study of meniscectomy and nonoperative treatment for degenerative horizontal tears of the medial meniscus. *Am J Sports Med* 2013;41(7):1565-70.
29. Suter LG, Fraenkel L, Losina E, Katz JN, Gomoll AH, Paltiel AD. Medical decision making in patients with knee pain, meniscal tear and osteoarthritis. *Arthritis Rheum* 2009;61(11):1531-8.
30. Suk In N, Min Su W, Jong Min L, Myung Ku K. A new surgical technique of arthroscopic partial meniscectomy for unstable inferior leaf of the anterior horn in a horizontal tear of the lateral meniscus. *Knee Surg Relat Res* 2013;25(3):147-9.
31. Javidan P, Ahmed M, Kaar SG. Arthroscopic release of the deep medial collateral ligament to assist in exposure of the medial tibiofemoral compartment. *Arthrosc Tech* 2014;3(6):e699-701.
32. Claret G, Montañana J, Rios J et al. The effect of percutaneous release of the medial collateral ligament in arthroscopic medial meniscectomy on functional outcome. *Knee* 2016;23(2):251-5.
33. Kim SG, Nagao M, Kamata K et al. Return to sport after arthroscopic meniscectomy on stable knees. *BMC Sports Sci Med Rehabil* 2013;5:23.
34. Nakase J, Kitaoka K, Tsuchiya H. Arthroscopic resection of a bucket handle tear of the meniscus: a technical note. *J Orthop Surg (Hong Kong)* 2010;18(3):378-81.
35. Nawabi DH, Cro S, Hamid IP, Williams A. Return to play after lateral meniscectomy compared with medial meniscectomy in elite professional soccer players. *Am J Sports Med* 2014;42(9):2193-8.
36. Weiss WM, Johnson D. Update on meniscus debridement and resection. *J Knee Surg* 2014;27(6):413-22.
37. Paxton ES, Stock MV, Brophy RH. Meniscal repair versus partial meniscectomy: a systematic review comparing reoperation rates and clinical outcomes. *Arthroscopy* 2011;27:1275-88.

14 CONDRÓLISE E COMPLICAÇÕES PÓS-MENISCECTOMIA

Alfredo Marques Villardi
João Gabriel de Cerqueira Campos Villardi

Apesar dos recentes avanços, uma grande quantidade de lesões meniscais continua não sendo reparada, seja decorrente de suas características intrínsecas, indisponibilidade do material necessário, falta de treinamento, ou ainda e mais grave, a insistência do cirurgião em não rever seus antigos conceitos, permanecendo na sua zona de conforto, sem se render às claras evidências científicas sobre o assunto.

Cabe enfatizar que as ressecções parciais são menos deletérias à articulação do joelho em comparação às subtotais ou totais. Apesar deste fato, deve-se levar em consideração, ao indicar uma meniscectomia parcial, que o desfecho pode ser bastante diferente daquele esperado.

Em uma revisão sistemática realizada com o objetivo de avaliar a possibilidade de se predizer os resultados clínico-funcionais pós-meniscectomia parcial os autores concluíram que a persistência dos sintomas por tempo superior a um ano, a presença de sinais radiográficos de osteoartrite e a ressecção maior que 50% do estoque meniscal são fatores associados a piores resultados clínicos.[1]

Desta forma, não se deve entender a meniscectomia parcial como um procedimento simples, rápido e de baixa morbidade, podendo não ser tão inócuo quanto se possa julgar, já que, em algumas situações, podem ocorrer complicações que serão discutidas a seguir.

LESÕES MENISCAIS E OSTEOARTRITE

Os meniscos são estruturas essenciais para auxiliar na estabilidade multidirecional e transmissão de forças no joelho. Portanto, a lesão do menisco pode alterar a função articular normal, determinando redução da área de contato e aumentando consequentemente a pressão de contato entre as superfícies articulares. Estas alterações biomecânicas, segundo alguns autores, podem levar ao dano da cartilagem e ao desenvolvimento da osteoartrite.[2,3]

Em um estudo correlacionando fatores biológicos e o desenvolvimento da osteoartrite, os autores concordam que as lesões meniscais estão associadas a um maior risco de desenvolvimento de osteoartrite, mas ponderam que, enquanto esse risco é amplamente atribuído à perda das funções biomecânicas, existem evidências sugerindo que outros fatores relacionados com a biologia dos meniscos lesionados podem estar envolvidos no dano articular em longo prazo, mediados pela síntese e secreção de enzimas e outros mediadores pró-catabólitos, contribuindo para as mudanças patológicas em outros tecidos articulares.[4]

Independente da origem do processo degenerativo estar relacionado com a teoria mecânica ou biológica, o fato é que a meniscectomia parcial está tão fortemente associada à incidência e risco de progressão da osteoartrite do joelho, que a lesão meniscal é considerada uma condição pré-artrósica, e os resultados clínicos após a ressecção parcial do menisco lateral são particularmente problemáticos (Fig. 14-1).[5]

Em um estudo comparativo, foi avaliado o risco de osteoartrite sintomática do joelho em três grupos: pós-meniscectomia parcial; pós-reparo meniscal e na população em geral, comparando a frequência de consultas médicas. Concluiu-se que esse risco foi menor, de 25 a 50%, nos pacientes submetidos ao reparo meniscal e duas vezes maior quando comparado ao grupo de reparo meniscal com a população em geral.[6]

ARTROSE PATELOFEMORAL

Como descrito anteriormente, as lesões meniscais são o principal fator de risco para o desenvolvimento da osteoartrite nos compartimentos femorotibiais.[7-9]

Em um estudo que correlaciona a patologia meniscal com a artrose patelofemoral (PF), admite-se que embora a maior parte das pesquisas esteja focada nos fatores de risco para a degeneração da articulação femorotibial, existem amplas evidências que correlacionam as lesões meniscais com risco de desenvolvimento de artrose PF. É sabido que uma das funções meniscais é a estabilização multidirecional do joelho, e a lesão do menisco pode afetar à

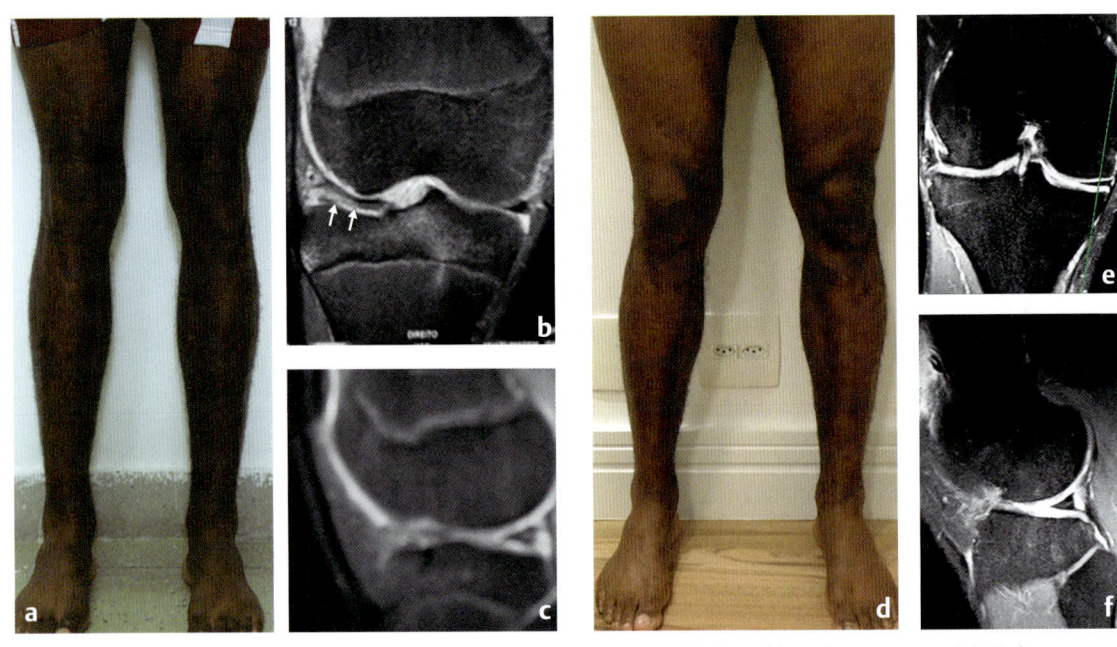

Fig. 14-1. Atleta profissional de futebol, submetido à meniscectomia parcial/subtotal lateral aos 16 anos. (**a**) Alinhamento dos MMII na ocasião da cirurgia com valgo discreto; (**b**, **c**) RM em cortes coronal e sagital da lesão horizontal no corno anterior do menisco lateral; (**d**) Alinhamento dos MMII com 10 anos de pós-operatório, com progressão do valgo à direita, assimétrico; (**e**, **f**) RM em cortes coronal e sagital com 10 anos de pós-operatório confirmando a meniscectomia e a artrose no compartimento lateral. *Fonte:* Arquivo pessoal do editor.

mobilidade articular no plano transverso e a rotação tibial, interferindo na distribuição de carga na articulação PF, com aumento da pressão de contato PF resultando no desenvolvimento de artrose PF.

Nos pacientes submetidos à meniscectomia, a combinação de artrose femorotibial e PF está presente em 18% dos casos, sendo que lesões meniscais (especialmente as laterais) e a extrusão meniscal estão associadas a um risco aumentado de artrose PF.[10]

Existe uma comprovada correlação entre a artrose PF e pacientes submetidos à meniscectomia, sendo 2,6 vezes maior pós-meniscectomia medial e 5,3 vezes maior pós-meniscectomia lateral (Fig. 14-2).[11]

MENISCO DEGENERATIVO E ARTROPLASTIA TOTAL DO JOELHO

As lesões meniscais degenerativas desenvolvem-se gradativamente em indivíduos de meia-idade e tendem a ser mais frequentes e esperadas em idades mais avançadas. Tipicamente, são lesões horizontais, que na ressonância magnética (RM) se traduzem como um sinal linear no interior do menisco, se estendendo à superfície superior ou inferior.

No Consenso da Sociedade Europeia de Cirurgia do Joelho e Artroscopia, foi confirmado um risco elevado de complicações e falência de tratamento, após meniscectomias parciais em algumas situações, como: 1) pacientes com lesões meniscais degenerativas desenvolvem osteoartrite sintomática, especialmente no compartimento lateral, quando comparados a joelhos sem lesão; 2) meniscectomia total ou subtotal, incluindo o aro periférico, tem risco superior de osteoartrite àqueles submetidos à meniscectomia parcial; 3) associadas a lesões condrais ou edema ósseo são preditores de mau prognóstico e 4) extrusão meniscal está associada à osteonecrose pós-meniscectomia parcial.[12,13]

Diante de tais afirmações, não resta dúvida de que existe um risco associado de osteoartrite sintomática quando se indica uma meniscectomia parcial em lesões meniscais de caráter degenerativo. A evolução do processo degenerativo nesses casos, normalmente, é mais rápida e capaz de produzir sintomatologia dolorosa intensa, ao ponto de não haver qualquer outra alternativa de tratamento, que não seja uma artroplastia.

Um estudo comparou indivíduos portadores de osteoartrite do joelho a pacientes também portadores de osteoartrite, mas, submetidos à meniscectomia artroscópica, e concluiu que o risco de ser necessária uma futura artroplastia total do joelho é três vezes maior no grupo em que os pacientes foram submetidos ao tratamento artroscópico.[14]

Outro estudo avaliou o risco de progressão da redução do espaço articular e artroplastia total do joelho, associado à cirurgia meniscal em pacientes com e sem história prévia de trauma, que pudesse determinar a lesão meniscal. Nesses dois grupos, a idade média foi de 61,16 anos. Os autores concluíram que no Grupo em que os pacientes tinham um

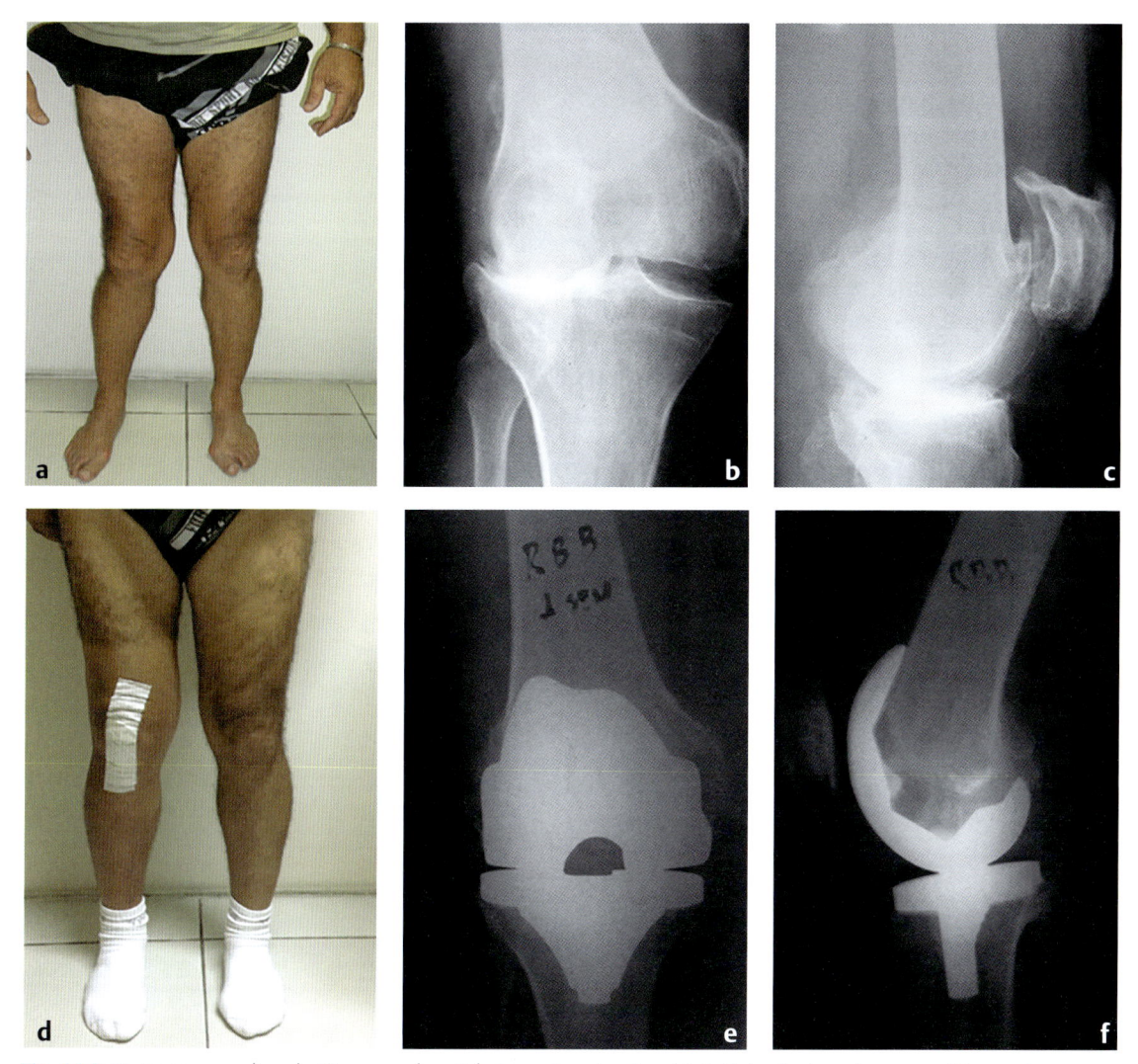

Fig. 14-2. Paciente masculino de 60 anos, submetido à meniscectomia subtotal lateral artroscópica com 26 anos de evolução. (**a**) Alinhamento dos MMII com valgo assimétrico à direita; (**b, c**) RX com carga monopodal em AP e perfil com artrose avançada tricompartimental; (**d**) Alinhamento dos MMII no pós-operatório imediato de artroplastia total do joelho (ATJ) direito; (**e, f**) RX em AP e perfil no pós-operatório imediato pós-ATJ. *Fonte:* Arquivo pessoal do editor.

relato prévio de trauma, não houve maior risco de progressão da doença degenerativa, nem de artroplastia. Entretanto, naquele grupo em que não havia relato de trauma prévio, a cirurgia meniscal foi associada a um maior risco de redução da fenda articular e, consequentemente, de artroplastia total.[15]

OSTEONECROSE PÓS-MENISCECTOMIA

A osteonecrose é determinada pela morte celular do tecido ósseo, gerando uma necrose avascular local.

Ela pode ser dividida em primária e secundária, sendo as duas totalmente distintas em relação ao perfil do paciente, quadro clínico e tratamento, importando neste capítulo apenas aquelas ocasionadas pós-meniscectomia.

O perfil clássico de paciente portador de osteonecrose foi descrito como sendo do sexo feminino, obeso, entre a sexta e sétima décadas de vida, com início súbito de dor.[16]

Em uma revisão sistemática, os autores reconheceram as características já citadas em estudo prévio[16] e adicionam outras, novas, para caracterizar os pacientes com maior risco de desenvolver osteonecrose: 1) degeneração da cartilagem; 2) baixa densidade mineral óssea e 3) lesões da raiz posterior ou corno posterior do menisco medial.[17]

Em relação à biomecânica, sabe-se que a osteonecrose pós-meniscectomia ocorre por uma alteração no padrão de distribuição de carga local, afetando o côndilo femoral e o platô tibial ipsolateral. O medial é mais comumente afetado, pois tem característica de compressão, gerando sobrecarga local com aumento da pressão, diminuição da área a ser distribuída carga e consequente insuficiência do osso subcondral, como descrito em um clássico estudo, sobre as alterações pós-meniscectomia[18] e anos mais tarde, corroborado por outro estudo (Fig. 14-3).[19]

A osteonecrose tem como característica ocorrer principalmente nas lesões do corno posterior do menisco medial, pois sua inserção óssea (raiz) é muito mais forte que a anterior, como descrito em revisão sistemática.[17]

O avanço tecnológico permitiu uma melhor observação e entendimento da doença, após os trabalhos que avaliaram as alterações na RM[20] que serão discutidas mais adiante e outro, um estudo histológico, demonstrando que todos pacientes que apresentaram a osteonecrose, possuíam lesão de caráter degenerativo ou radial do menisco e tinham, em comum, alterações no osso subcondral.[21]

O diagnóstico da osteonecrose pode ser feito, pela associação do exame físico, com exames de imagem.

Para suspeita do diagnóstico o paciente deverá referir piora dos sintomas de forma aguda (seis a oito semanas após a cirurgia) e em associação poderá ocorrer uma deterioração radiográfica no compartimento lesionado.[22]

Ainda, segundo um artigo clássico, a evolução radiográfica da osteonecrose pode demorar entre três meses e um ano para surgir e será caracterizada por:[16]

1. Aplainamento do côndilo femoral.
2. Lesão radiotransparente com halo esclerótico.
3. Progressão do padrão artrósico.

O principal exame a ser realizado na suspeita da fratura do osso subcondral/osteonecrose é a RM,

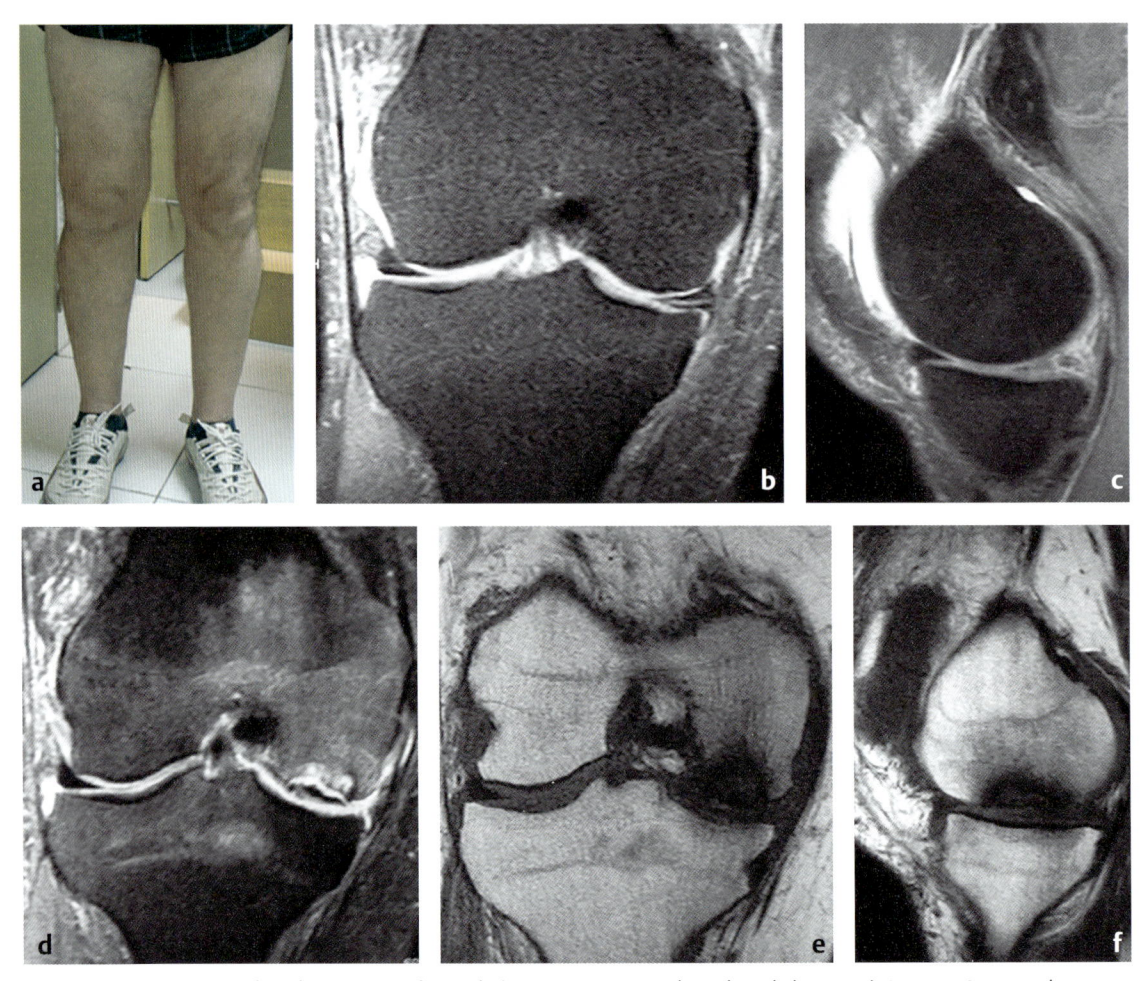

Fig. 14-3. Paciente masculino de 58 anos, submetido à meniscectomia subtotal medial artroscópica com 6 meses de evolução. (**a**) Alinhamento dos MMII com flexo postural antálgico à direita e sinovite de repetição; (**b**, **c**) RM em cortes coronal e sagital T2 da lesão horizontal no corno posterior do menisco medial, que já se encontra extruso; (**d-f**) imagens de RM pós-artroscopia e meniscectomia parcial/subtotal com 6 meses de evolução nos cortes coronal T2 (**d**), coronal T1 (**e**) e sagital T1 (**f**). Em todas essas imagens é possível visualizar a osteonecrose pós-meniscectomia. *Fonte:* Arquivo pessoal do editor.

padrão ouro para avaliar não só a lesão, mas também o edema ósseo perilesional. É importante que, em caso de suspeita desse tipo de lesão, o exame seja realizado o mais precocemente possível, a fim de surpreender a lesão em suas fases iniciais.

Alguns autores observaram que, após a realização da meniscectomia, pode ocorrer um aumento do sinal da medula óssea (edema ósseo).[23]

Porém, apesar disso ser conhecido, não existe um tempo pré-estabelecido de quando se tornará presente a imagem na RM, sendo sugerido por alguns autores, entre quatro e seis semanas.[24,25]

Observou-se que, nos pacientes que evoluíram para osteonecrose, já estavam presentes alguns sinais de desgaste condral. Entretanto, alguns autores acreditam que exista uma "janela" em que os sinais inicias de osteonecrose ainda não haviam sido evidenciados, sendo, então, a cirurgia realizada nesse intervalo de tempo.[22,25,26]

Diante de lesões meniscais, devemos ter total atenção a sinais que a RM possa fornecer, que são classicamente indicativos para não se realizar a meniscectomia, como: extrusão meniscal, edema ósseo adjacente e/ou fratura do osso subcondral.

O prognóstico da osteonecrose pós-artroscopia é muito ruim, independente dos fatores causais (citados anteriormente).

Sabe-se que o diagnóstico precoce é primordial, motivo pelo qual deve-se estar atento, sempre, aos sinais e sintomas que o paciente possa apresentar.

Infelizmente, quando diagnosticado, sabemos que provavelmente o paciente será submetido a novo(s) procedimento(s) de maior porte e de maior morbidade, tornando um caso que deveria ter um desfecho simples em um desfecho pouco favorável.

CONDRÓLISE

Para definirmos a condrólise, podemos utilizar a citação que afirma, ser esta, uma patologia grave e rara, em que ocorre destruição da cartilagem articular, e numerosos detritos intra-articulares são encontrados.[27]

Na literatura, a condrólise é descrita como uma patologia bastante rara. Sabe-se que o compartimento lateral é o mais afetado, e está associada, frequentemente, pós-meniscectomia lateral. Não há relatos da prevalência ou incidência desta patologia na literatura e sim relatos de casos ou série de casos, de diversos autores, com quatro, cinco e 10 casos.[27-29]

A condrólise, apesar de pouco conhecida, em razão da pequena quantidade de casos relatados, apresenta uma semelhança em relação ao padrão de pacientes predispostos a ela e como, normalmente, é a evolução desta patologia, que são:[27-30]

- Mais frequente no compartimento lateral e leve predileção para a região tibial que femoral.
- Pacientes jovens, masculinos e que pratiquem modalidades esportivas com alta intensidade e com retorno rápido ao esporte após a cirurgia.
- Sem complicações agudas nos pós-operatório até que tenha o retorno ao esporte de alto rendimento.

Em relação à etiologia da lesão, existem diversas possibilidades, porém nenhuma específica para o aparecimento da condrólise. Além do padrão "clássico" de pacientes como já citado anteriormente, temos algumas teorias, como:

- Mecânica: lesão de condrócitos e consequentemente da estrutura cartilaginosa.[31-34]
- Tóxica: injeção de substâncias anestésicas.[35-37]
- Esportes de alto rendimento associado à instabilidade rotacional.[28]
- Iatrogenia do cirurgião.[38]
- Radiofrequência.[39]
- Bomba de soro associada a fatores anestésicos.[39]
- Doença autoimune.[30]

Podemos observar, na literatura, que muitas vezes o que ocorre é a associação de um ou vários dos fatores descritos anteriormente, em associação ao padrão de paciente citado.

Uma questão muito importante a ser discutida nesse contexto é a biomecânica, em que o paciente submetido à meniscectomia parcial altera a absorção de carga do compartimento (aumentando a pressão e diminuindo a área de absorção de carga no compartimento). Isto é mais evidente no compartimento lateral em que ocorre 70% contra 50% do medial. Além disso, pode ocorrer aumento da pressão local pós-meniscectomia em até 300% no compartimento lateral contra 100% do medial. Isso é explicado pela anatomia de cada compartimento em que o medial apresenta características de compressão (pela sua concavidade) e o lateral de cisalhamento (pela sua convexidade) – (Fig. 14-4).[27,40-42]

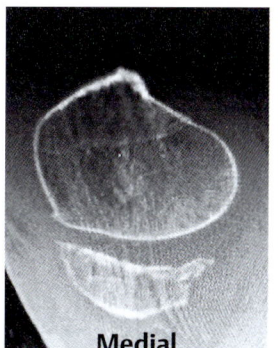

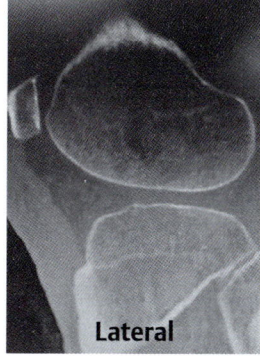

Fig. 14-4. Imagem de tomografia computadorizada evidenciando a concavidade do planalto tibial medial e a convexidade do lateral. *Fonte:* Arquivo pessoal do autor.

É importante lembrar que, nos casos de extrusão meniscal ou lesão da raiz, o menisco perde totalmente sua função, sendo também um mecanismo desencadeador para o desenvolvimento da condrólise ou outras das complicações já citadas.[43,44]

No diagnóstico da condrólise, algumas características importantes na anamnese, exames físico e radiográfico, devem ser ressaltadas:[27,28,40,45-47]

- Ausência de alterações neurológicas, metabólicas, endócrinas, inflamatórias e/ou infecciosas.
- Aumento de volume articular e redução no arco de movimento.
- Estreitamento do compartimento lateral, de acordo com a visão radiográfica em AP com carga e incidência de Schuss.[48]

Quanto ao tratamento da condrólise, sem dúvida, a profilaxia é a atuação mais adequada e sensata. É importante salientar que a correta e precisa indicação da cirurgia, sendo a abordagem mais conservadora possível diante da lesão meniscal, a preservação e o cuidado com a cartilagem articular, evitando lesões iatrogênicas, observando sempre o perfil do paciente, reduzem o risco da condrólise, que pode levar a consequências devastadoras ao compartimento relacionado.

Ainda, em relação à prevenção da condrólise, é absolutamente necessária a minuciosa e correta avaliação do joelho em questão, pesquisando a presença de lesões condrais prévias, determinando o eixo do membro inferior e o grau de estabilidade rotacional do joelho.[49]

De acordo com o que foi dito anteriormente, existem poucos artigos na literatura sobre a condrólise, e observa-se que não há uniformidade nas propostas de tratamento. A seguir, serão discutidas algumas delas.

O procedimento, conhecido como lavado artroscópico articular (*wash out*), e as microfraturas, segundo alguns autores, não apresentam bons resultados.[50]

Em uma série de dez casos, o tratamento realizado foi a associação de corticoide e viscossuplementação locais, e, em dois casos, foi realizado o *wash out*, permitindo o retorno ao esporte em 8 meses pós-lesão.[29]

Em outra série com cinco casos, o tratamento realizado foi o retensionamento da região menisco-femoral posterior, associado ao lavado artroscópico, para retirada de *debris* condrais, com retorno ao esporte em cinco meses, naqueles pacientes em que o tratamento conservador falhou.[27]

Diversos autores indicam o lavado artroscópico como procedimento de escolha na condrólise, entretanto, nessas séries citadas, todas apresentaram resultados insatisfatórios, como redução da atividade esportiva ou transplante meniscal subsequente.[28,40,45]

Nas lesões condrais avançadas classificadas como tipo IV de Kellgren e Laurence, é indicada a retirada do paciente da atividade esportiva praticada e, possivelmente, o desfecho do caso poderá ser a realização de uma artroplastia, seja unicompartimental ou total dependendo dos critérios clínicos e radiográficos.

Neste capítulo, procuramos discutir as principais complicações relacionadas com as meniscectomias. Diante de tantas evidências científicas, fica clara a necessidade de um olhar ainda mais conservador, principalmente, em relação ao tratamento das lesões meniscais degenerativas nos pacientes de meia-idade e nos idosos e nas lesões traumáticas das crianças, adolescentes e adultos jovens.

Concluindo, gostaríamos de deixar claro que temos o perfeito entendimento que nem todas as lesões meniscais são passíveis de reparo. Entretanto, após discutir tantas e tão graves complicações, entendemos que não há justificativa para que não se empenhem os maiores esforços para reparar as lesões reparáveis.

REFERÊNCIAS BIBLIOGRÁFICAS

1. Eijgenraam SM, Reijman M, Bierma-Zeinstra SMA *et al*. Can we predict the clinical outcome of arthroscopic partial meniscectomy? A systematic review. *Br J Sports Med* 2018 Apr;52(8):514-21.
2. Englund M. The role of biomechanics in the initiation and progression of OA of the knee. *Best Pract Res Clin Rheumatol* 2010;24:39-46. *Orthopade* 2017 Oct;46(10):822-30.
3. Rao AJ, Erickson BJ, Cvetanovich GL *et al*. The meniscus - deficient knee: biomechanics, evaluation, and treatment options. *Orthop J Sports Med* 2015;3:2325967115611386.
4. Melrose J, Fuller ES, Little CB. The biology of meniscal pathology in osteoarthritis and its contribution to joint disease: beyond simple mechanics. *Connect Tissue Res* 2017 May-Jul;58(3-4):282-94.
5. Goebel L, Reinhard J, Madry H3. Meniscal lesion. A pre-osteoarthritic condition of the knee joint. *Orthopade* 2017 Oct;46(10):822-30.
6. Persson F, Turkiewicz A, Bergkvist D *et al*. The risk of symptomatic knee osteoarthritis after arthroscopic meniscus repair vs partial meniscectomy vs the general population. *Osteoarthritis Cartilage* 2018 Feb;26(2):195-201.
7. Englund M, Guermazi A, Roemer FW *et al*. Meniscal tear in knees without surgery and the development of radiographic osteoarthritis among middle-aged and elderly persons: The multicenter osteoarthritis study. *Arthritis Rheum* 2009;60:831-39.
8. Englund M, Roos EM, Lohmander LS. Impact of type of meniscal tear on radiographic and symptomatic knee osteoarthritis: a sixteen-year follow-up of meniscectomy with matched controls. *Arthritis Rheum* 2003;48:2178-87.
9. Lohmander LS, Englund PM, Dahl LL, Roos EM. The long-term consequence of anterior cruciate ligament and meniscus injuries: osteoarthritis. *Am J Sports Med* 2007;35:1756-69

10. Hart HF, Crossley KM, Felson D et al. Relation of meniscus pathology to prevalence and worsening of patellofemoral joint osteoarthritis: the multicenter osteoarthritis study. Osteoarthritis Cartilage 2018 Feb 7. pii: S1063-4584(18)30087-6.
11. Englund M, Lohmander LS. Patellofemoral osteoarthritis coexistent with tibiofemoral osteoarthritis in a meniscectomy population. Ann Rheum Dis 2005 Dec;64(12):1721-6.
12. Beaufils Ph, Becker R, Kopf S et al. Surgical management of degenerative meniscus lesions: the 2016 ESSKA meniscus consensus. Knee Surg Sports Traumatol Arthrosc 2017;25(2):335-46.
13. Salzler MJ, Lin A, Miller CD et al. Complications after arthroscopic knee surgery. Am J Sports Med 2014;42:292-6.
14. Rongen JJ, Rovers MM, van Tienen TG et al. Increased risk for knee replacement surgery after arthroscopic surgery for degenerative meniscal tears: a multicenter longitudinal observational study using data from the osteoarthritis initiative. Osteoarthritis Cartilage 2017 Jan;25(1):23-9.
15. Zikria B, Hafezi-Nejad N, Roemer FW et al. Meniscal surgery: risk of radiographic joint space narrowing progression and subsequent knee replacement-data from the osteoarthritis initiative. Radiology 2017 Mar;282(3):807-16.
16. Ahlback S, Bauer GC, Bohne WH. Osteonecrosis of the knee? Radiographic observations. Arthritis Rheum 1968;11(6):705-33.
17. Hussain ZB, Chahla J, Mandelbaum BR et al. The role of meniscal tears in spontaneous osteonecrosis of the knee: A systematic review of suspected etiology and a call to revisit nomenclature. Am J Sports Med 2017 Dec 1:363546517743734.
18. Fairbank TJ. Knee joint changes after meniscectomy. J Bone Joint Surg [Br] 1948;30-B:664-70.
19. Lee SJ, Aadalen KJ, Malaviya P et al. Tibiofemoral contact mechanics after serial medial meniscectomies in the human cadaveric knee. Am J Sports Med 2006 Aug;34(8):1334-44.
20. Muscolo DL, Costa-Paz M, Makino A, Ayerza MA. Osteonecrosis of the knee following arthroscopic meniscectomy in patients over 50-years old. Arthroscopy 1996;12(3):273-9
21. Tanaka Y, Mima H, Yonetani Y et al. Histological evaluation of spontaneous osteonecrosis of the medial femoral condyle and short-term clinical results of osteochondral autografting: a case series. Knee 2009;16(2):130-5.
22. Pape D, Seil R, Anagnostakos K, Kohn D. Postarthroscopic osteonecrosis of the knee. Arthroscopy 2007;23:428-38.
23. Brahme SK, Fox JM, Ferkel RD et al. Osteonecrosis of the knee after arthroscopic surgery: diagnosis with MR imaging. Radiology 1991;178:851-3.
24. Nakamura T, Matsumoto T, Nishino M et al. Early magnetic resonance imaging and histologic findings in a model of femoral head necrosis. Clin Orthop Relat Res 1997 Jan;(334):68-72.
25. Johnson TC, Evans JA, Gilley JA, DeLee JC. Osteonecrosis of the knee after arthroscopic surgery for meniscal tears and chondral lesions. Arthroscopy 2000 Apr;16(3):254-61.
26. Todd CJ, John AE, James AG et al. Arthroscopy. J Arthrosc Relat Surg 2000 April;16(3):254-61.
27. Mariani PP, Garofalo R, Margheritini F. Chondrolysis after partial lateral meniscectomy in athletes. Knee Surg Sports Traumatol Arthrosc 2008;16:574-80.
28. Charrois O, Ayral X, Beaufils P. Chondrolyse rapide apres menisectomie externe arthroscopie. A Propos 4 cas. Rev Chir Orthop 1998;84:88-92.
29. 29. Sonnery-Cottet B, Archbold P, Thaunat M et al. Rapid chondrolysis of the knee after partial lateral meniscectomy in professional athletes. Knee 2014; 21:504-8.
30. Simpson DA, Thomas NP, Aichroth PM. Open and closed meniscectomy. A comparative analysis. J Bone Joint Surg Br 1986;68:301-4.
31. Chen CT, Burton-Wurster N, Borden C et al. Chondrocyte necrosis and apoptosis in impact damaged articular cartilage. J Orthop Res 2001;19:703-11.
32. Chen CT, Bhargava M, Lin PM, Torzilli PA. Time, stress, and location dependent chondrocyte death and collagen damage in cyclically loaded articular cartilage. J Orthop Res 2003;21:888-98.
33. Ewers BJ, Dvoracek-Driksna D, OrthMW, Haut RC. The extent ofmatrix damage and chondrocyte death inmechanically traumatized articular cartilage explants depends on rate of loading. J Orthop Res 2001;19:779-84.
34. Song Y, Greve M, Carter DR, Giori NJ. Meniscectomy alters the dynamic deformational behavior and cumulative strain of tibial articular Cartilage 2008;16:1545-54.
35. Chu CR, Izzo NJ, Papas NE, Fu FH. In vitro exposure to 0.5% bupivacaine is cytotoxic to bovine articular chondrocytes. Arthroscopy 2006;22:693-9.
36. Gomoll AH, Kang RW, Williams JM et al. Chondrolysis after continuous intra-articular bupivacaine infusion: an experimental model investigating chondrotoxicity in the rabbit shoulder. Arthroscopy 2006;22:813-9.
37. Gomoll AH, Yanke AB, Kang RW et al. Long-term effects of bupivacaine on cartilage in a rabbit shoulder model. Am J Sports Med 2009;37:72-7.
38. Barber FA, McGarry JE. Meniscal repair techniques. Sports Med Arthrosc Rev 2007;15:199-207.
39. Noyes FR, Fleckenstein CM, Barber-Westin SD. The development of postoperative knee chondrolysis after intra-articular pain pump infusion of an anesthesia medication: a series of twenty-one cases. J Bone Joint Surg Am 2012;94:1448-57.
40. Ishida K; Kuroda R; Sakai H et al. Rapid chondrolysis after arthroscopic partial lateral meniscectomy in athletes: a case report. Knee Surg Sports Arthrosc 2006;14:1266-9.
41. McDermott ID, Amis AA. The consequences of meniscectomy. JBJS Br 2006 Dec;88(12):1549-56.
42. Walker PS, Erkman MJ. The role of the menisci in force transmission across the knee. Clin Orthop Relat Res 1975;(109):184-92.
43. Ewers BJ, Dvoracek-Driksna D, Orth MW, Haut RC. The extent of matrix damage and chondrocyte death in mechanically traumatized articular cartilage explants depends on rate of loading. J Orthop Res 2001;19:779-84.

44. Wilson W, van Rietbergen B, van Donkelaar CC, Huiskes R. Pathways of load-induced cartilage damage causing cartilage degeneration in the knee after meniscectomy. *J Biomech* 2003;36:8-51.
45. Alford JW, Lewis P, Kang RW, Cole BJ. Rapid progression of chondral disease in the lateral compartment of the knee following meniscectomy. *Arthroscopy* 2005;21(12):1505-9.
46. Merle-Vincent F, Vignon E, Brandt K *et al.* Superiority of the Lyon schuss view over the standing anteroposterior view for detecting joint space narrowing, especially in the lateral tibiofemoral compartment in early knee osteoarthritis. *Ann Rheum Dis* 2007;66:747-53.
47. Beaufils P, Pujol N. Management of traumatic meniscal tear and degenerative meniscal lesions. Save the meniscus. *Orthop Traumatol Surg Res* 2017 Dec;103 (8S):S237-S244.
48. Weber E, Theisen D, Wilmes P *et al.* A new quantitative measure for radiologic osteoarthritis of the lateral knee compartment distinguishes patients with longstanding lateral meniscectomy from non-pathological knees. *Knee Surg Sports Traumatol Arthrosc* 2016 May;24 (5):1569-74.
49. Thaunat M, Archbold P, Conteduca J *et al.* Rapid chondrolysis following an unoperated lateral meniscus tear in a young professional rugby player. *Orthop Traumatol Surg Res* 2014 Jun;100(4):445-8.
50. Steinmetz S, Bonnomet F, Rahme M *et al.* Rapid chondrolysis of the medial knee compartment after arthroscopic meniscal resection: a case report. *J Med Case Rep* 2016 Apr 1;10:81.

15 REABILITAÇÃO NO TRATAMENTO CONSERVADOR E PÓS-MENISCECTOMIA

Henrique Jorge Jatobá Barreto

INTRODUÇÃO

Atualmente, os indivíduos estão cada vez mais ativos e praticando os mais variados esportes com idades cada vez mais avançadas. Embora a incidência da patologia meniscal seja difícil de estimar, sabemos que com este aumento da exposição à atividade atlética aumenta o risco de lesão destas estruturas, bem como das cartilagens articulares.

Se a lesão meniscal for tratada de forma conservadora ou cirurgicamente, o programa de reabilitação desempenhará um importante papel no resultado funcional. Sendo assim, este capítulo discutirá estes programas e as várias estratégias de tratamento empregadas.

AVALIAÇÃO E ABORDAGEM FISIOTERAPÊUTICAS DE UMA LESÃO MENISCAL

Mesmo que já tenha um diagnóstico de lesão meniscal, o paciente deverá ser também avaliado pelo fisioterapeuta, que buscará, na sua anamnese, entender como a lesão ocorreu ou foi desenvolvida.

A anamnese é muito importante para entender vários aspectos que determinarão se a lesão será conduzida de forma conservadora ou cirúrgica de imediato. As lesões que serão tratadas conservadoramente seguirão algumas regras de localização e extensão e associação de sintomas.

A saúde, nível de atividade e as aspirações do paciente são levados em consideração durante o processo de tomada de decisão. Comorbidades como doenças cardíacas, obesidade, alinhamento axial e doença articular degenerativa, são consideradas na decisão de reparar, substituir ou mesmo evitar a cirurgia.

No exame físico de um paciente com lesão meniscal buscam-se informações fundamentais para que se possam listar os objetivos do tratamento fisioterapêutico, quer seja ele de uma lesão degenerativa ou pós-cirúrgica (regularização, sutura ou transplante), ou mesmo com fins pré-operatórios.

Devemos observar: marcha; tipo de pé e pisada; postura dos joelhos; derrame articular; goniometria; hipotrofia muscular; palpação das interlinhas articulares; palpação da fossa poplítea; artrocinemática e flexibilidade muscular.

PRINCÍPIOS DE REABILITAÇÃO

Individualizar o programa: analisar o *status* pré-lesão.

Os princípios mais importantes são:

- Avaliar.
- Listar necessidades e objetivos da intervenção.
- Construir, aplicar e orientar um programa de reabilitação individualizado.

Se o tipo de lesão será tratado conservadoramente ou mesmo se será realizado um programa de reabilitação pós-cirúrgica dependerá de uma série de fatores, como:

- Condições físicas, emocionais e funcionais do paciente no momento da avaliação;
- Se é atleta de elite, modalidade que pratica e idade.
- Se é atleta recreacional.
- Se é um paciente sedentário com condições físicas desfavoráveis (sobrepeso/obesidade).
- Frustrações geradas pelo acesso a informações de procedimentos cirúrgicos e programas de reabilitação acelerados realizados em atletas, diminuindo o tempo de paralisação e retorno rápido aos treinamentos, sem levar em conta que o atleta oferece maior disponibilidade de tempo e melhores condições físicas para a exigência no tratamento, o que não acontece em pacientes comuns (não atletas).

Princípio de reabilitação para o paciente com lesão meniscal:

1. Programa individualizado: considerar o *status* pré-lesão.
2. Aplicar o conhecimento das ciências básicas para o programa de reabilitação.

3. Abordagem da equipe de reabilitação: responsabilidades e comunicação (interdisciplinaridade).
4. Aderir e respeitar as regras de reabilitação.
5. Seguir uma progressão funcional.
6. Seguir as orientações com base em critérios/avaliação.

Karahan *et al.* demonstraram que pacientes que foram submetidos à meniscectomia parcial desenvolveram importante perda de senso de localização de amplitude articular entre os ângulos de 60° e 75°.

TRATAMENTO CONSERVADOR DA LESÃO MENISCAL

O tratamento conservador de uma lesão meniscal deverá ser indicado pelo cirurgião com base no histórico da lesão, pela aparição de sintomas e possíveis sinais, perfil do paciente, nível de dor e limitação funcional adotada pelo paciente em decorrência da lesão. A análise das imagens do exame de ressonância magnética, confirmando a lesão e sua classificação, será correlacionada com os dados clínicos para que junto com o paciente seja tomada a decisão sobre a opção de tratamento a ser seguida.

Com base nos tópicos citados na avaliação fisioterapêutica funcional anteriormente, devemos inicialmente traçar os objetivos a serem alcançados, eleger os recursos e as técnicas fisioterapêuticas pertinentes que serão utilizados em cada caso (individualização do programa) e aplicá-los. Sugere-se que, a cada sessão de fisioterapia realizada, avalie-se a resposta do paciente a cada recurso ou técnica aplicada, procurando cada vez mais adequar a programação às necessidades diárias e respostas alcançadas. A constante análise e modificação de cada recurso de acordo com a resposta durante e após a execução do programa é que determinará o progresso e a rápida resposta funcional com consequente diminuição e abolição dos sintomas.

Tratamento Conservador

Objetivos/Fase 1:

- Analgesia.
- Controlar os sinais flogísticos.
- Restaurar a amplitude articular.
- Introduzir o treinamento muscular isométrico.
- Estimular a flexibilidade muscular.
- Reeducar a marcha.

Objetivos/Fase 2:

- Restaurar a artrocinemática articular.
- Intensificar o treinamento muscular isométrico.
- Estimular o treinamento muscular isotônico em cadeia cinética aberta.
- Estimular a flexibilidade muscular.

Objetivos/Fase 3:

- Intensificar o treinamento muscular isotônico em cadeia cinética aberta.
- Introduzir o treinamento muscular isotônico em cadeia cinética fechada.
- Introduzir o treinamento de reeducação proprioceptivo.
- Estimular a flexibilidade muscular e deformação fascial.

Objetivos/Fase 4:

- Intensificar o treinamento muscular isotônico em cadeia cinética fechada.
- Intensificar o treinamento de reeducação proprioceptivo.
- Estimular os exercícios funcionais que simulem a prática diária ou a prática esportiva.
- Estimular a flexibilidade muscular e deformação fascial.

Objetivos/Fase 5:

- Orientar quanto à transição para a atividade física de forma gradativa.

TRATAMENTO PÓS-OPERATÓRIO

No momento pós-operatório imediato é extremamente importante que haja a comunicação do cirurgião com o fisioterapeuta responsável pelo programa de reabilitação pós-operatório. O fisioterapeuta, para que tenha êxito na sua abordagem, deverá buscar informações importantes como:

- Data da intervenção cirúrgica.
- Tipo e extensão da lesão meniscal.
- Existência de outras lesões associadas ou não.
- Técnica e procedimento realizado.
- Alguma intercorrência durante a cirurgia?

Partindo destas informações que foram fornecidas pelo cirurgião sugere-se a criação de algumas regras básicas que deverão ser respeitadas pelo fisioterapeuta e equipe, bem como pelo paciente em todo o processo de recuperação.

A) **Regra nº 1:** criar um ambiente seguro.
   - Manter as muletas para deambulação, com tolerância na descarga parcial de carga, no caso de meniscectomia parcial até que o paciente reestabeleça um padrão de marcha normal, ou seja, não antálgica.
B) **Regra nº 2:** não lesionar o paciente.
   - Prescrever exercícios e atividades sem dor, adquirindo amplitude de movimento, força e flexibilidade que podem ser alcançadas por modificações de amplitude de movimento pela utilização de equipamentos de treinamento e atividades funcionais. Também

é importante aconselhar os pacientes a não executar as atividades de vida diária que são dolorosas para o joelho envolvido.

C) **Regra nº 3:** ser agressivo sem quebrar as regras nº 1 e nº 2.
- O fisioterapeuta pode ser agressivo, contanto que se mantenha uma prescrição segura de exercícios terapêuticos e que o paciente não se queixe de dor no joelho durante e após o exercício ou atividade proposta. Seguindo estas regras pode-se alcançar um resultado seguro, rápido e ideal.

D) **Regra nº 4:** seguir uma progressão funcional.
- Uma progressão funcional foi definida por Kegerreis com uma ordem de sequência de atividades, permitindo a aquisição ou reaquisição de habilidades necessárias para o desempenho seguro e eficaz da prática física. O paciente deverá dominar uma atividade simples antes de avançar para uma atividade mais exigente e complexa do ponto de vista de controle motor. Critérios, portanto, precisam ser estabelecidos para garantir uma progressão segura.

O programa de tratamento pós-operatório será dividido em três fases (imediata, intermediária e final), onde cada fase poderá ter variações quanto a prazos em semanas, dependendo do tipo de lesão, tipo de procedimento e técnica empregada (regularização meniscal e % de área ressecada, reparo ou sutura meniscal e % de área reparada, transplante meniscal) e da resposta do paciente aos estímulos e recursos fisioterapêuticos aplicados e de sua evolução clínica. Mesmo que existam prazos de cicatrização e reparação tecidual estimados, estes podem sofrer variações de acordo com o tipo de perfil do paciente nos aspectos: físico, psíquico, cognitivo e metabólico, bem como por possíveis intercorrências que não foram programadas no curso do processo de reabilitação.

Regularização meniscal artroscópica

Fase Imediata

Esta fase pode ser compreendida desde a intervenção imediata do fisioterapeuta no próprio hospital, imediatamente após o efeito da anestesia, com normalização da sensibilidade cutânea e capacidade motora, ou no dia seguinte, quando o paciente recebe alta hospitalar e está liberado para ir para casa até que ele consiga se deslocar até a clínica de reabilitação com condições musculares mínimas que garantem uma deambulação segura e sem dor fazendo uso ou não de muletas. Digamos que esta fase está restrita à primeira semana pós-operatória com as seguintes orientações domiciliares sob a supervisão do fisioterapeuta responsável:

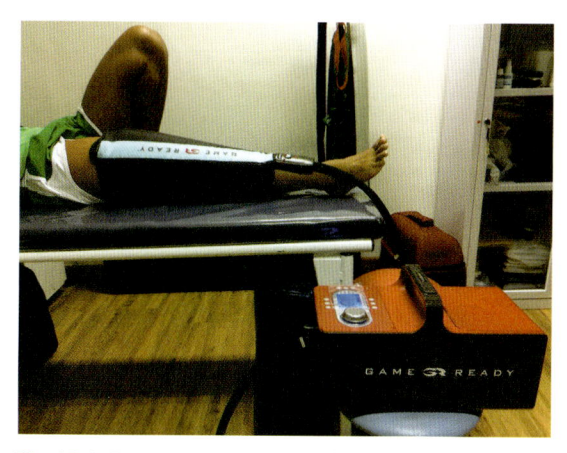

Fig. 15-1. Equipamento Game Ready que proporciona resfriamento e compressão que podem ser adequados às necessidades e sensibilidade de cada paciente, além de oferecer o efeito de resfriamento local e controle dos sinais flogísticos por tempo mais prolongado do que outros recursos.

- Crioterapia compressiva com bolsas de gelo simples envolvidas por cinta de neoprene ou equipamento de crioterapia compressiva Game Ready (Fig. 15-1). Duração de 30 minutos. O intervalo de tempo entre uma sessão e outra deverá ter o mínimo de 2 horas.
- Contrações isométricas de coxa: esta contração deverá ter de 6 a 10 segundos de duração e de forma bem vigorosa e sem sincinesias. Em uma fase mais avançada quando o paciente estiver apto a realizar descarga total de peso sobre o membro, este mesmo exercício poderá ser realizado em posição ortostática contra a resistência de banda elástica ou contra uma bola plástica inflada contra a parede (Figs. 15-2 e 15-3).
- Eletroestimulação.
- Arco de movimento: o reestabelecimento do arco de movimento de flexão deverá ser feito de forma ativa livre ou autopassiva e sem dor (Fig. 15-4).
- Deambulação com muletas: a prescrição ou não das muletas deverá ser em comum acordo com o cirurgião, lembrando que a extensão da área regularizada ou mesmo reparada será determinante para tal prescrição. A forma mais segura e prática para o paciente entender qual será o percentual de carga exercido no membro operado quando eliminar uma muleta será com a utilização de uma balança de banheiro sob o membro operado, pede-se para que ele aplique no membro operado que está sobre a balança o percentual de carga de 50%, já que os outros 50% estarão depositados sobre a muleta que se encontrará no lado são.
- Deambulação na piscina: tão logo o paciente tenha uma completa cicatrização dos portais artroscópicos. O treino de marcha com o nível da água cobrindo todo o tórax gera uma redução em

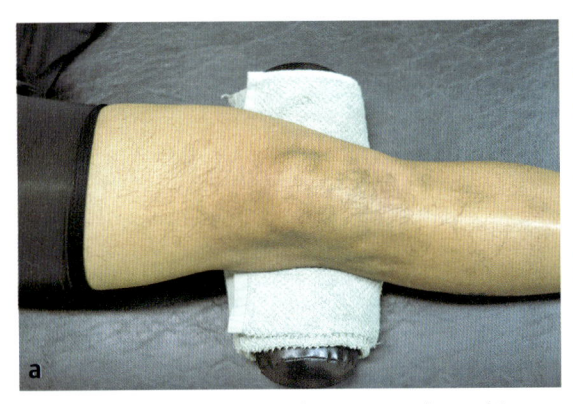

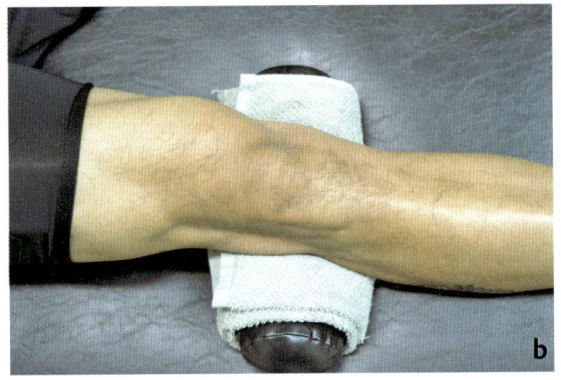

Fig. 15-2. (a, b) Exercícios isométricos ativos de quadríceps comprimindo o rolo de toalha contra a maca sem elevar o calcâneo.

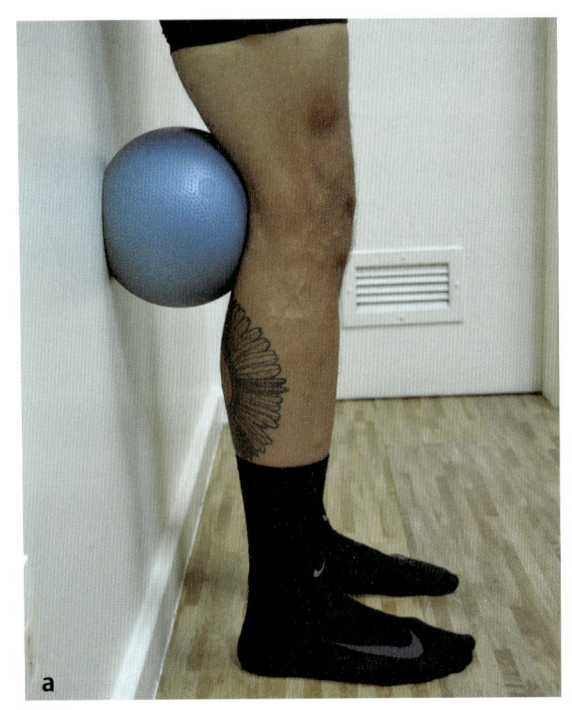

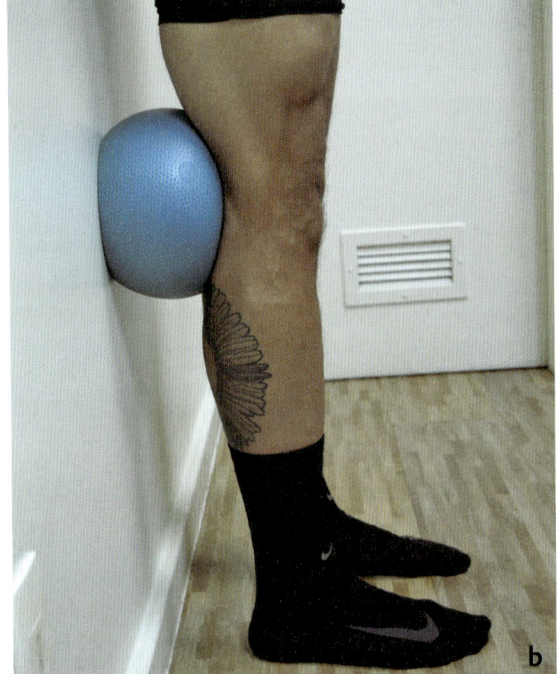

Fig. 15-3. (a, b) Exercícios isométricos ativos de quadríceps em pé comprimindo a bola contra a parede.

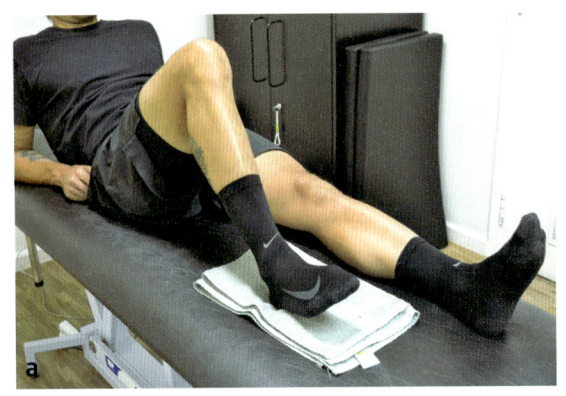

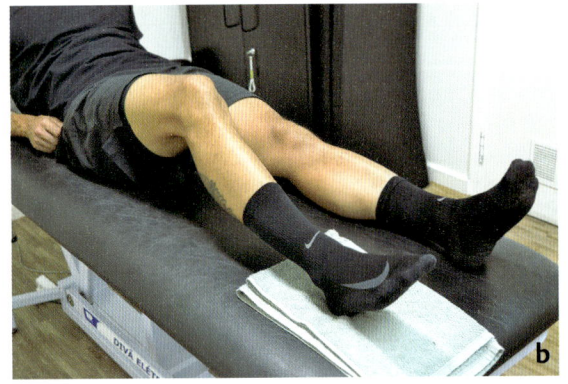

Fig. 15-4. (a, b) Mobilização ativa de flexão e extensão do joelho com pé deslizando em uma toalha sobre uma superfície lisa, respeitando o limite de dor.

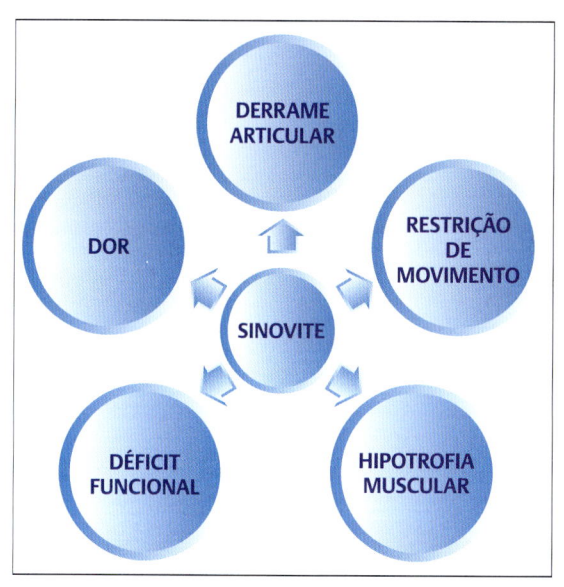

Fig. 15-5. Diagrama com o sinal e sintoma causado pela sinovite articular.

60 a 75% do peso corporal, enquanto que o nível da água estando na cintura reduzirá em 40 a 50%.

A Figura 15-5 apresenta um diagrama que ilustra cada sinal e sintoma causado pela sinovite articular, sendo que a intervenção fisioterapêutica, atuando diretamente em cada, será responsável por inibir gradativamente a ação que cada um destes itens terá na estimulação da sinovite, criando assim um círculo vicioso.

Fase Intermediária ou Ambulatorial (de 0 a Aproximadamente 3 Semanas)

A fase intermediária terá início quando o paciente tiver adquirido melhor controle muscular, redução dos sinais flogísticos pós-operatórios, principalmente derrame articular e dor e amplitude de movimento que permita uma deambulação sem claudicações, estando ele com uma muleta ou não. Sendo assim ele terá capacidade de ir à clínica de fisioterapia para sessões diárias. Esta fase não tem prazo pré-estabelecido, mas poderá receber subdivisões de acordo com as evoluções clínica e funcional.

De acordo com a evolução do controle e força isométrica adquirida pelo paciente, avaliam-se o grau e a capacidade de elevar o membro inferior com o joelho completamente estendido, sem que o mesmo flexione ao alcançar 45° de flexão do quadril (teste de *Straight Leg Raise*/S.L.R.). Conseguindo realizar sem alterar a extensão do joelho e sem desenvolver sincinesias não aplicando resistência externa na extremidade da alavanca, receberá o grau 3, ou seja, ativo livre. Com aplicação de resistência gradativa, o teste receberá as graduações 4 e 5 consecutivamente. Com base neste teste prescrevem-se exercícios com resistência elástica ou de pesos onde o joelho se manterá em completa extensão para os seguintes movimentos:

- Flexão do quadril de 0 a 45° (Fig. 15-6).
- Abdução do quadril de 0 a 45° (Fig. 15-7).
- Adução do quadril de 0 a 30° (Fig. 15-8).
- Extensão do quadril de 0 a 30° (Fig. 15-9).

Os exemplos anteriores configuram exemplos de exercícios em cadeia cinética aberta sem variação de amplitude de extensão do joelho, proporcionando melhoria no controle motor, resistência, força e trofismo muscular de acordo com as variáveis (carga, número de repetições e cadência).

O fortalecimento dos músculos: tibial anterior, fibulares, tibial posterior e tríceps sural com resistência elástica progressiva contribuirá bastante para a melhoria da marcha e num momento mais à frente para a aplicação de exercícios funcionais.

Os alongamentos musculares para os grupos isquiotibiais e tríceps sural terão a sua contribuição para a melhoria da amplitude articular e facilitação da deambulação. A técnica sugerida deverá ser realizada sempre no término da programação dos exercícios resistidos pela forma passiva, ativa

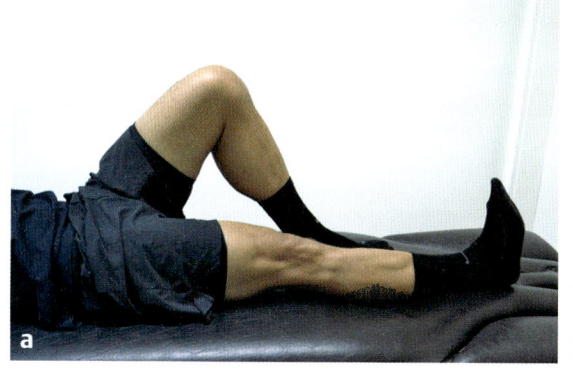

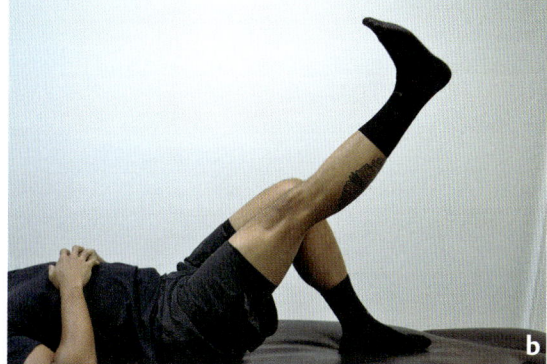

Fig. 15-6. (a, b) Exercício S.L.R. (*Straight Leg Raise Exercise*), flexão de coxa com extensão do joelho.

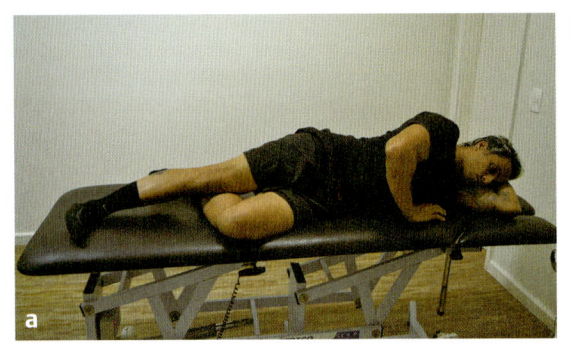

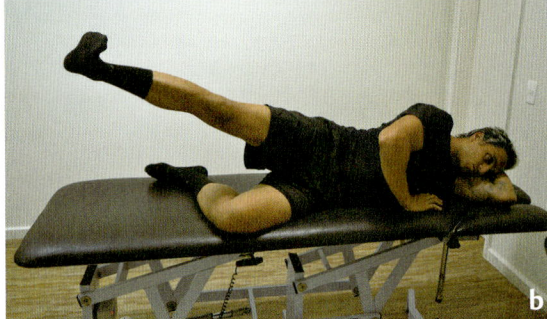

Fig. 15-7. (a, b) Abdução de coxa com extensão de joelho.

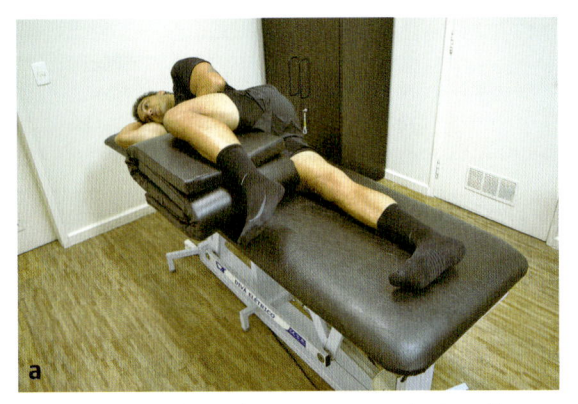

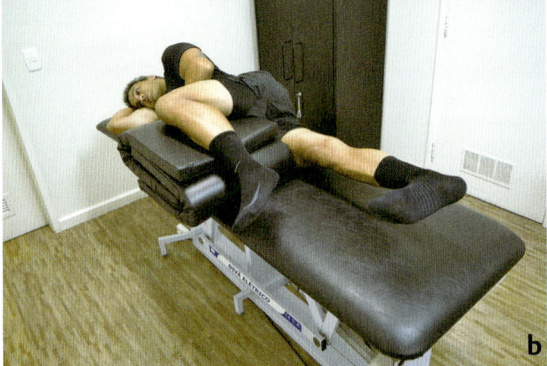

Fig. 15-8. (a, b) Adução de coxa com extensão de joelho.

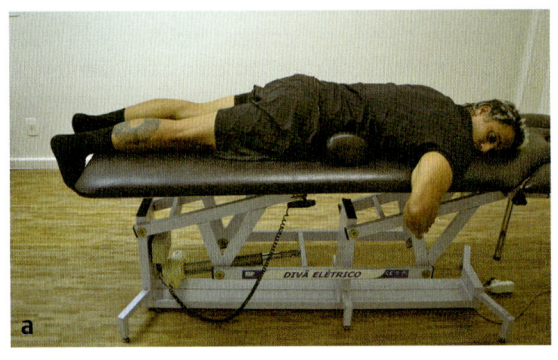

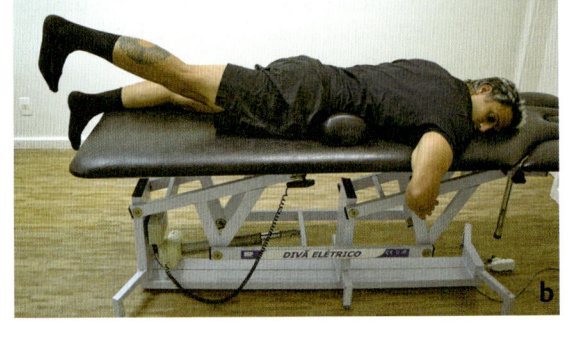

Fig. 15-9. (a, b) Extensão de coxa com extensão de joelho.

ou autopassiva, realizando de 3 a 5 repetições com sustentação de 20 segundos na posição de leve desconforto do alongamento que nada mais é do que a ativação do reflexo miotático como sistema de defesa e preservação da integridade das fibras musculares. O fato de permanecer estático em posição estável em geral qualquer tipo de oscilação por 15 a 18 segundos inibirá a estimulação do reflexo miotático, proporcionando assim a deformação das propriedades viscoelásticas da unidade músculo-tendão, ou seja, a elastina muscular. Desta forma adquire-se ao longo de sucessivas sessões a hipertrofia longitudinal do músculo.

Cadeia Cinética Aberta x Cadeia Cinética Fechada

Hungerford e Barry demonstraram maior estresse de contato femoropatelar por unidade de área durante a extensão do joelho em cadeia cinética aberta (CCA) do que em cadeia cinética fechada (CCF) entre 0 e 53° de flexão. A cadeia cinética fechada (CCF) realizada entre 53 e 90° de flexão produziu maior contato e estresse femoropatelar por unidade de área do que a produzida com o joelho em cadeia cinética aberta na mesma faixa angular (Fig. 15-10).

O que determinará a transição para exercícios em cadeia cinética fechada?

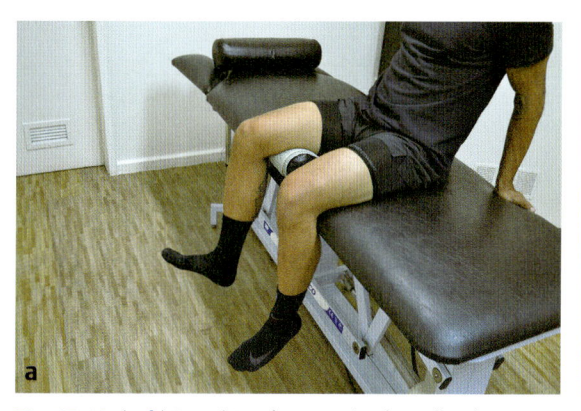

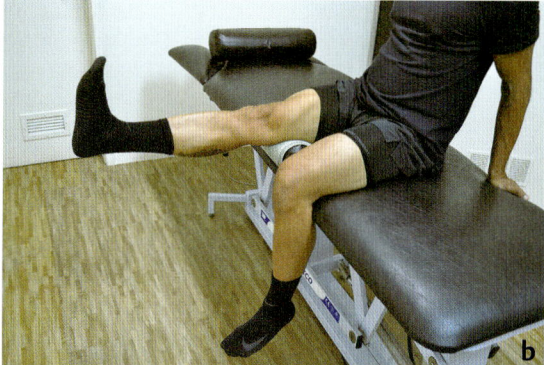

Fig. 15-10. (a, b) Exercícios de extensão do joelho de 90 a 0° em cadeia cinética aberta.

Segundo Palmitier *et al.* os exercícios em cadeia cinética fechada são considerados exercícios que exercem maior representatividade funcional por oferecerem uma série de vantagens para quem os realiza, sendo elas:

- Coaptação óssea.
- Coativação muscular.
- Maior número de articulações recrutadas.
- Menor resultante retropatelar.
- Maior ativação das fáscias e consequentemente das cadeias musculares.
- Maior estimulação proprioceptiva e, consequentemente, maior estabilidade.

Sendo que a sua prescrição estará contraindicada ao persistirem os seguintes itens:

- Derrame articular persistente.
- Restrição de amplitude articular.
- Dor funcional para flexão e extensão.
- Hipotrofia muscular de glúteos, isquiostibiais e principalmente do quadríceps femoral.
- Déficit de força muscular, principalmente isométrica e isotônica excêntrica.

Nesta fase, supondo que esteja dentro de 0 a 3 semanas de pós-operatório, é normal que, com as frequentes aplicações de crioterapia compressiva, repouso relativo, evolução das cargas dos exercícios de fortalecimento de glúteos, coxa e perna, deambulação com descarga progressiva de peso e ganho de amplitude articular sem dor, possamos ter condições de evoluir para exercícios resistidos de flexão e extensão do joelho em cadeia cinética aberta com carga progressiva, boa qualidade de contração e execução cadenciada, melhorando até as condições funcionais para uma possível deambulação sem muletas no término deste prazo.

Os treinos em bicicleta ergométrica deverão ser iniciados, neste momento, inicialmente sem carga, com banco em posição mais elevada, conferindo ao joelho trabalhar com 30° de extensão em velocidade constante e tempo inicial de 15 minutos. A evolução da carga e o tempo de treinamento será determinada pela ausência de dor e derrame articular residual.

Fase Intermediária ou Ambulatorial (de 3 a 6 Semanas Aproximadamente)

Introdução dos exercícios isotônicos em cadeia cinética fechada com pequenas amplitudes articulares, inicialmente de 0 a 30° e posteriormente de 0 a 45° de flexão tanto com o posicionamento tibial perpendicular ao solo, diminuindo assim o acionamento quadriceptal e sobrecarga retropatelar, quanto com o posicionamento tibial oblíquo ao solo, gerando, assim, maior seletividade quadriceptal. Estes também são chamados de "miniagachamentos" sem ou com plataformas que podem variar de 15 a 30 centímetros de altura e devem ser enfatizados de forma lenta e controlados, principalmente, na fase isotônica excêntrica. Estes "miniagachamentos" podem ser incrementados com *mini-bands* (minibandas elásticas) interligando os joelhos para estimular os músculos glúteos máximo e médio, evitando uma possível adução de coxas promovida pelo elástico (Figs. 15-11 a 15-14).

Fase Final ou de Transição (6 a 10 Semanas Aproximadamente)

Consideramos esta fase como fase de transição, pois o objetivo principal é iniciar a liberação para exercícios físicos com maior especificidade não só dentro do ambiente de academia com maior nível de solicitação cardiovascular, mas também pela intensificação e diversificação dos exercícios musculares localizados e também funcionais. Nesta fase ainda na clínica, os exercícios de cadeia cinética fechada serão intensificados e responsáveis por quase a totalidade dos exercícios de fortalecimento propostos, levando em conta a resposta clínica do paciente com total abolição do derrame articular e qualquer resíduo de dor, melhoria do tônus, trofismo e força

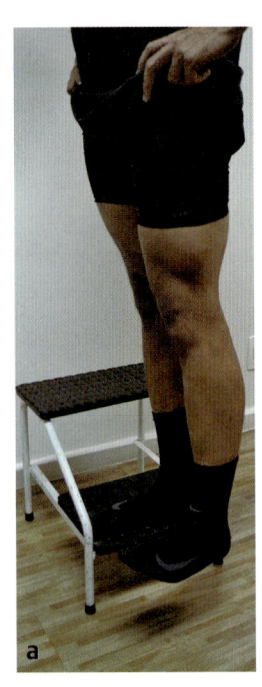

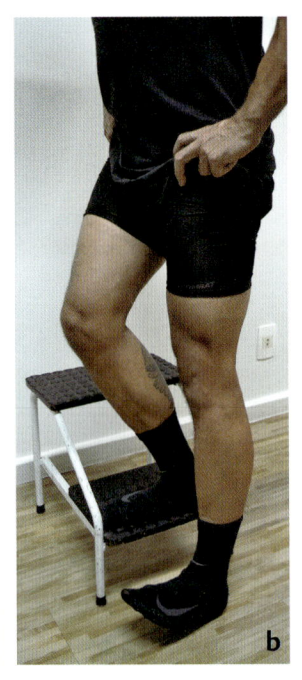

Fig. 15-11. (a, b) Exercício de desaceleração (*Step Down*) em degrau de 0 a 45°/60° de flexão.

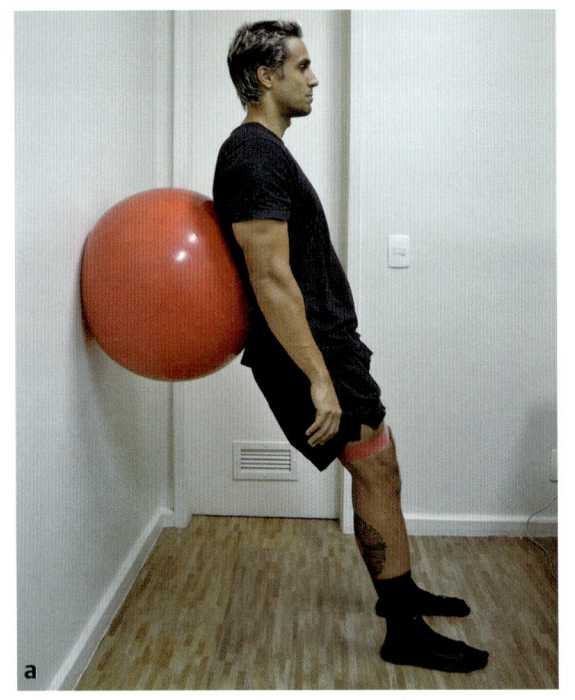

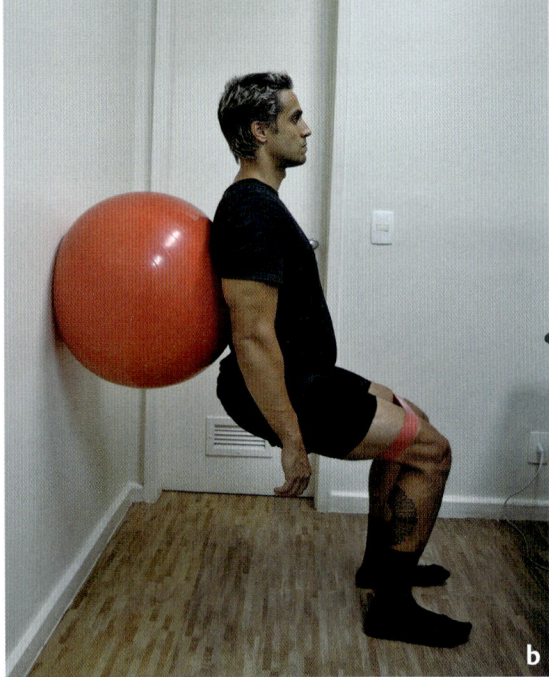

Fig. 15-12. (a, b) Exercício de agachamento bipodal de 0 a 90° com a bola rolando nas costas contra a parede.

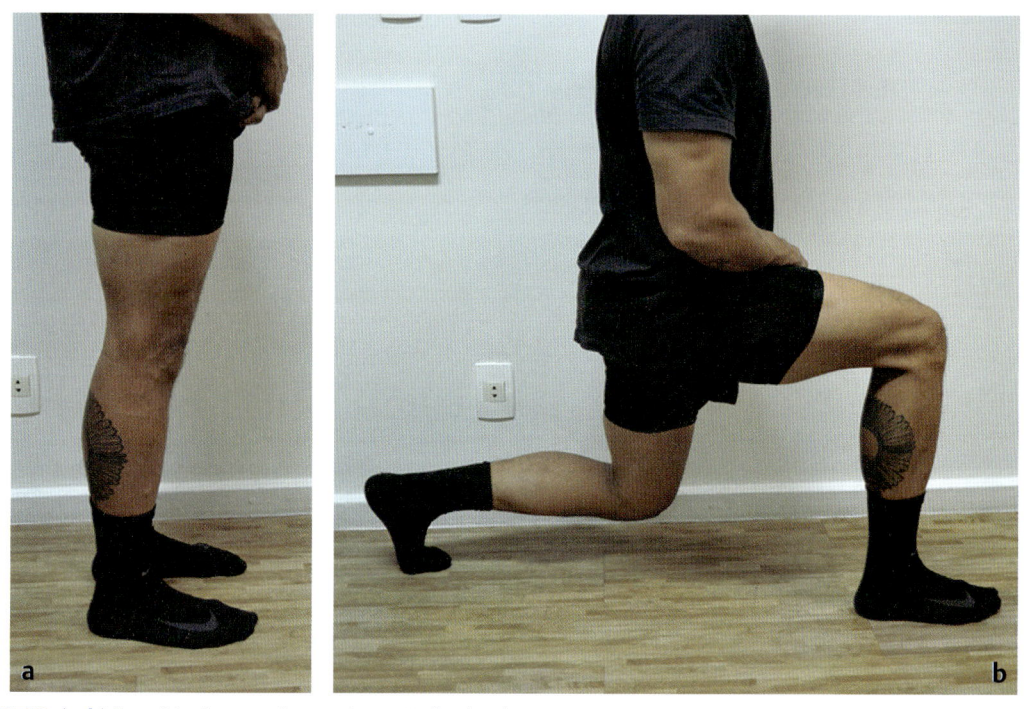

Fig. 15-13. (a, b) Exercício de passada anterior ou "a fundo" de 0 a 90°.

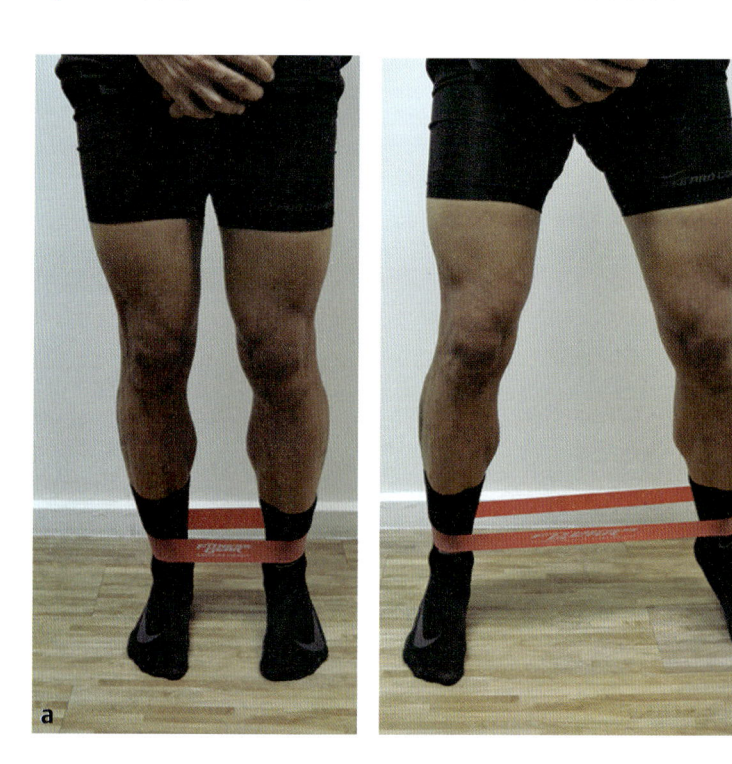

Fig. 15-14. (a, b) Exercício de deslocamento lateral com resistência de minibanda elástica (*mini-band*) com apoio do antepé.

muscular e total recuperação da amplitude de movimento.

Com a aquisição de tônus, resistência, trofismo, força e flexibilidade muscular que foram adquiridos ao longo das sessões de tratamento/treinamento, restam apenas estimular a velocidade de contração em resposta a situações de instabilidade e desequilíbrio que serão provocadas com treinamentos específicos por exercícios e simulações com os mais variados níveis de dificuldade e respeitando uma sequência lógica de evolução. Este treinamento específico tem por objetivo estimular a velocidade de percepção sensorial dos membros inferiores por parte do sistema nervoso central e sua capacidade de responder a este estímulo com maior velocidade, enviando impulsos elétricos para estimulação e modulação da contração muscular com o intuito de estabilização articular.

A este treinamento sensório-motor podemos denominar como treinamento proprioceptivo ou treinamento de proteção articular, já que as estruturas envolvidas serão não somente os proprioceptores articulares localizados nos meniscos, cápsula articular, membrana sinovial e ligamentos, mas também estruturas, como fusos neuromusculares e órgãos neurotendíneos (de Golgi, no passado).

Deve-se proceder à avaliação do equilíbrio por 6 testes que fazem parte do *Balance Error Scoring System (BESS),* sendo eles:

- Apoio bipodal com os pés juntos no piso estável.
- Apoio bipodal com os pés juntos no piso instável.
- *Tandem* no piso estável.
- *Tandem* no piso instável.
- Apoio unipodal no piso estável.
- Apoio unipodal no piso instável.

Observa-se o comportamento do indivíduo em cada teste que terá duração de 20 segundos. Possíveis estratégias de compensação ou tentativas de burlar os testes serão observadas e assinaladas, descontando pontos do paciente. Os pontos a se observar são os seguintes:

- Moveu as mãos acima da cintura?
- Abriu os olhos?
- Tropeçou? Caiu?
- Realizou abdução ou flexão de quadril além de 30°?
- Elevou o antepé ou calcâneo da superfície?
- Ficou fora da posição adequada por mais de 5 segundos?
- Estratégias com movimentos da coluna?

Estes exercícios respeitarão graus de dificuldade indo do mais simples para o mais complexo pelos seguintes componentes:

- Apoio bipodal em superfície regular sem a visão.
- Apoio bipodal em superfície levemente instável (espuma) sem visão.
- Apoio unipodal em superfície regular.
- Apoio unipodal em superfície levemente instável (espuma).
- Apoio unipodal em superfície regular sem visão.
- Apoio unipodal em superfície levemente instável sem visão.
- Apoio unipodal em superfície bem instável (discos infláveis, balanços ou pranchas de equilíbrio).
- Apoio unipodal em superfície regular com tarefa paralela simultânea, gerando perturbação externa do equilíbrio.
- Apoio unipodal em superfície levemente instável com tarefa paralela simultânea, gerando perturbação externa do equilíbrio (Fig. 15-15).
- Apoio unipodal em superfície bem instável com tarefa paralela simultânea, gerando perturbação externa do equilíbrio (Fig. 15-16).
- Exercícios e educativos específicos do esporte que simulem o seu gestual, provocando os mecanismos lesionais possíveis.

Os parâmetros de liberação para o treinamento de força na academia por equipamentos e exercícios funcionais que possam representar simulações aplicadas à prática esportiva serão discutidos com o educador físico para uma melhor adequação dos movimentos nos exercícios e consequente alcance dos objetivos sem correr riscos desnecessários. Tão logo estes objetivos sejam alcançados, o paciente

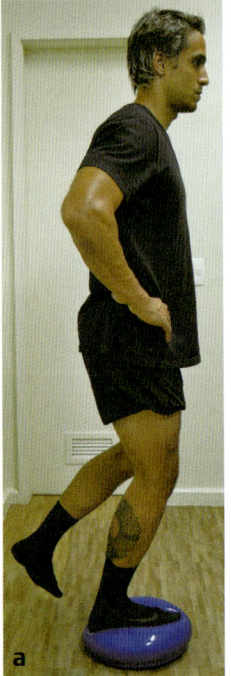

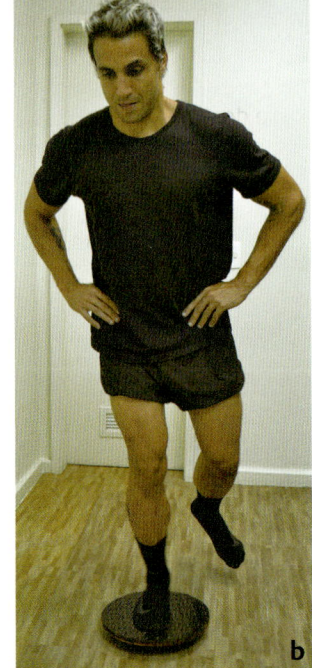

Fig. 15-15. (a, b) Exercício de equilíbrio unipodal sobre superfícies muito instáveis. (**a**): Disco inflável e (**b**): disco de madeira.

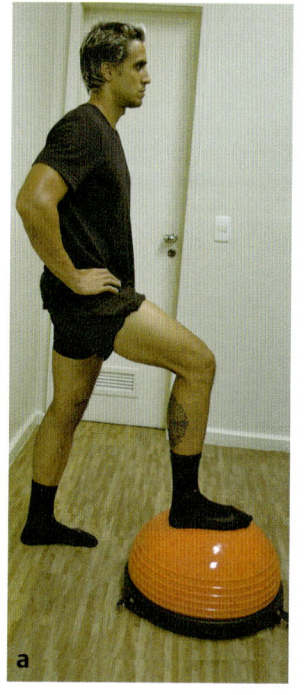

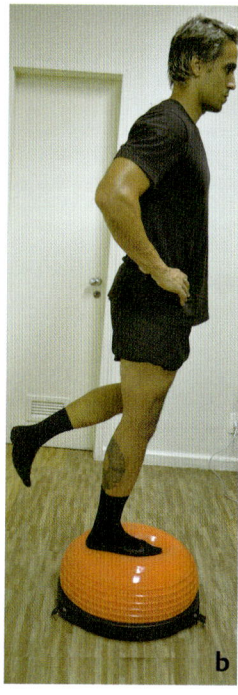

Fig. 15-16. (a, b) Exercício de simulação de subida de escada sobre superfície instável.

estará apto a iniciar a prática esportiva de forma controlada no que diz respeito ao tipo de atividade, frequência e intensidade, sem negligenciar os cuidados com o treinamento muscular de força e flexibilidade paralelamente.

Muitas vezes a perimetria de coxa do membro acometido pode estar igual ou até maior do que o do membro sadio, apresentando um falso-positivo, que na verdade pode ser constatado com um compasso de dobras cutâneas que neste caso o percentual de massa gorda excede o de massa magra da coxa, mas com a perimetria se levou em conta a soma das duas.

A avaliação isocinética pode ser uma importante maneira de mensurar e comparar a função muscular pelas valências da força e resistência comparando agonista com agonista, porém avalia somente a função dos músculos da coxa na cadeia cinética aberta separadamente, não representando a funcionalidade promovida pela cadeia cinética fechada.

Por meio de alguns testes funcionais validados pela literatura científica podemos reproduzir simulações de movimentos que serão realizados na prática esportiva, observando o comportamento na execução e analisando os resultados de ambos os membros para posterior comparação e tomada de decisão.

- *Lower Quarter Y- Balance Test:* este teste avalia a estabilidade dinâmica, monitora a progressão do programa de reabilitação e/ou treinamento e identifica indivíduos com alto risco de lesão em membros inferiores.
- Goniometria de flexão dorsal de tornozelos em cadeia cinética fechada: este teste mensura a amplitude de movimento de flexão dorsal de tornozelos em cadeia cinética fechada individualmente comparando-se os ângulos encontrados em cada.
- Agachamento unipodal (*Step Down*): teste utilizado para avaliar a força dos membros inferiores, a estabilidade do tornozelo, pé e *core* e, ainda, a habilidade de desacelerar e controlar a força excêntrica do corpo.
- *Landing Error Scoring System* (*LESS*): este teste detecta pela observação do movimento de aterrissagem a partir de uma plataforma, possíveis alterações biomecânicas que podem representar fatores de alto risco de lesão.
- *Hop Test* (*Single Hop for distance & Triple Hop for distance*): esta análise compara o desempenho funcional entre os membros inferiores para as variáveis de força, potência e controle dinâmico.
- *Bridge Test*: este teste avalia a estabilidade de tronco e pelve. A avaliação dessa estabilidade pode contribuir para o entendimento da ocorrência de lesões musculoesqueléticas. Confiabilidade da mensuração do alinhamento pélvico no plano transverso durante o teste da ponte com extensão unilateral do joelho.

Ao contrário da avaliação isocinética, estes são testes que podem ser realizados em um ambiente de clínica de forma relativamente rápida, com custo muito baixo e respaldando com segurança a decisão junto ao médico de liberar o paciente para a fase de condicionamento físico (cardiovascular e muscular localizado), bem como para prática específica de uma modalidade esportiva. Neste momento a comunicação com o educador físico se faz indispensável para sinalização do que deve ser enfatizado com base nos resultados apresentados nos testes funcionais, bem como o que deve ser evitado ou adaptado. Só assim, pela interdisciplinaridade se conquista a excelência do trabalho de reabilitação.

BIBLIOGRAFIA

Association of the Knee Dynamic Valgus in the Stair Descent Test with the Hip Range of Motion of Medial Rotation Journal of Orthopaedic & Sports Physical Therapy, 2013 Volume:43 Issue:7 Pages:504–510 DOI: 10.2519/jospt.2013.4073.

Bates A, Hanson N. *Aquatic Exercise Therapy*. Philadelphia, PA: WB Saunders; 1996:1-320.

Bryan L R, Guskiewicz KM, Shields EW. Relashionship between clinical and forceplate measures of postural stability. *J Sport Rehab* 1999;8:71-82.

Cavanaugh JT. Rehabilitation following meniscal surgery. In: Engle RP. *Knee Ligament Rehabilitation*. New York, NY: Churchill Livingston; 1991:59-69.

Taylor DC, Dalton JD, JR, Seaber AS. Viscoelastic properties of muscle-tendon units: The biomechanical effects of stretching. *Am J Sports Med* 1990;18(3):300-9.

Barber-Westin SD, Noyes FR. Factors used to determine return to unrestricted sports activities after ACL reconstruction. *Arthroscopy* 2011 Dec;27(12):1697-705.

Freeman MA, Dean MR, HanhamIW. The etiology and prevention of functional instability of the foot. *J Bone Joint Surg Br* 1965;47(4):678-85.

Gajdosik RL, Albert CR, Mitman JJ. Influence of hamstring length on the standing position and flexion range of motion of the pelvic angle, lumbar angle and thoracic angle. *J Orthop Sports Phys Ther* 1994;20(4):213-9.

Higuchi H, Kimura M, Shirakura K, Terauchi M, Takagishi K. Factors affecting long-term results after arthroscopic partial meniscectomy. *Clin Orthop Relat Res* 2000;377:161-8.

Hungerford DS, Barry M. Biomechanics of the patellofemoral joint. *Clin Orthop Relat Res* 1979;(144):9–15.

Johansson H, Sjölander P, Sojka P. Activity in receptor afferents from the anterior cruciate ligament evokes reflex effects on fusimotor neurones. *Neurosci Res* 1990;8(1):54-9.

Magee DJ. *Avaliação musculoesqueletica*. 3. ed. São Paulo: Manole, 2002, 837p.

Park KM, Cynn HS, Choung SD. Musculoskeletal predictors of movement quality for the forward step-down test in asymptomatic women. *J Orthop Sports Phys Ther* 2013;43(7):504-10.

Palmitier RA, An KN, Scott SG, Chao EY. Kinetic chain exercise in knee rehabilitation. *Sports Med* 1991;11(6):402-13.

Plisky PJ *et al*. Star Excursion Balance Test as a predictor of lower extremity injuries in high school basketball players. *J Orthop Sports Phys Ther* 2006;36(12):911-9.

Konor MM, Morton S, Eckerson JM, Grindstaff TL. Reliability of three measures of ankle dorsiflexion range of motion. *Int J Sports Phys Ther* 2012 Jun;7(3):279-87.

Andrade JA, Figueiredo LC, Santos TR *et al*. Reliability of transverse plane pelvic alignment measurement during the bridge test with unilateral knee extension *Rev Bras Fisioter* 2012 Jul-Aug;16(4):268-74.

Bell DR, Guskiewicz KM, Clark MA, Systematic review of the balance error scoring system. *Sports Health* 2011 May;3(3):287-95.

Rabin A, Portnoy S, Kozol Z. The association of ankle dorsiflexion range of motion with hip and knee kinematics during the lateral step-down test. *J Orthop Sports Phys Ther* 2016;46(11):1002-9.

Padua DA1, Marshall SW, Boling MC. The landing error scoring system (less) is a valid and reliable clinical assessment tool of jump-landing biomechanics. the JUMP-ACL Study. *Am J Sports Med* 2009 Oct;37(10):1996-2002.

Parte III O Menisco em Situações Especiais

16 MENISCO DISCOIDE: EPIDEMIOLOGIA, CLASSIFICAÇÃO E DIAGNÓSTICO

Marcelo Mandarino
Phelippe Augusto Valente Maia

INTRODUÇÃO

O menisco discoide é considerado uma variação anatômica do formato original semicircular dos meniscos. Ele geralmente é mais espesso e ocupa uma maior área na região dos planaltos tibiais, sendo mais predispostos à lesão comparativamente aos meniscos normais. A sua primeira descrição foi realizada por Young, em 1889, por um estudo cadavérico, e por muito tempo foi descrito como sinônimo da síndrome de ressalto do joelho.[1,2]

ETIOLOGIA

Os meniscos discoides surgem em decorrência de alterações anatômicas durante o período do desenvolvimento fetal,[3] ocorrendo uma falha no processo de reabsorção da sua porção central. Apesar de a sua causa não estar completamente estabelecida, fatores genéticos e familiares parecem desempenhar um papel importante no seu surgimento, sendo reportado na literatura a ocorrência dessa variação em gêmeas do sexo feminino e entre irmãos.[4-7]

HISTOLOGIA E ANATOMIA

É observada em sua composição uma menor quantidade de fibras de colágeno associada a uma perda da orientação das mesmas em comparação aos meniscos normais. Existe uma significativa desorganização dessa rede de colágeno assumindo um curso completamente heterogêneo ao padrão usual circular.[7] Outra característica marcante encontrada é a presença frequente de degeneração mucoide intrassubstancial.[8,9] Em adição às alterações histológicas, o aumento da espessura e a presença de um sistema de vascularização anormal predispõem os mesmos a um maior risco de rupturas.[10]

Recentemente, alguns autores relataram ter encontrado um processo de regeneração em meniscos discoides submetidos à meniscectomia parcial, corroborando a possibilidade que o surgimento dessa variação seja decorrente de alterações morfogênicas.[11-13]

EPIDEMIOLOGIA

A incidência na população em geral é estimada entre 0,4 e 17%, sendo muito mais frequente o acometimento do menisco lateral e extremamente raro o do medial.[3-6,14] Em cerca de 20 a 25% dos casos existem bilateralidade na sua apresentação.[6,15,16] A real incidência dessa variação anatômica é, no entanto, desconhecida, uma vez que eles sejam encontrados somente em indivíduos com algum sintoma na articulação do joelho e que se submetam a um processo de investigação diagnóstica. A sua incidência é maior em países asiáticos em comparação aos ocidentais.[17-19]

CLASSIFICAÇÃO

Os meniscos discoides foram inicialmente classificados por Watanabe *et al.* em completos, incompletos e tipo Wrisberg, dependendo da presença ou não de estabilização posterior (presença dos ligamentos coronários) e pelo grau de cobertura do planalto tibial (Fig. 16-1).[20] O tipo completo cobre completamente o planalto tibial lateral e possui estabilização posterior normal. Já o incompleto possui um formato semilunar, cobrindo menos de 80% do planalto tibial e também apresentando estabilização posterior normal. O tipo Wrisberg se assemelha mais ao formato meniscal normal comparativamente aos tipos anteriores, porém não possui estabilização posterior, sendo conectados à tíbia somente pelo ligamento de Wrisberg inserido no corno posterior do menisco lateral, gerando um quadro de hipermobilidade e estalido ao nível do joelho.[12]

Klingele *et al.*[21] descreveram diferentes padrões de instabilidade periférica nos meniscos discoides. Eles definiram a instabilidade pela evidência de hipermobilidade associada à desinserção periférica do menisco remanescente durante avaliação ar-

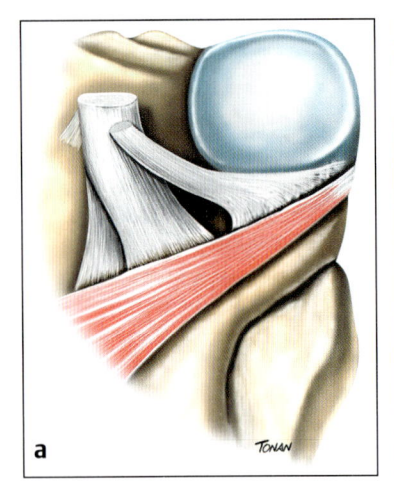

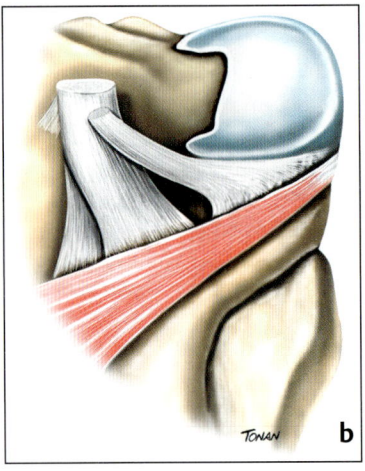

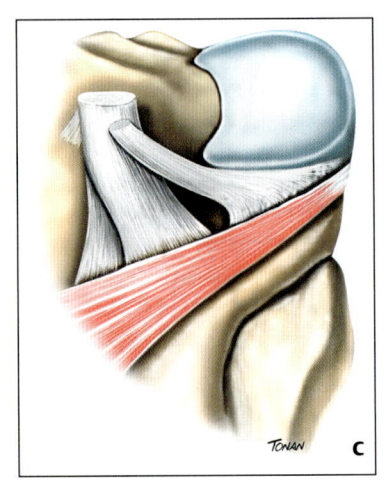

Fig. 16-1. Classificação de Watanabe.[20] (**a**) Tipo completo; (**b**) tipo incompleto; e (**c**) tipo Wrisberg. Depende da presença ou não de estabilização posterior (presença dos ligamentos coronários) e pelo grau de cobertura do planalto tibial.

troscópica. Além disso, também classificaram esses meniscos instáveis em dois tipos: completo ou incompleto com base na localização da instabilidade (corno posterior, corpo ou corno anterior).[22]

A classificação com base em achados da ressonância magnética (RM) foi descrita por Ahn *et al.* fundamentado na presença e direção de desvio/deslocamento meniscal, sendo diferenciado em: sem desvio, desvio anterocentral, posterocentral e central.[23] Eles relataram que os tipos com desvio apresentavam maior incidência de lesões periféricas que os tipos sem desvio. Esses mesmos autores também classificaram as lesões do menisco discoide lateral em 3 tipos, com base nos achados durante a artroscopia, pela avaliação da instabilidade meniscal periférica e a localização da lesão. O tipo 1 é caracterizado por uma desinserção da junção menisco-capsular no corno anterior, o tipo 2 apresenta uma desinserção da junção menisco-capsular no corno posterior, e o tipo 3 é definido pela desinserção do canto posterolateral do menisco lateral (Figs. 16-2 e 16-3).[24]

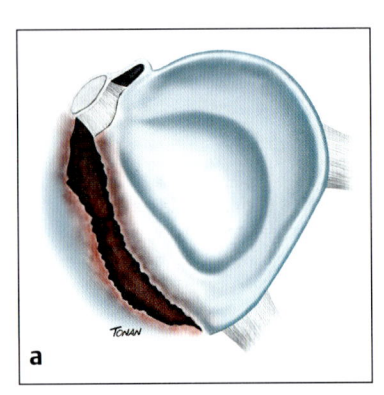

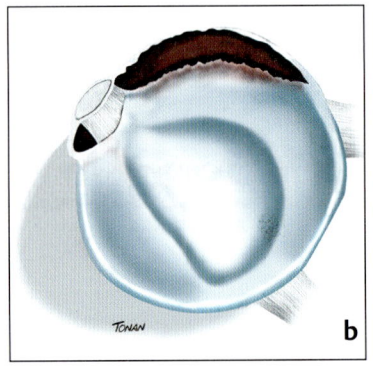

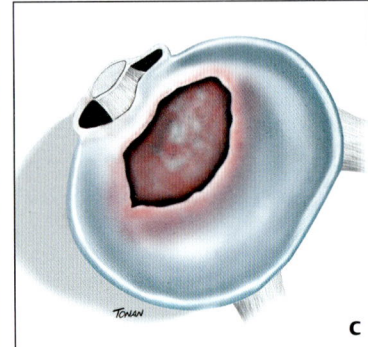

Fig. 16-2. Classificação de Ahn.[23] (**a**) Posterocentral; (**b**) desvio anterocentral; e (**c**) central. com base em achados da RM, quanto à presença e direção de desvio/deslocamento meniscal.

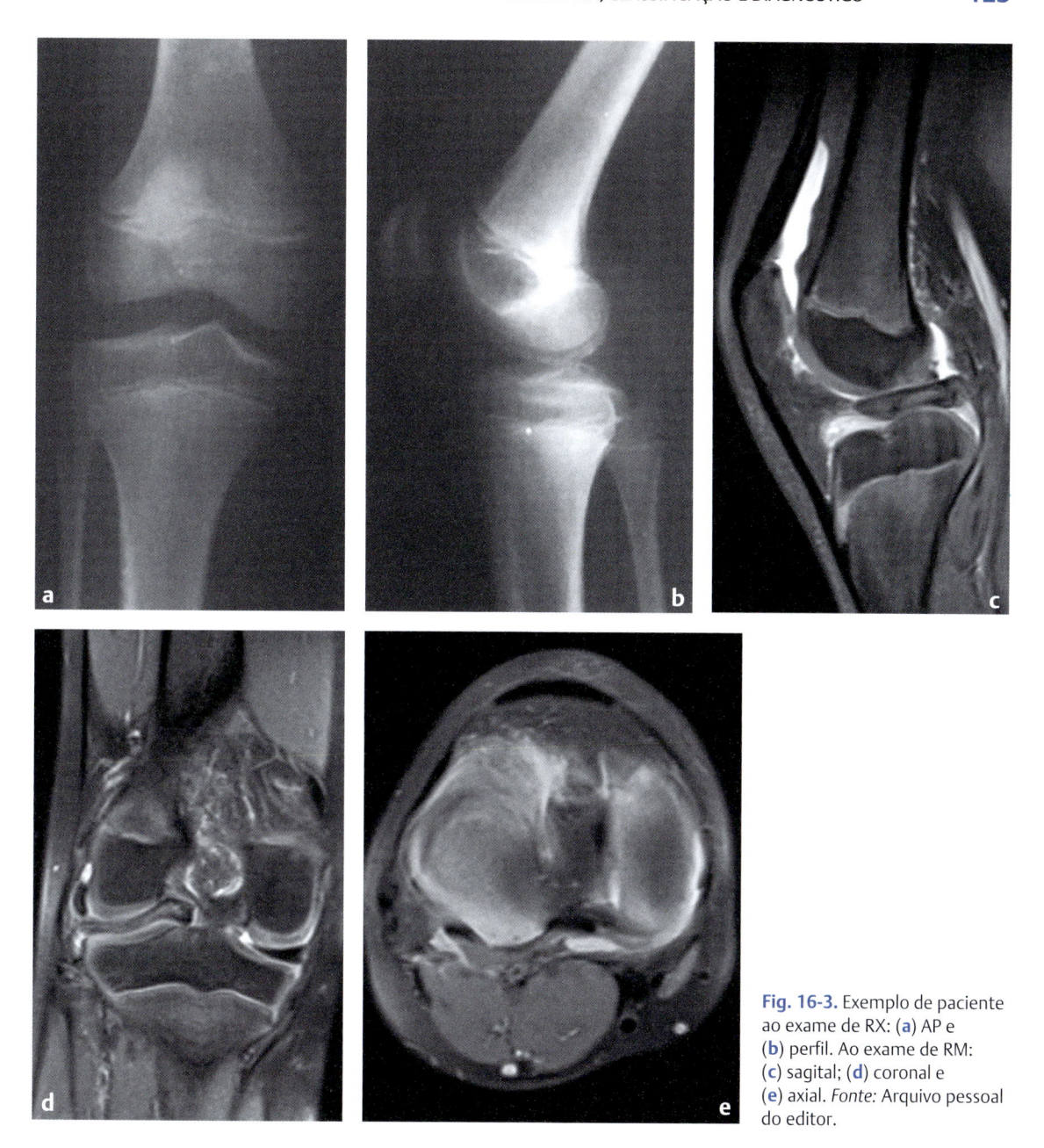

CAPÍTULO 16 ▪ MENISCO DISCOIDE: EPIDEMIOLOGIA, CLASSIFICAÇÃO E DIAGNÓSTICO

Fig. 16-3. Exemplo de paciente ao exame de RX: (**a**) AP e (**b**) perfil. Ao exame de RM: (**c**) sagital; (**d**) coronal e (**e**) axial. *Fonte:* Arquivo pessoal do editor.

REFERÊNCIAS BIBLIOGRÁFICAS

1. Young RB. The external semilunar cartilage as a complete disc. In: Cleland J, Mackay JY, Young RB, eds. *Memoirs and memoranda in anatomy*. London: Williams and Norgate; 1889. p179.
2. Middleton DS. Congenital disc-shaped lateral meniscus with snapping knee. *Br J Surg* 1936;24:246-55.
3. Smillie IS. The congenital discoid meniscus. *J Bone Joint Surg Br* 1948;30:671-82.
4. Kini SG, Walker P, Bruce W. Bilateral symptomatic discoid medial meniscus of the knee: a case report and review of literature. *Arch Trauma Res* 2015;4:e27115.
5. Hart ES, Kalra KP, Grottkau BE et al. Discoid lateral meniscus in children. *Orthop Nurs* 2008;27:174-9.
6. Kelly BT, Green DW. Discoid lateral meniscus in children. *Curr Opin Pediatr* 2002;14:54-61.
7. Papadopoulos A, Kirkos JM, Kapetanos GA. Histomorphologic study of discoid meniscus. *Arthroscopy* 2009;25:262-8.
8. Kramer DE, Micheli LJ. Meniscal tears and discoid meniscus in children: diagnosis and treatment. *J Am Acad Orthop Surg* 2009;17:698-707.
9. Atay OA, Pekmezci M, Doral MN et al. Discoid meniscus: an ultrastructural study with transmission electron microscopy. *Am J Sports Med* 2007;35:475-8.
10. Clark CR, Ogden JA. Development of the menisci of the human knee joint. Morphological changes and their potential role in childhood meniscal injury. *J Bone Joint Surg Am* 1983;65:538-47.

11. Stein MI, Gaskins RB 3rd, Nalley CC, Nofsinger C. Regeneration of a discoid meniscus after arthroscopic saucerization. *Am J Orthop (Belle Mead NJ)* 2013;42:E5-8.
12. Soejima T, Kanazawa T, Tabuchi K *et al*. Regeneration of ring-shaped lateral meniscus after partial resection of discoid meniscus with anterior cruciate ligament reconstruction. *Int J Surg Case Rep* 2013;4:1093-6.
13. Bisicchia S, Tudisco C. Re-growth of an incomplete discoid lateral meniscus after arthroscopic partial resection in an 11 year-old boy: a case report. *BMC Musculoskelet Disord* 2013;14:285.
14. Silverman JM, Mink JH, Deutsch AL. Discoid menisci of the knee: MR imaging appearance. *Radiology* 1989;173:351-4.
15. Fleissner PR, Eilert RE. Discoid lateral meniscus. *Am J Knee Surg* 1999;12:125-31.
16. Yaniv M, Blumberg N. The discoid meniscus. *J Child Orthop* 2007;1:89-96.
17. Fukuta S, Masaki K, Korai F. Prevalence of abnormal findings in magnetic resonance images of asymptomatic knees. *J Orthop Sci* 2002;7:287-91.
18. Kim SJ, Lee YT, Kim DW. Intraarticular anatomic variants associated with discoid meniscus in Koreans. *Clin Orthop Relat Res* 1998;(356):202-7.
19. Rao PS, Rao SK, Paul R. Clinical, radiologic, and arthroscopic assessment of discoid lateral meniscus. *Arthroscopy* 2001;17:275-7.
20. Watanabe M, Takeda S, Ikeuchi H. *Atlas of arthroscopy*. 3rd ed. Tokyo: Igaku-Shoin; 1979. p75-130.
21. Klingele KE, Kocher MS, Hresko MT *et al*. Discoid lateral meniscus: prevalence of peripheral rim instability. *J Pediatr Orthop* 2004;24:79-82.
22. Kushare I, Klingele K, Samora W. Discoid meniscus: diagnosis and management. *Orthop Clin North Am* 2015;46:53340.
23. Ahn JH, Lee SH, Yoo JC *et al*. Bilateral discoid lateral meniscus in knees: evaluation of the contralateral knee in patients with symptomatic discoid lateral meniscus. *Arthroscopy* 2010;26:1348-56.
24. Ahn JH, Lee SH, Yoo JC *et al*. Arthroscopic partial meniscectomy with repair of the peripheral tear for symptomatic discoid lateral meniscus in children: results of minimum 2 years of follow-up. *Arthroscopy* 2008;24:888-98.

17 LESÕES DO MENISCO NO ESQUELETO IMATURO

Marcel Faraco Sobrado
Pedro Nogueira Giglio
Marco Kawamura Demange

A incidência reportada de lesões meniscais do esqueleto imaturo aumentou nos últimos anos. Alguns fatores apontados como responsáveis foram: aumento da participação esportiva, maior grau de suspeição clínica e diagnóstico de lesão meniscal e a maior acurácia do diagnóstico por ressonância magnética (RM).[1]

Lesões em crianças mais jovens, menores de 10 anos de idade, geralmente são relacionadas com a presença de menisco discoide, enquanto em crianças mais velhas e adolescentes são atribuíveis a traumas esportivos.[2]

A preservação meniscal é fundamental sempre que viável, principalmente nos pacientes mais jovens, uma vez que os efeitos deletérios de uma meniscectomia total ou subtotal levem a um pior desfecho funcional e osteoartrose em médio e longo prazos.[3]

LESÕES EM MENISCO NÃO DISCOIDE

O menisco normal apresenta vascularização completa ao nascimento. Aos 9 meses o terço central apresenta-se avascular, e vai diminuindo gradualmente a vascularização meniscal do centro para a periferia, tornando-se semelhante ao padrão do adulto com 10 anos de idade. Aos 50 anos, apenas o quarto lateral do menisco é vascularizado.[4]

Foi postulado que este padrão mais vascularizado do menisco da criança mais jovem estaria relacionado com um maior potencial reparativo comparado ao menisco maduro, e dessa forma as indicações de reparo deveriam ser expandidas até para lesões no terço central.[4,5]

Diagnóstico

A maioria das lesões traumáticas do menisco não discoide é decorrente de um trauma torcional do joelho durante a prática esportiva (futebol, basquete, rúgbi).[6]

Os sintomas mais frequentes são dor e travamentos, presentes em aproximadamente 90% dos pacientes.[7]

No estudo de Stanitski CL *et al.* em pacientes com hemartrose aguda do joelho, as lesões meniscais estiveram presentes em 47% dos pré-adolescentes e em 45% dos adolescentes, sendo a lesão meniscal medial mais prevalente que a lateral. No grupo adolescente a lesão do ligamento cruzado anterior (LCA) concomitante esteve presente em aproximadamente um terço dos casos, sendo mais frequente a lesão vertical.[8]

Diagnósticos diferenciais devem incluir: osteocondrite dissecante (OCD), instabilidade patelofemoral, variante instável do menisco discoide do tipo Wrisberg, plica patológica, corpos livres e lesões osteocondrais.[9]

O exame físico consegue diagnosticar as lesões meniscais com sensibilidade entre 50 e 62,1% e especificidade entre 80,7 e 89,2%.[10] Os testes comumente usados de Apley e McMurray são pouco sensíveis para o diagnóstico da lesão meniscal. Além disso, o exame físico da criança pode ser dificultado pela não colaboração do paciente para realização das manobras provocativas. Neste caso, foi proposto uma manobra de McMurray modificada, em que se observa a dor na interlinha articular com o joelho fletido entre 30 e 40° associada aos movimentos rotacionais em varo e valgo.

A investigação complementar deve incluir radiografias AP, perfil, incidência do túnel e axial de patela em todos pacientes com esqueleto imaturo e lesão aguda do joelho, para auxiliar na exclusão de diagnósticos diferenciais da patologia meniscal.

Na suspeita de uma lesão meniscal, a RM do joelho deve ser solicitada. Este exame é o padrão ouro para o diagnóstico, mas apresenta pior acurácia para o diagnóstico de lesões meniscais no paciente imaturo do que no adulto.[11] Além do menor tamanho das estruturas, na criança jovem, a maior vascularização pode mimetizar a imagem de uma lesão horizontal, levando a testes falso-positivos.

Tratamento

Nas crianças, o diagnóstico das lesões meniscais frequentemente é tardio. Porém, pelo maior potencial de cicatrização, até lesões antigas devem ser consideradas para reparo, a não ser que o menisco apresente deformação ou alterações degenerativas crônicas que tecnicamente inviabilizem o procedimento.[12,13]

Lesões estáveis menores de 10 mm e com desvio menor do que 3 mm à palpação com o *probe* são consideradas estáveis e podem ser tratadas inicialmente de forma não cirúrgica com bons resultados.[14]

O tipo mais prevalente de lesão meniscal em crianças é o longitudinal periférico, ocorrendo principalmente na zona vermelho-vermelha, que são lesões favoráveis a reparo. Lesões horizontais em crianças são raras, mas seu reparo raramente leva a resultados satisfatórios. Lesões radiais também apresentam um potencial de cicatrização inferior às verticais.[6,15]

Meniscectomia

Lesões meniscais sintomáticas em crianças são geralmente tratadas cirurgicamente. Estudos cadavéricos em adultos demonstram os aumentos de pressão de contato que uma meniscectomia parcial e total pode levar ao compartimento femorotibial, de 65 e 235%, respectivamente. Resultados de longo acompanhamento após meniscectomia parcial e total em crianças demonstram 75% de sintomas, 80% de alterações radiográficas de osteoartrose (OA) e 60% de insatisfação com o resultado num acompanhamento médio de 5,5 anos.[16] Apesar disso, ainda não existem estudos de longo acompanhamento demonstrando que a preservação meniscal pelo reparo previne o desenvolvimento da OA.

Lesões degenerativas complexas e lesões horizontais na zona branco-branca geralmente são desbridadas artroscopicamente.

Reparo

É recomendada a sutura meniscal sempre que possível desde que haja viabilidade meniscal. As lesões mais frequentes e com melhores resultados de sutura são as longitudinais na zona vermelho-vermelha ou vermelho-branca, lesões em alça de balde com boas condições do menisco e a maioria das lesões meniscais no corno posterior do menisco lateral, em decorrência da rica vascularização local (Fig. 17-1).

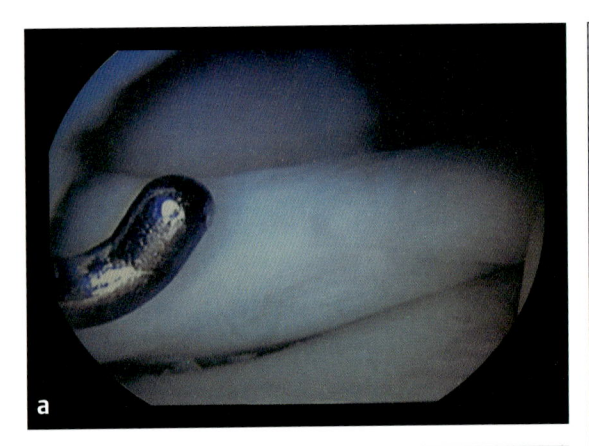

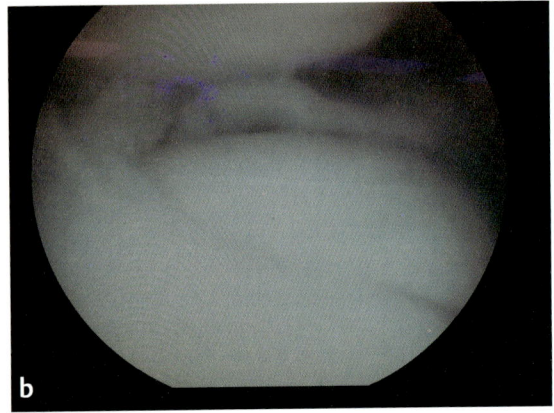

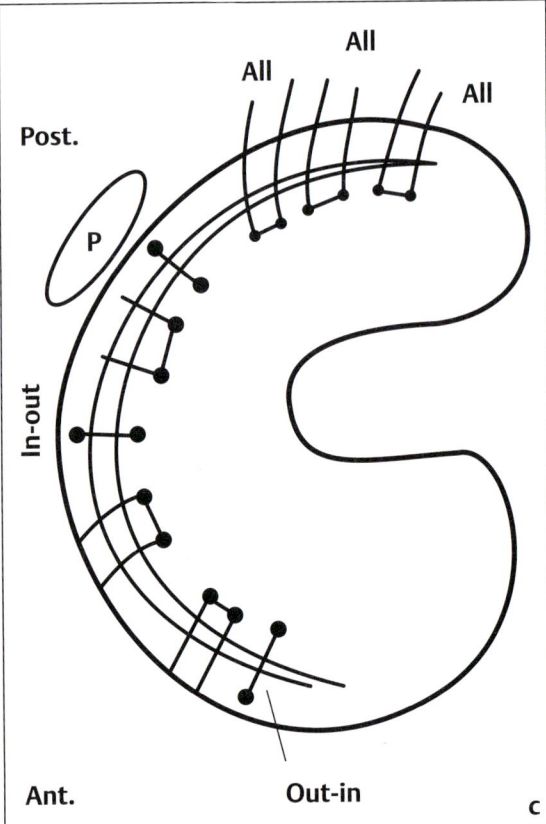

Fig. 17-1. Paciente de 14 anos, masculino, atleta de futebol federado. Joelho bloqueado há 4 meses. (**a**) Imagem artroscópica de lesão longitudinal vertical, em alça de balde do menisco lateral (ML), luxada, isolada, envolvendo praticamente o menisco em toda sua totalidade. (**b**) Aspecto pós-sutura e esquema com a opção de sutura realizada (3 pontos *all-inside* no corno posterior, 5 pontos *inside-out* e 1 ponto *outside-in* no corno anterior) (**c**). P, tendão poplíteo; Ant., anterior; Post., posterior; All, técnica *all-inside*; Out-in, técnica *outside-in*; In-out, técnica *inside-out*. *Fonte:* Arquivo pessoal do editor.

O posicionamento do paciente varia com a preferência do cirurgião, porém, é importante ressaltar cautela nas manobras de varo e valgo intensas, que podem ocasionar lesões fisárias iatrogênicas.[17]

Independente da técnica, uma etapa inicial importante é um criterioso preparo do menisco com desbridamento das bordas com uma raspa ou com a lâmina de *shaver*. Podem ser realizadas também trefinações para criação de canais vasculares.[18] É preferível a utilização de fios de sutura não absorvíveis ou absorção tardia.

Lesões do corno posterior e corpo meniscal podem ser reparadas utilizando as técnicas artroscópicas *inside-out* e *all-inside*, ou por via aberta. Reparo aberto também é descrito e pode ser realizado por incisões semelhantes e é indicado principalmente no corno posterior do menisco medial em joelhos com o compartimento medial muito apertado, embora atualmente seja pouco utilizado.[19]

Lesões do corno anterior e corpo podem ser reparadas pela técnica artroscópica *outside-in*.

A técnica *outside-in* é realizada com a introdução de 2 agulhas pela pele para articulação sob controle artroscópico. O fio de sutura é introduzido por uma das agulhas e retorna para fora da articulação por um *loop* introduzido pela segunda agulha. Apresenta como vantagem o adequado acesso ao corno anterior e o baixo custo.

A técnica *inside-out* é realizada com agulhas flexíveis introduzidas por uma cânula curva de maneira vertical ou horizontal, posicionadas pelo portal artroscópico. Para as lesões do corno posterior meniscal, uma incisão posteromedial ou posterolateral deve ser realizada e um retrator posicionado para proteção das estruturas neurovasculares. Os nós cirúrgicos são realizados contra a cápsula por esta incisão adicional.[20] Para crianças mais jovens ou em joelho pequenos esta técnica é preferida por apresentarem maior segurança em relação às estruturas neurovasculares em relação a técnica *all-inside*.[15]

Em relação à técnica *all-inside*, os sistemas mais atuais para sutura meniscal utilizam instrumentos de baixo perfil e permitem compressão pelo local da lesão, minimizando o risco de lesão condral adjacente, sem o inconveniente da incisão adicional da técnica *inside-out*.[21] Um importante detalhe técnico é limitar a profundidade da ponta da agulha a 1 cm para evitar a excessiva penetração na cápsula posterior.[15]

Lesões horizontais incompletas podem ser desbridadas, e suturas verticais podem ser realizadas para evitar a propagação da lesão.

Lesões radiais são raras em crianças, estando geralmente associadas a algum grau de degeneração do menisco. O tratamento geralmente consiste em meniscectomia parcial da região degenerada, seguido de sutura horizontal ou em forma de "X".

Cuidados Pós-Operatórios

Os cuidados pós-operatórios divergem na literatura entre autores. A quantidade de carga e flexão permitida varia de acordo com o local e padrão da lesão.

Numa lesão de alça de balde, por exemplo, um protocolo padrão seria carga parcial, conforme tolerado com *brace* articulado por 4 a 6 semanas. Amplitude de movimento inicial varia de 0 a 40° nas primeiras semanas, progredindo para 0 a 90° até a 6ª semana. *Brace* é retirado com 4 a 6 semanas. Retorno ao esporte após 4 meses.

Crianças menores de 10 anos são mais bem manejadas com imobilização nas 4 primeiras semanas.[15,17]

Resultados Clínicos e Complicações

Poucos estudos avaliaram o resultado de reparo meniscal especificamente no esqueleto imaturo. Estudos de médio e longo prazos em adolescentes demonstram altas taxas de cicatrização, com poucos sintomas e retorno ao nível esportivo pré-lesão maiores que 90%.[22]

Estudos com lesões meniscais que se estendem até a zona branco-branca, incluindo lesões radiais, complexa e *flap*, demonstraram 75% de cicatrização. Quando associadas à reconstrução concomitante do LCA a taxa de cicatrização aumentou para 87%.[5]

Complicações de reparo meniscal são raras, mas podem incluir lesão neurovascular, artrofibrose, síndrome da dor regional complexa e lesões condrais por implantes protrusos.[22]

É importante salientar que a ausência de sintomas não necessariamente indica cicatrização meniscal total. A confirmação da cicatrização é mais bem realizada pela artroscópica ou pela artrotomografia computadorizada, embora não sejam realizadas de rotina.[23,24]

MENISCO DISCOIDE

O menisco discoide foi descrito, em 1887, por Young em uma dissecção cadavérica. Ele ocorre mais frequentemente no menisco lateral e apresenta grande variabilidade em termos de estabilidade e formatos. Ocorre em 3 a 5% da população, com frequências maiores na população oriental, podendo chegar a 16,6%. A incidência de bilateralidade do menisco discoide tem sido estimada em torno de 20%.[25,26]

O menisco discoide ocupa uma área maior do que o normal do planalto lateral, podendo ser completo ou incompleto, e pode aparecer uniformemente espessado (Fig. 17-2). Ele pode ser estável ou sem fixação meniscal periférica, conferindo instabilidade e aumento da translação meniscal.

Essa variante instável é a mais relacionada com o clássico *snapping knee syndrome*, em que o menisco é deslocado para o intercôndilo, à medida que o

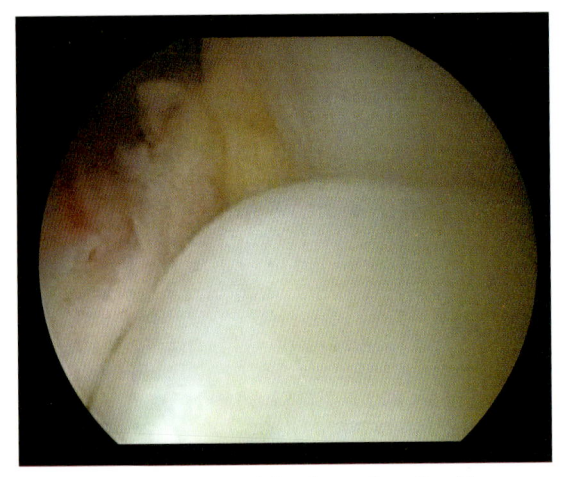

Fig. 17-2. Imagem artroscópica de menisco discoide preenchendo toda a região do compartimento lateral do joelho. *Fonte:* Arquivo pessoal do autor.

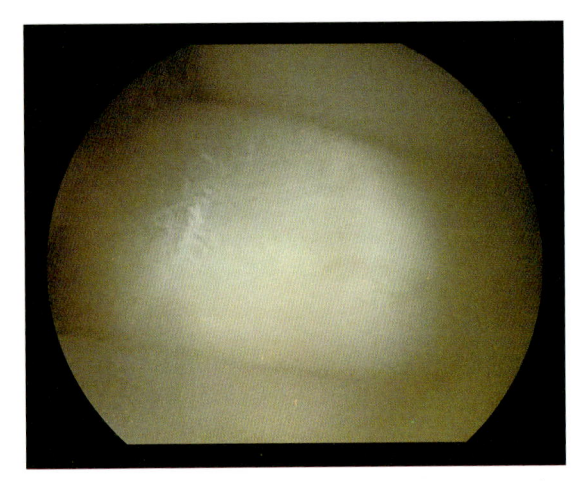

Fig. 17-4. Imagem de artroscopia do joelho demonstrando fragmento deslocado de lesão de menisco discoide lateral. *Fonte:* Arquivo pessoal do autor.

joelho progride da flexão para extensão, podendo causar dor e apreensão.[25]

Watanabe classificou o menisco em 3 tipos: o menisco lateral discoide, sendo o tipo I um menisco estável e completo, tipo II um menisco estável, incompleto, cobrindo porcentagem variável do planalto, e tipo III (denominado tipo "Wrisberg"), o menos comum, é instável em que a única fixação periférica se dá pelo ligamento meniscofemoral de Wrisberg.[27]

O menisco discoide tem uma maior incidência de lesões provavelmente atribuíveis à sua vascularização anormal e à sua espessura aumentada.[4]

Os tipos I e II são mais sujeitos a lesões horizontais após um evento traumático agudo. Essas lesões em geral apresentam algum grau de degeneração meniscal associada.

Os meniscos do tipo III apresentam maior mobilidade e frequentemente não têm lesões, embora possam apresentar lesões complexas degenerativas no corno posterior.[28]

No exame de RM, o menisco discoide é definido como um menisco com um diâmetro transversal > 15 mm no corte coronal ou continuidade entre os cornos anterior e posterior em mais de 3 cortes consecutivos no plano sagital. É notada a ausência do aspecto em gravata borboleta do menisco lateral normal.[9] Na presença de lesão, pode-se observar deslocamento de fragmento meniscal (Figs. 17-3 e 17-4).

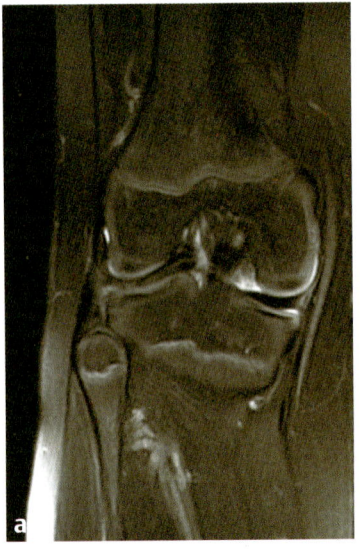

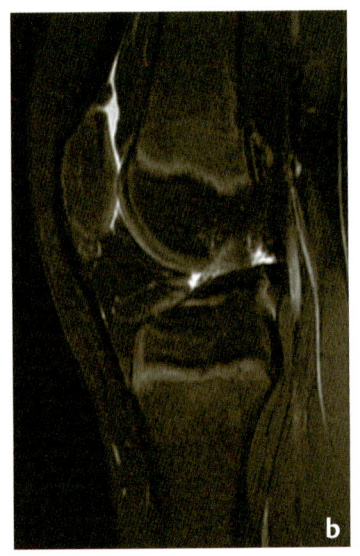

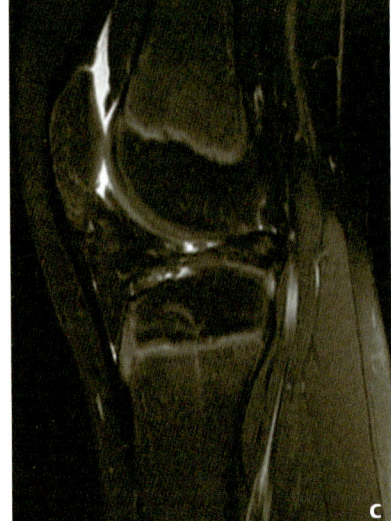

Fig. 17-3. Ressonância magnética demonstrando lesão de menisco lateral discoide com deslocamento do fragmento para a região do intercôndilo nos cortes coronal (**a**) e sagitais na região do intercôndilo (**b**) e compartimento lateral (**c**). *Fonte:* Arquivo pessoal do autor.

Tratamento

Apesar de o menisco discoide ser mais suscetível às lesões meniscais, ainda não está estabelecido que a saucerização profilática reduziria esse risco. Dessa forma para pacientes portadores de menisco discoide assintomáticos está indicada a observação clínica.

Para meniscos com lesão, além das técnicas já descritas anteriormente neste capítulo para as lesões específicas, adiciona-se a saucerização artroscópica com o objetivo de criar uma superfície regular, estável e funcional, adequada para absorção de carga possivelmente prevenindo uma relesão. Recria-se a morfologia meniscal normal iniciando-se a meniscectomia pela porção central do menisco com o auxílio de um *basket* progredindo para a região posterior e por fim o corno anterior, que pode ser auxiliado pelo uso de uma tesoura artroscópica ou *baskets* com 90º de angulação ou retrógrados. Alguns autores recomendam deixar um remanescente meniscal entre 6 a 8 mm em relação à periferia.[2]

Após a saucerização, a estabilidade do menisco é avaliada com o auxílio de um *probe* artroscópico. Se evidenciada instabilidade é realizada a fixação na cápsula articular por múltiplos pontos pela técnica de *all-inside*. Em pacientes jovens com joelhos pequenos para o corno posterior é preferida a técnica de *inside-out* com proteção das estruturas neurovasculares. A visualização das lesões longitudinais periféricas do corno posterior do menisco lateral muitas vezes é dificultada pela espessura aumentada do menisco. Uma alternativa é a utilização do portal anteromedial e introdução do artroscópio pelo intercôndilo. Para o corno anterior é realizada a fixação pela técnica *outside-in*.

A reabilitação pós-operatória varia entre autores, mas em geral uma saucerização simples pode iniciar carga imediata no pós-operatório, com retorno ao esporte após 8 semanas. Quando a saucerização é associada a reparo meniscal, o acompanhamento se torna similar ao protocolo de reparo meniscal anteriormente descrito para um menisco não discoide. Crianças menores de 6 anos utilizam um imobilizador de joelho por 4 semanas.

Resultados Clínicos

Historicamente a meniscectomia total era amplamente empregada. Alguns autores demonstraram melhores resultados com a meniscectomia parcial quando comparada à total, em termos de alterações radiográficas e prognóstico.[29,30] Atualmente a meniscectomia parcial é preferível.

O estudo de Ogut *et al.* demonstrou bons a excelentes resultados em pacientes submetidos à saucerização artroscópica em relação aos sintomas clínicos e ausência de alterações radiográficas degenerativas com 4,5 anos de acompanhamento.[31]

REFERÊNCIAS BIBLIOGRÁFICAS

1. Stracciolini A, Casciano R, Friedman L H et al. Pediatric sports injuries: an age comparison of children versus adolescents. *Am J Sports Med* 2013;41:1922-9.
2. Micheli LJ, Kocher MS et al. *The pediatric and adolescent knee*. Elsevier Limited; 2006.
3. Pengas IP, Assiotis A, Nash W et al. Total meniscectomy in adolescents: a 40-year follow-up. *J Bone Joint Surg Br* 2012;94:1649-54.
4. Clark CR, Ogden JA. Development of the menisci of the human knee joint. Morphological changes and their potential role in childhood meniscal injury. *J Bone Joint Surg Am* 1983;65:538-47.
5. Noyes FR, Barber-Westin SD. Arthroscopic repair of meniscal tears extending into the avascular zone in patients younger than twenty years of age. *Am J Sports Med* 2002;30:589-600.
6. Terzidis IP, Christodoulou A, Ploumis A et al. Meniscal tear characteristics in young athletes with a stable knee: arthroscopic evaluation. *Am J Sports Med* 2006;34:1170-5.
7. Bergerault F, Accadbled F. Étude prospective des lésions méniscales de l'enfant. *Revue de Chirurgie Orthopédique et Réparatrice de l'Appareil Moteur*. Elsevier; 2007;93:109-12.
8. Stanitski CL, Harvell JC, Fu F. Observations on acute knee hemarthrosis in children and adolescents. *J Pediatr Orthop* 1993;13:506-10.
9. Kocher MS, Klingele K, Rassman SO. Meniscal disorders: normal, discoid, and cysts. *Orthop Clin North Am* 2003;34:329-40.
10. Kocher MS, DiCanzio J, Zurakowski D, Micheli LJ. Diagnostic performance of clinical examination and selective magnetic resonance imaging in the evaluation of intraarticular knee disorders in children and adolescents. *Am J Sports Med* 2001;29:292-6.
11. McDermott MJ, Bathgate B, Gillingham BL, Hennrikus WL. Correlation of MRI and arthroscopic diagnosis of knee pathology in children and adolescents. *J Pediatr Orthop* 1998;18:675-8.
12. Accadbled F, Cassard X, Sales de Gauzy J, Cahuzac JP. Meniscal tears in children and adolescents: results of operative treatment. *J Pediatr Orthop B* 2007;16:56-60.
13. Lucas G, Accadbled F, Violas P, Sales de Gauzy J, Knörr J. Isolated meniscal injuries in paediatric patients: outcomes after arthroscopic repair. *Orthop Traumatol Surg Res* 2015;101:173-7.
14. Weiss CB, Lundberg M, Hamberg P et al. Non-operative treatment of meniscal tears. *J Bone Joint Surg Am* 1989;71:811-22.
15. Kramer DE, Micheli LJ. Meniscal tears and discoid meniscus in children: diagnosis and treatment. *J Am Acad Orthop Surg* 2009;17:698-707.
16. Manzione M, Pizzutillo PD, Peoples AB, Schweizer PA. Meniscectomy in children: a long-term follow-up study. *Am J Sports Med* 1983;11:111-5.
17. Geffroy L, Thévenin-Lemoine C, Menetrey J, Accadbled F. Repair in Children. *In*: Hulet C, Pereira H, Peretti G, Denti M, editors. *Surgery of the Meniscus*. Berlin, Heidelberg: Springer Berlin Heidelberg; 2016. pp. 271-278.

18. Zhang Z, Arnold JA, Williams T, McCann B. Repairs by trephination and suturing of longitudinal injuries in the avascular area of the meniscus in goats. *Am J Sports Med* 1995;23:35-41.
19. DeHaven KE. Meniscus repair. *Am J Sports Med* 1999;27:242-50.
20. Graf B, Docter T, Clancy W Jr. Arthroscopic meniscal repair. *Clin Sports Med* 1987;6:525-36.
21. Baumfeld J, Diduch D. *Arthroscopic meniscal repair: All-inside technique.* Surgical Techniques of the Shoulder, Elbow and Knee in Sports Medicine. Philadelphia, PA, Elsevier. 2008;1:445-58.
22. Mintzer CM, Richmond JC, Taylor J. Meniscal repair in the young athlete. *Am J Sports Med* 1998;26:630-3.
23. Rubman MH, Noyes FR, Barber-Westin SD. Arthroscopic repair of meniscal tears that extend into the avascular zone. A review of 198 single and complex tears. *Am J Sports Med* 1998;26:87-95.
24. Pujol N, Panarella L, Selmi TAS *et al*. Meniscal healing after meniscal repair: a CT arthrography assessment. *Am J Sports Med* 2008;36:1489-95.
25. Jordan MR. Lateral Meniscal Variants: Evaluation and Treatment. *J Am Acad Orthop Surg* 1996;4:191-200.
26. Rao PS, Rao SK, Paul R. Clinical, radiologic, and arthroscopic assessment of discoid lateral meniscus. *Arthroscopy* 2001;17:275-7.
27. Watanabe M, Takeda S, Ikeuchi H. *Atlas of arthroscopy*. Springer; 1979.
28. Andrish JT. Meniscal Injuries in Children and Adolescents: Diagnosis and Management. *J Am Acad Orthop Surg* 1996;4:231-7.
29. Kim SJ, Chun YM, Jeong JH *et al*. Effects of arthroscopic meniscectomy on the long-term prognosis for the discoid lateral meniscus. *Knee Surg Sports Traumatol Arthrosc* 2007;15: 1315-1320.
30. Räber DA, Friederich NF, Hefti F. Discoid lateral meniscus in children. Long-term follow-up after total meniscectomy. *J Bone Joint Surg Am* 1998;80:1579-86.
31. Oğüt T, Kesmezacar H, Akgün I, Cansü E. Arthroscopic meniscectomy for discoid lateral meniscus in children and adolescents: 4.5 year follow-up. *J Pediatr Orthop B* 2003;12:390-7.

18 CONFLITO OSTEOMENISCAL

Adriano Marques de Almeida
André Pedrinelli

O conflito osteomeniscal é uma entidade clínico-radiológica, identificada inicialmente na França, em 2007. Caracteriza-se clinicamente por dor na interlinha articular, geralmente medial, com testes meniscais positivos e piora à deambulação. Podem ocorrer também sintomas de travamento e instabilidade.

Na ressonância magnética observa-se um fragmento meniscal deslocado para o recesso meniscotibial ou meniscofemoral, provocando uma depressão óssea e principalmente edema ósseo localizados, adjacentes ao fragmento meniscal (Fig. 18-1).

Os principais diagnósticos diferenciais são as fraturas por insuficiência ou fraturas por *stress*, que também podem estar acompanhadas de lesões meniscais, principalmente degenerativas. Nestes casos o edema ósseo é difuso, e não apenas restrito à região da lesão meniscal.

Um estudo retrospectivo com dez pacientes (Zainoun, 2010) mostrou que em 60% dos casos o fragmento meniscal estava deslocado para o recesso tibial, e em 40% dos casos para o recesso femoral. Em outro estudo, com 24 pacientes, o fragmento meniscal estava deslocado para o recesso tibial em 62% dos casos, e para o recesso femoral em 38% dos casos. O principal achado de imagem foi o edema ósseo adjacente ao fragmento meniscal, em 87,5% dos casos.

TRATAMENTO

O tratamento desta condição é geralmente cirúrgico, por via artroscópica (Fig. 18-2), pois geralmente não há melhora com o tratamento não operatório. Em razão das características da lesão (tipo *flap*), dificilmente há indicação de sutura. É muito importante avaliar cuidadosamente os recessos meniscais, pois o fragmento pode estar oculto sob o menisco.

É importante diferenciar o quadro de conflito osteomeniscal da fratura por sobrecarga. Neste último caso, a ressecção do menisco, mesmo que parcial, pode não ser benéfica e inclusive levar a uma piora do quadro.

O prognóstico e recuperação são bastante favoráveis com a ressecção do fragmento meniscal no conflito osteomeniscal. O pós-operatório segue o mesmo padrão da meniscectomia parcial artroscópica.

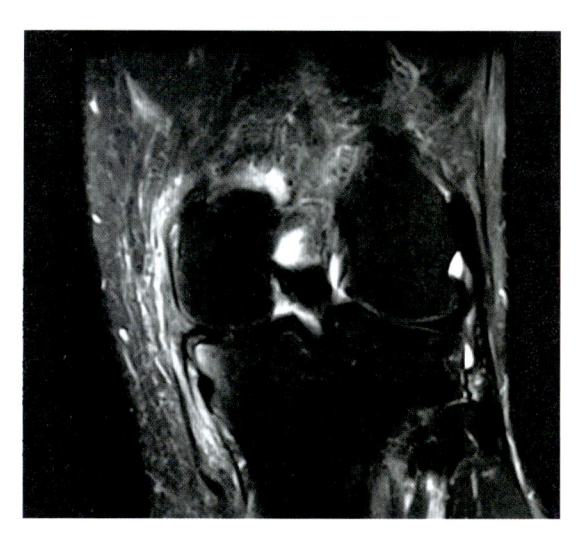

Fig. 18-1. Corte coronal de RM em T2 mostrando lesão do menisco medial com intenso edema ósseo localizado sob o menisco.

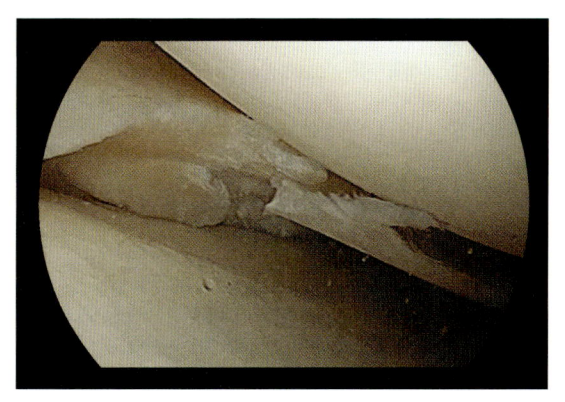

Fig. 18-2. Imagem de artroscopia do mesmo paciente, evidenciando lesão complexa com fragmento meniscal sob o menisco.

BIBLIOGRAFIA

Bordalo-Rodrigues, M, Cavalcanti, C, Almeida, A *et al*. Osteo-Meniscal Impingement: MRI Findings. Radiological Society of North America 2012 Scientific Assembly and Annual Meeting 2012 ,Chicago IL. http://archive.rsna.org/2012/12043501.html Accessed May 9, 2018

Bordalo-Rodrigues M, Van de Berg B, Partezan Helito PV *et al*. Sao Paulo, Brazil. ISS Edinburgh 2014 Scientific Paper Presentations. *Skeletal Radiol* 2014 Jun 12;43(9):1343-50.

Zainoun B, Weber G, Pons E, de YGJ. *OA-WS-23 Apport de l'IRM dans le diagnostic du syndrome de conflit osteo-meniscal.* Elsevier, 2009 Oct;90(10):1572.

19
LESÃO MENISCAL DEGENERATIVA SEM ARTROSE: CAUSAS, ORIGENS, TRATAMENTO E CONSEQUÊNCIAS

Marco Antônio Percope de Andrade
Guilherme Moreira Abreu e Silva
Túlio Vinícius de Oliveira Campos

INTRODUÇÃO

Os meniscos são cartilagens fibrosas constituídas por matriz extracelular exuberante, pouco número de células e alto conteúdo de água. Dentre suas funções estão a transmissão de carga e a absorção de impacto em decorrência do aumento da área de contato femorotibial e diminuição do estresse de contato durante o apoio.[1]

As lesões meniscais são agrupadas em dois subtipos principais: traumáticas e degenerativas. As lesões traumáticas tendem a ocorrer em indivíduos com idade inferior a 40 anos e acontecem frequentemente no esporte. Elas são agudas e merecem reparo cirúrgico, quando possível. As lesões degenerativas são características da meia-idade ou pessoas mais velhas e são consideradas parte da doença articular degenerativa, podendo se associar ou não à osteoartrose (OA). Elas devem ter abordagem preferencialmente sem cirurgia. Pacientes acima de 60 anos, do sexo masculino, profissões que exigem ajoelhar ou agachar com frequência e o hábito de subir e descer escadas estão associados a risco aumentado de desenvolver a lesão meniscal.[2]

As lesões meniscais não associadas à OA são também conhecidas como degenerações mucoide, mixoide ou cística.[3,4]

Sua incidência aumenta quando o pinçamento articular se acentua.

Este capítulo aborda particularidades das lesões meniscais degenerativas sem OA com foco nas causas, diagnóstico, tratamento e complicações. As informações disponíveis no texto devem ser aplicadas apenas nesse grupo especial de lesões.

CAUSAS E ORIGENS

Na OA, os meniscos têm a cor mais amarelada e apresentam depósitos de cálcio e irregularidades na superfície. A redução da quantidade de fibronectina e o acúmulo de pirofosfato de cálcio suscitam

Quadro 19-1. Alterações Meniscais Relacionadas com a Idade[6]

Macroscopia	Coloração amarelada/acastanhada
Citocinas	Aumentadas
Celularidade	Diminuída
Colágenos	Diminuídos
Proteoglicanos	Aumentados
Depósitos de cálcio	Aparecimento

perda da elasticidade tecidual. Estudos experimentais identificaram alterações na matriz extracelular ligadas primordialmente à redução da celularidade por apoptose, necrose ou incapacidade de regeneração (Quadro 19-1).[5]

A lesão degenerativa do menisco desencadeia o acúmulo lento e não explicado de mucoproteínas e glicoproteínas no tecido intersticial. Essas alterações ultraestruturais são atribuídas ao excesso de carga ou a fatores biológicos.[3]

O suprimento vascular do menisco vem das artérias geniculares superior, média e inferior formando um plexo capilar rico em anastomoses. Essa vascularização se altera ao longo da vida: ao nascimento todo o menisco é vascularizado, na segunda década de vida apenas o terço mais periférico e, após os 50 anos, apenas o quarto mais periférico tem suprimento vascular. A quantidade de ácido hialurônico no líquido sinovial também diminui com a idade. Forças de fricção e estresse sobre o tecido meniscal predispõem ao início da lesão.[6]

Com relação à inervação, o terço periférico do menisco é ricamente inervado, principalmente nos cornos anterior e posterior, o que é responsável pela sensação dolorosa.[1]

MANIFESTAÇÕES CLÍNICAS

A lesão degenerativa do menisco é comum, associada a alterações no tecido meniscal apresentando diversos padrões que dependem da posição anatômica, orientação, complexidade e tamanho do menisco. Ela se desenvolve lentamente no indivíduo de meia-idade ou idoso e ocorre, na sua forma típica, como lesão horizontal. As lesões e a extrusão meniscais são mais frequentes no compartimento medial.[7]

Considera-se que um quarto dos indivíduos sem OA e três quintos daqueles com a doença apresentam algum tipo de lesão meniscal, e que mais de 90% dos indivíduos com OA radiográfica sintomática apresentam lesão meniscal concomitante.[8]

A prevalência dessas lesões aumenta com a idade: 16% das mulheres na sexta década e 50% daquelas com idade superior a 70 anos.[9]

Os sinais e sintomas da lesão meniscal degenerativa têm duração média de 11,6 anos. Os mais frequentes são dor, instabilidade, derrame articular, bloqueio e dificuldade para agachar, porém pelo menos metade dos pacientes com lesão meniscal evidente à ressonância magnética (RM) é assintomática.[3]

Esses sinais e sintomas podem auxiliar no diagnóstico da lesão meniscal sintomática, porém pode-se tornar necessária a confirmação diagnóstica pela RM, apesar de que isoladamente a imagem não confirma, se a lesão meniscal for a fonte dos sintomas.[8]

A dor medial ou lateral do joelho, a dificuldade para agachar, o bloqueio e a instabilidade são inespecíficos e se confundem com outros diagnósticos, como lesão condral, osteonecrose, corpos livres, lesões ligamentares e a própria OA. O teste de McMurray e a dor à palpação da interlinha articular podem ser considerados úteis no diagnóstico da lesão meniscal, porém isoladamente eles não confirmam a lesão.[10]

O sinal de Pisani consiste na identificação de nódulo lateral correspondente ao cisto parameniscal com o joelho a 45 graus de flexão e seu desaparecimento com a extensão ou hiperflexão. O raro cisto medial envolve o corno posterior do menisco medial e pode ser palpado na fossa poplítea.

AVALIAÇÃO POR IMAGEM

As radiografias do joelho em anteroposterior com apoio, em perfil com 20 graus de flexão e axial de patela avaliam o eixo e identificam pinçamentos articulares. A presença de redução do espaço articular na radiografia com o joelho em semiflexão (Rosenberg) sugere a possibilidade de OA não evidente na radiografia com o joelho estendido. No entanto, as radiografias têm pouca validade no diagnóstico da lesão meniscal, apesar da associação de OA e lesão meniscal.[4]

A RM deve ser solicitada com critério nos pacientes com idade mais avançada. Há dificuldade em se diferenciarem alterações típicas do envelhecimento de lesões que justificam uma abordagem terapêutica. Esse exame fica reservado aos pacientes com sintomas refratários ou atípicos para excluir doenças raras, como a osteonecrose.[4]

Seu papel no diagnóstico da lesão meniscal é controverso, já que existem autores que questionam sua validade na confirmação do diagnóstico clínico ou da proposta terapêutica.[11]

A degeneração mucoide aparece na RM como hipersinal linear no interior do menisco, principalmente nos cornos médio e posterior do menisco medial (Fig. 19-1). O ponto de comunicação da lesão com a superfície articular pode ser oculto por se localizar entre dois cortes.[12]

TRATAMENTO

O tratamento conservador é o pilar do tratamento das lesões degenerativas. O tratamento cirúrgico é reservado aos pacientes com sintomas mecânicos que não melhoram com o tratamento conservador. A estratégia baseia-se nas características do paciente e da lesão. As lesões periféricas merecem reparo, enquanto as centrais são tratadas por meniscectomias parciais. O tratamento da lesão horizontal é discutível, pois autores demonstraram que a sutura vertical é superior à ressecção de uma das superfícies. No entanto, a progressão da lesão horizontal degenerativa na meia-idade é lenta e nem sempre se relaciona com sintomas, o que justifica o tratamento não cirúrgico.[4]

Na cirurgia artroscópica, a meniscectomia total, a remoção da porção periférica do menisco, a meniscectomia lateral, a presença de lesão condral associada, a OA das mãos e obesidade são fatores associados a desfecho desfavorável. O resultado do tratamento das lesões do menisco lateral se deteriora rapidamente, comprometendo as atividades físicas. Um segundo procedimento é necessário em 6% dos casos que acometem o menisco medial e em 14% no menisco lateral.[13]

O tratamento dos cistos meniscais evoluiu da meniscectomia aberta e ressecção do cisto para a meniscectomia parcial artroscópica associada à aspiração do cisto. A aspiração do cisto guiada por ultrassom é contraindicada por causa de sua elevada taxa de recidiva e deve ser restrita a pacientes que não aceitam o tratamento cirúrgico.

LESÃO DA RAIZ MENISCAL

A lesão da raiz meniscal pode ser definida pela avulsão da inserção tibial dos meniscos, podendo ocorrer na raiz anterior ou posterior. O que a difere propriamente da lesão do corpo meniscal é a manutenção da sua fixação capsular ou ligamentos

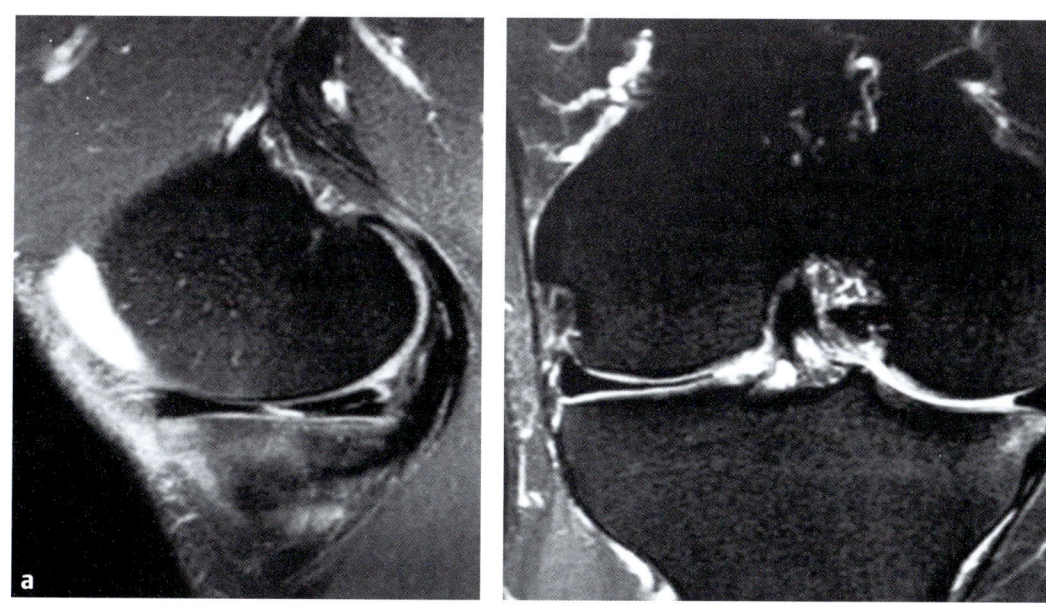

CAPÍTULO 19 ■ LESÃO MENISCAL DEGENERATIVA SEM ARTROSE: CAUSAS, ORIGENS, TRATAMENTO E...   135

Fig. 19-1. RM em T2 mostrando lesão degenerativa do menisco medial. Corte sagital (**a**) mostra lesão horizontal que se comunica com a superfície articular inferior e junção meniscocapsular, não há sinais de lesão condral ou OA associados. Corte coronal (**b**) mostra início de extrusão meniscal com hipersinal na borda do planalto medial. *Fonte:* Arquivo dos autores.

coronários. Uma possível variante da lesão seria a lesão radial do menisco localizada até 5 mm desta estrutura. As lesões da raiz meniscal afetam significativamente a capacidade do menisco de dissipar carga e aliviar o pico de pressão condral.[1,14] Allaire *et al.*, em avaliação biomecânica, mostraram que a lesão desta estrutura se comporta como uma verdadeira meniscectomia total.[15]

Os pacientes com lesão da raiz meniscal estão na 5ª e 6ª décadas de vida, e o início dos sintomas é súbito. Não raro, o paciente consegue descrever o dia exato do início dos sintomas que geralmente é desencadeado por algum tipo de movimento ou atividade cotidiana.

A avaliação por imagem mostra na RM a avulsão da raiz, visualizada nos planos coronal e axial (Fig. 19-2).[16] A extrusão do menisco no plano coronal é

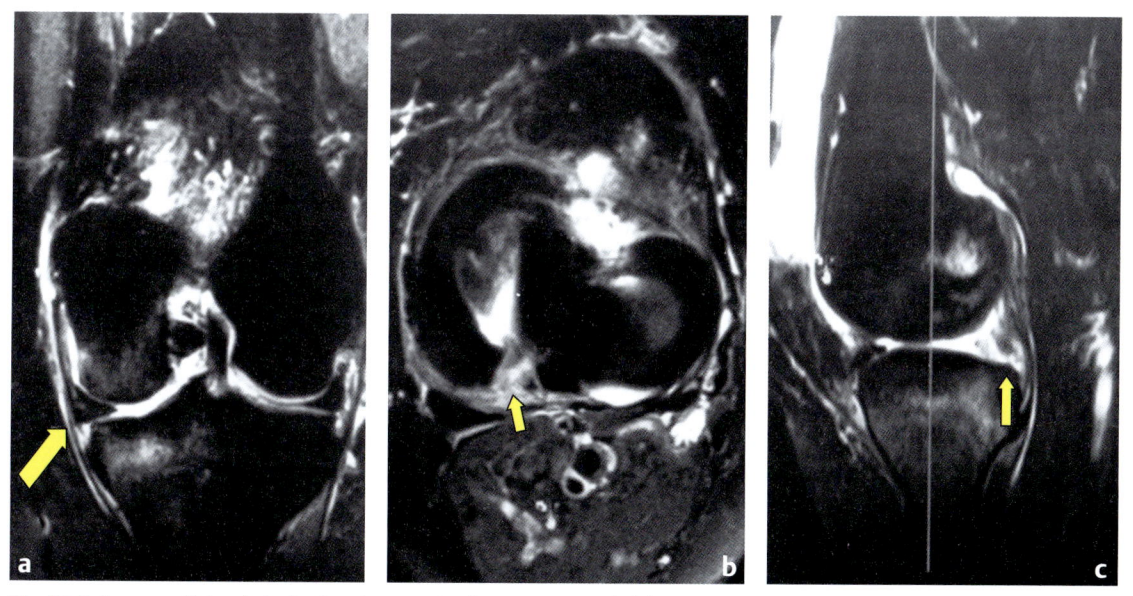

Fig. 19-2. Imagem típica da lesão da raiz posterior do menisco medial. (**a**) Corte coronal, onde a seta amarela mostra a extrusão meniscal maior que 3 mm – indicativo de lesão da raiz. (**b**) Imagem axial do menisco medial com avulsão do corno posterior do menisco medial (seta amarela). (**c**) Corte sagital do menisco medial evidenciando ausência do corno posterior do menisco medial (*ghost sign*). *Fonte:* Arquivo dos autores.

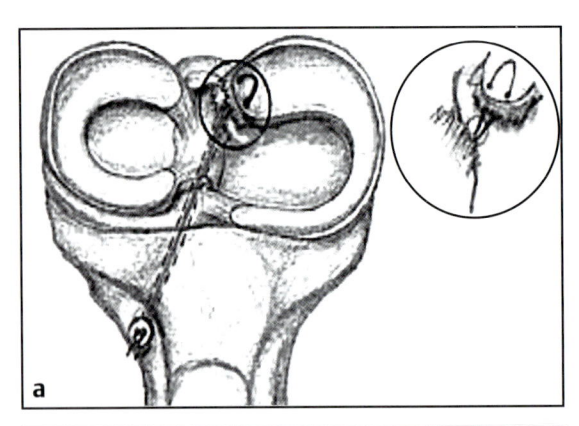

Fig. 19-3. Lesão da raiz meniscal com respectivo reparo. (**a**) Desenho esquemático mostrando a confecção da sutura meniscal e sua fixação tibial; (**b**) imagem artroscópica do menisco medial com avulsão completa da raiz posterior; (**c**) tratamento da lesão da raiz com sutura óssea com dois pontos. *Fonte:* Arquivo dos autores.

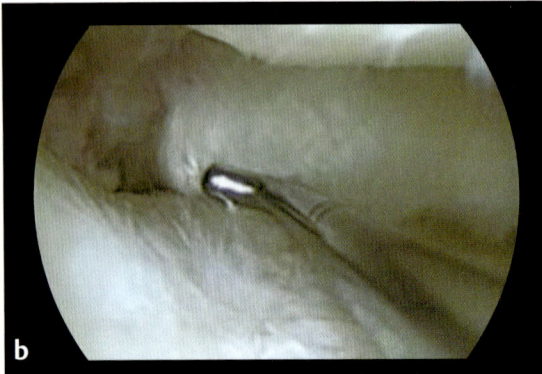

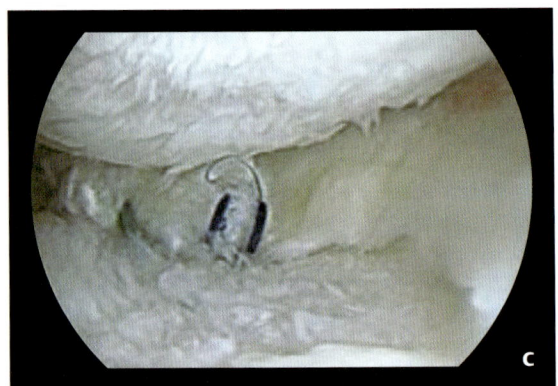

definida pela subluxação desta estrutura em relação à borda externa do planalto tibial, acima de 3 mm. O aumento do pico de pressão articular pode gerar irritação do osso subcondral, com edema ósseo e até fratura por insuficiência em alguns pacientes (hipersinal em T2 na região subcondral). O sinal da imagem fantasma (*ghost sign*) pode ser evidenciado no corte sagital, onde o corno posterior do menisco medial não é identificado na sua localização normal, em razão da extrusão meniscal. A lesão da raiz meniscal tem sido cada vez mais associada a uma cascata de eventos que a sucedem, com grande potencial de degeneração articular – a lesão desta estrutura é seguida por edema subcondral com ou sem fratura por insuficiência e artrose secundária.[4]

TRATAMENTO DAS LESÕES DA RAIZ MENISCAL

O reparo da raiz meniscal tem seu fundamento na expectativa do retorno do menisco à sua função. A meniscectomia subtotal ou total não deve ser realizada, pelo seu potencial degenerativo.

O reparo da lesão da raiz meniscal é realizado por técnica artroscópica, sendo utilizados pontos ósseos para fixação desta estrutura (Fig. 19-3). Embora tecnicamente exigente, trabalhos recentes têm mostrado bons resultados em médio prazo, traduzidos por boa pontuação em escores funcionais e prevenção da artroplastia do joelho.

LESÃO MENISCAL E OSTEONECROSE

A osteonecrose espontânea do joelho representa uma alteração do osso subcondral com alterações estruturais e com possível colapso articular. Também chamada de SPONK (*spontaneous osteonecrosis of the knee*), sua etiologia foi atribuída a alterações vasculares e fragilidade estrutural. Trabalhos histológicos falharam em mostrar alterações na microvasculatura do osso subcondral, sendo identificadas apenas alterações de reparo tecidual típicas de consolidação óssea, como em fraturas de ossos longos.[17]

A partir desta observação a teoria da insuficiência mecânica do osso subcondral se tornou mais plausível.[18] O sexo feminino, a idade mais avançada, a degeneração condral, a baixa densidade mineral e a lesão da raiz meniscal são considerados fatores de risco para a osteonecrose.[19-23] A maioria dos pacientes com fratura por insuficiência se recupera com o tratamento conservador, por meio de restrição da carga, redução das atividades e analgesia. Os casos resistentes às medidas e principalmente aqueles que evoluem com colapso condral podem necessitar de tratamento cirúrgico, neste caso uma artroplastia.

CONSEQUÊNCIAS

A maioria dos estudos relata a presença de sintomas e alterações degenerativas mesmo após a meniscectomia parcial artroscópica. O processo degenerativo ocorre com mais frequência nos pacientes tratados cirurgicamente, quando comparados aos tratados conservadoramente, principalmente se a ressecção ocorrer no corno posterior.[1]

Autores relatam até 2,8% de complicações com a meniscectomia parcial. As mais importantes são trombose venosa profunda, síndrome dolorosa regional complexa, infecção e condrólise. Sabe-se que pacientes submetidos à meniscectomia parcial apresentam maior risco de OA sintomática comparados a indivíduos saudáveis.[4]

Por causa desses fatores, a meniscectomia parcial artroscópica não deve ser considerada uma terapia de primeira linha na lesão meniscal degenerativa. Deve ser indicada apenas em caso de persistência dos sintomas mecânicos após três meses de tratamento conservador. Técnicas de reparo meniscal podem ser empregadas, caso a lesão seja reparável e não haja evidências de OA associada.

REFERÊNCIAS BIBLIOGRÁFICAS

1. Aagaard H, Verdonk R. Function of the normal meniscus and consequences of meniscal resection. *Scand J Med Sci Sports* 1999 Jun;9(3):134-40.
2. Snoeker BAM, Bakker EWP, Kegel CAT, Lucas C. Risk factors for meniscal tears: a systematic review including meta-analysis. *J Orthop Sports Phys Ther* 2013 Jun;43(6):352-67.
3. Boya H, Tatari H, Pinar H. Treatment of Meniscus Degeneration and Meniscus Cysts. In: *The Menisci*: 2017. 155–64.
4. Beaufils P, Becker R, Kopf S et al. The knee meniscus: management of traumatic tears and degenerative lesions. *EFORT Open Rev* 2017 May;2(5):195-203.
5. López-Franco M, Gómez-Barrena E. Cellular and molecular meniscal changes in the degenerative knee: a review. *J Exp Orthop* 2018 Apr 19;5(1):11.
6. Tsujii A, Nakamura N, Horibe S. Age-related changes in the knee meniscus. *Knee* 2017 Dec;24(6):1262-70.
7. Sowers M, Karvonen-Gutierrez CA, Jacobson JA et al. Associations of anatomical measures from MRI with radiographically defined knee osteoarthritis score, pain, and physical functioning. *J Bone Joint Surg Am* 2011 Feb 2;93(3):241-51.
8. Deshpande BR, Losina E, Smith SR, et al. Association of MRI findings and expert diagnosis of symptomatic meniscal tear among middle-aged and older adults with knee pain. *BMC Musculoskelet Disord* 2016 Apr 11;17:154.
9. Englund M, Guermazi A, Gale D et al. Incidental Meniscal Findings on Knee MRI in Middle-Aged and Elderly Persons. *N Engl J Med*. 2008;359(11):1108-15.
10. Galli M, Marzetti E. Accuracy of McMurray and Joint Line Tenderness Tests in the Diagnosis of Chronic Meniscal Tears: An Ad Hoc Receiver Operator Characteristic Analysis Approach. *Arch Phys Med Rehabil* 2017 Sep;98(9):1897-9.
11. Ercin E, Kaya I, Sungur I et al. History, clinical findings, magnetic resonance imaging, and arthroscopic correlation in meniscal lesions. *Knee Surg Sports Traumatol Arthrosc* 2012 May;20(5):851-6.
12. Beaufils P, Becker R, Kopf S et al. Surgical management of degenerative meniscus lesions: the 2016 ESSKA meniscus consensus. *Knee Surg Sports Traumatol Arthrosc* 2017 Feb;25(2):335-46.
13. Chatain F, Adeleine P, Chambat P, Neyret P. Société Française d'Arthroscopie. A comparative study of medial versus lateral arthroscopic partial meniscectomy on stable knees: 10-year minimum follow-up. *Arthroscopy* 2003 Oct;19(8):842-9.
14. Bhatia S, LaPrade CM, Ellman MB, LaPrade RF. Meniscal root tears: significance, diagnosis, and treatment. *Am J Sports Med* 2014 Dec;42(12):3016-30.
15. Allaire R, Muriuki M, Gilbertson L, Harner CD. Biomechanical consequences of a tear of the posterior root of the medial meniscus. Similar to total meniscectomy. *J Bone Joint Surg Am* 2008 Sep;90(9):1922-31.
16. Choi JY, Chang EY, Cunha GM et al. Posterior medial meniscus root ligament lesions: MRI classification and associated findings. *AJR Am J Roentgenol* 2014 Dec;203(6):1286-92.
17. Yamamoto T, Bullough PG. Spontaneous osteonecrosis of the knee: the result of subchondral insufficiency fracture. *J Bone Joint Surg Am* 2000 Jun;82(6):858-66.
18. Hussain ZB, Chahla J, Mandelbaum BR, Gomoll AH, et al. The role of meniscal tears in spontaneous osteonecrosis of the knee. etiology and a call to revisit nomeclature. *Am J Sports Med* 2017 Dec:363546517743734.
19. Akamatsu Y, Mitsugi N, Hayashi T, et al. Low bone mineral density is associated with the onset of spontaneous osteonecrosis of the knee. *Acta Orthop* 2012 Jun;83(3):249-55.
20. Akamatsu Y, Kobayashi H, Kusayama Y et al. Predictive factors for the progression of spontaneous osteonecrosis of the knee. *Knee Surg Sports Traumatol Arthrosc* 2017 Feb;25(2):477-84.
21. Houpt JB, Pritzker KP, Alpert B et al. Natural history of spontaneous osteonecrosis of the knee (SONK): a review. *Semin Arthritis Rheum* 1983 Nov;13(2):212-27.
22. Mears SC, McCarthy EF, Jones LC et al. Characterization and pathological characteristics of spontaneous osteonecrosis of the knee. *Iowa Orthop J* 2009;29:38-42.
23. Robertson DD, Armfield DR, Towers JD et al. Meniscal root injury and spontaneous osteonecrosis of the knee: an observation. *J Bone Joint Surg Br* 2009 Feb;91(2):190-5.

20 MENISCO EXTRUSO: CAUSAS, CONSEQUÊNCIAS E TRATAMENTO

Luis Fernando Jordão Santos
Pierre Ranger
Julio C. Fernandes

O menisco deixou de ser considerado apenas uma fibrocartilagem de preenchimento articular femorotibial e ganhou atenção especial após o clássico trabalho de Fairbank, em 1948,[8] que descreveu as alterações articulares ocorridas após a meniscectomia. A partir de então, a comunidade científica voltou suas atenções para estas estruturas anatômicas, e diversos estudos foram realizados com o objetivo de descrever e compreender melhor as funções meniscais.

Em 1950, o entendimento da função meniscal começou a ser elucidado quando Mac CM[20] em trabalho *The mouvements of bone and joints; the synovial fluid and its assistant*, publicado na edição britânica do JBJS, descreveu a íntima relação destas estruturas com a lubrificação articular e que posteriormente se confirmou com a evidência de ação dos meniscos na nutrição da cartilagem articular.[30] Anos mais tarde, Markolf *et al.*[21] apontam para outra importante função meniscal de auxiliar na estabilidade articular, seguido pelo estudo que comprovou a participação dos meniscos na propriocepção do joelho.[35]

Desta forma, é possível relacionar como funções meniscais, a lubrificação e nutrição articular; a estabilização e propriocepção do joelho. Em relação às duas últimas funções relacionadas, especial atenção deve ser dada ao fato de que os meniscos ganham maior destaque como restritores secundários especialmente no contexto das lesões ligamentares associadas.[34]

O conhecimento e entendimento biomecânico de todas estas funções foram importantes para consolidar a compreensão e afirmar que a principal ação exercida pelos meniscos no funcionamento do joelho é a função de absorver cargas, reduzindo a pressão sobre a superfície articular. Biomecanicamente o menisco medial suporta cerca de 70% da carga transmitida pelo joelho, enquanto o menisco lateral responde por 50%,[33] considerando o alinhamento do membro dentro dos parâmetros de normalidade.

Este mecanismo de absorção e transmissão de cargas se deve ao fato da capacidade dos meniscos em converter as cargas exercidas de forma axial em tensão circunferencial, este trabalho intenso exercido pelas fibras meniscais é também conhecido como efeito *hoop stress* (Fig. 20-1).[1,17]

Diversos trabalhos biomecânicos demonstram que qualquer alteração na integridade anatômica

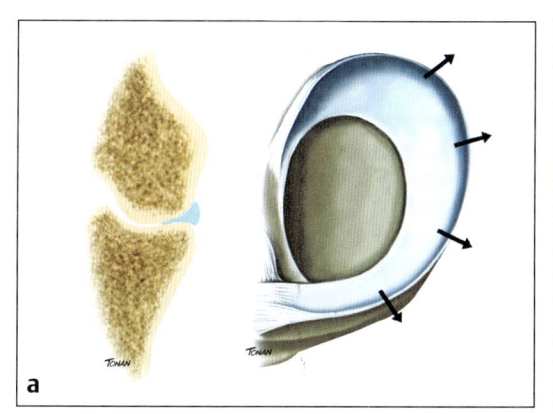

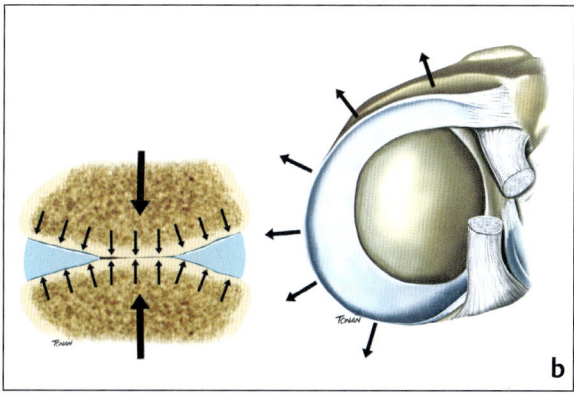

Fig. 20-1. (a, b) Desenho esquemático da transmissão de carga axial articular pela superfície meniscal – "Efeito *hoop stress*".

deste complexo sistema de transmissão de cargas fatalmente levará ao comprometimento da função,[8,17,22,25,27,32] consequentemente sobrecarga e desgaste articular precoce sobre a cartilagem.

Diante disso, é interessante dedicar especial atenção ao estudo anatômico dos diferentes segmentos do menisco e sua inter-relação entre a lesão e a preservação da função. Allaire et al.[8] destacaram, em 2008, que lesões localizadas nas raízes meniscais alteravam a função meniscal em razão da quebra do efeito *hoop stress* e apresentavam evolução semelhante aos casos de meniscectomias completas.

Na verdade, qualquer lesão à integridade anatômica do menisco, seja na raiz ou no corpo meniscal, porém, que acarrete quebra no efeito de transmissão de cargas, evoluirá fatalmente para consequências desastrosas do ponto de vista articular. As lesões radiais extensas do corpo do menisco e lesões complexas são um bom exemplo da falha desse mecanismo, mas sem dúvidas as raízes meniscais desempenham importante papel de transmissão de cargas ao se manter em constante estresse biomecânico.[1]

Anatomicamente, a raiz meniscal é definida como o local de inserção do menisco no platô tibial e compreende uma área de cerca de 0,9 cm^2.[16] A raiz meniscal apresenta um núcleo central onde podemos evidenciar fibras resistentes densas que são rodeadas por fibras suplementares de menor resistência.[7]

Messner et al.[23] descreveram a anatomia histológica das raízes meniscais e identificaram quatro tipos diferentes de fibras que compõem a transição da inserção meniscal no platô tibial: fibras meniscais; fibrocartilagem não calcificada; fibrocartilagem calcificada e osso.

Ainda dentro dos critérios anatômicos, é importante ressaltar as diferenças observadas entre os meniscos interno e externo. O primeiro critério que tem grande influência mecânica é o fato de o menisco interno apresentar menor mobilidade em relação ao homólogo externo por causa de sua inserção capsular e ligação com as fibras profundas do ligamento colateral medial (ligamentos coronoides), o que acarreta uma maior pressão e transmissão de forças sobre a raiz posterior do menisco interno.[2]

Outro critério que diferencia o menisco externo é a presença dos ligamentos meniscofemorais que reforçam sua raiz posterior auxiliando como dissipador de forças no mecanismo de *hoop stress* e finalmente observar que os cornos anteriores de ambos os meniscos são mais móveis quando comparados aos seus homólogos posteriores.[4,9,10]

Aagaard et al., em 1999, relataram que o bom funcionamento desse sistema de suporte à sobrecarga depende da integridade anatômica das raízes meniscais e das fibras circunferenciais em resistir às forças de tensão com a finalidade de manter o menisco em sua posição anatômica. Outros trabalhos também apontam para a relação da falha na integridade anatômica dos meniscos com a presença de extrusão meniscal.[17,28,29]

A extrusão meniscal vem sendo estudada há algumas décadas, porém Pagnani et al.,[26] em 1997, publicaram o primeiro relato relacionando a extrusão do menisco com a perda de função ao reportar o caso de um atleta de 20 anos que apresentou uma lesão após um trauma em valgo durante jogo de futebol americano e seguido por episódios de falseio articular. A RM revelou completa extrusão meniscal que posteriormente foi confirmada durante a artroscopia quando se evidenciou a avulsão da raiz posterior de menisco medial do platô tibial.

Portanto, as lesões ocorridas nas raízes meniscais são a principal causa da extrusão dos meniscos, porém outros fatores também são descritos como causadores e devem ser analisados como causas de aumento na sobrecarga dos compartimentos tibiofemorais. Estes fatores devem ser considerados na definição da conduta e estratégia de tratamento. Entre eles citamos as alterações de alinhamento dos membros inferiores, alterações da cartilagem articular e aumento no índice de massa corporal.[13]

Ao considerar como definição de extrusão meniscal um deslocamento igual ou superior a 3 mm ou 30% da espessura do menisco, é importante atentar que tal deslocamento acontece por causa de uma lesão completa da raiz meniscal; de uma lesão radial extensa ou uma lesão complexa do menisco.[13] A medição desta distância é mais bem determinada pelo corte coronal oblíquo da ressonância magnética, utilizando a ponderação do tipo FSEIR (*fast spin echo inversion recovery*) e toma como base a borda superomedial do platô tibial e a periferia do corpo meniscal na altura do ligamento colateral medial (no caso do menisco medial).[19] Com isso se a extrusão envolve mais de 50% da zona vermelha do menisco, é possível afirmar que o efeito *hoop stress* não está funcional e logo o menisco também não cumpre suas funções corretamente (Fig. 20-2).

Os critérios descritos anteriormente para o diagnóstico de extrusão meniscal foram determinados após a observação de osteófitos marginais, degeneração da cartilagem articular e derrame articular associados a lesões complexas da raiz e corpo do menisco.[19] Estes critérios de degeneração e alteração articulares foram os mesmos descritos no trabalho de Fairbank que relacionou a degeneração articular ocorrida após uma meniscectomia.

Ao observar dados epidemiológicos, a literatura revela que as lesões do menisco medial localizam-se em até 20% na raiz posterior do menisco e representam 15% das cirurgias meniscais.[17,32] Estas características são mais relevantes em indivíduos adultos do sexo feminino na quinta década de vida e sem relação com trauma. Importante realçar que

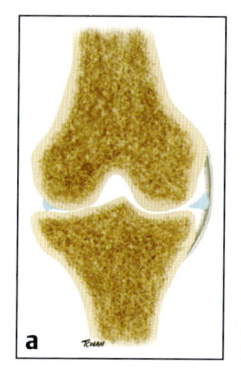

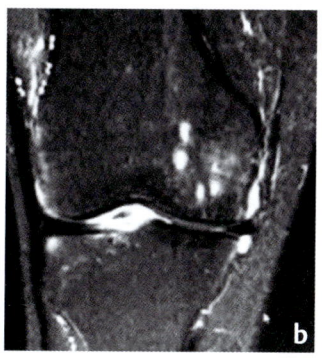

Fig. 20-2. (a) Desenho esquemático das referências para medição da extrusão meniscal. *Fonte:* Modificada de Lerer DB *et al.*, 2004.[19] (b) RM no plano coronal em T2 com evidente extrusão meniscal. (*Fonte:* Arquivo pessoal dos autores).

pelos diversos graus de degeneração da cartilagem articular com consequente artrose até a extrusão meniscal como causa de intensa sobrecarga, evoluindo com edema ósseo e osteonecrose.[3,5]

Radiografias simples com incidências de frente e lateral, com carga, incidência de Schuss, assim como tomografia computadorizada, não evidenciam estruturas de tecidos moles, desta forma, o melhor exame para o diagnóstico de extrusão meniscal é a ressonância magnética (RM). No plano coronal oblíquo podemos evidenciar e medir a extrusão meniscal.[19] No corte sagital é possível observar o sinal do fantasma (*ghost sign*) e no corte axial um aumento de sinal na área de inserção posterior do menisco que indica lesão do mesmo.[3,12]

Cabe ressaltar que apesar de o exame de RM ser o padrão ouro para o diagnóstico, não podemos esquecer a crescente importância do exame de ultrassonografia do joelho. A ultrassonografia (USG) do joelho deve ser lembrada em casos de contraindicação da RM como presença de implantes metálicos, custo e tempo de exame elevado. Atualmente a USG faz parte do arsenal de exames diagnósticos de extrusão meniscal por apresentar alta sensibilidade e especificidade (> 85%),[11,12] com trabalhos que demonstram sua validade quando comparado à RM (Fig. 20-3).[24]

esse padrão de lesão está também associado aos fatores que aumentam a sobrecarga articular como o aumento do IMC, alteração de alinhamento do membro e sedentarismo.

Por outro lado, lesões com extrusão do menisco lateral estão relacionadas com casos de trauma agudo, associação a lesões ligamentares, pacientes mais jovens e do sexo masculino.[2,10] As lesões de raízes anteriores são menos frequentes que as raízes posteriores e geralmente estão relacionadas com eventos traumáticos ou iatrogênicos.[6]

O diagnóstico clínico da extrusão meniscal não é simples e demanda uma suspeição clínica apurada do examinador. A dor na interlinha articular durante o apoio de peso é o típico sintoma do joelho artrítico, e a causa não é clara, podendo variar de uma simples irritação sinovial (sinovite), passando

Outro aspecto favorável da USG se deve ao fato de se poder realizar um exame dinâmico, com estresse em varo e valgo, além da avaliação com carga (Fig. 20-4). Já existem aparelhos portáteis que podem ser usados em consultório e que permitem avaliar a extrusão meniscal dinâmica em questão de minutos. Sua principal desvantagem é ser uma técnica examinador-dependente.[31]

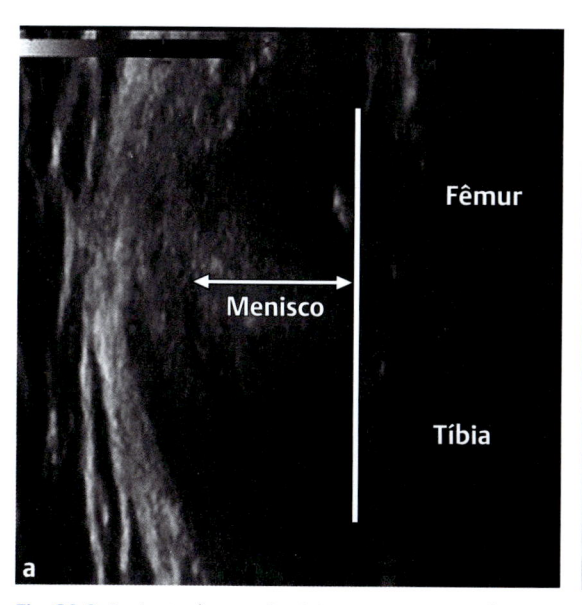

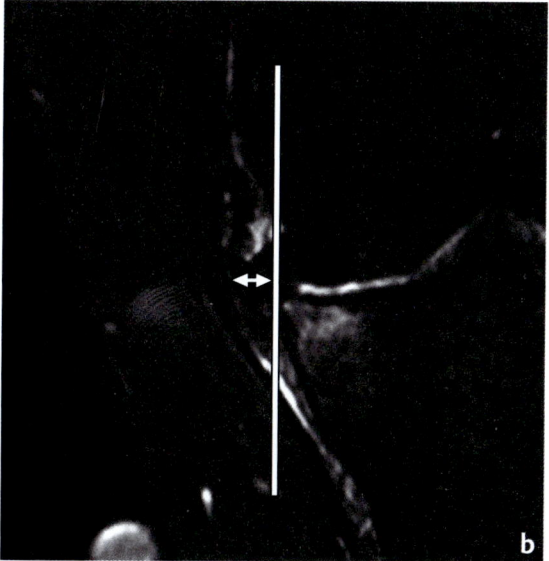

Fig. 20-3. Paciente do sexo feminino, 59 anos, com dor crônica no joelho. (a) USG. (b) RM. *Fonte:* Modificada de Nogueira-Barbosa MH *et al.*, 2015.[24]

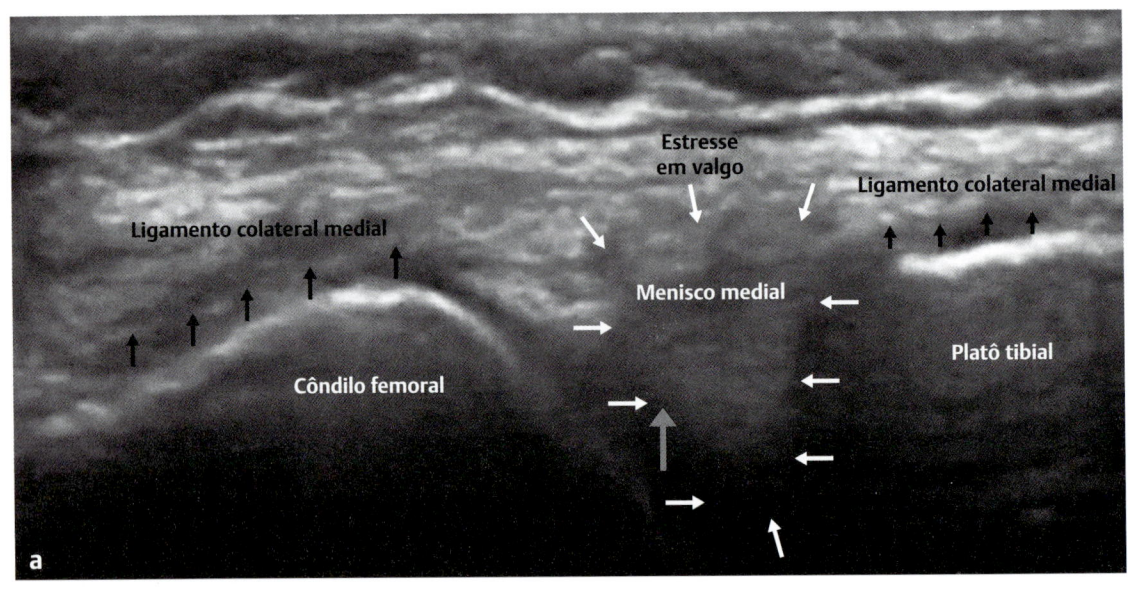

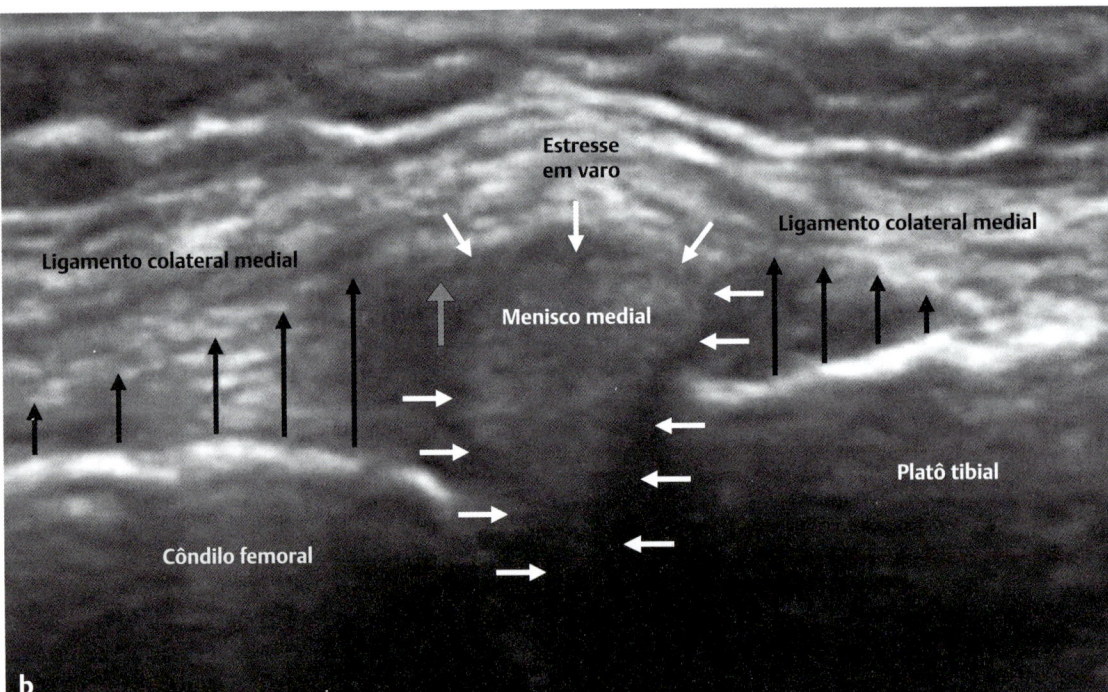

Fig. 20-4. USG dinâmica do joelho. Observe em: (**a**) posição anatômica do menisco com estresse em valgo e (**b**) extrusão meniscal quase completa com estresse em varo. Modificada de Laus R. https://www.youtube.com/watch?v=LeXLoK957aQ. Acesso em 01/04/2018.[19]

Ao se deparar com um paciente que apresente um quadro clínico de dor na região da interlinha articular do joelho sem uma causa traumática evidente, o ortopedista deve ter em mente a fisiopatologia desta lesão e utilizar o conhecimento teórico aliado à correta semiologia do joelho para direcionar o paciente para a realização dos exames complementares adequados e já instituir medidas iniciais de tratamentos, evitando, assim, a evolução da história natural da extrusão meniscal e suas consequências articulares.[3]

Em relação às opções de tratamento é importante alertar para a observação do paciente como um todo e não somente ao problema meniscal. Como norteador para direcionamento do tratamento observamos critérios clínicos, como idade, índice de massa corporal e capacidade de adesão ao tratamento, além de critérios articulares, como: grau de comprometimento da cartilagem articular; grau de comprometimento do tecido meniscal e alinhamento mecânico do membro inferior. Especial atenção deve ser dispensada aos pacientes idosos em que o tratamento não operatório representa uma opção importante, visto à presença de degeneração mixoide do menisco.[5]

Pacientes que apresentem alguma contraindicação clínica ou que também sejam portadores de uma degradação articular avançada são bons candidatos a iniciarem o tratamento conservador que consiste em medidas higienodietéticas, mudanças de hábitos cotidianos que levam à sobrecarga articular, uso de medicação analgésica e, se necessário, até o uso de órteses ou descarga total do membro com o uso de muletas ou cadeira de rodas.[4,9]

Em relação às opções de tratamento operatório, atualmente, o repertório de procedimentos, que era restrito à simples meniscectomia, vem ganhando outras opções graças ao conhecimento da anatomia meniscal; à compreensão da fisiopatologia da lesão e melhor conhecimento das funções meniscais aliados ao auxílio prestado pela ciência e engenharia que permite o desenvolvimento de novas técnicas e materiais.

Não resta dúvida que a extrusão meniscal está relacionada com a ruptura do menisco seja ela uma lesão radial seja da raiz meniscal. Diante desta realidade, as opções de reparo desta lesão existem e devem respeitar alguns pontos importantes como uma história de lesão recente, cartilagem articular sem evidente degeneração e a anatomia da lesão meniscal que permita investir em um reparo (Fig. 20-5).[14,15]

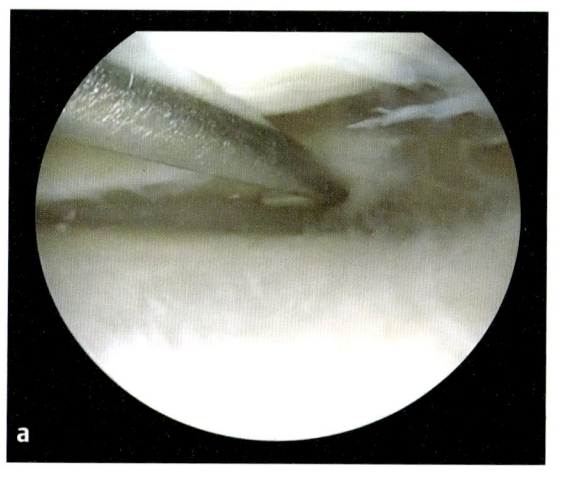

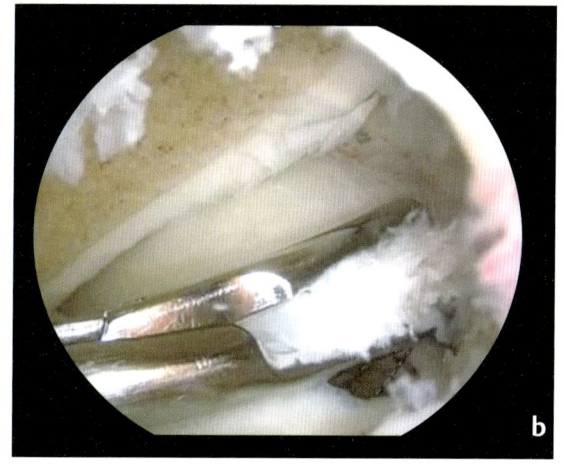

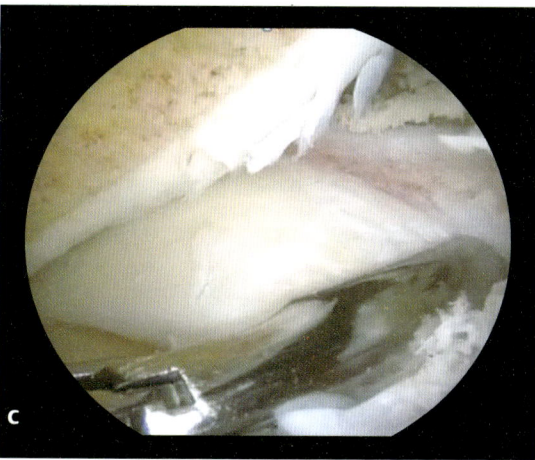

Fig. 20-5. Artroscopia do joelho direito. (**a**) Desinserção da raiz do menisco com instabilidade e extrusão meniscal; (**b**) reinserção da raiz meniscal por técnica de túnel ósseo; (**c**) resultado final. *Fonte:* arquivo pessoal dos autores.

No intuito de facilitar a tomada de decisão levamos em conta as contraindicações descritas que apontam para casos onde já esteja evidente a degeneração articular difusa (*Outerbridge* 3 e 4); alterações no alinhamento do membro; obesidade; sedentarismo, assim como lesões complexas e irreparáveis do menisco.

O tratamento conservador dos casos de extrusão meniscal apresenta resultados pouco animadores por causa do fato de que a história natural da lesão permanece inalterada. Medidas terapêuticas paliativas podem alterar a cronologia do aparecimento da artrose, porém, não se deve esperar uma remissão completa dos sintomas e não podemos falar em critérios de cura.[15]

De modo semelhante, a meniscectomia como opção de tratamento não altera a evolução clínica descrita anteriormente. Apesar de algumas restrições metodológicas em relação aos estudos publicados (sem critério definido quanto à idade e IMC de pacientes analisados), bons resultados com melhora nos escores de avaliação assim como satisfação dos pacientes são descritos em curto prazo. No entanto, mais de 80% das radiografias de controle após acompanhamento de cinco anos evidenciaram evolução da artrose.[9,15]

O tratamento cirúrgico que utiliza a fixação meniscal, bem indicado, apresenta bons resultados com melhoria funcional apesar do índice de cicatrização de cerca de 50%.[9] A fixação meniscal compreende a sutura ou reinserção da raiz meniscal, o reparo ou sutura da lesão radial extensa/complexa do menisco ou ainda a sutura do ligamento coronoide inferior ao nível do ligamento colateral medial profundo.[9]

Outra opção de tratamento cirúrgico que é importante ser relatada e vem ganhando popularidade em nosso meio é o transplante de menisco. Ainda de difícil acesso para a população em geral por causa de questões, como custo e operacionalização, representa o tratamento padrão ouro para a manutenção da biologia e função articular após a meniscectomia, pois teoricamente a anatomia é reestabelecida após o procedimento.

Concluindo, a extrusão meniscal representa uma entidade clínica que pode ser causa de dor articular, mecanismo iniciador de artrose do joelho ou fator responsável pela progressão e dor incapacitante de artrose já diagnosticada. Todas as opções de sutura meniscal têm como objetivo recolocar o menisco na sua posição anatômica intra-articular e com isso reestabelecer a função do mecanismo de *hoop stress* e reduzir o desgaste articular. Independente de qual conduta será adotada como melhor opção no tratamento, o objetivo será sempre tratar a causa da extrusão para restabelecer a função.

REFERÊNCIAS BIBLIOGRÁFICAS

1. Allaire R, Muriuki M, Gilbertson L, Harner CD. Biomechanical consequences of a tear of the posterior root of the meniscos. Similar to total meniscectomy. *J Bone Joint Surg Am* 2008;90(9):1922-31.
2. Anderson L, Watts M, Sharpter O *et al*. Repair of radial tears and posterior horn detachmentof the lateral meniscus: minimum 2-year follow-up. *Arthroscopy* 2010;26(12):1625-32.
3. Bhatia S, LaPrade CM, Ellman MB, LaPrade RF. Meniscal root tears: significance, diagnosis, and treatment. *Am J Sports Med* 2014;42(12):3016-30.
4. Bonasia DE, Pellegrino P, D'Amelio A *et al*. Meniscal root tear repair: why, when and how? *Orthop Rev* 2015; 7(2):5792.
5. Camanho GL. Dor aguda no joelho do paciente idoso. *Rev Bras Ortop* 2008;43(9):361-6.
6. Ellman MB, James EW, LaPrade CM, LaPrade RF. Anterior meniscus root avulsion following intramedullary nailing for the tibial shaft fracture. *Knee Surg Sports Traumatol Arthrosc* 2015;23(4):1188-91.
7. Ellman EB, LaPrade CM, Smith SD *et al*. Strctural properties of the meniscal root. *Am J Sports Med* 2014;42(8):1881-7.
8. Fairbank T. Knee joint changes after meniscectomy. *J Bone Surg* 1948;30:664-70
9. Feucht MJ, Kuhle J, Bode G *et al*. Arthroscopic transtibial pullout repair for posterior medial meniscus root tears: a systematic review of clinical, radiographic, and second-look arthroscopic results. *Arthroscopy* 2015;31(9):1808-16.
10. Feucht MJ, Salzmann GM, Bode G *et al*. Posterior root tearof the lateral meniscus. *Knee Surg Sports Traumatol Arthrosc* 2015;23(1):119-25.
11. Friedman L, Jurriaans KFE. Ultrasound of the knee. *Skeletal Radiol* 2001;30:17.
12. Park GY, Kim JM, Lee SM, Lee MY. The value of ultrasonography in the detection of meniscal tears diagnosed by magnetic resonance imaging. *Am J Phys Med Rehabil* 2008;87(1):7.
13. Jones LD, Melon SJ, Kruger N *et al*. Medial meniscus extrusion: a validation study comparing methods of assessment. *Knee Surg Sports Traumatol Arthrosc* 2018 Apr;26(4):1152-57.
14. Kim JH, Chung JH, Lee DH *et al*. Arthroscopic suture anchor repair versus pullout suture repair in posterior root tear of the medial meniscus: a prospective comparison study. *Arthroscopy* 2011;27(12):1644-53.
15. Kim SB, Ha JK, Lee SW *et al*. Medial meniscus root tear refixation: comparison of clinical, radiologic, and arthroscopic findings with medial meniscectomy. *Arthroscopy* 2011;27(3):346-54.
16. LaPrade CM, James EW, Cram TR *et al*. Meniscal root tear morphology. *Am J Sports Med* 2015;43(2):363-9.
17. LaPrade CM, Jansson KS, Dornan G *et al*. Altered tibiofemoral contact mechanics due to lateral meniscos posterior horn root avulsion and radial tears can be restored with in situ pull-out suture repairs. *J Bone Joint Surg Am* 2014;96(6):471-9.

18. Laus R. Unstable med men and MCL. Disponível em: https://www.youtube.com/watch?v=LeXLoK957aQ. Acesso em 01/04/2018.
19. Lerer DB, Umans HR, Hu MX, Jones MH. The role of meniscal root pathology and radial meniscal tear in medial meniscal extrusion. *Skeletal Radiol* 2004;33(10):569-74.
20. Mac CM. The moviments of bone and joints; the synovial fluid and its assistants. *J Bone Joint Surg Br* 1950;32-b(2):244-52.
21. Marklof KL, Mensch JS, Amstutz HC. Stiffness and laxity of the knee – The contributions of the supporting structures. A quantitative in vitro study. *J bone Joint Surg Am* 1976;58(5);583-94.
22. Marzo JM, Gurke-DePerio J. Effects of medial meniscos posterior horn avulsion and repair on tibiofemoral contact area and peak contact pressure with clinical implications. *Am J Sports Med* 2009;37(1):124-9.
23. Messner K, Gao J. The menisci of the knee joint. Anatomical and characteristics, and a rationale for clinical treatment. *J Anat* 1998;193 Pt 2:161-78.
24. Nogueira-Barbosa MH, Gregio-Junior E, Lorenzato MM et al. Ultrasound assessment of medial meniscus extrusion: A validation study using MRI as reference standard. *AJR Am Roentgenol* 2015;204(3):584-8.
25. Padalecki JR, Jansson KS, Smith SD et al. Biomechanical consequences of a complete radial tear adjacente to the medial meniscos posterior root attachment site: in situ pull-out repair restores derangementof joint mechanism. *Am J Sports Med* 2014;42(3):699-707.
26. Pagnani MJ, Cooper DE, Warren RF. Extrusion of the medial meniscus. *Arthroscopy* 1991;7(3):297-300.
27. Papalia R, Vasta S, Franceschi F et al. Meniscal root tear: from basic Science to ultimate surgery. *Br Med Bull* 2013;106:91-105.
28. Puig L, Monllau JC, Corrales M et al. Factors affecting meniscal extrusion: correlation with MRI, clinical, and arthroscopic findings. *Knee Surg Sports Traumatol Arthrosc* 2006;14(4):394-8.
29. Rennie WJ, Finlay DB. Meniscal extrusion in young athletes: associated knee joint abnormalities. *AJR Am J Roentgenol* 2006;186(3):791-4.
30. Restrom P, Johnson RJ. Anatomy and biomechanics of the menisci. *Clin Sports Med* 1990;9(3):523-38.
31. Rowland G, Mar D, McIff T, Nelson J. Evaluation of meniscal extrusion with posterior root disruption and repair using ultrasound. *Knee* 2016;23(4):627-30.
32. Schillhammer CK, Werner FW, Scuderi MG, Cannizzaro JP. Repair of lateral medial meniscus posterior horn detachment lesions: a biomechanic evaluation. *Am J Sports Med* 2012;40(11):2604-9.
33. Seedhoom BB, Dowson D, Proceedings Wright V. Funtions of the menisci. A preliminary study. *Ann Rheum Dis* 1974;33(1):111.
34. Shybut TB, Vega CE, Haddad J et al. Effect of lateral meniscal root tear on the stability of the anterior cruciate ligament-deficient knee. *Am J Sport Med* 2015;43(4):905-11.
35. Zimny ML, Albright DJ, Dabezies E. Mechanoreceptors in the human medial meniscus. *Acta anat* 1988;133(1):35-40.

21
LESÃO MENISCAL ASSOCIADA A CISTO PARAMENISCAL

Sérgio Marinho de Gusmão Canuto
Vitor Barion Castro de Pádua

INTRODUÇÃO – ETIOLOGIA

O cisto parameniscal é a presença de um cisto localizado na margem periférica do menisco lateral ou medial,[23,28] podendo acometer jovens e adultos, tendo sua primeira descrição na literatura em 1883.[25]

A sua formação pode ser decorrente de um processo degenerativo ou de uma lesão meniscal preexistente.

Na primeira hipótese, traumas e estresse sobre o menisco levam a um processo degenerativo, normalmente com uma degeneração mixoide,[3,13,19,45] que, por causa do acúmulo de mucoproteína, resulta na quebra da estrutura meniscal e formação de um cisto, inicialmente dentro do menisco. Não apresenta comunicação com a superfície articular ou capsular nesta fase inicial, quando ainda pode ser assintomático,[5] acometendo geralmente jovens e adultos jovens.

Por causa de a maioria dos casos de cisto parameniscal estar associada a uma lesão do menisco,[17,40] acredita-se que sua formação seja, na maioria dos casos, causada por extravasamento do líquido sinovial pela lesão meniscal preexistente,[3,6,7,15,22,28,46] pois a ressonância magnética (RM) mostra que, em mais de 96% dos casos, o conteúdo do cisto é compatível com o líquido sinovial.[2]

Sua incidência varia de 1%, segundo De Smet,[14] a 20%,[38] assim como, na literatura, o compartimento mais acometido. Anderson,[2] Hulet[18] e Tyson[46] acreditam que são mais frequentes no menisco lateral, enquanto Campbell[7] e De Smet[14] encontraram até 66% de acometimento medial.

O compartimento medial normalmente se localiza na região do corno posterior, e seu crescimento pode-se projetar pela cápsula e permanecer sobre os ligamentos colaterais medial superficial e profundo. Já o cisto parameniscal lateral apesar de ser mais comumente encontrado na região dos cornos médio e anterior passando também pela cápsula e se alojando sob o trato iliotibial,[31,44] também pode ser encontrado na região do corno posterior (Fig. 21-1).

SINTOMAS E DIAGNÓSTICO

Seus sintomas aparecem de forma insidiosa, geralmente se iniciam com dor na região do cisto,[19] derrame e presença de uma massa, que, dependendo[4,31] do tamanho, só é palpável em 16% dos casos, segundo a série de mais de 2.500 RM de Campbell.[7]

Os cistos do menisco medial são mais difíceis de serem identificados pela palpação (apenas 6%), diferentemente do menisco lateral que são mais facilmente palpáveis (80%), em razão de sua localização mais anterior e subcutânea (Fig. 21-2).[7,13,14,19,39,43]

Sua consistência pode ser cística ou endurecida, e o tamanho variar de acordo com o grau de flexão do joelho. Segundo Pisani[37] e Chang[9] o cisto lateral tende a desaparecer com a flexão do joelho por causa da compressão de partes moles e esvaziamento do conteúdo para dentro da articulação associado à rotação interna da tíbia na flexão. Já Pinar[36] e Smilie[42] relatam a maior proeminência do cisto com o joelho a 45 graus de flexão, associado à manobra de rotação externa da tíbia, e que o cisto tende a desaparecer em extensão e flexão completa do joelho.

Apesar de seu crescimento raramente ser excessivo, Jowett[21] descreveu um caso de paresia da musculatura do tibial anterior, extensor longo do hálux e fibulares, associado à parestesia no trajeto do nervo fibular, e que se confirmou como sendo a presença de um cisto do menisco lateral comprimindo o nervo fibular.

O exame de escolha para o diagnóstico é a RM, sendo muitas vezes o cisto encontrado no exame incidentalmente, quando realizado com outra suspeita diagnóstica.[13]

Por meio da RM avaliam-se a localização do cisto, o padrão de lesão associado do menisco assim como a presença de lesões cartilaginosas. Deve-se também identificar o estágio de degeneração mucoide. Nos estágios I e II a alteração de sinal ainda se encontra dentro do menisco sem comunicação com a superfície articular, e no estágio III atinge a superfície articular e está associado a uma lesão me-

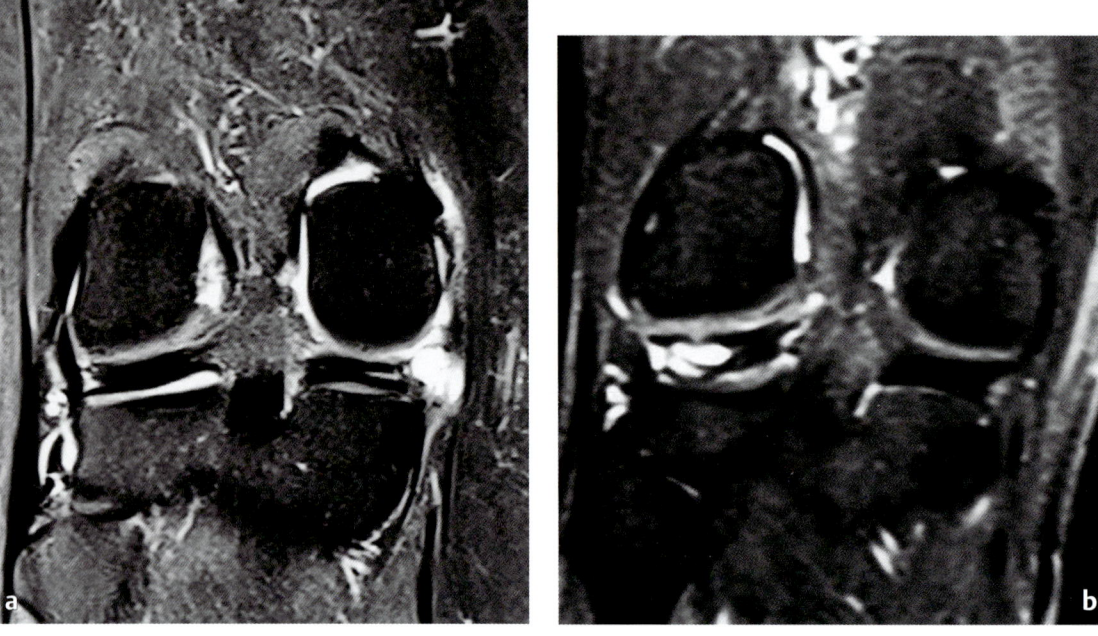

Fig. 21-1. RM em corte coronal com a presença de: (a) cisto meniscal medial; e (b) cisto no corno posterior do menisco lateral. *Fonte:* Arquivo pessoal do autor.

niscal.[26] Em alguns casos a degeneração ocupa todo o menisco com aspecto de um menisco "vazio".[5,26] A RM tem a vantagem da visualização das estruturas intra e extra-articulares e a comunicação do cisto com a lesão meniscal (Fig. 21-3).[4,31,43]

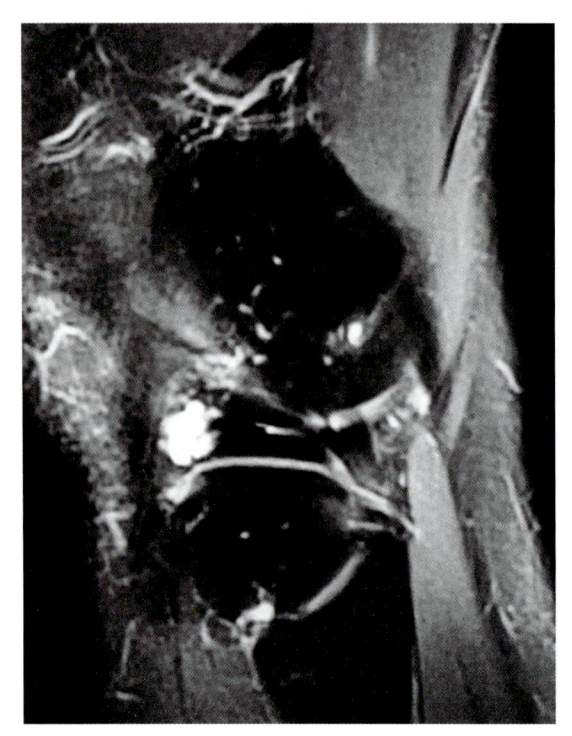

Fig. 21-2. RM em corte sagital com a presença de um cisto meniscal lateral. *Fonte:* Arquivo pessoal do autor.

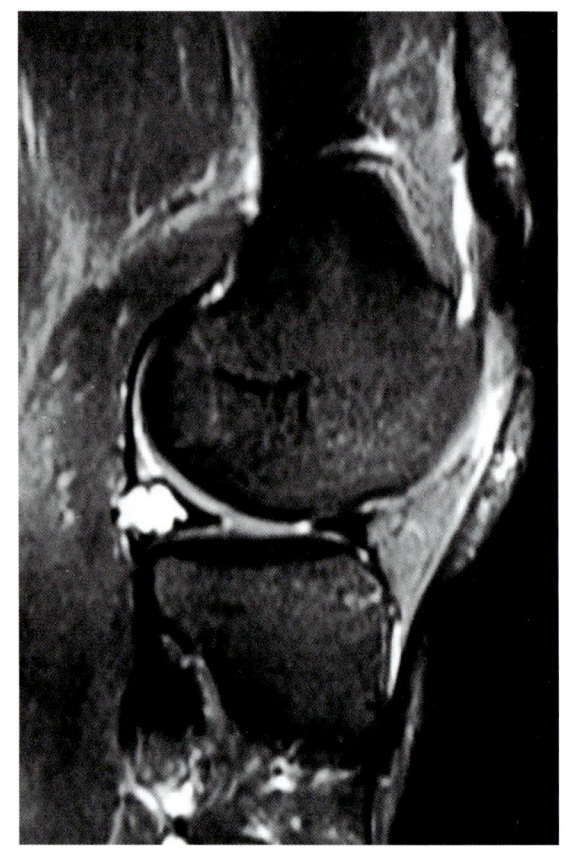

Fig. 21-3. RM em corte sagital com a presença de um cisto no corno posterior do menisco lateral e com o menisco vazio. *Fonte:* Arquivo pessoal do Autor.

O diagnóstico do cisto parameniscal também pode ser feito por artrotomografia com a desvantagem de ser invasivo e da exposição à radiação, e pela ultrassonografia que com alta sensibilidade e especificidade maiores de 90% e valor preditivo positivo de 100%, tem a vantagem da realização do exame de forma dinâmica e baixo custo.[9]

Também fazem parte do diagnóstico as radiografias (RX) de frente (AP) e perfil para avaliação de possíveis erosões ósseas, como descrito por Lu[27] na região da tíbia proximal, e RX com carga para avaliação de artrose associada.

Os diagnósticos diferenciais são corpo livre, tumor, lesão meniscal, exostose, cisto na gordura de hoffa, variantes anatômicas normais, como recessos capsulares normais e extensões da cápsula articular e bursites do ligamento colateral medial, dos isquiotibiais ou semimembranoso, que podem ser erroneamente diagnosticadas como cisto meniscal, porém podem ser diferenciadas com auxílio da RM. A bursite do ligamento colateral medial pode apresentar-se como uma inflamação entre as porções superficial e profunda, podendo reter líquido e simular um cisto parameniscal (Fig. 21-4).[44]

TRATAMENTO

Historicamente, os cistos meniscais eram tratados por cistectomia isolada ou meniscectomia completa.[43]

Atualmente, os cistos meniscais são tratados com descompressão do cisto por artroscopia ou a cistectomia aberta, associados à meniscectomia parcial ou sutura meniscal. Diversos estudos demonstraram que a lesão meniscal associada ao cisto parameniscal normalmente é uma lesão horizontal, podendo ser simplesmente uma clivagem ou lesões complexas, dependendo da evolução.[7] Hulet[20] encontrou 99% de lesão meniscal Grau III numa série de 105 cistos parameniscal lateral, e assim como Glasgow,[17] a maioria das lesões era de clivagem horizontal e oblíquas complexas (Fig. 21-5).

No caso do menisco medial, 90% das lesões meniscais, associadas ao cisto, eram clivagem horizontal, e 74% localizadas no corno posterior do menisco.[7]

O tratamento de escolha consiste na artroscopia para esvaziamento, ressecção e desbridamento do cisto associado à meniscectomia parcial ou sutura meniscal, dependendo da localização e padrão da lesão do menisco.[13,19,26,28]

Lesões horizontais associadas a processo degenerativo, normalmente, são tratadas com meniscectomia parcial, apresentando um tecido amarelado[12] na região da degeneração mixoide. Quando estão próximas à região capsular pode ser realizada uma sutura para fechamento da lesão (Fig. 21-6).

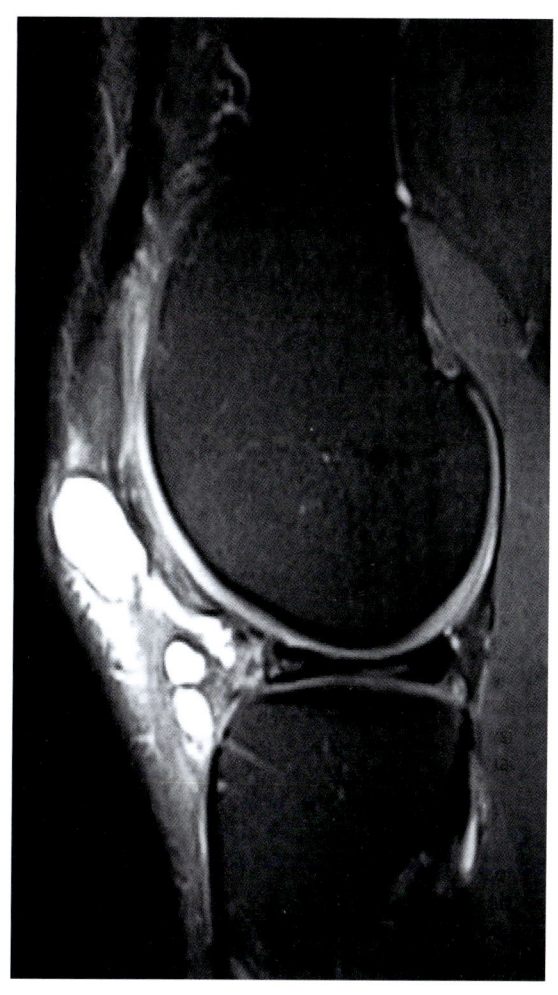

Fig. 21-4. RM em corte sagital com a presença de cisto na gordura de Hoffa. *Fonte:* Arquivo pessoal do autor.

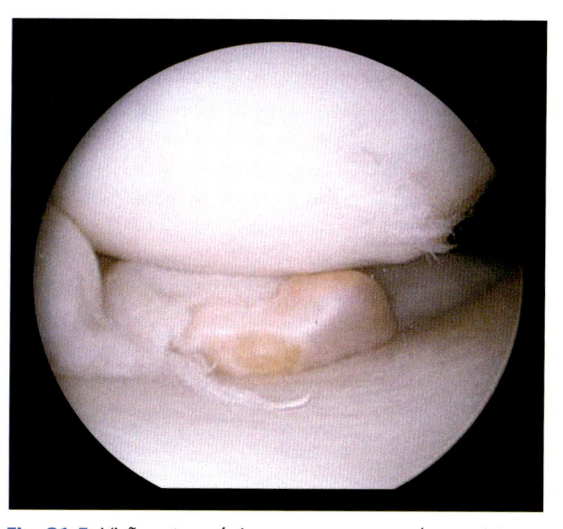

Fig. 21-5. Visão artroscópica com a presença de um cisto intra-articular. *Fonte:* Arquivo pessoal do autor.

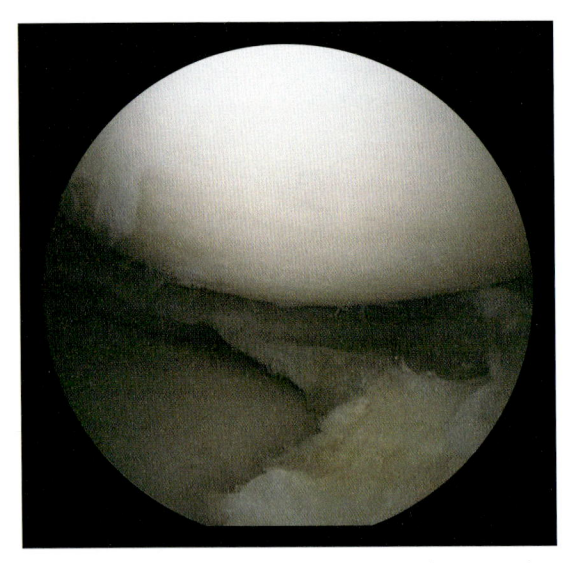

Fig. 21-6. Visão artroscópica com a presença de um tecido amarelo, compatível com degeneração mixoide. *Fonte:* Arquivo pessoal do autor.

Para o esvaziamento intra-articular do cisto, uma perfuração de fora para dentro com agulha[19] pode ser realizada ou um portal sobre o cisto[24,26] para introdução do *shaver* e auxílio na aspiração do seu conteúdo. Um portal inframeniscal pode ser realizado para ressecção do folheto inferior do menisco lateral, normalmente instável em lesões do corno anterior que são de difícil acesso pelos portais anteromedial e anterolateral, associado à presença do cisto lateral.[11]

Segundo Ahn,[1] na excisão do cisto na região anterior do menisco lateral cria-se um espaço vazio que deve ser fechado, podendo ser por uma sutura vertical de fora para dentro.

Cistos grandes têm indicação de ressecção aberta associada à artroscopia, pois apresentam maior chance de recorrências, se realizado somente o procedimento artroscópico (Fig. 21-7).[10]

Sarimo[41] encontrou 86% de excelentes e bons resultados tanto com a resseção somente artroscópica ou associada à ressecção aberta.

No caso de cisto do menisco medial, que acomete normalmente a região do corno posterior, os acessos artroscópicos posterolateral e transeptal podem ser associados para melhor visualização e ressecção do cisto, segundo Ohishi.[33]

Reagan *et al.*[39] revisaram 31 pacientes (32 joelhos) com cistos meniscais laterais e observaram que, de 12 pacientes tratados com meniscectomia parcial sem descompressão do cisto, 6 (50%) obtiveram resultados bons e excelentes. Em 20 pacientes tratados com meniscectomia parcial e cistectomia

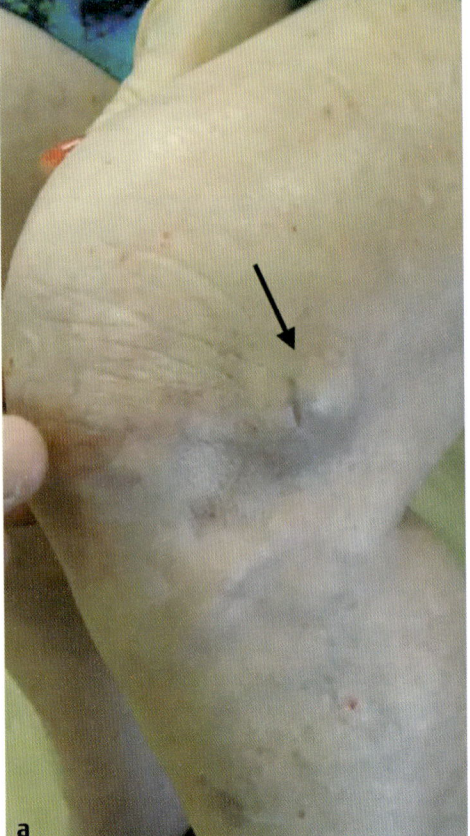

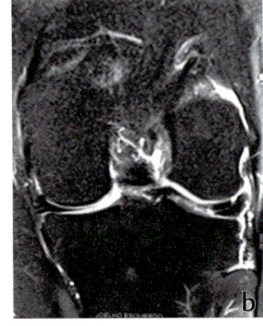

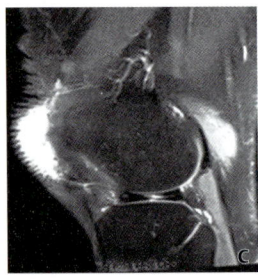

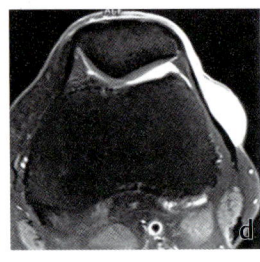

Fig. 21-7. Cisto parameniscal lateral. Paciente fora submetida a dois procedimentos artroscópicos e infiltrações com cortisona e o cisto ainda permanecia presente e sintomático. (a) Aspecto externo, e RM em corte coronal (b), sagital (c) e axial (d). Seta = cisto. *Fonte:* Arquivo pessoal do editor.

aberta, 80%, bons e excelentes resultados foram alcançados, confirmando a necessidade de abordagem ao cisto.

Hulet et al.,[20] em uma série de 105 cistos meniscais laterais tratados com meniscectomia parcial artroscópica e drenagem do cisto (91) ou excisão aberta (14), relataram bons e excelentes resultados em 87% dos casos, com 11 recidivas do cisto que necessitaram um segundo procedimento.

O tratamento conservador com aspiração do cisto seguido de infiltração com corticoide[3,32] pode ser uma opção em casos específicos, mas com alto índice de recidiva após algumas semanas, pela persistência da lesão meniscal e do cisto (Fig. 21-7).[9,29,32]

Alguns autores sugerem que os avanços na aspiração guiada por imagem permitem abordagens mais eficazes, indicando pacientes que desejam evitar a cirurgia.[27]

Macmahon et al.[29] avaliaram o benefício da aspiração isolada, guiada por ultrassonografia, em 18 pacientes com cistos meniscais. Inicialmente, todos os pacientes apresentaram alívio dos sintomas e ficaram satisfeitos com o procedimento. Após 10 meses, 10 pacientes permaneceram livres de sintomas, 2 tiveram períodos sintomáticos pouco frequentes e 6 obtiveram recorrência de sintomas.

Os resultados do tratamento do cisto parameniscal medial e lateral são bons e excelentes em aproximadamente 85% dos casos com taxa de recorrência por volta dos 10%.[16,17,20,30,32,34,35,39]

Casos que necessitam de um segundo procedimento estão relacionados com ressecção insuficiente da lesão meniscal ou do cisto, e mais tardiamente por causa da progressão da degeneração e da artrose que está ligada à quantidade de menisco ressecado.[8]

CONCLUSÃO

O cisto parameniscal associado à lesão meniscal, apesar de não muito frequente, existe, devendo ser investigado na presença de dor e massas palpáveis na região dos meniscos. O exame de escolha é a RM, que confirma a presença do cisto e a lesão meniscal.

Cistos assintomáticos devem ser tratados conservadoramente, e em casos sintomáticos, o tratamento cirúrgico deve ser instituído pela resseção artroscópica ou aberta do cisto associada à preservação meniscal com sutura do mesmo ou meniscectomia parcial nos casos de lesões complexas e sem condição de sutura.

REFERÊNCIAS BIBLIOGRÁFICAS

1. Ahn JH, Kwon OJ, Nam TS. Arthroscopic repair of horizontal meniscal cleavage tears with marrow-stimulating technique. *Arthroscopy* 2015;31:92-8.
2. Anderson JJ, Connor GF, Helms CA. New observations on meniscal cysts. *Skeletal Radiol* 2010;39:1187-91.
3. Barrie HJ. The pathogenesis and significance of meniscal cysts. *J Bone Joint Surg Br* 1979 61-B:184-9.
4. Beaman FD, Peterson JJ. MR imaging of cysts, ganglia, and bursae about the knee. *Radiol Clin North Am* 2007;45(6):969-82.
5. Boya H, Pınar H, Gülay Z, Oktay G, Özer E. Clinical and arthroscopic features of meniscal tears and search for the role of infection in histologically confirmed meniscal mucoid degeneration. K*nee Surg Sports Traumatol Arthrosc* 2004;12:294-9.
6. Burk DL, Jr, Dalinka MK, Kanal E, et al. Meniscal and ganglion cysts of the knee: MR evaluation. *AJR Am J Roentgenol* 1988;150(2):331-6.
7. Campbell SE, Sanders TG, Morrison WB. MR imaging of meniscal cysts: incidence, location, and clinical significance. *AJR Am J Roentgenol* 2001;177(2):409-13.
8. Chambat P, Neyret P, et al. Méniscectomies sous arthroscopie à plus de 10 ans sur un genou stable sans antécédents chirurgicaux. *Ann Soc Française Arthrosc* 1996;6:93-153.
9. Chang A. Imaging-guided treatment of meniscal cysts. *HSS J* 2009;5:58-60.
10. Chang JJ, Li YH, Lin GM, et al. Comparison of the recurrence risk of parameniscal cysts between patients treated with arthroscopic excision and arthroscopic decompression techniques. *Knee Surg Sports Traumatol Arthrosc* 2016;24:1547-54.
11. Chen D, Li Q, Sun Y, Qin J, Yao Y, Jiang Q. Arthroscopic management for the unstable inferior leaf of the lateral meniscus anterior horn and associated cysts through a direct inframeniscal portal: A retrospective study. *Biomed Res Int* 2017;2017:9264907.
12. Cowden CH, Barber FA. Meniscal cysts: treatment options and algorithm. J Knee Surg 2014;27:105-11.
13. Crowell MS, Westrick RB, Fogarty BT. Cysts of the lateral meniscus. *Int J Sports Phys Ther* 2013 Jun; 8(3) 340-8.
14. De Smet AA, Graf BK, del Rio AM. Association of parameniscal cysts with underlying meniscal tears as identified on MRI and arthroscopy. *AJR Am J Roentgenol* 2011;196:W180-W186.
15. Ferrer-Roca O, Vilalta C. Lesions of the meniscus. Part II: Horizontal cleavages and lateral cysts. *Clin Orthop Relat Res* 1980;146:301-7.
16. Flynn M, Kelly JP. Local excision of cyst of lateral meniscus of knee without recurrence. *J Bone Joint Surg Br* 1976;58:88-9.
17. Glasgow MMS, Allen PW, Blakeway C. Arthroscopic treatment of cysts of the lateral meniscus. *J Bone Joint Surg Br* 1993;75:299-302.
18. Hulet C, Menetrey J, Vargas R, Javois C, Charrois O, et al. Clinical and radiographic results of 89 arthroscopic lateral meniscectomies in stable knees with a minimum follow-up of 20 years. *Knee Surg Sports Traumatol Arthrosc* 2015;23:225-31.
19. Hulet C, Pereira H, Peretti G, Denti M. Surgery of the Meniscus. Springer ,2016
20. Hulet C, Souquet D, Alexandre P, Locker B, Beguin J, Vielpeau C. Arthroscopic treatment of 105 lateral meniscal cysts with 5-year average follow-up. *Arthroscopy* 2004;20(8):831-6.
21. Jowett AJ, Johnston JF, Gaillard F, Anderson SE. Lateral meniscal cyst causing common peroneal palsy. *Skeletal Radiol* 2008;37(4):351-5.

22. Kim JR, Kim BG, Kim JW, Lee JH, Kim JH. Traumatic and non-traumatic isolated horizontal meniscal tears of the knee in patients less than 40 years of age. Eur J Orthop Surg Traumatol 2013;23:589-93.
23. Kose O., Erol B., Ozyurek S., Ege T. A giant medial parameniscal cyst of the knee joint. *BMJ Case Rep* 2013.
24. Krudwig WK, Schulte KK, Heinemann C. Intra-articular ganglion cysts of the knee joint: a report of 85 cases and review of the literature. *Knee Surg Sports Traumatol Arthrosc* 2004;12:123-9.
25. Lantz B, Singer KM. Meniscal cysts. *Clin Sports Med* 1990;9(3):707-25.
26. LaPrade R, Arendt EA, Getgood A, Faucett SC. The Menisci. A Comprehensive Review of their Anatomy, Biomechanical Function and Surgical Treatment. Springer, 2017.
27. Lu KH. Arthroscopic meniscal repair and needle aspiration for meniscal tear with meniscal cyst. *Arthroscopy* 2006; 22(12):1367.e1-e4.
28. Lui TH. Endoscopic resection of medial extra-articular cysts of the Knee. *Arthrosc Tech* 2017 Apr;6(2):e461–e466.
29. Macmahon PJ, Brennan DD, Duke D, Forde S, Eustace SJ. Ultrasound-guided percutaneous drainage of meniscal cysts: preliminary clinical experience. *Clin Radiol* 2007;62:683-7.
30. Maffuli N, Petricciulo F, Pintore E. Lateral meniscal cyst: arthroscopic management. *Med Sci Sports Exerc* 1991;23:779-82.
31. McCarthy CL, McNally EG. The MRI appearance of cystic lesions around the knee. *Skeletal Radiol* 2004;33(4):187- 209.
32. Mills CA, Henderson IJ. Cysts of the medial meniscus. Arthroscopic diagnosis and management. *J Bone Joint Surg Br* 1993;75:293-8.
33. Ohishi T, Torikai E, Suzuki D, Banno T, Honda Y. Arthroscopic treatment of a medial meniscal cyst using a posterior transseptal approach: a case report. *Sports Med Arthrosc Rehabil Ther Technol* 2010;2:25.
34. Parisien JS. Arthroscopic treatment of cysts of the menisci. Clin Orthop1990;257:154-8.
35. Pedowitz RA, Feagin JA, Rajagopalan S. A surgical algorithm for treatment of cystic degeneration of the meniscus. Arthroscopy 1996;12:209-16.
36. Pinar H, Boya H. Satoglu IS, Oztekin HH. A contribution to Pisani's sign for diagnosing lateral meniscal cysts: a technical report. *Knee Surg Sports Traumatol Arthrosc* 2009 Apr;17(4):402-4.
37. Pisani AJ. Pathognomonic sign for cyst of the knee cartilage. *Arch Surg* 1947;54:188-90.
38. Raine GET, Gonet LCL. Cysts of the menisci of the knee. *Postgrad Med* 1972;J 48:49-51.
39. Reagan WD, McConkey JP, Loomer RL, Davidson RG: Cysts of the lateral meniscus: Arthroscopy versus arthroscopy plus open cystectomy. *Arthroscopy* 1989;5(4):274-81.
40. Ryu RKN, Ting AJ. Arthroscopic treatment of meniscal cysts. *Arthroscopy* 1993;9:591-5.
41. Sarimo J, Rainio P, Rantanen J, Orava S. Comparison of two procedures for meniscal cysts. A report of 35 patients with a mean follow-up of 33 months. *Am J Sports Med* 2002;30:704-07.
42. Smillie IS. Injuries of the knee joint, 5th ed. Churchill Livingstone, Edinburgh, 1978.
43. Spina M, Sabbioni G, Tigani D: Medial meniscal cyst: A case report. *Chir Organi Mov* 2008;92(3):175-8.
44. Stein D, Cantlon M, Mackay B, Hoelscher C. Cysts about the knee: evaluation and management. *J Am Acad Orthop Surg* 2013 Aug;21(8):469-79.
45. Steinbach LS, Stevens KJ. Imaging of cysts and bursae about the knee. *Radiol Clin North Am* 2013;51:433-54.
46. Tyson LL, Daughters TC Jr, Ryu RKN, Crues JV III. MRI appearance of meniscal cysts. Skeletal Radiol 1995;24:421-4.

22

LESÃO MENISCAL RADIAL COMPLETA

Bernardo Crespo Alves

INTRODUÇÃO

Os meniscos apresentam função crítica na distribuição de carga e absorção de impacto articular.[1] Os efeitos negativos gerados pela perda da função meniscal por lesões ou meniscectomias já foram extensivamente estudados, sendo o aumento da pressão de contato femorotibial e evolução progressiva para a degeneração articular já comprovados.[2,3] As lesões radiais completas são definidas como lesões perpendiculares às fibras circunferenciais meniscais, com orientação vertical da borda interna do menisco à sua borda externa. A transecção do menisco afeta sua integridade circunferencial, com efeito direto no sistema de contenção de carga axial, podendo progredir para a extrusão meniscal e comprometimento funcional comparável a uma meniscectomia total.[4,5] O tratamento tradicional das lesões radiais é a meniscectomia para alívio sintomático. No entanto, estas articulações apresentam rápida evolução para alterações degenerativas no compartimento afetado.[6] Portanto, o tratamento adequado destas lesões, visando recuperar a função meniscal, é fundamental para manutenção da homeostase e saúde articular em longo prazo. O reparo meniscal das lesões radiais completas permanece desafiador, requerendo o domínio de técnicas diversas de sutura e um meticuloso processo de reabilitação para seu sucesso.

DIAGNÓSTICO

As lesões radiais compreendem de 5-15% de todas as lesões meniscais. São mais frequentemente encontradas no menisco lateral e associadas a um evento traumático,[7,8] como a lesão do ligamento cruzado anterior, onde compreendem 14-25% das lesões meniscais.[9,10]

A ressonância magnética (RM) é o melhor exame para a identificação destas lesões, com sensibilidade de 68%.[7] As imagens características das lesões radiais descritas por Tuckman são: sinal do triângulo truncado, clivagem meniscal ou ausência da imagem meniscal (menisco fantasma) (Fig. 22-1).[11,12] O sinal do triângulo truncado consiste em um defeito agudo na imagem triangular do menisco nas visões sagital ou coronal, indicando uma lesão radial incompleta meniscal. A clivagem meniscal é definida por uma linha de hipersinal que interrompe o formato nativo do menisco nos planos coronal ou sagital. O sinal do menisco fantasma está presente quando em um determinado corte sagital ou coronal a imagem do menisco não está presente, mas pode ser visualizado nos cortes adjacentes (Figs. 22-2 e 22-3).

A lesão radial também pode ser bem avaliada na visão axial, se o plano meniscal for respeitado na aquisição das imagens, permitindo a medição do intervalo entre as duas porções meniscais (Fig. 22-4).

A pronta identificação das lesões radiais meniscais no exame de imagem é fundamental para o tratamento adequado, pois dispositivos e equipamentos especiais podem ser necessários para a realização do reparo meniscal.

DEFINIÇÃO

A lesão meniscal radial consiste em uma lesão vertical do menisco, perpendicular ao eixo circunferencial meniscal, se iniciando da borda livre do menisco e correndo para a sua porção periférica. Esta lesão pode ser parcial, quando não chega à junção meniscocapsular, ou completa quando toda a estrutura do menisco está envolvida, separando o menisco em dois fragmentos (anterior e posterior à lesão). Estas lesões também podem ser classificadas como de espessura total ou parcial, sendo a última decorrente da associação de lesões radiais com lesões horizontais de meniscos degenerativos.[7,11]

As lesões radiais que ocorrem até 9 mm das inserções tibiais meniscais, por possuírem características próprias, são classificadas e tratadas como lesões da raiz meniscal.[13,14]

BIOMECÂNICA DA LESÃO RADIAL DO MENISCO

A lesão radial completa resulta em dois fragmentos meniscais, com cada um deles inserido na tíbia em

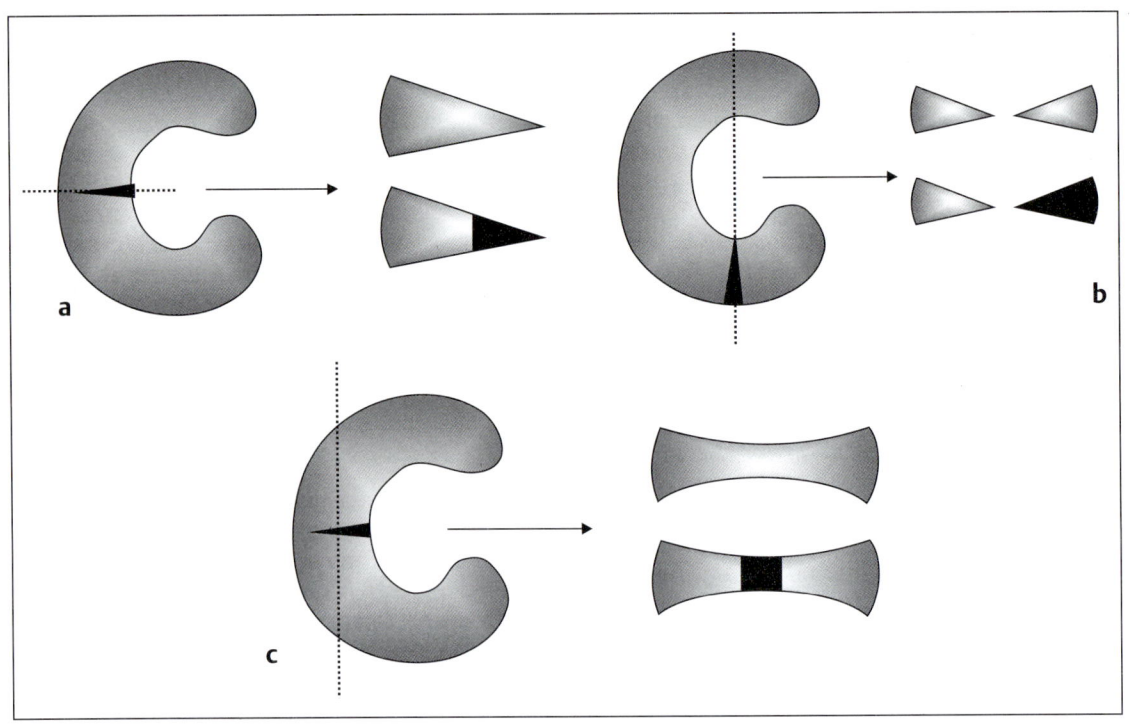

Fig. 22-1. Esquema com os padrões de imagens descritos por Tuckman para avaliação na ressonância magnética das lesões radiais de menisco. (**a**) Sinal do triângulo truncado, onde o formato triangular do menisco é alterado por um hipersinal da sua porção central. (**b**) Sinal do menisco fantasma, caracterizado por uma ausência da imagem meniscal em um corte e (**c**) sinal da clivagem meniscal, presença de um intervalo de hipersinal que interrompe a anatomia meniscal.

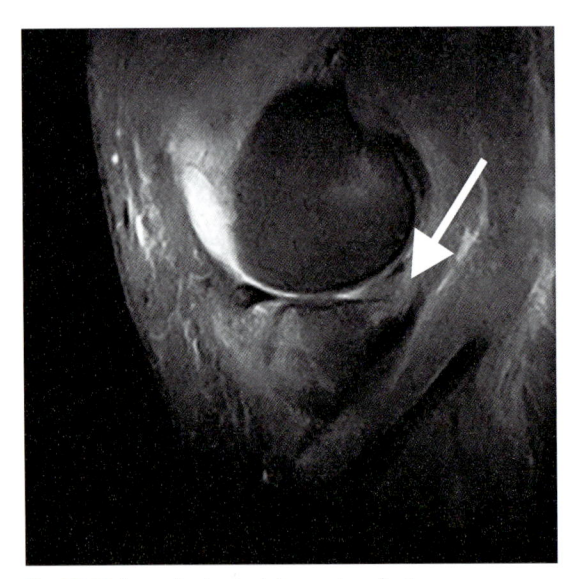

Fig. 22-2. Exemplo do sinal do menisco fantasma, com ausência da imagem do corno posterior do menisco (seta branca).

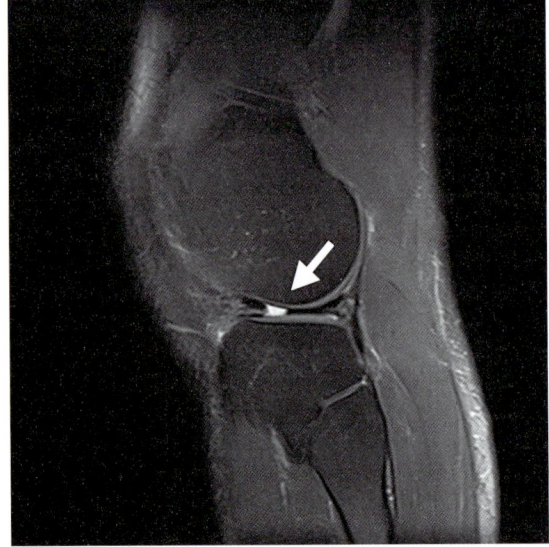

Fig. 22-3. Exemplo do sinal da clivagem meniscal, com o baixo sinal típico do menisco sendo interrompido por uma faixa de hipersinal de líquido articular se interpondo na lesão meniscal.

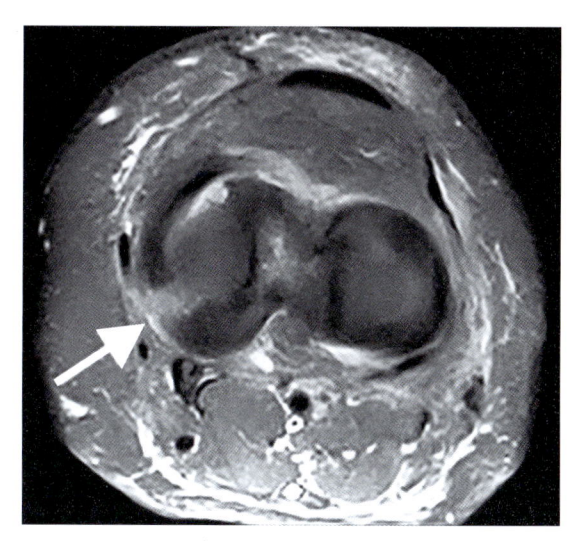

Fig. 22-4. Corte axial de uma ressonância magnética evidenciando a lesão radial e a distância entre os cotos meniscais.

somente um ponto. A perda da integridade meniscal impede a capacidade do menisco de acomodar e distribuir a carga axial durante a marcha pela sua complacência circunferencial, perdida com a ruptura dessas fibras (Fig. 22-5). A perda da ancoragem nas duas extremidades do menisco permite que a força centrífuga aplicada sobre esta estrutura sobrecarregue a inserção meniscocapsular, levando ao deslocamento periférico do menisco e, em última análise, à extrusão meniscal.

Estudos biomecânicos demonstram que lesões radiais completas apresentam uma redução significativa da transmissão de carga pelo menisco, com aumento do pico de pressão na cartilagem articular, além de interferir na estabilidade articular, efeitos não encontrados diante de lesões incompletas (até 2/3 da espessura meniscal).[15]

Bedi et al.[4,16] estudaram os efeitos biomecânicos das lesões radiais dos meniscos lateral e medial na pressão de contato e transmissão de carga por modelo experimental. Lesões radiais de 30, 60 e 90% da espessura meniscal foram comparadas ao estado intacto e à meniscectomia parcial. A capacidade de a sutura meniscal restaurar a distribuição normal também foi testada. A análise do menisco medial sugere que lesões radiais de até 60% da espessura meniscal não afetam a dinâmica da transmissão de carga no platô medial, diferente das lesões de 90% ou mais que geraram um mapa de pressão similar ao da meniscectomia total. A sutura das lesões > 90% da espessura meniscal falhou em restituir a transmissão de carga normal pelo compartimento medial. Na análise do compartimento lateral, as lesões apresentaram resultados semelhantes ao do medial, sendo que somente lesões de 90% da espessura meniscal demonstraram efeito na transmissão de força e alteração da mecânica meniscal. No entanto, a sutura meniscal dessas lesões laterais conseguiu diminuir os efeitos da lesão na transmissão de carga, embora não tenha conseguido restituir ao seu estado nativo. Estes resultados foram corroborados por Ode et al., em 2012.[17]

Zhang et al.[18] confirmaram in vitro o aumento da pressão articular diante deste padrão de lesão e conseguiram restaurar a distribuição de carga ao nível do joelho nativo pelas técnicas all-inside e inside-out.

TRATAMENTO

O tratamento da lesão radial do menisco evoluiu diante do melhor entendimento da função meniscal e avanço técnico cirúrgico. Durante as primeiras descrições deste padrão de lesão, Bin et al.,[19] em 2004, descreveram o reparo como praticamente impossível, em razão da qualidade meniscal e do baixo potencial de cicatrização. No entanto, bons resultados vêm sendo obtidos nas suturas destas lesões com melhora sintomática e restauração funcional.[20]

Tratamento Conservador

O tratamento conservador das lesões radiais pode ser realizado em lesões assintomáticas que compreendem um achado de exame de imagem realizado por outro motivo. Embora alguns estudos demonstrem a limitada capacidade de cicatrização meniscal destas lesões,[21] com eventual progressão para lesões completas com todos os riscos biomecânicos envolvidos, existem evidências de cicatrização espontânea destas lesões.[22]

Meniscectomia

Foi considerado por muito tempo o tratamento padrão para as lesões radiais, consideradas como

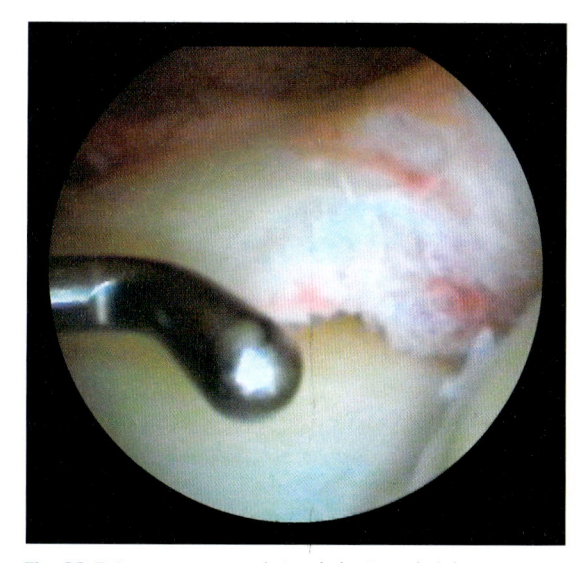

Fig. 22-5. Imagem artroscópica da lesão radial do menisco medial completa, com extensão da região mais central e avascular do menisco, até sua inserção meniscocapsular.

irreparáveis, possibilitando a resolução dos sintomas mecânicos.[23] Em lesões parciais, que acometem a porção central e avascular do menisco, o desbridamento até obtenção de uma borda estável e de contornos arredondados é um tratamento adequado, pois mantém o máximo de menisco nativo e reduz o risco de progressão periférica da lesão. Porém, as evidências de alterações na mecânica de distribuição de carga e pressão mesmo diante de pequenas perdas meniscais, e da evolução das técnicas de reparo meniscal, vêm aumentando a tendência de sutura destas lesões.[24]

Reparo Meniscal

O objetivo do reparo das lesões radiais é restabelecer a capacidade de absorção do estresse axial, transmissão de carga e evitar a extrusão meniscal. Os métodos de sutura das lesões meniscais apresentaram grande evolução, com diversos dispositivos para a realização das suturas *inside-out*, *outside-in* e *all-inside*. Diante de lesões meniscais complexas como as radiais, o domínio das técnicas é importante, pois muitas vezes a combinação de técnicas é necessária para o adequado tratamento da lesão.

O primeiro ponto importante para o sucesso do reparo é a capacidade de cicatrização meniscal nestas lesões. Esta capacidade foi avaliada em 18 pacientes submetidos ao reparo de lesões do menisco lateral por técnica *inside-out*, que foram submetidos a novo procedimento artroscópico.[25] A avaliação da cicatrização meniscal foi realizada seis meses após o procedimento inicial, obtendo uma taxa de cicatrização completa de 22%, cicatrização parcial de 39% e falha de cicatrização em 39%. As lesões radiais completas se apresentaram como o padrão com maior potencial de cicatrização, seguido das lesões oblíquas completas e radiais incompletas. As lesões parciais oblíquas apresentaram o pior potencial de cicatrização com todos os seis pacientes apresentando falha da sutura, com evolução para meniscectomia parcial. A idade dos pacientes e tempo de lesão não pareceram afetar os resultados. Assim a extensão da lesão para a porção meniscal mais periférica se apresentou como o fator isolado associado aos melhores resultados.

As técnicas de sutura das lesões radiais podem ser divididas em *inside-out* e *all-inside*. A tradicional técnica *inside-out* consiste na passagem de agulhas de dentro para fora da articulação, requerendo a realização de uma incisão acessória. O padrão de sutura mais tradicional é a disposição de suturas horizontais, que cruzam perpendicularmente o plano de lesão[26] com distância de 5 mm entre o ponto mais periférico e o central, e ancoragem meniscal a 5 mm da lesão (Fig. 22-6). Matsubara *et al.*, em 2012, modificaram a técnica mostrando que as suturas cruzadas (ou em "X") são mecanicamente superiores às suturas duplas paralelas, com maior tensão máxima e rigidez (Fig. 22-7). Supõe-se que a orientação oblíqua dos pontos em relação às fibras colágenas circunferenciais proporciona a vantagem mecânica deste padrão de sutura.

Outra modificação técnica foi descrita por Bhatia *et al.*,[27] que associaram uma ancoragem óssea à sutura horizontal tradicional, tentando melhorar a resistência mecânica do reparo, controlar a extrusão e ainda estimular biologicamente o reparo por fatores oriundos dos túneis ósseos. Nesta técnica, cada uma das bordas livres criadas pela lesão radial é laçada em sua porção mais periférica, e essas duas suturas são trazidas por dois túneis transósseos e suturadas sobre um botão preso na cortical anterior da tíbia.[28] A adição da sutura transóssea à sutura das lesões radiais promoveu uma resistência máxima à tração, de duas vezes à da sutura isolada, assim como uma diástase entre os cotos meniscais

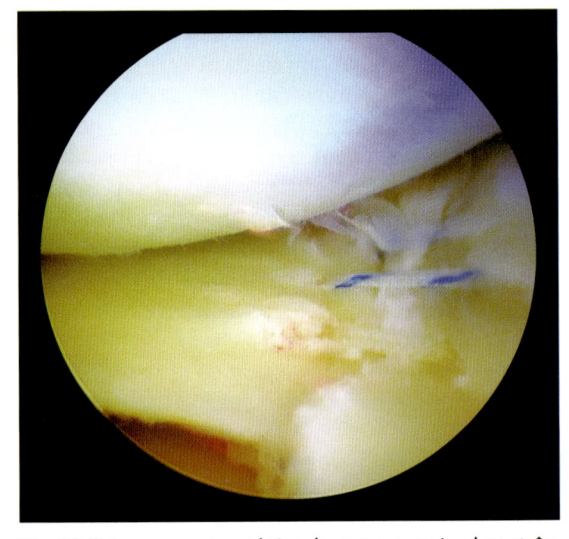

Fig. 22-6. Imagem artroscópica de reparo meniscal por três pontos horizontais de dentro para fora.

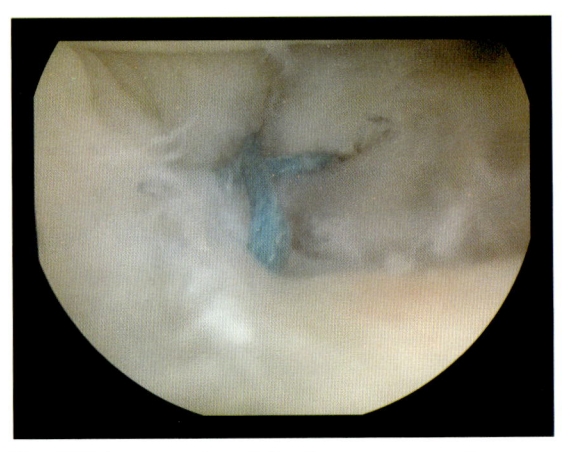

Fig. 22-7. Imagem artroscópica de reparo meniscal por suturas cruzadas (ou em "X") de dentro para fora.
Fonte: Arquivo pessoal do editor

significativamente menor após testes cíclicos. Esta técnica parece ser especialmente válida para o menisco medial, visto que este é menos móvel, ainda requerendo estudos dos eventuais efeitos de ancoragem no menisco lateral.

As técnicas *all-inside* apresentam a vantagem de dispensar o uso do acesso auxiliar e podem ser divididas de acordo com o tipo de dispositivo empregado. Os dispositivos *all-inside* tradicionais, com mecanismos de ancoragem capsular, permitem suturas em padrões de pontos paralelos ou cruzados, semelhantes às suturas *inside-out*. Testes *in-vitro* evidenciaram resistência similar entre os dois métodos, porém com maior rigidez dos pontos *all-inside*.[29]

Recentemente, novos instrumentos de sutura *all-inside* foram lançados, permitindo uma sutura circunferencial do menisco. Estes dispositivos (ex.: Novostitch – Ceterix®, KneeScorpion – Arthrex®) de sutura *all-inside* se assemelham a uma pinça de preensão, com duas mandíbulas que seguram as superfícies superior e inferior do menisco, e, por um mecanismo de gatilho, atravessam uma agulha de baixo para cima por toda a espessura meniscal. O mesmo movimento pode ser realizado na outra borda do menisco, permitindo uma sutura horizontal, perpendicular ao plano da lesão radial, que circunda todo o menisco e empurrando uma borda meniscal em relação à outra, diferentemente do método *inside-out* que se utiliza da ancoragem capsular. Estas suturas circunferenciais apresentaram menor abertura meniscal após teste cíclico com 100, 300 e 500 ciclos, maior rigidez e necessidade de maior força para a falha.[30]

PÓS-OPERATÓRIO

O pós-operatório das lesões radiais é, em parte, com base nos protocolos de reparos meniscais de outros padrões de lesão, sendo ainda mais cauteloso pela baixa resistência mecânica destas suturas, aliado à intensa força que elas devem resistir durante a carga axial. Assim, o paciente é orientado a não realizar carga sobre o membro operado, para minimizar o risco da diástase meniscal ou ruptura da sutura, por 4 a 6 semanas. O arco de movimento sem carga é encorajado, para evitar a rigidez articular. Este período é seguido por progressão da carga. A flexão profunda em cadeia cinética fechada deve ser evitada por períodos de até 6 meses.

DESFECHO FUNCIONAL

Os resultados do tratamento das lesões radiais são bastante variáveis. A meniscectomia parcial promove melhora funcional com uma média de Lysholm de 83,4 (60-100) após 28 meses de acompanhamento.[19] Porém, estudos com um acompanhamento mais longo mostraram declínio funcional após 56 meses, com valor médio de Lysholm de 67 (20-100), possivelmente associado ao início de alterações degenerativas secundárias à perda da homeostase articular.[31] Os artigos que avaliam os resultados do reparo meniscal mostram uma melhora nos escores de Lysholm pré-operatório de 61,7- 73,7 para 86-95,6 no pós, assim como no IKDC subjetivo de 57 para 81,6, com um acompanhamento médio de 38 meses, sem diferenças na taxa de sucesso entre os métodos *inside-out* e *all-inside*.[20] As taxas de reoperação dos reparos radiais não diferem dos outros padrões de lesão,[32] configurando a sutura destes meniscos como procedimento adequado para alívio sintomático. A progressão da extrusão meniscal pós-sutura foi avaliada por Furumatsu *et al.*,[33] que evidenciou que a sutura de lesões radiais do menisco medial previne a progressão da extrusão meniscal e melhora dos escores IKDC, KOOS, Tegner em 6 e 12 meses. No entanto, os efeitos protetores da sutura ainda merecem ser mais bem estudados em longo prazo.

REFERÊNCIAS BIBLIOGRÁFICAS

1. Renström P, Johnson RJ. Anatomy and biomechanics of the menisci. *Clin Sports Med* 1990;9:523-38.
2. McDermott ID, Amis AA. The consequences of meniscectomy. *J Bone Joint Surg Br* 2006;88:1549-56.
3. Krause WR, Pope MH, Johnson RJ, Wilder DG. Mechanical changes in the knee after meniscectomy. *J Bone Joint Surg Am* 1976;58:599-604.
4. Bedi A, Kelly NH, Baad M *et al.* Dynamic contact mechanics of the medial meniscus as a function of radial tear, repair, and partial meniscectomy. *JBJS* 2010;92(6):1398-408.
5. Padalecki JR, Jansson KS, Smith SD *et al.* Biomechanical consequences of a complete radial tear adjacent to the medial meniscus posterior root attachment site: in situ pull-out repair restores derangement of joint mechanics. *Am J Sports Med* 2014 Mar;42(3):699-707.
6. Badlani JT, Borrero C, Golla S *et al.* The effects of meniscus injury on the development of knee osteoarthritis: data from the osteoarthritis initiative. *Am J Sports Med* 2013;41(6):1238-44.
7. Magee T, Shapiro M, Williams D. MR accuracy and arthroscopic incidence of meniscal radial tears. *Skeletal radiology* 2002;31(12):686-9.
8. Metcalf MH, Barrett GR. Prospective evaluation of 1485 meniscal tear patterns in patients with stable knees. *Am J Sports Med* 2004;32(3):675-80.
9. Keene GC, Bickerstaff D, Rae PJ, Paterson RS. The natural history of meniscal tears in anterior cruciate ligament insuffi- ciency. *Am J Sports Med* 1993;21:672-9.
10. Shelbourne KD, Heinrich J. The long-term evaluation of lat- eral meniscus tears left in situ at the time of anterior cruciate ligament reconstruction. *Arthroscopy* 2004;20:346-51.
11. Tuckman GA, Miller WJ, Remo J W *et al.* Radial tears of the menisci: MR findings. AJR. *Am J Roentgenol* 1994;163(2):395-400.
12. Harper KW, Helms CA, Lambert III H S, Higgins L D. Radial meniscal tears: significance,

incidence, and MR appearance. *Am J Roentgenol* 2005;185(6):1429-34.
13. LaPrade CM, James EW, Cram TR et al. Meniscal root tears: a classification system based on tear morphology. *Am J Sports Med* 2015b;43 (2):363-9.
14. Padalecki JR, Jansson KS, Smith SD, Dornan GJ et al. Biomechanical consequences of a complete radial tear adjacent to the medial meniscus posterior root attachment site: in situ pull-out repair restores derangement of joint mechanics. *Am J Sports Med* 2014;42(3):699-707.
15. Tachibana Y, Mae T, Fujie H et al. Effect of radial meniscal tear on in situ forces of meniscus and tibiofemoral relationship. *Knee Surg Sports Traumatol Arthrosc* 2017;25(2):355-61.
16. Bedi A, Kelly N, Baad M et al. Dynamic contact mechanics of radial tears of the lateral meniscus: implications for treatment. *Arthroscopy* 2012;28(3):372-81.
17. Ode GE, Van Thiel GS, McArthur SA et al. Effects of serial sectioning and repair of radial tears in the lateral meniscus. *Am J Sports Med* 2012;40(8):1863-70.
18. Zhang AL, Miller SL, Coughlin DG et al. Tibiofemoral contact pressures in radial tears of the meniscus treated with all-inside repair, inside-out repair and partial meniscectomy. *Knee* 2015;22(5):400-4.
19. Bin SI, Kim JM, Shin SJ. Radial tears of the posterior horn of the medial meniscus. *Arthroscopy* 2004;20(4):373-8.
20. Moulton SG, Bhatia S, Civitarese DM et al. Surgical techniques and outcomes of repairing meniscal radial tears: a systematic review. *Arthroscopy* 2016;32(9):1919-25.
21. CB W, Lundberg M, Hamberg P et al. Non-operative treatment of meniscal tears. *J Bone Joint Surg Am* 1989;71(2):811-22.
22. Foad A. Self-limited healing of a radial tear of the lateral meniscus. *Knee Surg Sports Traumatol Arthrosc* 2012;20(5):933-6.
23. McDermott I. Meniscal tears, repairs and replacement: their relevance to osteoarthritis of the knee. *Br J Sports Med* 2011;45(4):292-7.
24. Ihn JC, Kim SJ, Park I H. In vitro study of contact area and pressure distribution in the human knee after partial and total meniscectomy. *Intl Orthop*1993;17(4):214-8.
25. Tsujii A, Amano H, Tanaka Y et al. Second look arthroscopic evaluation of repaired radial/oblique tears of the midbody of the lateral meniscus in stable knees. *J Orthop Sci* 2018 Jan;23(1):122-6.
26. Haklar U, Kocaoglu B, Nalbantoglu U et al. Arthroscopic repair of radial lateral meniscus tear by double horizontal sutures with inside- outside technique. *Knee* 2008;15(5):355-9.
27. Bhatia S, Civitarese DM, Turnbull TL et al. A novel repair method for radial tears of the medial meniscus: biomechanical comparison of transtibial 2-tunnel and double horizontal mattress suture techniques under cyclic loading. *Am J Sports Med* 2016;44(3):639-45.
28. James EW, LaPrade CM, Feagin JA, LaPrade RF. Repair of a complete radial tear in the midbody of the medial meniscus using a novel crisscross suture transtibial tunnel surgical technique: a case report. *Knee Surg Sports Traumatol Arthrosc* 2015;23(9):2750-5.
29. Alentorn-Geli E, Choi JJ, Stuart JJ et al. Inside-out or outside-in suturing should not be considered the standard repair method for radial tears of the midbody of the lateral meniscus: a systematic review and meta-analysis of biomechanical studies. *Journal Knee Surg* 2016;29(07):604-12.
30. Beamer BS, Masoudi A, Walley KC et al. Analysis of a new all-inside versus inside-out technique for repairing radial meniscal tears. *Arthroscopy* 2015;31(2):293-8.
31. Ozkoc G, Circi E, Gonc U et al. Radial tears in the root of the posterior horn of the medial meniscus. *Knee Surg Sports Traumatol Arthrosc* 2008;16:849-54.
32. Grant JA, Wilde J, Miller BS, Bedi A. Comparison of inside-out and all-inside techniques for the repair of isolated meniscal tears: a systematic review. *Am J Sports Med* 2012;40(2):459-68.
33. Furumatsu T, Kodama Y, Kamatsuki Y et al. Arthroscopic repair of the medial meniscus radial/oblique tear prevents the progression of meniscal extrusion in mildly osteoarthritic knees. *Acta Medica Okayama* 2017;71(5):413-8.

23 LESÃO MENISCAL LONGITUDINAL VERTICAL

Jorge Luiz Fernandes Oliva Junior
Juliano Francisco da Silva
Camila Carolina da Silva
Rodrigo A. Goes

INTRODUÇÃO

Os meniscos são estruturas de grande importância para o bom funcionamento do joelho. Eles são responsáveis pela absorção do impacto, transmissão das cargas que passam pela articulação com dispersão das forças de contato, assistem na lubrificação das superfícies articulares e atuam como restritores secundários na estabilização da articulação.[9,25] Lesões dessa estrutura afetam diretamente sua biomecânica podendo gerar dor, perda de função articular e alterações degenerativas em longo prazo. Para tratar apropriadamente uma ruptura meniscal, é essencial o entendimento de sua anatomia e biomecânica, assim como da anatomia patológica da lesão (tipo e localização). Dentre os diversos tipos de lesões dos meniscos, devemos dar uma atenção especial às lesões longitudinais verticais, seja por sua incidência ou suscetibilidade ao reparo, com grandes chances de preservação do tecido meniscal. Este capítulo aborda de forma objetiva esse tipo específico de lesão, destacando tanto suas características anatômicas e radiológicas, quanto sua apresentação clínica, indicações de tratamento cirúrgico e conservador e princípios de reparo.

CONSIDERAÇÕES ANATÔMICAS RELEVANTES

A anatomia microscópica dos meniscos explica, em parte, sua resistência às lesões e também certas características próprias das mesmas. Os meniscos são formados por fibras de colágeno, proteoglicanas, glicoproteínas e elastina. As fibras de colágeno longitudinais, compostas basicamente por proteínas extracelulares e água, estão dispostas principalmente na periferia dos meniscos (parte mais próxima à cápsula articular). São orientadas como um anel e encontram-se circundadas por uma matriz de proteoglicanas.[4] Tipicamente as rupturas verticais se propagam onde há menor resistência, ou seja, pela matriz de proteoglicanas, criando um plano de clivagem paralelo às fibras colágenas, sem violá-las (Fig. 23-1). Existe menor quantidade de fibras longitudinais na borda livre do menisco (parte mais central), onde predominam fibras orientadas radialmente. Essa disposição da microarquitetura do menisco explica porque as rupturas longitudinais verticais ocorrem predominantemente na periferia do menisco.[12]

A maior parte do menisco encontra-se vascularizada durante o período embriogênico, diminuindo e se tornando mais periférica com o passar da idade. Na fase adulta, a vascularização meniscal é exclusivamente periférica. Vasos perfurantes alcançam cerca de 10 a 30% da periferia do menisco medial e 10 a 25% da periferia do menisco lateral.[3] Tal distribuição vascular é classificada em zonas por Arnoczky e Warren e reflete o potencial de cicatrização de uma ruptura. Rupturas em áreas altamente

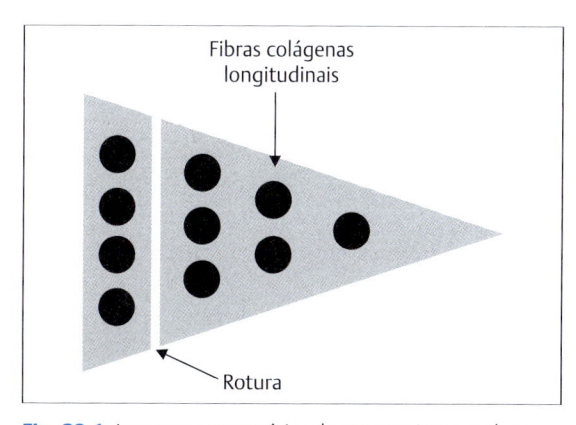

Fig. 23-1. Imagem esquemática de um menisco no plano coronal, com uma ruptura vertical propagando-se pela matriz de proteoglicanas, sem violar as fibras colágenas circunferenciais. *Fonte:* Arquivo pessoal dos autores.

vascularizadas apresentam uma chance maior de cicatrização (Quadro 23-1).[1,4,8,14,17,23,26]

DEFINIÇÃO, ASPECTOS RADIOLÓGICOS E FUNCIONAIS

O esquema mais comumente utilizado para classificar as lesões meniscais baseia-se nos tipos de rupturas, dividindo-as quanto à sua orientação e sentido em: verticais, horizontais e complexas. Lesões verticais podem ser subdivididas em longitudinais ou transversais (radiais). Quando diferentes traços de ruptura se combinam em uma mesma lesão, denominamos de lesões complexas.[9,16]

As lesões longitudinais verticais são caracterizadas por um traço de ruptura perpendicular ao platô tibial e paralelo ao eixo longo do menisco (Fig. 23-2). Geralmente acometem sua periferia, por causa da alta concentração de fibras circunferenciais nessa região, e separam o menisco em uma porção externa (próximo à cápsula articular) e uma porção interna (central). Podem acometer isoladamente o corno anterior, corpo e corno posterior, ou estender-se por mais de uma dessas regiões. As rupturas longitudinais verticais ainda podem ser duplas ou triplas, de acordo com o número de traços encontrados (Fig. 23-3).[24] É um tipo de lesão que acontece muitas vezes associada às lesões do ligamento cruzado anterior (LCA), é frequente em

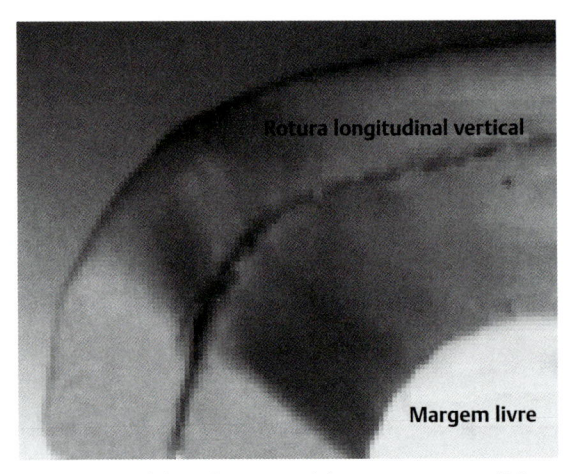

Fig. 23-2. Modelo tridimensional de um menisco medial demostrando uma ruptura longitudinal vertical.
Fonte: Arquivo pessoal dos autores.

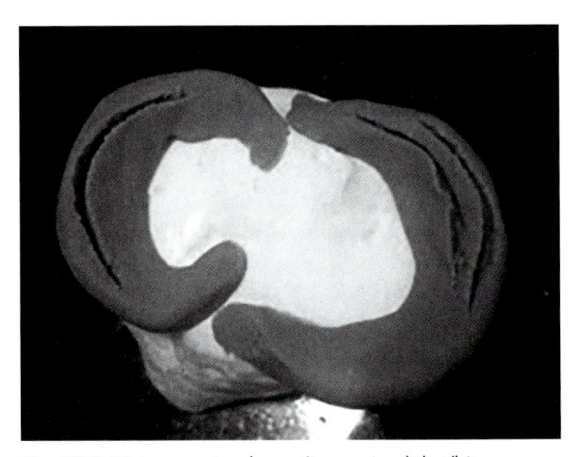

Fig. 23-3. Vista superior da região proximal da tíbia ilustrando uma lesão longitudinal única no menisco lateral (à esquerda), e uma lesão longitudinal dupla no menisco medial (à direita). *Fonte:* Arquivo pessoal dos autores.

Quadro 23-1. Zonas de Vascularização do Menisco (Arnoczky e Warren)

	Denominação	Distância da inserção capsular	Vascularização
Zona 1	Vermelho-vermelha	3 mm	++++
Zona 2	Vermelho-branca	3-5 mm	++
Zona 3	Branco-branca	> 5 mm	----

pacientes jovens e ativos, e compreendem cerca de 39 a 72% de todas as lesões meniscais.[7,8,13,17,18,36]

Atualmente a ressonância magnética (RM) é a modalidade de imagem de escolha para a detecção de lesões meniscais e para o planejamento do tratamento subsequente. O método é não invasivo e apresenta alta acurácia para detecção de lesões dos meniscos, com excelente correlação artroscópica (sensibilidade de detecção de rupturas meniscais de 93% para o menisco medial e 70% para o menisco lateral, e especificidade de 88% para o menisco medial e 96% para o menisco lateral).[22]

A imagem típica de uma ruptura longitudinal na RM é a presença de um traço de hipersinal vertical no menisco nas sequências ponderadas em T1 e nas sequências sensíveis a líquido, com ou sem saturação de gordura, nos planos coronal e sagital, em contato com uma ou ambas as superfícies dos

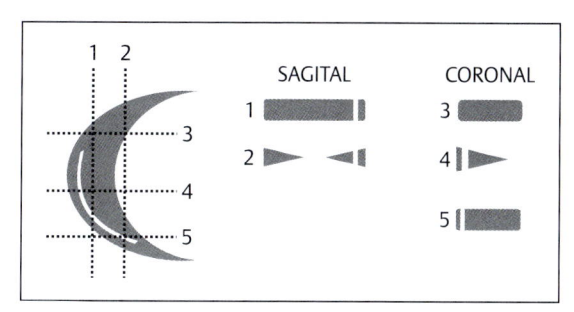

Fig. 23-4. Ruptura longitudinal vertical no menisco. Desenho esquemático mostrando as imagens esperadas nos exames de RM e artrotomografia nos planos axial, sagital e coronal. *Fonte:* Arquivo pessoal dos autores.

meniscos, vistos em duas imagens consecutivas. Outra modalidade de exame de imagem menos comumente realizada, mas que pode nos dar uma boa avaliação dessas rupturas, é a artrotomografia. Nela, o traço da ruptura torna-se hiperdenso em decorrência da interposição da solução de contraste na ruptura (Figs. 23-4 a 23-6).[32]

As rupturas verticais são chamadas de completas, quando acometem as superfícies superior e inferior do menisco, ou incompletas, quando atingem apenas uma das superfícies (Figs. 23-7 e 23-8).

Na maioria das vezes as rupturas longitudinais se propagam paralelamente às fibras colágenas e encontram-se equidistantes à margem externa do menisco nas imagens seriadas dos planos sagital e coronal. Essas rupturas são denominadas rupturas longitudinais circunferenciais. Ocasionalmente elas podem assumir um trajeto oblíquo (planos médio-lateral ou anteroposterior), violando algumas fibras colágenas longitudinais. Esse tipo de ruptura é denominado ruptura longitudinal não circunferencial (Fig. 23-9). Nesses casos a ruptura não se mantém equidistante à margem do menisco nas imagens seriadas. A associação de uma ruptura longitudinal não circunferencial a uma ruptura radial é denominada *flap* vertical, ruptura radial oblíqua ou ruptura em "bico de papagaio".[30]

Quando uma lesão longitudinal se estende de posterior para anterior, a maior parte de sua margem livre pode subluxar entre o côndilo femoral e o platô tibial, ou até mesmo para o intercôndilo. Esse tipo particular de lesão é denominado lesão em "alça de balde" e pode causar bloqueio articular (Figs. 23-10 e 23-11).[9,30]

Quando o joelho é flexionado, e a tíbia rodada internamente além do seu limite, o corno posterior do menisco medial é estirado e tracionado anteriormente. Este mecanismo pode levar a uma ruptura periférica próxima à cápsula articular, pelos ligamentos coronários, que, em geral, são rupturas longitudinais. Um tipo particular de ruptura longitudinal periférica, as "lesões em rampa", pelo mecanismo descrito anteriormente, tem grande associação às rupturas do LCA.[10,18] Não existe consenso a respeito da definição de uma lesão em rampa. Originalmente foi descrita como uma ruptura longitudinal da inserção periférica do corno posterior do menisco medial, na junção meniscocapsular, com menos de 2,5 cm de extensão (Figs. 23-12 e 23-13). Atualmente é sugerido que as lesões em rampa estão associadas à lesão da inserção do ligamento meniscotibial no corno posterior do menisco medial e são um capítulo à parte dentro da cirurgia do joelho.[10,19,20,33]

Importante também na avaliação das lesões verticais longitudinais meniscais é diferenciar entre uma lesão estável e uma lesão instável. Teoricamente, são consideradas lesões estáveis aquelas lesões completas menores que 5 mm, lesões incompletas menores que 10 mm, ou aquelas lesões que ao exame artroscópico com sonda (*probe*) não possuem mobilidade maior que 3 mm.[9]

Em geral, acredita-se que as lesões periféricas preservem parcialmente a função de distribuição de cargas dos meniscos, diferente de outros tipos

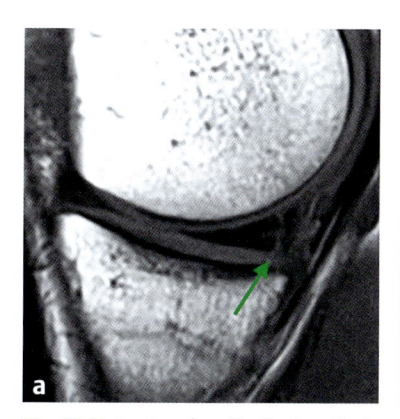

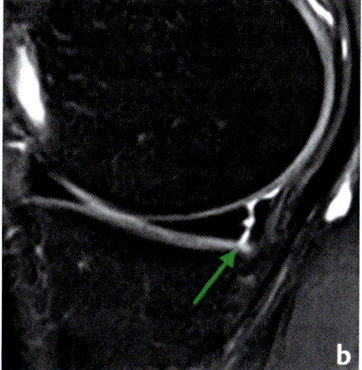

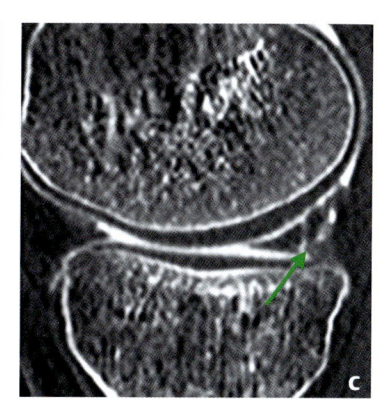

Fig. 23-5. Ruptura longitudinal vertical completa na periferia do corno posterior do menisco medial. Imagens de RM sagital T1 FSE (**a**) e DP FSE com saturação de gordura (**b**). (**c**) A imagem é de uma artrotomografia. Seta = lesão. *Fonte:* Arquivo pessoal dos autores.

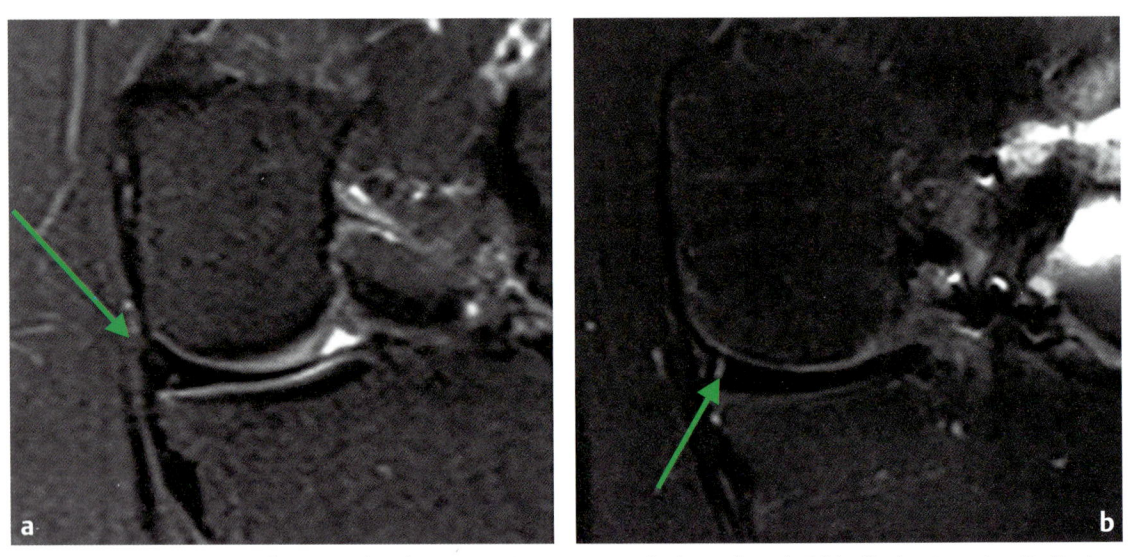

Fig. 23-6. Imagens coronais de RM ponderadas em DP FSE com saturação de gordura. (**a, b**) Lesões/rupturas longitudinais na periferia do corpo e corno posterior do menisco medial de dois pacientes. (**b**) Repare que o paciente possui reconstrução do ligamento cruzado anterior. Seta = lesão. *Fonte:* Arquivo pessoal dos autores.

de lesões que interrompem o sentido longitudinal de suas fibras. Entretanto, é descrito que tais lesões, com acometimento do rim meniscal, têm significativa associação ao desenvolvimento de alterações degenerativas radiográficas, provavelmente resultado da alteração de sua biomecânica normal.[18]

Uma vez identificadas, o cirurgião deve levar em consideração as características das lesões meniscais, localização, tamanho, cronicidade e a presença de lesões associadas para um planejamento ideal de tratamento, além da idade e perfil do paciente.[7-9]

PRINCÍPIOS E INDICAÇÕES DE TRATAMENTO

Atualmente existe uma mudança de paradigma no tratamento das lesões de menisco. A meniscectomia, apesar de ainda ser o procedimento mais realizado, não deve ser mais uma opção de primeira linha. O reparo e, algumas vezes, a "negligência magistral" devem ser propostas, sempre que possíveis, em especial para lesões traumáticas e periféricas, como as lesões longitudinais verticais. Isto é, o menisco deve ser poupado. A negligência magistral (*masterly neglect*) segue o princípio de "*leave the meniscus*

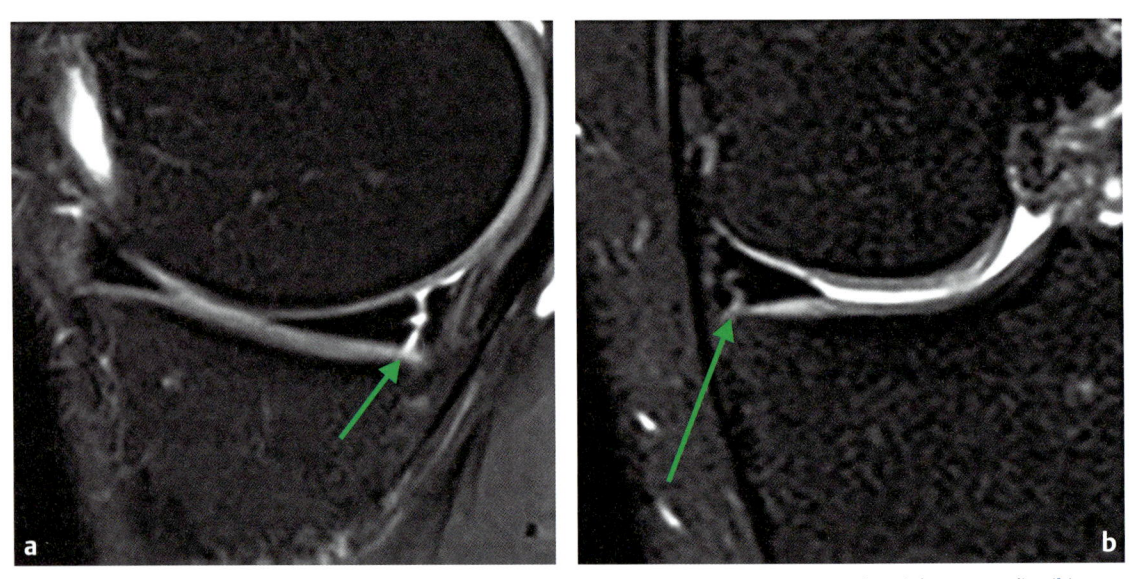

Fig. 23-7. RM do joelho DP FSE com saturação de gordura, evidenciando (**a**) uma ruptura completa (plano sagital) e (**b**) uma ruptura parcial (plano coronal), acometendo apenas a superfície inferior do menisco. Seta = lesão. *Fonte:* Arquivo pessoal dos autores.

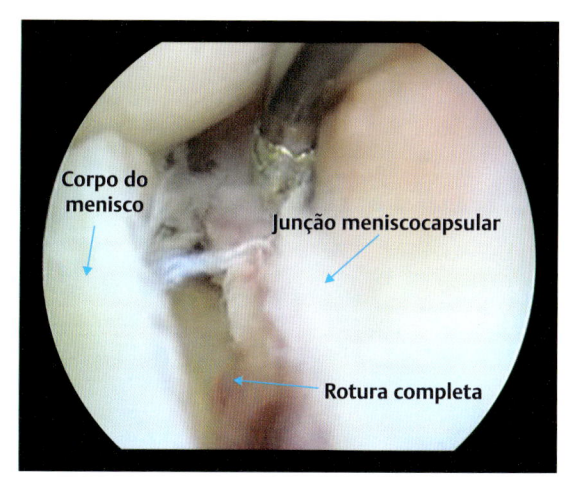

Fig. 23-8. Imagem artroscópica de lesão completa próximo à junção meniscocapsular do corpo do menisco medial. *Fonte:* Arquivo pessoal dos autores.

alone", ou seja, "não mexer", esperando sua cicatrização espontânea, desde que exista um ambiente propício para que isso aconteça.[8,28]

Algumas rupturas são intrinsecamente estáveis e não requerem excisão e nem reparo ou sutura. "Não "mexer" no menisco é uma alternativa ao reparo, principalmente em lesões pequenas do menisco lateral associadas à lesão do LCA, encontradas durante a reconstrução deste ligamento.[28,32]

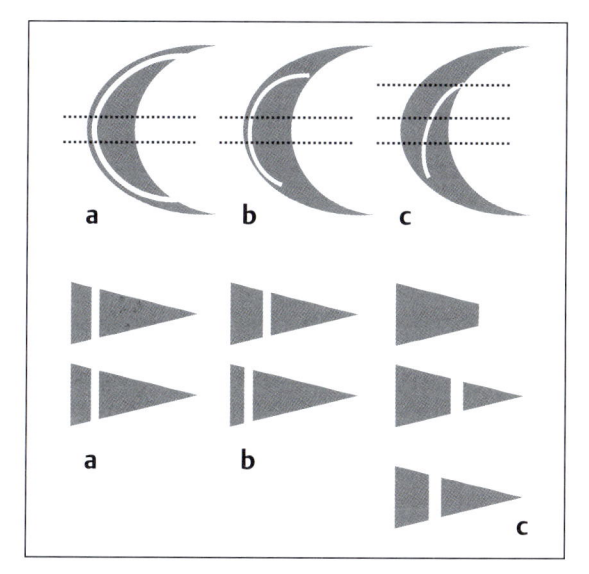

Fig. 23-9. Desenho esquemático de rupturas de menisco vistas em imagens coronais consecutivas e no plano axial. (**a**) Típica ruptura longitudinal circunferencial em que o traço da ruptura encontra-se equidistante à margem externa do menisco. (**b**) Ruptura longitudinal não circunferencial, sem acometer a margem livre e em (**c**) uma ruptura em "bico de papagaio" em que o traço acomete a margem livre e se desloca perifericamente nas imagens consecutivas. *Fonte:* Arquivo pessoal dos autores

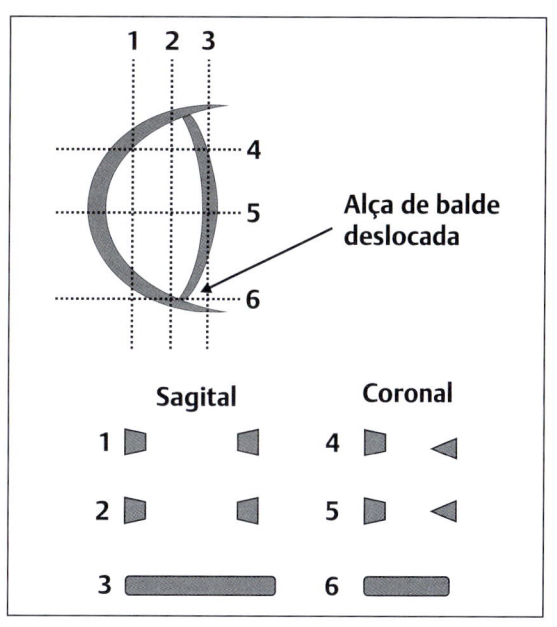

Fig. 23-10. Ruptura em "alça de balde". Desenho esquemático mostrando as imagens esperadas desse tipo de ruptura nos exames de RM e artrotomografia nos planos axial, sagital e coronal. *Fonte:* Arquivo pessoal dos autores.

Características próprias das rupturas longitudinais verticais, como sua localização em região do menisco com boa vascularização e sua frequente associação à lesão do LCA, fazem com que esse tipo de lesão seja suscetível ao reparo, com grande capacidade de cicatrização. As suturas mais simples e mais bem-sucedidas são as realizadas em lesões longitudinais localizadas na zona vermelho-vermelha dos meniscos. Outros fatores associados à maior taxa de sucesso do reparo meniscal são:[7-9,18,24]

- Tempo de lesão menor que 6 a 8 semanas.
- Extensão da lesão (até 2 cm).
- Qualidade do tecido meniscal.
- Paciente jovem e ativo.
- Perfil do paciente quanto à cooperação com a reabilitação.

Entretanto, lesões extensas e lesões crônicas não são contraindicações para o reparo. Pensando nos benefícios em médio e longo prazos, muitas vezes é válido assumir o risco de falha na tentativa de preservação do menisco.[8] O Quadro 23-2 lista as principais indicações e contraindicações para o reparo meniscal.[24]

O sucesso do reparo de uma lesão meniscal está fundamentado na cicatrização da lesão, que por sua vez depende de dois princípios fundamentais: fixação primária consistente e preservação (ou "otimização") da biologia.[8]

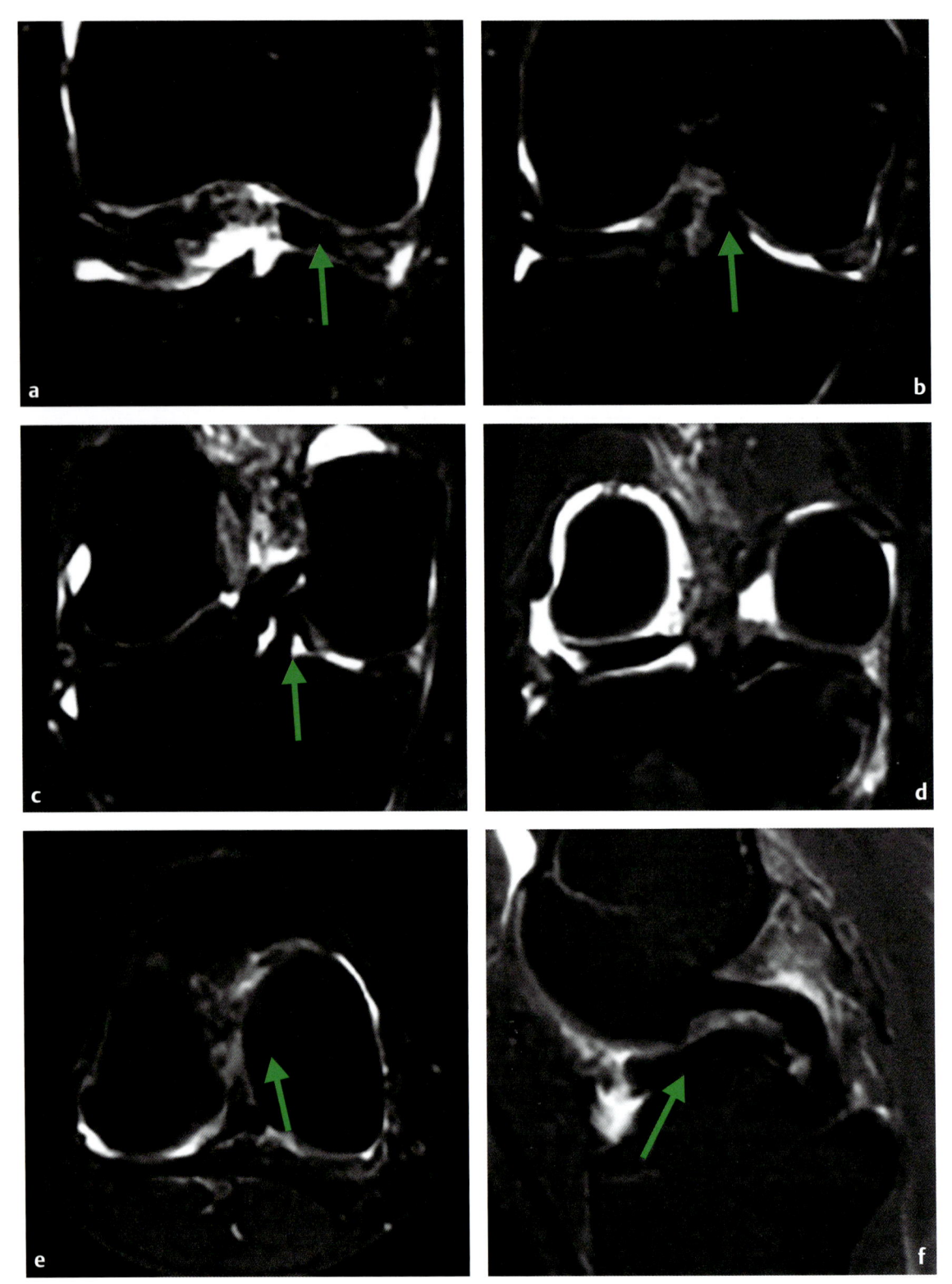

Fig. 23-11. RM ponderada em DP FSE com saturação de gordura, evidenciando extensa ruptura vertical no menisco medial com fragmento meniscal (seta) deslocado para a fossa intercondilar. (**a-d**) Imagens no plano coronal; (**e**) plano axial e (**f**) plano sagital, evidenciando o sinal do duplo ligamento cruzado posterior. Seta = lesão. *Fonte:* Arquivo pessoal dos autores.

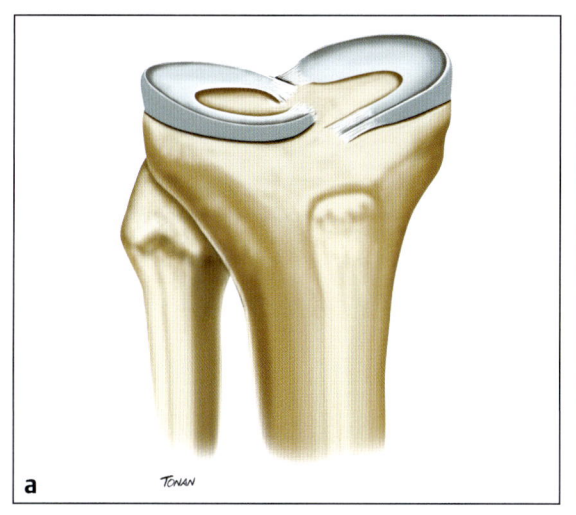

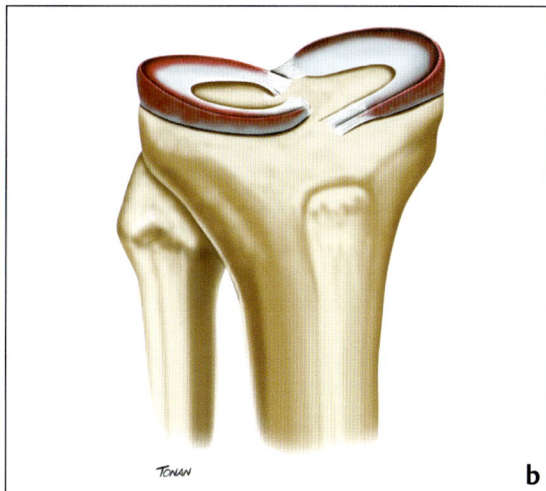

CAPÍTULO 23 ▪ LESÃO MENISCAL LONGITUDINAL VERTICAL

Fig. 23-12. (**a**) Lesão em rampa – tipo particular de ruptura longitudinal na inserção meniscocapsular posteromedial, menor que 2,5 cm. (**b**) A área hachurada delimita a margem periférica do menisco, local mais comum das lesões longitudinais. Fonte: Arquivo de imagens dos autores. *Fonte:* Adaptada de Laprade RF *et al*.[18]

Como conseguimos uma fixação primária consistente?

- Lesão estável em joelho sem frouxidão – ambiente propício à cicatrização.
- Uso de fios não absorvíveis (fixação por longo período).
- Proximidade entre os pontos (5-7 mm).
- Preferência por ponto vertical (a parte mais resistente da composição do menisco é formada

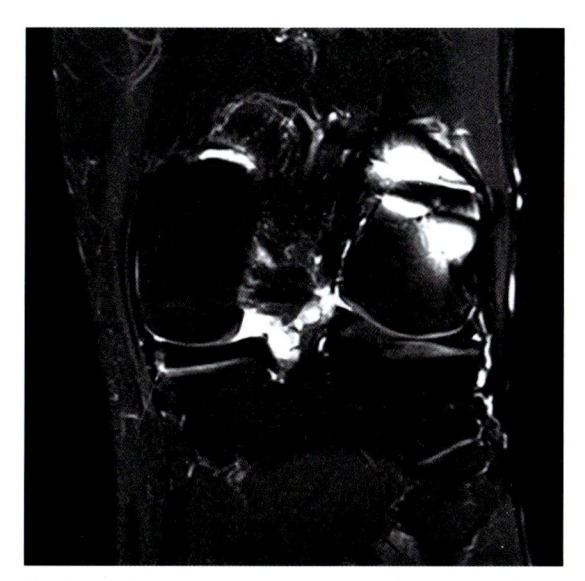

Fig. 23-13. Ruptura em rampa. Imagem de RM coronal DP FSE com saturação de gordura evidenciando discreta separação da junção meniscocapsular no aspecto posteromedial do menisco medial. Repare que este paciente possui uma reconstrução do ligamento cruzado anterior. Seta = lesão. *Fonte:* Arquivo pessoal dos autores.

Quadro 23-2. Indicações e Contraindicações para Reparo Meniscal

Indicações
Rupturas de meniscos com dor na linha articular tibiofemoral
Paciente ativo menor que 60 anos
Concomitante reconstrução ligamentar ou osteotomia
Rupturas meniscais redutíveis, boa integridade tecidual, posicionamento normal na articulação uma vez reparadas
Rupturas longitudinais periféricas simples: vermelho--vermelha, plano único
Região do 1/3 médio: vermelho-branca (suprimento vascular presente)
Rupturas longitudinais, radiais e horizontais nas regiões do 1/3 periférico e médio; vermelho-branca; plano único – muitas vezes reparáveis
Rupturas longitudinais duplas ou triplas, complexas e *flaps* nas regiões do 1/3 periférico e médio; vermelho--branca; múltiplos planos – reparo ou excisão

Contraindicações
Ruptura meniscal localizada no 1/3 central; zona branco-branca
Ruptura degenerativa crônica com qualidade tecidual ruim, não passível de reparo
Ruptura longitudinal com menos de 10 mm de comprimento
Ruptura radial incompleta que não se estende para o terço periférico
Paciente acima de 60 anos ou sedentário
Paciente que não está disposto a seguir o programa de reabilitação

Dados de Noyes FR, Barber-Westin SD. Meniscus tears: diagnosis, repair techniques, and clinical outcomes. In Noyes' Knee Disorders: Surgery, Rehabilitation, Clinical Outcomes, Saunders, Philadelphia, 2017, Second Edition, p. 677-718[24]

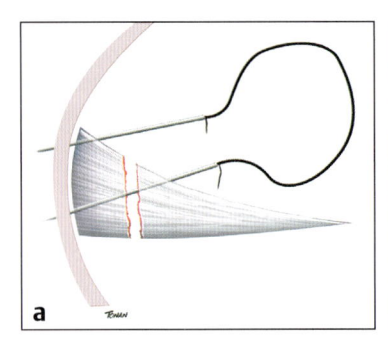

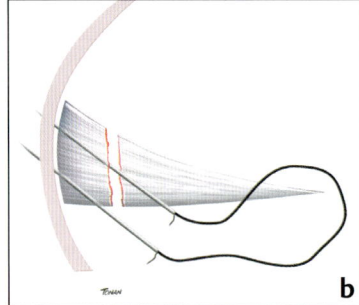

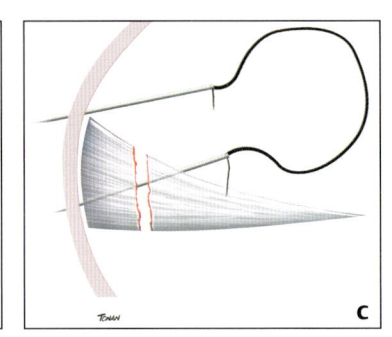

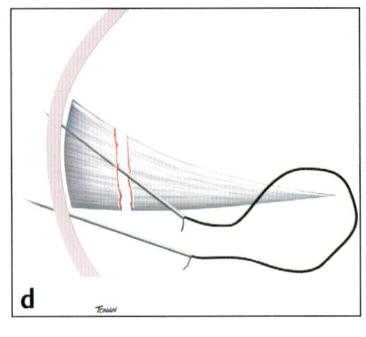

Fig. 23-14. As ilustrações demonstram técnicas de pontos verticais. (**a**) Ponto vertical superior; (**b**) ponto vertical inferior; (**c**) ponto vertical superior com ancoragem diretamente à cápsula; (**d**) ponto vertical inferior com ancoragem diretamente à cápsula. *Fonte:* Arquivo pessoal dos autores.

pelas fibras colágenas dispostas horizontalmente, motivo pelo qual a sutura vertical proporciona mais resistência).

As suturas podem ser realizadas com pontos verticais ou horizontais em relação ao eixo longo dos meniscos. O padrão ouro, principalmente nas lesões longitudinais periféricas, são os pontos verticais (Fig. 23-14).[16] A técnica de sutura cruzada ou ponto em "X", introduzida recentemente, consiste em dois pontos verticais oblíquos e segue o conceito de prender tridimensionalmente as fibras colágenas circunferenciais e radiais. Este tipo de sutura é capaz de capturar maior quantidade de tecido meniscal e possui alta força de fixação (Fig. 23-15). Testes preliminares biomecânicos têm mostrado que sua força de ancoragem é quase duas vezes superior à da sutura vertical (padrão ouro). Funcionalmente, maiores forças de fixação são necessárias para manter o menisco reduzido durante a deambulação, reabilitação, para permitir uma participação precoce e segura em atividades de exercícios e no reparo de lesões extensas tipo "alça de balde". A sutura cruzada não é indicada para todos os tipos de lesões meniscais, sendo recomendada para lesões longitudinais, geralmente extensas (como lesões em "alça de balde"), onde é colocada no meio da ruptura servindo como ponto de fixação primário para manutenção da redução e seguida por pontos adicionais, verticais ou horizontais, anterior e posteriormente, conforme necessário.[1]

CONCEITO DE BIOLOGIA PRESERVADA

O suprimento vascular de uma ruptura de menisco é o fator intrínseco mais importante na sua cicatrização, sendo a maioria das tentativas de reparo meniscal em lesões localizadas na área vermelho-vermelha ou vermelho-branca. A formação de um coágulo de fibrina rico em células inflamatórias é a resposta inicial fundamental para sua cicatrização.

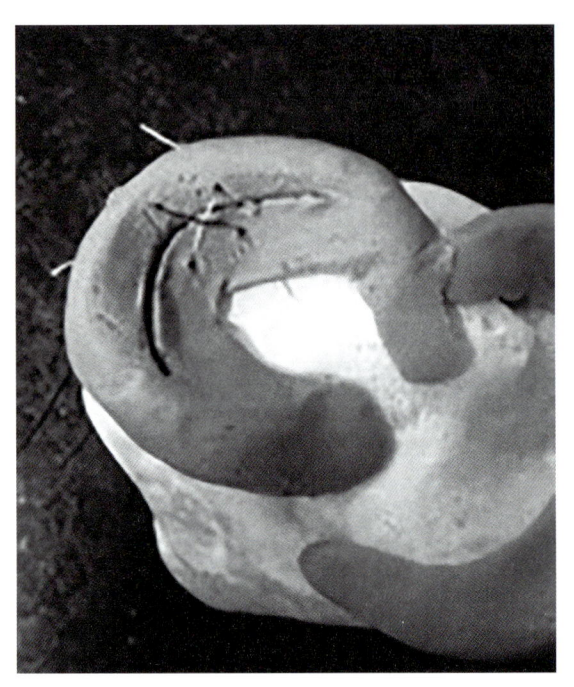

Fig. 23-15. Imagem de uma sutura cruzada (ponto em "X"), ancorando a região central de uma lesão longitudinal extensa do menisco lateral. *Fonte:* Arquivo pessoal dos autores.

Para se obter um bom resultado no reparo de menisco, algumas características da biologia e/ou técnicas de otimização biológica devem ser observadas e seguidas:[24]

- Lesões em área vermelha.
- "Cruentização" das bordas da lesão (trefinação; uso do *shaver* e/ou raspas meniscais específicas), principalmente em lesões crônicas.
- Técnicas auxiliares: raspagem/abrasão da sinóvia parameniscal e confecção de orifícios ósseos (microperfurações) na região do *notch* intercondilar para causar aporte de sangue e células mesenquimais dentro da articulação.
- Uso de fatores biológicos extrínsecos, como: cola de fibrina, células mesenquimais e/ou fatores de crescimento (ainda possuem resultados conflitantes na literatura).

TÉCNICAS CIRÚRGICAS DE REPARO MENISCAL

Bons resultados clínicos em longo prazo têm sido descritos para o reparo de menisco. Corroborando com esses bons resultados, estudos recentes demonstraram resultados superiores do reparo meniscal em relação à meniscectomia parcial quanto ao relato do paciente, atividades diárias de vida e menos alterações degenerativas radiográficas.[26,34,35]

Os tipos de técnicas de reparo meniscal são: técnica de dentro para fora (*inside-out*); técnica de fora para dentro (*outside-in*); e técnica toda dentro (*all-inside*). Destacaremos, a seguir, pontos importantes de cada uma delas e sua aplicabilidade nas lesões longitudinais verticais.

- Técnica *inside-out:* biomecanicamente, a técnica *inside-out* ainda é considerada a técnica padrão ouro de reparo meniscal.[1,6,16,27,31] Para uma sutura *inside-out* é necessário instrumental composto por cânulas (lúmen único ou duplo), que podem ter diversas angulações para facilitar seu posicionamento dentro da articulação, e uma agulha de sutura flexível carregada com fio não absorvível nº 2 (Fig. 23-16). Como vantagens dessa técnica temos o baixo custo e o uso de agulhas de baixo perfil que permitem múltiplas suturas sem danificar a estrutura do menisco.[14] Desvantagens incluem a necessidade de incisões adicionais (posteromedial ou posterolateral), maior risco de lesões neurovasculares e aumento do tempo cirúrgico.[34] Tipicamente, lesões longitudinais localizadas perifericamente, entre 1 e 4 cm, apresentam bons resultados com esta técnica. Rupturas anatomicamente desviadas ("alça de balde") podem ser reduzidas e mantidas em sua posição adequada por esta técnica.[18]
- Técnica *outside-in*: permite ótimo acesso ao corno anterior do menisco, possibilitando uma fixação estável sem deixar material proeminente dentro da articulação, além de eliminar a necessidade de grandes incisões posteriores. Não necessita de instrumental especializado, muitas vezes necessitando para sua aplicação apenas uma agulha espinhal ou um jelco longo e mais calibroso. Entretanto, tem seu uso restrito às lesões da região mais anterior do menisco.[18] Pode ser associada a outras técnicas no reparo do corno anterior nas lesões longitudinais extensas ("alça de balde").
- Técnica *all-inside*: dispositivos de reparo *all-inside* foram criados para reduzir o tempo cirúrgico, dispensar necessidade de incisões extras e permitir melhor acesso ao corno posterior do menisco com menor chance de complicações.[17,29] Não obstante, o maior tamanho dos implantes pode comprometer o tecido meniscal à medida que são tentadas múltiplas suturas, em decorrência dos maiores orifícios que causam no menisco. A primeira geração de dispositivos *all-inside* (setas/flechas rígidas), apesar de fornecerem fixação rígida, apresentava alto índice de falha, quebra do material e danos à cartilagem articular. Os dispositivos de

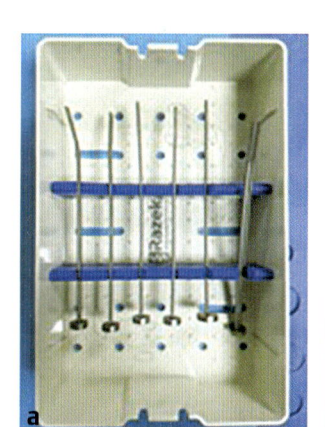

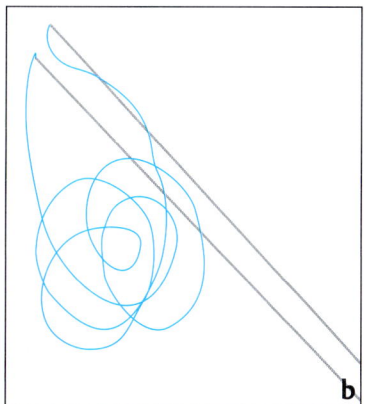

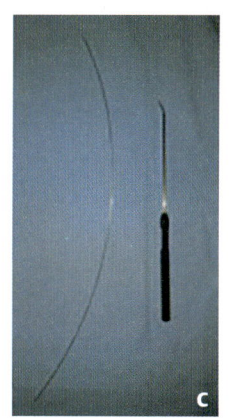

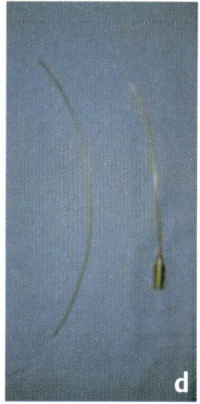

Fig. 23-16. (a-d) Diversos tipos de cânulas e agulhas de sutura para reparo tipo *inside-out*. *Fonte:* Arquivo pessoal dos autores.

fixação *all-inside* mais novos, com suturas flexíveis, com base em ancoragem posterior à cápsula, e com nó deslizante que permite tensionamento adequado pelo cirurgião, apresentam resultados comparados à técnica *inside-out* (Fig. 23-17).[2,11,18,31] Em uma revisão sistemática recente da literatura foram analisados 19 estudos e não se mostrou diferença significativa entre estas duas técnicas, em relação ao índice de falha. Complicações são atribuídas às duas técnicas, sendo sintomas neurológicos mais comumente associados à técnica *inside-out*, enquanto as complicações relacionadas com o implante (irritação, edema e quebra ou migração do implante) mais associadas à técnica *all-inside*.[5,15,21,31]

Revisões da literatura sugerem que as técnicas *inside-out*, *outside-in* e as gerações mais recentes de dispositivos *all-inside* são opções eficazes para fixação de uma ruptura meniscal, e podem ser utilizados com efetividade clínica similar.[31] A associação de técnicas é possível, e, às vezes, necessária para reparo de uma determinada lesão.

PREFERÊNCIA DOS AUTORES NO TRATAMENTO DAS LESÕES LONGITUDINAIS VERTICAIS

Sempre que possível, temos o reparo meniscal como tratamento de escolha para as lesões longitudinais verticais, que em nossa prática diária estão na maior parte das vezes localizadas na região vascularizada dos meniscos e associadas à ruptura do LCA.

Mesmo que o exame de ressonância magnética e a avaliação clínica inicial sejam negativos para uma lesão meniscal, em um cenário de cirurgia para reconstrução do LCA, iniciamos o procedimento cirúrgico municiados de material apropriado para um possível reparo de uma lesão "oculta" de menisco, pela técnica *inside-out* (*kit* próprio contendo 3 cânulas com angulações diferentes e uma agulha de sutura maleável com passador de fio na sua extremidade posterior). O paciente é informado sobre essa possibilidade previamente à cirurgia, e solicitamos que o mesmo forneça um termo consentindo a realização do reparo, se necessário.

Antes da realização do procedimento de reparo de um menisco, é realizada uma completa avaliação artroscópica da lesão quanto ao seu tamanho, estabilidade, localização (zona da lesão) e qualidade do tecido meniscal. Uma vez decidido pela realização da sutura, procedemos à "cruentização" das bordas da lesão com lâmina de *shaver* e "raspas" próprias para menisco, e abrasão (raspagem) da sinóvia parameniscal. Se for uma ruptura meniscal isolada, ou seja, não associada à reconstrução ligamentar, realizamos também microperfurações ósseas da região intercondilar do fêmur, na tentativa de otimizar a biologia e criar um ambiente propício para a cicatrização do menisco. Na maioria dos casos, a técnica de preferência é a *inside-out*, a menos que a lesão seja pequena e localizada exclusivamente no corno posterior do menisco. Nestes casos específicos, se disponíveis, optamos pelos dispositivos mais modernos de fixação *all-inside* (*Meniscal Cinch® – Arthrex* ou *Fast Fix 360°® – Smith & Nephew*), com o objetivo de diminuir o tempo do procedimento e levar menos morbidade pós-operatória ao paciente pelo acréscimo de uma incisão posterior.

Para a realização da técnica *inside-out*, após o inventário completo da articulação, um acesso padrão posteromedial (menisco medial) ou posterolateral (menisco lateral) é confeccionado. Utilizamos um afastador próprio ou uma "colher" ou um espéculo ginecológico (preferencialmente infantil), colocado no intervalo entre a cápsula articular e o gastrocnêmio medial/lateral, para proteção do feixe vasculonervoso. Para sutura de uma ruptura do menisco medial, o joelho é posicionado em 20° a 30° de flexão com manobra de estresse em valgo. A óptica é introduzida pelo portal medial, e consequentemente as cânulas de sutura são posicionadas pelo portal lateral, para melhor ângulo de "ataque" e divergência do feixe vasculonervoso. Quando a sutura do menisco lateral é realizada, o joelho é posicionado na "posição do 4", sobre a mesa cirúrgica, com manobra de estresse em varo (*figure four position*). A óptica é introduzida pelo portal lateral, e as cânulas de sutura pelo portal medial. Preferencialmente são utilizados pontos verticais, em razão de sua superioridade biomecânica, a menos que tecnicamente não seja possível sua realização, quando então utilizamos pontos horizontais. Para a primeira passagem da agulha de sutura, a cânula adequada é posicionada na jun-

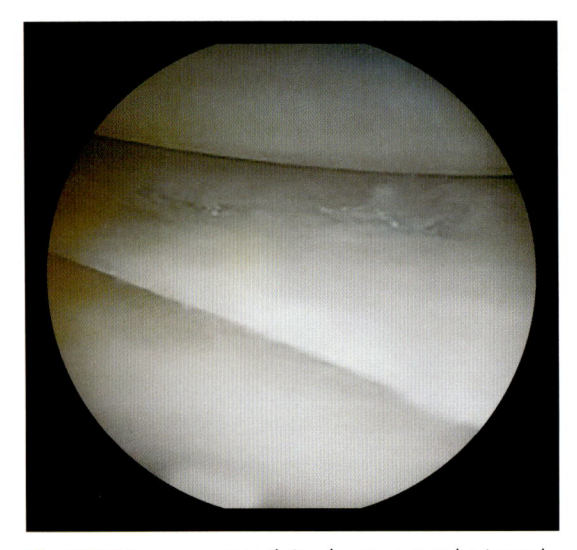

Fig. 23-17. Imagem artroscópica de uma sutura horizontal em uma lesão longitudinal, realizado com dispositivo de fixação *all-inside*. *Fonte:* Arquivo pessoal dos autores.

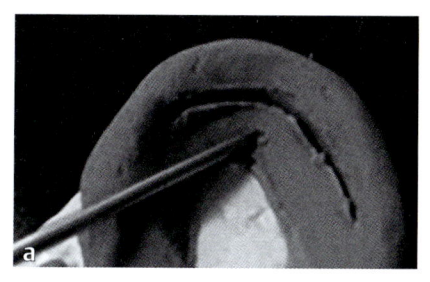

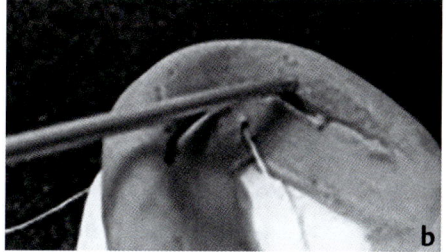

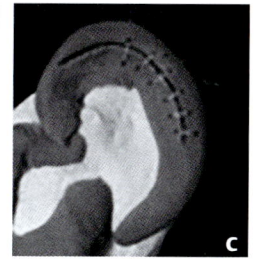

Fig. 23-18. Imagem ilustrativa da técnica *inside-out*. (**a**) Posicionamento da cânula para a primeira passagem da agulha de sutura e fio; (**b**) segunda passagem da agulha para confecção de ponto vertical; (**c**) diversos pontos verticais para estabilização de uma lesão extensa do menisco medial. *Fonte:* Arquivo pessoal dos autores.

ção menisco sinovial da porção intacta do menisco, superior ou inferiormente, conforme o padrão da ruptura (superior, inferior ou completa). A agulha de sutura é carregada com um fio não absorvível nº 2, avançada pela cápsula e recuperada pelo assistente por meio da incisão posterior acessória previamente confeccionada. Para a segunda passagem da agulha, a cânula é localizada na região rota do menisco, em um plano vertical, perpendicular ao traço longitudinal da lesão. A agulha de sutura é carregada com a outra extremidade do mesmo fio, e novamente avançada e recuperada pelo assistente, completando o ponto. As duas extremidades do fio são presas por uma pinça tipo Kelly, e ligeira tensão no fio é mantida durante a confecção de todos os outros pontos até sua amarração. O mesmo procedimento é repetido quantas vezes forem necessárias, com pontos verticais superiores e/ou inferiores, e aproximadamente 5 mm de distância entre eles (Fig. 23-18). Por último, após a obtenção de uma construção rígida e adequada estabilidade da lesão, os pontos são amarrados com o joelho posicionado em extensão completa para evitar possíveis contraturas em flexão no pós-operatório (porém autores preferem a 90º de flexão).

Lesões longitudinais verticais, localizadas na região periférica do corno anterior dos meniscos ou lesões extensas que atinjam essa região ("alça de balde"), são suturadas pela técnica *ouside-in*, com pequena incisão acessória anteromedial ou anterolateral, para sua amarração, após confecção percutânea dos pontos.

Nas Figuras 23-19 a 23-22, apresentamos algumas lesões longitudinais verticais, que foram suturadas pelas técnicas *inside-out, ouside-in, all-inside* ou combinada.

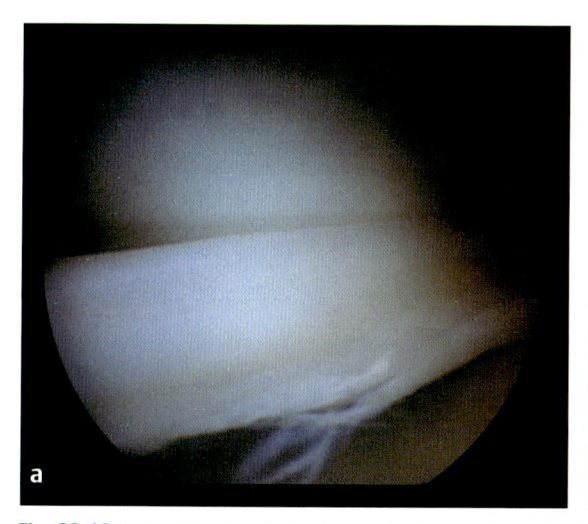

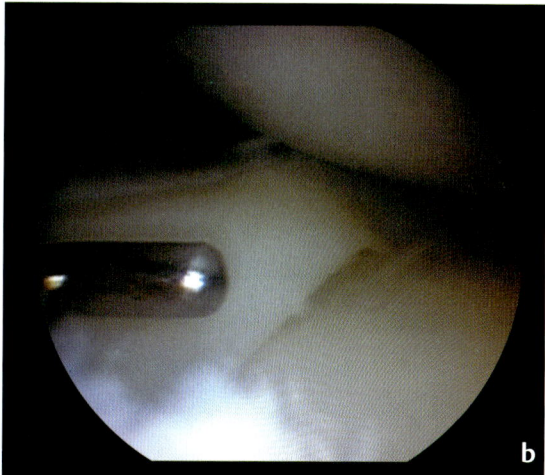

Fig. 23-19. Imagem artroscópica de uma lesão vertical longitudinal, tipo "alça de balde", luxada (**a**) e reduzida (**b**), refazendo a anatomia. *Fonte:* Arquivo pessoal dos autores.

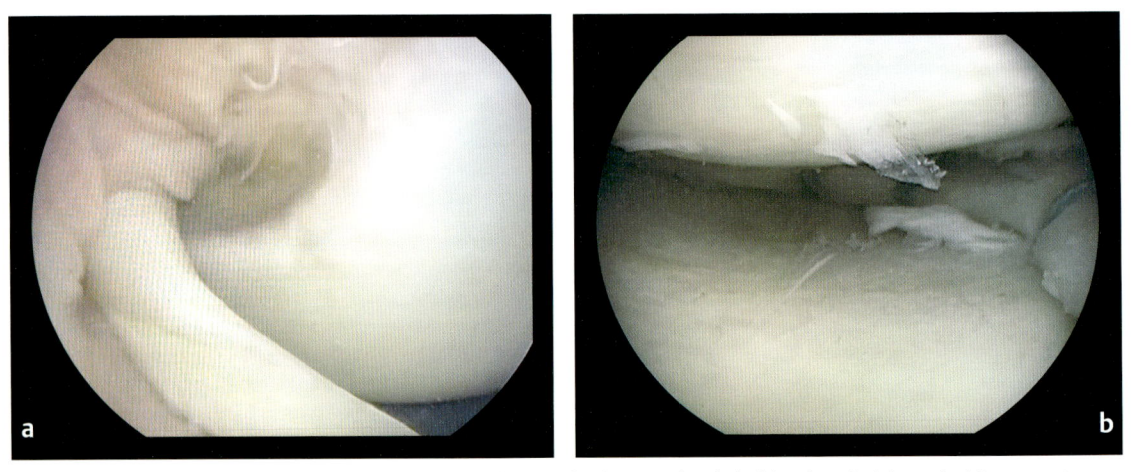

Fig. 23-20. Imagem artroscópica de uma lesão vertical longitudinal, tipo "alça de balde", luxada (**a**) e reduzida com sutura híbrida, *inside-out* e *all-inside* (**b**). *Fonte:* Arquivo pessoal dos autores.

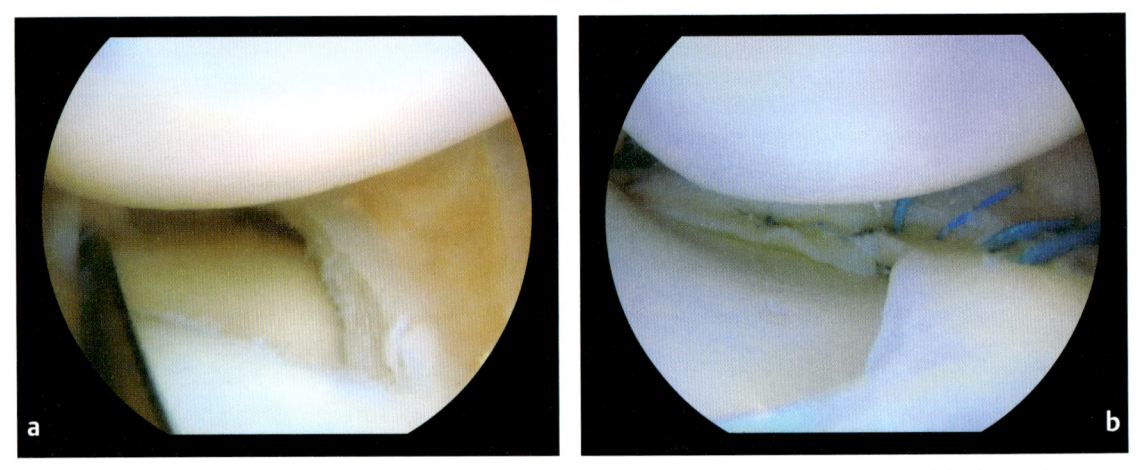

Fig. 23-21. Imagem artroscópica de uma lesão vertical longitudinal, instável (**a**) e reduzida com sutura híbrida, *inside-out* e *all-inside* (**b**). *Fonte:* Arquivo pessoal dos autores.

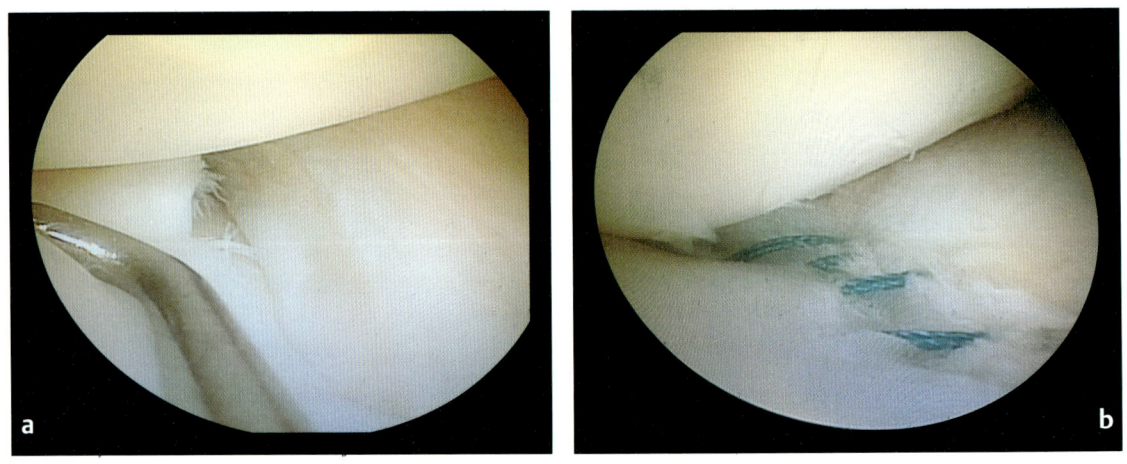

Fig. 23-22. Imagem artroscópica de uma lesão vertical longitudinal (**a**) e reduzida com sutura *inside-out* (**b**). *Fonte:* Arquivo pessoal dos autores.

REABILITAÇÃO PÓS-REPARO DE UMA RUPTURA LONGITUDINAL VERTICAL

A falta de critérios objetivos similares, e consistência entre técnicas cirúrgicas e estudos existentes, torna difícil as comparações e a determinação de um protocolo de reabilitação padrão. Uma revisão sistemática de literatura recente concluiu que os resultados após utilização de protocolos com restrição de carga no membro inferior operado e protocolos acelerados (liberação imediata de carga) demonstraram resultados similares bons e excelentes.[18]

Em razão das grandes forças de compressão e cisalhamento que podem romper um reparo meniscal em cicatrização, o objetivo inicial é prevenir a descarga de peso em excesso no joelho. Protocolos de reabilitação variam de acordo com tipo, localização e tamanho da lesão. A realização de procedimentos concomitantemente, principalmente cartilaginosos, também influencia a reabilitação. O tipo de técnica de reparo é importante em alguns aspectos do pós-operatório. Os dispositivos de fixação *all-inside* apresentam menor força de reparo, além de geralmente utilizarem menor quantidade de pontos, requerendo nas primeiras 6 semanas maior proteção para permitir a cicatrização. Por outro lado, a técnica *inside-out* possui uma força de reparo maior, envolvendo múltiplos pontos verticais e, consequentemente, menos restrições no acompanhamento.[18,24]

Rupturas longitudinais verticais, por estarem em sua grande maioria localizadas na região periférica do menisco, local de rica vascularização, além de permitirem um reparo biomecanicamente forte, têm potencial para cicatrização mais rápido quando comparados, por exemplo, a lesões radiais em zona vermelho-branca do menisco. Tais características permitem alterações no programa de reabilitação, no sentido de acelerá-lo, desde que não haja restrições por procedimentos associados, realizados no mesmo tempo cirúrgico.[24]

REFERÊNCIAS BIBLIOGRÁFICAS

1. Abdelkafy A. Short- to mid-term results of arthroscopic meniscal repair of long vertical longitudinal tears using combined cruciate and horizontal suture techniques: a retrospective study. *Eur J Orthop Surg Traumatol* 2015 Feb;25(2):367-74.
2. Anderson K, Marx RG, Hannafin J *et al.* Chondral injury following meniscal repair with a biodegradable implant. *Arthroscopy* 2000;16(7):749-53.
3. Arnoczky SP, Warren RF. The microvasculature of the human meniscus. *Am J Sports Med* 1982;10:90.
4. Aspden RM, Yarker YE, Hukins DW. Collagen orientations in the meniscus of the knee joint. *J Anat* 1985;140:371-80.
5. Barber FA, Herbert Ma, Bava ED, Drew OR. Biomechanical testing of suture-based meniscal repair devices containing ultrahigh-molecular- weight polyethylene suture: update 2011. *Arthroscopy* 2012;28(6):827-34.
6. Barrett GR, Richardson K, Ruff CG, Jones A. The effect of suture type on meniscus repair. A clinical analysis. *Am J Knee Surg* 1997;10(1):2-9.
7. Beaufils P, Wakim E, Bastos R *et al.* Lésion méniscale dans le cadre des ligamentoplasties antérieures de reconstruction: suture ou abstention. *Rev Chir Orthop* 1992; 78.
8. Beaufils P, Pujol N. Management of traumatic meniscal tear and degenerative meniscal lesions. Save the meniscus. *Orthop Traumatol Surg Res* 2017 103(85):5237-5244.
9. Benazzo F, Zanon G. Meniscal sutures. *Tech Knee Surg* 2010;9(3):159-64
10. Chala J, Dean CS, Moatshe G *et al.* Meniscal ramp lesions: Anatomy, incidence, diagnosis, and treatment. *Orthop J Sports Med* 2016 Jul; 4(7):1-7.
11. Ellermann A, Siebold R, Buelow JU, Sobau C. Clinical evaluation of meniscus repair with a bioabsorbable arrow: a 2- to 3-year follow-up study. *Knee Surg Sports Traumatol Arthrosc* 2002;10(5):289-93.
12. Ferrer-Roca O, Vilalta C. Lesions of the meniscus. Macroscopic and histologic findings. *Clin Orthop* 1980;146:289.
13. Gadeyne S, Besse JL, Galand-Desme S *et al.* Analysis of meniscal lesions accompanying anterior cruciate ligament tears: A retrospective analysis of 156 patients. *Rev Chir Orthop Rep Appar Mot* 2006; 92:448-54.
14. Grant JA, Wilde J, Miller BS, Bedi A. Comparison of inside-out and all-inside techniques for the repair of isolated meniscal tears: a systematic review. *Am J Sports Med* 2012;40(2):459-68.
15. Gwathmey FW Jr, Golish SR, Diduch DR. Complications in brief: meniscus repair. *Clin Orthop Relat Res* 2012;470(7):2059-66.
16. Kocabey Y, Taser O, Nyland J *et al.* Pullout strength of meniscal repair after cyclic loading: comparison of vertical, horizontal, and oblique suture techniques. *Knee Surg Sports Traumatol Arthrosc* 2006;14(10):998-1003.
17. Laible C, Stein DA, Kiridly DN. Meniscal repair. *J Am Acad Orthop Surg* 2013 Apr;21(4):204-13
18. Laprade RF, Arendt EA, Getgood A *et al. The Menisci*: A Comprehensive Review of their Anatomy, Biomechanical Function and Surgical Treatment. Springer, 2017.
19. Liu X, Feng H, Zhang H *et al.* Arthroscopic prevalence of ramp lesion in 868 patients with anterior cruciate ligament injury. *Am J Sports Med* 2011;39:832-7.
20. Liu X, Zhang H, Feng H *et al.* Is it necessary to repair stable ramp lesions of the medial meniscus during anterior cruciate ligament reconstruction? *Am J Sports Med* 2017 Apr;45(5):1004-11.
21. Mehta VM, Terry MA. Cyclic testing of 3 all-inside meniscal repair devices: a biomechanical analysis. *Am J Sports Med* 2009;37(12):2435-9.
22. Nguyen JC, Smet AA, Graf BK *et al.* MR imaging-based diagnosis and classification of meniscal tears. *Radio Graphics* 2014;34:981-99.

23. Noyes FR, Barber-Westin SD. Management of meniscus tears that extend into the avascular region. *Clin Sports Medicine* 2012;31:65-90.
24. Noyes FR, Barber-Westin SD. *Noyes' Knee Disorders: Surgery, Rehabilitation, Clinical Outcomes*. Second ed. Philadelphia: Saunders, 2017.
25. Noyes FR, Chen RC, Barber-Westin SD *et al*. Greater Than 10-year results of red-white longitudinal meniscal repairs in patients 20 years of age or younger. *Am J Sports Med* 2011;39:1008-17.
26. Paxton ES, Stock MV, Brophy RH. Meniscal repair versus partial meniscectomy: a systematic review comparing reoperation rates and clinical outcomes. *Arthroscopy* 2011;27(9):1275-88.
27. Post WR, Akers SR, Kish V. Load to failure of common meniscal repair techniques: effects of suture technique and suture material. *Arthroscopy* 1997;13(6):731-6.
28. Pujol N, Beaufils P. During ACL reconstruction small asymptomatic lesions can be left untreated. A systematic review. *JISAKOS* 2016;0:1-6.
29. Pujol N, Tardy N, Boisrenoult P, Beaufils P. Long-term outcomes of all-inside meniscal repair. *Knee Surg Sports Traumatol Arthrosc* 2015;23:219-24.
30. Resnick D, Kang HS, Pretterklieber ML. *Internal Derangements of joints*. 2nd ed. Saunders/Elsevier, 2007
31. Rosso C, Kovtun K, Dow W *et al*. Comparison of all-inside meniscal repair devices with matched inside-out suture repair. *Am J Sports Med* 2011;39(12):2634-9.
32. Shelbourne KD, Heinrich J. The long-term evaluation of lateral meniscus tears left in situ at the time of anterior cruciate ligament reconstruction. *Arthroscopy* 2004;20:346-51.
33. Sonnery-Cottet B, Conteduca J, Thaunat M *et al*. Hidden lesions of the posterior horn of the medial meniscus: a systematic arthroscopic exploration of the concealed portion of the knee. *Am J Sports Med* 2014;42:921-6.
34. Tengrootenhuysen M, Meermans G, Pittoors K *et al*. Long-term outcome after meniscal repair. *Knee Surg Sports Traumatol Arthrosc* 2011;19(2):236-41.
35. Xu C, Zhao J. A meta-analysis comparing meniscal repair with meniscectomy in the treatment of meniscal tears: the more meniscus, the better outcome? *Knee Surg Sports Traumatol Arthrosc* 2015 Jan;23(1):164-70.
36. Yoo JC, Ahn JH, Lee SH, Yoon YC. Increasing incidence of medial meniscal tears in nonoperatively treated anterior cruciate ligament insufficiency patients documented by serial magnetic resonance imaging studies. *Am J Sp Med* 2009;37:1478-83.

24 LESÃO MENISCAL ASSOCIADA A LESÕES CONDRAIS E OSTEOCONDRAIS

André Siqueira Campos
Nelson Hiroyuki Miyabe Ooka
Rodrigo A. Goes

INTRODUÇÃO

O joelho é uma articulação complexa que depende da integridade estrutural de seus componentes e é capaz de fazer movimentos nos planos sagital, axial e se acomodar no plano coronal em valgo e varo.[1]

Esta mobilidade ocorre pela complexidade de sua anatomia óssea, que é intrinsecamente incongruente e instável.[1]

O menisco é imprescindível para a congruência e estabilidade articulares, além de distribuir as cargas a que o joelho é submetido, e para a nutrição da cartilagem por facilitar a difusão do líquido sinovial.[2,3]

A cartilagem articular do joelho é uma superfície lisa de deslizamento e baixo atrito.[4]

A cartilagem articular nativa é do tipo hialina, que é pobre em celularidade (condrócitos) e rico em matriz extracelular composto de colágeno tipo II, proteoglicanas, glicosaminoglicanas e água, além de ser caracteristicamente avascular – o que se traduz em uma baixa capacidade de reparo tecidual. A cartilagem articular se compõe de 5 camadas (Figs. 24-1 e 24-2):[4,5]

- Superficial: composta de condrócitos achatados e fibras colágenas tipo II com organização horizontal e baixo teor de proteoglicanas. Esta camada resiste à compressão e penetração.
- Intermediária ou de transição: composta de condrócitos mais arredondados, e fibras colágenas oblíquas e maior concentração de proteoglicanas. Esta camada é uma zona de transição de forças entre a camada superficial e a profunda (radial).
- Profunda ou radial: composta de condrócitos esferoides, rica em proteoglicanas, possui uma rede de fibras colágenas radiais que se ancoram na camada calcificada – gerando resistência às forças de cisalhamento.
- Calcificada: camada separada da profunda pela linha d'água (*tidemark*), zona de condrócitos hipertróficos e matriz calcificada.
- Osso subcondral: osso trabecular abaixo da cartilagem.

LESÕES CONDRAL E OSTEOCONDRAL

As lesões condrais podem ser causadas por traumas ou por alterações degenerativas, e os sintomas podem variar de mínimos até dor intensa.

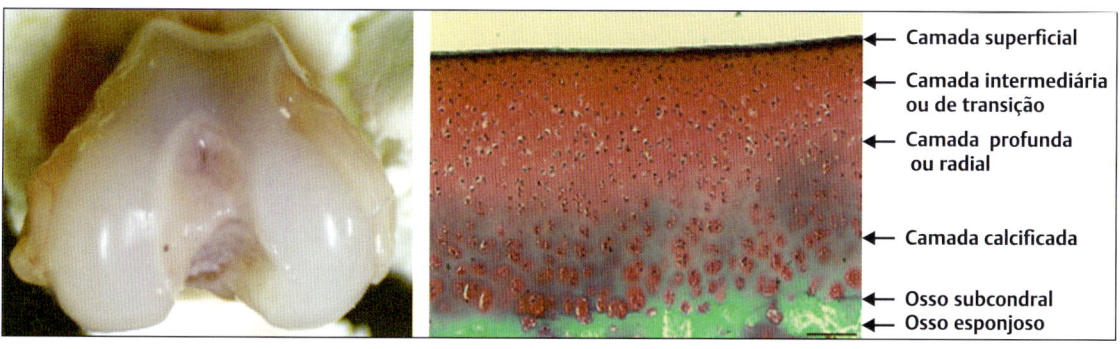

Fig. 24-1. Cartilagem articular: histologia e camadas, coloração por Safranina-O positiva para cartilagem (cor avermelhada).[5]

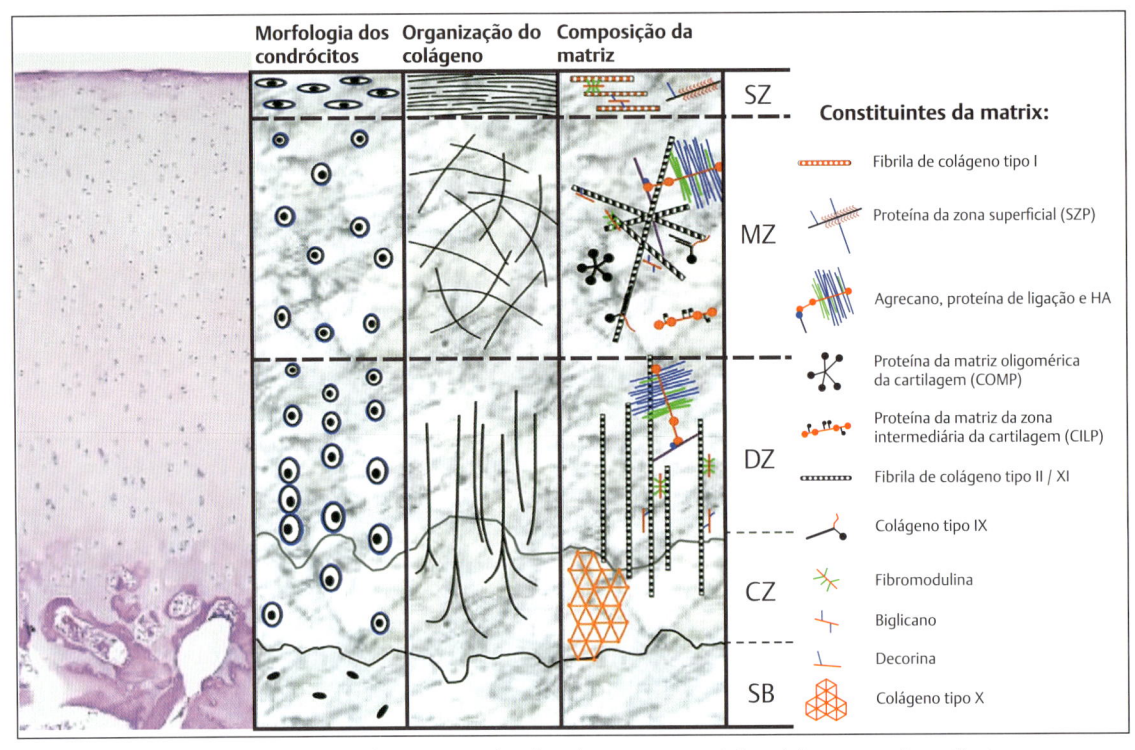

Fig. 24-2. Esquema da cartilagem articular comparando a histologia, a composição celular e a matriz cartilaginosa.

As lesões podem ser classificadas por seu tamanho – classificação de Outerbridge (Fig. 24-3),[6] ou pelo acometimento das suas camadas – Classificação ICRS (Figs. 24-4 e 24-5).[7]

Epidemiologia e Clínica

A incidência das lesões condrais é muito variável, com diversos estudos mostrando que esta varia entre 10 a 81,4%.[8-19]

A maioria dos estudos se baseia em artroscopia, cujas indicações cirúrgicas foram: gonalgia a esclarecer,[8-11] reconstrução do ligamento cruzado anterior (LCA),[9,11-14,17-20] lesão meniscal,[9-13] e lesão condral.[9,13,18] Jones S et al. e Solheim E et al. mostram que as lesões são mais sintomáticas nas mulheres, nas lesões bipolares (fêmur e tíbia ou fêmur e patela) e nas lesões condrais múltiplas.[15,18]

Shelbourne et al. demonstraram que, em 2.770 reconstruções de LCA, 125 lesões condrais não tratadas não apresentaram sintomas ou déficit funcionais, embora as lesões de espessura total da cartilagem não tratadas tiveram escores funcionais (IKDC e Noyes) levemente piores.[19]

Messner K e Maletius W mostraram, em um estudo prospectivo em atletas, que dos 28 pacientes com lesões condrais em área de carga que não tiveram nenhum tratamento específico, cinco evoluíram para dor persistente e destes, três tiveram que ser submetidos a novas intervenções, mas 22 mantiveram função boa à excelente.[21]

Os locais mais frequentes das lesões condrais são o côndilo femoral medial (CFM), a patela, o platô tibial medial (PTM), o côndilo femoral lateral (CFL), platô tibial lateral (PTL) e a tróclea.[8-15,17,18]

As lesões bipolares mais comuns são no compartimento medial, e sua maioria é classificada como Outerbridge 3 e 4.[10,14,15,18] As lesões Outerbridge 3 e 4 e ICRS 3 e 4 são mais comuns no CFM e na Patela.[8-10,12,14]

A incidência das lesões condrais aumenta quanto maior o tempo entre o trauma e o diagnóstico e o tratamento.[14,17,20,22]

As lesões associadas mais comuns são do menisco medial e do LCA.[10-13,17]

O diagnóstico da lesão condral é artroscópico, sendo esta o padrão ouro.[23]

Isto ocorre porque nem todas as lesões condrais são sintomáticas, e os sintomas quando presentes não são específicos.[19,23,24] O sintoma mais comum da lesão condral é a dor que piora a carga e a flexão do joelho, e o aumento de volume articular (sinovite e derrame articular), ambos inespecíficos.[21]

As lesões de espessura completa (ICRS 3 e 4) e as maiores (Outerbridge 3 e 4) tendem a ser mais sintomáticas.[18,21]

A radiografia tem maior sensibilidade para as lesões degenerativas, mas tem baixa sensibilidade para as lesões condrais sem acometimento ósseo e para as lesões traumáticas da cartilagem.[25]

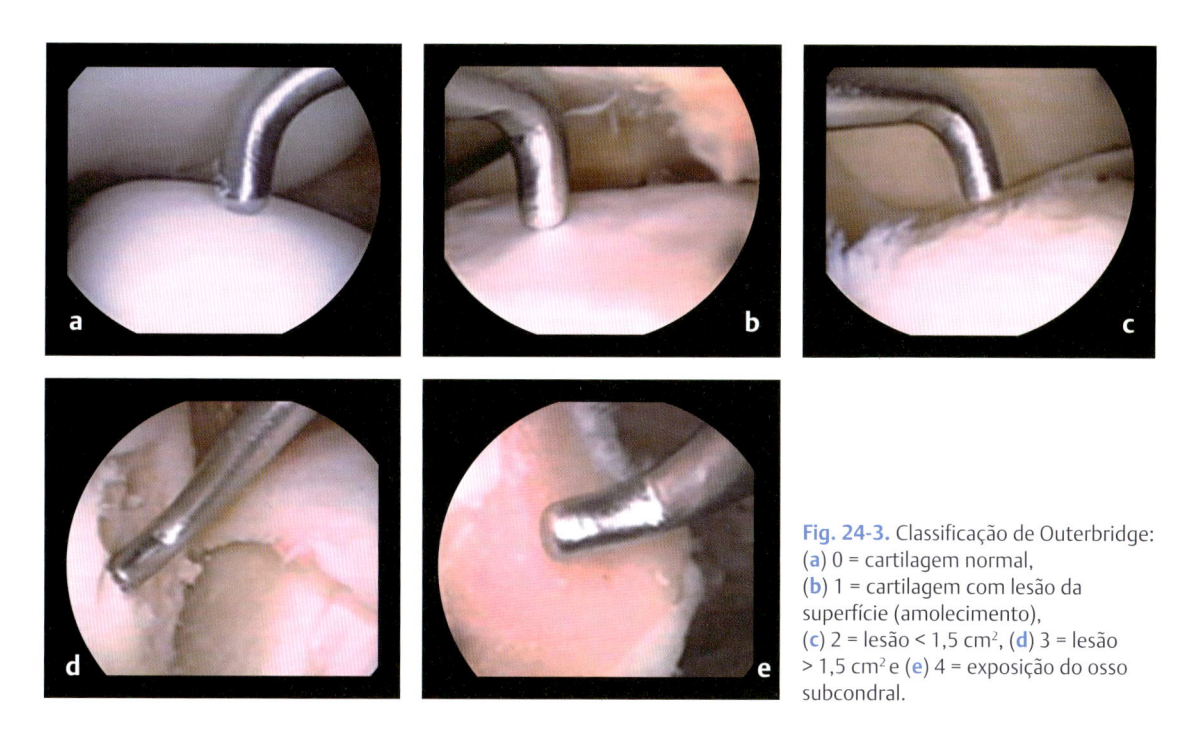

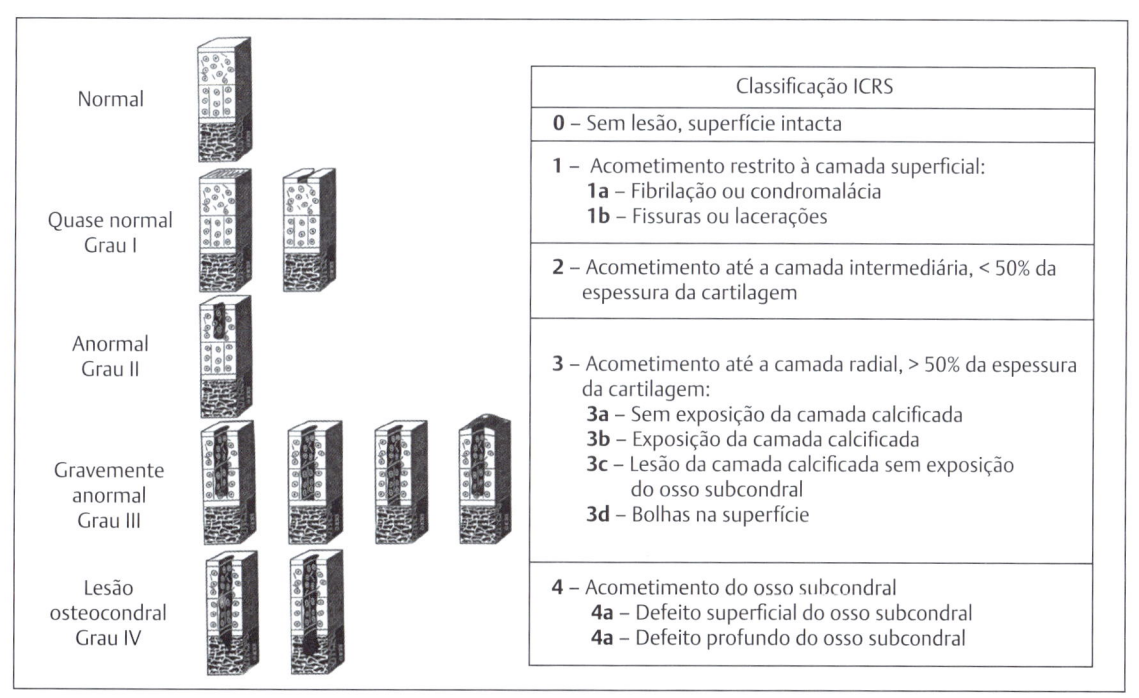

Fig. 24-3. Classificação de Outerbridge: (a) 0 = cartilagem normal, (b) 1 = cartilagem com lesão da superfície (amolecimento), (c) 2 = lesão < 1,5 cm², (d) 3 = lesão > 1,5 cm² e (e) 4 = exposição do osso subcondral.

	Classificação ICRS
	0 – Sem lesão, superfície intacta
	1 – Acometimento restrito à camada superficial: 　**1a** – Fibrilação ou condromalácia 　**1b** – Fissuras ou lacerações
	2 – Acometimento até a camada intermediária, < 50% da espessura da cartilagem
	3 – Acometimento até a camada radial, > 50% da espessura da cartilagem: 　**3a** – Sem exposição da camada calcificada 　**3b** – Exposição da camada calcificada 　**3c** – Lesão da camada calcificada sem exposição do osso subcondral 　**3d** – Bolhas na superfície
	4 – Acometimento do osso subcondral 　**4a** – Defeito superficial do osso subcondral 　**4a** – Defeito profundo do osso subcondral

Normal
Quase normal Grau I
Anormal Grau II
Gravemente anormal Grau III
Lesão osteocondral Grau IV

Fig. 24-4. Classificação do ICRS para lesões condrais e osteocondrais.[7]

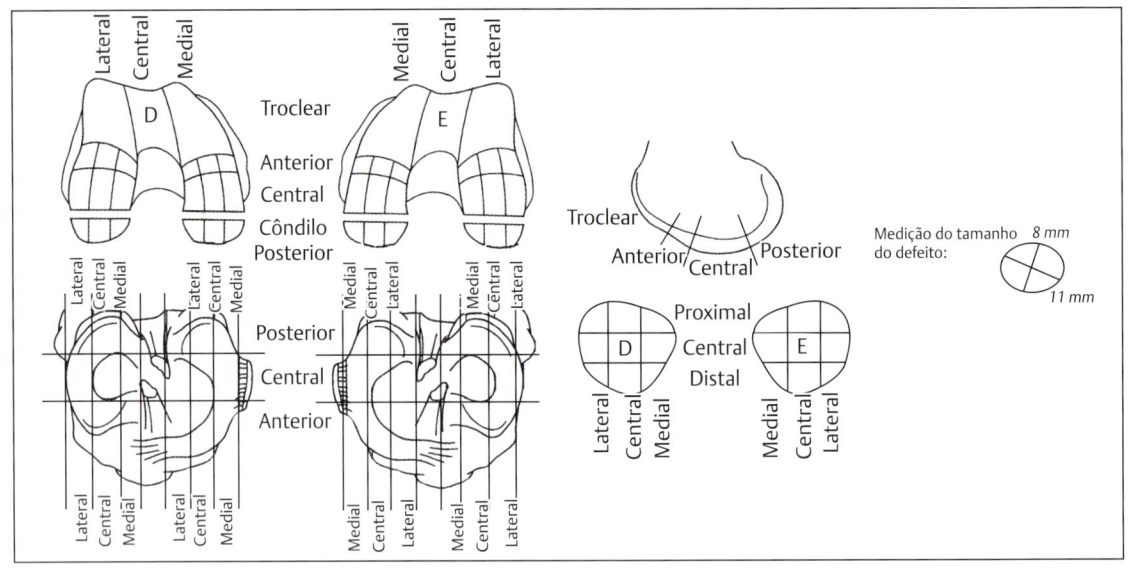

Fig. 24-5. Sistema do ICRS para mapeamento de lesão condral.[7]

A ressonância magnética (RM) tem sensibilidade variável e é incapaz de predizer com acurácia o tamanho da lesão – principalmente por ser realizada antes do desbridamento, além de apresentar alto índice de falso-negativos (Fig. 24-6).[7,23,26]

Protocolos específicos para cartilagem e aparelhos com maior campo magnético têm melhorado a sensibilidade e a discriminabilidade das lesões, melhorando a capacidade de classificação pelo ICRS.[7,27,28]

MENISCO E CARTILAGEM

A história natural das lesões condrais ainda é pouco compreendida.[9,11]

Nem todas se tornam sintomáticas, e grande parte são achados da artroscopia.[19,21]

Porém, ao se analisar as lesões associadas, há uma forte relação entre as lesões da cartilagem e do menisco.[8-10,12,15]

Jones S *et al.* mostraram, em um estudo de 141 artroscopias, que 80% dos pacientes com lesão meniscal tinham lesão condral do compartimento afetado, 85% dos pacientes com lesão do menisco medial e 62% dos pacientes com lesão do menisco lateral tinham lesões condrais do compartimento correspondente, sendo que medial o local mais comum é o CFM (56%), e no lateral o PTL (48%).[15]

Unay K *et al.* demonstram que as lesões em "alça de balde" do menisco medial se correlacionam com o grau de gravidade da lesão condral no CFM e PTM, e uma alta relação entre a presença de lesão meniscal e lesão condral para ambos os compartimentos.[13]

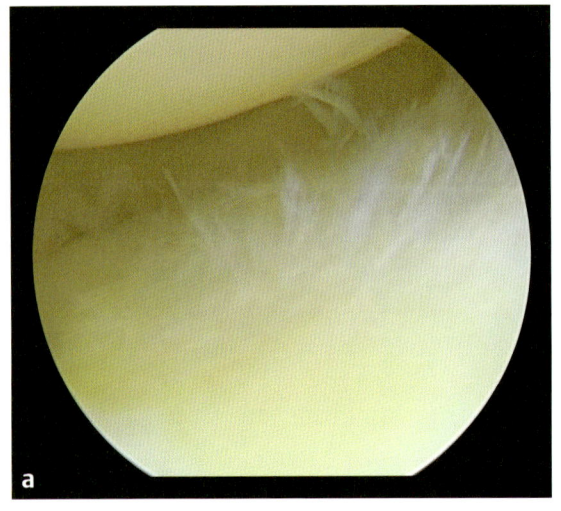

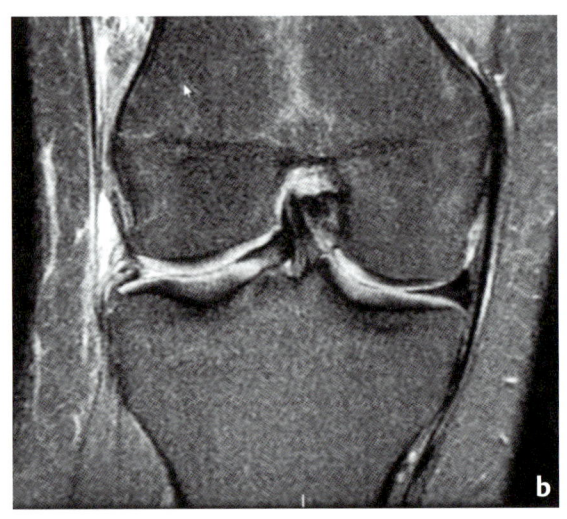

Fig. 24-6. (**a**) Visão artroscópica do platô lateral mostrando lesão condral ICRS 1A, que não é detectável pela (**b**) ressonância magnética. *Fonte:* Arquivo pessoal dos autores.

Messner e Maletius mostraram que, em um estudo prospectivo, a função e a evolução para artrose são piores em pacientes meniscectomizados com lesões condrais associadas, comparado a um grupo de pacientes meniscectomizados sem lesões condrais.[29]

Em um estudo retrospectivo os mesmos autores encontraram maior evolução para artrose e desvio de eixo do joelho no grupo onde a lesão condral se associava à lesão meniscal comparado ao grupo de lesão condral isolada.[30]

Existe diferença entre as lesões condrais e meniscais traumáticas e degenerativas. Há evidências que demonstram que os pacientes com lesões condrais e meniscais traumáticas se beneficiam do tratamento cirúrgico, em especial da sutura meniscal e do tratamento da cartilagem; as lesões degenerativas têm pouco benefício para o tratamento artroscópico (desbridamento).[31-34]

TRATAMENTO DA CARTILAGEM

Diversos tratamentos são propostos para a cartilagem, dos mais simples, como desbridamento, perfurações e/ou microfraturas; aos mais complexos, como transplante osteocondral autólogo e o transplante osteocondral de aloenxerto. Todos estes lidam com uma barreira biológica: o fato de a cartilagem ser um tecido avascular, hipocelular, com uma matriz extracelular extremamente especializada e complexa, o que leva a um baixo potencial de cicatrização e menor potencial de regeneração (cicatrização com o próprio tipo tecidual).[34,35]

Paradoxalmente as lesões que se estendem até o osso subcondral podem cicatrizar de forma mais fácil, porém não com cartilagem hialina, mas uma fibrocartilagem.[35,36]

Processo de Regeneração e Cicatrização da Cartilagem

As lesões de espessura parcial não induzem a sangramento ou resposta inflamatória, as células da borda da lesão morrem e formam *debris* que não são removidos,[37] assim lentamente os condrócitos se multiplicam e produzem matriz cartilaginosa, e a lesão é preenchida por tecido cartilaginoso.[34,37,38]

No entanto, a lesão pode levar a uma baixa produção de proteoglicanas e do colágeno, levando a uma maior hidratação da matriz e fibrilação do colágeno, que por sua vez diminui a resistência da cartilagem e aumenta a permeabilidade hidráulica da matriz, o que faz com que a transmissão das forças ao osso subcondral aumente.[38]

Este ciclo vicioso leva à esclerose do osso subcondral e pode levar à progressão da lesão condral de espessura parcial a uma lesão de espessura total por degeneração.[38]

As lesões de espessura total, que acometem o osso subcondral, levam a uma exposição da medula óssea e a sangramento, que aumenta a celularidade da lesão e provoca uma resposta inflamatória, além da ativação de diversas cascatas proteicas, como das cininas, do complemento e da coagulação.[5]

Ocorre a formação de um coágulo na lesão que leva à diferenciação das células mesenquimais em fibroblastos e condroblastos, além do recrutamento de mais células inflamatórias.[5]

Este aumento da celularidade local aumenta a capacidade de reparo, porém leva à formação de uma fibrocartilagem, no lugar de uma cartilagem hialina.[5,34,38,39]

Este tecido tem rigidez e resistências mecânicas e a delaminação menor que a cartilagem hialina (Figs. 24-7 e 24-8).[37,38]

Microfraturas

A microfratura, proposta por Steadman *et al.*,[40-44] tem como premissa aumentar a celularidade da área da lesão, com a formação de um coágulo rico em células inflamatórias e mesenquimais,[40,44] que irá formar um tecido cicatricial fibrocartilaginoso.[5,41,42,44]

A microfratura é uma técnica minimamente invasiva, de baixo custo e com bons resultados funcionais.[41-45]

Após o desbridamento inicial da lesão, é importante a manutenção da cartilagem sadia e bem ancorada ao osso subcondral e com ombros bem definidos para que o coágulo e depois o tecido cicatricial mantenham uma superfície de deslizamento regular (Figs. 24-9 e 24-10).[46,47]

A remoção da camada calcificada da cartilagem é igualmente importante para que a cicatriz e o coágulo se ancorem ao osso subcondral o que previne delaminação (Fig. 24-11).[48]

As perfurações devem ter 3 a 4 mm entre si com profundidade suficiente para que haja sangramento, iniciando perifericamente e se distribuindo regularmente (Fig. 24-12).[47]

A microfratura tem resultados bons e excelentes em lesões menores que 4 cm². Alguns autores demonstram bom resultado em lesões maiores, embora estes se deteriorem após 18 meses – em especial em idade maior que 40 anos.[40,43,44]

Diversas estratégias têm sido usadas para melhorar os resultados da microfratura. Existe uma variação da técnica, chamada nanofratura, onde as perfurações são mais profundas e com menor diâmetro dos orifícios, o que leva a uma menor fragmentação do osso subcondral.[49-51]

Porém, a literatura carece de mais estudos, principalmente avaliações clínicas em longo prazo e estudos clínicos comparativos com a microfratura.

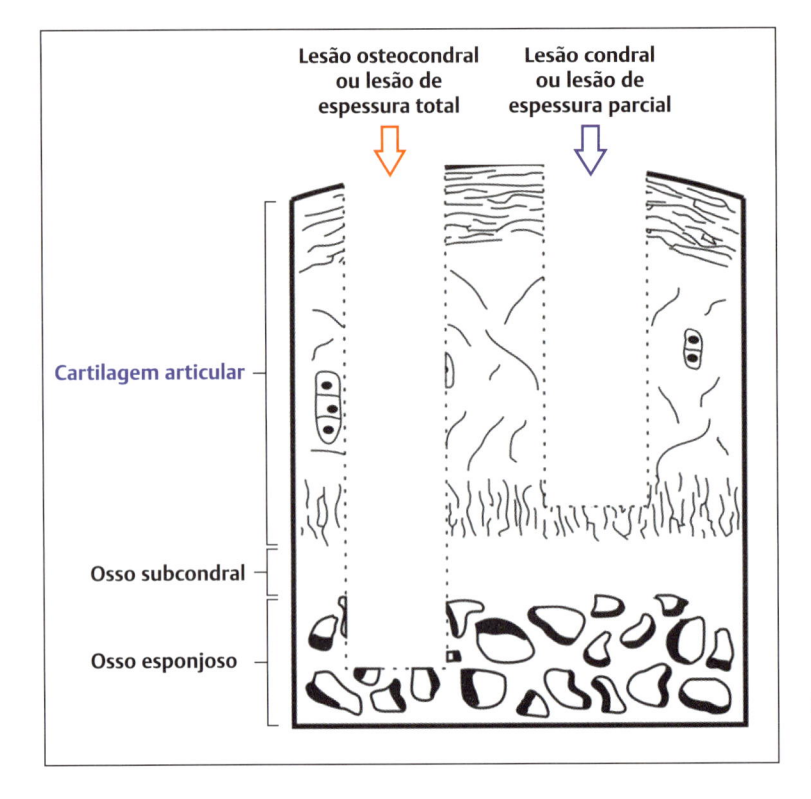

Fig. 24-7. Lesão parcial ou condral e lesão de espessura total ou osteocondral.[5]

Transplante Osteocondral Autólogo

O transplante de cilindros osteocondrais de áreas sadias e fora da área de carga foi criado por Yamashita F et al., em 1985, e popularizado pelos trabalhos de Hangody L et al.[52-55]

A vantagem da técnica é recobrir o defeito condral ou osteocondral com cartilagem hialina,[53] porém, apresenta a limitação da morbidade da área doadora, que limita o número possível de cilindros autólogos que podem ser colhidos e utilizados. Diversos trabalhos mostram a viabilidade dos condrócitos em longo prazo nos cilindros transplantados.[53]

As indicações são pacientes com até 50 anos de idade com defeitos condrais ou osteocondrais focais unipolares entre 1 a 5 cm², e que a perda óssea seja menor que 10 a 12 mm,[53,55,56] pois se esta for maior pode comprometer a estabilidade dos cilindros.[54,55]

As contraindicações podem ser **absolutas**: tumores, infecções, doenças inflamatórias articulares, osteoartrite moderada à grave, idade maior que 50 anos, insuficiência de área doadora, área maior que 8 cm², defeitos ósseos profundos (maiores que 12 mm) e pacientes não cooperativos; ou **relativas**: osteoartrite leve, defeitos entre 4 a 8 cm² e idade entre 40 e 50 anos.[55,56]

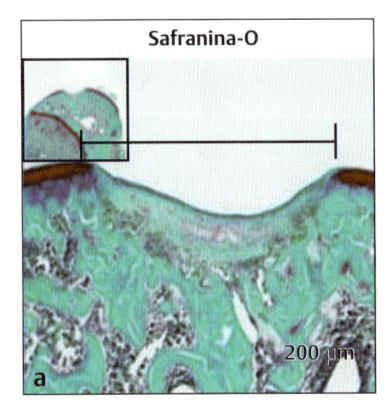

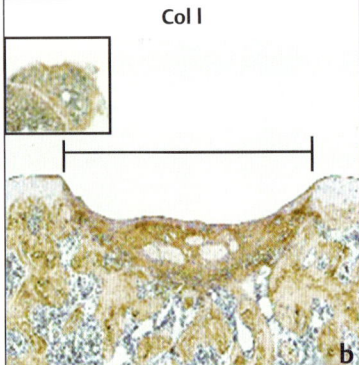

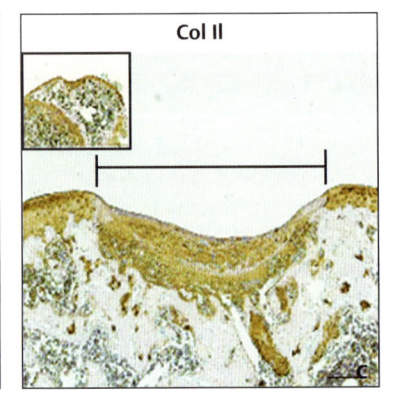

Fig. 24-8. Cicatrização de defeito osteocondral em fêmur de rato, lesão de 1,5 mm de diâmetro com 4 semanas, com (**a**) coloração negativa para Safranina-O (corante para cartilagem), e positiva para colágenos tipos (**b**) I e (**c**) II. Magnificação de 100×.[37]

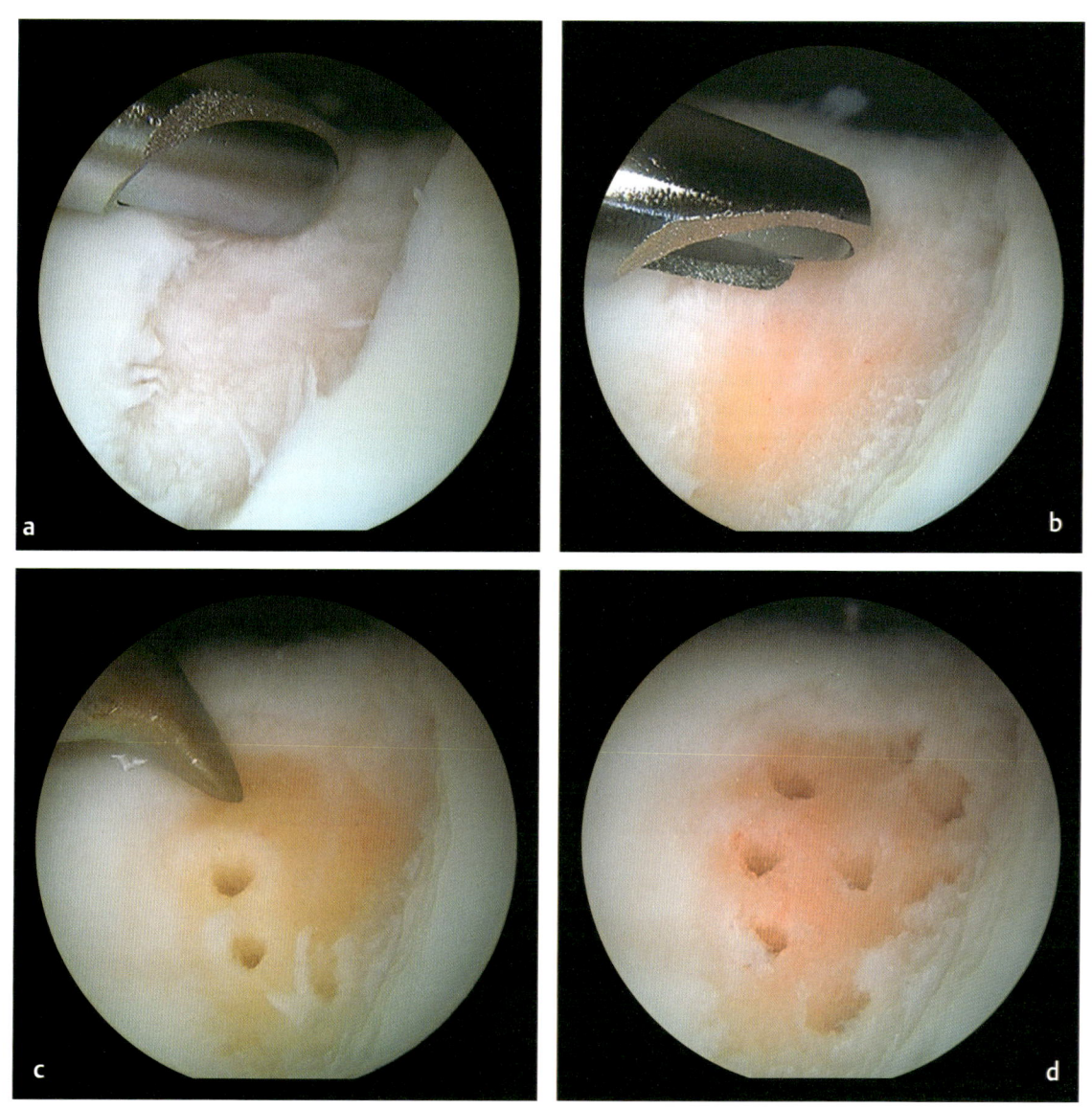

Fig. 24-9. Técnica cirúrgica de microfratura: (**a**) Desbridamento da lesão. (**b**) Remoção da camada calcificada.
(**c**) Microfratura iniciando pela periferia por meio de punção artroscópica angulada. (**d**) Microfraturas no centro da lesão.

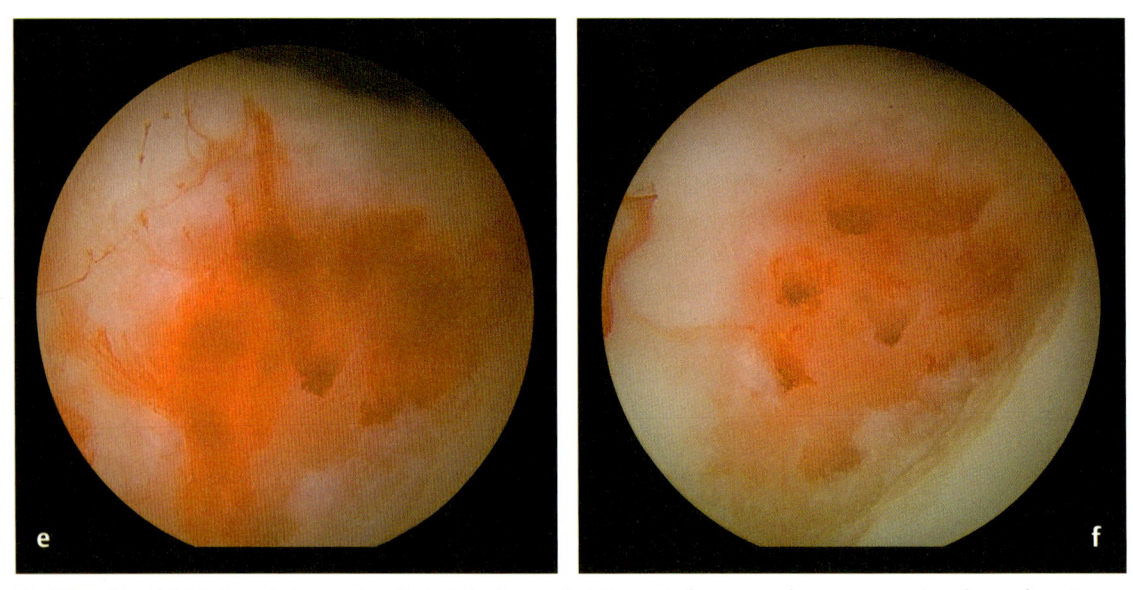

Fig. 24-9. *(Cont.)* (**e**) Soltura da isquemia e diminuição da pressão intra-articular para avaliar sangramento pelas perfurações. (**f**) Confirmação do sangramento na lesão.[46]

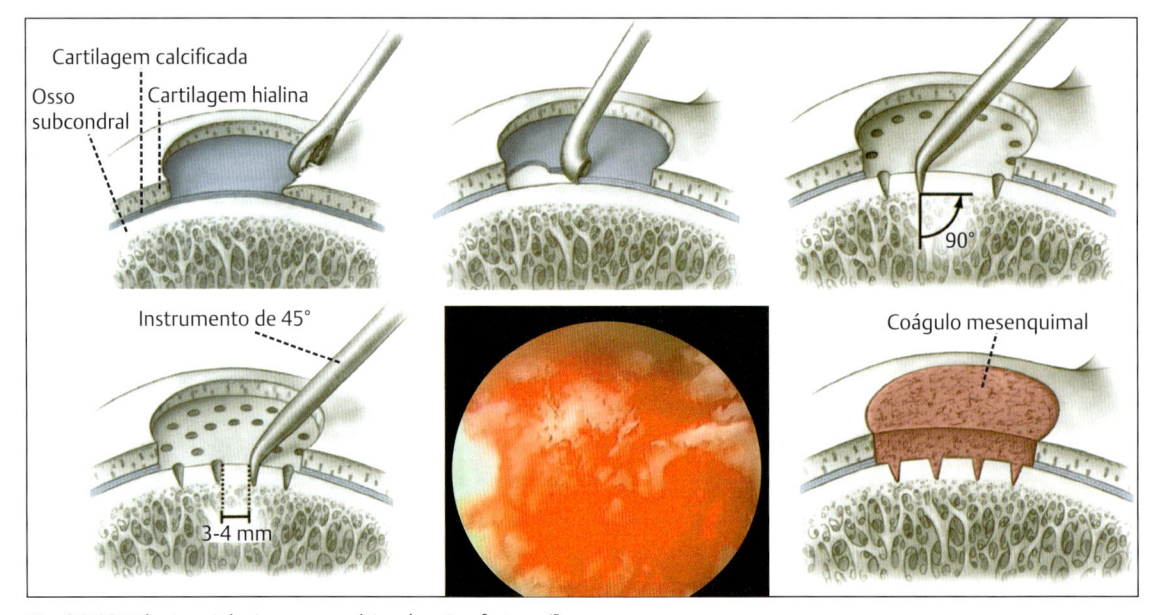

Fig. 24-10. Técnica cirúrgica esquemática da microfratura.[47]

A técnica cirúrgica consiste em após o desbridamento adequado da lesão,[55,56] medir a área por cilindros-testes para avaliar a melhor forma de cobertura,[57] evitando espaços entre os cilindros.[56]

Após avaliar a quantidade de cilindros necessária, escolher a área de coleta destes, que pode ser transportal – em geral, retirando do intercôndilo, para poucos cilindros,[53] ou aberta, para mais de 6 cilindros, sendo estes retirados da periferia dos côndilos lateral e medial, além do intercôndilo.[53,55,56,58]

A colheita dos cilindros deve ser perpendicular ao plano da superfície a ser colhida para que se possam obter cilindros osteocondrais com a superfície cartilaginosa com orientação parecida com a da área receptora.[55-57]

A área receptora é preparada ou por fresas[56] ou por extratores de cilindros,[57] que devem ser orientados perpendicularmente à superfície cartilaginosa a ser restaurada.[55-57]

A implantação é feita de modo a nivelar as superfícies dos cilindros com a cartilagem remanescente.[56]

Deve-se evitar na implantação dos cilindros a impacção destes para evitar lesão da cartilagem.[57]

Paciente no pós-operatório deve ficar sem carga ou com carga proprioceptiva por 2 a 3 semanas, porém iniciar exercícios de recuperação do arco de

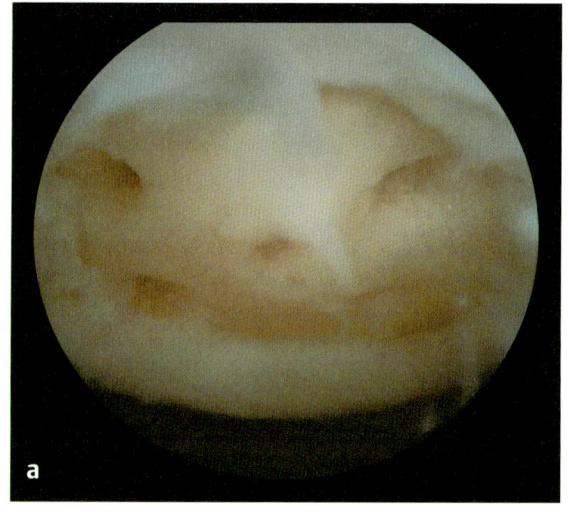

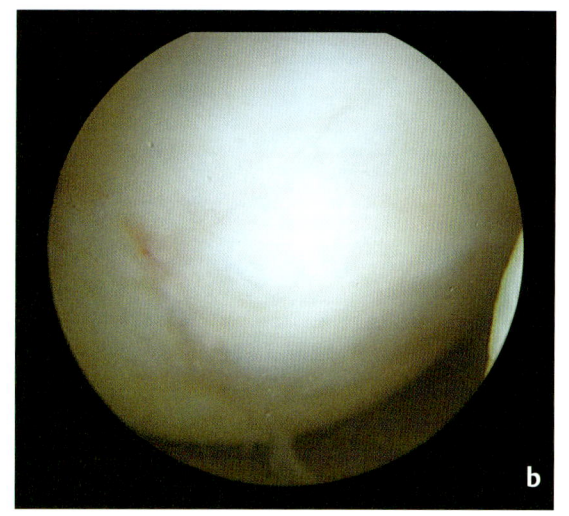

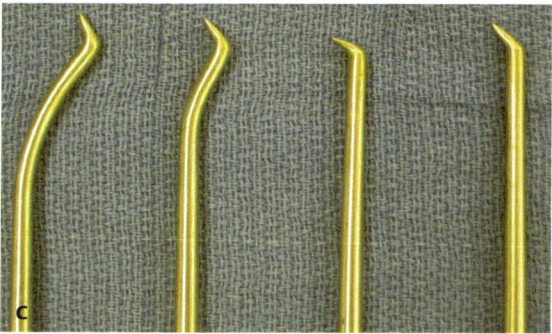

Fig. 24-11. Microfratura – visão artroscópica: (a) microfratura, (b) revisão da lesão com defeito preenchido por tecido cicatricial; (c) instrumental para a microfratura "*ice pick*" de diversas angulações.[46]

movimento (ADM) no pós-operatório imediato (Fig. 24-13).[55,56,58]

Diversos autores têm mostrado bons e excelentes resultados com redução dos sintomas e retorno à prática desportiva e baixo índice de complicações.[53–55,58–60]

Na comparação à microfratura, Krych AJ *et al.* viram que os pacientes submetidos à mosaicoplastia têm uma satisfação e resultado funcional melhor, porém *Ulstein S et al.*, em ensaio clínico randomizado com acompanhamento de 10 anos, não mostraram diferenças significativas entre as duas formas de tratamento.[61,62]

As complicações mais comuns são hemartrose pós-operatória ocorrendo em 5 a 6% dos casos e dor no sítio doador em 3% dos casos.[53,56,58]

Transplante Osteocondral com Aloenxerto (Banco de Tecidos)

O transplante osteocondral com aloenxertia consegue cobrir defeitos grandes, que não são possíveis de serem cobertos por transplante osteocondral autólogo por limitação de área doadora, com cartilagem hialina.[63]

Em contraste com o enxerto liofilizado, onde o congelamento e o dessecamento danificam a matriz condral e a celularidade, o enxerto fresco refrigerado mantém a integridade da matriz e a viabilidade de 90% das células por 7 dias, porém esta cai para 70% em 28 dias e 67% até 45 dias.[64–66]

No entanto, a testagem do enxerto para afastar contaminação bacteriana e viral demora em torno de 14 dias, ficando com uma janela de implantação de 14 dias para a maioria dos protocolos.[67] Hangody *et al.* relatam segurança e bons resultados com transplante osteocondral com doador vivo (cortes de artroplastia total do joelho e cabeça femoral em

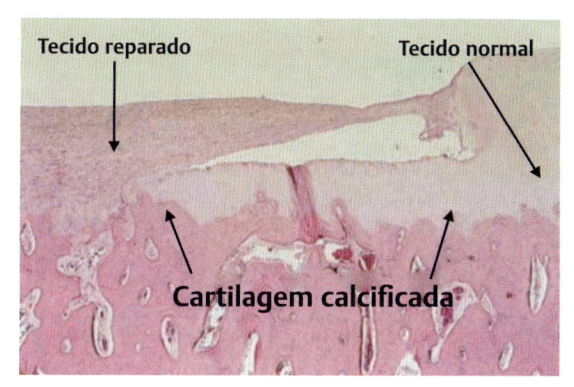

Fig. 24-12. Tecido cicatricial fibrocartilaginoso aderido ao osso subcondral, e falha de adesão do tecido à área de cartilagem calcificada (HE, 10x).[48]

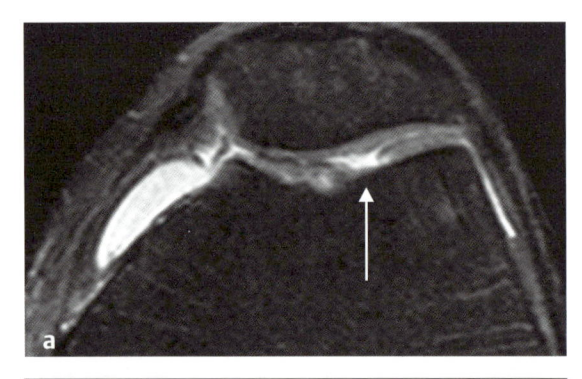

Fig. 24-13. Paciente de 48 anos com lesão condral sintomática da tróclea (**a**), visão artroscópica da lesão após desbridamento (**b**), submetido à mosaicoplastia com cilindros de 8 mm que permitiam melhor cobertura que os cilindros de 10 mm (**c**), área doadora dos cilindros na borda lateral do côndilo lateral (**d**), visão aberta da área receptora (**e**),

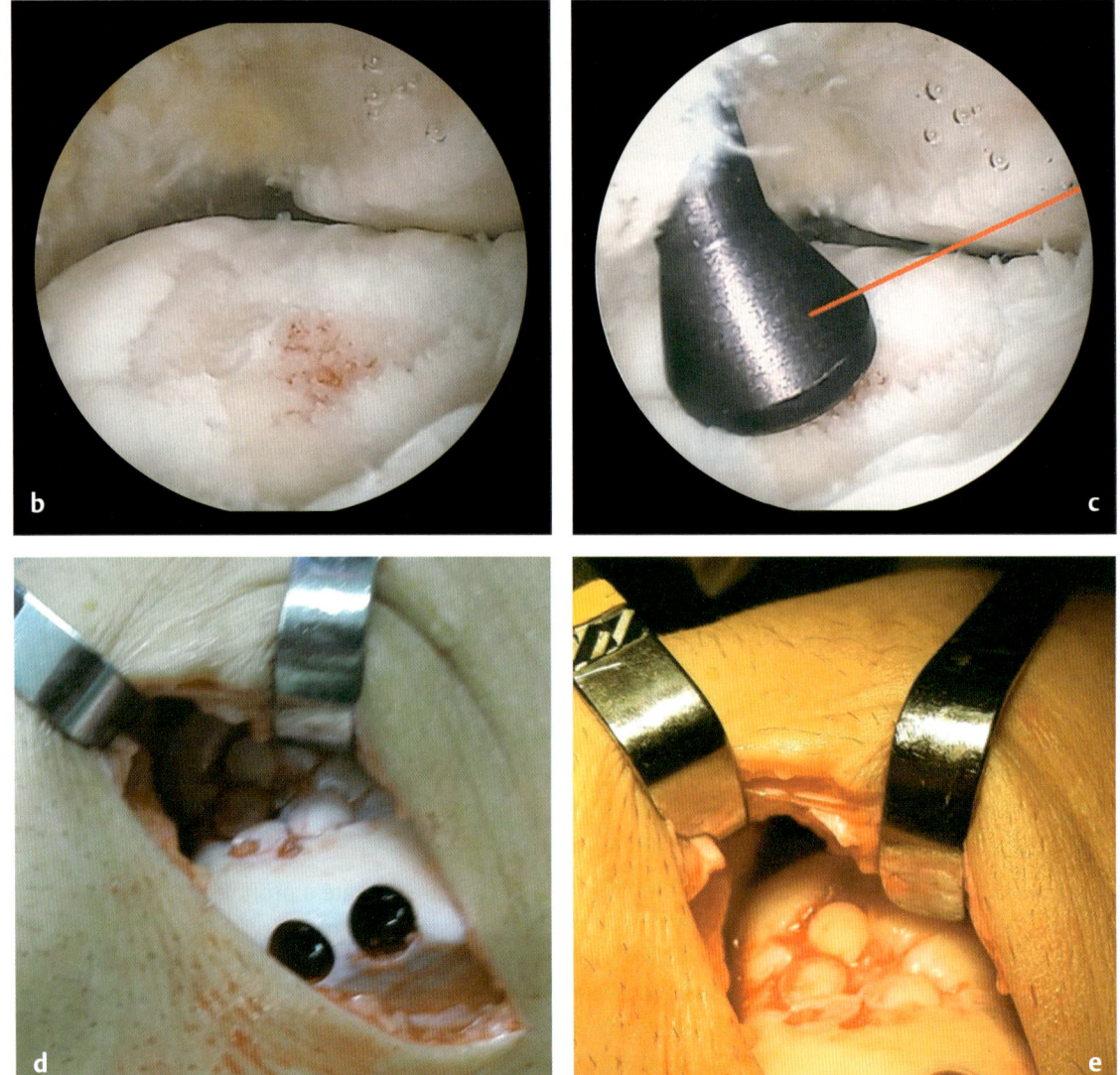

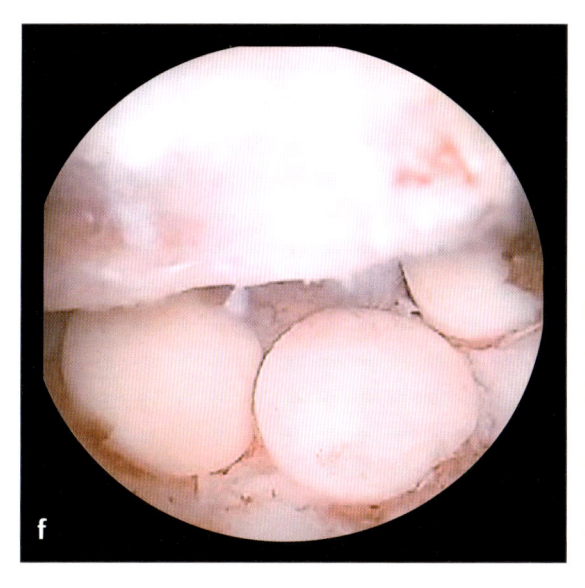

Fig. 24-13. *(Cont.)* visão artroscópica da área receptora. (**f**), RM com 9 meses de pós-operatório mostrando a área receptora e a área doadora de um dos cilindros (**g**). *Fonte:* Arquivo pessoal dos autores.

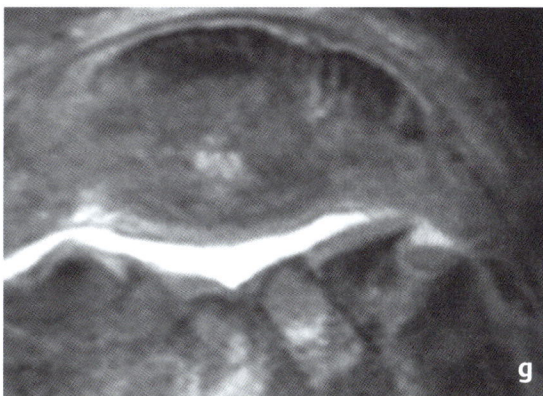

artroplastia do quadril), onde este é submetido à testagem por vírus para evitar a sua transmissão.[68]

As indicações de transplante osteocondral com aloenxerto são lesões osteocondrais acima de 2 cm² e com defeito ósseo maior que 6 mm e revisão de falha de procedimentos prévios.[63]

O aloenxerto tem bons resultados nas lesões do côndilo femoral, do platô tibial e na articulação patelofemoral e pode ser utilizado em lesões bipolares, o que será discutido no capítulo de artroplastia biológica.[63,69,70]

O transplante é particularmente útil em situações com grande dano ósseo, como as fraturas dos côndilos e do platô tibial.[70,71]

Existem 2 tipos de transplante, o primeiro é o transplante de cilindros osteocondrais para tratamento de lesões contidas, ou seja, com paredes para fixação por pressão (*press-fit*), e o segundo é o transplante maciço do côndilo ou do platô tibial para defeitos não contidos ou muito extensos – estes têm que ser fixados por parafusos, grampos ou placa e parafusos.[69,71-73]

O doador deve ter compatibilidade de tamanho e de lado, além de compatibilidade de idade, se possível. A compatibilidade de tamanho é obtida pela medida da altura e largura dos côndilos e do platô tibial em radiografias do Joelho em AP e perfil.[65,74]

Embora esta compatibilidade seja desejável, como a janela de transplante é de pouco menos que 30 dias, muitos enxertos são descartados para uso em lesões condrais, chegando a 13%.[75]

Por isso diversos autores têm tentado avaliar outros meios de compatibilização e a real necessidade desta compatibilidade.[75,76]

Wang *et al.* mostram que mesmo os enxertos que não têm compatibilidade de tamanho, quando comparado a um grupo de tamanho compatível, não têm diferença estatística de resultado funcional entre os grupos, em transplantes do tipo mega OATs.[75]

Bernstein *et al.* avaliaram se a curvatura radial dos côndilos poderiam ser uma outra medida de compatibilidade e concluíram em estudo de reconstrução tridimensional em tomografia computadorizada que esta medida pode ser uma alternativa ao tamanho.[76]

Recentemente, foi desenvolvido e validado um novo protocolo de preservação, chamado Missouri Osteochondral Allograft Preservation System (MOPS), que mantém o enxerto a uma temperatura ambiente de aproximadamente 25ºC e conserva a densidade de condrócitos viáveis similar ao dia da coleta por, no mínimo, 56 dias, aumentando consideravelmente a janela de utilização do enxerto.[77,78]

No transplante tipo megaOAT, após artrotomia a lesão é medida e se escolhe a fresa de diâmetro mais apropriado, um fio-guia perpendicular à superfície a ser substituída é provisoriamente implantado, e a lesão é fresada até a profundidade definida (3 a 5 mm em lesões condrais e 8 a 10 mm em lesões osteocondrais) com uma fresa milimetrada.[63,73]

O côndilo do doador é preso a um torno de bancada especial para preparo de aloenxerto e, com uma fresa oca canulada 0,3 mm maior que a fresa receptora correspondente, um cilindro osteocondral é retirado do côndilo doador.[63,73]

O cilindro é preparado aparando-se as bordas para facilitar a introdução e adequando a altura do cilindro à área receptora, além de lavado por lavagem pulsátil para remover o máximo de resíduos de medula óssea.[63,73]

O cilindro é implantado sem impacção para prevenir dano à cartilagem e ciclagem com flexo-extensão é o melhor método para assentar o cilindro (Figs. 24-14 e 24-15).[63]

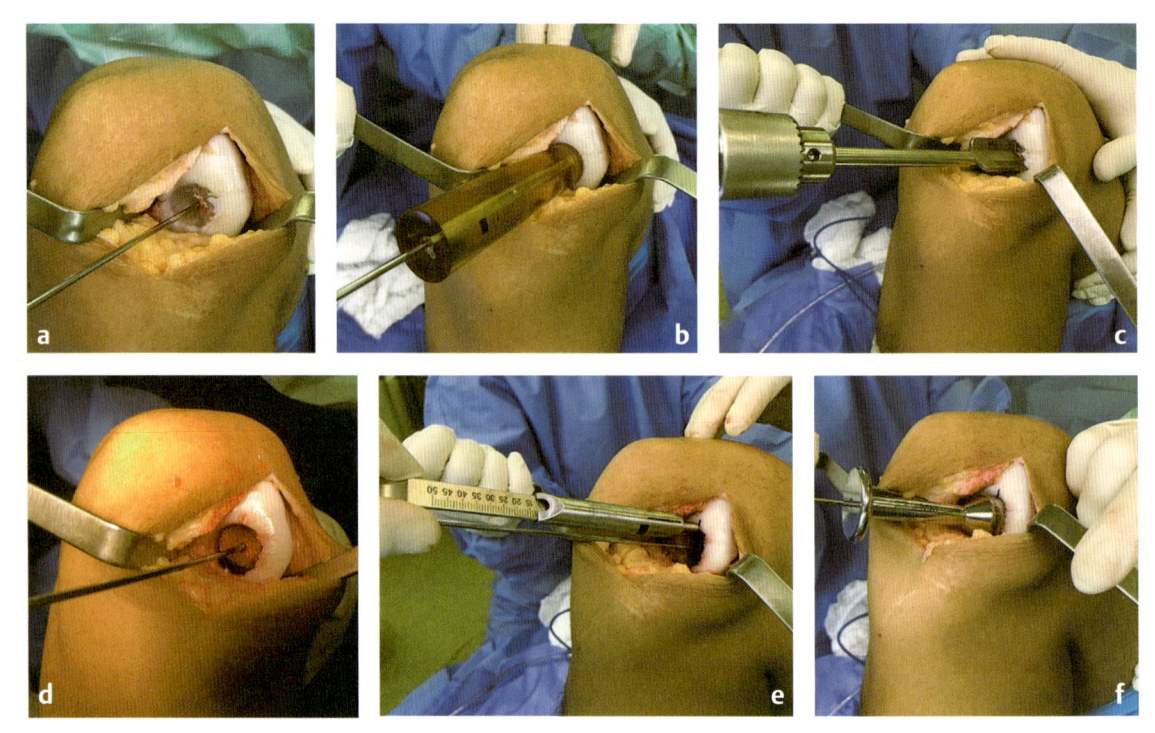

Fig. 24-14. Transplante osteocondral por aloenxertia: preparo da área receptora – MegaOAT – (**a**) inserção do fio-guia perpendicular à superfície a ser substituída, (**b**) medição do diâmetro da lesão para escolha da melhor fresa, (**c**) fresagem da lesão com fresa milimetrada, (**d**) defeito fresado, (**e**) conferência da profundidade do defeito, (**f**) impacção do osso do defeito com espaçador. *Fonte:* Arquivo pessoal dos autores.

No transplante osteocondral maciço para as lesões não contidas, o defeito é medido *in situ* após artrotomia, e com o uso de um molde em papel as dimensões do fragmento osteocondral a ser excisado são medidas. Um fragmento de tamanho semelhante é excisado do côndilo doador, com o cuidado de que o fragmento excisado não tenha menos que 10 mm na sua maior espessura.[71]

O fragmento doador é aparado e implantado na área receptora e fixado com parafusos sem cabeça pela superfície condral ou com cabeça por fora dela (Fig. 24-16).[69,71]

Diversos estudos têm mostrado bons e duradouros resultados, sendo estes melhores nas lesões unipolares e em jovens e piores nas lesões bipolares e patelofemorais, entretanto em *Shaha JS et al.,* avaliando 38 megaOATs, somente 30% conseguiram retornar às atividades desportivas em nível funcional pré-lesão.[69–73,79–82]

Transplante Autólogo de Condrócitos

O transplante autólogo de condrócitos foi proposto por Brittberg, em 1994, para tratamento de lesões de espessura total da cartilagem ente 1 a 6 cm² onde fragmentos de cartilagem sadia são hidrolisados em laboratório e os condrócitos cultivados entre 11 a 21 dias e depois reimplantados na lesão que era coberta com um enxerto de periósteo (Fig. 24-17).[83]

O método tem a vantagem de cobrir o defeito com uma cartilagem bem próxima da hialina com abundante quantidade de colágeno tipo II,[83,84] porém tem uma morbidade aumentada pela necessidade do procedimento de coleta e pelo custo elevado ao processamento do tecido para ser reimplantado.[83–86]

As indicações são falha de tratamento de lesões < 2 cm², e de lesões > 2 cm² como tratamento primário.[85]

As contraindicações são lesões bipolares, osteoartrite do joelho, tumores, infecções, doenças inflamatórias articulares.[85]

A técnica cirúrgica consiste em um primeiro tempo uma artroscopia diagnóstica das lesões condrais e outras lesões associadas do joelho – devendo se tratar as lesões meniscais e/ou reconstruir o LCA, e coleta de 3 fragmentos de cartilagem para extração e cultura dos condrócitos, junto com 100 ml de sangue do paciente para extração do plasma.[84,87]

Os fragmentos são submetidos à hidrólise por colagenase de um dia para o outro, e cultivados em meio de cultura DMEN/F12 com o soro obtido do paciente a 10%. Após 14 a 21 dias de cultura as células em meio de cultura estão viáveis para o transplante. No transplante de 1ª geração essas células são implantadas no local da lesão e protegidas com uma "bolsa" de periósteo ou membrana de colágeno. Na 2ª geração as células são cultivadas em uma matriz carreadora dos condrócitos, como a MACI® (Veri-

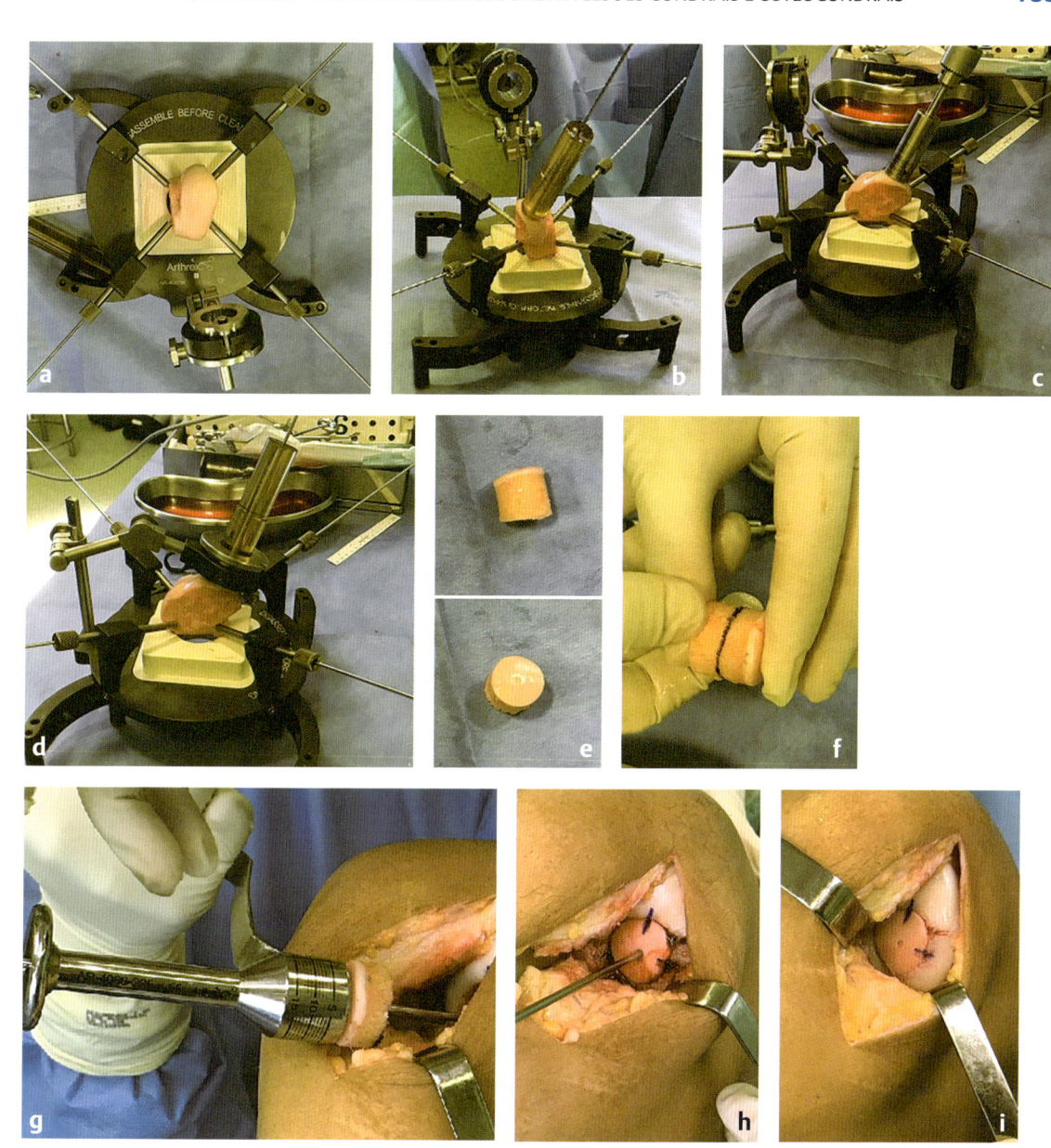

Fig. 24-15. Transplante osteocondral por aloenxertia – MegaOAT (**a**) Enxerto de côndilo femoral fresco, (**b**) medição do diâmetro do cilindro a ser retirado, (**c**) fresagem do côndilo com fresa milimetrada para retirada do cilindro osteocondral, (**d**) defeito fresado, (**e**) cilindro osteocondral do aloenxerto, (**f**) redução da altura do cilindro osteocondral adequando à profundidade do defeito, (**g**) implantação do enxerto, (**h**) conferência da posição do aloenxerto, (**i**) megaOAT implantado.
Fonte: Arquivo pessoal dos autores..

gen AG, Leverkusen, Alemanha). Nas técnicas de 3ª geração os condrócitos crescem em uma matriz tridimensional de ácido hialurônico como a Hyalograft-C®, Fidia, Itália.[85]

No dia do transplante procede-se ao desbridamento da lesão, com o objetivo de retirar toda cartilagem solta e criar um defeito com ombros para suportar a sutura do periósteo ou de uma membrana de colágeno,[85] e preservar a camada calcificada da cartilagem,[84,85,88] sendo muito importante que não se lesione o osso subcondral, pois o sangramento pode levar à formação de fibrocartilagem.[88]

Então sutura-se o periósteo ou mais modernamente uma membrana de colágeno tipos I e III, como o ChondroGide® (Geistlich, Wollhausen, Suíça), associado ou não à cola de fibrina e testa-se a estanqueidade do defeito com solução fisiológica injetada por uma área não suturada. Então injeta-se a cultura no caso do transplante de 1ª geração (Fig. 24-18), pois no caso dos transplantes de 2ª e 3ª gerações a matriz é implantada antes da sutura da membrana.[85,89,90]

Caso haja desvio de eixo ou a necessidade do transplante de menisco associado, estes são realizados neste tempo (Fig. 24-19).[85]

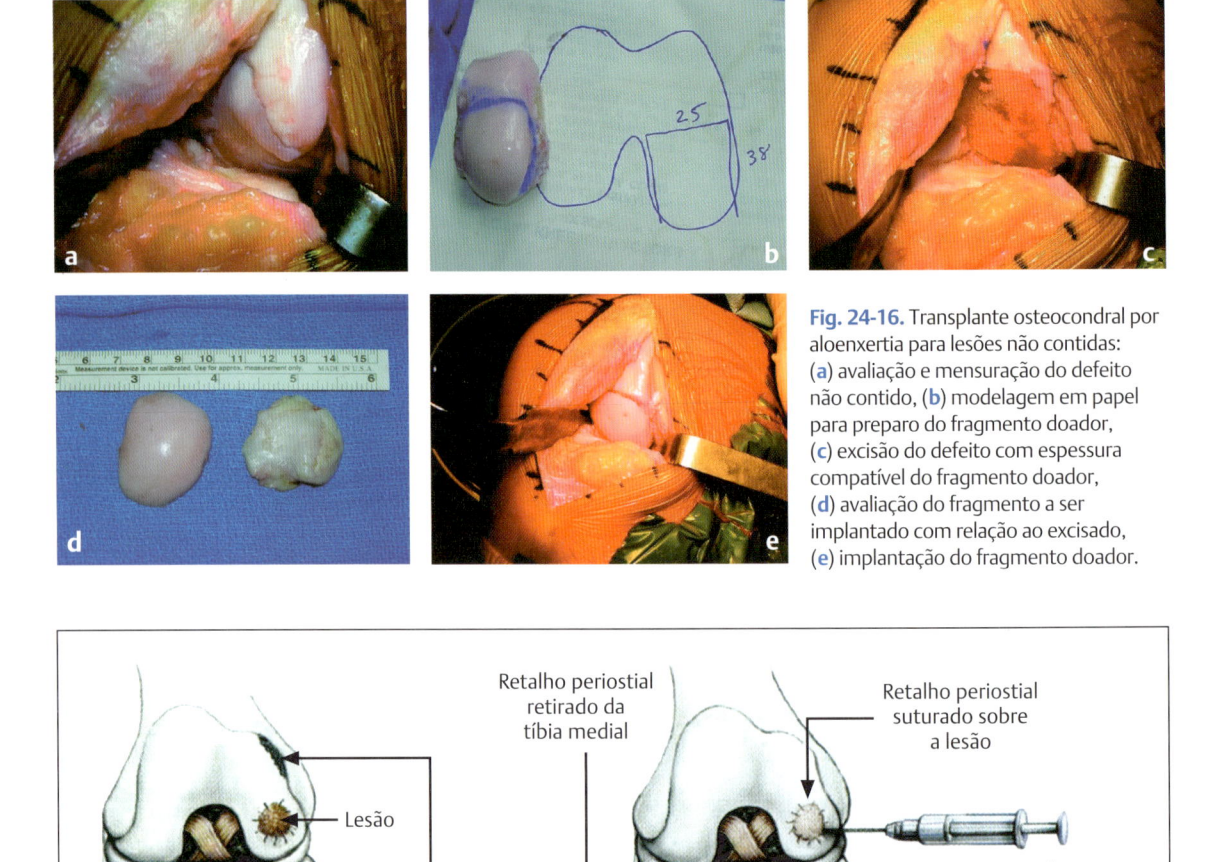

Fig. 24-16. Transplante osteocondral por aloenxertia para lesões não contidas: (a) avaliação e mensuração do defeito não contido, (b) modelagem em papel para preparo do fragmento doador, (c) excisão do defeito com espessura compatível do fragmento doador, (d) avaliação do fragmento a ser implantado com relação ao excisado, (e) implantação do fragmento doador.

Fig. 24-17. Diagrama do transplante autólogo de condrócitos do CFM do joelho direito.[83]

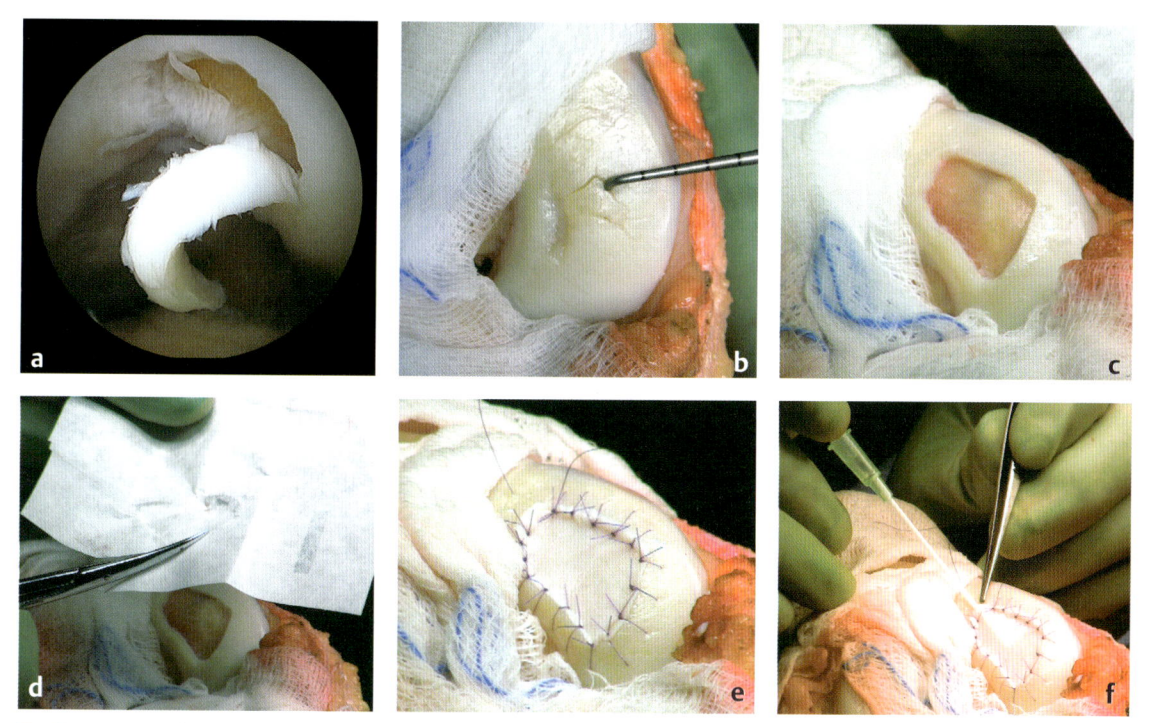

Fig. 24-18. Transplante autólogo de condrócitos de 1ª geração. (**a**) Biópsia artroscópica da cartilagem, quando se retiram 3 fragmentos condrais para extração dos condrócitos – lesão do LCA e tratamento de lesões meniscais é realizado neste estágio; (**b**) avaliação pré-desbridamento da lesão condral; (**c**) lesão condral desbridada, retirada de toda cartilagem solta e confecção de defeito com ombros estáveis; (**d**) uso de papel para confecção de molde da lesão para dimensionamento da membrana; (**e**) membrana de colágeno suturada à lesão com ou sem cola de fibrina; (**f**) injeção da cultura de condrócitos na cavidade após teste de estanqueidade.[63]

Os resultados em longo prazo variam de acordo com a região submetida ao transplante, sendo que as lesões condilares femorais têm melhor resultado funcional.[84,85]

Casos complexos, com lesões associadas, como desvio de eixo, lesão ligamentar ou alterações degenerativas da articulação.[84,85,87]

Trabalhos mostram bons resultados em curto e longo prazos.[84,85,87,91]

Entretanto, trabalhos de longo acompanhamento e revisões sistemáticas não mostram diferença significativa de resultados funcionais, quando comparados à microfratura.[92–94]

Condrogênese Induzida por Matriz Autóloga

A microfratura ou nanofratura pode ter o coágulo formado estabilizado com a associação de periósteo[95] ou membranas de colágeno para ajudar a estabilizar o coágulo mesenquimal e estimular a diferenciação em tecido cartilaginoso.[96]

Estudos demonstram que a utilização da membrana de colágeno tipos I e III, associada à microfratura ou à nanofratura, pode levar à diferenciação das células mesenquimais originárias do osso subcondral em cartilagem hialina, procedimento este chamado de "autologous matrix-induced chondrogenesis" (AMIC), ou, em português, condrogênese induzida por matriz autóloga.[96,97]

A estimulação direta das células mesenquimais diminui a morbidade de um transplante autólogo de condrócitos por eliminar o procedimento de coleta de condrócitos e o tratamento laboratorial necessário à replicação *in vitro* destes.[97]

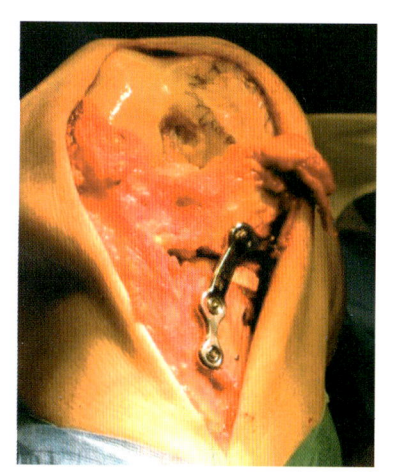

Fig. 24-19. Osteotomia tibial valgizante associada a transplante autólogo de condrócitos e uso de membrana de colágeno.[85]

As indicações da AMIC são lesões condrais ICRS 3 ou 4 ou osteocondrais (Outerbridge 4) traumáticas, com tamanho até 1,5 cm² sintomáticas.[97]

As contraindicações incluem doença inflamatória articular, instabilidade articular, lesão meniscal não tratada, desvio de eixo, rigidez articular (déficit de extensão >10°, flexão <100°), tumores e fratura associada.[97]

A técnica cirúrgica nas lesões condrais consiste no desbridamento da lesão com a excisão de todos os fragmentos condrais soltos, curetagem da lesão de modo a remover a camada calcificada da cartilagem e criar um defeito com ombros estáveis para fixação da membrana.[97,98]

O defeito é submetido a microfraturas, nanofratura ou ainda a microperfurações; e a membrana é fixada por sutura na cartilagem periférica com suturas absorvíveis ou não absorvíveis, com ou sem cola de fibrina.[97-99]

O uso da cola de fibrina *in vitro* estimula a diferenciação das células mesenquimais em condrócitos.[96]

Piontek T *et al.* descreveram a técnica artroscópica da AMIC, diminuindo a morbidade do procedimento, onde a membrana é colada ao defeito com cola de fibrina após a microfratura e com a articulação esvaziada de líquido; com estudos mostrando a eficácia da técnica (Fig. 24-20).[100-102]

As lesões osteocondrais devem ter seu leito preenchido com enxerto ósseo ou com substituto ósseo.[103]

Os resultados funcionais do AMIC são promissores.[100,104-109]

Estudos em curto prazo mostram bons resultados da AMIC na melhora dos sintomas e de escores funcionais.[104,105]

Dois estudos de revisão sistemática, um com 219 pacientes de 19 estudos, e outro com 245 pacientes em 12 trabalhos, reportaram bons resultados em curto prazo, mas também mostram a necessidade de estudos randomizados comparando a AMIC a outras técnicas de tratamento da cartilagem, como microfratura, transplante autólogo de condrócitos e transplante osteocondral autólogo e por aloenxerto.[106]

Há na literatura até o momento apenas um bom ensaio clínico randomizado comparando microfratura e AMIC demonstrando que a AMIC mantém resultados funcionais estáveis por 5 anos, enquanto os escores funcionais e de dor da microfratura sofrem uma piora, embora continuem melhores que os escores pré-lesão e com diferença significativa na comparação entre ambas as técnicas.[109]

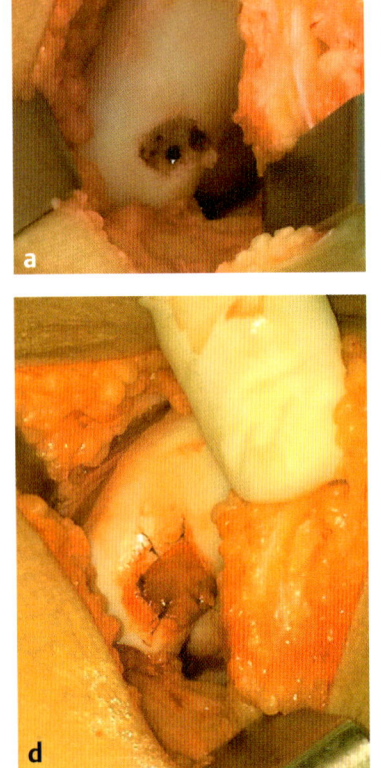

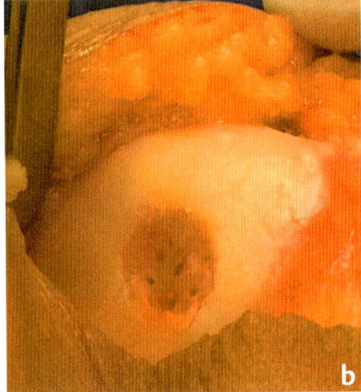

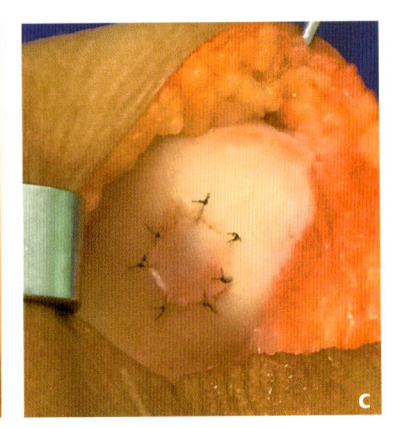

Fig. 24-20. Lesão condral do CFM (**a**), tratadas com nanofratura (**b**), e com membrana de colágeno (**c**), lesão com a membrana após soltura da isquemia e formação do hematoma (**d**). *Fonte:* Arquivo pessoal dos autores.

Quadro 24-1. Escolha do Tratamento de Acordo com o Tamanho da Lesão

Lesões < 4 cm²		Lesões > 4 cm²
Lesões < 2 cm²	Lesões de 2 a 4 cm²	
Microfratura	Microfratura	Transplante autólogo de condrócitos
Condrogênese induzida por matriz autóloga artroscópica	Condrogênese induzida por matriz autóloga	Condrogênese induzida por matriz autóloga
Transplante osteocondral autólogo	Transplante osteocondral autólogo	Transplante osteocondral de aloenxerto

Schagemann et al. avaliaram retrospectivamente 2 grupos de pacientes, um tratado com AMIC por mini-incisão, e outro por tratamento artroscópico, e os resultados funcionais de 2 anos de acompanhamento não mostram diferenças estatísticas entre ambos os grupos.[107]

Guia de Tratamento de Lesões Condrais ou Osteocondrais (Quadro 24-1)

1. Avaliação da necessidade do tratamento da lesão: análise dos sintomas (dor à carga e às atividades físicas) e do exame físico (sinais de lesão meniscal e/ou instabilidade e/ou desvio de eixo associado e sinovite/derrame articular de repetição).
2. Análise radiográfica: radiografias em AP ortostático, Perfil, axiais de patela e incidências em flexão com carga (Rosenberg), ressonância magnética com protocolos para avaliação da cartilagem.
3. Artroscopia para avaliação do real tamanho da lesão e da localização das lesões.

Em uma revisão sistemática da literatura, Oussedik S, Tsitskaris K e Parker D mostram que a microfratura é uma opção efetiva de tratamento com bons resultados em longo prazo em lesões < 2 cm², o transplante autólogo de condrócitos e a AMIC são tratamentos eficazes para lesões maiores que 4 cm², melhorando os sintomas e a função em curto, médio e longo prazos.[110]

Schrock JB et al. mostram em sua revisão sistemática que quando se compara o custo-benefício entre a microfratura, o transplante osteocondral autólogo e o transplante autólogo de condrócitos de 1ª e 2ª gerações, todos têm resultados funcionais parecidos em curto prazo, embora o transplante autólogo de condrócitos de 2ª geração tem escores significativamente maiores que os outros métodos, enquanto a microfratura tem melhor custo-benefício; este resultado é corroborado por Aae TF et al. em uma revisão sistemática de estudos níveis 1 e 2.[86,111]

TRATAMENTO DAS LESÕES MENISCAIS ASSOCIADAS

O sucesso do tratamento das lesões condrais e osteocondrais é diminuir o estresse biomecânico sobre as áreas lesionadas, por isso o reestabelecimento da função do menisco é fundamental.[2,3,112]

Os pacientes com perda da substância meniscal devem ser avaliados para transplante meniscal, para restaurar a descarga do peso sobre a cartilagem.[63,113]

Harris et al. em uma série de casos mostram que o tratamento da lesão condral e a correção concomitante da deficiência meniscal lateral e/ou desvio de eixo em valgo estão associados à melhora dos resultados funcionais em 2 anos.[114]

Lee B et al. em uma coorte prospectiva mostram que os pacientes com lesão condral ou osteocondral unipolares ou bipolares com deficiência meniscal tratadas com transplante meniscal tiveram menor índice de evolução das lesões condrais associadas.[115]

REFERÊNCIAS BIBLIOGRÁFICAS

1. Hirschmann MT, Müller W. Complex function of the knee joint: the current understanding of the knee. *Knee Surg Sports Traumatol Arthrosc* 2015;23:2780-8.
2. Rath E, Richmond J. The menisci: basic science and advances in treatment. *Br J Sports Med* 2000;34:252-7.
3. Fox AJS, Wanivenhaus F, Burge AJ et al. The human meniscus: A review of anatomy, function, injury, and advances in treatment: The Meniscus: Anatomy, Function, Injury and Treatment. *Clin Anat* 2015;28:269-87.
4. Mainil-Varlet P et al. Histological assessment of cartilage repair: a report by the histology endpoint committee of the international cartilage repair society (ICRS). *J Bone Jt Surg Am Vol* 2003;85:45-57.
5. Carballo CB, Nakagawa Y, Sekiya I, Rodeo SA. Basic Science of Articular Cartilage. *Clin Sports Med* 2017;36:413-25.
6. Outerbridge RE. The etiology of chondromalacia patellae. *J Bone Joint Surg Br* 1961;43-B:752-7.
7. Brittberg M, Winalski CS. Evaluation of cartilage injuries and repair. *J Bone Jt Surg Am Vol* 2003;85:58-69.
8. Curl WW et al. Cartilage injuries: a review of 31,516 knee arthroscopies. *Arthroscopy* 1997;13:456-60.
9. Widuchowski W, Widuchowski J, Trzaska T. Articular cartilage defects: Study of 25,124 knee arthroscopies. *The Knee* 2007;14:177-82.
10. Lewandrowski KU, Müller J, Schollmeier G. Concomitant Meniscal and Articular Cartilage

Lesions in the Femorotibial Joint. *Am J Sports Med* 1997;25:486-94.
11. Arøen A et al. Articular cartilage lesions in 993 consecutive knee arthroscopies. *Am J Sports Med* 2004;32:211-5.
12. Hjelle K, Solheim E, Strand T et al. Articular cartilage defects in 1,000 knee arthroscopies. *Arthrosc J Arthrosc Relat Surg* 2002;18:730-4.
13. Unay K et al. The relationship between intra-articular meniscal, chondral, and ACL lesions: finding from 1,774 knee arthroscopy patients and evaluation by gender. *Eur J Orthop Surg Traumatol* 2014;24:1255-62.
14. Tandogan RN et al. Analysis of meniscal and chondral lesions accompanying anterior cruciate ligament tears: relationship with age, time from injury, and level of sport. *Knee Surg Sports Traumatol Arthrosc* 2004;12:262-70.
15. Jones S, Caplan N, St Clair Gibson A et al. Interactions between severity and location of chondral lesions and meniscal tears found at arthroscopy. *Knee Surg Sports Traumatol Arthrosc* 2011;19:1699-703.
16. Flanigan DC, Harris JD, Trinh TQ et al. Prevalence of chondral defects in athletes' knees: A systematic review. *Med Sci Sports Exerc* 2010;42:1795-801.
17. Brambilla L et al. Prevalence of associated lesions in anterior cruciate ligament reconstruction: Correlation with surgical timing and with patient age, sex, and body mass index. *Am J Sports Med* 2015;43:2966-73.
18. Solheim E et al. Symptoms and function in patients with articular cartilage lesions in 1,000 knee arthroscopies. *Knee Surg Sports Traumatol Arthrosc* 2016;24:1610-6.
19. Shelbourne KD, Jari S, Gray T. Outcome of untreated traumatic articular cartilage defects of the knee: a natural history study. *J Bone Joint Surg Am* 2003;85-A(Suppl 2): 8-16.
20. de Campos GC, Nery W, Teixeira PEP et al. Association Between Meniscal and Chondral Lesions and Timing of Anterior Cruciate Ligament Reconstruction. *Orthop J Sports Med* 2016;4.
21. Messner K, Maletius W. The long-term prognosis for severe damage to weight-bearing cartilage in the knee: A 14-year clinical and radiographic follow-up in 28 young athletes. *Acta Orthop Scand* 1996; 67: 165–68.
22. Granan LP, Bahr R, Lie SA, Engebretsen L. Timing of Anterior Cruciate Ligament Reconstructive Surgery and Risk of Cartilage Lesions and Meniscal Tears: A Cohort Study Based on the Norwegian National Knee Ligament Registry. *Am J Sports Med* 2009;37:955-61.
23. Munk B et al. Clinical magnetic resonance imaging and arthroscopic findings in knees: a comparative prospective study of meniscus anterior cruciate ligament and cartilage lesions. *Arthroscopy* 1998;14:171-5.
24. Mall NA, Harris JD, Cole BJ. Clinical Evaluation and Preoperative Planning of Articular Cartilage Lesions of the Knee. *J Am Acad Orthop Surg* 2015;23:633-40.
25. Chang CB, Seong SC, Kim TK. Evaluations of radiographic joint space – do they adequately predict cartilage conditions in the patellofemoral joint of the patients undergoing total knee arthroplasty for advanced knee osteoarthritis? *Osteoarthritis Cartilage* 2008;16:1160-6.
26. Gomoll AH, Yoshioka H, Watanabe A et al. Preoperative measurement of cartilage defects by mri underestimates lesion size. *Cartilage* 2011;2:389-93.
27. Casula V et al. Association between quantitative MRI and ICRS arthroscopic grading of articular cartilage. *Knee Surg Sports Traumatol Arthrosc* 2016;24:2046-54.
28. Dwyer T et al. Reliability and validity of the arthroscopic international cartilage repair society classification system: Correlation with histological assessment of depth. *Arthroscopy* 2017;33:1219-24.
29. Maletius W, Messner K. Chondral damage and age depress the long-term prognosis after partial menisectomy: A 12-to 15-year follow-up study. *Knee Surg Sports Traumatol Arthrosc* 1996;3:211-4.
30. Maletius W, Messner K. The effect of partial meniscectomy on the long-term prognosis of knees with localized, severe chondral damage: A twelve- to fifteen-year follow-up. *Am J Sports Med* 1996;24:258-62.
31. Pujol N, Barbier O, Boisrenoult P, Beaufils P. Amount of meniscal resection after failed meniscal repair. *Am J Sports Med* 2011;39:1648-53.
32. Majewski M, Stoll R, Widmer H et al. Midterm and long-term results after arthroscopic suture repair of isolated, longitudinal, vertical meniscal tears in stable knees. *Am J Sports Med* 2006;34:1072-6.
33. Bisson LJ et al. How does the presence of unstable chondral lesions affect patient outcomes after partial meniscectomy? The champ randomized controlled trial. *Am J Sports Med* 2017;036354651774421.
34. Tew S et al. Differences in repair responses between immature and mature cartilage. *Clin Orthop* 2001;S142-152.
35. Minas T. A primer in cartilage repair. *Bone Jt J* 2012; 94:141–46.
36. Dzioba RB. The classification and treatment of acute articular cartilage lesions. *Arthroscopy* 1988;4:72-80.
37. Van Osch GJVM et al. Cartilage repair: past and future – lessons for regenerative medicine. *J Cell Mol Med* 2009;13:792-810.
38. Alford JW, Cole BJ. Cartilage restoration, part 1: basic science, historical perspective, patient evaluation, and treatment options. *Am J Sports Med* 2005;33: 295-306.
39. Nakagawa Y et al. Cartilage derived from bone marrow mesenchymal stem cells expresses lubricin in vitro and in vivo. *PLoS ONE* 2016;11.
40. Blevins FT, Steadman JR, Rodrigo JJ, Silliman J. Treatment of articular cartilage defects in athletes: an analysis of functional outcome and lesion appearance. *Orthopedics* 1998;21:761-7.
41. Steadman JR, Rodkey WG, Rodrigo JJ. mMcrofracture: Surgical technique and rehabilitation to treat chondral defects. *Clin Orthop* 2001;391:S362-S369.

42. Steadman JR et al. The microfracture technique in the treatment of full-thickness chondral lesions of the knee in National Football League players. *J Knee Surg* 2003;16: 83-6.
43. Steadman JR et al. Outcomes of microfracture for traumatic chondral defects of the knee: Average 11-year follow-up. *Arthroscopy* 2003;19:477-84.
44. Steadman JR, Rodkey WG, Briggs KK. Microfracture. *Cartilage* 2010;1:78-86.
45. Mithoefer K et al. The Microfracture technique for the treatment of articular cartilage lesions in the knee: A prospective cohort study. *J Bone Jt Surg* 2005;87:1911-20.
46. Honig K, Vidal A, McCarty E. Microfracture. *Tech Knee Surg* 2009;8:7-13.
47. Mithoefer K, III RJW, Warren RF et al. Chondral resurfacing of articular cartilage. defects in the knee with the microfracture technique. Surgical techinique *J Bone Joint Surg Am* 2006;88:12.
48. Frisbie DD et al. Arthroscopic subchondral bone plate microfracture technique augments healing of large chondral defects in the radial carpal bone and medial femoral condyle of horses. *Vet Surg* 1999;VS28:242-55.
49. Zedde P et al. Subchondral bone remodeling: comparing nanofracture with microfracture. An ovine in vivo study. *Joints* 2016;4:87-93.
50. Orth P, Duffner J, Zurakowski D et al. Small-diameter awls improve articular cartilage repair after microfracture treatment in a translational animal model. *Am J Sports Med* 2016;44:209-19.
51. Zedde P et al. Second generation needling techniques for the treatment of chondral defects in animal model. *Joints* 2017;5:27-33.
52. Yamashita F, Sakakida K, Suzu F et al. The transplantation of an autogeneic osteochondral fragment for osteochondritis dissecans of the knee. *Clin Orthop Relat Res* 1985 Dec;(201):43-50.
53. Hangody L, Kish G, Kárpáti Z et al. Arthroscopic autogenous osteochondral mosaicplasty for the treatment of femoral condylar articular defects. *Knee Surg Sports Traumatol Arthrosc* 1997;5:262-7.
54. Hangody L, FüLes P. Autologous osteochondral mosaicplasty for the treatment of full-thickness defects of weight-bearing joints: ten years of experimental and clinical experience. *J Bone Jt Surg Am* 2003;85:25-32.
55. Hangody L et al. Autologous osteochondral grafting—Technique and long-term results. *Injury* 2008;39:32-9.
56. Hangody L et al. Autologous osteochondral mosaicplasty. *J Bone Jt Surg Am* 2004; 86-A:65-72.
57. Single Use OATS® (Osteochondral Autograft Transfer System). T 6
58. Hangody L, Feczkó P, Bartha L et al. Mosaicplasty for the treatment of articular defects of the knee and ankle. *Clin Orthop* 2001;391:S328-S336.
59. Kordás G, Szabó JS, Hangody L. Primary stability of osteochondral grafts used in mosaicplasty. *Arthroscopy* 2006;22:414-21.
60. Pánics G et al. Osteochondral autograft and mosaicplasty in the football (soccer) athlete. *Cartilage* 2012;3:25S-30S.
61. Krych AJ, Harnly HW, Rodeo SA, Williams RJ. Activity levels are higher after osteochondral autograft transfer mosaicplasty than after microfracture for articular cartilage defects of the knee: a retrospective comparative study. *J Bone Joint Surg Am* 2012:94:971-8.
62. Ulstein S et al. Microfracture technique versus osteochondral autologous transplantation mosaicplasty in patients with articular chondral lesions of the knee: a prospective randomized trial with long-term follow-up. *Knee Surg Sports Traumatol Arthrosc* 2014;22:1207-15.
63. Gomoll AH, Farr J, Gillogly SD et al. Surgical management of articular cartilage defects of the knee. *J Bone Joint Surg Am* 2010;92:2470-90.
64. Pearsall AW, Tucker JA, Hester RB, Heitman RJ. Chondrocyte viability in refrigerated osteochondral allografts used for transplantation within the knee. *Am J Sports Med* 2004;32:125-31.
65. LaPrade RF, Botker J, Herzog M, Agel J. Refrigerated osteoarticular allografts to treat articular cartilage defects of the femoral condyles: a prospective outcomes study. *J Bone Joint Surg Am* 2009;91:805-11.
66. Williams SK, amiel D, ball ST et al. Prolonged storage effects on the articular cartilage of fresh human osteochondral allografts. *J Bone Joint Surg Am* 2003;85-A: 2111-20.
67. Mroz TE, Joyce MJ, Steinmetz MP et al. Musculoskeletal allograft risks and recalls in the united states. *J Am Acad Orthop Surg* 2008;16:559-65.
68. Hangody LR et al. Osteochondral allograft transplantation from a living donor. *Arthroscopy* 2012;28:1180-3.
69. Garrett JC. Fresh osteochondral allografts for treatment of articular defects in osteochondritis dissecans of the lateral femoral condyle in adults. *Clin Orthop Relat Res* 1994 Jun;(303):33-7.
70. Giorgini A et al. Fresh osteochondral allograft is a suitable alternative for wide cartilage defect in the knee. *Injury* 2013;44:S16-S20.
71. Ghazavi MT et al. Fresh osteochondral allografts for post-traumatic osteochondral defects of the knee. *J Bone Joint Surg* 1997;79:6.
72. Convery FR, Meyers MH, Akeson WH. Fresh osteochondral allografting of the femoral condyle. *Clin Orthop* 1991;139-45.
73. Karataglis D, Learmonth DJ. Management of big osteochondral defects of the knee using osteochondral allografts with the MEGA-OATS technique. *Knee* 2005; 2:389-93.
74. Highgenboten CL, Jackson A, Aschliman M, Meske NB. The estimation of femoral condyle size: an important component in osteochondral allografts. *Clin Orthop Relat Res* 1989 Sep;(246):225-33.
75. Wang D et al. Condyle-specific matching does not improve midterm clinical outcomes of osteochondral allograft transplantation in the knee. *J Bone Joint Surg* 2017;99:1614-20.
76. Bernstein DT et al. Osteochondral allograft donor-host matching by the femoral condyle radius of curvature. *Am J Sports Med* 2017;45:403-9.
77. Cook JL et al. A novel system improves preservation of osteochondral allografts. *Clin Orthop* 2014;472:3404-14.

78. Stoker AM et al. Validation of the missouri osteochondral allograft preservation system for the maintenance of osteochondral allograft quality during prolonged storage. *Am J Sports Med* 2018;46:58-65.
79. Chu CR, Convery ER, Akeson WH et al. Articular cartilage transplantation. *Clin Orthop* 1999;10.
80. McCulloch PC, Kang RW, Sobhy MH et al. Prospective evaluation of prolonged fresh osteochondral allograft transplantation of the femoral condyle: minimum 2-year follow-up. *Am J Sports Med* 2007;35:411-20.
81. Shaha JS et al. Return to an athletic lifestyle after osteochondral allograft transplantation of the knee. *Am J Sports Med* 2013;41:2083-89.
82. Familiari F et al. Clinical outcomes and failure rates of osteochondral allograft transplantation in the knee: a systematic review. *Am J Sports Med* 2017;363546517732531.
83. Brittberg M et al. Treatment of deep cartilage defects in the knee with autologous chondrocyte transplantation. *N Engl J Med* 1994; 331:889-95.
84. Peterson L, Brittberg M, Kiviranta I et al. Autologous chondrocyte transplantation: biomechanics and long-term durability. *Am J Sports Med* 2002;30:2-12.
85. Brittberg M. Autologous chondrocyte implantation—Technique and long-term follow-up. *Injury* 2008;39:40-49.
86. Schrock JB, Kraeutler MJ, Houck DA et al. A cost-effectiveness analysis of surgical treatment modalities for chondral lesions of the knee: microfracture, osteochondral autograft transplantation, and autologous chondrocyte implantation. *Orthop J Sports Med* 2017;5.
87. Peterson L, Vasiliadis HS, Brittberg M, Lindahl A. Autologous chondrocyte implantation: a long-term follow-up. *Am J Sports Med* 2010;38:1117-24.
88. Drobnič M, Radosavljevič D, Cör A et al. Debridement of cartilage lesions before autologous chondrocyte implantation by open or transarthroscopic techniques: A comparative study using post-mortem materials. *J Bone Joint Surg Br* 2010;92-B:602-8.
89. Gille J, Ehlers EM, Okroi M et al. Apoptotic chondrocyte death in cell-matrix composites used in autologous chondrocyte transplantation. *Ann Anat Anat Anz* 2002;184:325-32.
90. Behrens P, Bitter T, Kurz B, Russlies M. Matrix-associated autologous chondrocyte transplantation/implantation (MACT/MACI)—5-year follow-up. *Knee* 2006;13:194-202.
91. Welch T, Mandelbaum B, Tom M. Autologous chondrocyte implantation: past, present, and future. *Sports Med Arthrosc Rev* 2016;24:7.
92. Knutsen G et al. A randomized multicenter trial comparing autologous chondrocyte implantation with microfracture: long-term follow-up at 14 to 15 years. *J Bone Joint Surg* 2016;98:1332-9.
93. Negrin LL, Vécsei V. Do meta-analyses reveal time-dependent differences between the clinical outcomes achieved by microfracture and autologous chondrocyte implantation in the treatment of cartilage defects of the knee? *J Orthop Sci* 2013; 18:940-8.
94. Kraeutler MJ, Belk JW, Purcell JM, McCarty EC. Microfracture versus autologous chondrocyte implantation for articular cartilage lesions in the knee: a systematic review of 5-year outcomes. *Am J Sports Med* 2018;46:995-9.
95. Lorentzon R, Alfredson H, Hildingsson C. Treatment of deep cartilage defects of the patella with periosteal transplantation. *Knee Surg Sports Traumatol Arthrosc* 1998;6: 202-8.
96. Gille J et al. Migration pattern, morphology and viability of cells suspended in or sealed with fibrin glue: A histomorphologic study. *Tissue Cell* 2005;37:339-48.
97. Benthien JP, Behrens P. Autologous matrix-induced chondrogenesis (AMIC). *Cartilage* 2010;1:65-8.
98. Benthien JP, Behrens P. The treatment of chondral and osteochondral defects of the knee with autologous matrix-induced chondrogenesis (AMIC): method description and recent developments. *Knee Surg Sports Traumatol Arthrosc* 2011;19:1316-9.
99. Benthien JP, Behrens P. Nanofractured autologous matrix induced chondrogenesis (NAMIC©) — Further development of collagen membrane aided chondrogenesis combined with subchondral needling. *Knee* 2015;22:411-5.
100. Usuelli FG, D'Ambrosi R, Maccario C et al. All-arthroscopic AMIC® (AT-AMIC®) technique with autologous bone graft for talar osteochondral defects: clinical and radiological results. *Knee Surg Sports Traumatol Arthrosc* 2018;26:875-81.
101. Piontek T, Ciemniewska-Gorzela K, Szulc A et al. All-arthroscopic AMIC procedure for repair of cartilage defects of the knee. *Knee Surg Sports Traumatol Arthrosc* 2012; 20:922-5.
102. Sadlik B, Puszkarz M, Kosmalska L, Wiewiorski M. all-arthroscopic autologous matrix-induced chondrogenesis-aided repair of a patellar cartilage defect using dry arthroscopy and a retraction system. *J Knee Surg* 2017;30:925-9.
103. de Girolamo L et al. Modified autologous matrix-induced chondrogenesis (AMIC) for the treatment of a large osteochondral defect in a varus knee: a case report. *Knee Surg Sports Traumatol Arthrosc* 2012;20:2287-90.
104. Gille J et al. Mid-term results of Autologous Matrix-Induced Chondrogenesis for treatment of focal cartilage defects in the knee. *Knee Surg Sports Traumatol Arthrosc* 2010;18:1456-64.
105. Gille J et al. Outcome of Autologous Matrix Induced Chondrogenesis (AMIC) in cartilage knee surgery: data of the AMIC Registry. *Arch Orthop Trauma Surg* 2013;133:87-93.
106. Gao L, Orth P, Cucchiarini M, Madry H. Autologous matrix-induced chondrogenesis: a systematic review of the clinical evidence. *Am J Sports Med* 2017;036354651774057.
107. Schagemann J et al. Mid-term outcome of arthroscopic AMIC for the treatment of articular cartilage defects in the knee joint is equivalent to mini-open procedures. *Arch Orthop Trauma Surg* 2018;138:819-25.
108. Anders S, Volz M, Frick H, Gellissen J. A randomized, controlled trial comparing autologous matrix-induced chondrogenesis (AMIC®) to

microfracture: analysis of 1- and 2-year follow-up data of 2 centers. *Open Orthop J* 2013;7:133-43.
109. Volz M, Schaumburger J, Frick H *et al.* A randomized controlled trial demonstrating sustained benefit of Autologous Matrix-Induced Chondrogenesis over microfracture at five years. *Int Orthop* 2017;41:797-804.
110. Oussedik S, Tsitskaris K, Parker D. Treatment of articular cartilage lesions of the knee by microfracture or autologous chondrocyte implantation: a systematic review. *Arthroscopy* 2015;31:732-44.
111. Aae TF, Randsborg PH, Lurås H *et al.* Microfracture is more cost-effective than autologous chondrocyte implantation: a review of level 1 and level 2 studies with 5 year follow-up. *Knee Surg Sports Traumatol Arthrosc* 2018;26:1044-52.
112. Flandry F, Hommel G. Normal Anatomy and Biomechanics of the Knee. *Sports Med Arthrosc Rev* 2011;19:82-92.
113. Hutchinson ID, Moran CJ, Potter HG *et al.* Restoration of the meniscus: form and function. *Am J Sports Med* 2014;42:987-98.
114. Harris JD *et al.* Cartilage repair with or without meniscal transplantation and osteotomy for lateral compartment chondral defects of the knee. *Orthop J Sports Med* 2014;2.
115. Lee BS, Bin SI, Kim JM *et al.* Survivorship after meniscal allograft transplantation according to articular cartilage status. *Am J Sports Med* 2017;45:1095-101.

25 ABORDAGEM E CUIDADO COM O MENISCO NAS FRATURAS DO PLANALTO TIBIAL

João Antonio Matheus Guimarães

INTRODUÇÃO

O joelho é uma articulação complexa que funcionalmente depende das estruturas osteocartilaginosas e das partes moles. Os ligamentos associados à musculatura são os principais estabilizadores da articulação, enquanto os meniscos amortecem o impacto entre o fêmur e a tíbia, realizando uma transmissão de carga entre os dois ossos, aumentando a área de suporte de carga e, dessa maneira, diminuindo o estresse sobre o osso subcondral. Além disso, os meniscos auxiliam na estabilidade passiva e facilitam a nutrição da cartilagem pela lubrificação pelo líquido sinovial.[1,2] Fukuda et al.[3] confirmaram essa importância pelo estudo que mostrou um aumento significativo no estresse no osso subcondral após meniscectomia. A função de suporte de carga e absorção de impacto tornam os meniscos suscetíveis a lesões durante um evento traumático de maior intensidade.

A fratura do planalto tibial é uma lesão complexa, geralmente decorrente de um trauma de alta energia que determina também lesões de partes moles. Por ser mais alto e convexo, o platô tibial lateral é a região mais frequentemente acometida. Outros fatores que contribuem para o maior comprometimento da região lateral são o alinhamento normal do membro inferior em valgo e o menor suporte da cortical óssea do lado lateral da tíbia proximal.[4,5] Dependendo da intensidade do trauma, lesões associadas de partes moles podem ocorrer. Essas lesões podem incluir ruptura do ligamento colateral medial ou lateral, lesão do nervo fibular, ruptura do ligamento cruzado anterior, lesão meniscal e até mesmo lesão da artéria poplítea.[6]

O tratamento cirúrgico da fratura do planalto tibial por trauma de alta energia pode apresentar resultados clínicos não muito satisfatórios.[7,8] Dor residual, limitação do movimento articular e instabilidade ligamentar estão entre as complicações desta lesão. Os resultados pobres são decorrentes do alinhamento inadequado, da redução articular insuficiente e da falta de diagnóstico das lesões de partes moles circundantes associadas a esta fratura articular.[9,10] Para se obter sucesso no tratamento cirúrgico da fratura do planalto tibial por alta energia é necessário não só conseguir uma redução perfeita da fratura, mas também a estabilização que propicie uma mobilidade precoce associada a um diagnóstico pré-operatório preciso quanto às lesões associadas dos ligamentos e meniscos. Nem sempre isto é fácil, pois o exame clínico das estruturas de partes moles do joelho fica muito dificultado pela dor, o edema e a instabilidade óssea.

INCIDÊNCIA

A associação de lesão meniscal e fratura do planalto tibial no paciente adulto ocorre entre 40-90% de todas as fraturas do planalto tibial, de acordo com diversas séries publicadas na literatura.[11-14] A maioria das séries de casos publicadas mostra que a lesão de partes moles mais frequente na fratura do planalto tibial é a lesão do menisco lateral, seguida da lesão do menisco medial e do ligamento colateral medial. Este achado decorre da maior incidência de fraturas envolvendo o platô lateral, como mencionado anteriormente.[15] O tipo de lesão mais frequente do menisco lateral é a avulsão meniscocapsular, com lesão do ligamento meniscotibial, mas também podem ocorrer a lesão radial, lesão intrassubstancial e a lesão em alça de balde. Existe também uma forte correlação desta associação à idade do paciente. As maiores séries de casos sugerem que a incidência de lesão do menisco associada à fratura do planalto ocorre principalmente em pacientes jovens, abaixo dos 48 anos, e do sexo masculino.[12] Abdel-Hamid et al.[14] reportaram que, em 98 pacientes, submetidos à artroscopia para o tratamento de fratura do planalto tibial, existia a lesão do menisco em 57% (56 pacientes). Stannard et al.,[13] revisando 103 pacientes com fratura de planalto tibial por alta energia, por meio de ressonância magnética (RM), acharam 49% de incidência de lesão meniscal em fraturas do tipo 41B e 41C pela classificação AO/OTA. Esta alta incidência relatada define a real necessidade de uma avaliação criteriosa tanto no diagnóstico pré-operatório, quanto no inventário intra-articular durante o procedimento cirúrgico de estabilização da fratura. Sabendo a importância da função do menisco, é fundamental o diagnóstico de uma possível lesão e a preservação do mesmo, sempre que possível, para postergar o risco de degeneração pós-traumática da articulação. Na criança, a lesão do menisco deve ser suspeitada na vigência de uma fratura da eminência tibial. Shea et al.[16] encontraram em 20 pacientes fratura da eminência tibial, todos esqueleticamente imaturos, oito lesões meniscais (40%), com equilíbrio de distribuição entre medial e lateral. Nesse sentido os autores chamam a atenção para o emprego da RM para o diagnóstico das lesões de partes moles associadas a esta fratura na criança.

DIAGNÓSTICO

Vários estudos têm mostrado a relação entre a depressão articular radiográfica e a lesão do menisco lateral. Durakbasa et al.[17] relatam que uma depressão de 14 mm ou um alargamento de 10 mm está associado a aumento na incidência de lesão do menisco lateral. Forman et al.[12] revelam que o preditor mais significativo para a presença da lesão do menisco em associação à fratura do planalto tibial é a quantidade de depressão articular, sendo que cada milímetro de depressão do planalto determina um aumento de 36,2% de probabilidade de ocorrer uma lesão meniscal. Tang et al.[18] compararam as imagens da tomografia computadorizada (TC) pré-operatórias com os achados da artroscopia, em 132 pacientes com fratura de planalto tibial que foram submetidos à redução da fratura assistida por visão artroscópica. Seus achados sugerem que depressões do planalto tibial lateral maior que 11 mm foram significativamente associadas ao aumento do risco de lesão do menisco lateral (p = 0,001). No entanto, não houve relação significativa do alargamento do planalto tibial com a lesão do menisco lateral.

Outros investigadores reportam que a RM proporciona uma avaliação mais apurada do que a TC, tanto com relação à identificação de lesões das partes moles, quanto para a análise da cartilagem e do osso subcondral.[19,20] Apesar de a RM produzir imagens iguais ou superiores a TC, existem limitações à sua utilização de rotina por causa dos custos do exame, do acesso em alguns centros médicos no país, e, em alguns casos, o diagnóstico da lesão meniscal pode ser dificultado pela presença de edema das partes moles e de hemartrose, comumente presentes na fase aguda de uma fratura do planalto tibial. Gardner et al.[21] utilizaram os exames de radiografia convencional em anteroposterior do joelho e a RM, realizados no pré-operatório, para determinar se o alargamento e a depressão da superfície articular presente nas fraturas do planalto tibial tipo II de Schatzker eram fatores preditivos de lesões das partes moles do joelho. Os resultados demonstraram que, quando existe uma depressão articular maior que 6 mm e um alargamento maior que 5 mm, a lesão do menisco lateral estava presente em 83% dos casos (20/24), sugerindo que quanto maior for o desvio, maior o risco de lesão meniscal (Fig. 25-1).

Stannard et al.[13] mostraram que existe uma incidência significativamente maior de lesão ligamentar em pacientes com fratura de planalto tibial por traumas de alta energia. Padrões de fratura decorrentes deste tipo de trauma (AO/OTA tipo 41C ou Schatzker tipo IV, V, VI) claramente têm uma incidência significativamente maior de lesão ligamentar, e estes pacientes devem ser cuidadosamente avaliados para descartar uma possível luxação do joelho reduzida espontaneamente. Neste sentido, acreditam que a RM deve ser considerada para a correta identificação de lesões associadas dos tecidos moles.

Ringus et al.[22] procuraram determinar o grau para o qual as imagens de TC definissem a presença de uma lesão do menisco lateral. Vinte e oito (32,9%) dos 85 pacientes incluídos na coorte foram encontrados com lesão do menisco no momento da cirurgia. Este estudo revelou que fraturas do platô tibial com depressão maior ou igual a 10 mm foram oito vezes mais propensos a ter uma lesão lateral

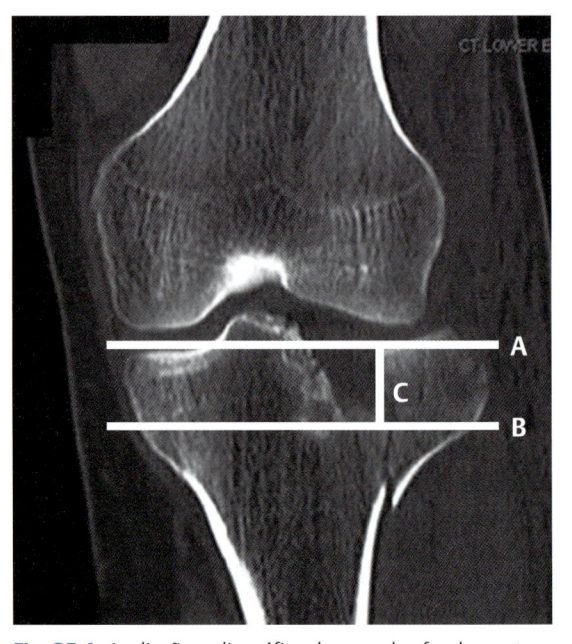

Fig. 25-1. Avaliação radiográfica do grau de afundamento da fratura do planalto lateral da tíbia. Imagem de tomografia computadorizada de uma fratura Schatzker tipo II em corte coronal, paciente com 48 anos, vítima de acidente com motocicleta, apresentava uma lesão do menisco lateral identificada e reparada no intraoperatório. Medidas: A, linha tangencial ao plano neutro da superfície articular; B, linha paralela à linha A tangencial ao ponto mais baixo da depressão articular; C, linha perpendicular indicando a quantidade de depressão articular.[12]

do menisco em comparação àqueles com menos de 10 mm de depressão. Estes estudos embasam a probabilidade da lesão de partes moles associadas à fratura do planalto tibial na ausência da RM. Outro aspecto importante é que a maioria das fraturas do planalto tibial que cursam com afundamento e desvio articular é tratada por redução aberta e osteossíntese. Neste sentido, no momento da cirurgia, a artrotomia que é utilizada de rotina para realizar a redução anatômica do componente articular da fratura propicia o inventário articular com identificação da possível lesão do menisco lateral, que pode ser tratada neste mesmo momento.

Outro fator relevante é a correlação entre o tipo de fratura do planalto tibial e a lesão meniscal associada. Stahl et al.,[11] em um total de 602 pacientes com fratura do planalto tibial, detectaram, na cirurgia aberta, 179 (30%) de lesão do menisco lateral. Nesta associação, utilizando a classificação de Schatzker, que encontrou 12% das fraturas que eram do tipo cisalhamento puro (tipo I), 45% cisalhamento e depressão articular (tipo II), 18% depressão articular (tipo III), 22% fratura bicondilar (tipo V) e 26% fratura bicondilar com extensão diafisária (tipo VI). Gardner et al.,[23] em uma análise de RM de 103 pacientes com fraturas do planalto tibial encontraram que a lesão do menisco lateral ocorreu em 94 pacientes (91%), sendo 76 (74%) rupturas intrassusbstanciais, e 85 (83%) avulsão meniscocapsular. Os 62 pacientes que apresentavam fratura do tipo Schatzker II, 50 (81%) sofreram lesão intrassubstancial do menisco lateral associado, e 51 (82%) apresentavam lesão do tipo avulsão menisco-capsular lateral (Fig. 25-2). Em 39 (37%) pacientes com fratura do tipo Schatzker II ocorreu lesão do menisco medial. Devemos estar atentos, pois a lesão do menisco medial nem sempre é diagnosticada agudamente nas fraturas do planalto tibial lateral. A lesão do menisco medial ocorreu em um total de 45 (44%) pacientes, sendo que o padrão de fratura Schatzker tipo IV foi o mais frequente com 67 (86%) pacientes, o que foi estatisticamente significativo ($p < 0,05$). Ruiz-Ibán et al.,[24] em um estudo com 51 fraturas do planalto tibial, encontraram 22 lesões meniscais associadas, sendo 19 do menisco lateral e três do menisco medial. As rupturas meniscais mediais só ocorreram em fraturas que acometeram o compartimento medial do joelho (duas fraturas tipo Schatzker 4 e uma fratura tipo Schatzker 5).

TRATAMENTO

O menisco desempenha um papel ainda mais importante quando da ocorrência de uma fratura do planalto tibial. Sua função primordial, além de proteger a cartilagem fraturada, ajuda a estabilizar a superfície articular após a redução e fixação óssea. Portanto, o menisco deve ser, sempre que possível, preservado no tratamento cirúrgico da fratura articular do joelho.[8] As indicações para o tratamento cirúrgico de uma fratura do planalto tibial baseiam-se na presença de 2 mm ou mais de afundamento articular ou alargamento da superfície articular. Os acessos cirúrgicos mais utilizados são o anterolateral e o posterolateral, que podem também ser utilizados em conjunto. O acesso anterolateral convencional para o tratamento de uma fratura do planalto lateral deve, obrigatoriamente, ser complementado por uma artrotomia para o inventário articular e para propiciar a perfeita reconstituição da superfície articular. Essa artrotomia deve levar em conta a integridade do menisco lateral, sendo assim, o acesso deve ser submeniscal,[25] com incisão do segmento da cápsula entre a inserção meniscal e a inserção no planalto tibial, desde o segmento anterior até a parte mais posterior, para que se consiga uma boa visualização articular. A incisão é realizada sobre os chamados ligamentos coronários, que são porções da cápsula que unem a periferia dos meniscos com a margem do planalto da tíbia. O menisco com sua inserção capsular é, então, elevado por suturas, revelando a superfície articular e permitindo direta inspeção da articulação (Fig. 25-3).

Neste ponto, é importante manter uma parte capsular inserida no planalto lateral para que, após a reconstrução intrarticular, o conjunto meniscocapsular seja reinserido de maneira segura. Uma opção que pode ser útil é usar uma placa que possibilite a ancoragem de suturas do conjunto meniscocapsular em orifício próprio para este fim (Fig. 25-4).[26]

Após a artrotomia submeniscal, o diagnóstico de uma possível lesão do menisco lateral deve ser realizado por visão direta. A lesão mais frequente é a desinserção periférica, que deve ser reparada após

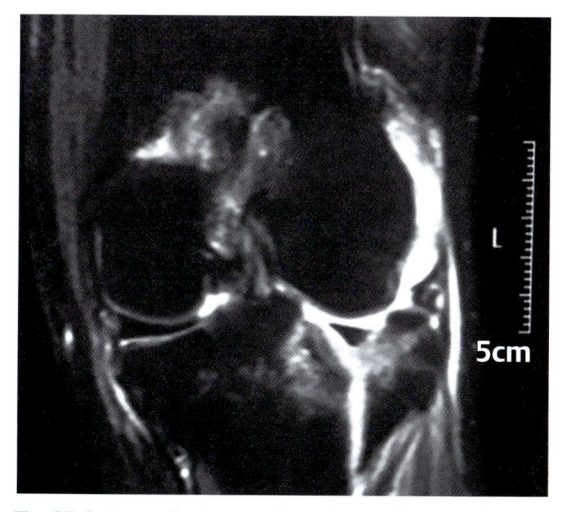

Fig. 25-2. Ressonância magnética de uma fratura Schatzker tipo II em corte coronal, evidenciando a lesão periférica do menisco lateral, com parte do menisco medializada no foco de fratura, presença de hemartrose importante e edema sugerindo uma lesão do ligamento colateral medial.[31]

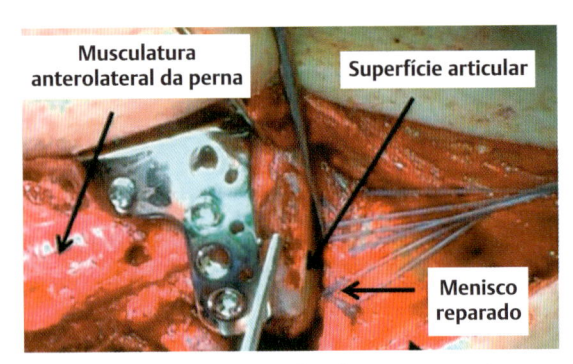

Fig. 25-3. Imagem intraoperatória de uma artrotomia submeniscal com exposição do planalto tibial lateral.[32]

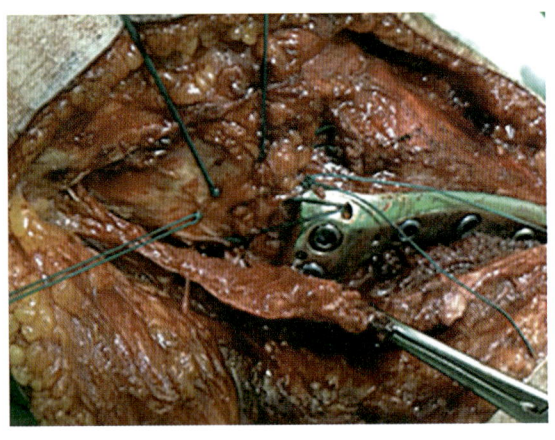

Fig. 25-4. Imagem intraoperatória da reinserção meniscal utilizando os orifícios da placa lateral para fratura do planalto tibial.[31]

a reconstrução da superfície articular. Utilizam-se suturas não absorvíveis que englobam a parte periférica do menisco e a cápsula articular, sendo ancoradas na inserção capsular do planalto ou na placa utilizada para a fixação óssea. Esse procedimento aumenta a estabilidade do reparo e leva o menisco à sua posição anatômica. Outros tipos de lesões meniscais laterais também podem ser reparados por esta artrotomia, conforme necessário. Em alguns casos em decorrência do tipo de lesão, uma meniscectomia parcial pode ser necessária, porém a meniscectomia total nunca deve ser realizada.[27]

Em 2015, Yoon *et al.*[28] descreveram uma técnica para aumentar a exposição do acesso anterolateral, em casos de lesões do planalto lateral mais posteriores. Por meio de uma osteotomia do epicôndilo femoral lateral, que juntamente com a origem do ligamento colateral lateral é rebatida distalmente, propiciando um acesso posterior ao menisco e a superfície articular (Fig. 25-5).

Após a identificação e reparo do menisco, o tratamento cirúrgico deve prosseguir com a restauração do alinhamento anatômico e da congruência articular. Os fragmentos ósseos impactados são elevados e restaurados à sua posição anatômica. A fratura é, então, estabilizada temporariamente com fios de Kirchner, e a redução é confirmada pela radioscopia. Defeitos ósseos metafisários são preenchidos preferencialmente com enxertia autóloga de ilíaco. Em situações especiais substitutos ósseos ou enxerto homólogo de banco de tecido pode ser utilizado para dar suporte à estabilização óssea. A osteossíntese definitiva é, então, realizada, normalmente com utilização de uma placa própria para fratura do planalto lateral, com os parafusos propiciando suporte subcondral. Um exame físico de rotina deve ser realizado após a fixação da fratura para avaliar se existe frouxidão ligamentar e se a estabilidade do joelho foi restaurada. A radioscopia confirma o resultado final da osteossíntese. Ao final

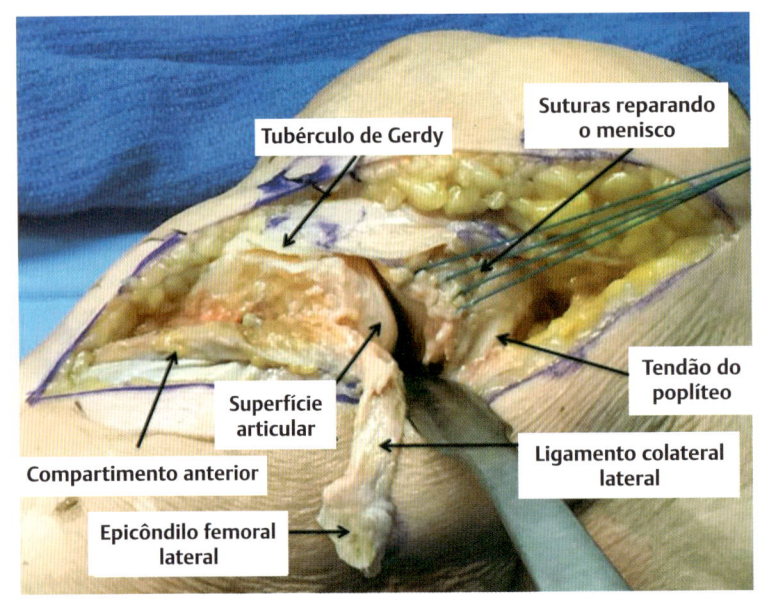

Fig. 25-5. Imagem do acesso alargado, com osteotomia do epicôndilo lateral do fêmur e rebatimento do ligamento colateral lateral, propiciando uma maior exposição da parte posterior do planalto tibial.[32]

do procedimento a reconstrução óssea e meniscal deve ser suficientemente estável para propiciar a mobilização precoce sem carga.

DISCUSSÃO

Apesar da incidência conhecida de lesões concomitantes de partes moles em pacientes com fratura do planalto tibial, a significância clínica e os algoritmos de tratamento para essas lesões não foram bem definidos. Ruiz-Ibán et al.[24] relataram os resultados clínicos de 15 pacientes com fratura do planalto tibial tratados com redução assistida por artroscopia e fixação interna. Todos os pacientes do estudo obtiveram bons ou excelentes resultados clínicos, e 92% das lesões meniscais reparadas tinham cicatrizado quando inspecionadas durante uma segunda artroscopia. Krause et al. relataram a importância do uso da artroscopia para a identificação e correção de alguns casos de afundamento articular na região posterolateral do planalto tibial.[29] Já outros estudos demonstraram que, quando as lesões meniscais laterais são reparadas de forma aberta, em pacientes com fratura do planalto tibial os desfechos clínicos são similares entre os pacientes com e sem lesão do menisco, o que sugere que o reparo agudo do menisco por artrotomia determina um resultado satisfatório quanto à cicatrização meniscal.[11-13]

A maior incidência de ruptura ligamentar associada a esta fratura ocorre no ligamento colateral medial (LCM). Warner et al.[27] mostraram que os resultados clínicos não apresentaram diferença entre os pacientes com ou sem ruptura do LCM, associado à fratura do planalto lateral, acreditam que a restauração do alinhamento anatômico e da congruência articular na fase aguda da lesão pela cirurgia propicia condições de estabilidade para que ocorra cicatrização ligamentar medial. Caso exista franca instabilidade clínica medial após a osteossíntese e o reparo do menisco lateral, neste caso estaria indicada a reconstrução ligamentar medial no mesmo ato cirúrgico. A associação de lesão do ligamento cruzado anterior (LCA) à fratura do planalto deve ser diagnosticada na fase aguda, mas preferencialmente deve ser tratada em um segundo tempo, após a consolidação óssea e a reabilitação articular. A reconstrução ligamentar tardia minimiza o risco de artrofibrose. Apenas em casos específicos de avulsão óssea da inserção do LCA a reinserção aguda está indicada. Wang et al.,[30] em um estudo retrospectivo, apresentaram uma comparação entre os resultados da redução aberta e fixação interna (ORIF) à redução assistida por artroscopia e fixação interna (ARIF). Nenhuma diferença significativa no resultado clínico foi encontrada entre os dois grupos. O emprego da artroscopia aumentou o tempo de cirurgia, porém não ocorreram complicações, como síndrome compartimental ou infecção. As fraturas do planalto tibial estudadas eram dos tipos I, II, III e IV de Schatzker, ou seja, de menor energia. O ARIF determinou melhores resultados radiográficos, porém sem repercussão clínica. Justificam o emprego da artroscopia pela frequência concomitante de lesões de partes moles intra-articulares poderem ser tratadas no mesmo ato cirúrgico. O emprego da artroscopia pode ser útil em casos selecionados, em que não exista grande desvio dos fragmentos, que a visualização articular pode guiar a redução indireta articular com uma fixação percutânea da fratura. Em lesões mais complexas a artroscopia aumenta o tempo de cirurgia, inclui um custo extra ao procedimento cirúrgico e pode aumentar o risco de morbidade no sítio cirúrgico.[12]

CONCLUSÃO

Considerando a alta incidência de associação da lesão do menisco lateral às fraturas do planalto lateral que apresentam impacção e cisalhamento, e ainda pela necessidade de visualização direta para a redução anatômica da superfície articular, a artrotomia submeniscal deve ser sempre uma etapa do acesso anterolateral para a reconstrução óssea. A redução perfeita do planalto tibial, com restituição da congruência articular, aliada a uma fixação estável, possibilita a mobilização precoce, sendo este o principal objetivo a ser atingido no tratamento cirúrgico. A preservação do menisco auxilia na preservação da articulação, diminuindo a incidência da artrose pós-traumática. A artroscopia pode ser um coadjuvante útil em algumas situações especiais, mas pela artrotomia aliada às técnicas atuais de sutura de menisco, raramente é necessária a ressecção do menisco na fratura do planalto tibial.

REFERÊNCIAS BIBLIOGRÁFICAS

1. Walker PS, Erkman MJ. The role of the menisci in force transmission across the knee. *Clin Orthop* 1975;109:184-92.
2. Makris EA, Hadidi P, Athanasiou KA. The knee meniscus: structure-function, pathophysiology, current repair techniques, and prospects for regeneration. *Biomaterials* 2011 Oct;32(30):7411-31.
3. Fukuda Y, Takai S, Yoshino N et al. Impact load transmission of the knee joint influence of leg alignment and the role of meniscus and articular cartilage. *Clin Biomech* (Bristol, Avon) 2000;15:516-21.
4. Kfuri Júnior M, Fogagnolo F, Bitar RC et al. Fraturas do planalto tibial. *Rev Bras Ortop* 2009;44(6):468-74.
5. Yoon RS, Liporace FA, Egol KA. Definitive fixation of tibial plateau fractures. *Orthop Clin North Am* 2015;46:363-75.
6. Ali AM, Burton M, Hashmi M, Saleh M. Outcome of complex fractures of the tibial plateau treated with a beamloading ring fixation system. *J Bone Joint Surg Br* 2003;85:691-9.

7. Ali AM, Burton M, Hashmi M, Saleh M. Treatment of displaced bicondylar tibial plateau fractures (OTA-41C2&3) in patients older than 60 years of age. *J Orthop Trauma* 2003;17:346-52.
8. Cole PA, Lefferty PM, Levi BA, Watson JT. Tibial fractures. *In:* Browner BD, Jupiter JB, Krettek C, Anderson PA. *Skeletal Trauma.* Philadelphia: Elsevier Saunders Co; 2015, (62):1937-2016.
9. Weigel DP, Marsh JL. High-energy fractures of the tibial plateau. Knee function after longer follow-up. *J Bone Joint Surg* 2002; Am 84:1541-51.
10. Giordano V, Amaral NP, Koch HA et al. Outcome evaluation of staged treatment for bicondylar tibial plateau fractures. *Injury* 2017; 48 Suppl 4:S34-S40.
11. Stahl D, Serrano-Riera, Collin K et al. Operatively treated meniscal tears associated with tibial plateau fractures: A report on 661 patients. *J Orthop Trauma* 2015;29(7):322-4.
12. Forman JM, Karia RJ, Davidovitch RI, Egol KA. Tibial plateau fractures with and without meniscus tear: Results of a standardized treatment protocol. *Bull NYU Hosp Joint Dis* 2013;71(2):144-15.
13. Stannard JP, Lopez R, Volgas D. Soft tissue injury of the knee after tibial plateau fractures. *J Knee Surg* 2010;23(4):187-92.
14. Abdel-Hamid MZ, Chang CH, Chan YS et al. Arthroscopic evaluation of soft tissue injuries in tibial plateau fractures: retrospective analysis of 98 cases. *Arthroscopy* 2006;22(6):669-75.
15. Bennet WF, Browner B. Tibial plateau fractures: A study of associated soft tissue injuries. *J Orthop Trauma* 1994;8:183-8.
16. Shea KG, Grimm NL, Laor T, Wall E. Bone bruises and meniscal tears on MRI in skeletally immature children with tibial eminence fractures. *J Pediatr Orthop* 2011;31(2):150-2.
17. Durakbasa MO, Kose O, Ermis MN et al. Measurement of lateral plateau depression and lateral plateau widening in a Schatzker type II fracture can predict a lateral meniscal injury. *Knee Surg Sports Traumatol Arthrosc* 2013 Sep;21(9):2141-6.
18. Tang HC, Chen IJ, Yeh YC et al. Correlation of parameters on preoperative CT images with intra-articular soft-tissue injuries in acute tibial plateau fractures: A review of 132 patients receiving ARIF. *Injury* 2017;48(3):745-50.
19. Kode L, Lieberman JM, Motta AO et al. Evaluation of tibial plateau fractures: efficacy of MR imaging compared with CT. *AJR Am J Roentgenol* 1994;163:141-7.
20. Mustonen AOT, Koivikko MP, Lindahl J, Koskinen SK. MRI of acute meniscal injury associated with tibial plateau fractures: prevalence, type, and location. *Am J Roentgenol* 2008;191(4):1002-9.
21. Gardner MJ, Yacoubian S, Geller D et al. Prediction of soft-tissue injuries in Schatzker II tibial plateau fractures based on measurements of plain radiographs. *J Trauma* 2006;60(2):319-23.
22. Ringus VM, Lemley FR, Hubbard DF et al. Lateral tibial plateau fracture depression as a predictor of lateral meniscus pathology. *Orthopedics* 2010;33:80-4.
23. Gardner MJ, Yacoubian S, Geller D et al. The incidence of soft tissue injury in operative tibial plateau fractures: a magnetic resonance imaging analysis of 103 patients. *J Orthop Trauma* 2005;19(2):79-4.
24. Ruiz-Ibán MA, Diaz-Heredia J, Elías-Martín E et al. Repair of meniscal tears associated with tibial plateau fractures. *Am Journal Sports Medicine* 2015;40(10):2289-5.
25. Padanilam TG, Ebraheim NA, Frogameni A. Meniscal detachment to approach lateral tibial plateau fractures. *Clin Orthop Rel Res* 1995;314:192-8.
26. Barrett MO, Kazmier P, Anglen JO. Repair or reattachment of the meniscus after fixation of a tibial plateau fracture. *J Orthop Trauma* 2005;19(3):198-200.
27. Warner SJ, Garner MR, Schottel PC et al. The effect of soft tissue injuries on clinical outcomes following tibial plateau fracture fixation. *J Orthop Trauma* 2018;32(3):141-7.
28. Yoon YC, Sim JA, Kim DH, Lee BK. Combined lateral femoral epicondylar osteotomy and a submeniscal approach for the treatment of a tibial plateau fracture involving the posterolateral quadrant. *Injury* 2015;46(2):422-6.
29. Krause M, Preiss A, Meenen NM et al. 'Fracturoscopy' is superior to fluoroscopy in the articular reconstruction of complex tibial plateau fractures—an arthroscopy assisted fracture reduction technique. *J Orthop Trauma* 2016;30:437-44.
30. Wang Z, Tang Z, Liu C et al. Comparison of outcome of ARIF and ORIF in the treatment of tibial plateau fractures. *Knee Surg Sports Traumatol Arthrosc* 2017;25:578-83.
31. Tekin AÇ, Çakara M, Esenyel CZ et al. An evaluation of meniscus tears in lateral tibial plateau fractures and repair results. *J Back Musculoskelet Rehabil* 2016;29:845-51.
32. Garner MR, Warner SJ, Lorich D. Surgical approaches to posterolateral tibial plateau fractures. *J Knee Surg* 2016;29:12-20.

Parte IV Reparo Meniscal

26 MENISCECTOMIA × MENISCORRAFIA: REVISÃO DA BIBLIOGRAFIA E CUIDADOS NO ATLETA DE ALTO RENDIMENTO

Rodrigo Campos Pace Lasmar
Felipe Naves Kalil
Rodrigo Barreiros Vieira
Guilherme Fialho Reis

Desde o final do século XIX, com os relatos de Annandale[1] até os dias atuais, a literatura é vasta na divulgação de métodos cirúrgicos para o tratamento da lesão do menisco. A meniscectomia total ou parcial, realizada em primeiro momento por meio de artrotomia e posteriormente com o auxílio da artroscopia, se mostrou altamente eficaz no alívio da dor, dos sintomas mecânicos e na rápida recuperação da capacidade funcional.[2]

Contudo, já no início do século XX, Moritz Katzenstein[3] publicou uma série de casos onde percebeu que a ressecção do menisco levava à piora da dor e da função com o passar do tempo, sendo indicada sua manutenção por meio de suturas, caso a estrutura não se apresentasse degenerada. Posteriormente, vários outros chegaram a esta conclusão, incluindo o clássico estudo de Fairbank[4] de 1948, que evidenciou alterações degenerativas radiográficas do joelho em pacientes submetidos à meniscectomia, após nove meses de cirurgia.

Com o melhor entendimento da biomecânica articular, observou-se que o menisco desempenha papel importante no aumento da área de contato entre côndilo femoral e platô tibial com consequente diminuição da pressão de contato,[5] absorção de choque,[6] ação secundária da estabilização anteroposterior do joelho,[7] propriocepção[8] e contribuição na nutrição e lubrificação articular.[9] Com isso, cada vez mais pesquisas têm mostrado a importância da preservação desta estrutura.

Entretanto, grande parte do menisco é hipovascular, especialmente seus terços médio e central,[10] e sua capacidade de cicatrização, quando suturado, é bastante comprometida com um índice de falha próximo a 25% nas lesões mais complexas.[11] Com o objetivo de aumentar seu potencial de cicatrização, técnicas de *augmentation* com uso de cola de fibrina,[12] abrasão da sinovial, plasma rico em plaquetas,[13] células-tronco[14] entre outros têm sido experimentadas durante a sua sutura. Apesar de todas essas considerações, ainda faltam evidências robustas para apontar a meniscorrafia como o procedimento padrão ouro no tratamento das lesões meniscais.

MENISCECTOMIA

A meniscectomia, seja total seja parcial, ainda é a cirurgia mais realizada para tratamento das lesões meniscais. Contudo, é um procedimento cada vez mais contestado por causa da grande prevalência de alterações degenerativas verificadas no acompanhamento em longo prazo dos joelhos submetidos a ela.[15]

Em estudo de 1993 com pacientes após meniscectomia parcial isolada e com acompanhamento mínimo de cinco anos, foram mensurados o alinhamento femorotibial, as alterações artríticas e analisados os resultados funcionais. As alterações degenerativas apareceram em 50% dos casos, contudo 82% dos pacientes tinham função satisfatória e com nível de atividade mantida.[16] Quase uma década após, Andersson-Molina *et al.*, em estudo retrospectivo, também mostraram sinais de osteoartrose após 14 anos de cirurgia, mas com pouca influência clínico-funcional.[17]

Em estudo prospectivo com 53 pacientes submetidos à meniscectomia aberta quando adolescentes para tratamento de ruptura meniscal isolada, com reavaliação após 40 anos da cirurgia, Pengas *et al.* encontraram 13,2% destes pacientes que já tinham sido submetidos à artroplastia do joelho. Ainda foi observado risco relativo superior a quatro vezes para alterações degenerativas tibiofemoral e diminuição da amplitude de movimento comparativamente às pessoas não operadas, além de todos os pacientes estarem sintomáticos de acordo a avaliação do *Knee Injury and Osteoarthritis Outcome Escore.*[18]

Também Chatain *et al.*, ao revisarem 317 de 894 pacientes submetidos à meniscectomia parcial medial, em joelhos sem cirurgias prévias e sem lesão ligamentar, com média de 11,5 anos de pós-operatório, encontraram diminuição do espaço tibiofemoral medial em 22,4% dos joelhos operados, sendo que os pacientes que participavam de atividades esportivas antes da lesão apresentaram melhores resultados.[19] Em revisão sistemática, Petty e Lubowitz incluíram estudos com, no mínimo, oito anos de *follow-up* de pacientes com meniscectomia parcial e encontraram sinais radiográficos de osteoartrose que foram significativos entre 8 e 16 anos de cirurgia, entretanto não expressados em sintomatologia.[20]

A meniscectomia acarreta déficit da propriocepção, sendo evidenciado por Malliou *et al.* que testaram 26 pacientes que foram submetidos à meniscectomia parcial por meio de teste funcional (salto triplo) e análise do balanço corpóreo computadorizado um e dois anos após o procedimento. No retorno às atividades esportivas, os pacientes apresentaram propriocepção e capacidade muscular do joelho reduzidas no lado operado em comparação ao contralateral, afetando funcionalmente a articulação.[21]

Estudos também avaliaram o impacto da meniscectomia sobre a biomecânica da marcha e da articulação. Os pacientes submetidos à retirada parcial do menisco apresentam menor amplitude de movimento e momento de pico, com maior momento adutor no ciclo da marcha, acarretando maior pressão sobre o compartimento tibiofemoral medial e risco aumentado de artrose medial.[22] O mesmo grupo, em outro estudo, concluiu que os pacientes operados apresentaram maior atividade muscular enquanto caminham, com maior ativação dos isquiotibiais em comparação ao grupo-controle, gerando maior pressão articular,[23] achados estes compatíveis aos de outros autores.[24]

Pode-se presumir que há uma proporção direta entre quantidade de substância ressecada do menisco e o grau de degeneração cartilaginosa, já que o menisco tem importante função na absorção de impacto. Alguns autores já mostraram tal fenômeno.

Do ponto de vista biomecânico, Bae *et al.*, em investigação laboratorial dos efeitos da meniscectomia, concluíram que a maior quantidade de ressecção gera a menor área de contato femorotibial e maior pico de pressão, levando a maior grau de artrose, além de ser observado que a meniscectomia medial tem grande potencial de resultar em degeneração de ambos os compartimentos femorotibiais.[25] Outros autores encontraram resultados muito parecidos.[26]

As avaliações clinicofuncionais e os resultados radiográficos também confirmam esta relação. Englund *et al.* avaliaram 205 pacientes após 14 anos de meniscectomia parcial ou subtotal em lesão degenerativa ou traumática do menisco e concluíram que a maior quantidade de ressecção levou a piores resultados funcionais.[27] Outro estudo mostrou que após período mínimo de cinco anos, a meniscectomia levou a aumento do desalinhamento em varo do membro, sendo mais grave na retirada total do menisco em comparação à parcial.[28] Em revisão sistemática, com análise de 32 estudos de pacientes submetidos à meniscectomia parcial ou total, com acompanhamento acima de cinco anos, Papalia *et al.* concluíram que a quantidade de menisco removido é o mais forte fator preditivo para o desenvolvimento de osteoartrose do joelho.[29]

Para as lesões meniscais degenerativas, a literatura ainda se mostra inconclusiva sobre a eficácia da meniscectomia, já que a melhora conseguida em curto prazo se deteriora rapidamente com o passar do tempo.[30,31] Em estudo randomizado controlado com 140 pacientes de meia-idade com lesão meniscal degenerativa, Kise *et al.* concluíram que os pacientes submetidos à terapia física apresentaram resultados iguais ou melhores que os pacientes submetidos à meniscectomia parcial artroscópica quanto à dor, função e força da musculatura da coxa após acompanhamento de dois anos.[32] Outro estudo randomizado controlado, com 179 pacientes entre 45 e 64 anos, mostrou que os efeitos benéficos conseguidos no primeiro ano com a meniscectomia artroscópica nos pacientes com sintomas mecânicos foram diminuídos ao mesmo nível dos pacientes submetidos somente à terapia física, ao final de três anos.[33]

Ensaio multicêntrico, randomizado e controlado com 351 pacientes acima de 45 anos de idade, com *follow-up* de 6 e 12 meses, mostrou não haver diferença significativa no escore fisicofuncional de WOMAC (*Western Ontario and McMaster Universities Osteoarthritis Index*) entre os pacientes submetidos à meniscectomia parcial artroscópica e os submetidos à terapia física após seis meses de acompanhamento, entretanto 30% dos tratados conservadoramente foram submetidos à cirurgia dentro de seis meses de avaliação.[34]

Em revisão sistemática de 11 bases de dados, onde foram incluídos nove ensaios randomizados controlados e oito revisões sistemáticas, Monk *et al.* não encontraram evidências da superioridade do desbridamento meniscal artroscópico sobre o tratamento conservador para o tratamento das lesões degenerativas, sendo indicado apenas para os casos de sintomas mecânicos persistentes.[35] Ainda em outra revisão sistemática, Lamplot e Brophy, com o intuito de analisar a eficácia da meniscectomia parcial em joelhos degenerados, mostraram que, quanto maior o grau de comprometimento da articulação, pior o resultado desta cirurgia comparativamente ao tratamento conservador,[36] contudo foram incluídos somete seis estudos, sendo cinco ensaios clínicos randomizados controlados e um transversal.

MENISCORRAFIA

A literatura é vasta em mostrar que vários são os fatores que influenciam no sucesso do reparo meniscal, como tempo de evolução, tipo de ruptura, localização da lesão, lesões associadas, técnica utilizada entre outros.

A porção biologicamente avascular pode ser uma barreira para a sutura do menisco, já que apresenta pobre aporte celular e com isso falha do processo de cicatrização. Entretanto, em série de 29 casos, Noyes e Barber-Westin encontraram, ao final de 33 meses, 87% destes pacientes que estavam assintomáticos e não tiveram outro procedimento para tratamento do menisco, sendo a reconstrução concomitante do ligamento cruzado anterior (LCA) fator preditivo positivo para a cicatrização meniscal.[37]

Uma revisão sistemática procurou determinar o índice de cicatrização nas lesões que se estenderam até a zona vermelho-branca, isto é terço médio do menisco, já que esta é uma área de baixo aporte sanguíneo. A meniscorrafia se mostrou eficaz em 83% destes casos, já que não apresentaram sinais clínicos de lesão do menisco e não necessitaram de nova intervenção cirúrgica. As técnicas utilizadas foram *inside-out* (81%) e *all-inside* (86%). A idade do paciente, cronicidade da lesão, sexo, envolvimento do compartimento femorotibial (medial ou lateral) e a reconstrução do LCA concomitante não se mostraram fatores adversos ao sucesso. Contudo, ainda necessitam de estudos para determinar se este procedimento resulta em efeito condroprotetor.[38]

O estudo de Tenuta e Arciero avaliou o reparo meniscal de 51 pacientes por meio de *second look* após 11 meses e mostrou que 81% das lesões estavam parcial ou completamente cicatrizadas. Eles também concluíram que lesões além de 4 mm da periferia do menisco não cicatrizaram e que a reconstrução do LCA concomitante leva à maior chance de sucesso.[39] Já Tsujii *et al.*, analisando por meio de *second look* 18 pacientes submetidos a reparo de lesão radial e oblíqua do menisco lateral, encontraram cicatrização total em 22% das lesões, parcial em 39% e outros 39% evoluíram com falha, sendo maior a chance de cicatrização nas lesões que se estenderam para a zona vascular do menisco.[40]

Foi realizado estudo de coorte com nível de evidência III, onde os pacientes foram divididos em dois grupos, sendo um com pacientes de idade inferior a 40 anos, e o outro com pacientes mais velhos, utilizando reparo com técnica *inside-out* e avaliados pelas escalas funcionais de Lysholm, Tegner, grau de satisfação e com acompanhamento mínimo de 10 anos. Os autores não encontraram diferença no índice de falha quanto à idade ou o menisco operado e que os pacientes tiveram alto grau de satisfação e de funcionalidade por 16 anos em média, independente da sua idade.[41]

Recentemente foi publicada revisão sistemática com objetivo de analisar a interferência da idade dos pacientes nos resultados funcionais e no índice de falência após meniscorrafia artroscópica. Os autores incluíram 15 artigos, perfazendo 1.141 meniscorrafias e concluíram que a idade não foi fator de interferência nos resultados do procedimento.[42]

Na comparação das técnicas utilizadas para a meniscorrafia, revisão sistemática da literatura composta de 27 estudos com pacientes submetidos à técnica *inside-out* e *all-inside* moderna não evidenciou diferenças significativas na incidência de falências clínicas e funcionais ($p = 0,58$), na média das escalas funcionais de Lysholm e Tegner ($88,0 \pm 3,5$ e $5,3 \pm 1,2$ nos *inside-out* e $90,4 \pm 3,7$ e $6,3 \pm 1,3$ nos *all-inside*), com índices de falhas de 5,1 e 4,6%, respectivamente. Contudo, os autores chamaram a atenção para o baixo nível de evidência dos estudos incluídos nesta revisão.[43] Outros autores chegaram a conclusões parecidas.[44]

Nas rupturas em "alça de balde", a sutura do menisco com a técnica *inside-out* com múltiplos pontos apresentou resultado eficaz e baixa incidência de falha.[45]

Já a metanálise comparando a técnica *all-inside* a *inside-out* concomitante a reconstrução do LCA, que incluiu 21 estudos, mostrou índice de falha maior nos pacientes com reparo *all-inside* (16% × 10%, com p 0,016), sendo a irritação local pelo implante e a migração deste as complicações mais relatadas.[46]

Sendo a ruptura radial a lesão mais desfavorável à biomecânica do menisco, vários são os autores que avaliaram a meniscorrafia para o seu tratamento.

Moulton *et al.* publicaram revisão sistemática, incluindo 55 pacientes, onde foram utilizadas várias técnicas de reparo, como *inside-out*, *all-inside* com âncoras, *all-inside* com suturas absorvíveis e *inside-out* com uso de cola de fibrina. No pós-operatório, o valor médio na escala de Lysholm foi de 86,9 a 95,6 e, na escala de Tegner, foi de 1 a 6, sendo que a maioria dos estudos concluiu que o menisco cicatrizou adequadamente, sem maiores complicações.[47]

MENISCECTOMIA × MENISCORRAFIA

A literatura apresenta estudos que comparam as técnicas de meniscectomia à meniscorrafia a fim de definir qual o melhor procedimento nos tratamentos das rupturas meniscais. Na grande maioria dos casos, os estudos mostram a superioridade da preservação do menisco frente à sua ressecção; contudo, as conclusões não são unânimes, e estes estudos apresentam pouca uniformidade nos métodos de avaliação, o que limita bastante chegar a uma conclusão segura.

Huber *et al.* avaliaram funcionalmente, por meio de medidas de pico de torque no dinamômetro isocinético, testes de *one-leg-hop* e *one-leg-ri-*

sing, pacientes submetidos à meniscectomia parcial, sutura meniscal e pacientes voluntários hígidos e encontram os piores resultados funcionais no grupo de meniscectomizados.[48]

Em estudo laboratorial controlado, seis peças de joelho de cadáveres foram testadas em compressão axial (800 N) em dois ângulos de flexão (0° e 60°) na seguinte sequência: menisco lateral intacto, lesão radial de 50%, 75%, 100%, reparo meniscal e meniscectomia total. A pressão de contato foi significativamente maior na meniscectomia em comparação a todas as outras sequências e a área de contato significativamente menor que as demais. Já o reparo do menisco mostrou que a função meniscal é restituída, ainda que de modo parcial.[49]

Estudo recente com cerca de 2.500 pacientes com o propósito de avaliar presença de osteoartrose do joelho após tratamento cirúrgico de lesão do menisco sugere que o reparo meniscal resulta em 25 a 50% menor incidência de osteoartrose, mas que comparativamente à população em geral, a meniscorrafia resulta em incidência duas vezes maior de degeneração.[50]

Feeley *et al.*, em estudo de probabilidade com objetivo de avaliar o custo em longo prazo da meniscorrafia comparado à meniscectomia parcial, sugeriram que, apesar do risco de falência aumentado da primeira técnica, ela resulta em menores incidências de osteoartrose e consequentemente leva à menor quantidade de cirurgias de artroplastia do joelho. Os autores sugerem que a diminuição de 10% na quantidade de meniscectomias, em detrimento à meniscorrafia, economizaria cerca de 43 bilhões de dólares anualmente nos Estados Unidos.[51] Contudo, a superioridade do reparo meniscal sobre a meniscectomia não é unânime na literatura. Rockborn e Messner compararam, após 13 anos de cirurgia, resultados funcionais e achados radiográficos de pacientes submetidos à sutura aberta do menisco com pacientes meniscectomizados (parcial ou subtotal) e foi verificado que estes resultados foram muito próximos quanto à severidade e à incidência de osteoartrose.[52]

Em revisão da literatura publicada, em 2018, com o intuito de melhor entendimento sobre o manejo das lesões meniscais isoladas em adolescente (idade entre 10 a 19 anos), Mosich *et al.* encontraram nove estudos com níveis de evidências III e IV. Nos estudos publicados entre os anos de 1979 a 2000, todos discutiram a meniscectomia como tratamento primário, sendo nos estudos após o ano de 2000, 308 pacientes foram meniscectomizados e 64 reparados, com *follow-up* médio de 10 anos. Foi encontrado rerruptura em 37% dos meniscos suturados, contudo houve baixa uniformização entre os estudos nos métodos de avaliação, o que prejudicou uma conclusão mais assertiva sobre o melhor tratamento das rupturas do menisco em adolescentes.[53]

CONDUÇÃO DA LESÃO MENISCAL EM ATLETAS DE ALTO RENDIMENTO

A lesão traumática do menisco é muito comum em atletas de elite. Em um estudo com *follow-up* de 10 anos, envolvendo em torno de 6.000 atletas, Majewski *et al.* concluíram que as lesões do menisco representam a segunda causa mais comum de lesões no joelho, sendo a lesão mais comum em atletas de esportes com alta demanda do *pivot* central do joelho, como futebol e esqui. Basquete e futebol americano completam a lista de esportes com alta taxa deste tipo de lesão. Concluiu-se também que a lesão isolada do menisco lateral é a lesão mais comum entre as descritas.[54]

Tanto a meniscectomia quanto a meniscorrafia apresentam prós e contras com relação ao impacto sobre a carreira de um atleta de elite. Bonneux *et al.* observaram alterações artríticas em mais de 90% dos pacientes após meniscectomia parcial isolada e encontraram um raro risco de condrólise em curto prazo em atletas de elite após meniscectomia parcial, principalmente em menisco lateral, contudo 64,8% deles apresentaram excelente/bom resultado funcional pelo teste de *Lysholm,* após oito anos de cirurgia.[55] A condrólise após meniscectomia lateral em atletas de elite também foi evidenciada por outros autores.[56,57]

Estudo coorte feito por Nawabi *et al.* comparou o resultado da meniscectomia parcial lateral com a medial com relação ao tempo de retorno ao futebol e os efeitos adversos. No total, 42 pacientes atletas foram submetidos à meniscectomia lateral e 48 à medial. O retorno médio foi mais longo após a meniscectomia lateral do que a medial ($p < 0,001$), a probabilidade de retorno ao futebol foi 5,99 vezes maior após a meniscectomia medial. Ainda, a meniscectomia lateral resultou em maior quantidade de efeitos adversos, como dor e derrame de repetição ($p < 0,001$) e necessidade de nova artroscopia (7% × 0%). Os achados mostram piores resultados no tratamento das lesões meniscais laterais, aspecto este que deve ser discutido com o atleta e com o clube antes do procedimento cirúrgico.[58]

A meniscectomia parcial leva a maiores taxas de osteoartrose comparada à meniscorrafia (27% × 11%) em atletas de elite do futebol americano, sendo que o índice de massa corporal acima de 30 kg/m^2 foi também associado à maior incidência de degeneração articular.[59]

O reparo do menisco pode apresentar taxa de insucesso considerável, sendo maior o risco no menisco medial. Alguns autores mostram um índice de falha em torno de 15% das meniscorrafias mediais em atletas, com a necessidade de reintervenção cirúrgica. A menor incidência registrada de falhas da sutura do menisco lateral pode estar relacionada com o fato de este menisco poder apresentar maior índice de rerrupturas assintomáticas, sendo assim subdiagnosticadas, conforme visto por Fitzgibbons e Shelbourne.[60]

Estudo de série de casos com 45 atletas de elite submetidos à meniscorrafia com a técnica *inside-out* mostrou que 81% destes atletas retornaram ao nível de *performance* pré-lesão, em média 10,4 meses após a cirurgia, sendo que houve falha em 26,4% dos meniscos suturados após 24 meses. A falência do reparo foi mais comum no menisco medial ($p < 0,05$), onde o tamanho da lesão e a sua localização não foram considerados fatores preditivos da falha do reparo.[61]

Ao analisar atletas profissionais da *National Football League* (NFL), Brophy *et al.* encontraram uma redução na duração da carreira em número de jogos, naqueles atletas submetidos à meniscectomia isolada, porém, surpreendentemente, os atletas submetidos à reconstrução do LCA com ou sem meniscectomia associada apresentaram carreira com números de jogos similares aos atletas do grupo-controle.[62] Em outro estudo que analisou os fatores que interferiram no retorno à atividade esportiva de 77 atletas da NFL submetidos à meniscectomia parcial lateral, foi observado que 61% deles retornaram à prática esportiva no nível pré-lesão, após tempo médio de 8,5 meses, sendo que a posição em campo pode influenciar no tempo de retorno ao esporte.[63]

A conclusão sobre a melhor conduta nos casos de lesões meniscais em atletas de alto rendimento ainda se mostra muito controversa, necessitando de estudos comparativos mais robustos com tal objetivo. Na população em geral o reparo meniscal, quando bem indicado e obedecendo os critérios para boa cicatrização, apresenta melhores resultados em longo prazo em comparação à meniscectomia. Entretanto, em atletas de elite, a tomada de decisão frequentemente pode ser bem mais complexa por causa do conflito de objetivos dos envolvidos. Várias pessoas participam deste processo, além dos médicos e do atleta, como seu procurador ou empresário, seu *staff*, os dirigentes da instituição à qual ele participa, os patrocinadores, entre outros, que podem tentar influenciar na condução do caso de acordo com seus interesses.

O principal fator que pesa em relação ao procedimento escolhido é o prazo de retorno ao esporte após a cirurgia, principalmente quando estamos diante de lesões meniscais isoladas. Enquanto uma meniscectomia pode levar de 3 a 10 semanas para retorno ao esporte (dependendo de qual menisco e do alinhamento do membro), a sutura meniscal pode demorar até 8 meses. Dependendo da época em que a lesão ocorra, uma sutura meniscal pode significar a incapacidade de retorno a tempo para uma etapa decisiva ou até mesmo a perda de uma competição importante.

Em muitos casos opta-se pela ressecção da parte lesionada do menisco em detrimento de sua preservação, com o objetivo do aproveitamento do atleta no restante da temporada. Esta opção frequentemente contrasta com uma necessidade de preservação do menisco pensando em uma longevidade e melhor integridade articular do atleta.

Outra questão importante e amplamente discutida é o maior risco de falha quando se analisa a meniscorrafia, o que pode ocasionar a necessidade de novo procedimento cirúrgico. Neste caso, existe um impacto negativo na carreira do atleta com novo período de inatividade e exposição da imagem do mesmo, sendo que em alguns momentos pode-se inclusive colocar em discussão a competência e efetividade do departamento médico responsável pelo procedimento. Quando se trata de atletas de alta *performance*, existe uma grande expectativa da mídia e dos torcedores para o retorno rápido do atleta, normalmente com base em histórias de sucesso criadas e divulgadas por esta própria mídia. Entretanto, procedimentos cirúrgicos não são imunes a falhas e intercorrências, e o seu desfecho nem sempre é o imaginado. Este fato pode ser um viés na decisão da equipe médica em qual procedimento escolher.

Por último, vale ressaltar que a demanda articular, mudança de direção em alta intensidade e impacto sobre a articulação do joelho são muito maiores nos atletas de elite. Assim sendo, estudos e conclusões amparadas nos tratamentos feitos na população em geral não podem ser transferidos na íntegra para atletas de alta *performance*. A decisão de qual é o tratamento de escolha nas lesões meniscais, principalmente nas isoladas em atletas, é complexa e leva em consideração muito mais fatores além das questões médicas, interferindo diretamente questões financeiras, objetivos esportivos e ambições pessoais. Neste momento, o médico deve ser o mais claro e transparente possível ao atleta, munindo o mesmo com as melhores e mais precisas informações e não se esquivando de dar a sua opinião técnica. A decisão sairá de um consenso entre essas duas partes, mas é importante ressaltar que existe uma grande influência na maneira como o assunto é abordado pelo médico.

Condutas na Reabilitação de Meniscectomias em Atletas de Alto Rendimento

Estudos recentes têm demonstrado ótimos resultados no retorno ao esporte de alto rendimento após meniscectomias em atletas.[58,64] Entretanto, algumas intercorrências durante a reabilitação têm sido descritas e podem estar relacionadas com diferenças biomecânicas entre os compartimentos lateral e medial,[58] como alterações de eixo mecânico do joelho em determinados atletas. Algumas pesquisas têm demonstrado que alterações em varo e valgo de joelho levam ao aumento da suscetibilidade de lesões condrais nos compartimentos medial e lateral, respectivamente.[65,66] Assim, meniscectomias do menisco medial em atletas com joelho varo e meniscectomias do menisco lateral em atletas com joelho valgo tendem a evoluir de maneira pior, com mais intercorrências, em razão do aumento das cargas compressivas e de cisalhamento na região da cirurgia. Umas das intercorrências comuns nesses casos é o edema ósseo, quando o atleta começa a ser submetido a trabalhos de impacto (Figs. 26-1 e 26-2). Nawabi et al.,[58] em um estudo prospectivo, compararam a evolução de atletas de futebol profissional que foram submetidos à meniscectomia do menisco medial versus menisco lateral. Os resultados desse estudo demonstraram que 69% dos atletas submetidos à meniscectomia lateral tiveram intercorrências, como edema e dor durante a reabilitação, enquanto apenas 8% dos atletas submetidos ao mesmo procedimento no menisco medial tiveram esse tipo de intercorrência. Além disso, 7% dos atletas submetidos à meniscectomia lateral necessitaram de novo procedimento cirúrgico, enquanto, na meniscectomia medial, não houve necessidade de novo procedimento cirúrgico em nenhum dos atletas. O tempo médio de retorno aos treinos foi de sete semanas no grupo submetido à meniscectomia lateral e cinco semanas no grupo submetido à meniscectomia medial. Esta evolução distinta nos dois casos tem sido atribuída à maior importância biomecânica do menisco lateral que suporta até 70% da carga de compressão lateral em razão da menor área de superfície lateral se comparada ao compartimento medial, em que o menisco medial é responsável por suportar até 50% das cargas compressivas.

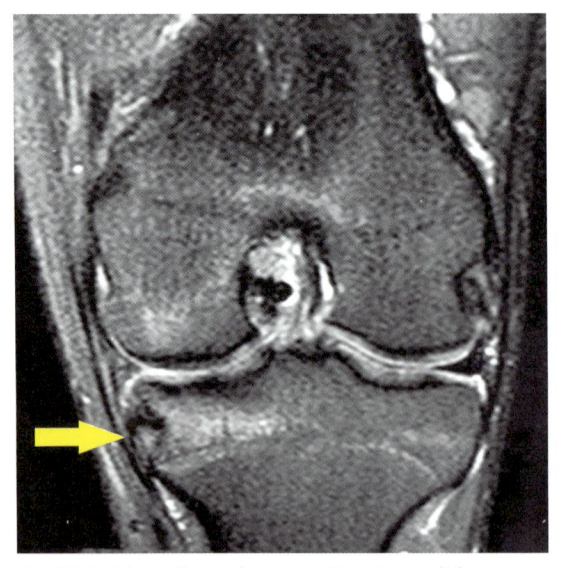

Fig. 26-1. Edema ósseo do compartimento medial.

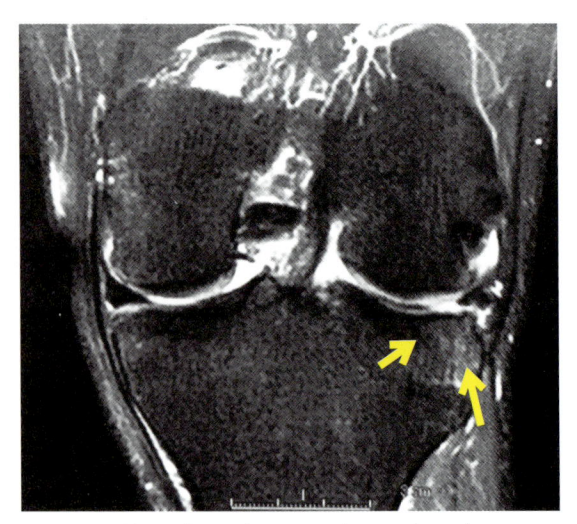

Fig. 26-2. Edema ósseo do compartimento lateral.

O Quadro 26-1 apresenta o protocolo de reabilitação pós-meniscectomias para atletas de alto rendimento.

Condutas na Reabilitação de Meniscorrafias em Atletas de Alto Rendimento

A literatura tem apresentado vários estudos que demonstram bons resultados da meniscorrafia no tratamento de lesões meniscais,[37-39,45] sobretudo em pacientes não atletas e que dispõem de um maior tempo de reabilitação pós-cirúrgico. Entretanto, estudos em atletas de alto rendimento têm demonstrado risco de falha elevado neste tipo de procedimento,[60,61] o que aliado ao maior tempo de reabilitação tem sido determinante para que esse procedimento seja preterido na maioria dos casos de lesões meniscais isoladas no esporte de alto rendimento. A reabilitação pós-operatória das meniscorrafias é bem distinta das meniscectomias, sobretudo nas fases iniciais em que o processo de cicatrização tecidual é prioritário e determinante. Assim é fundamental que nas primeiras 6 semanas seja retirada a descarga de peso do joelho operado, e que a amplitude de flexão passiva de joelho seja restrita a 90°. Além disso, o tempo de recuperação nas meniscorrafias é bem superior ao das meniscectomias, e as etapas da reabilitação necessitam ser mais progressivas, sobretudo, com relação à readaptação à carga. O Quadro 26-2 apresenta o protocolo de reabilitação de meniscorrafias para atletas de alto rendimento.

CASOS CLÍNICOS DE REABILITAÇÃO PÓS-MENISCECTOMIAS EM ATLETAS DE ALTO RENDIMENTO

Considerando esses fatores já descritos na literatura e a experiência prática na evolução pós-meniscectomias,

Quadro 26-1. Protocolos de Reabilitação Pós-Meniscectomias em Atletas de Alto Rendimento

	Meniscectomia medial sem desvio de eixo	Meniscectomia medial com joelho varo	Meniscectomia lateral sem desvio de eixo	Meniscectomia lateral com joelho valgo
Tempo médio de reabilitação	3 a 4 semanas	4 a 6 semanas	4 a 8 semanas	6 a 10 semanas
Fase 1 de reabilitação	▪ 1 semana ▪ PRICE ▪ ADM passiva (CPM) ▪ Eletroestimulação isométrica do quadríceps	▪ 1 semana ▪ PRICE ▪ ADM passiva (CPM) ▪ Eletroestimulação isométrica do quadríceps	▪ 1 a 2 semanas ▪ PRICE ▪ ADM passiva (CPM) ▪ Eletroestimulação isométrica do quadríceps ▪ Uso de muletas (sem descarga peso)	▪ 1 a 2 semanas ▪ PRICE ▪ ADM passiva (CPM) ▪ Eletroestimulação isométrica do quadríceps ▪ Uso de muletas (sem descarga de peso)
Fase 2 de reabilitação	▪ 1 semana ▪ Bicicleta ergométrica ▪ Elíptico ▪ CORE ▪ Fortalecimento dos músculos do joelho (início CCA cargas progressivas/CCF sem carga) ▪ Fortalecimento dos músculos do quadril (glúteos médio e máximo) ▪ Hidroterapia	▪ 1 semana ▪ Bicicleta ergométrica ▪ Elíptico ▪ CORE ▪ Fortalecimento dos músculos do joelho (início CCA cargas progressivas/CCF sem carga) ▪ Fortalecimento dos músculos do quadril (glúteos médio e máximo) ▪ Hidroterapia	▪ 1 a 2 semanas ▪ Bicicleta ergométrica ▪ Elíptico ▪ CORE ▪ Fortalecimento dos músculos do joelho (início CCA cargas progressivas/CCF sem carga) ▪ Fortalecimento dos músculos do quadril (glúteos médio e máximo) ▪ Hidroterapia	▪ 2 a 3 semanas ▪ Bicicleta ergométrica ▪ Elíptico ▪ CORE ▪ Fortalecimento dos músculos do joelho (início CCA cargas progressivas/CCF sem carga) ▪ Fortalecimento dos músculos do quadril (glúteos médio e máximo) ▪ Hidroterapia
Fase 3 de reabilitação	▪ 1 semana ▪ Bicicleta ergométrica (treinos intervalados) ▪ Fortalecimento dos músculos do joelho sem restrições (CCA/CCF) ▪ Ênfase nos trabalhos excêntricos ▪ Trabalhos de estabilização articular ▪ Início de corrida em campo	▪ 1 a 2 semanas ▪ Bicicleta ergométrica (treinos intervalados) ▪ Fortalecimento dos músculos do joelho sem restrições (CCA/CCF) ▪ Ênfase nos trabalhos excêntricos ▪ Trabalhos de estabilização articular	▪ 1 a 2 semanas ▪ Bicicleta ergométrica (treinos intervalados) ▪ Fortalecimento dos músculos do joelho sem restrições (CCA/CCF) ▪ Ênfase nos trabalhos excêntricos ▪ Trabalhos de estabilização articular	▪ 2 a 3 semanas ▪ Bicicleta ergométrica (treinos intervalados) ▪ Fortalecimento dos músculos do joelho sem restrições (CCA/CCF) ▪ Ênfase nos trabalhos excêntricos ▪ Trabalhos de estabilização articular
Critérios de evolução para fase final de reabilitação	▪ Reavaliação clínica ▪ Avaliação isocinética dos extensores/flexores joelho (diferença menor de 10% entre membros)	▪ Reavaliação clínica ▪ Exame de imagem (se evolução com dor medial do joelho) ▪ Avaliação isocinética dos extensores/flexores joelho (diferença menor de 10% entre membros)	▪ Reavaliação clínica ▪ Avaliação isocinética dos extensores/flexores joelho (diferença menor de 10% entre membros)	▪ Reavaliação clínica ▪ Exame de imagem (se evolução com dor lateral no joelho) ▪ Avaliação isocinética nos extensores/flexores do joelho (diferença menor de 10% entre membros)

(Continua.)

Quadro 26-1. Protocolos de Reabilitação Pós-Meniscectomias em Atletas de Alto Rendimento *(Cont.)*

	Meniscectomia medial sem desvio de eixo	Meniscectomia medial com joelho varo	Meniscectomia lateral sem desvio de eixo	Meniscectomia lateral com joelho valgo
Fase 4 de reabilitação	• 1 semana • Manutenção dos trabalhos excêntricos • Trabalhos dinâmicos de estabilização articular • Treinos funcionais progressivos no campo	• 1 a 2 semanas • Corrida em campo • Manutenção trabalhos excêntricos • Trabalhos dinâmicos de estabilização articular • Treinos funcionais progressivos no campo	• 1 a 2 semanas • Corrida em campo • Manutenção trabalhos excêntricos • Trabalhos dinâmicos de estabilização articular • Treinos funcionais progressivos no campo	• 1 a 2 semanas • Corrida em campo • Manutenção trabalhos excêntricos • Trabalhos dinâmicos de estabilização articular • Treinos funcionais progressivos no campo

Quadro 26-2. Protocolo de Reabilitação Pós-Meniscorrafias em Atletas de Alto Rendimento

Tempo médio de reabilitação	• 4 a 6 meses
Fase 1 de reabilitação	• 6 semanas • Sem apoio (uso de muletas) • PRICE • ADM passiva (restrição de 90°) • Eletroestimulação isométrica do quadríceps • Fortalecimento do quadril (joelho em extensão/sem apoio) • CORE (joelho em extensão/sem apoio)
Fase 2 de reabilitação	• 2 a 4 semanas • ADM passiva/ativa (sem restrições) • Treino de marcha/readaptação à descarga de peso – Hidroterapia • Bicicleta ergométrica com cargas leves e angulação progressiva • Fortalecimentos específicos do joelho (início CCA cargas progressivas/CCF sem carga) • Eletroestimulação do quadríceps durante trabalhos CCA/CCF • Fortalecimento do quadril • CORE
Fase 3 de reabilitação	• 2 a 4 semanas • Hidroterapia (corrida contínua) • Bicicleta ergométrica sem restrições • Fortalecimentos específicos do joelho CCA sem restrições/CCF cargas progressivas • Eletroestimulação do quadríceps durante trabalhos CCA/CCF • Fortalecimento do quadril • CORE
Fase 4 de reabilitação	• 4 a 6 semanas • Hidroterapia (mudanças de direção, deslocamentos funcionais) • Bicicleta ergométrica (treinos intervalados) • Elíptico • Fortalecimentos específicos do joelho sem restrições (CCA/CCF) • Ênfase nos trabalhos excêntricos • Estabilização articular • Fortalecimento do quadril • CORE
Critérios de evolução para fase final de reabilitação	• Reavaliação clínica • Avaliação isocinética dos extensores/flexores do joelho (diferença menor de 10% entre membros)
Fase 5 de reabilitação	• 2 a 4 semanas • Manutenção dos trabalhos excêntricos • Trabalhos dinâmicos de estabilização articular • Corrida em campo • Treinos funcionais progressivos no campo
Critérios de liberação para treinos	• Reavaliação clínica • Evolução e *performance* nos treinos funcionais de campo (GPS)

Quadro 26-3. Protocolos de Reabilitação Pós-Meniscectomias em Atletas de Alto Rendimento

	Meniscectomia medial sem desvio de eixo	Meniscectomia medial com joelho varo	Meniscectomia lateral sem desvio de eixo	Meniscectomia lateral com joelho valgo
Caso clínico	- Atleta de futebol - 32 anos - Goleiro	- Atleta de futebol - 20 anos - Meio-campo	- Atleta de futebol - 27 anos - Lateral	- Atleta de futebol - 23 anos - Meio-campo
Tempo de retorno aos treinos	- 24 dias	- 5 semanas	- 7 semanas	- 21 semanas (lesão da cartilagem no compartimento lateral associada)
Intercorrências na reabilitação	- Não	- Edema ósseo no compartimento medial (Fig. 26-1)	- Edema - Dor no compartimento lateral (Fig. 26-2)	- Não
Critérios de liberação	- Avaliação clínica - Avaliação isocinética dos extensores/flexores do joelho	- Avaliação clínica - Avaliação isocinética dos extensores/flexores do joelho	- Avaliação clínica - Avaliação isocinética dos extensores/flexores do joelho	- Avaliação clínica - Avaliação isocinética dos extensores/flexores do joelho - Avaliação biomecânica 3D
Parâmetros e evolução da avaliação isocinética	- Em geral nestes casos há boa evolução da função muscular de joelho na avaliação isocinética realizada antes da fase final de reabilitação (Fig. 26-3)	- Em geral nestes casos há boa evolução da função muscular de joelho na avaliação isocinética realizada antes da fase final de reabilitação (Fig. 26-4)	- Em geral nestes casos há maior dificuldade do recuperar a função muscular do quadríceps, em razão das intercorrências de dor e edema que irão contribuir para a inibição desse grupo muscular - Nestas situações a reabilitação deverá ser prolongada visando a atingir uma melhor simetria muscular antes de iniciar os trabalhos de impacto - (Fig. 26-5)	- Em geral nestes casos há maior dificuldade de recuperar a função muscular do quadríceps em razão da maior atrofia desse grupo muscular após período sem descarga de peso e em função da inibição do quadríceps também comum nestes casos - Nestas situações a reabilitação deverá ser prolongada visando a atingir uma melhor simetria muscular antes de iniciar os trabalhos de impacto - (Fig. 26-6)
Follow-up 12 meses	- 49 jogos - Sem intercorrências	- 32 jogos - Sem intercorrências	- 36 jogos - Edema e dor residual persistente	- 58 jogos - Sem intercorrências

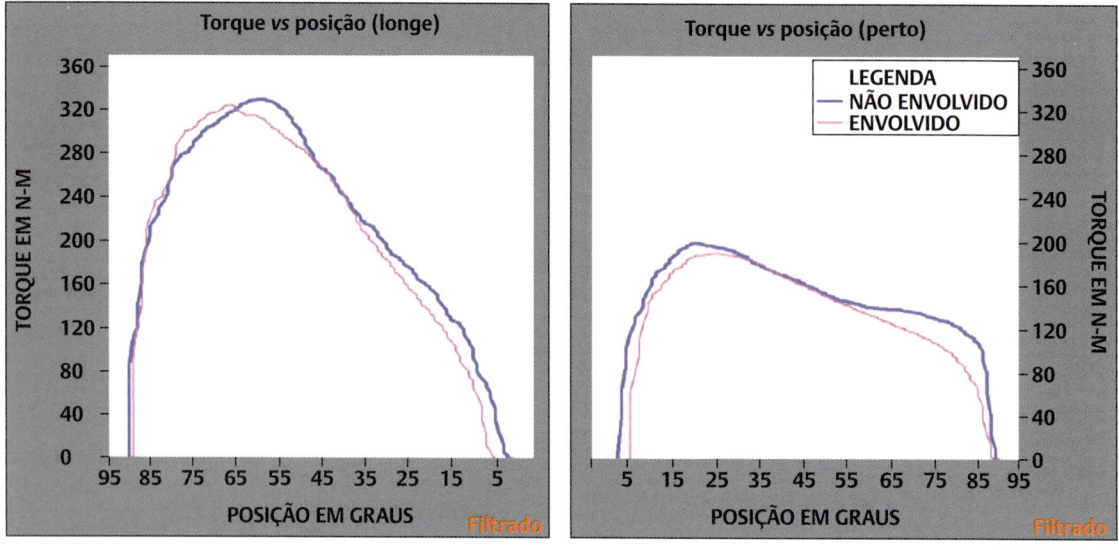

Fig. 26-3. Gráfico de evolução na avaliação isocinética no caso de meniscectomia medial sem desvio de eixo. Em geral nestes casos há boa evolução da função muscular de joelho na avaliação isocinética realizada antes da fase final de reabilitação.

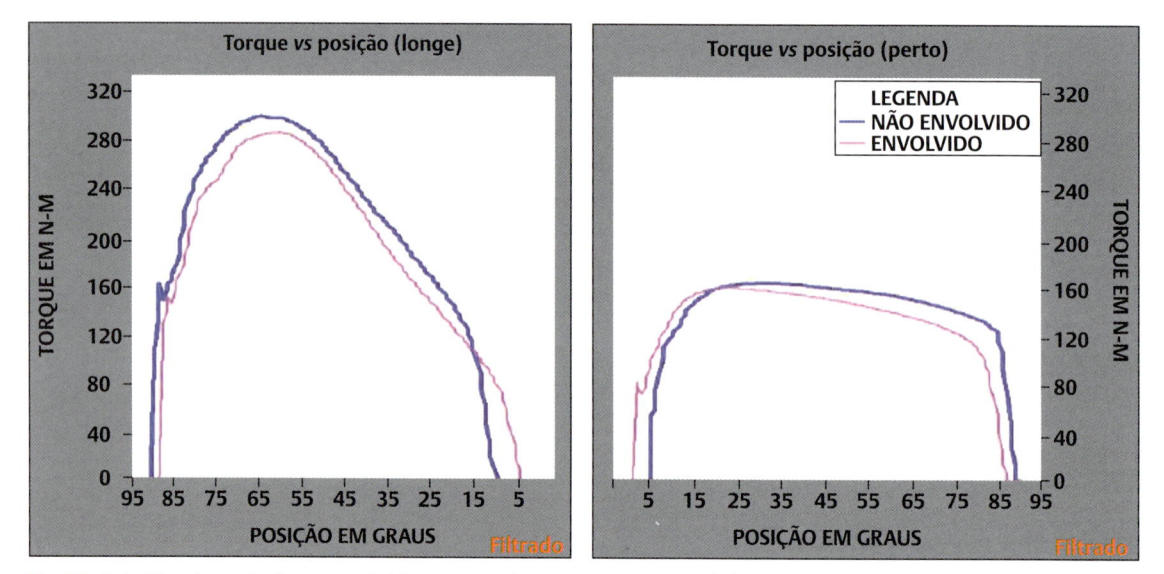

Fig. 26-4. Gráfico de evolução na esocinética no caso de meniscectomia medial com joelho varo. Em geral nestes casos há boa evolução da função muscular de joelho na avaliação isocinética realizada antes da fase final de reabilitação

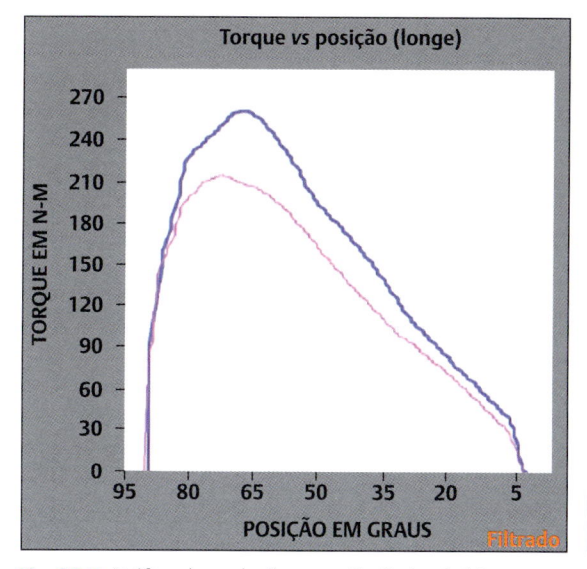

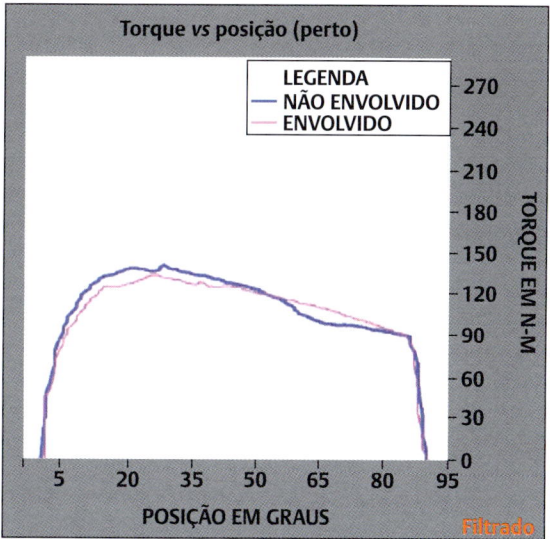

Fig. 26-5. Gráfico de evolução na avaliação isocinética no caso de meniscectomia medial sem desvio de eixo. Em geral nestes casos há maior dificuldade de recuperar a função muscular de quadríceps, em razão das intercorrências de dor e edema que irão contribuir para a inibição desse grupo muscular. Nestas situações a reabilitação deverá ser prolongada visando a atingir uma melhor simetria muscular antes de iniciar os trabalhos de impacto.

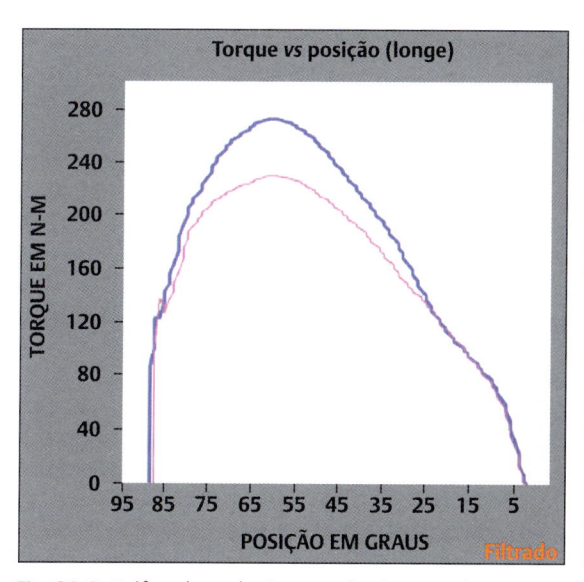

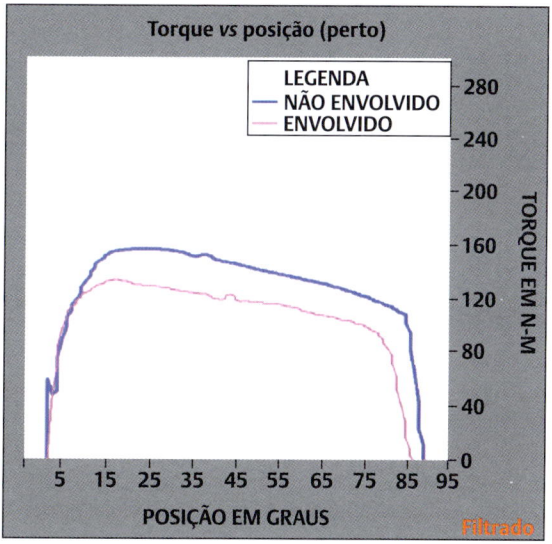

Fig. 26-6. Gráfico de evolução na avaliação isocinética no caso de meniscectomia lateral com joelho valgo. Em geral nestes casos há maior dificuldade de recuperar a função muscular de quadríceps em razão da maior atrofia desse grupo muscular após período sem descarga de peso e em função da inibição de quadríceps também comum nestes casos. Nestas situações a reabilitação deverá ser prolongada visando a atingir uma melhor simetria muscular antes de iniciar os trabalhos de impacto.

é fundamental individualizar a reabilitação de acordo com essas peculiaridades, visando, assim, diminuir o risco de intercorrências após meniscectomias e otimizar a recuperação do atleta. O Quadro 26-3 apresenta os protocolos de reabilitação que levam em consideração esses fatores e alguns casos clínicos de meniscectomias em atletas de alto rendimento.

REFERÊNCIAS BIBLIOGRÁFICAS

1. Di Matteo B *et al.* Thomas Annandale: the first meniscus repair. *Knee Surg Sports Traumatol Arthrosc* 2013;21:1963-6.
2. Di Matteo B *et al.* A history of meniscal surgery: from ancient times to the twenty-first century. *Knee Surgery Sport Traumatol Arthrosc* 2016;24:1510-18.
3. Paessler HH, Franke K, Gladstone J. Moritz Katzenstein: the father of meniscus repair surgery. *Arthroscopy* 2003;19:E39.
4. Fairbank TJ. Knee joint changes after meniscectomy. *J Bone Joint Surg Br* 1948; 30B:664-70.
5. Baratz ME, Fu FH, Mengato R. Meniscal tears: the effect of meniscectomy and of repair on intraarticular contact areas and stress in the human knee. A preliminary report. *Am J Sports Med* 1986;14:270-5.
6. Voloshin AS, Wosk J. Shock absorption of meniscectomized and painful knees: a comparative in vivo study. *J Biomed Eng* 1983;5:157-61.
7. Hollis JM, Pearsall AW, Niciforos PG. Change in Meniscal Strain with Anterior Cruciate Ligament Injury and After Reconstruction. *Am J Sports Med* 2000;28:700-4.
8. Zimny ML, Albright DJ, Dabezies E. Mechanoreceptors in the human medial meniscus. *Acta Anat* (Basel) 1988;133:35-40.
9. Renström P, Johnson RJ. Anatomy and biomechanics of the menisci. *Clin Sports Med* 1990;9:523-38.
10. Arnoczky SP, Warren RF. Microvasculature of the human meniscus. *Am J Sports Med* 1982;10:90-5.
11. Moses MJ, Wang DE, Weinberg M, Strauss EJ. Clinical outcomes following surgically repaired bucket-handle meniscus tears. *Phys Sportsmed* 2017;45:329-36.
12. Bochyńska AI, Hannink G, Grijpma DW, Buma P. Tissue adhesives for meniscus tear repair: an overview of current advances and prospects for future clinical solutions. *J Mater Sci Mater Med* 2016;27:85.
13. Ghazi Zadeh L, Chevrier A, Farr J *et al.* Augmentation Techniques for Meniscus Repair. *J Knee Surg* 2018;31:099-116.
14. Yu H, Adesida AB, Jomha NM. Meniscus repair using mesenchymal stem cells – a comprehensive review. *Stem Cell Res Ther* 2015;6:86.
15. McDermott ID, Amis AA. The consequences of meniscectomy. *J Bone Joint Surg Br* 2006;88:1549-56.
16. Bolano LE, Grana WA. Isolated arthroscopic partial meniscectomy. *Am J Sports Med* 1993;21:432-7.
17. Andersson-Molina H, Karlsson H, Rockborn P. Arthroscopic partial and total meniscectomy: A long-term follow-up study with matched controls. *Arthroscopy* 2002;18:183-9.
18. Pengas IP *et al.* Total meniscectomy in adolescents: a 40-year follow-up. *J Bone Joint Surg Br* 2012;94:1649-54.
19. Chatain F, Robinson AHN, Adeleine P *et al.* The natural history of the knee following arthroscopic medial meniscectomy. *Knee Surgery Sport Traumatol Arthrosc* 2001;9:15-8.
20. Petty CA, Lubowitz JH. Does arthroscopic partial meniscectomy result in knee osteoarthritis? A systematic review with a minimum of 8 years' follow-up. *Arthrosc J Arthrosc Relat Surg* 2011;27:419-24.
21. Malliou P *et al.* Proprioception and functional deficits of partial meniscectomized knees. *Eur J Phys Rehabil Med* 2012;48:231-6.
22. Sturnieks DL *et al.* Knee joint biomechanics following arthroscopic partial meniscectomy. *J Orthop Res* 2008;26:1075-80.
23. Sturnieks DL, Besier TF, Lloyd DG. Muscle activations to stabilize the knee following arthroscopic partial meniscectomy. *Clin Biomech* 2011;26:292-97.
24. McLeod MM, Gribble P, Pfile KR, Pietrosimone BG. Effects of arthroscopic partial meniscectomy on quadriceps strength: a systematic review. *J Sport Rehabil* 2012; 21:285-95.
25. Bae JY *et al.* Biomechanical analysis of the effects of medial meniscectomy on degenerative osteoarthritis. *Med Biol Eng Comput* 2012;50:53-60.
26. Ihn JC, Kim SJ, Park IH. In vitro study of contact area and pressure distribution in the human knee after partial and total meniscectomy. *Int Orthop* 1993;17:214-8.
27. Englund M, Roos EM, Roos HP, Lohmander LS. Patient-relevant outcomes fourteen years after meniscectomy: influence of type of meniscal tear and size of resection. *Rheumatology* (Oxford) 2001:40:631-9.
28. Yoon KH, Lee SH, Bae DK *et al.* Does varus alignment increase after medial meniscectomy? *Knee Surgery Sport Traumatol Arthrosc* 2013;21:2131-36.
29. Papalia R, Del Buono A, Osti L *et al.* Meniscectomy as a risk factor for knee osteoarthritis: a systematic review. *Br Med Bull* 2011;99:89-106.
30. van de Graaf VA *et al.* Arthroscopic partial meniscectomy or conservative treatment for nonobstructive meniscal tears: a systematic review and meta-analysis of randomized controlled trials. *Arthroscopy* 2016;32:1855-65.e4.
31. Beaufils P *et al.* Surgical management of degenerative meniscus lesions: The 2016 esska meniscus consensus. *Joints* 2017;5:059-69.
32. Kise NJ *et al.* Exercise therapy versus arthroscopic partial meniscectomy for degenerative meniscal tear in middle aged patients: randomised controlled trial with two year follow-up. *BMJ* 2016;354:i3740.
33. Gauffin H, Sonesson S, Meunier A *et al.* Knee arthroscopic surgery in middle-aged patients with meniscal symptoms: a 3-year follow-up of a prospective, randomized study. *Am J Sports Med* 2017;45:077-84.
34. Katz, JN *et al.* Surgery versus physical therapy for a meniscal tear and osteoarthritis. *N Engl J Med* 2013;368:1675-84.
35. Monk P *et al.* The urgent need for evidence in arthroscopic meniscal surgery: a systematic review

of the evidence for operative management of meniscal tears. *Am J Sports Med* 2017;45:965-73.
36. Lamplot JD, Brophy RH. The role for arthroscopic partial meniscectomy in knees with degenerative changes. *Bone Joint J* 2016;98–B:934-8.
37. Noyes FR, Barber-Westin SD. Arthroscopic repair of meniscus tears extending into the avascular zone with or without anterior cruciate ligament reconstruction in patients 40 years of age and older. *Arthroscopy* 2000;16:822-9.
38. Barber-Westin SD, Noyes FR. Clinical healing rates of meniscus repairs of tears in the central-third (red-white) zone. *Arthroscopy* 2014;30:134-46.
39. Tenuta JJ, Arciero RA. Arthroscopic evaluation of meniscal repairs. *Am J Sports Med* 1994;22:797-802.
40. Tsujii A *et al*. Second look arthroscopic evaluation of repaired radial/oblique tears of the midbody of the lateral meniscus in stable knees. *J Orthop Sci* 2018;23:122-6.
41. Steadman JR *et al*. Meniscus suture repair. *Am J Sports Med* 2015;43:2222-7.
42. Rothermel SD, Smuin D, Dhawan A. Are outcomes after meniscal repair age dependent? A systematic review. *Arthroscopy* 2018; 34:979-87.
43. Fillingham YA, Riboh JC, Erickson BJ *et al*. Inside-out versus all-inside repair of isolated meniscal tears: an updated systematic review. *Am J Sports Med* 2017; 45:234-42.
44. Grant JA, Wilde J, Miller BS, Bedi A. Comparison of inside-out and all-inside techniques for the repair of isolated meniscal tears. *Am J Sports Med* 2012;40: 459-68.
45. Moatshe G *et al*. Comparable outcomes after bucket-handle meniscal repair and vertical meniscal repair can be achieved at a minimum 2 years' follow-up. *Am J Sports Med* 2017;45:3104-10.
46. Westermann RW, Duchman KR, Amendola A *et al*. All-inside versus inside-out meniscal repair with concurrent anterior cruciate ligament reconstruction: a meta-regression analysis. *Am J Sports Med* 2017;45:719-24.
47. Moulton SG *et al*. Surgical techniques and outcomes of repairing meniscal radial tears: a systematic review. *Arthroscopy* 2016;32:1919-25.
48. Huber J *et al*. Meniscus suture provides better clinical and biomechanical results at 1-year follow-up than meniscectomy. *Arch Orthop Trauma Surg* 2013;133:541-9.
49. Ode GE *et al*. Effects of serial sectioning and repair of radial tears in the lateral meniscus. *Am J Sports Med* 2012;40:1863-70.
50. Persson F, Turkiewicz A, Bergkvist D *et al*. The risk of symptomatic knee osteoarthritis after arthroscopic meniscus repair vs partial meniscectomy vs the general population. *Osteoarthr Cartil* 2018;26:195-201.
51. Feeley BT, Liu S, Garner AM *et al*. The cost-effectiveness of meniscal repair versus partial meniscectomy: A model-based projection for the United States. *Knee* 2016; 23:674-80.
52. Rockborn P, Messner K. Long-term results of meniscus repair and meniscectomy: a 13-year functional and radiographic follow-up study. *Knee Surgery Sport Traumatol Arthrosc* 2000;8:2-9.
53. Mosich GM, Lieu V, Ebramzadeh E, Beck JJ. Operative treatment of isolated meniscus injuries in adolescent patients: a meta-analysis and review. *Sport Health* 2018;10:311-6.
54. Majewski M, Susanne H, Klaus S. Epidemiology of athletic knee injuries: A 10-year study. *Knee* 2006;13:184-8.
55. Bonneux I, Vandekerckhove B. Arthroscopic partial lateral meniscectomy long-term results in athletes. *Acta Orthop Belg* 2002;68:356-61.
56. Sonnery-Cottet B *et al*. Rapid chondrolysis of the knee after partial lateral meniscectomy in professional athletes. *Knee* 2014;21:504-8.
57. Mariani PP, Garofalo R, Margheritini F. Chondrolysis after partial lateral meniscectomy in athletes. *Knee Surgery Sport Traumatol Arthrosc* 2008;16:574-80.
58. Nawabi DH, Cro S, Hamid IP, Williams A. Return to play after lateral meniscectomy compared with medial meniscectomy in elite professional soccer players. *Am J Sports Med* 2014;42:2193-8.
59. Smith MV, Nepple JJ, Wright RW *et al*. Knee osteoarthritis is associated with previous meniscus and anterior cruciate ligament surgery among elite college american football athletes. *Sport Heallth* 2017;9:247-51.
60. Fitzgibbons RE, Shelbourne KD. "Aggressive" nontreatment of lateral meniscal tears seen during anterior cruciate ligament reconstruction. *Am J Sports Med* 1995;23:156-9.
61. Logan M, Watts M, Owen J, Myers P. Meniscal repair in the elite athlete. *Am J Sports Med* 2009; 37:1131-4.
62. Brophy RH *et al*. Effect of anterior cruciate ligament reconstruction and meniscectomy on length of career in National Football League athletes: a case control study. *Am J Sports Med* 37:2102-7.
63. Aune KT, Andrews JR, Dugas JR, Cain EL. Return to play after partial lateral meniscectomy in national football league athletes. *Am J Sports Med* 2014;42: 1865-72.
64. Alvarez-Diaz P *et al*. Return to play after all-inside meniscal reapir in competitive football players: a minimum 5-year follow-up. *Surg Sports Traumatol Arthrosc* 2014;24(6):197-2001.
65. Felson DT *et al*. Valgus malalignment is a risk factor for lateral knee osteoarthritis incidence and progression: findings from most and the osteoarthritis initiative. *Arthritis Rheum* 2013;65:355-62.
66. Sharma L *et al*. The role of varus and valgus alignment in the initial development of knee cartilage damage by MRI: the MOST study. *Ann Rheum Dis* 2012;72:235-40.

27 INDICAÇÕES E CONTRAINDICAÇÕES PARA A SUTURA MENISCAL

Leonardo José Bernardes Albertoni

Os meniscos são estruturas essenciais para a biomecânica normal da articulação do joelho e, por causa disso, devem ser preservados, sempre que possível.[3,8,11,44]

Os meniscos apresentam relevantes funções, entre as quais algumas das principais são a sustentação da carga, o apoio dos côndilos femorais, a absorção do choque e a distribuição destas cargas.[3,23,26,29,35,43,44] Além disso, os meniscos apresentam grande importância para a estabilização do joelho, principalmente o menisco medial,[6,29,35,44] e aumentam a congruência da articulação femorotibial.[18,29] Os meniscos também auxiliam na distribuição do líquido sinovial, o que é importante para a lubrificação e nutrição da cartilagem articular,[29,30,35,44] e ainda têm função na propriocepção da articulação do joelho.[15,29,35]

Sem a presença dos meniscos, a articulação do joelho fica bastante incongruente, principalmente em seu compartimento lateral, apresentando grande chance de evoluir para a degeneração articular, artrose e deformidade articular.[3,8,13,23,35,44] Além disso, a falta do menisco também pode causar instabilidade à articulação do joelho.[6,44]

Deste modo, não tem como não aceitarmos o grande valor que os meniscos têm e, portanto, a necessidade de sua preservação.

Vários estudos demonstram a superioridade dos resultados da sutura meniscal sobre a meniscectomia, em longo prazo, tanto do ponto de vista clínico, como causando uma evolução mais lenta da degeneração articular.[35,44]

Tendo este conhecimento, devemos entender que a indicação de sutura meniscal deverá ser a mais frequente possível, desde que as condições dos meniscos a permitam.[3,8,11,35,44]

As indicações mais aceitas, na literatura mundial, para as suturas meniscais são as lesões meniscais agudas, ou seja, com até 6 semanas de evolução, com traços longitudinais e periféricos, que tenham até 4 centímetros de comprimento, situadas na zona vermelho-vermelha do menisco, e que ocorrem em pacientes jovens, com até 40 anos de idade, e que apresentem reconstrução do ligamento cruzado anterior (LCA), no mesmo tempo cirúrgico (Quadro 27-1).[2,8,11,19,39] As contraindicações clássicas para as suturas meniscais compreendem as lesões meniscais crônicas, complexas, localizadas na região avascularizada do menisco, de característica degenerativa e que ocorram em pacientes idosos (Quadro 27-2). Porém, alguns trabalhos mais recentes têm demonstrado resultados satisfatórios, após o reparo

Quadro 27-1. Indicações Ideais para a Sutura Meniscal

- Bom tecido meniscal
- Lesão longitudinal com mais de 1 cm e menos de 4 cm de comprimento
- Localizada na zona vermelho-vermelha do menisco
- Lesão do menisco lateral
- Pacientes com até 40 anos de idade
- Lesão aguda, com até 6 semanas
- Reconstrução do LCA concomitante
- Lesão redutível ou *in situ*
- Lesão de origem traumática, sem degeneração meniscal

Quadro 27-2. Contraindicações Clássicas para a Sutura Meniscal

- Tecido meniscal friável
- Lesão horizontal com característica degenerativa
- Localizada na zona branco-branca, avascularizada do menisco
- Pacientes com mais de 40 anos de idade
- Lesão crônica, principalmente, com mais de 3 meses
- Lesão complexa, com múltiplos traços
- Lesão irredutível
- Lesão degenerativa do idoso

de lesões crônicas, complexas, multiplanares e com extensão para a região avascular dos meniscos.[19,33,34]

A evolução dos materiais e instrumentais de sutura meniscal e o surgimento da 4ª geração de materiais para sutura meniscal, que utiliza a técnica *all-inside* e fios de sutura de alta resistência, melhoraram o prognóstico destas cirurgias e, com isso, expandiram as indicações cirúrgicas destas suturas.[2,3,8,14,20,35,44]

É de suma importância lembrarmos que o resultado que nos interessa, ao final do tratamento, é a cicatrização do menisco, e não apenas a sua sutura, propriamente dita.

Para que uma boa cicatrização meniscal ocorra, alguns passos importantes devem ser seguidos:

1. O principal é fazer uma boa indicação da sutura meniscal, que é o intuito deste capítulo, e será analisada de modo crítico mais à frente. Inúmeros trabalhos demonstram que uma boa indicação é essencial para um bom resultado na sutura meniscal.[8]
2. É imprescindível ajudar no processo de cicatrização do menisco, por meio de estímulos ao aspecto biológico desta cicatrização. Os métodos mais utilizados para estimular a cicatrização meniscal são: a raspagem adequada das bordas da lesão, para avivá-las; a criação de túneis vasculares, na região periférica do menisco, com o auxílio de agulhas; a raspagem da sinóvia perimeniscal ou sobre o LCA; a utilização de coágulos de fibrina ou coágulos de sangue; ou fazendo perfurações ósseas, no intercôndilo, nos casos em que não há uma reconstrução ligamentar associada. Estes estímulos promovem o aumento do sangramento, com estímulo à resposta inflamatória e advento de células e fatores de crescimento, que auxiliam na cicatrização do menisco.[8,11,44]
3. Utilizar técnicas cirúrgicas e materiais cirúrgicos adequados, de preferência com fios de sutura de alta resistência, com pontos o mais perpendicular possível ao traço da lesão, e o maior número de pontos possíveis para uma boa estabilização meniscal.[8,44]
4. Implantar um esquema adequado de pós-operatório, evitando pressões exageradas sobre as suturas, com especial atenção às flexões excessivas do joelho, que poderão levar ao afrouxamento ou ruptura dos pontos realizados.[8,44]

É conveniente também salientar que, durante uma cirurgia, não temos que pensar que as únicas opções que temos são suturar ou ressecar o menisco. Em muitas situações, vamos precisar associar estas técnicas, realizando a sutura de uma porção do menisco, que esteja adequada para a sutura e realizando a meniscectomia parcial de outra porção do menisco, que não seja ideal para a sutura.

E, um último conceito relevante que devemos ter, quando vamos realizar o tratamento das lesões meniscais, é o conceito de deixar a lesão meniscal como está (*let the meniscus alone*). Isto faz parte dos conceitos de preservação meniscal e é conhecido como negligência magistral (*masterly neglect*).[8] Isto é muito útil em algumas lesões estáveis, assintomáticas do menisco, em que a tentativa de sutura ou a sua meniscectomia levarão a um resultado pior do que a manutenção do menisco do modo como está.[38,40]

ANÁLISE CRÍTICA DAS INDICAÇÕES E CONTRAINDICAÇÕES PARA A SUTURA MENISCAL

Quanto à Região do Menisco, de Acordo com o Suprimento Vascular

A vascularização dos meniscos já foi bastante estudada e muito bem documentada em diversos trabalhos científicos.[4,10] Esta vascularização vem da periferia para o centro do menisco e varia de acordo com a idade do paciente, havendo mais tecido meniscal vascularizado quanto mais jovens forem os pacientes.[10]

Os meniscos são divididos em 3 regiões distintas, de acordo com a sua vascularização:

I. Zona vermelho-vermelha: as lesões localizadas nesta região, que engloba os 3 milímetros mais periféricos do menisco, abrangem as chamadas disjunções meniscocapsulares e as lesões que ocorrem dentro do terço mais externo do menisco. São as lesões que têm melhor prognóstico para sutura, visto que apresentam ótimo suprimento vascular.[2,8,11,44]
II. Zona vermelho-branca: as lesões localizadas nesta zona, que se localizam no terço médio do menisco, apresentam prognóstico um pouco pior para cicatrização, quando comparadas às lesões na zona vermelho-vermelha, mas ainda são passíveis de sutura, com bons resultados, visto que a porção externa da lesão meniscal apresenta bom suprimento vascular. Deste modo, devem ser suturadas, sempre que possível. Este tipo de lesão se beneficia do aumento do aspecto biológico para cicatrização, conseguido pela raspagem das bordas da lesão e criação de túneis vasculares na porção externa do menisco entre outros métodos.[8,11,44] Para vários autores, não há diferença significativa nos resultados encontrados em suturas das lesões na região vermelho-branca, quando comparados aos resultados das suturas de lesões na região vermelho-vermelha, o que corrobora com a indicação de sutura para estas lesões.[7,16,37,39,44]
III. Zona branco-branca: engloba as lesões localizadas na região mais interna e avascularizada

do menisco. São as lesões que apresentam pior prognóstico para sutura, visto que estão localizadas numa região totalmente avascularizada do menisco.[2,21] Normalmente, não são adequadas para a sutura, porém, em alguns casos específicos, como nas lesões em crianças, a sutura pode ser tentada.[24,32,39] Apesar disso, atualmente, alguns autores têm demonstrado resultados favoráveis nas suturas de lesões meniscais que ocorrem na zona branco-branca, mesmo em pacientes adultos.[33,34]

Quanto ao Menisco Lesionado

As lesões do menisco lateral são as que têm melhor prognóstico para sutura, com maior taxa de cicatrização e menor taxa de rerruptura meniscal.[7,8] Além disso, as meniscectomias, mesmo que de pequenas porções do menisco lateral, levam a altas taxas de artrose, já que o compartimento lateral é bastante incongruente.[8]

As lesões do menisco medial, quando localizadas na região periférica, têm bom prognóstico para a sutura meniscal,[2,8] enquanto as lesões do menisco medial, localizadas na porção mais interna do menisco, têm potencial muito baixo de cicatrização. Por outro lado, estas lesões na região branco-branca, do menisco medial, têm boa evolução com as meniscectomias parciais.[8]

Deste modo, fica claro que as indicações de sutura meniscal e de meniscectomia parcial não competem entre si, são, na verdade, complementares.[8] Situações com bom prognóstico para a sutura, como as lesões do menisco lateral e as lesões periféricas do menisco medial, têm mau prognóstico, quando tratadas pela técnica de meniscectomia parcial.[8] Existem certas lesões que evoluem bem após a meniscectomia parcial, como as lesões na região mais interna do menisco medial, são as que têm baixo índice de cicatrização com a técnica de sutura meniscal.[8]

Quanto ao Tipo de Traço e Quantidade de Traços na Lesão Meniscal

As lesões longitudinais de traço único, quando localizadas na periferia dos meniscos, são as que têm melhor prognóstico e maior chance de cicatrização, já que, nestes casos, a lesão se encontra inteiramente na região vascularizada do menisco.[19,44] Estas lesões devem ser suturadas, sempre que possível, quando instáveis.

As lesões radiais são lesões mais difíceis de serem tratadas pela técnica da sutura, tanto pela dificuldade técnica de se realizar a sutura, como pelo potencial de cicatrização menor, já que parte da lesão está na região branco-branca.[44] Lesões radiais, que se estendam por toda a profundidade do menisco, funcionam como uma meniscectomia completa, pela perda da função meniscal e, deste modo, devem ser tratadas com a sutura da região mais externa do menisco e, eventualmente, meniscectomia parcial da região mais interna do menisco. Já, pequenas lesões radiais estáveis, com até 3 milímetros de comprimento, que são encontradas durante a artroscopia do joelho, podem ser deixadas intactas, principalmente no menisco lateral.

As lesões horizontais também apresentam dificuldades técnicas para a realização da sutura meniscal, geralmente são lesões extensas que atingem todas as camadas do menisco, inclusive as camadas menos vascularizadas. É importante diferenciarmos as lesões horizontais que ocorrem nos idosos daquelas que ocorrem nos jovens atletas.

A lesão horizontal do menisco dos idosos é um tipo de lesão muito encontrada nos meniscos degenerados, e que apresentam, portanto, um pior prognóstico de cicatrização. Estes meniscos, sempre que possível, não devem ser submetidos a tratamento cirúrgico, já que fazem parte de uma doença degenerativa da articulação e sua sutura tem prognóstico ruim, e a meniscectomia leva à maior chance de progressão da artrose e deformidades articulares.[13,23,35] Nestes casos, o tratamento clínico é o de escolha, com fisioterapia, analgesia e condicionamento físico. Apesar disso, existem trabalhos na literatura que mostram que, mesmo em casos de lesões meniscais horizontais com características degenerativas, em pacientes adultos jovens, se for necessário o tratamento cirúrgico, a sutura desempenha papel superior à meniscectomia.[27]

No entanto, as lesões meniscais horizontais que ocorrem nos jovens atletas são uma lesão típica, intrassubstancial, na maior parte das vezes, podendo estar associadas a um cisto paramensical, que ocorre por sobrecarga mecânica. Esta lesão não pode ser confundida com a lesão degenerativa do idoso, e deve ser tratada pela sutura meniscal, apresentando bons resultados clínicos e alta taxa de cicatrização.[9]

As lesões complexas e as lesões com múltiplos traços devem ser avaliadas de modo a tentar, sempre que possível, suturar a região mais externa do menisco e realizar a meniscectomia parcial apenas da região mais interna, avascularizada do menisco, quando necessário. Também têm de se levar em conta que, geralmente, lesões complexas são lesões que ocorrem em meniscos com degeneração, o que piora o prognóstico da cicatrização meniscal. Se for diagnosticada como uma lesão degenerativa, o tratamento clínico deverá ser tentado.

As lesões da raiz meniscal englobam as avulsões das inserções meniscais e as lesões radiais completas a até 1 centímetro de distância da inserção meniscal. Estas devem ser, sempre que possível, fixadas, mesmo em pacientes acima de 40 anos, já que na vigência destas lesões, os meniscos tendem a ficar extrusos e perdem a sua função protetora da cartilagem articular do joelho, não conseguindo mais absorver os impactos, o que leva a uma degeneração acelerada da articulação, semelhante ao que ocorre após uma meniscectomia total.[29,36] Os pacientes ideais para a reinserção da raiz meniscal são os que apresentam lesões agudas, traumáticas, com cartilagem articular normal ou próximo do normal (lesões até Outerbridge grau 2) ou os pacientes jovens ou com meia-idade, que apresentam lesões crônicas sintomáticas, sem degeneração articular significativa.[29]

Quanto ao Comprimento da Lesão Meniscal

Quanto maior o comprimento de uma lesão meniscal, pior será o prognóstico, já que mais tecido terá que cicatrizar, e a taxa de falha tenderá a ser maior.[8,44]

As lesões longitudinais mais extensas, do tipo alça de balde, devem ser suturadas, sempre que possível. Porém, quando maiores que 4 centímetros de comprimento, apresentam prognóstico pior que lesões menos extensas.[8,19,44]

As lesões longitudinais periféricas, com menos de 10 milímetros de comprimento são consideradas estáveis e podem ser deixadas como estão, bastando avivar as bordas da lesão.[11,40] Importante salientar que ao deixar uma pequena lesão meniscal, estável, sem sutura ou ressecção, você não está deixando de tratar esta lesão. Um tipo de lesão, que já foi provado que se beneficia deste tipo de conduta, é a lesão longitudinal do corno posterior do menisco lateral, assintomática, encontrada como achado da artroscopia, durante a reconstrução do LCA de alguns pacientes. Esta conduta, nestes tipos de lesões, apresentam taxa de cerca de 93% de bons resultados, em algumas casuísticas.[38,40]

Quanto ao Tempo Decorrido entre a Lesão e a Cirurgia

As lesões meniscais são consideradas agudas, quando operadas em até 6 semanas, e nesses casos, apresentam melhor prognóstico.[19] Alguns autores consideram que 3 meses é o maior tempo possível de se aceitar entre a lesão e a cirurgia de sutura meniscal, para se alcançar um bom resultado.[8] Importante salientar que este é um fator relativo para a indicação da sutura, já que o mais importante é como estará o tecido meniscal durante a avaliação artroscópica. Se o menisco tiver um bom tecido, que suporte a sutura, mesmo que tenha mais tempo de lesão, poderá ser tentada a sutura.

As lesões meniscais crônicas têm pior prognóstico para a sutura meniscal, visto que aumentam a chance de ocorrer rupturas complexas e degeneração meniscal, pelo maior tempo da lesão,[8] principalmente em pacientes que continuam com suas atividades esportivas ou fazendo esforços, após a lesão. Além disso, alguns trabalhos demonstram uma maior taxa de rerruptura do menisco, após a sutura de lesões crônicas, quando comparadas às rupturas agudas.[8,12,22]

Quanto à Idade do Paciente

Também é outro fator indireto e não absoluto, na hora de analisarmos a indicação de sutura meniscal, porém é reconhecido que pacientes acima de 40 anos de idade apresentam um pior prognóstico para a sutura meniscal, quando comparados aos pacientes mais jovens.[8,31] Isto decorre de uma diminuição do suprimento sanguíneo meniscal, com o passar dos anos de vida e pelo tipo de lesão encontrada, que são mais comumente degenerativas, em pacientes de maior faixa etária.[8] Novamente, o mais importante nestas situações é avaliar o tecido meniscal durante a artroscopia do joelho. Se o menisco tiver um bom tecido, que suporte os pontos, mesmo num paciente com maior idade, poderá ser tentada a sutura.

As lesões meniscais que ocorrem em crianças e adolescentes, principalmente nos esqueleticamente imaturos, são ideais para a sutura, já que nesta população a vascularização meniscal é maior, e os malefícios de uma meniscectomia também serão maiores.[23,32] Nestes pacientes, sempre devemos tentar suturar e preservar os meniscos.[32]

Quanto à Patologia da Lesão Meniscal

As lesões traumáticas ocorrem após a aplicação de forças maiores que as fisiológicas, sobre um menisco previamente sadio, levando à ruptura deste e, em vários casos, à ruptura ligamentar associada.[44] Estas são as lesões ideais para a sutura, apresentando melhor prognóstico que as lesões degenerativas.[8]

Por outro lado, as lesões degenerativas ocorrem em razão das forças fisiológicas repetidas aplicadas sobre um menisco que já se encontrava doente e enfraquecido.[44] Estas lesões são, geralmente, horizontais ou complexas, com o menisco apresentando um tecido bastante friável e, geralmente, vêm acompanhadas de alterações degenerativas da articulação, como lesões osteocondrais, osteófitos e/ou diminuição do espaço articular. Nestes casos, a sutura meniscal tem pior prognóstico, visto que, mesmo que se consiga uma boa sutura, ela terá grande chance de romper, novamente, ou o menisco poderá não cicatrizar de modo adequado, por causa da falta do componente biológico intrínseco do menisco e de uma má vascularização. Sendo assim, nestas situações, sugerimos não atuar no menisco, quando a lesão não é instável e é assintomática. Quando necessário, podemos realizar a meniscectomia da menor porção possível do menisco, retirando as porções mais instáveis do menisco e mantendo as porções degeneradas estáveis do menisco. Se o médico tentar ressecar toda a parte degenerada do menisco, provavelmente, acabará realizando uma meniscectomia total, o que é inadequado. O tratamento clínico apresenta bons resultados nas lesões degenerativas dos meniscos e deve ser o padrão, sempre que possível.[44]

Quanto à Presença de Ruptura Concomitante do LCA

A ruptura do LCA é a lesão mais comumente associada à lesão meniscal, e as lesões meniscais podem aparecer em até 98% dos pacientes com ruptura crônica do LCA, segundo algumas casuísticas.[2,17,19,23] Quando uma sutura meniscal é realizada num mesmo tempo cirúrgico em que se realiza uma reconstrução do LCA, o prognóstico desta sutura é melhor.[2,8,11,17,19,25,28,39,42,44] Isto se deve, principalmente, ao fato de haver um maior sangramento articular, proveniente dos túneis ósseos realizados para a reconstrução ligamentar, que levam ao aumento do advento de células e fatores de crescimento para a articulação, que ajudam na cicatrização do menisco.[19,44] Também importante é o paciente que tem uma reconstrução ligamentar associada, normalmente, aceita se proteger mais e, por um tempo maior, dando o tempo necessário para o menisco cicatrizar. Apesar disso, alguns trabalhos mais recentes têm encontrado resultados em longo prazo semelhantes, tanto nas suturas meniscais realizadas em pacientes que apresentam joelhos estáveis, sem ruptura ligamentar, como naqueles com joelhos estabilizados, no mesmo tempo cirúrgico.[1,5,7,37,41]

Como a lesão do LCA é uma das maiores causas das lesões meniscais, pela instabilidade que causa no joelho, não há lógica nenhuma em indicar uma sutura meniscal, num paciente com ruptura do LCA, sem indicar a sua reconstrução ligamentar concomitante.[8,11] Se isto for feito, o paciente continuará com a instabilidade ligamentar e terá grande probabilidade de romper novamente o menisco.

Deste modo, lesões meniscais associadas às rupturas do LCA devem ser, sempre que possível, tratadas por procedimentos combinados de reconstrução do LCA e sutura meniscal.[8,11] A localização periférica das lesões meniscais é o padrão mais comumente encontrado nas lesões associadas à ruptura do LCA, e isto favorece a sutura meniscal, já que o processo de cicatrização é superior nesta região. Nestas situações as meniscectomias devem ser evitadas ao máximo e, em casos específicos, como nas lesões periféricas estáveis assintomáticas do corno posterior do menisco lateral, pode-se manter o menisco como está (*let the meniscus alone*).[8,38,40]

Em joelhos estáveis, sem ruptura ligamentar associada, porém com lesão meniscal, as melhores indicações de sutura meniscal são as lesões longitudinais, localizadas nas zonas vermelho-vermelha ou vermelho-branca, com tecido meniscal adequado, principalmente em pacientes jovens e com lesão do menisco lateral.[8] Nestas situações é essencial auxiliar a cicatrização, aumentando o seu aspecto biológico, pela raspagem das bordas da lesão, criação de túneis vasculares na porção externa do menisco e perfuração do intercôndilo entre outros métodos, com o intuito de promover um aumento do aporte sanguíneo e intensificar a resposta inflamatória local.[8,11]

Quanto à Redutibilidade da Lesão Meniscal

Lesões meniscais irredutíveis, como podem ocorrer em alguns casos de lesão em alça de balde crônica, com a porção rota do menisco luxada para o intercôndilo, apresentam prognóstico muito ruim para sutura meniscal. Nestes casos, o tecido meniscal, geralmente, fica fibrosado e endurecido, tornando a redução impossível, sem que se solte uma das pontas da lesão. Após soltar uma das pontas do menisco, até é possível a sua redução e, portanto, a sua sutura. Porém, isto deve ser bem avaliado, pois como o tecido já se encontra fibrosado, o prognóstico não é bom. Pode ser considerada uma cirurgia de salvamento, quando não há outra opção, principalmente em pacientes mais jovens.

As lesões em alça de balde redutíveis e as lesões que já se encontram *in situ* apresentam melhor prognóstico e devem ser suturadas, sempre que possível.

Quanto à Vontade e Colaboração do Paciente

Também é essencial que o paciente aceite a cirurgia e colabore com o pós-operatório. Conhecidamente o pós-operatório de uma meniscectomia é mais simples e com retorno mais rápido às atividades físicas e laborais. Sem dúvida isto atrai alguns pacientes e também alguns médicos. Porém, também é sabido que, em longo prazo, o resultado das meniscectomias é pior que o das suturas com preservação meniscal.[35,44]

Com essa informação em mente, é dever do médico explicar ao paciente os benefícios da sutura meniscal e tentar convencê-lo da importância de pensar no futuro de sua articulação. As indicações de sutura devem ser discutidas e decididas entre o paciente e o médico.

Os pacientes que têm dificuldade em aceitar este tempo maior de recuperação, principalmente nos casos de lesão isolada do menisco, são os atletas profissionais, os atletas compulsivos e as pessoas que têm a necessidade de um retorno precoce ao trabalho.

CONSIDERAÇÕES GERAIS E OPINIÃO DO AUTOR

O paciente ideal para a indicação da sutura meniscal é o paciente jovem (com até 40 anos de idade), com lesão meniscal longitudinal periférica, de origem traumática (sem nenhuma patologia prévia no menisco), com tempo de lesão até 6 semanas e lesão concomitante do LCA (Quadro 27-1). Neste tipo de paciente, devemos indicar a sutura meniscal e a reconstrução do LCA, simultaneamente, com expectativa de um bom resultado, desde que sejam seguidos todos os cuidados com a técnica da sutura, da etapa biológica da cirurgia (neste caso, já facilitado pela reconstrução do LCA, concomitante) e de um pós-operatório correto.

Este perfil de paciente é comumente encontrado no dia a dia do cirurgião de joelho, não sendo difícil indicar e propor a sutura meniscal.

Porém, também é bastante comum encontrarmos pacientes que não se enquadrem em todos estes quesitos de bom prognóstico e, nestes casos, precisamos ter bom senso para decidir qual a melhor resolução.

Em minha opinião, o mais importante para se indicar a sutura ou não de um menisco é o estado em que se encontra o tecido meniscal. Se o menisco apresentar um tecido firme, com bom estado, é possível suturá-lo, independente da idade do paciente ou do tempo decorrido desde a lesão à cirurgia. Do mesmo modo, quando encontramos uma lesão num menisco com tecido friável, esta, provavelmente, não é adequada para a sutura, mesmo que seja considerada aguda, num paciente relativamente jovem.

Esta avaliação do estado do tecido meniscal só pode ser realizada durante o ato cirúrgico. Sendo assim, durante a consulta, eu indico a cirurgia e explico que, sempre que possível, tento realizar a manutenção do menisco, seja por sutura ou por "deixar o menisco como está", porém se o tecido for friável e muito instável, indico a meniscectomia o mais parcial possível. Explico estas possibilidades ao paciente e ouço a sua opinião e, durante o ato cirúrgico, tomo a decisão que considero ser a que gostaria que fosse tomada para mim. Sempre que a lesão ocorre em crianças ou adolescentes ou quando a lesão é no menisco lateral, tento ser mais abrangente nas minhas indicações de sutura meniscal e, até lesões não ideais, eu tento apostar na sutura.

REFERÊNCIAS BIBLIOGRÁFICAS

1. Ahn JH, Wang JH, Yoo JC. Arthroscopic all-inside suture repair of medial meniscus lesion in anterior cruciate ligament-deficient Knees: results and second-look arthroscopies in 39 cases. *Arthroscopy* 2004;20:936-45.
2. Ahn JH, Lee YS, Yoo JC *et al*. Clinical and second look arthroscopic evaluation of repaired medial meniscus in anterior cruciate ligament reconstructed knees. *Am J Sports Med* 2010;38(3)472-7.
3. Albertoni LJB, Schumacher FC, Ventura MHA, Franciozi CES *et al*. Sutura do menisco pela técnica all-inside com o dispositivo FasT-Fix. *Rev Bras Ortop* 2013;48(5):448-4.
4. Arnoczky SP, Warren RF. Microvasculature of the human meniscus. *Am J Sports Med* 1982;10(2):90-5.
5. Bach BR Jr, Dennis M, Balin J, Hayden J. Arthroscopic meniscal repair: analysis of treatment failures. *J Knee Surg* 2005;18:278-84.
6. Barber FA, Stone RG. Meniscal repair. An arthroscopic technique. *J Bone Joint Surg Br* 1985;67:39-41.
7. Beaufils P, Cassard X. Meniscal repair. *Rev Chir Ortop Reparatrice Appar Mot* 2004;90:3S49-3S75.
8. Beaufils P. In: Beaufils P, Boisrenoult P, Pujol N. (Ed.). *Meniscus Repair*. Roma: CIC Edizioni Internazionali; 2011.
9. Biedert RM. Treatment of intrasubstance meniscal lesions: a randomized prospective study of four different methods. *Knee Surg Sports Traumatol Arthrosc* 2000;8:104-8.
10. Cohen M, Granata Júnior GSM, Ejnisman B *et al*. Estudo da vascularização do menisco humano. *Rev Bras Ortop* 1998;33(4):264-70.
11. Crawford MJ, Dodds JA, Arnoczky SP. Healing of knee menisci. *In*: Insall & Scott. (Ed.). *Surgery of the Knee*. 4th Edition. Philadelphia, PA: Elsevier; 2006: 481-493.
12. DeHaven KE. Meniscus repair in athlete. *Clin Orthop* 1985;198:31-5.
13. Fairbank, TJ. Knee joint changes after meniscectomy. *J Bone Joint Surg Br* 1948;30B(4):664-70.
14. Farng E, Sherman O. Meniscal repair devices: a clinical and biomechanical literature review. *Arthroscopy* 2004;20:273-86.
15. Granata Júnior GSM. Estudo experimental da inervação do menisco humano. Dissertação de mestrado. São Paulo: Universidade Federal de São Paulo; 2003. http://repositorio.unifesp.br/handle/11600/19410.
16. Henning CE, Lynch MA, Clark JR. Vascularity for healing of meniscus repair. *Arthroscopy* 1987;3:13-8.
17. Henning CE. Current status of meniscus salvage. *Clin Sports Med* 1990;9:567-76.
18. Hsieh HH, Walker PS. Stabilizing mechanisms of the loaded and unloaded Knee joint. *J Bone Joint Surg Am* 1976;58:87-93.
19. Kaleka CC, Debieux P, Cohen M, Abdalla RJ. Lesões Meniscais. In: Cohen M, Abdalla RJ. (Ed.). *Lesões no Esporte: Diagnóstico, Prevenção e Tratamento*. 2ª Edição. Rio de Janeiro: Revinter; 2015:679-683.
20. Kalliakmanis A, Zourntos S, Bousgas D, Nikolaou P. Comparison of arthroscopic meniscal repair results using 3 different meniscal repair devices in anterior cruciate ligament reconstruction patients. *Arthroscopy* 2008;24:810-16.
21. Kimura M, Shirakura K, Hasegawa A *et al*. Second look arthroscopy after meniscal repair. Factors affecting the healing rate. *Clin Orthop Relat Res* 1995;314:185-91.

22. Koukoulias N, Papastergiou S, Kazakos K et al. Clinical results of meniscus repair with the meniscus arrow: a 4 to 8 year follow-up study. *Knee Surg Sports Traumatol Arthrosc* 2007;15:133-7.
23. Kraus T, Heidari N, Svehlik M, Schneider F et al. Outcome of repaired unstable meniscal tears in children and adolescents. *Acta Orthopaedica* 2012;83(3):261-6.
24. Krych AJ, McIntosh AL, Voll AE et al. Arthroscopic repair of isolated meniscal tears in patients 18 years and younger. *Am J Sports Med* 2008;36:1283-9.
25. Kubiak G, Fabís J. Clinical results of meniscus repair. *Ortop Traumatol Rehabil* 2010;12:28-40.
26. Kurosawa H, Fukubayashi T, Nakajima H. Load-bearing mode of the knee joint: physical behavior of the knee joint with or without menisci. *Clin Orthop Relat Res* 1980:283-90.
27. Kurzweil PR, Lynch NM, Coleman S, Kearney B. Repair of horizontal meniscus tears: a systematic review. *Arthroscopy* 2014;30(11):1513-9.
28. Laible C, Stein DA, Kiridly DN. Meniscal repair. *J Am Acad Orthop Surg* 2013;21:204-13.
29. LaPrade RF, Arendt EA, Getgood A, Faucett SC. (Ed.). *The Menisci: A Comprehensive Review of their Anatomy, Biomechanical Function and Surgical Treatment*. Springer. ISAKOS; 2017.
30. MacConaill MA. The movements of bones and joints; the synovial fluid and its assistants. *J Bone Joint Surg Br* 1950;32:244-52.
31. Mesiha M, Zurakowski D, Soriano J, Nielson JH et al. Pathologic characteristics of the torn human meniscus. *Am J Sports Med* 2007;35:103-12.
32. Noyes FR, Barber-Westin SD. Arthroscopic repair of meniscal tears extending into the avascular zone in patients younger than twenty years of age. *Am J Sports Med* 2002;30:589-600.
33. Noyes FR, Barber-Westin SD. Meniscus tears: diagnosis, repair techniques, clinical outcomes. In: Noyes FR. (Ed.). *Noyes' Knee disorders: surgery, rehabilitation, clinical outcomes*. Philadelphia, PA: Saunders; 2009:733-771.
34. Noyes FR, Heckmann TP, Barber-Westin SD. Meniscus repair and transplantation: a comprehensive update. *J Orthop Sports Phys Ther* 2012;42(3):274-90.
35. Paxton ES, Stock MV, Brophy RH. Meniscus repair versus partial meniscectomy: a systematic review comparing reoperation rates and clinical outcomes. *Arthroscopy* 2011;27(9):1275-88.
36. Perez-Blanca A, Espejo-Baena A, Amat Trujillo D et al. Comparative biomechanical study on contact alterations after lateral meniscus posterior root avulsion, transosseous reinsertion, and total meniscectomy. *Arthroscopy* 2016;32(4):624-33.
37. Pujol N, Panarella L, Selmi TAS et al. Meniscal healing after meniscal repair: a CT arthrografy assessment. *Am J Sports Med* 2008;36:1489-95.
38. Pujol N, Beaufils P. During ACL reconstruction, small asymptomatic meniscal lesions can be left untreated: a systematic review. *J Isakos* 2016;0:1-6.
39. Rubman MH, Noyes FR, Barber-Westin SD. Arthroscopic repair of meniscal tears that extend into the avascular zone. A review of 198 single and complex tears. *Am J Sports Med* 1998;26(1):87-95.
40. Shelbourne KD, Heinrich J. The long-term evaluation of lateral meniscus tears left in situ at the time of anterior cruciate ligament reconstruction. *Arthroscopy* 2004;20:346-51.
41. Steenbrugge F, Verdonk R, Verstraete K. Long-term assessment of arthroscopic meniscus repair: a 13-year follow-up study. *Knee* 2002;9:181-7.
42. Tenuta JJ, Arciero RA. Arthroscopic evaluation of meniscal repairs: factors that affect healing. *Am J Sports Med* 1994;22:797-802.
43. Voloshin AS, Wosk J. Shock absorption of meniscectomized and painful knees: a comparative in vivo study. *J Biomed Eng* 1983;5:157-61.
44. Woodmass JM, LaPrade RF, Sgaglione NA et al. Current concepts review. Meniscal repair: reconsidering indications, techniques and biologic augmentation. *J Bone Joint Surg Am* 2017;99:1222-31.

28 MATERIAIS E DISPOSITIVOS DE SUTURA MENISCAL

Marcelo Cabral F. Rêgo
Ricardo Lyra de Oliveira

INTRODUÇÃO

A primeira sutura meniscal foi realizada em 1885, por Thomas Annandale, enquanto Hiroshi Ikeuchi realizou a primeira sutura meniscal artroscópica, em 1969.[2,13] No entanto, os benefícios de um reparo meniscal aberto foram demonstrados, apenas, no final da década de 1970 e início dos anos 1980.[1]

Morgan, em 1991, desenvolveu a primeira geração de dispositivo para sutura totalmente por dentro da articulação. Eram agulhas curvas do tipo gancho, que necessitavam de portais acessórios posteriores para sua utilização. Em razão da dificuldade técnica e risco de lesões neurovasculares, foram desenvolvidos os dispositivos de segunda geração. Eles trouxeram os conceitos da utilização de âncoras de sutura para o reparo das lesões e a segurança na utilização do uso dos portais artroscópicos anteriores. Sendo o T-FIX® (Smith & Nephew, Andover, MA, EUA) o protótipo dessa geração. Porém, esses dispositivos não permitiam o retensionamento da sutura após a colocação das âncoras, levando a uma sutura com compressão reduzida. Foram, então, desenvolvidos os dispositivos de terceira geração, compostos de materiais bioabsorvíveis rígidos (parafusos, dardos, grampos) que eram introduzidos pela lesão. Inicialmente, os resultados foram bastante animadores, porém, com o acompanhamento dos pacientes, apareceram altas taxas de falhas e complicações (soltura do implante, lesões condrais, sinovites e outras) e não foi solucionada a falta de retensionamento da sutura após a colocação do implante. Isto levou ao desenvolvimento da quarta geração de dispositivos de sutura meniscal tudo dentro. São dispositivos que permitem criar suturas flexíveis que podem ser retensionadas após a colocação dos implantes, podendo ser utilizados em várias configurações de lesões, onde cada dispositivo tem suas características e especificações próprias. Apresentam menor risco de lesões condrais e neurovasculares.[4,16]

O objetivo deste capítulo é apresentar os principais dispositivos e materiais de sutura tudo dentro (*all-inside*) utilizados atualmente e tentar trazer algumas dicas dos autores para facilitar a sua utilização.

SPEEDCINCH™

O design simulando uma pistola do SpeedCinch™ permite um manejo mais ergonômico do dispositivo com uma única mão. O SpeedCinch™ é carregado com um fio FiberWire® de perfil baixo 2-0, que evita o corte de tecido e minimiza o atrito contra a cartilagem articular e com dois pequenos implantes. O menor tamanho dos implantes minimiza a perfuração pelo menisco e reduz a quantidade de material atrás do menisco. A ponta do dispositivo contém uma agulha de baixo perfil, minimizando a agressão ao tecido meniscal íntegro, que deve ser avançada pelo menisco para a introdução das âncoras. É possível o ajuste do comprimento da agulha (possui um limitador, milimetrado de 2 em 2 mm) que penetrará o tecido, sendo essa medida previamente calculada pela colocação de um *probe* milimetrado no menisco. O ideal é que o ajuste do comprimento seja 2 mm a mais que a medição do *probe* para garantir que a âncora seja completamente implantada atrás do menisco.[8,17]

Após a passagem da agulha, o primeiro implante é empurrado pela agulha quando o gatilho é totalmente pressionado. Em seguida, a agulha SpeedCinch™ deve ser movida pelo menos 1 cm para a colocação do segundo implante horizontal ou sutura tipo *mattress* vertical. Depois que a agulha é trazida para o segundo local de inserção, o botão do seletor do implante é movido para 2 (utilizando o polegar e o indicador, sem a necessidade da mão contralateral), e o gatilho é pressionado até o primeiro clique ser sentido e ouvido. Em seguida, o gatilho é mantido no lugar após o primeiro clique, e a agulha é avançada pelo menisco antes de pressionar completamente o gatilho, o que avançará o segundo implante. O dispositivo é, então, removido, e o nó pré-amarrado é movido com um empurrador de nó até a lesão e depois cortado (Fig. 28-1).[8,17]

Faz-se mais adequado para lesões meniscais do corno posterior e do corpo. O corno posterior do menisco pode ser reparado com o SpeedCinch™ inserido pelo portal ipsolateral ou contralateral. As lesões do corpo meniscal, no entanto, são mais bem abordadas por um portal contralateral.[8] A desvantagem do dispositivo é que possui apenas uma opção de inclinação da agulha.

Dica dos Autores
No momento de tracionar o fio, após a colocação dos implantes, mobilize o empurrador de nó de forma que o nó fique sobre o local de penetração da primeira âncora.

THE CROSSFIX II SYSTEM™
O sistema CrossFix II™ oferece um reparo meniscal totalmente artroscópico, que utiliza apenas um fio de polietileno de alta resistência sem implantes, o que reduz o risco de lesão condral. Sua técnica "todo dentro" usa 2 agulhas de entrega de sutura paralelas, disponíveis nos desenhos curvo e reto, inseridos por uma única incisão para fornecer um reparo de menisco completo. Este procedimento simples pode ser realizado em minutos pelo nó deslizante pré-amarrado do dispositivo, criando um ponto tipo *mattress* semelhante à sutura aberta. Mesmo as lesões complexas que requerem suturas múltiplas podem ser reparadas rapidamente. As agulhas paralelas podem ser difíceis de usar em joelhos muito apertados, o que dificulta a colocação do dispositivo para realizar suturas verticais.[5,17]

Dica dos Autores
Evite girar as agulhas após a inserção no menisco.

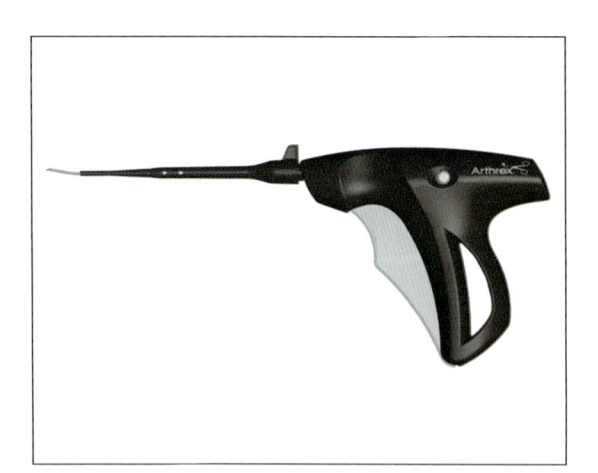

Fig. 28-1. O gatilho cinza é utilizado para a introdução do dispositivo. O botão cinza, menor, é utilizado para selecionar o primeiro e o segundo implante (posições 1 e 2 respectivamente), antes do disparo do gatilho.

OMNISPAN™
O Omnispan™ (Depuy Mitek) é um dispositivo de reparo meniscal artroscópico totalmente interno. Consiste em uma agulha de baixo perfil, pré-carregada com 2 âncoras *PEEK* e o fio de Sutura ortopédica de alta resistência, Orthocord® nº 2-0, que é entregue usando um aplicador (Omnispan System Applier®). As agulhas são disponibilizadas em 3 ângulos (0°, 12° e 27°), e o aplicador pode ser recarregado, o que significa que o mesmo aplicador pode ser usado para múltiplos implantes no mesmo paciente. As agulhas também possuem um revestimento de silicone que fornece segurança, em cada conjunto de implantes. Evitando falhas na entrega do dispositivo no tecido e excesso de penetração da agulha (a parada da agulha ocorre de forma suave, após 13 mm de profundidade).[11,17,20]

Uma vez que a agulha esteja ligada ao aplicador, o dispositivo é inserido no joelho. Usando o gatilho cinza, o primeiro implante é entregue na região meniscocapsular. O gatilho vermelho é, então, puxado, avançando o segundo implante. Uma vez que o posicionamento apropriado do segundo implante seja determinado (deverá existir uma distância de 6-10 mm entre os implantes), o gatilho cinza é disparado novamente. Após a implantação da segunda âncora, o cirurgião puxa o nó deslizante, que avança a sutura pelos implantes, criando uma ponte de sutura sobre a lesão (Fig. 28-2).[11]

Ele permite o reparo de lesões longitudinais, verticais e oblíquas. Tem a vantagem sobre seu antecessor (Rapidloc®), que não permitia suturas com padrão vertical e possuía um "chapéu" absorvível que ficava sobre a superfície meniscal e aumentava a chance de dano condral.[20]

Vantagem
Como o nó de deslizamento está na periferia de um dos dispositivos de apoio posterior (âncora), nenhum nó fica na superfície do menisco.

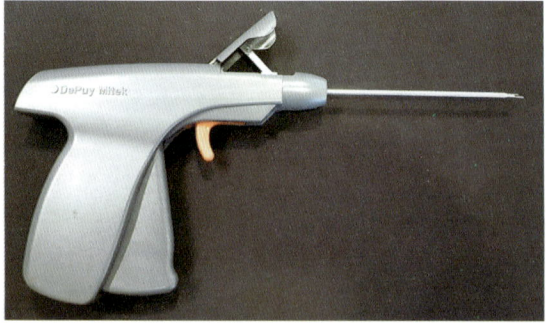

Fig. 28-2. Na imagem o aplicador encontra-se com o compartimento superior aberto, para ser recarregado com novos implantes. Na parte inferior, encontram-se os dois gatilhos.

Dicas dos Autores

É interessante ampliar o portal artroscópico antes da introdução do dispositivo, isto permite mais mobilidade e impede interposição de partes moles.

O cirurgião deve segurar o aplicador firmemente, ao disparar o gatilho cinza, pois alguns retrocessos ocorrem. Isto garantirá a correta posição do implante na região meniscocapsular.

Nas lesões de corno posterior devemos utilizar o portal ipsolateral à lesão, e nas lesões de corpo e corno anterior, o portal contralateral.

FAST-FIX™ 360

Cada sistema de reparação Meniscal FAST-FIX ™ 360 contém duas âncoras bioabsorvíveis de polímero de 5 mm (PEEK-OPTIMA® de Invibio®) integradas a um fio de sutura não absorvível 2-0 (ULTRABRAID™) de polietileno com um nó pré-amarrado, autodeslizante.[12]

O sistema de reparo meniscal com esse dispositivo tem propriedades biomecânicas iguais às de uma sutura *mattress* vertical realizada usando as técnicas de reparo aberta e interna, sem as dificuldades técnicas das suturas que necessitam de outras vias de acesso.[20]

Existem 3 opções da ponta da agulha no dispositivo: curva, curva reversa (10°) e reta, o que pode facilitar o ângulo de ataque para a lesão. A agulha curva é moldada para permitir que as suturas *mattress* verticais sejam inseridas nas superfícies femoral ou tibial do menisco. A agulha curva reversa é mais útil para reparar lesões voltadas para a superfície tibial e lesões no corno anterior.[12]

Antes de introduzir o dispositivo na articulação, devemos medir a distância entre a lesão e a região meniscocapsular, utilizando um *probe* milimetrado. Essa distância será a nossa referência para posicionar o limitador de profundidade da agulha, existente no dispositivo. O dispositivo permite que o cirurgião altere a medida do limitador mesmo com o dispositivo no interior do joelho. O gatilho para inserir a âncora no tecido tem um formato circunferencial em 360 graus (Fig. 28-3) e pode ser facilmente acionado com o polegar. Isto permite que o cirurgião segure o cabo do dispositivo na posição que lhe for confortável.[17]

Nas suturas verticais, a primeira âncora (dispositivo) deve ser inserida no lado capsular da lesão. A implantação adequada da âncora é acompanhada de um som do tipo um "clique" após acionar o dispositivo. É importante que o gatilho retorne totalmente a posição original após a fixação da primeira âncora. Isto vai garantir que o segundo implante esteja carregado corretamente. A segunda âncora deve ser posicionada na porção interna do menisco, a pelo menos 5 mm da lesão. É importante introduzir completamente a agulha até limite pré-estabelecido e só após isso acionar o dispositivo, evitando, deste modo, o implante prematuro da âncora. Assim como na primeira âncora, a implantação adequada da segunda é acompanhada de um som do tipo "clique". Nas suturas horizontais, deve-se manter uma distância mínima de 8 mm entre os pontos de inserção dos implantes, seguindo os mesmos passos descritos anteriormente. Após a introdução do segundo implante deve-se remover a agulha e tracionar lentamente o fio de sutura, até que o nó pré-amarrado encoste no menisco. O empurrador de nó pode ser útil para facilitar o deslizamento do nó, especialmente quando encontrar resistência ao deslizamento.[12,17]

Existem alguns trabalhos na literatura mostrando a eficácia do uso deste dispositivo no reparo das lesões menisco-capsulares (lesão em rampa).[15]

Vantagens

Capacidade de reposicionar a agulha para posicionamento ideal da sutura.

Possui um limitador de penetração de profundidade embutido (10-18 mm).

Dicas dos Autores

O fabricante dispõe de um pequeno retrator de partes moles que pode ser previamente colocado no portal artroscópico. Isto facilita a introdução do dispositivo, evitando interposição de tecidos.

Após a fixação dos implantes, tracione o fio de sutura de forma perpendicular à lesão e com o auxílio de um empurrador de nó, realize manobras de "puxar e empurrar" repetidas vezes. Isto facilitará o correto tensionamento da lesão.

SEQUENT™

O dispositivo de reparo meniscal Sequent™ é um sistema de reparação meniscal artroscópico totalmente interno, composto de implantes *PEEK* e sutura Hi-Fi®, que podem criar até seis pontos contínuos para um reparo, sem nós, sendo possível confeccionar várias configurações de sutura em diferentes planos. Cada ponto pode ser fixado e tensionado individualmente, conferindo mais segurança à sutura. O dispositivo pode vir carregado com 3, 4 ou 7 implantes, todos com agulha curva. Esta tecnologia fornece aos cirurgiões uma técnica de reparo meniscal mais rápida. Também reduz o trauma meniscal e o risco de dano condral.[10,20] Lee *et al.*,

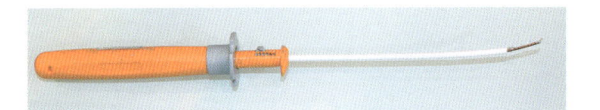

Fig. 28-3. Visualizamos, no final do cabo, o gatilho 360 graus em cinza. À frente do gatilho, o limitador de penetração.

em um estudo de lesões verticais em joelhos suínos submetidos a cargas cíclicas, mostraram boa resistência da sutura utilizando este dispositivo.[14]

O Sequent™ possui uma capa de proteção flexível com marcas milimetradas na sua ponta. Antes de iniciarmos a sutura, devemos realizar a medida (utilizando um *probe* milimetrado) da profundidade da lesão até a região meniscocapsular. Após essa aferição, desacoplamos a capa de proteção do dispositivo e cortamos a ponta dela na medida desejada (Fig. 28-4a). Isto assegurará proteção na sutura, evitando a penetração excessiva da agulha na região mensicocapsular. Esse dispositivo possui um gatilho inferior que é utilizado para introduzir os implantes no tecido e possui um sistema de catraca na parte superior. Esse sistema é composto por um botão para travar e destravar uma roldana, em que a roldana é utilizada para liberar o fio antes da penetração dos implantes ou para tracionar o fio após a fixação dos implantes (Fig. 28-4b). Durante a sutura (exceto na fixação do primeiro implante), após a completa introdução da agulha no tecido, o dispositivo deverá ser rodado 360° em sentido horário ou anti-horário por duas vezes (essa manobra criará uma sutura sem necessidade de nó) antes do acionamento do gatilho para a fixação dos implantes subsequentes.[10,20]

Vantagens

Como o dispositivo vem carregado com até 7 implantes, é possível realizar mais de uma sutura, como, por exemplo, suturar os meniscos medial e lateral com o mesmo dispositivo. Isto pode diminuir os gastos com o procedimento.

Não existe a necessidade de empurrar nenhum nó. A sutura é tracionada pelo sistema de catraca do dispositivo.

Dicas dos Autores

O ideal é que a capa de proteção seja cortada alguns milímetros (1-2 mm) a mais que a aferição do *probe*. Isto garantirá que o implante fique localizado atrás do menisco.

Preferimos introduzir pelo portal artroscópico, inicialmente, apenas a capa de proteção. Segue-se com a penetração do dispositivo no interior da capa. Isto evita interposição de partes moles na agulha e diminui a chance de contato da ponta da agulha com a cartilagem dos côndilos femorais e tíbia.

Embora os dispositivos de quarta geração descritos anteriormente tenham se mostrado bem-sucedidos no reparo meniscal, mais avanços foram feitos em técnicas de reparo. O NovoStitch® (Ceterix, Fremont, CA) e Knee Scorpion™ (Arthrex, Naples, Flórida) são dispositivos para realizar sutura tudo dentro, utilizando uma passagem de fio de maneira vertical pelo menisco para a cerclagem da lesão.

KNEE SCORPION™

O Arthrex Knee Scorpion™ é um passador de sutura de baixo perfil que permite a confecção de sutura *all-inside* utilizando apenas a passagem de um fio não absorvível pelo tecido do menisco, sem a necessidade de outros dispositivos de ancoragem. O mecanismo do Knee Scorpion™ autorrecupera a sutura após a passagem no tecido, eliminando a necessidade de outro passo no procedimento, o que economiza tempo. Existem vários tipos de configurações de sutura que podem ser incorporadas em reparos de menisco com o Knee Scorpion™, que serão decididas dependendo da orientação da lesão e da qualidade do tecido. Tem-se, por exemplo, pontos circunferenciais para lesões verticais, pontos para lesões horizontais delaminadas, pontos horizontais tipo *mattress* para lesão radial e sutura de lesão de raiz (com técnica "*pull out*") (Fig. 28-5).[6]

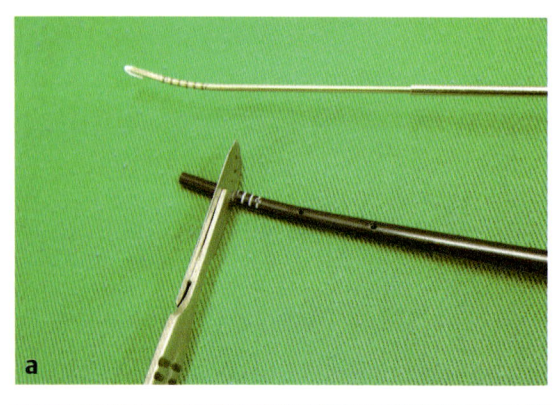

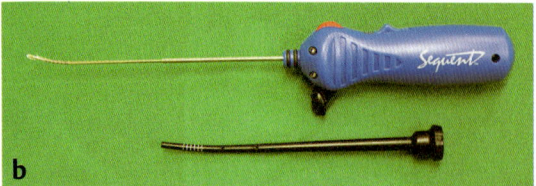

Fig. 28-4. (a) Mostrando o corte na ponta da capa protetora, que limitará a entrada da agulha na medida predeterminada. (b) Dispositivo SEQUENT™ com 1 gatilho preto na parte inferior e o sistema de catraca na parte superior (roldana vermelha e botão para travar e liberar a roldana, em azul) e a capa protetora abaixo, que será acoplada no dispositivo.

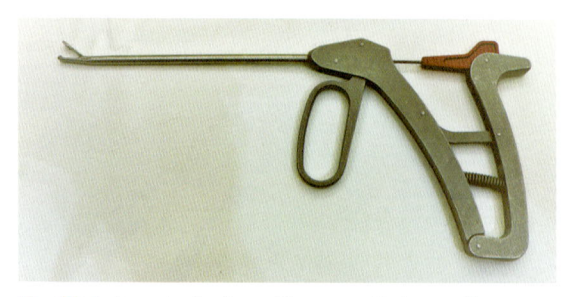

Fig. 28-5. A ponta do dispositivo possui baixo perfil.

Um padrão de lesão meniscal desafiador, em que o reparo é particularmente facilitado pelo uso do Knee Scorpion™, é a lesão radial do menisco lateral. Aqui é fácil colocar um padrão de sutura circunferencial "abrangente" de lado a lado, que é a configuração de sutura mais forte, e reduz o tecido adequadamente. Essa abordagem também é ideal para as lesões localizadas a 3-4 mm da raiz do menisco lateral, algumas vezes observadas concomitantemente à lesão do ligamento cruzado anterior.[17]

Vantagens

O Knee Scorpion™ tem um perfil muito baixo para facilitar a colocação na articulação com uma curva a 5° para evitar lesões no côndilo femoral. A agulha capta a sutura após a passagem, o que economiza tempo e um passo cirúrgico adicional. Ele pode ser usado tanto com 0 FiberWire® quanto com 2-0 FiberWire®. A agulha não ultrapassa a parte posterior do menisco, evitando lesões neurovasculares e sutura inadvertida do tendão do poplíteo nas lesões do menisco lateral.

Dicas dos Autores

Usar uma cânula pelo portal de trabalho evita qualquer ponte de tecido ao passar e amarrar suturas. As cânulas flexíveis permitem mais acesso em diferentes planos em comparação a uma cânula de tipo rígida.

Antes de disparar a agulha, sempre faça uma rotação de 45° com a sua mão, evitando assim que a agulha entre em contato com o côndilo e quebre. E sempre solicite os fios longos, o que permite uma maior quantidade de pontos com um único fio (exemplo o FiberWire 2-0; referência AR7221).

No reparo das lesões do menisco medial em joelhos muito apertados podemos utilizar a técnica de *pie crust* no ligamento colateral medial.

CETERIX NOVOSTITCH®

O Ceterix NovoStitch® permite aos cirurgiões colocar pontos de compressão circunferencial em torno das lesões de menisco. Esses padrões de ponto são projetados para fornecer redução anatômica e compressão uniforme das bordas da lesão e reparar a superfície femoral (superior) e a superfície tibial (inferior) da lesão com cada ponto.[9] Também é projetado para eliminar o risco de lesão neurovascular e evitar o aprisionamento excessivo ou a extrusão do menisco para a cápsula. O NovoStitch Plus® passa pontos circunferenciais por uma técnica artroscópica totalmente interna. Além de reparar anatomicamente lesões verticais, os pontos circunferenciais também permitem o reparo de tipos de lesões que anteriormente eram considerados difíceis de suturar adequadamente. Pode ser usado nas lesões de raiz posterior do menisco, lesões na região do hiato poplíteo e permite vários padrões de suturas (como sutura em "8" e duplo *loop*). A parte do dispositivo que penetra na articulação tem 3 mm de espessura e na ponta possui uma abertura que imita uma mandíbula, onde a parte inferior da mandíbula é retrátil, e a parte superior é curva com 1,6 mm de espessura. Tais características facilitam o uso em joelhos apertados e diminuem a chance de lesão condral iatrogênica. O dispositivo vem pré-carregado com um cartucho contendo fios de suturas não absorvíveis, que são passados pelo tecido através de uma agulha que se move da mandíbula inferior para a superior após o acionamento do gatilho.[17,18]

Beamer *et al.*, em um estudo biomecânico em lesões radiais de joelhos suínos, observaram melhores resultados nas suturas verticais realizadas por este dispositivo quando comparado à técnica de sutura de "dentro para fora".[3]

Dica dos Autores

Uma agulha (Jelco® ou agulha de peridural) deve ser usada para estabelecer a localização da incisão cutânea do portal de trabalho. A localização ideal da incisão da pele é aquela em que uma agulha pode ser inserida de modo que a extremidade distal da agulha seja paralela à região do platô tibial sob o menisco.

QUICKPASS™ SUTURELASSO™

Recentemente, as lesões meniscais em rampa ganharam destaque na cirurgia do joelho. O QuickPass™ SutureLasso™ é um passador de fio, semelhante aos utilizados em artroscopia de ombro, que facilita o reparo dessas lesões pela técnica tudo dentro. Ele vem pré-carregado com um fio de sutura FiberStick™ 2-0. O dispositivo é canulado, e o fio passa por dentro do dispositivo. Existem duas roldanas no final do cabo ergonômico que permitem o avanço ou o recolhimento do fio de sutura. Isto facilita o manejo do dispositivo utilizando apenas uma das mãos. Na ponta, possui uma agulha de baixo perfil (1,5 mm) com angulação de 25° para esquerda ou direita (Fig. 28-6).[7]

Após a passagem pelo tecido, o fio é avançado alguns centímetros, saindo pela ponta da agu-

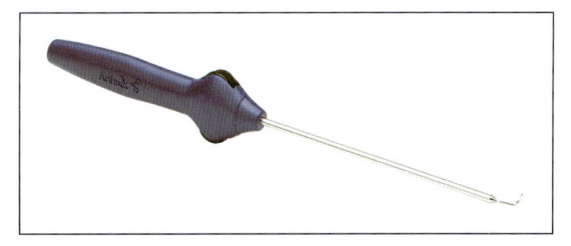

Fig. 28-6. O dispositivo possui duas roldanas para a mobilização do fio de sutura, na ponta existe uma agulha com angulação de 25°.

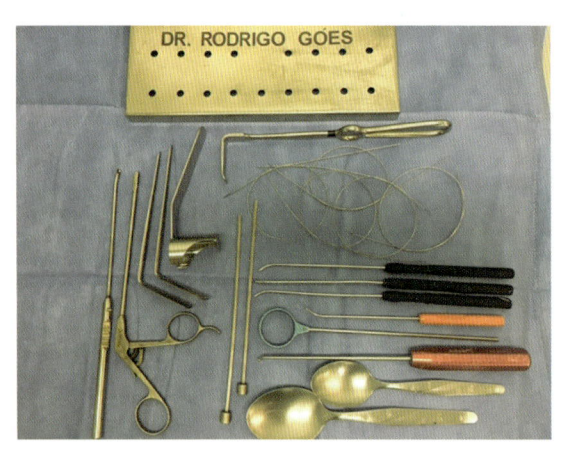

Fig. 28-7. Caixa do editor com materiais e instrumentos para preparo e realização das várias técnicas de sutura meniscal. *Fonte:* Arquivo pessoal do editor.

lha angulada. O passador é retirado suavemente, de forma que o fio de sutura permaneça no tecido a ser reparado. Então, a ponta do fio que foi transpassado é recuperada, utilizando uma *grasping*, e é confeccionado um nó de correr. Posteriormente, o nó é levado até a lesão e tensionado com ajuda do empurrador de nó.[19]

Dicas dos Autores

É necessária a confecção do portal posteromedial, que deve ser um pouco mais baixo e proximal ao côndilo femoral medial em comparação ao utilizado para reconstrução do ligamento cruzado posterior. Essa menor angulação facilita o acesso à lesão. Indicamos a utilização de cânula flexível nesse portal, pois evita a interposição de partes moles e ajuda na entrada e saída do dispositivo durante o procedimento.

Quando for passar o dispositivo pelo tecido, recolha totalmente o fio para o interior da agulha. Nesse momento, aplique rotação interna na tíbia para melhorar a exposição da região posteromedial do menisco.

A escolha do lado da angulação do dispositivo deve ser contrária ao lado do joelho. Portanto, nos joelhos esquerdos utilizamos dispositivos com angulação para a direita.

CONCLUSÃO

São inquestionáveis os benefícios da preservação do tecido meniscal para o bom funcionamento do joelho. Portanto, sempre que possível, devemos reparar as lesões meniscais. A indústria de material ortopédico tem investido cada vez mais na busca de dispositivos que facilitem e aumentem o sucesso dos reparos. Os últimos materiais disponíveis no mercado trouxeram vantagens, como capacidade de compressão adequada da sutura, realização de sutura vertical e menor dano condral, levando à melhoria dos resultados.

É importante que o cirurgião de joelho, além de dominar a técnica cirúrgica, tenha conhecimento do dispositivo escolhido para o êxito da sutura, já que cada dispositivo tem suas características e limitações peculiares. Aconselhamos também que cada cirurgião tenha o seu próprio material para realização das técnicas de sutura, com afastadores, guias, agulhas maleáveis, raspas etc. (Fig. 28-7).

REFERÊNCIAS BIBLIOGRÁFICAS

1. Ahn JH, Yoo JC, Lee SH. Posterior horn tears: all-inside suture repair. *Clin Sports Med* 2012;31:113-34.
2. Annandale T. An operation for displaced semilunar cartilage. *Br J Med* 1885;18:779.
3. Beamer BS, Masoudi A, Walley KC *et al.* Analysis of a new all-inside versus inside-out technique for repairing radial meniscal tears. *Arthroscopy* 2015;31(2):293-8.
4. Gleason MM, Gwathmey FW Jr, Diduch DR. All-inside arthroscopic meniscal repair. *In*: Insall & Scott Surgery of the knee. 6th ed. Elsevier. 2018;(6):525-26.
5. Ikeuchi H. Surgery under arthroscopic control. *In*: Proceedings of the Société Internationale d'Arthroscopie. Rheumatology 1975;57-62.
6. Lee YHD, Nyland J, Burden R, Caborn DNM. Repair of Peripheral Vertical Meniscus Lesions in Porcine Menisci. *In:* vitro biomechanical testing of 3 different meniscus repair devices. *Am J Sports Med* 2013;41:1074.
7. Li WP, ChenZ, Song B *et al.* The fast-fix repair technique for ramp lesion of the medial meniscus. *Knee Surg Relat Res* 2015; 27(1):56-60.
8. Morgan CD.The all-inside meniscal repair. *Arthroscopy* 1991;7(1):120-5.
9. Smith PA, Goradia V, Montgomery K *et al.* All-inside meniscal repair devices. *Am J Orthop* 2016;45(2):188-89.
10. Saliman JD. The circumferential compression stitch for meniscal repair. *Arthrosc Tech* 2013; 2(3):257-64.
11. Thaunat M, Jan N, Fayard JM *et al.* Repair of meniscal ramp lesions through a posteromedial portal during anterior cruciate ligament reconstruction: outcome study with a minimum 2-year follow-up. *Arthroscopy* 2016; 32(11):2269-77.
12. Tuman J, Haro MS, Foley S, Diduch D. All-inside meniscal repair devices and techniques. *Expert Rev Med Devices* 2012;9(2):147-57.

29 ESTÍMULOS BIOLÓGICOS PARA CICATRIZAÇÃO MENISCAL – QUAIS AS OPÇÕES QUE TEMOS?

Ricardo Bastos
Nuno Pais
Inês Genrinho
Renato Andrade
Luís Duarte Silva
Nuno Sevivas
João Espregueira-Mendes

INTRODUÇÃO

A lesão meniscal é a patologia do joelho mais frequentemente observada pelos cirurgiões ortopédicos, com uma incidência anual estimada de 66-70 por 100.000 pessoas.[1]

Estima-se que a lesão meniscal não tratada represente um risco 5,7 vezes superior para o desenvolvimento de osteoartrose (OA) do joelho.[2,3] Apesar do entusiasmo inicial na ressecção meniscal completa, espelhada na citação de McMurray – "*a far too common error is shown in the incomplete removal of the injured meniscus*", estudos recentes confirmaram a meniscectomia total como fator de risco para OA precoce do joelho.[4-6]

Roos *et al.* mostraram uma prevalência de OA radiográfica 14 vezes superior em indivíduos submetidos à meniscectomia total duas décadas após o procedimento cirúrgico.[7] Mais recentemente, um estudo prospectivo com 40 anos de acompanhamento evidenciou que adolescentes submetidos à meniscectomia total apresentavam um risco acrescido de OA sintomática do joelho, traduzido por um aumento de 132 vezes na taxa de artroplastia desta articulação.[6]

Tais evidências confirmaram o papel da lesão meniscal como fator de risco para subsequente deterioração articular, em particular na perda acelerada de cartilagem.[8-12] Outra nota importante é a quantidade de tecido meniscal ressecado. Quando comparados pacientes submetidos à meniscectomia parcial ou total, a quantidade de tecido ressecado demonstrou relacionar-se de forma inversa com a função articular do joelho.

A hipovascularização, hipocelularidade, alta densidade de matriz extracelular, presença de citocinas inflamatórias e o estresse mecânico contribuem para a reduzida ou ausente capacidade de cicatrização do tecido meniscal, particularmente na zona avascular.[13-17]

A localização da lesão constitui um dos fatores prognósticos mais relevantes, por causa da assimetria vascular. Portanto, a vascularização do menisco está intrinsecamente relacionada com o sucesso da reparação e delimita três zonas (zona vermelho-vermelha, zona vermelho-branca e zona branco-branca ou zonas I, II e III) (Fig. 29-1) nas composições celular e bioquímica do tecido meniscal. Durante o desenvolvimento pré-natal, o menisco é totalmente

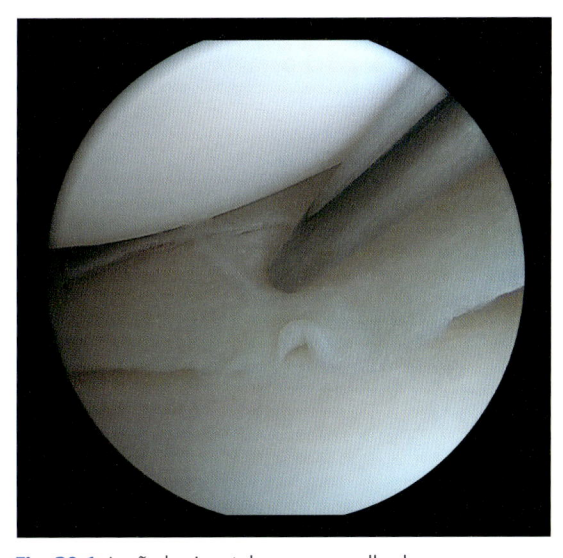

Fig. 29-1. Lesão horizontal, zona vermelho-branca. *Fonte:* Arquivo pessoal do autor.

vascularizado e um tecido relativamente homogêneo; durante a adolescência verifica-se uma regressão da vascularização pelo plexo capilar paramensical, que culmina numa vascularização final da periferia do menisco de apenas 10-30%.[18] A porção mais central, isto é, a porção adjacente à borda livre do menisco (zona vermelho-branca e branco-branca), recebe progressivamente menor suprimento sanguíneo. Estudos anatômicos mostraram igualmente uma ligeira diferença da arborização vascular entre os dois meniscos: 10-30% no menisco medial e 10-25% no menisco lateral.[19,20]

Por oposição às lesões meniscais periféricas, que apresentam potencial cicatricial em até 10 semanas, as lesões na zona central apresentam uma cicatrização mais precária, por causa do reduzido suprimento sanguíneo.[21]

Atualmente, a abordagem das lesões meniscais aponta para a ressecção meniscal mínima e/ou reparação, passando a adotar-se o princípio de preservação máxima, sempre que biologicamente exequível. Neste sentido, desde a década de 1980, vários estudos e técnicas têm sido descritas de forma a melhorar o potencial de cicatrização em regiões hipovasculares, preservando desta forma a estrutura sem comprometer a função articular em longo prazo.

O princípio do estímulo biológico centra-se no fornecimento de um ambiente rico em fatores que promovam uma cicatrização mais eficaz, pela quimiotaxia, proliferação celular e/ou produção de matriz no local da lesão, de forma a superar as limitações relacionadas com a anatomofisiologia do menisco.

As técnicas/adjuvantes biológicas atualmente descritas incluem a estimulação mecânica, a estimulação medular, o coágulo de fibrina, fatores de crescimento/plasma rico em plaquetas (PRP) e terapias com base em células-tronco.[22]

ESTIMULAÇÃO MECÂNICA

Várias técnicas de estimulação mecânica têm sido propostas para melhorar a resposta cicatricial meniscal, como a trefinação, a abrasão sinovial e os *flaps* sinoviais.[23]

Trefinação

A trefinação resulta de um aprimoramento da técnica de criação de canais de acesso vascular (*vascular access channels* – VAC) anteriormente utilizada. Em comum, estas técnicas permitem a criação de canais entre a zona periférica vascular e a zona central avascular do menisco, permitindo um influxo de vasos que tornam a reparação das lesões em zonas avasculares potencialmente viável.[24,25] O uso clínico dos VAC foi limitado e abandonado em larga escala, dado o comprometimento na arquitetura do colágeno, afetando adversamente a função e biomecânica do menisco.

A trefinação consiste na realização de uma série de punções com orientação horizontal, utilizando uma agulha hipodérmica, que permite criar um acesso para a migração vascular, sem compromisso teórico significativo da arquitetura das fibras de colágeno do menisco. Este procedimento pode ser usado para rupturas estáveis e periféricas de pequenas dimensões. O grau de estimulação biológica alcançado por esta técnica é limitado pelo potencial compromisso das fibras circunferenciais, que são responsáveis pela propriedade de distribuição da contensão da tensão circular (*hoop stress*). Esta técnica tem sido usada tanto de forma isolada, como em associação à sutura meniscal.[26,27]

A aplicação clínica permitiu alcançar resultados satisfatórios. Fox *et al.* relataram resultados bons a excelentes em 90% dos pacientes com rupturas meniscais incompletas.[28] Zhang *et al.* compararam os resultados da sutura meniscal isolada com a trefinação associada à sutura meniscal em rupturas longitudinais da zona vermelho-branca. As conclusões do estudo evidenciaram uma taxa de falência clínica inferior no grupo com sutura meniscal associada à trefinação, após *follow-up* médio de 47 meses.[25] Por sua vez, Shelbourne *et al.*, numa série de 332 lesões do menisco lateral em associação à ruptura do ligamento cruzado anterior (LCA), não encontraram diferenças em termos clínicos e de taxa de rerruptura entre a não intervenção (*leave in situ*), trefinação e sutura meniscal.[29]

Abrasão Sinovial

A abrasão sinovial é uma técnica em que a prega sinovial das superfícies femoral e tibial dos meniscos é estimulada para resultar em uma resposta proliferativa (Figs. 29-2 e 29-3). Em estudos pré-clínicos

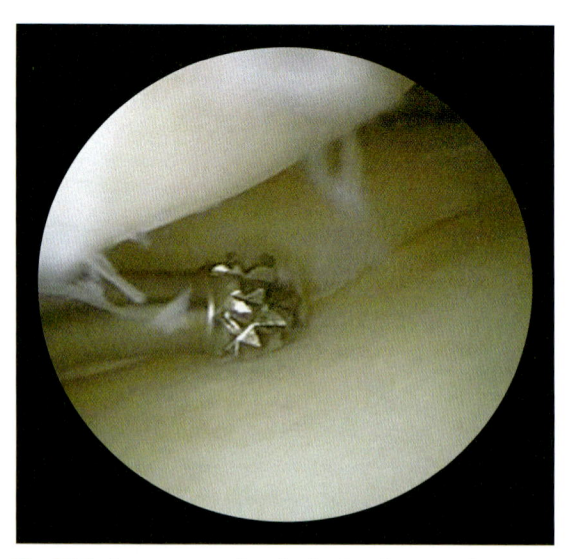

Fig. 29-2. Raspa para realização de abrasão sinovial.
Fonte: Arquivo pessoal do editor.

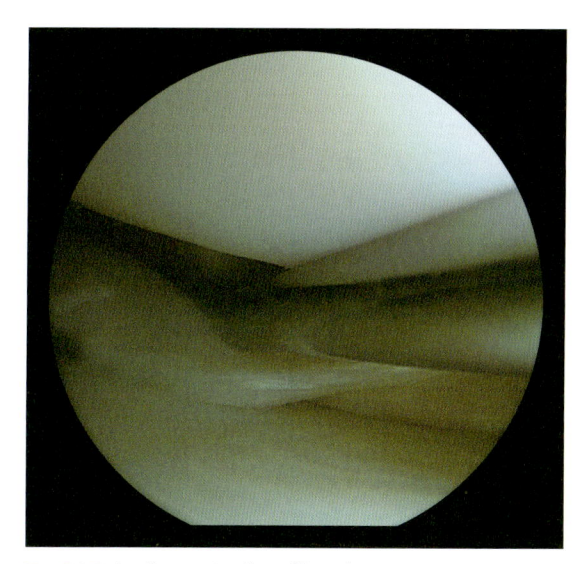

Fig. 29-3. Lesão meniscal periférica (zona vermelho-vermelha. Realização de abrasão sinovial.
Fonte: Arquivo pessoal do autor.

sugeriram que a abrasão sinovial promove a neovascularização, com aumentos documentados na interleucina 1-alfa (IL-1), antígeno nuclear de proliferação celular (PCNA), *transforming growth factor beta* 1 (TGF-β1) e fator de crescimento derivado de plaquetas (PDGF).[30,31]

Tendo por base a extensa expansão do *pannus* vascular que decorre do processo de reparação meniscal, foi idealizado que a estimulação da sinovial parameniscal poderia acentuar esta resposta e contribuir para a sua extensão a áreas do menisco hipovascularizadas.[32] Na escassa literatura publicada sobre a aplicação clínica da abrasão sinovial, quer isolada ou em associação a outras técnicas *augmentation*, os resultados aparentaram ser efetivos no tratamento de rupturas meniscais estáveis.

A simplicidade desta técnica cirúrgica é o grande estímulo para a sua recomendação para uso em associação à sutura meniscal.[33-35]

Flaps Sinoviais

Os *flaps* ou pedículos sinoviais permitem, pelo mesmo princípio teórico dos estímulos mecânicos, proporcionar uma maior vascularização nas zonas meniscais avasculares. Nesta técnica, um pedículo sinovial altamente vascularizado adjacente à região periférica do menisco é rodado para a área da lesão avascular e suturado no local. Apesar de esta técnica demonstrar bons resultados em estudos animais, carece de comprovação em estudos de investigação clínica em humanos, provavelmente por causa das dificuldades técnicas subjacentes.[36,37]

ESTIMULAÇÃO MEDULAR

Cannon *et al.* constataram um aumento da taxa de cicatrização meniscal de 53% para 93% quando a reparação era realizada em associação à reconstrução do LCA.[38] Também Shelbourne *et al.* verificaram a cicatrização espontânea em cerca de 96% das 164 rupturas meniscais laterais não reparadas quando da reconstrução do LCA.[29]

Estes achados clínicos sugerem o papel mitogênico e quimiotático de elementos sanguíneos e da medula óssea na cicatrização meniscal.

Reconhecido o papel das citocinas e dos fatores de crescimento provenientes da foragem dos túneis ósseos e da intercondiloplastia na melhoria da taxa de cicatrização, teorizou-se o potencial benefício da presença destes em joelhos com integridade do LCA. Neste contexto surgiu a ideia de realizar microfraturas na incisura intercondilar para recriar a hemartrose presente na reconstrução do LCA e, desta forma, potencial à cicatrização meniscal (Fig. 29-4).[39]

Estudos pré-clínicos em caprinos evidenciaram melhoria da cicatrização meniscal com a realização de procedimentos de estimulação da medula.[40]

Apesar da simplicidade e relativa inocuidade deste procedimento acessório, a sua eficácia ainda não foi avaliada em estudos clínicos.

COLA E COÁGULO DE FIBRINA

A aplicação de um coágulo de fibrina em uma zona avascular promove a cicatrização de forma mecanobiológica: o coágulo de fibrina adere ao colágeno exposto pela lesão meniscal e fornece estímulos quimiotáticos e mitogênicos para a proliferação de tecido conectivo; além disso, o coágulo de fibrina funciona como uma estrutura de suporte/matriz temporária, a partir do qual o tecido fibrocartilaginoso pode se estruturar e preencher o defeito tecidual.[31]

Esta técnica não tem por objetivo criar uma vascularização direta de uma área meniscal avascular. Ao invés, o princípio teórico foca-se no poder biológico dos mediadores citoquímicos existente no

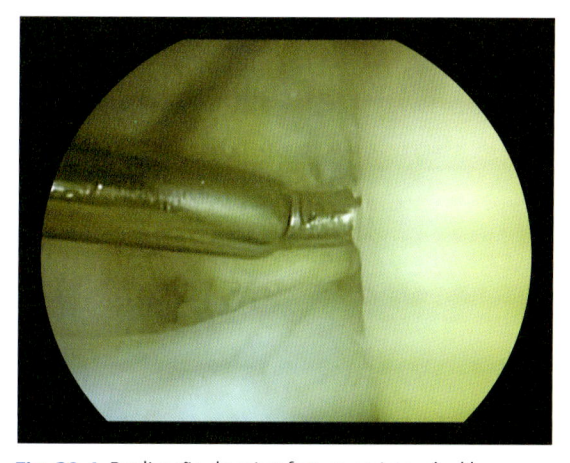

Fig. 29-4. Realização de microfratura no intercôndilo.
Fonte: Arquivo pessoal do editor.

interior de um hematoma, formado por uma lesão vascular e por sua transposição para o foco da ruptura meniscal numa zona avascular.

O contato físico do coágulo de fibrina e dos mediadores químicos envolventes com os fibrocondrócitos facilita e potencializa a cicatrização meniscal. Uma limitação desta técnica relaciona-se com a dificuldade em fixar o coágulo de fibrina no local da lesão, o que mesmo com a imobilização do membro poderia não ser garantido.

À semelhança das técnicas anteriormente descritas, também esta pode ser utilizada de forma isolada ou em associação a outros procedimentos.[31]

Estudos clínicos têm demonstrado a sua efetividade.[41-43] Jang *et al.* reportaram taxas de sucesso de 95% de reparação meniscal, usando a técnica *inside-out*, associada ao coágulo de fibrina.[42] Também o grupo de Ra *et al.* apresentou resultados superiores, com melhoria nos escores clínicos (*Lysholm score* e *IKDC subjective knee score* de 65 ± 6 e 57 ± 7 para 94 ± 3 e 92 ± 3, respectivamente) e evidência de cicatrização meniscal.[41] Ainda assim, não existe qualquer estudo comparativo randomizado e controlado que permita concluir sobre a superioridade da adição do coágulo de fibrina relativamente à sutura meniscal isolada. Ishimura *et al.* sugeriram um efeito positivo da aplicação de cola de fibrina após abrasão ou sutura de lesões meniscais em zonas avasculares.[44] Todavia, as limitações metodológicas do estudo obrigam a uma interpretação crítica das conclusões.

Embora a cola de fibrina sintética apresente propriedades adesivas superiores ao coágulo de fibrina natural, a ausência de mediadores biológicos ativos na cola sintética reduz grande parte da eficácia na estimulação do processo de reparação.[45]

FATORES DE CRESCIMENTO E PLASMA RICO EM PLAQUETAS (PRP)

A infiltração intra-articular de PRP representa uma técnica alternativa para fornecer fatores de crescimento a uma área de lesão meniscal avascular, em maiores concentrações comparativamente à utilização do coágulo de fibrina (Fig. 29-5).

O PRP consiste em uma fração de plasma de sangue autólogo com uma concentração plaquetária acima do basal, geralmente 3-5 vezes superior,[46] obtido após centrifugação do sangue periférico, e seu efeito resulta da atuação de fatores de crescimento liberados pela degranulação plaquetária após ativação.

Por meio da ativação da via de sinalização do fator de transcrição nuclear *kappa* (NF-kB) em múltiplas células, incluindo sinoviócitos e condrócitos, o PRP desencadeia mecanismos anti-inflamatórios pela inibição da IL-1 e TNFα que se encontram aumentados nas lesões meniscais.[47]

Outros fatores de crescimento como o fator de crescimento derivado de plaquetas (PDGF), o fator de crescimento endotelial vascular (VEGF), fator de transformação do crescimento-β (TGF-β), fator de crescimento fibroblástico (FGF) e fator de crescimento epidermal (EGF) têm sido encontrados em plaquetas, enquanto o fator de crescimento hepatocitário (HGF) e o fator de crescimento semelhante à insulina-I (IGF-1) são encontrados principalmente no plasma. Outras proteínas, como a fibronectina, vitronectina, fibrinogênio, protrombina, IGF-1 e HGF, também são libertadas pelos grânulos plaquetários.[48] Estes fatores promovem a cicatrização dos tecidos moles pela indução da angiogênese, estimulação da reparação e diferenciação celulares, regulação da fibrose, entre outros mecanismos.

Atualmente não existe consenso no método de preparação e composição ideais do PRP para cada indicação clínica.[49] O mecanismo de ação do PRP ainda não está totalmente esclarecido e é pouco claro que o mesmo método de preparação possa funcionar efetivamente para as diversas condições patológicas. O futuro passará pela adequação de protocolos de produção de PRP direcionados para patologias em específico, atendendo à especificidade da fisiopatologia subjacente de cada doença.

Um dos problemas mais relevantes na avaliação da eficácia do PRP reside na grande variabilidade de métodos de produção existentes, dose e frequência de administração e dos diferentes contextos clínicos em que é aplicado,[50] tornando muito difícil a comparação entre estudos de forma a obter conclusões efetivas.

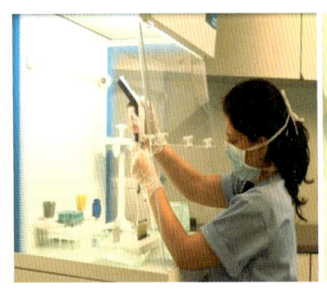

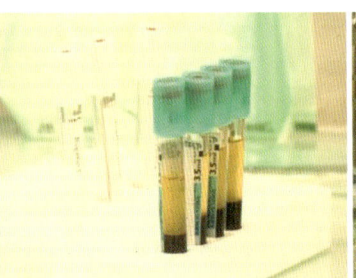

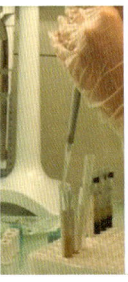

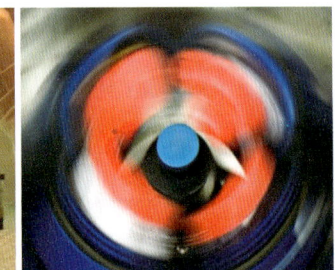

Fig. 29-5. Preparação e resultado final do plasma rico em plaquetas (PRP). *Fonte:* Arquivo pessoal do autor.

Estudos de investigação básica sugerem aumento significativo da eficácia do reparo meniscal com a aplicação de PRP, porém, até à presente data, apenas um número reduzido de estudos clínicos (nível III) que avaliaram a eficácia do PRP na patologia meniscal é conhecido.[51,52] Em nenhum dos estudos foi verificado diferença na taxa de reoperação, comparando a reparação meniscal isolada à reparação associada ao PRP. Contudo, Pujol *et al.* reportaram uma melhoria da dor e dos escores clínicos funcionais aos 24 meses na coorte com aplicação do PRP.[51]

A escassez da literatura acerca do papel do PRP na patologia meniscal releva a necessidade de investigação nesta área em particular, de forma a esclarecer as potenciais indicações do PRP, de forma isolada ou como adjuvante na reparação meniscal.

CÉLULAS-TRONCO MESENQUIMAIS (MSC)

A utilização de células-tronco no tratamento de lesões meniscais parece ser uma abordagem promissora. Todavia, o mecanismo de ação ainda não é claro.

Caplan *et al.* colocaram a hipótese de o efeito poder resultar da ação celular direta, pela diferenciação celular, e/ou por resultar da secreção de determinados fatores de crescimento.[53]

Diferentes tipos celulares têm sido usados em estudos de cicatrização meniscal: células-tronco, condrócitos e fibrocondrócitos, apresentando resultados promissores tanto *in vitro* como *in vivo* (animais).[54-57] A principal limitação do uso de condrócitos ou fibrocondrócitos autólogos é a necessidade da sua expansão em meio de cultura extracorporal, com consequente duplicação de intervenções cirúrgicas, com repercussão nos custos e na morbidade.[58]

Já as células-tronco, como as de origem mesenquimal (*Mesenchimal Stem Cells* ou MSC), podem ser isoladas com sucesso a partir de várias fontes (medula óssea, tecido adiposo, músculo e sinovial),[59,60] e são facilmente expansíveis, sem perda do potencial de diferenciação.[61-64]

Estas características tornaram esta terapia apelativa do ponto de vista da potencialização biológica da cicatrização meniscal.

Em ensaios pré-clínicos, a aplicação local dessas células produziu tecido diferenciado, semelhante a menisco em rupturas meniscais, confirmando os resultados obtidos *in vitro*.[65]

Apesar dos resultados pré-clínicos promissores, o número de estudos clínicos é muito reduzido.

Vangsness *et al.*, num estudo randomizado e controlado, avaliaram o efeito da aplicação de MSC após meniscectomia parcial relativamente a um grupo-controle (ácido hialurônico). Os resultados mostraram melhoria da dor e aumento do volume meniscal verificado por ressonância magnética quantitativa.[66]

Estudos adicionais serão imprescindíveis para esclarecer estes achados e o potencial das MSC como adjuvantes da cicatrização meniscal.

SUMÁRIO

O menisco desempenha um papel fundamental na homeostase do joelho, sendo atualmente indiscutível a necessidade da sua preservação para obter resultados clínicos satisfatórios em longo prazo e prevenir o desenvolvimento de osteoartrose do joelho.

Todavia, os resultados da reparação meniscal ainda são muito variáveis e limitados à zona periférica e vascularizada do menisco. Nesse sentido, surgiu a necessidade de otimizar o processo de reparação e alargá-lo, na medida do possível, às zonas hipovascularizadas.

Os adjuvantes biológicos da reparação meniscal baseiam-se na criação de um microambiente mecanobiológico favorável que promova um ambiente favorável à cicatrização meniscal.

O uso de estímulos mecânicos puros, como a abrasão sinovial ou trefinação, o coágulo de fibrina, o PRP e as células-tronco, são todos potenciais adjuvantes biológicos utilizados na reparação de lesões meniscais, com importância particular em zonas meniscais avasculares e expandindo o sucesso da reparação meniscal às zonas avasculares, mais pacientes poderão se beneficiar deste tipo de procedimento.

Apesar dos benefícios teóricos anunciados pelas técnicas supracitadas, os seus efeitos clínicos ainda carecem de demonstração clara em estudos metodologicamente adequados. A realização adicional de estudos clínicos randomizados e controlados, com períodos de *follow-up* mais alargados, é imperativa para esclarecer o potencial benefício destes adjuvantes biológicos na reparação meniscal.

Outra questão relevante envolve o elevado custo que alguns destes tratamentos acarretam, restringindo de forma considerável o seu uso clínico e aumentando a responsabilidade na seleção criteriosa de pacientes que possam efetivamente ser beneficiados.

REFERÊNCIAS BIBLIOGRÁFICAS

1. Korpershoek JV, de Windt TS, Hagmeijer MH *et al.* Cell-based meniscus repair and regeneration: at the brink of clinical translation?: a systematic review of preclinical studies. *Orthop J Sports Med* 2017;5(2):2325967117690131.
2. Englund M, Guermazi A, Roemer FW *et al.* Meniscal tear in knees without surgery and the development of radiographic osteoarthritis among middle-aged and elderly persons: The Multicenter Osteoarthritis Study. *Arthritis Rheum* 2009;60(3):831-9.
3. Stein T, Mehling AP, Welsch F *et al.* Long-term outcome after arthroscopic meniscal repair versus arthroscopic partial meniscectomy for

traumatic meniscal tears. *Am J Sports Med* 2010;38(8):1542-8.
4. Papalia R, Del Buono A, Osti L et al. Meniscectomy as a risk factor for knee osteoarthritis: a systematic review. *Br Med Bull* 2011;99:89-106.
5. McDermott ID, Amis AA. The consequences of meniscectomy. *J Bone Joint Surg Br* 2006;88(12):1549-56.
6. Pengas IP, Assiotis A, Nash W et al. Total meniscectomy in adolescents: a 40-year follow-up. *J Bone Joint Surg Br* 2012;94(12):1649-54.
7. Roos H, Lauren M, Adalberth T et al. Knee osteoarthritis after meniscectomy: prevalence of radiographic changes after twenty-one years, compared with matched controls. *Arthritis Rheum* 1998;41(4):687-93.
8. Berthiaume MJ, Raynauld JP, Martel-Pelletier J et al. Meniscal tear and extrusion are strongly associated with progression of symptomatic knee osteoarthritis as assessed by quantitative magnetic resonance imaging. *Ann Rheum Dis* 2005;64(4):556-63.
9. Verdonk R, Madry H, Shabshin N et al. The role of meniscal tissue in joint protection in early osteoarthritis. *Knee Surg Sports Traumatol Arthrosc* 2016;24(6):1763-74.
10. Vannini F, Spalding T, Andriolo L et al. Sport and early osteoarthritis: the role of sport in a etiology, progression and treatment of knee osteoarthritis *Knee Surg Sports Traumatol Arthrosc* 2016 Jun;24(6):1786-96.
11. Gomoll AH, Filardo G, de Girolamo L et al. Surgical treatment for early osteoarthritis. Part I: cartilage repair procedures. *Knee Surg Sports Traumatol Arthrosc* 2012;20(3):450-66.
12. Heijink A, Gomoll AH, Madry H et al. Biomechanical considerations in the pathogenesis of osteoarthritis of the knee. *Knee Surg Sports Traumatol Arthrosc* 2012;20(3):423-35.
13. Mauck RL, Burdick JA. From repair to regeneration: biomaterials to reprogram the meniscus wound microenvironment. *Ann Biomed Eng* 2015;43(3):529-42.
14. Osawa A, Harner CD, Gharaibeh B et al. The use of blood vessel-derived stem cells for meniscal regeneration and repair. *Med Scie Sports Exerc* 2013;45(5):813-23.
15. Starke C, Kopf S, Petersen W, Becker R. Meniscal repair. *Arthroscopy* 2009;25(9):1033-44.
16. Pereira H, Caridade SG, Frias AM et al. Biomechanical and cellular segmental characterization of human meniscus: building the basis for Tissue Engineering therapies. *Osteoarthritis Cartilage* 2014;22(9):1271-81.
17. Cengiz IF, Pereira H, Pego JM et al. Segmental and regional quantification of 3D cellular density of human meniscus from osteoarthritic knee. *J Tissue Eng Regenerat Med* 2017;11(6):1844-52.
18. Clark CR, Ogden JA. Development of the menisci of the human knee joint. Morphological changes and their potential role in childhood meniscal injury. *Journal Bone Joint Surg Am* 1983;65(4):538-47.
19. DeHaven KE, Arnoczky SP. Meniscus repair: basic science, indications for repair, and open repair. *Instructional Course Lectures* 1994;43:65-76.
20. King D. The healing of semilunar cartilages. 1936. *Clin Orthop Relat Res* 1990(252):4-7.
21. Arnoczky SP, Warren RF. The microvasculature of the meniscus and its response to injury. An experimental study in the dog. *Am J Sports Med* 1983;11(3):131-41.
22. Pereira H, Frias AM, Oliveira JM et al. Tissue engineering and regenerative medicine strategies in meniscus lesions. *Arthroscopy* 2011;27(12):1706-19.
23. Taylor SA, Rodeo SA. Augmentation techniques for isolated meniscal tears. *Curr Rev Musculoskelet Med* 2013;6(2):95-101.
24. Zhang Z, Arnold JA, Williams T, McCann B. Repairs by trephination and suturing of longitudinal injuries in the avascular area of the meniscus in goats. *Am J Sports Med* 1995;23(1):35-41.
25. Zhang Z, Arnold JA. Trephination and suturing of avascular meniscal tears: a clinical study of the trephination procedure. *Arthroscopy* 1996;12(6):726-31.
26. Zhang H, Leng P, Zhang J. Enhanced meniscal repair by overexpression of hIGF-1 in a full-thickness model. *Clin Orthop Relat Res* 2009;467(12):3165-74.
27. Rodeo SA, Warren RF. Meniscal repair using the outside-to-inside technique. *Clin Sports Med* 1996;15(3):469-81.
28. Fox JM, Rintz KG, Ferkel RD. Trephination of incomplete meniscal tears. *Arthroscopy* 1993;9(4):451-5.
29. Shelbourne KD, Heinrich J. The long-term evaluation of lateral meniscus tears left in situ at the time of anterior cruciate ligament reconstruction. *Arthroscopy* 2004;20(4):346-51.
30. Ochi M, Uchio Y, Okuda K et al. Expression of cytokines after meniscal rasping to promote meniscal healing. *Arthroscopy* 2001;17(7):724-31.
31. Longo UG, Campi S, Romeo G et al. Biological strategies to enhance healing of the avascular area of the meniscus. *Stem Cells Int* 2012;2012:528359.
32. Henning CE, Lynch MA, Clark JR. Vascularity for healing of meniscus repairs. *Arthroscopy* 1987;3(1):13-8.
33. Barrett GR, Treacy SH, Ruff CG. Preliminary results of the T-fix endoscopic meniscus repair technique in an anterior cruciate ligament reconstruction population. *Arthroscopy* 1997;13(2):218-23.
34. Henning CE, Clark JR, Lynch MA et al. Arthroscopic meniscus repair with a posterior incision. *Instr Course Lect* 1988;37:209-21.
35. Schmitz MA, Rouse LM, Jr., DeHaven KE. The management of meniscal tears in the ACL-deficient knee. *Clin Sports Med* 1996;15(3):573-93.
36. Fukushima K. [Meniscal transplantation with a synovial pedicle--an animal experiment]. *Nihon Seikeigeka Gakkai zasshi* 1993;67(12):1162-9.
37. Gershuni DH, Skyhar MJ, Danzig LA et al. Experimental models to promote healing of tears in the avascular segment of canine knee menisci. *J Bone Joint Surg Am* 1989;71(9):1363-70.
38. Cannon WD, Jr., Vittori JM. The incidence of healing in arthroscopic meniscal repairs in anterior cruciate ligament-reconstructed knees versus stable knees. *Am Sports Med* 1992;20(2):176-81.

39. Freedman KB, Nho SJ, Cole BJ. Marrow stimulating technique to augment meniscus repair. *Arthroscopy* 2003;19(7):794-8.
40. Howarth WR, Brochard K, Campbell SE, Grogan BF. Effect of microfracture on meniscal tear healing in a goat (capra hircus) model. *Orthopedics* 2016;39(2):105-10.
41. Ra HJ, Ha JK, Jang SH, Lee DW, Kim JG. Arthroscopic inside-out repair of complete radial tears of the meniscus with a fibrin clot. *Knee Surg Sports Traumatol Arthrosc* 2013;21(9):2126-30.
42. Jang SH, Ha JK, Lee DW, Kim JG. Fibrin clot delivery system for meniscal repair. *Knee Surg Related Res* 2011;23(3):180-3.
43. Henning CE, Lynch MA, Yearout KM et al. Arthroscopic meniscal repair using an exogenous fibrin clot. *Clin Orthop Related Res* 1990(252):64-72.
44. Ishimura M, Ohgushi H, Habata T et al. Arthroscopic meniscal repair using fibrin glue. Part II: Clinical applications. *Arthroscopy* 1997;13(5):558-63.
45. Brunner FX. Histological findings in sutured and fibrin-glued microvascular anastomosis. *Arch Otorhinolaryngol* 1984;240(3):311-8.
46. Alsousou J, Thompson M, Hulley P et al. The biology of platelet-rich plasma and its application in trauma and orthopaedic surgery: a review of the literature. *J Bone Joint Surg Br* 2009;91(8):987-96.
47. Hutchinson ID, Rodeo SA, Perrone GS, Murray MM. Can platelet-rich plasma enhance anterior cruciate ligament and meniscal repair? *J Knee Surg* 2015;28(1):19-28.
48. Foster TE, Puskas BL, Mandelbaum BR et al. Platelet-rich plasma: from basic science to clinical applications. *Am J Sports Med* 2009;37(11):2259-72.
49. Murray IR, LaPrade RF, Musahl V et al. Biologic treatments for sports injuries ii think tank-current concepts, future research, and barriers to advancement, Part 2: rotator cuff. *Orthop J Sports Med* 2016;4(3):2325967116636586.
50. Rai MF, Sandell LJ. Regeneration of articular cartilage in healer and non-healer mice. *Matrix Biol* 2014;39:50-5.
51. Pujol N, Salle De Chou E, Boisrenoult P, Beaufils P. Platelet-rich plasma for open meniscal repair in young patients: any benefit? *Knee Surg Sports Traumatol Arthrosc* 2015;23(1):51-8.
52. Griffin JW, Hadeed MM, Werner BC et al. Platelet-rich plasma in meniscal repair: does augmentation improve surgical outcomes? *Clin Orthop Relat Res* 2015;473(5):1665-72.
53. Caplan AI, Dennis JE. Mesenchymal stem cells as trophic mediators. *J Cell Biochem* 2006;98(5):1076-84.
54. Nakata K, Shino K, Hamada M et al. Human meniscus cell: characterization of the primary culture and use for tissue engineering. *Clin Orthop Related Res* 2001(391 Suppl):S208-18.
55. Peretti GM, Gill TJ, Xu JW et al. Cell-based therapy for meniscal repair: a large animal study. *Am J Sports Med* 2004;32(1):146-58.
56. Tanaka T, Fujii K, Kumagae Y. Comparison of biochemical characteristics of cultured fibrochondrocytes isolated from the inner and outer regions of human meniscus. *Knee Surg Sports Traumatol Arthrosc* 1999;7(2):75-80.
57. Zellner J, Mueller M, Berner A et al. Role of mesenchymal stem cells in tissue engineering of meniscus. *J Biomed Mater Res A* 2010;94(4):1150-61.
58. Gunja NJ, Athanasiou KA. Passage and reversal effects on gene expression of bovine meniscal fibrochondrocytes. *Arthritis Res Ther* 2007;9(5):R93.
59. Caplan AI, Correa D. The MSC: an injury drugstore. *Cell Stem Cell* 2011;9(1):11-5.
60. Fox DB, Warnock JJ. Cell-based meniscal tissue engineering: a case for synoviocytes. *Clin Orthop Relat Res* 2011;469(10):2806-16.
61. Filardo G, Madry H, Jelic M et al. Mesenchymal stem cells for the treatment of cartilage lesions: from preclinical findings to clinical application in orthopaedics. *Knee Surg Sports Traumatol Arthrosc* 2013;21(8):1717-29.
62. Ohishi M, Schipani E. Bone marrow mesenchymal stem cells. *J Cell Biochem* 2010;109(2):277-82.
63. Oreffo RO, Cooper C, Mason C, Clements M. Mesenchymal stem cells: lineage, plasticity, and skeletal therapeutic potential. *Stem Cell Reviews* 2005;1(2):169-78.
64. Verdonk PC, Forsyth RG, Wang J et al. Characterization of human knee meniscus cell phenotype. *Osteoarthritis Cartilage* 2005;13(7):548-60.
65. Angele P, Kujat R, Koch M, Zellner J. Role of mesenchymal stem cells in meniscal repair. *Journal of experimental orthopaedics* 2014;1(1):12.
66. Vangsness CT, Jr., Farr J, 2nd, Boyd J et al. Adult human mesenchymal stem cells delivered via intra-articular injection to the knee following partial medial meniscectomy: a randomized, double-blind, controlled study. *J Bone Joint Surg Am* 2014;96(2):90-8.

30 VIAS DE ACESSO PARA SUTURA DE MENISCO

Carlos Humberto Victoria
Luiz Antônio M. Vieira
Diogo Assis Cals de Oliveira

Na atualidade, é amplamente conhecida a função do menisco na absorção do impacto, na congruência articular, na distribuição de carga, na propriocepção[1,2] e na estabilidade da articulação do joelho,[3-5] e as consequências que a meniscectomia produz sobre a articulação.[6] Em 1885, Thomas Annandale já reportava a primeira tentativa para preservar a estrutura meniscal mediante procedimento aberto.[7] Arnoczky e Warren demostraram uma vascularização em torno de 10-30% na região periférica do menisco medial e 10-25% no menisco lateral, definindo o potencial de cicatrização das lesões meniscais nesta área. Assim sendo, o reparo dos meniscos é hoje uma prática bem-aceita, realizada por uma grande maioria de cirurgiões, incrementado o número de procedimentos nesse sentido, utilizando diferentes técnicas e acessos cirúrgicos para conseguir este objetivo.[8]

REPARO MENISCAL ABERTO

Até 1970 a meniscectomia era o procedimento mais aceito para o tratamento das lesões meniscais periféricas, exceto aquelas que se apresentavam concomitantemente com lesões agudas do ligamento colateral medial (LCM).[9,10]

A cirurgia aberta por artrotomia começou a ser realizada em 1889, e posteriormente por Palmer, em 1938.[7,11] Price e Allen reportaram bons resultados de sutura de menisco concomitantemente com reparo da lesão aguda do LCM.[12] Os trabalhos de DeHaven reportaram resultados similares, descrevendo a técnica aberta de reparo meniscal.[13-15]

Para a sutura do menisco medial, uma incisão cutânea vertical é realizada, posterior ao LCM, abrindo a cápsula articular imediatamente posterior ao ligamento oblíquo posterior mediante uma incisão vertical.

Na região lateral, uma incisão vertical é realizada imediatamente posterior ao ligamento colateral lateral, e posteriormente a banda iliotibial é dividida no sentido das fibras, à altura da interlinha articular lateral. A cápsula articular é aberta verticalmente ao longo da borda posterior do tendão poplíteo para expor a lesão meniscal.

Esta técnica estava limitada às lesões meniscais localizadas na união meniscocapsular ou lesões até 2 mm de distância desta junção. Outras lesões localizadas mais distantes da cápsula e lesões do corno posterior foram difíceis ou impossíveis de ser suturadas por esta técnica.

INSIDE-OUT (DE DENTRO PARA FORA)

Por causa das dificuldades com o reparo meniscal aberto que se limitava às lesões próximas da união meniscocapsular e do corpo do menisco, foram desenvolvidos métodos de sutura do menisco pela artroscopia que permitiram reparar as lesões mais distantes da união capsular e lesões do corno posterior dos meniscos.[16] Porém, o método de reparo percutâneo sob controle da artroscopia aumentou a incidência de lesões neurovasculares no trajeto de saída da agulha na região posteromedial ou posterolateral (Fig. 30-1).[17]

No entanto, a combinação com um acesso posteromedial ou posterolateral mostrou diminuição das lesões neurovasculares ao proteger estas nobres estruturas anatômicas posteriores (Fig. 30-2).[18]

A técnica *inside-out* tem sido considerada o padrão ouro entre as técnicas de sutura de menisco, embora a técnica *all-inside*, com os atuais dispositivos disponíveis, tenha resultados similares e permite mais precisão, maior número de pontos de sutura e a vantagem de não ter dispositivos intra-articulares proeminentes.[19]

Técnica Cirúrgica

O paciente é colocado em posição supina na mesa cirúrgica. O manguito pneumático é instalado na parte mais proximal da coxa utilizando malha tubular, algodão e ataduras de crepom para proteção da pele e evitar lesões dérmicas pela compressão do

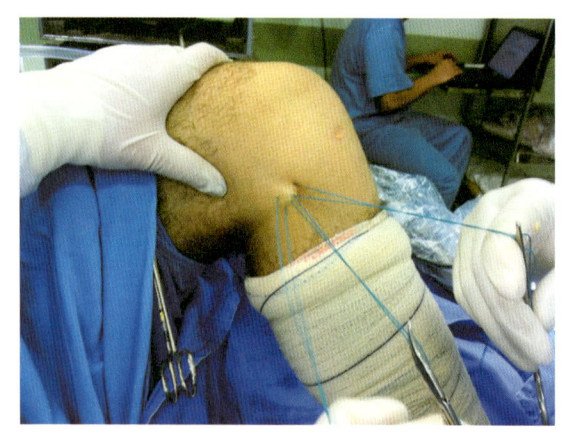

Fig. 30-1. Imagem demonstrando os fios de sutura meniscal lateral pela pele, passado "às cegas", apenas com o controle anatômico das estruturas. Nesses casos, existe um risco aumentado de lesão de estruturas neurovasculares. *Fonte:* Arquivo pessoal do editor.

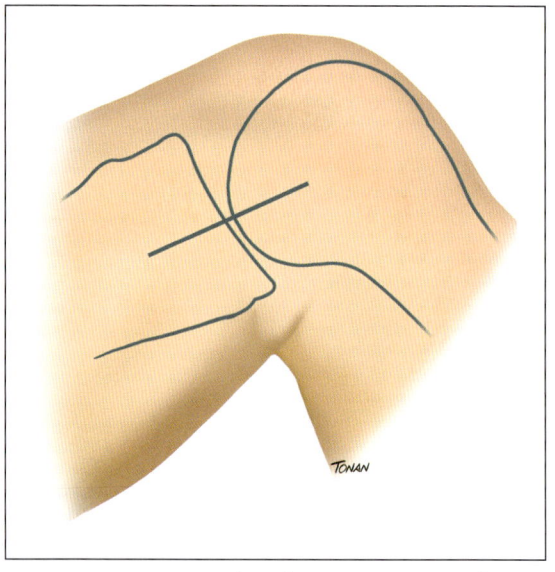

Fig. 30-3. Imagem reproduzindo o posicionamento do membro inferior em 90° de flexão e a marcação dos marcos anatômicos para o acesso medial.

mesmo durante o procedimento. Um suporte lateral é colocado na mesa à altura do terço proximal da coxa para conseguir fazer estrese em valgo e abrir o compartimento medial, principalmente.

Por meio dos tradicionais portais anterolateral e anteromedial adjacentes ao tendão patelar e logo abaixo de uma linha traçada à altura do polo inferior da patela, para uma inicial inspeção da articulação por artroscopia. Pode haver a necessidade de criação de portais adicionais acessórios tanto mediais, como laterais para uma melhor visualização das lesões ou um melhor acesso ao menisco, melhorando o ângulo de colocação do guia em relação às espinhas tibiais e do próprio menisco. Com o auxílio do *probe* os meniscos são examinados para avaliação da anatomia, visualização e mensuração da lesão e a possibilidade ou não de reparo.

Uma vez optado pelo reparo do menisco, faz-se o preparo e cruentização das bordas da lesão para aumentar a chance de sucesso da sutura. É recomendado fazer um desbridamento do tecido de granulação em ambos os lados da lesão com a raspa para menisco (Arthrex® ou Smith & Nephew®) ou com *Shaver*. O tecido sinovial parameniscal adjacente também é desbridado para produzir sangramento e melhor cicatrização da sutura.

Acesso Posteromedial

Com o joelho em flexão (Fig. 30-3), realiza-se uma incisão de 4-5 cm posterior ao LCM a partir do tubérculo adutor, no mesmo sentido de suas fibras, sendo que dois terços da incisão ficam distais à interlinha articular. Deve-se evitar realizar a incisão muito posterior, pois o nervo safeno (Fig. 30-2b) passa aproximadamente 5 cm posterior ao tubérculo adutor.[19]

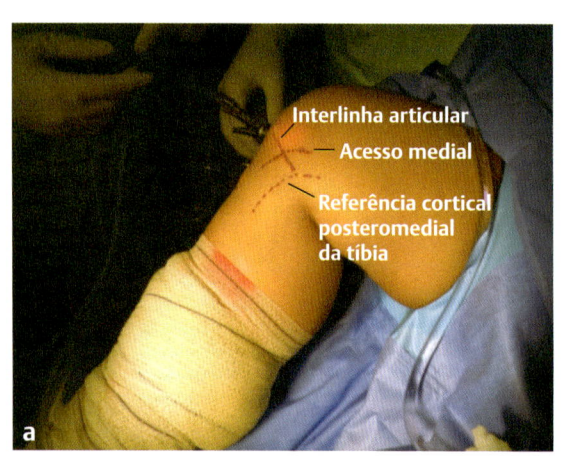

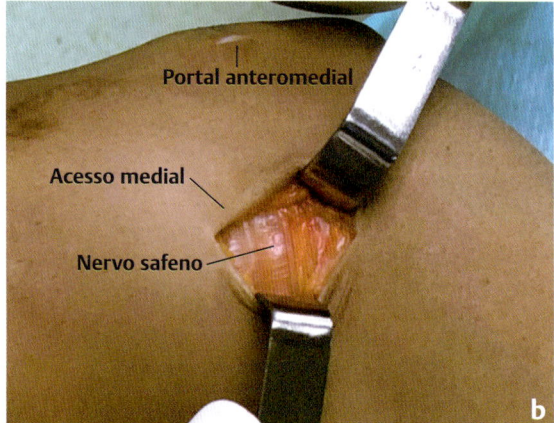

Fig. 30-2. Acesso medial. (**a**) Posicionamento do joelho e marcos anatômicos; (**b**) acesso medial e visualização do nervo safeno. *Fonte:* Arquivo pessoal do editor.

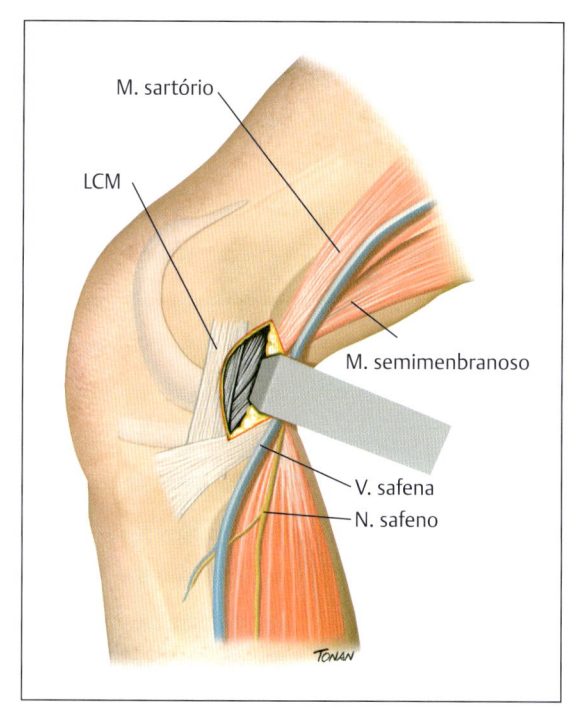

Fig. 30-4. Exposição medial da periferia da cápsula articular e sua relação com as estruturas de maior risco: LCM (ligamento colateral medial), nervo safeno e veia safena.

Realiza-se dissecção do tecido subcutâneo e visualiza-se a fáscia do sartório realizando nela uma incisão proximal no sentido de suas fibras (Fig. 30-4), evitando os tendões flexores da pata de ganso e fazendo retração deles com afastador, protegendo o nervo safeno que passa posteromedial aos tendões.

Com o dedo do cirurgião faz-se uma dissecção dos tecidos profundos, criando o intervalo entre a cabeça medial do gastrocnêmio posteriormente, a cápsula articular e a interlinha medial anteriormente, e o semimembranoso inferiormente. Coloca-se um protetor posteromedialmente para proteger as estruturas neurovasculares (Fig. 30-5).

Acesso Posterolateral

Com o joelho em flexão de 60° a 90°, faz-se a palpação e marcação das referências anatômicas laterais que incluem o tubérculo de Gerdy, a cabeça da fíbula, a banda iliotibial (BIT) e a interlinha articular lateral (Fig. 30-6). Efetua-se uma incisão oblíqua de 5 cm que se inicia nas bordas anterior e proximal à cabeça da fíbula e se estende até a Banda Iliotibial, centralizada na interlinha lateral e posterior ao ligamento colateral lateral. Efetua-se o acesso entre a BIT e o tendão do bíceps.

É importante ficar atento e estar anterior ao tendão do bíceps por causa do nervo fibular comum, que está localizado posteromedial a este tendão (Fig. 30-7).

A artéria genicular inferior lateral se sobrepõe à junção músculo-tendinosa do poplíteo e pode ser lesionada se a incisão se estender distalmente. Após a dissecção digital, entre a BIT e o tendão do bíceps, identifica-se a cabeça lateral do gastrocnêmio lateral, a cápsula posterolateral e a interlinha lateral. Importante proteger essas estruturas neurovasculares que se encontram medial à cabeça lateral do gastrocnêmio e o nervo fibular comum com um afastador longo (Fig. 30-8).

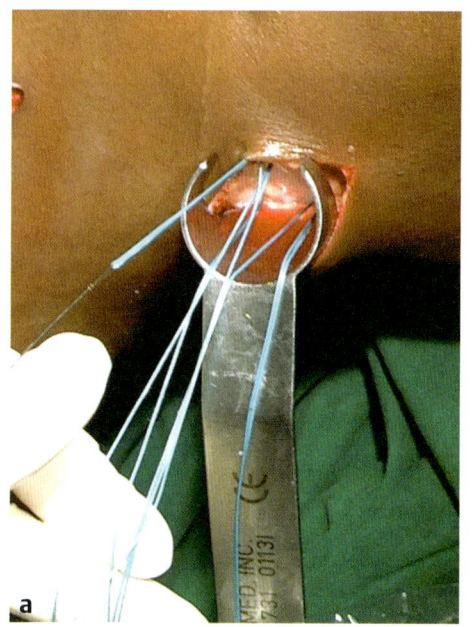

Fig. 30-5. Exposição e acesso medial. (**a**) Afastador específico para a técnica de sutura *inside-out*, com a agulha e os fios da sutura; (**b**) fios de sutura pelo acesso medial. *Fonte:* Arquivo pessoal do editor.

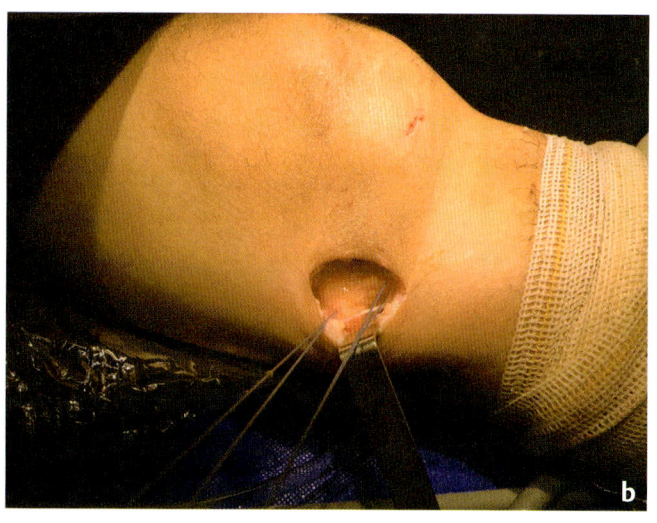

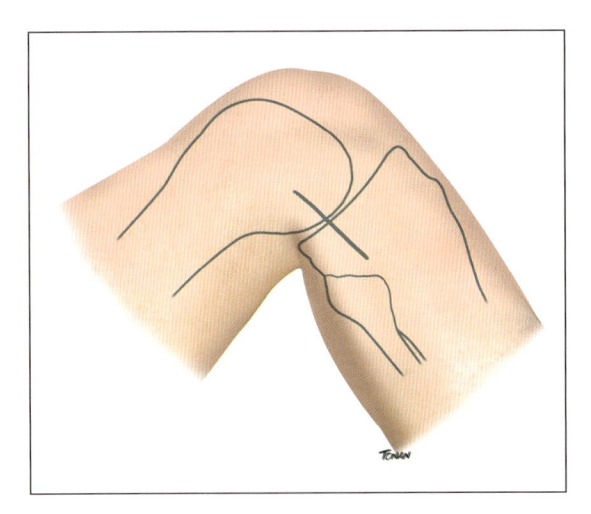

Fig. 30-6. Imagem reproduzindo o posicionamento do membro inferior e a marcação dos marcos anatômicos para o acesso lateral.

OUTSIDE-IN (DE FORA PARA DENTRO)

Consiste na passagem do fio de sutura de fora do joelho depois de um acesso capsular ou por via percutânea recuperando-o pelo portal anterior da artroscopia para criar o nó na lesão do menisco.

Esta técnica foi desenvolvida por Warren com o objetivo de diminuir o risco de lesão do nervo fibular comum durante o reparo por via artroscópica do menisco lateral e para as lesões localizadas

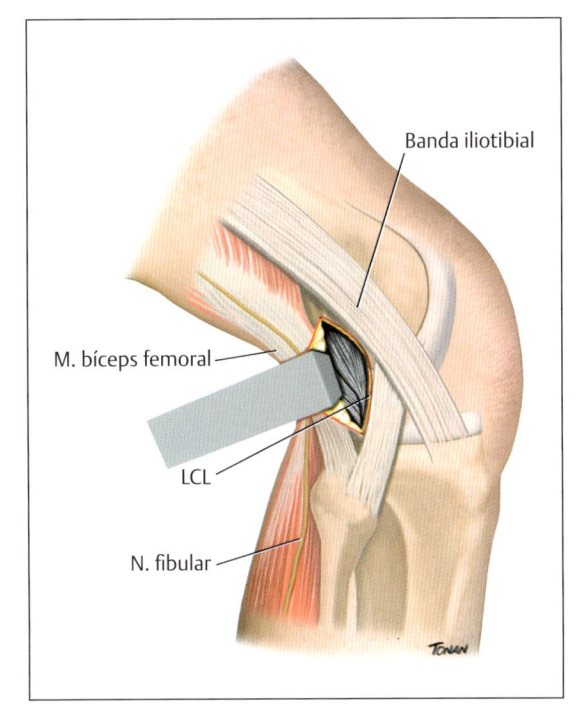

Fig. 30-7. Exposição lateral da periferia da cápsula articular e sua relação com as estruturas de maior risco: LCL (ligamento colateral lateral), nervo fibular.

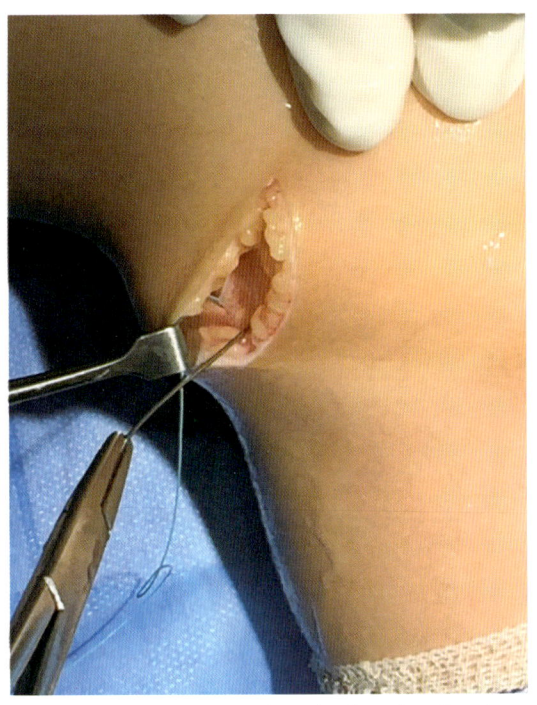

Fig. 30-8. Exposição e acesso lateral. Afastador e fios de sutura pelo acesso lateral. *Fonte:* Arquivo pessoal do editor.

no corno anterior. No lado medial, reduz o risco de lesão do nervo safeno e da veia safena, quando a agulha de sutura penetra na cápsula articular, posterior ao tendão semitendinoso, com o joelho em extensão, quando estas estruturas cruzam a linha articular e se colocam em posição anterior ao tendão semitendinoso.[20]

A principal vantagem deste método é que a sutura pode ser realizada sem a necessidade da utilização de uma cânula rígida diminuindo o risco de lesão da superfície articular frequentemente associada à técnica *inside-out*. Outra vantagem é que não há necessidade de grandes incisões como nas outras técnicas, precisando apenas de uma pequena incisão para amarrar as suturas na cápsula. Esta técnica também permite a sutura em áreas de difícil acesso com o uso de pequenas agulhas dispensando as cânulas ou agulhas de tamanho maior como as utilizadas na técnica *inside-out*. Outras utilidades desta técnica incluem as suturas realizadas nos transplantes de meniscos e à colocação de coágulos de fibrina e de fatores de crescimento.

ACESSO TRANSTIBIAL

Ao longo dos últimos anos, numerosos avanços têm acontecido no desenvolvimento de técnicas de reparo das lesões do ligamento raiz do menisco. O reparo transtibial[21,22] e a sutura com âncoras[23] têm evoluído como alternativa à meniscectomia, com o objetivo de reinserir e restaurar a raiz do menisco na sua posição anatômica, com uma ancoragem óssea.

Para reparo da raiz posterior são confeccionados os portais para artroscopia parapatelar medial e lateral e, quando necessário, se adicionam portais acessórios posteromedial ou posterolateral para facilitar a passagem da sutura. Por meio de uma incisão de 2 cm na região anteromedial da tíbia e com auxílio de um guia para reconstrução de ligamento, introduz-se um fio-guia que emerge na região anatômica da raiz do menisco medial ou lateral.[21,22]

ACESSO/PORTAL POSTEROMEDIAL

O acesso posteromedial é usado em numerosos procedimentos incluindo reconstrução do LCP, transplante de menisco, sutura do corno posterior do menisco, retirada de corpos livres, sinovectomia e liberação capsular posterior. Com o auxílio do artroscópio, a incisão é facilitada pela transiluminação do compartimento medial e pela palpação da interlinha articular medial com um *probe*. A transiluminação da pele também permite a visualização da veia safena. Para realizar o acesso seguem-se os passos já descritos anteriormente.

REFERÊNCIAS BIBLIOGRÁFICAS

1. Athanasiou KA, Sanchez-Adams J. Engineering the knee meniscus. *Synth Lectures Tissue Eng* 2009;1:1-97.
2. Voloshin AS, Wosk J. Shock absorption of meniscectomized and painful knees: a comparative in vivo study. *J Biomed Eng* 1983;5(2):157-61.
3. Hsieh HH, Walker PS. Stabilizing mechanisms of the loaded and unloaded knee joint. *J Bone Joint Surg Am* 1976 Jan;58(1):87-93.
4. Levy IM, Torzilli PA, Warren RF. The effect of medial meniscectomy on anterior-posterior motion of the knee. *J Bone Joint Surg* 1982; 64A 883-8.
5. Scapinelli R. Studies on the vasculature of the human knee joint. *Acra Anar* 1968;70:305-31.
6. Fairbank TJ Knee joint changes after meniscectomy. *J Bone Joint Surg 1948*;30B:665-670.
7. Annadale T. An operation for displaced semilunar cartilage. *Br Med J* 1885:779.
8. Amoczky SP. Warren RF. The microvasculature of the human meniscus. *Am I Sports Med* 1982;10:90-5.
9. Hughston JC, Eilers AF. The role of the posterior oblique ligament in repairs of acute medial (collateral) ligament tears of the knee. *J Bone Joint Surg* 1973;55A:923-40.
10. Palmar I. On the injuries to the ligaments of the knee joint. *Acta Chir Scand* 1938;81(Suppl) iii.
11. Palmer I. On the injuries to the ligaments of the knee joint. A clinical study. *Acta Chir Stand* 1938:53(suppl).
12. Price CT, Allen WC. Ligament repair in the knee with preservation of the meniscus. *J Bone Joint Surg* 1978; 60A:61-5.
13. DeHaven KE. Peripheral meniscus repair: an alternative to meniscectomy. *J Bone Joint Surg [Br]* 1981;63:463.
14. DeHaven KE. Meniscus repair in the athlete. *CORR* 1985:198:31-5.
15. DeHaven KE. Meniscus repair - open vs. arthroscopic. *Arthroscopy* 1985;1:173.
16. Morgan CD. The "all-inside" meniscus repair. *Arthroscopy* 1991;7(1):120-125.
17. Small NC. Complications in arthroscopy: the knee and other joints. *Arthroscopy* 1986;2:253-8.
18. Small NC. Complications in arthroscopic surgery performed by experienced arthroscopists. *Arthroscopy* 1988:4:215-21.
19. Chahla J, Serra Cruz R, Cram TR, Dean CS, LaPrade RF. Inside-Out Meniscal Repair: Medial and Lateral Approach. *Arthrosc Tech* 2016: pp e1-e6.
20. Warren RF. Arthroscopic meniscus repair. *Arthroscopy* 1985;1:170-2.
21. Ahn JH, Wang JH, Yoo JC. Arthroscopic all-inside suture repair of medial meniscus lesion in anterior cruciate ligament – deficient knees: results of second-look arthroscopies in 39 cases. *Arthroscopy* 2004;20:936-45.
22. Kim YM, Rhee KJ, Lee JK *et al*. Arthroscopic pullout repair of a complete radial tear of the tibial attachment site of the medial meniscus posterior horn. *Arthroscopy* 2006;22(7):795 e791-794.
23. Choi NH, Kim TH, Son KM, Victoroff BN. Meniscal repair for radial tears of the midbody of the lateral meniscus. *Am J Sports Med* 2010;38:2472-6.

31 SUTURA MENISCAL ASSOCIADA À RECONSTRUÇÃO LIGAMENTAR

Rodrigo Kaz
Tiago Carminatti

EPIDEMIOLOGIA

As patologias meniscais concomitantes às lesões ligamentares, em especial do ligamento cruzado anterior (LCA), são muito frequentes. Em revisão da literatura, encontramos esta associação de 16 a 82% em casos agudos, e em até 96% em casos crônicos.[9,11,12] Apesar da alta prevalência, historicamente os cirurgiões de joelho não davam a devida importância para o menisco nas abordagens do LCA. O sucesso do tratamento baseava-se em um bom enxerto com uma fixação firme para o LCA, e as meniscectomias parciais ou totais eram realizadas para retirar os sintomas como bloqueio articular e dor. Rotineiramente, o paciente era informado pelo cirurgião de joelho que o menisco era o menor de seus problemas, e o impacto do tratamento meniscal era raramente discutido antes e depois da cirurgia.

Por meio da consolidação dos conhecimentos sobre as funções biomecânicas do menisco, nos últimos anos, a literatura vem demonstrando melhores resultados, em longo prazo, dos procedimentos "preservadores" do menisco comparados aos de sua retirada.

Analisando a prática de diversos especialistas que realizam técnicas de suturas meniscais, verifica-se que a maioria destes procedimentos acontece em concomitância às cirurgias de reconstrução do LCA. Henning *et al.* demonstraram que 92% dos seus reparos meniscais eram associados à reconstrução do LCA, comparado a 79% nas séries de Cannon, 50% de Johnson e 49% de Morgan.

Nas lesões agudas do LCA, as lesões do menisco lateral (56%) são mais frequentes que do medial (44%). Já nas lesões crônicas, há predominância das lesões do menisco medial (70%) sobre o lateral (30%).

Este aumento das lesões do menisco medial em casos crônicos pode ser explicado por fatores anatômicos e biomecânicos.

- O menisco medial possui firme inserção tibial ao ligamento colateral medial, e seu corno posterior funciona como um batente contra o côndilo femoral medial na translação anterior da tíbia. Na insuficiência do LCA, que é o restritor primário da translação anteroposterior da tíbia, o menisco medial fica submetido a maiores pressões (Fig. 31-1). Isto aumenta a chance de novas lesões nos casos crônicos, mas também a modificação da lesão para um padrão mais complexo e, muitas vezes, irreparável.
- Como o menisco lateral tem inserção capsular mais frouxa e permite mais livremente a translação no plano anteroposterior, ele não sofre o mesmo estresse mecânico, e sua lesão não está em geral relacionada com cargas repetidas, sendo mais provável o aparecimento de lesões neste menisco durante movimentos rotacionais, no momento do trauma inicial, ou em pivoteamentos repetidos, principalmente em esportes que necessitam de rotação sobre o eixo do joelho.

Portanto, a lesão do LCA é um fator de risco para novas lesões meniscais. Em extensa revisão sistemática sobre o tema, Snoeker *et al.* verificaram que esperar mais de 12 meses entre a lesão do LCA e a sua cirurgia é um forte fator de risco para o aparecimento de lesões do menisco medial, mas não do lateral.[17] Em se tratando de uma medida modificável, é fundamental que o cirurgião informe ao paciente o ônus, no atraso de sua cirurgia.

LESÕES DO LCA E MENISCAL ASSOCIADAS: RISCO DE OSTEOARTROSE

A lesão meniscal parece ser o fator independente com maior influência sobre o desenvolvimento de osteoartrose (OA) após lesão do LCA. Segundo revisão sistemática de Engebresten *et al.* evidenciaram-se, após acompanhamento de 10 anos, taxas de OA de 0 a 13% em pacientes com lesão isolada do LCA, tratados cirurgicamente ou não, contra 21 a 48%

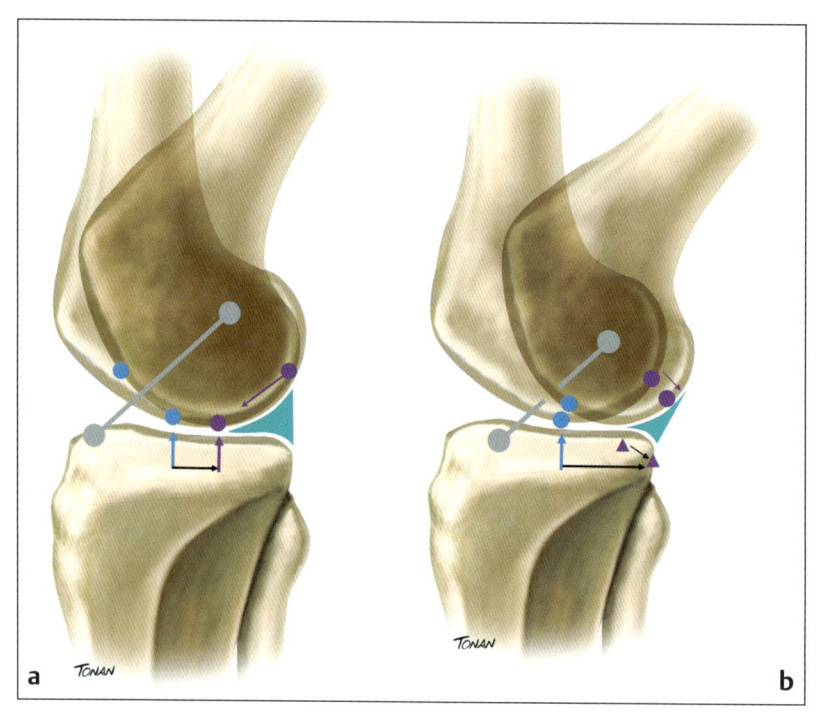

Fig. 31-1. (**a**) Joelho estável com LCA intacto e estresse biomecânico fisiológico no corno posterior do menisco medial. (**b**) Após lesão do LCA, representação do aumento do estresse biomecânico sobre corno posterior do menisco medial, atuando como restritor secundário da translação anteroposterior.

em pacientes com lesão de LCA associada à lesão meniscal.[13] Claes e Verdonk, em acompanhamento de 10 anos após reconstrução do LCA, evidenciaram aparecimento de OA em 50% dos pacientes submetidos à meniscectomia comparados a 16% dos que não foram submetidos a tal procedimento.[4] Resultados semelhantes foram demonstrados por Shelbourne *et al.* em acompanhamento entre 20 a 33 anos pós-reconstrução do LCA. Os autores demonstraram ser a ressecção meniscal o fator relacionado com os piores prognósticos radiológicos e clínicos.[15]

Em contrapartida, os métodos que priorizam a preservação meniscal, como a sutura, parecem modificar a progressão para a OA. Barenius *et al.* compararam os grupos submetidos à ressecção ou reparo meniscal em acompanhamento pós-operatório de 14 anos de reconstrução do LCA e demonstraram que a sutura meniscal não é um fator de risco para OA, diferentemente das meniscectomias.[1]

LESÃO DO LCA E SUTURA MENISCAL: RESULTADOS DA CICATRIZAÇÃO DAS SUTURAS

Diversos estudos demonstram melhores taxas de cicatrização das suturas meniscais associadas às lesões do LCA.[12,21] Algumas séries demonstram que a taxa de cicatrização das suturas foi de 86 a 94% nos casos associados à reconstrução do LCA, contra 63% dos casos em que o LCA não foi reconstruído.[19,20] Há algumas hipóteses com dois fatores principais para estes resultados:

1. Fatores mecânicos:
   - O menisco medial é exposto a maiores pressões, quando o LCA é lesionado, portanto, a estabilização ligamentar provavelmente gera melhor ambiente mecânico para o menisco cicatrizar.
   - Protocolos de reabilitação mais conservadores, com liberação de carga completa postergada e relativa demora do retorno ao esporte, tendem a preservar a sutura meniscal.
2. Fatores biológicos:
   - O estímulo biológico oriundo da confecção dos túneis ósseos funciona como contribuinte para a ocorrência de melhores resultados para a sutura meniscal associada à reconstrução ligamentar.[2,5,8,9] Ao confeccionar o túnel ósseo, promove-se a estimulação da formação de coágulos de fibrina e da liberação de importantes fatores de crescimento, como insulina-*like* 1 (IGF-1 induz proliferação de fibroblastos, além de diferenciação e deposição de colágeno), derivados de plaquetas (PDGF, importante nas fases iniciais da restauração da homeostase) e endotelial vascular (VEGF/VEGF2 promovem angiogênese). De Girolamo *et al.* analisaram o líquido sinovial 30 minutos após procedimento cirúrgico, de 2 grupos, meniscectomia parcial isolada *versus* reconstrução do LCA, com 20 pacientes cada, sendo encontrados fatores de crescimento (PDGF) em quantidades extremamente maiores no líquido coletado do grupo submetido à reconstrução ligamentar.[5] Galliera *et al.*, em

estudo similar, evidenciaram maior concentração de fatores de crescimento endotelial vascular (VEGF e VEGF2) no grupo submetido à reconstrução ligamentar.[8]

- Nas lesões agudas do LCA, por tratar-se de evento traumático súbito, os meniscos em geral não têm degeneração prévia, sendo um tecido mais viável ao reparo. Em casos de lesões isoladas meniscais, em que são necessárias cirurgias, normalmente há algum tipo de degeneração meniscal prévio.

RECONSTRUÇÃO DO LCA E SUTURA MENISCAL: PROCEDIMENTOS EM TEMPO ÚNICO × DOIS TEMPOS DISTINTOS

A maioria dos cirurgiões prefere realizar a sutura meniscal e reconstrução do LCA no mesmo momento cirúrgico. Procedimentos concomitantes permitem período único de anestesia, cirurgia e reabilitação. As taxas de cicatrização meniscal, além disso, são maiores em geral, quando em concomitância com a reconstrução do LCA. Portanto, um procedimento único permite melhor taxa de cicatrização, menor custo e maior impacto mental, social e econômico ao paciente.

Em contraste, Shelbourne e Johnson mostraram-se favoráveis à realização do tratamento em dois tempos cirúrgicos distintos, sendo a sutura meniscal realizada no primeiro procedimento. Ele se baseia em sua casuística das reconstruções do LCA em que observou que, em todas as vezes que o arco de movimento (ADM) prévio era completo nas reconstruções ligamentares, não houve problemas com contraturas em flexo acima de 5 graus.[16]

Seguindo esta linha, a realização do tratamento em dois tempos pode-se justificar em casos de lesão em "alça de balde", com o joelho bloqueado, pois o ganho de ADM completo dificilmente é conseguido sem a redução ou retirada do fragmento deslocado. Outra indicação aplicável seria em lesões reparáveis, nos pacientes muito jovens, pois há o receio que a reabilitação para ganho de ADM antes da reconstrução do LCA possa agredir e piorar o menisco lesionado, colocando em risco a chance da sua preservação.[16]

A possibilidade de um *"second look"* da cicatrização da sutura meniscal também seria uma vantagem adicional. O intervalo ideal estimado entre a sutura e a reconstrução é em média de 3 meses, podendo variar para menos ou mais.

A preocupação em relação à pior cicatrização realizando-se somente a sutura no primeiro tempo pode ser minimizada realizando-se 4 a 5 perfurações no intercôndilo, promovendo estímulo biológico análogo ao adquirido com os túneis para reconstrução ligamentar. Dean e La Prade *et al.* demonstraram resultados semelhantes de cicatrização comparando lesões meniscais isoladas aos casos associados à reconstrução ligamentar, em amostra de 109 pacientes.[6]

A decisão da estratégia cirúrgica deve ser discutida com o paciente, e, atualmente, o considerado "padrão ouro" é a realização da sutura meniscal juntamente com a reconstrução do LCA. Vale ressaltar que a teórica prevenção da artrofibrose fazendo-se em dois tempos pode não se justificar se considerarmos que a artrofibrose pode ocorrer mesmo em suturas meniscais isoladas e principalmente em cirurgias com joelho inflamado.

LESÕES MULTILIGAMENTARES E SUTURAS MENISCAIS

Lesões multiligamentares também podem ocorrer em associação a lesões meniscais e teoricamente poderiam predispor a piores taxas de cicatrização das suturas meniscais, tendo em vista a ocorrência de traumas de grande energia e lesões extensas de partes moles, se comparadas a pacientes com lesões meniscais isoladas ou associadas à lesão ligamentar única.

Por causa da escassez de trabalhos relacionados com o tema na literatura e para melhor entender este cenário, Chahla, LaPrade *et al.* compararam os grupos submetidos a lesões multiligamentares, com ou sem associação de sutura meniscal do tipo *inside-out*, em um total de 105 pacientes. Foram realizados, em média, 7 pontos de sutura em cada paciente submetido ao reparo meniscal, sempre que possível do tipo vertical *inside-out*.[2]

Bons a excelentes resultados pós-operatórios foram encontrados em ambos os grupos, sem diferença relevante, apesar da maior incidência de artrofibrose no grupo submetido à sutura meniscal. A taxa de falha da sutura foi baixa (2,7%), e o uso de múltiplas suturas verticais, além do estímulo biológico resultante da confecção dos túneis ósseos da reconstrução do ligamento cruzado anterior, pode ser parcialmente responsável pela estabilidade da sutura e os consequentes bons resultados clínicos e baixa taxa de falha do reparo meniscal.[2]

ABORDAGEM E TÉCNICAS CIRÚRGICAS

Existem quatro formas de tratar as lesões meniscais: conservadora, meniscectomia, sutura meniscal e transplante ou implante de substituto meniscal.

Quando a sutura meniscal não é possível, e a meniscectomia parcial é realizada, entende-se ser fundamental a manutenção da parte periférica ("rim") que tem a função principal de absorção na transmissão de carga. A meniscectomia total deve ser evitada, sempre que possível.

Devemos ter cuidado para não "sobretratar" as lesões meniscais. Fitzgibbons *et al.* relataram alta taxa de sucesso (utilizando critérios clínicos), em pequenas lesões verticais longitudinais posteriores ao tendão poplíteo, que não foram tratadas ativamente.[7] Esta abordagem pode ser chamada de "benignamente negligenciada".

Outros exemplos de lesões que podem não ser realizadas suturas e ser tratadas como "benignamente negligenciadas" incluem as de espessura parcial, estáveis à palpação com *probe* (normalmente com menos de 1 cm de extensão) e as radiais incompletas curtas (menos de 3 mm de profundidade), especialmente se assintomáticas no pré-operatório.

As técnicas de sutura meniscal são as mesmas já discutidas em outros capítulos do livro. No entanto, existem algumas particularidades quando associadas à reconstrução do LCA.

Em geral, realizam-se as suturas meniscais antes da reconstrução do LCA para aproveitar o espaço criado pela "ausência" do ligamento, o que facilita a triangulação artroscópica. Além disso, o estresse para abertura dos espaços articulares apesar de facilitar as suturas, tanto medial quanto lateral, pode colocar em risco a reconstrução ligamentar caso a mesma seja realizada e fixada antes da sutura.

Nos casos de técnicas de reconstruções do LCA que usam hiperflexão do joelho para realização do túnel femoral (anatômica – transportal) deve-se ter cuidado para não causar estresse adicional sobre a sutura meniscal, quando a mesma já foi realizada. Como alternativa, podem-se deixar os fios de sutura meniscal (nos casos *inside-out* e *outside-in*) reparados para sua fixação à cápsula articular após o término do LCA (ou da última hiperflexão do joelho).

Em casos de lesão da raiz do menisco com indicação de reparo, deve-se ter cuidado para que não haja confluência destes túneis ósseos com os do LCA. Após passagem do fio de sutura na raiz meniscal, deve-se realizar o seu transporte, por um túnel ósseo tibial, feito em adjacência ao do LCA (Fig. 31-2).[3] A fixação dos fios na cortical tibial pode ser feita com o joelho em extensão, utilizando um botão metálico. Outra alternativa para fixação é parafuso cortical com arruela (tipo poste), que pode ser aproveitado em conjunto para fixação tipo *back-up* para o LCA.

LESÃO DO LCA E SUTURA MENISCAL: RESULTADOS CLÍNICOS

Apesar da vantagem nas suturas meniscais em relação ao desenvolvimento da OA, há ainda questões a discutir quando avaliamos o impacto clínico, principalmente em curto prazo, desses procedimentos. Estudo recente de LaPrade, Engebresten *et al.*, utilizando o Registro Norueguês de Ligamentos do Joelho, avaliaram as subescalas do KOOS, no pré-operatório e com 2 anos de pós-operatório, de 4.691 pacientes submetidos à reconstrução do LCA isolada ou associada à sutura meniscal ou meniscectomia. Diferentemente do que havia sido hipotetizado no desenho do estudo, pacientes do grupo submetido à ressecção meniscal lateral ou medial não apresentaram piores resultados clínicos em curto prazo comparados ao grupo com reconstrução isolada de LCA. Além disso, o grupo submetido à sutura do menisco medial apresentou piora relevante nos subescores (outros sintomas e qualidade de vida) comparados aos outros grupos.[10]

Svantesson *et al.* mostraram resultados similares em estudo com 6.398 pacientes, sem diferença das avaliações funcionais, quando comparados os grupos à reconstrução de LCA isolado e associado à ressecção meniscal, ao contrário do grupo submetido à sutura meniscal.[18]

Em contrapartida, outros estudos apresentaram bons resultados clínicos, em curto prazo, dos grupos submetidos à sutura meniscal. Phillips *et al.* analisaram Registro Nacional Sueco de Ligamentos do Joelho comparando resultados clínicos (KOOS e EQ-5D) de 15.395 pacientes, com acompanhamento de 2 anos, submetidos à reconstrução ligamentar isolada ou associada à meniscectomia/sutura meniscal, encontrando melhores resultados nos grupos submetidos à reconstrução de LCA isolado ou com reparo meniscal associado.[14]

Concluindo, apesar de estudos divergentes em relação aos resultados clínicos em curto prazo, o conhecimento da literatura permite auxiliar o cirurgião a orientar o paciente de modo mais preciso sobre as expectativas reais com relação aos resultados clínicos imediatos de sutura ou ressecção meniscal, em paralelo aos efeitos benéficos da preservação em

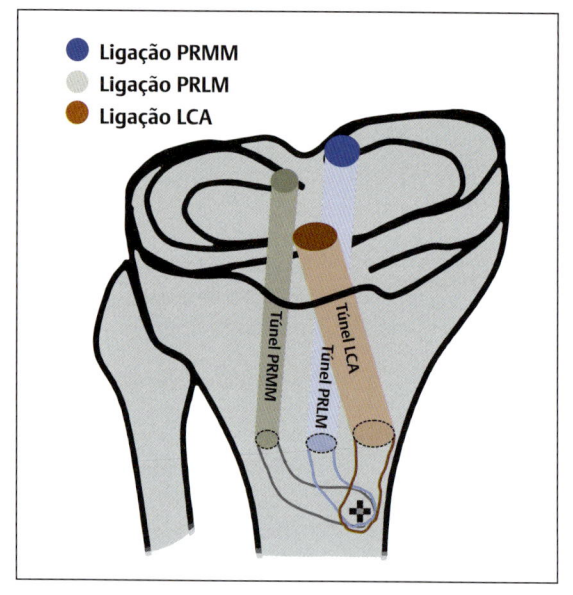

Fig. 31-2. Esquema com disposição dos túneis tibiais não convergentes. Da direita para a esquerda. Túnel para o LCA, túnel para raiz menisco medial e túnel para a raiz do menisco lateral.[3]

longo prazo da articulação quando realizada sutura meniscal.

Nesta balança de benefícios/detrimentos, os reparos meniscais ainda não têm a popularidade merecida dentre os procedimentos meniscais associados à reconstrução do LCA. A meniscectomia é realizada 2 a 3 vezes de modo mais frequente do que a sutura meniscal, ou seja, em média aproximadamente 65% dos pacientes foram tratados com algum tipo de ressecção meniscal.

Este cenário vem mudando, e as suturas meniscais se tornando mais populares principalmente por causa da melhora das técnicas de fixações, ampliação do treinamento dos cirurgiões e de programas de reabilitação mais agressivos e mais eficientes.

REFERÊNCIAS BIBLIOGRÁFICAS

1. Barenius B, Ponzer S, Shalabi A *et al*. Increased risk of osteoarthritis after anterior cruciate ligament reconstruction: a 14-year follow-up study of a randomized controlled trial. *Am J Sports Med* 2014,42(5):1049-57.
2. Chahla J, LaPrade R, Dean C, Mitchell J. Outcomes of inside-out meniscal repair in the setting of multiligament reconstruction in the knee. *Am J Sports Med* 2017;45(9):2098-104.
3. Chernchujit B, Prasetia R. Both Posterior Lateral-Meniscal Tears with anterior cruciate ligament rupture: the step-by-step systematic arthroscopic repair technique. *Arthrosc Tech* 2017;6:1937-43.
4. Claes S, Hermie L, Verdonk R *et al*. Is osteoarthritis an inevitable consequence os anterior cruciate ligament recosntruction? A meta-analysis. *Knee Sports Traumatol Arthrosc* 2013;21(9):1967-6.
5. De Girolamo L, Galliera E, Volpi P *et al*. Why menisci show higher healing rate when repaired during ACL reconstruction? Growth factors release can be the explanation. *Knee Surg Sports Traumatol Arthrosc* 2015;23(1):90-6.
6. Dean S, LaPrade R, Chahla J, Mitchell J. Outcomes after biologically augmented isolated meniscal repair with marrow venting are comparable with those after meniscal repair with concomitant anterior cruciate ligament reconstruction. *Am J Sports Med* 2017;45(6):1341-8.
7. Fitzgibbons RE; Shelbourne KD. "Agressive" nontreatment of lateral meniscal tear seen during anterior cruciate ligament reconstruction. *Am J Sports Med* 1995 Mar-Apr;23(2):156–9.
8. Galliera E, De Girolamo L, Randelli P *et al*. High articular levels of the angiogenetic factors VEGF and VEGF-receptor 2 as tissue healing biomarkers after single bundle anterior cruciate ligament reconstruction. *J Biol Regul Homeost Agents* 2011;25(1):85-91.
9. Hutchinson ID, Moran CJ, Potter HG *et al*.Restoration of the meniscus: form and function. *Am J Sports Med* 2014;42(4):987-98.
10. LaPrade C, Dornan G, Granan L *et al*. Outcomes after anterior cruciate ligament reconstruction using the Norwegian Knee Ligament Registry of 4691 patients: How does meniscal repair or resection affect short-term outcomes? *Am J Sports Med* 2015;43(7):1591-7.
11. Musahl V, Jordan SS, Colvin AC *et al*. Practice patterns for combined anterior cruciate ligament and meniscal surgery in the United States. *Am J Sports Med* 2010 May;38(5):918-23.
12. Noyes F, Barber-Westin S. Treatment of meniscal tears during anterior cruciate ligament reconstruction. *Arthroscopy* 2012,28(1):123-30.
13. Øiestad BE, Engebresten L, Storheim K, Risberg MA. Knee osteoarthritis after anterior cruciate ligament injury: a sistematic review. *Am J Sports Med* 2009;37(7):1434-43.
14. Phillips M, Ronnblad E, Svantesson E *et al*. Meniscus repair with simultaneous ACL reconstruction demonstrated similar clinical outcomes as isolated ACL repair: a result not seen with meniscal resection. *Knee Surg Sports Traumatol Arthrosc* 2018;26(8):2270-7.
15. Shelbourne KD, Benner RW, Gray T. Results of Anterior Cruciate Ligament with patellar tendon autografts: objective factores associated with the development of Osteoarthritis at 20 to 33 years after surgery. *Am J Sports Med* 2017 Oct;45(12):2730-8.
16. Shelbourne KD, Johnson GE. Locked bucket-handle meniscal tears in knees with chronic anterior cruciate ligament deficiency. *Am J Sports Med* 1993,21(6):779-82.
17. Snoeker B, Baker E, Kegel C, Lucas C. Risk fators for Meniscal Tears: A Systematic Review Including Meta-Analysis. *J Orthop Sports Phys Ther* 2013;43(6):352-67.
18. Svantesson E, Cristiani R, Senorski E *et al*. Meniscal repair results in inferior short-term outcomes compared with meniscal resection: a cohort study of 6398 patients with primary anterior cruciate ligament recosntruction. *Knee Surg Sports Traumatol Arthrosc* 2018;26(8):2251-8.
19. Toman C, Dunn W, Spindler K, Amendola A. Success of meniscal repair at anterior cruciate ligament resonstruction. *Am J Sports Med* 2009;37(6):1111-5.
20. Westerman R, Wright R, Huston L, Wolf B. *Orthopaedica J Sports Med* 2014, 2(7).
21. Wyatt R, Inacio M, Maletis G. Factors associated with meniscal repair in patients undergoing anterior cruciate ligament reconstruction. *Am J Sports Med* 2013;41(12):2766-71.

32 SUTURA MENISCAL 1: TÉCNICA DE DENTRO PARA FORA (*INSIDE-OUT*)

Fernando Martins Rosa
Edmar Stieven Filho
Mauro Batista Albano
Isabel Ziesemer Costa

INTRODUÇÃO

Nos últimos 30 anos o tratamento da lesão meniscal tem se direcionado para uma conduta mais preservadora.[1] A retirada dos meniscos ocorreu como tratamento padrão até por volta da década de 1970, apesar dos estudos de Fairbank, em 1948, que demonstram diminuição do espaço articular e achatamento dos côndilos femorais, quando os meniscos são retirados.[2] Em longo prazo, as suturas meniscais demonstram efeito condroprotetor em relação às meniscectomias.[3-5] Verdonk *et al.* relatam que, mesmo em joelhos com artrose em graus iniciais, há um potencial de cicatrização tanto da cartilagem, quanto do menisco.[6]

O número de reparos meniscais teve um pico de crescimento entre 2005 e 2011. Abrams *et al.*[7] relatam um aumento de 100% no número de suturas meniscais, contra 14% de aumento das meniscectomias. O desenvolvimento de técnicas artroscópicas e instrumentais fez parte desta mudança de conduta.[7] A vantagem do reparo meniscal é o melhor resultado funcional do joelho. A desvantagem é a possibilidade de reoperação.[3]

As técnicas existentes para reparar o menisco são a trefinação, suturas *inside-out* (de dentro para fora), *outside-in* (de fora para dentro), dispositivos *all-inside* e híbridas. Neste capítulo abordaremos o tratamento cirúrgico do reparo meniscal por suturas de dentro para fora (*inside-out*).

A técnica de dentro para fora é considerada o padrão ouro para reparo meniscal, especialmente em lesões maiores que 3 cm ou em alças de balde, que requerem múltiplas suturas.[8,9] Existe uma comprovada vantagem mecânica desta técnica, onde os pontos *inside-out*, com nós feitos à mão, são mais estáveis quando comparada a um método *all-inside*.[10]

Os autores deste capítulo acreditam que esta técnica é menos traumática, representando uma segunda vantagem. As agulhas usadas são mais finas e causam menos dano ao tecido meniscal durante a confecção da sutura. Além disso, nesta técnica, o fio de sutura corre menos dentro do menisco, diminuindo o efeito "serra de Gigli", que pode cortar o menisco. Isto é mais evidente na sutura de meniscos com lesões mais complexas, como dupla alça ou com algum grau de degeneração associado. Essa técnica também não apresenta grandes dispositivos intra-articulares e tem menor custo em relação às técnicas *all-inside*.[11]

A desvantagem da técnica *inside-out* é a necessidade de um acesso adicional na pele e dissecção até a cápsula articular, a fim de evitar que a sutura meniscal englobe algum nervo sensitivo, principalmente ramos do nervo safeno nas suturas do menisco medial.[12] Atualmente cortamos os pontos deixando um centímetro de fio, para facilitar a localização, em caso de necessidade de retirar os pontos, por esta complicação. Mesmo que raro, preferimos manter este cuidado. Também é importante registrar que já tivemos envolvimento de nervos cutâneos com todas as técnicas, *inside-out*, *outside-in* e *all-inside*.[12]

A taxa de cicatrização das suturas *inside-out* ou *outside-in* é acima de 90%, esse resultado é significativamente superior quando comparado a técnicas *all-inside*, que podem chegar a 30% de falha.[13] Porém há estudos que colocam as técnicas *inside-out* e *all-inside* com resultados clínicos semelhantes.[14]

Os pontos ainda podem ser divididos quanto à sua localização no menisco como verticais, horizontais e oblíquos (Fig. 32-1).

Os pontos verticais possuem maior rigidez e tensão comparados às suturas horizontais. Isto é creditado ao fato de as fibras meniscais mais resistentes serem longitudinais, logo uma sutura vertical engloba mais fibras que na horizontal.[15] A vantagem das suturas horizontais é que elas reduzem o me-

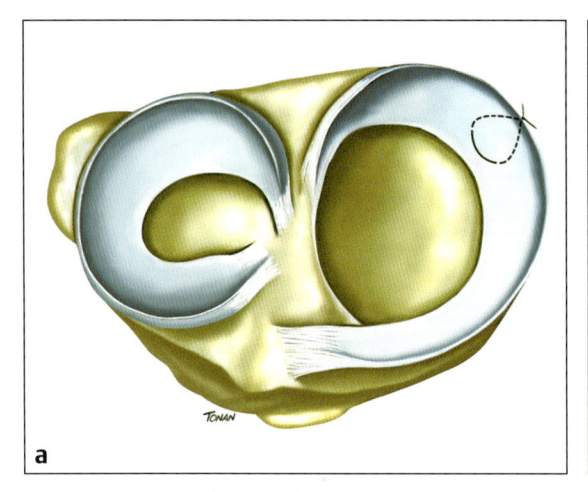

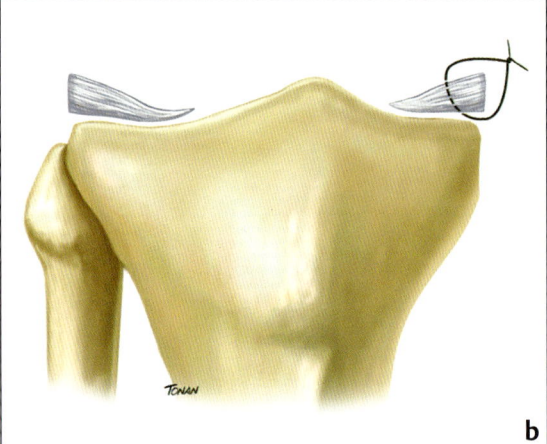

Fig. 32-1. (a) Sutura horizontal e (b) sutura vertical.

nisco de uma forma mais anatômica que o ponto vertical.

As suturas ainda podem ser empilhadas (uma supra e outra inframeniscal) ou paralelas (Fig. 32-2). Suturas empilhadas (nas partes superior e inferior do menisco) são mais resistentes que as suturas realizadas de forma paralela.[10,15]

Mesmo com vantagens mecânicas de uma sutura sobre a outra, os autores acreditam que o melhor ponto é aquele possível no momento cirúrgico e não o confeccionado em laboratório de biomecânica. Muitas vezes em joelhos com espaço articular restrito, ou quando o côndilo femoral atrapalha o acesso à ferida do menisco, o número de opções de tipos de sutura fica restrito ao factível (Fig. 32-3).

INDICAÇÃO

Os principais pontos a serem avaliados na indicação de sutura meniscal são o local da lesão, tipo da lesão, etiologia, tempo de lesão, associação à lesão ligamentar, expectativas e idade do paciente.

O local da lesão meniscal é importante porque diz respeito ao aspecto vascular, lesões periféricas, na zona vermelho-vermelha, possuem maior potencial de cicatrização,[16] principalmente lesões com até dois milímetros da junção meniscocapsular.[17] O terço central do menisco é aneural e avascular, menos propenso à cicatrização.[18]

As lesões são divididas em corno anterior, corpo e corno posterior. Essa divisão nos permite prever qual tipo de técnica de sutura utilizar. As lesões situadas no corpo e do corpo para o corno posterior são mais facilmente acessadas pela técnica *inside-out*. Isto se deve ao ângulo de ataque do material de sutura, que cruza o intercôndilo e tem dificuldade de chegar aos extremos posteriores por causa dos côndilos femoral e anterior, pela posição de entrada (Fig. 32-4).

Como mostra a Figura 32-4, para a sutura do menisco medial pela técnica *inside-out*, é necessário inverter os portais artroscópicos, colocando a câmera pelo portal medial. Na lesão do corno anterior é

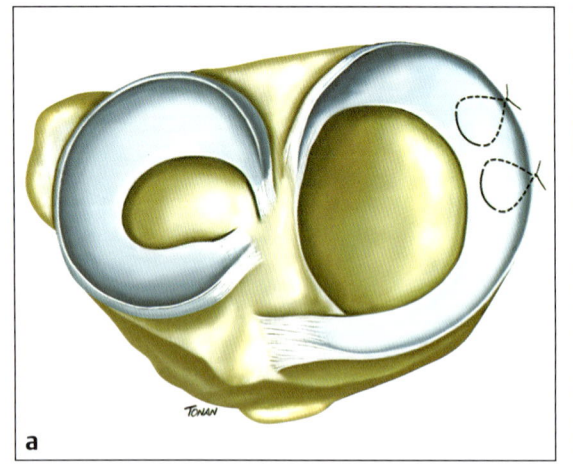

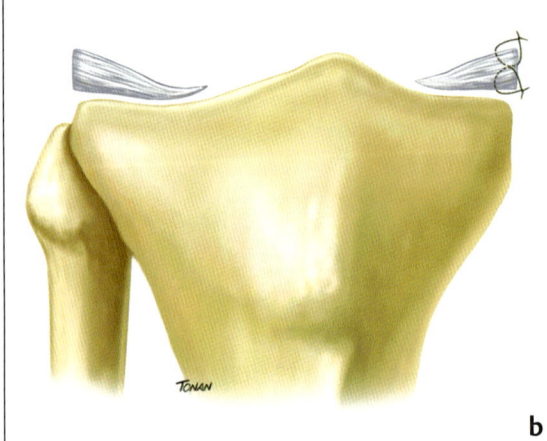

Fig. 32-2. (a) Sutura paralela e (b) sutura "empilhada".

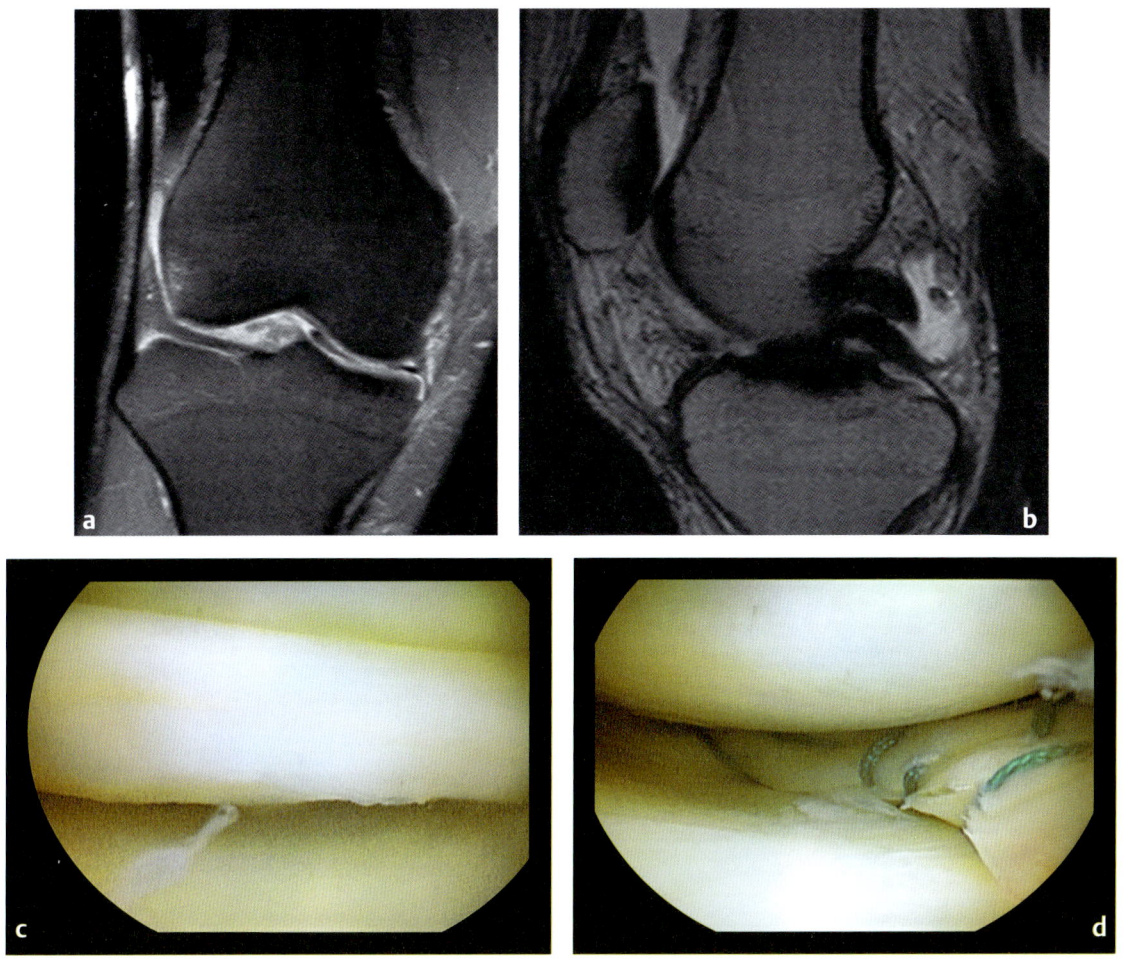

Fig. 32-3. Caso clínico. RM coronal (**a**) e sagital (**b**) de uma lesão em alça de balde luxada, no menisco medial. Paciente com espaço articular medial bastante estreito, ocasionando dificuldade técnica; (**c**) visão artroscópica da lesão; (**d**) visão artroscópica após a realização da sutura, sem padrão definido, porém estável. *Fonte:* Arquivo pessoal do editor.

necessário ou um portal acessório para melhor ângulo de ataque ou utilização de técnica *outside-in*, descrita com detalhes em capítulo próprio.

Atenção especial para as lesões do corno posterior, pois essas podem estar presentes na "rampa" meniscal, sendo necessário um portal artroscópico posteromedial para suturá-la ou técnicas *all-inside*. As lesões com amputação da raiz do menisco apresentam outro padrão e, assim, como as duas anteriores, serão abordadas em capítulos específicos.

Joelhos pequenos, ou pediátricos, merecem cuidado especial, pois a instrumentação para uma sutura de dentro para fora pode causar um dano na cartilagem articular, preferindo-se uma sutura *outside-in*.

As lesões traumáticas ocorrem por causa de uma carga suprafisiológica aguda, com o paciente apresentando dor no compartimento, derrame articular, instabilidade e até bloqueio articular. Uma lesão degenerativa ocorre por cargas repetitivas, de aspecto crônico,[19] onde os sintomas são dor ao fim da tarde, ou mesmo em repouso, refletindo um processo artrítico. As lesões degenerativas geralmente se apresentam como uma clivagem horizontal (boca de peixe), associada a lesões artríticas na articulação. O tratamento conservador é a indicação para as lesões degenerativas, com o uso de analgésicos, anti-inflamatório, infiltração e fisioterapia, com resultado funcional equivalente ao cirúrgico.[20]

Quanto mais jovem o paciente, maior o potencial de regeneração. Ao nascimento, todo o menisco é vascularizado, porém, a partir dos 2 anos a parte mais central começa a se tornar avascular, e aos 20 anos, apenas o terço periférico é vascular. Em revisão sistemática, Rothermel *et al.* demonstraram que apesar de a idade influenciar na habilidade do corpo cicatrizar,[21] não há diferença estatística quanto à taxa de falha no reparo meniscal quando se compara pacientes jovens e acima dos 40 anos.[22] Acreditamos que a idade seja um fator de relação com a etiologia e não fator prognóstico principal. Como lesões degenerativas são mais comuns em

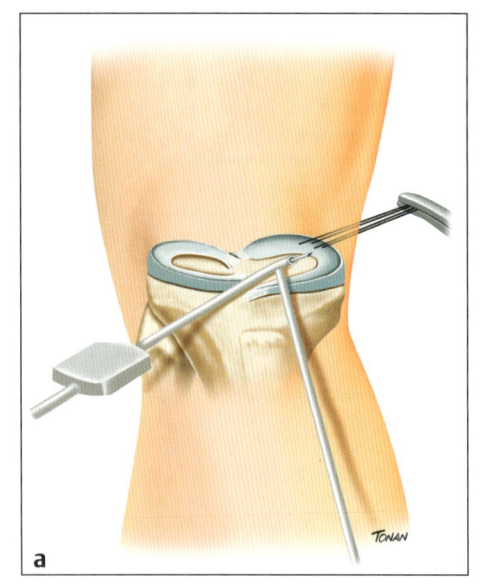

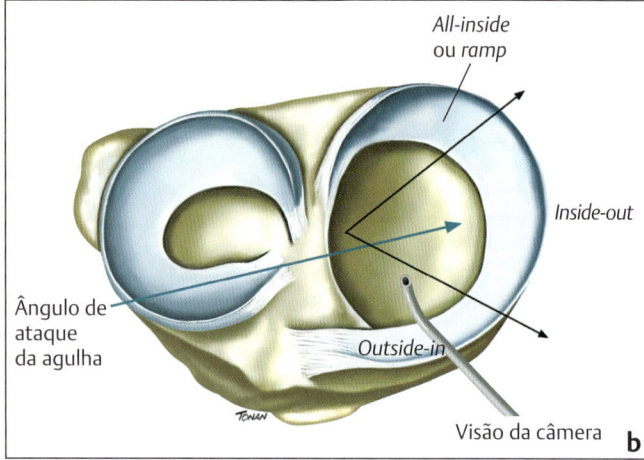

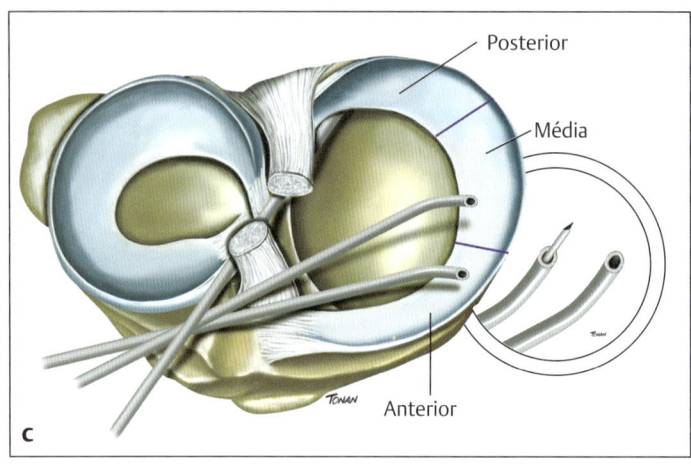

Fig. 32-4. Esquema explicando a sutura *inside-out*. (**a**) Visão externa e coronal da câmera pelo portal medial, e a cânula pelo portal lateral; (**b**) visão axial com a melhor técnica para cada zona, conforme ângulo de ataque; e (**c**) diferentes posições da cânula e em destaque a agulha passando por dentro da cânula.

pacientes acima de 50 anos, esses pacientes têm menos indicações que pacientes jovens, que normalmente têm etiologia traumática nas suas lesões meniscais.

Classicamente lesões agudas (menos que duas semanas) apresentam um maior potencial de cicatrização se comparadas a lesões crônicas (acima de 12 semanas).[23] Van der Wal *et al.* comparam os reparos entre lesões agudas, subagudas e crônicas, sem alteração na taxa de falha ou escore funcional, sendo o maior valor preditivo a localização da lesão.[24] Colocamos a idade como fator prognóstico discutível, pois ele pode estar mais fundamentado no erro diagnóstico, em indicar a sutura em uma lesão degenerativa, que é crônica, criando um viés de confusão.

As lesões verticais longitudinais são mais propensas a cicatrizar.[25] Os padrões radiais, oblíquo, clivagem horizontal, são por definição localizados na área avascular, com cicatrização prejudicada.[26]

Lesões radiais também podem ser reparadas por uma técnica de dentro para fora, de forma horizontal ou em forma de X (Fig. 32-5).[27] Moulton *et al.* concluíram que lesões radias, historicamente não suturáveis, quando reparadas, apresentam boa evolução.[28] Essa indicação é maior quando a lesão

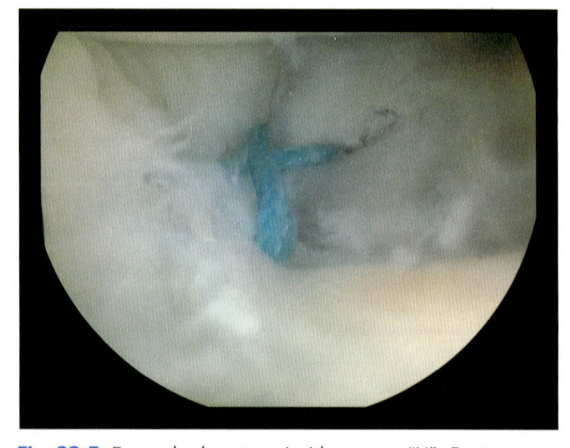

Fig. 32-5. Exemplo de sutura *inside-out* em "X". *Fonte:* Arquivo pessoal do editor.

envolve 90% do menisco, pois neste grau, ela aumenta a pressão no compartimento significativamente.[29]

A ressecção de um folheto em uma lesão horizontal resulta em uma redução da área de contato em 59%.[30] O reparo desse tipo de lesão reduz a pressão no compartimento em níveis próximos aos normais.[27] A sutura para esse tipo de lesão é recomendada quando ocasionada em pacientes jovens, de etiologia traumática, com taxa de cicatrização de 79%.[31]

O tamanho também altera o potencial de cicatrização. Quanto maior a extensão da lesão, pior o prognóstico.[32] Duchman *et al.* demonstraram que 95% de lesões pequenas periféricas não tratadas durante uma reconstrução do ligamento cruzado anterior (LCA), não necessitaram de nova intervenção cirúrgica. Lesões menores do que 10 mm, identificadas durante a reconstrução do LCA, deixadas sem tratamento, têm uma chance de reintervenção de 3,2%. Lesões maiores de 10 mm têm uma chance de 11,5%.[33]

Sutura de lesões meniscais combinadas com uma lesão do LCA possui uma taxa de cicatrização de 91%, e o reparo do menisco isolado, 50%.[32] Esse resultado é creditado aos fatores de crescimento e células pluripotentes liberadas após a confecção dos túneis ligamentares.[34,35] Outra possibilidade de melhorar o resultado com a reconstrução ligamentar é que a lesão pode estar sendo mantida pela instabilidade, já que o menisco é um estabilizador secundário do joelho.

A estimulação mecânica e a estimulação medular são técnicas para melhorar o potencial de cicatrização de lesões centrais e avasculares.[35] A estimulação mecânica é a mais utilizada, com trefinação e abrasão. A trefinação cria canais da periferia para a região central da lesão, avascular; já a abrasão cria uma neovascularizão local.[36] As técnicas de estimulação medular replicam o efeito dos túneis da reconstrução do LCA, realizando-se uma perfuração na região do intercôndilo.[37]

A expectativa do paciente é importante na indicação. A sutura meniscal demanda uma reabilitação mais prolongada e restrita do que uma meniscectomia. Um exemplo é de pacientes com compromissos esportivos importantes, que fazem diferença na renda familiar. Esse paciente pode não ter o luxo de poder esperar pela cicatrização meniscal. Nesses casos, que são exceção, o médico tem o dever de passar as informações prognósticas, para que a escolha seja consciente.

Os autores indicam sutura meniscal nos casos sintomáticos, traumáticos, em zona passível de vascularização. Tem sua preferência pela técnica *inside--out* nas porções de corpo e na transição do corpo para corno posterior.

TÉCNICA CIRÚRGICA

O paciente é posicionado em decúbito dorsal, e o joelho é examinado bilateralmente para confirmar a amplitude de movimento articular e as instabilidades ligamentares. Instala-se o garrote pneumático de rotina, que será insuflado, caso necessário. O paciente é preparado, com um poste na lateral na altura do garrote, joelho de 70 a 90°, pé apoiado na mesa para a artroscopia. É realizada a marcação dos pontos anatômicos com uma caneta cirúrgica, e desenhados os portais e possíveis acessos acessórios.

O portal anterolateral é confeccionado, e se inicia a inspeção articular. O portal anteromedial é confirmado com o auxílio de uma agulha. São avaliadas a lesão meniscal, lesões de cartilagem articular e ligamentares associadas. Cabe sempre lembrar que o sucesso do reparo reside em um joelho estável com uma cartilagem articular intacta. A lesão meniscal é mensurada, verificada a instabilidade com um *probe*, a qualidade do menisco, a zona em relação à periferia e confirmada sua redutibilidade e indicação de reparação, inicia-se a técnica de sutura meniscal.

Na técnica de dentro para fora, além da visualização artroscópica, é necessário realizar um acesso auxiliar para a confecção da sutura, para evitar danos neurovasculares, principalmente do nervo safeno, localizado 5 cm posterior ao tubérculo do adutor na sutura do menisco medial[38] e do nervo fibular, posterior à cabeça longa do bíceps femoral, na sutura do menisco lateral.[39]

Sutura do Menisco Medial

Um acesso posteromedial é necessário para a sutura do menisco medial. Usam-se como pontos de referência o ligamento colateral medial (LCM), o tubérculo do adutor, a parte posterior do platô tibial e a linha articular. Para auxílio e identificação da linha articular utilizam-se a transiluminação com o artroscópio e a palpação com o *probe*. A incisão de cerca de 3 cm é confeccionada verticalmente, um terço proximal a linha articular e dois terços distais, entre o LCM e o rebordo posterior do platô tibial (Fig. 32-6). Como a angulação dos pontos tem uma inclinação

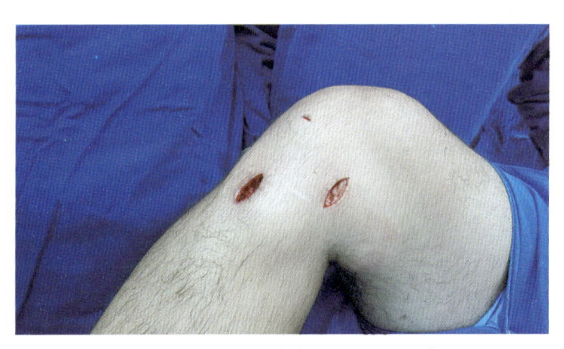

Fig. 32-6. Acesso posteromedial para resgate das suturas. *Fonte:* Arquivo pessoal do autor.

de cima para baixo, que acompanha o *slope* tibial, é importante que a incisão fique predominantemente distal à linha articular. O tecido celular subcutâneo é dissecado até a fáscia do sartório, que é identificada e rebatida inferior e posteriormente. Neste ponto identificam-se a cabeça do gastrocnêmio posterior, a cápsula posteromedial anterior e o semimembranoso inferior, em forma de triângulo, disseca-se um intervalo entre o gastrocnêmio e a cápsula, rebatendo-se o gastrocnêmio para posterior, criando o espaço para o acesso ao reparo da lesão. Vale a pena se certificar que a cápsula articular ficou bem dissecada do gastrocnêmio, pois facilita a identificação e resgate das agulhas, sem fazer uma tenodese (Fig. 32-7). Uma colher ou um protetor é posicionado para proteger as estruturas neurovasculares em caso de sutura do corno posterior (Fig. 32-8).

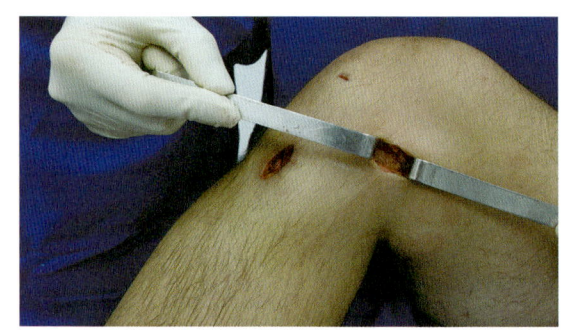

Fig. 32-7. Dissecção posteromedial. *Fonte:* Arquivo pessoal do autor.

Atualmente fazemos a incisão antes da passagem das agulhas. Porém, o cirurgião pode optar por passar as agulhas e depois fazer a incisão. Isto pode evitar incisões longe dos pontos, criando dificuldades técnicas, porém, há o risco de um aprisionamento do nervo ou tenodese.

A preparação da periferia meniscal é realizada, com auxílio de uma raspa meniscal ou *shaver* de partes moles, além da trefinação da periferia para o leito meniscal, com uma agulha de infiltração 30 × 7.

O artroscópio é posicionado no portal anteromedial, e a cânula posicionada no portal anterolateral (inversão dos portais). Existem cânulas de diversas angulações para acesso à grande parte das lesões (Fig. 32-9). Neste método, um fio de sutura com uma longa agulha maleável é utilizado, geralmente com um fio não absorvível de alta resistência número 2. As suturas são confeccionadas de preferência de forma vertical à lesão meniscal, perpendicularmente, de maneira a englobar a maior quantidade de fibras circunferenciais do menisco (Fig. 32-10). A primeira agulha penetra o menisco e a segunda agulha penetra a junção meniscocapsular, para realizar um ponto vertical. Caso haja dificuldade no posicionamento das agulhas, utilizam-se pontos tanto de maneira oblíqua, quanto horizontais. Quando a agulha ultrapassa a cápsula articular, é possível sentir uma diminuição da resistência e se a colher ou o afastador de proteção estiverem bem posicionados, e sentir o contato da agulha com o metal. As agulhas são resgatadas pelo acesso posteromedial pelo auxiliar.

Podem ser realizados pontos tanto na parte superior, quanto na parte inferior do menisco, intercaladamente, de modo que o menisco fique em sua posição anatômica e estável à cápsula articular. Geralmente opta-se por deixar de 3 a 5 mm de distância entre os pontos. Após a passagem de todas as suturas, os nós são realizados, preferencialmente com o joelho próximo à extensão completa. O joelho fletido pode

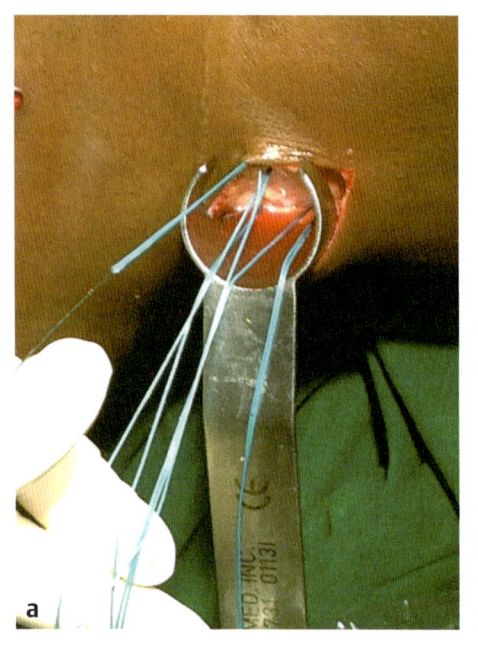

Fig. 32-8. (**a**) Acesso posteromedial com o protetor de partes moles, fios de sutura e agulha metálica flexível; e (**b**) fios passados pelo acesso. *Fonte:* Arquivo pessoal do editor.

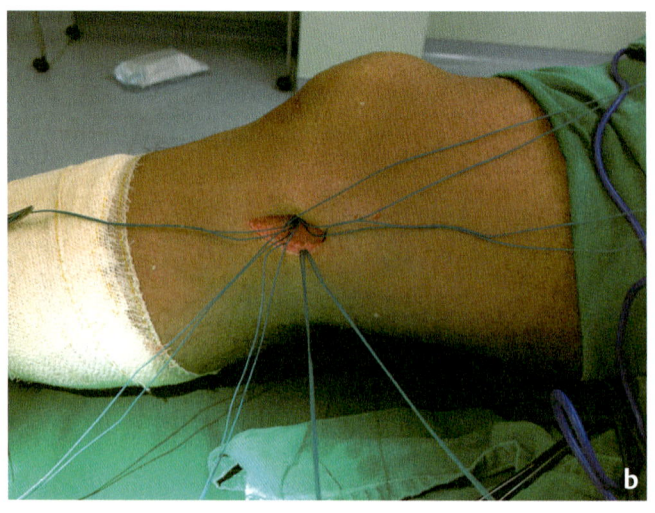

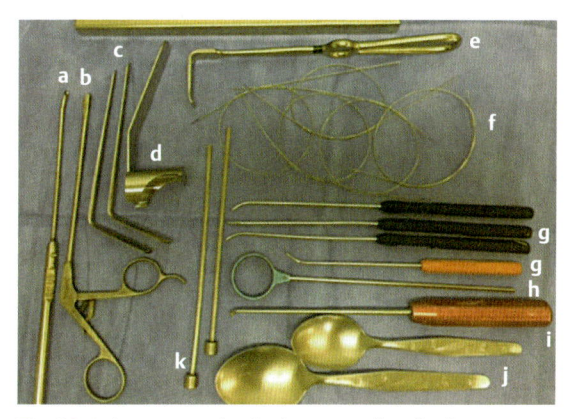

Fig. 32-9. Instrumental próprio para realização da sutura meniscal. (**a**) Guia/cânula única rígida; (**b**) cortador de fio; (**c**) guia de portal para introdução do instrumental; (**d**) protetor de partes moles (copinho); (**e**) protetor de partes moles; (**f**) agulhas flexíveis; (**g**) guias/cânulas únicas, flexíveis, diversas angulações; (**h**) empurrador de nó; (**i**) raspa de menisco (Arthrex®); (**j**) colheres metálicas de diferentes tamanhos e flexíveis, utilizadas como afastador e protetor; (**k**) guias/cânulas lúmen duplo, retas.
Fonte: Arquivo pessoal do editor.

tensionar a cápsula e limitar a extensão ou perder a sutura com a extensão do joelho no pós-operatório. Após a realização de cada ponto, é necessária a verificação da estabilidade das suturas com o auxílio de um apalpador meniscal/*probe*. Os fios geralmente utilizados para sutura meniscal são polidioxanona, polidioxanona com polietileno, poliglecaprone, poliéster ou poliglactina, de tamanho 0 a 2.

Caso o compartimento medial seja "apertado", onde ocorra uma dificuldade muito grande para a passagem dos pontos, pode-se optar pela realização de um *release* do LCM, pelo *pie-crusting*: perfuração percutânea com agulha tanto na inserção distal do colateral medial ou articular pela visualização direta pelo artroscópio, liberando algumas fibras.

Sutura do Menisco Lateral

A preparação para lesões do menisco lateral se inicia da mesma forma. Após a avaliação de uma lesão reparável, posiciona-se o joelho fletido na mesa a 90°, e o acesso posterolateral é confeccionado. Os pontos de reparo anatômico são o tubérculo de Gerdy, o trato iliotibial, a cabeça da fíbula e a linha articular. O acesso de cerca de 3 cm é realizado de maneira oblíqua, posterior ao ligamento colateral lateral (LCL), na borda inferior do trato iliotibial, centrado na linha articular. O joelho fletido relaxa as estruturas neurovasculares, possibilitando mais liberdade e segurança no acesso, evitando-se lesão ao nervo fibular. O tecido celular subcutâneo é dissecado, e um intervalo entre a banda iliotibial e o bíceps femoral é criado longitudinalmente, para se observar a cabeça do gastrocnêmio lateral. O gastrocnêmio é dissecado da cápsula articular, possibilitando o acesso à sutura. Uma colher ou protetor curvo é posicionado de modo a rebater as agulhas de sutura e fazer o resgate das mesmas. Na sutura do menisco lateral, geralmente o artroscópio está posicionado no portal anterolateral, e as cânulas, posicionadas no portal anteromedial.

As suturas são geralmente confeccionadas de posterior para anterior, sendo os pontos mais anteriores de mais fácil resgate, e de forma alternada, na parte superior e após inferior do menisco. Da mesma forma que no menisco medial, o nó de sutura é realizado com o joelho próximo à extensão máxima.

É possível sempre inverter os portais para facilitar a confecção dos pontos, caso haja dificuldade em posicionar a cânula que guia as agulhas para sutura. Porém, sempre é válido lembrar que a cânula posicionada do lado ipsolateral à lesão, aumenta-se a chance de lesão neurovascular, sendo conveniente utilizar as cânulas com curvatura de 30 ou 45° de maneira a fugir dessas estruturas.

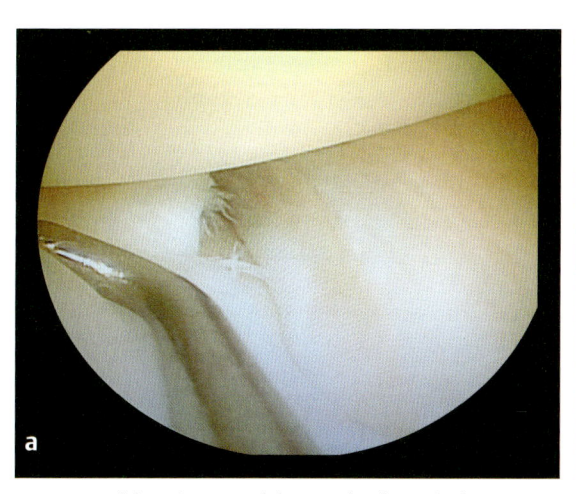

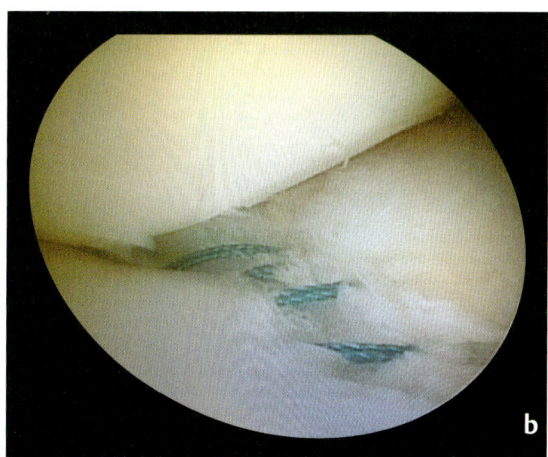

Fig. 32-10. (**a**) Lesão vertical, longitudinal, instável no menisco medial; (**b**) sutura vertical paralela de dentro para fora.
Fonte: Arquivo pessoal do editor.

Dicas dos Autores

Os instrumentais específicos facilitam o procedimento, porém, quando não estão disponíveis, a sutura meniscal pode ser realizada com agulhas longas. Recomendamos agulhas de peridural para obesidade mórbida, de tamanho 18G × 150 mm.

O artroscópio é posicionado no portal ipsolateral à lesão, e a agulha pelo portal contralateral (p. ex., na lesão do menisco medial, a câmera é posicionada no portal anteromedial, e a agulha no anterolateral).

A agulha deve transfixar o menisco e expor sua ponta pela incisão prévia ou atravessar a pele. Após passagem da agulha, um fio de poliglecaprone é carregado, sendo resgatado pelo auxiliar (Fig. 32-11).

Após o resgate do fio, o cirurgião puxa a agulha para intra-articular e escolhe um local para o segundo furo no menisco. Novamente ele atravessa o menisco e a cápsula, expondo a agulha externamente. O auxiliar resgata a segunda extremidade do fio (Fig. 32-12).

Após o resgate da segunda extremidade do fio, a agulha pode ser retirada, e o ponto pode ser confeccionado. O ponto pode ser feito pela incisão previamente realizada ou por uma nova incisão local, feita após a passagem dos pontos (Fig. 32-13).

Caso não se tenha disponível um fio de poliglecaprone, um fio de polipropileno 0 pode ser usado como fio-guia (transportado pela agulha de peridural), carregando, após, um fio de poliéster 2 para o ponto final.

Em regiões muito próximas do corno posterior do menisco há uma tendência de a agulha sair muito atrás do joelho. Uma tática para acessar esses locais é fazer uma ligeira envergadura da extremidade da agulha.

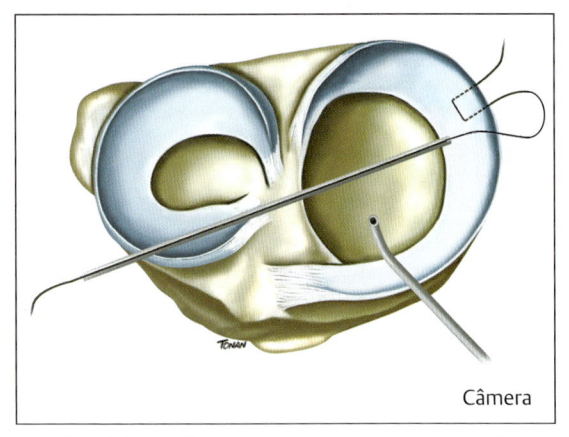

Fig. 32-12. Segundo passo da sutura, com resgate pelo acesso posteromedial.

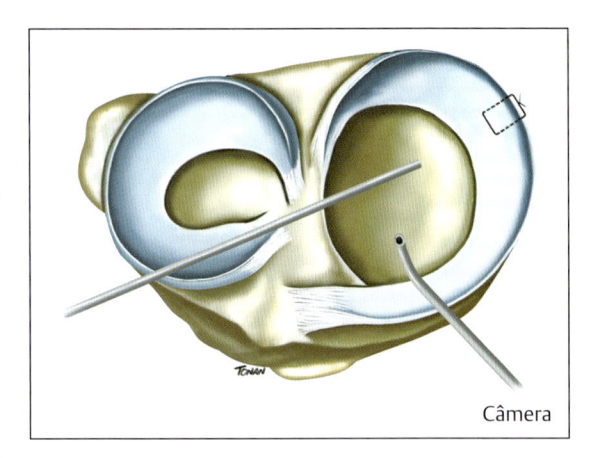

Fig. 32-13. Aspecto final da sutura de dentro para fora.

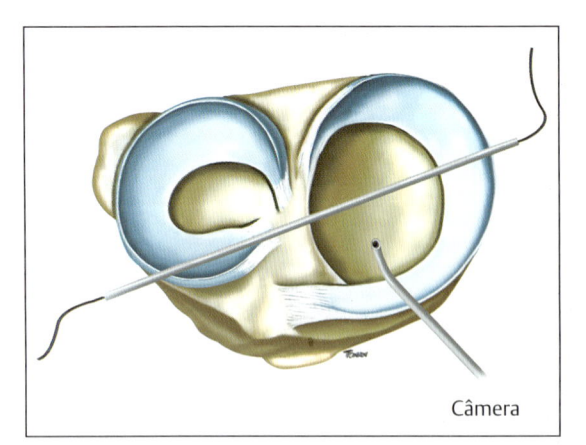

Fig. 32-11. Primeiro passo da fixação da lesão pela agulha por técnica *inside-out*, com resgate pelo acesso posteromedial.

REABILITAÇÃO

Uma reabilitação de uma sutura meniscal é diferente de uma meniscectomia parcial, já que o retorno ao esporte pode levar até 8 meses, contra 1 a 2 meses da meniscectomia. Quando associado à reconstrução do LCA, a reabilitação obedece ao mesmo protocolo.[40] É aconselhável evitar o agachamento total, sentar com as pernas cruzadas, movimentos de rotação do joelho por pelo menos 4 meses de pós-operatório, sendo aconselhável até 6 meses.[39]

Em testes biomecânicos foi possível observar que uma carga com o joelho em extensão protege o menisco. Porém, uma carga realizada com o joelho fletido ou um movimento torcional aumenta o estresse na sutura, prejudicando a cicatrização.[41] A carga proporciona que o menisco seja "empurrado" para junto à cápsula, pelo próprio *hoop strain* meniscal, aumentando a chance de o menisco cicatrizar.[42] Por isso limitamos a flexão do joelho até 90° por pelo menos 60 dias.

As primeiras fases têm por objetivo proteger a sutura. O protocolo é iniciado no mesmo dia cirúrgico, com ganho de mobilidade articular. No primeiro dia é iniciada a mobilização do joelho, ativa e passiva. A carga é iniciada já no primeiro dia, com o auxílio de muletas. Nesse primeiro mês o objetivo é o ganho da extensão completa, força e ativação do quadríceps, por meio de exercícios isométricos, com flexão limitada a 90°.

No segundo mês, ocorre a progressão da carga no membro operado com o objetivo de retirada das muletas, que ocorrerá com a adequada contração do quadríceps e diminuição da claudicação.

A partir da sexta semana, são permitidos graus maiores de flexão, geralmente com o ganho da mobilidade completa dentro do terceiro mês. Neste período inicia-se a mobilização em bicicleta ergométrica com baixa resistência.

No terceiro mês, inicia-se o ganho de força no membro, com o ganho de massa muscular, além de exercícios proprioceptivos. Por volta do 4º e 5º mês são iniciadas corridas em linha reta e algumas atividades específicas esportivas. O retorno ao esporte é esperado entre 6 a 8 meses, conforme função e força simétrica forem atingidas.

Em casos de lesão radial, o protocolo não acelerado é seguido, com carga proprioceptiva até a 4ª-6ª semana, com uma órtese mantendo o joelho em extensão, pois as suturas são expostas durante a carga.[43] Mobilidade e progressão da carga são realizadas após a 4ª semana, conforme sintomatologia.

Nos nossos casos, mesmo onde foi observada uma perda de 5 a 10 graus nos primeiros dias de pós-operatório, foi possível ganhar a extensão completa no primeiro mês de reabilitação.

Em protocolos de reabilitação acelerada, alguns autores demonstram que não aumenta a taxa de falha dos reparos (de 9 a 19%), com o mesmo resultado clínico em longo prazo. A maior diferença reside no ganho de ADM completo mais rápido no protocolo acelerado. Por isso deixamos os protocolos de reabilitação acelerada para exceções.[44,45]

REFERÊNCIAS BIBLIOGRÁFICAS

1. Vidal AF. The save the meniscus society: commentary on an article by Jeffrey J. Nepple, MD, et al.: "meniscal repair outcomes at greater than five years. a systematic literature review and meta-analysis". *J Bone Joint Surg Am* 2012 Dec 19;94(24):e186.
2. Fairbank TJ. Knee joint changes after meniscectomy. *J Bone Joint Surg Br* 1948 Nov;30B(4):664-70.
3. Xu C, Zhao J. A meta-analysis comparing meniscal repair with meniscectomy in the treatment of meniscal tears: the more meniscus, the better outcome? *Knee Surg Sports Traumatol Arthrosc* 2015 Jan;23(1):164-70.
4. Noyes FR, Chen RC, Barber-Westin SD, Potter HG. Greater than 10-year results of red-white longitudinal meniscal repairs in patients 20 years of age or younger. *Am J Sports Med* 2011 May;39(5):1008-17.
5. Rockborn P, Messner K. Long-term results of meniscus repair and meniscectomy: a 13-year functional and radiographic follow-up study. *Knee Surg Sports Traumatol Arthrosc* 2000;8(1):2-10.
6. Verdonk R, Madry H, Shabshin N et al. The role of meniscal tissue in joint protection in early osteoarthritis. *Knee Surg Sports Traumatol Arthrosc* 2016 Jun;24(6):1763-74.
7. Abrams GD, Frank RM, Gupta AK et al. Trends in meniscus repair and meniscectomy in the United States, 2005-2011. *Am J Sports Med* 2013 Oct;41(10):2333-9.
8. Lembach M, Johnson DL. Meniscal repair techniques required for the surgeon performing anterior cruciate ligament reconstruction. *Orthopedics* 2014 Sep;37(9):617-21.
9. Paxton ES, Stock M V, Brophy RH. Meniscal repair versus partial meniscectomy: a systematic review comparing reoperation rates and clinical outcomes. *Arthroscopy* 2011 Sep;27(9):1275-88.
10. Iuchi R, Mae T, Shino K et al. Biomechanical testing of transcapsular meniscal repair. *J Exp Orthop* 2017 Dec;4(1):2.
11. Chahla J, Serra Cruz R, Cram TR et al. Inside-Out Meniscal Repair: Medial and Lateral Approach. *Arthrosc Tech* 2016 Feb;5(1):e163-8.
12. Grant JA, Wilde J, Miller BS, Bedi A. Comparison of inside-out and all-inside techniques for the repair of isolated meniscal tears: a systematic review. *Am J Sports Med* 2012 Feb;40(2):459-68.
13. Hantes ME, Zachos VC, Varitimidis SE et al. Arthroscopic meniscal repair: a comparative study between three different surgical techniques. *Knee Surg Sports Traumatol Arthrosc* 2006 Dec;14(12):1232-7.
14. Fillingham YA, Riboh JC, Erickson BJ et al. Inside-Out Versus All-Inside Repair of Isolated Meniscal Tears: An Updated Systematic Review. *Am J Sports Med* 2017;45(1):234-42.
15. Rankin CC, Lintner DM, Noble PC et al. A biomechanical analysis of meniscal repair techniques. *Am J Sports Med* 30(4):492-7.
16. Steven P. Arnoczky RFW. Microvasculature of the human meniscus. *Am J Sport Med* 1982;10:90-5.
17. Scott GA, Jolly BL, Henning CE. Combined posterior incision and arthroscopic intra-articular repair of the meniscus. An examination of factors affecting healing. *J Bone Joint Surg Am* 1986 Jul;68(6):847-61.
18. Makris EA, Hadidi P, Athanasiou KA. The knee meniscus: structure-function, pathophysiology, current repair techniques, and prospects for regeneration. *Biomaterials* 2011 Oct;32(30):7411-31.
19. Howell R, Kumar NS, Patel N, Tom J. Degenerative meniscus: Pathogenesis, diagnosis, and treatment options. *World J Orthop* 2014 Nov 18;5(5):597-602.
20. Marsh JD, Birmingham TB, Giffin JR et al. Cost-effectiveness analysis of arthroscopic surgery compared with non-operative management for osteoarthritis of the knee. *BMJ Open* 2016 Jan 12;6(1):e009949

21. Plate JF, Bates CM, Mannava S et al. Age-related degenerative functional, radiographic, and histological changes of the shoulder in nonhuman primates. *J shoulder Elb Surg* 2013 Aug;22(8):1019-29.
22. Rothermel SD, Smuin D, Dhawan A. Are outcomes after meniscal repair age dependent? A systematic review. *Arthroscopy* 2018 Mar;34(3):979-87.
23. DeHaven KE, Arnoczky SP. Meniscus repair: basic science, indications for repair, and open repair. *Instr Course Lect* 1994;43:65-76
24. van der Wal RJP, Thomassen BJW, Swen J-WA, van Arkel ERA. Time interval between trauma and arthroscopic meniscal repair has no influence on clinical survival. *J Knee Surg* 2016 Jul;29(5):436-42.
25. Krych AJ, Pitts RT, Dajani KA et al. Surgical repair of meniscal tears with concomitant anterior cruciate ligament reconstruction in patients 18 years and younger. *Am J Sports Med* 2010 May;38(5):976-82.
26. Yim J-H, Seon J-K, Song E-K, Choi J-I et al. A comparative study of meniscectomy and nonoperative treatment for degenerative horizontal tears of the medial meniscus. *Am J Sports Med* 2013 Jul;41(7):1565-70.
27. Koh JL, Yi SJ, Ren Y et al. Tibiofemoral contact mechanics with horizontal cleavage tear and resection of the medial meniscus in the human knee. *J Bone Joint Surg Am* 2016 Nov 2;98(21):1829-36.
28. Moulton SG, Bhatia S, Civitarese DM et al. Surgical techniques and outcomes of repairing meniscal radial tears: a systematic review. *Arthroscopy* 2016 Sep;32(9):1919-25.
29. Bedi A, Kelly N, Baad M et al. Dynamic contact mechanics of radial tears of the lateral meniscus: implications for treatment. *Arthroscopy* 2012 Mar;28(3):372-81.
30. Haemer JM, Wang MJ, Carter DR, Giori NJ. Benefit of single-leaf resection for horizontal meniscus tear. *Clin Orthop Relat Res* 2007 Apr;457:194-202.
31. Kurzweil PR, Lynch NM, Coleman S, Kearney B. Repair of horizontal meniscus tears: a systematic review. *Arthroscopy* 2014 Nov;30(11):1513-9.
32. Cannon WD, Vittori JM. The incidence of healing in arthroscopic meniscal repairs in anterior cruciate ligament-reconstructed knees versus stable knees. *Am J Sports Med* 20(2):176-81.
33. Duchman KR, Westermann RW, Spindler KP et al. The fate of meniscus tears left in situ at the time of anterior cruciate ligament reconstruction: a 6-year follow-up study from the moon cohort. *Am J Sports Med* 2015 Nov;43(11):2688-95.
34. Hutchinson ID, Moran CJ, Potter HG et al. Restoration of the meniscus: form and function. *Am J Sports Med* 2014 Apr;42(4):987-98.
35. Moran CJ, Busilacchi A, Lee CA et al. Biological augmentation and tissue engineering approaches in meniscus surgery. *Arthroscopy* 2015 May;31(5):944-55.
36. Zhang Z, Arnold JA, Williams T, McCann B. Repairs by trephination and suturing of longitudinal injuries in the avascular area of the meniscus in goats. *Am J Sports Med* 23(1):35-41.
37. Dean CS, Chahla J, Matheny LM et al. Outcomes after biologically augmented isolated meniscal repair with marrow venting are comparable with those after meniscal repair with concomitant anterior cruciate ligament reconstruction. *Am J Sports Med* 2017 May;45(6):1341-8.
38. Wijdicks CA, Westerhaus BD, Brand EJ et al. Sartorial branch of the saphenous nerve in relation to a medial knee ligament repair or reconstruction. *Knee Surg Sports Traumatol Arthrosc* 2010 Aug;18(8):1105-9.
39. Woodmass JM, LaPrade RF, Sgaglione NA et al. Meniscal repair: reconsidering indications, techniques, and biologic augmentation. *J Bone Joint Surg Am* 2017 Jul 19;99(14):1222-31.
40. Mariani PP, Santori N, Adriani E, Mastantuono M. Accelerated rehabilitation after arthroscopic meniscal repair: a clinical and magnetic resonance imaging evaluation. *Arthroscopy* 1996 Dec;12(6):680-6.
41. Johal P, Williams A, Wragg P et al. Tibio-femoral movement in the living knee. A study of weight bearing and non-weight bearing knee kinematics using "interventional" MRI. *J Biomech* 2005 Feb;38(2):269-76.
42. Richards DP, Barber FA, Herbert MA. Compressive loads in longitudinal lateral meniscus tears: a biomechanical study in porcine knees. *Arthroscopy* 2005 Dec;21(12):1452-6.
43. Gao J, Wei X, Messner K. Healing of the anterior attachment of the rabbit meniscus to bone. *Clin Orthop Relat Res* 1998 Mar;(348):246-58.
44. Shelbourne KD, Patel D V, Adsit WS, Porter DA. Rehabilitation after meniscal repair. *Clin Sports Med* 1996 Jul;15(3):595-612.
45. Barber FA. Accelerated rehabilitation for meniscus repairs. *Arthroscopy* 1994 Apr;10(2):206-10.

33 SUTURA MENISCAL 2: TÉCNICA DE FORA PARA DENTRO (OUTSIDE-IN)

Marcos Antônio da Silva Girão
Jonatas Brito de Alencar Neto
Márcio Bezerra Gadelha Lopes

INTRODUÇÃO

A importância do menisco é indiscutível para a função e para a biomecânica do joelho. Os meniscos são reconhecidos como importantes estruturas que fornecem lubrificação, estabilidade, congruência articular, transmissão de carga e absorção de impacto, preservando a articulação.[11] A pressão de contato nos côndilos aumenta em 165 e 235%, seguido a uma meniscectomia parcial e total, respectivamente.[2] Portanto, técnicas de reparo meniscal artroscópicas vêm ganhando popularidade nos dias atuais. Essas técnicas podem ser subdivididas em quatro grupos: *inside-out* (dentro para fora), *outside-in* (fora para dentro), *all-inside* (toda dentro) e híbridas.[7]

No presente capítulo, detalharemos a técnica *outside-in* que é mais favorável para reparo nos terços anterior e médio dos meniscos[3] por causa de um "ângulo de ataque" adequado dos instrumentais artroscópicos, além de um baixo risco de lesão neurovascular. A primeira descrição do reparo do menisco com a técnica *outside-in* foi feita por Warren, em 1985.[4] Desde então, inúmeras técnicas foram desenvolvidas.[4,6,7,12,21,22] No presente capítulo, descreveremos a técnica de preferência do autor *master*.

TÉCNICA CIRÚRGICA

O paciente é posicionado em decúbito dorsal horizontal. Prepara-se o garrote pneumático na raiz da coxa, que será inflado 100 mmHg acima da pressão arterial sistólica no momento apropriado. Um poste vertical é colocado de tal forma que, ao se realizar o estresse em valgo, ocorra o contato do referido poste com o garrote. Os portais artroscópicos convencionais são confeccionados. Realiza-se o inventário articular. Em caso de lesões meniscais mediais em joelhos com espaço mais restrito, os autores indicam um *pie crust* do ligamento colateral medial (LCM) com agulha 40 × 12 mm. Convém ressaltar, no entanto, que este artifício é mais utilizado em lesões do corno posterior, no entanto, em joelhos varos, pode-se lançar mão desse procedimento para evitar o acesso ao terço médio do menisco e evitar lesão condral iatrogênica.

A abordagem em relação à lesão se inicia com o teste da estabilidade com o uso de um palpador (*probe*). Confirmando-se a indicação de sutura, procede-se à abrasão de suas extremidades com uma raspa ou mesmo com a própria lâmina de *shaver*.

O início da sutura *outside-in* ocorre com a passagem de um cateter de peridural montado com um fio de alta resistência número 2 em seu interior. Introduz-se o cateter, pegando a cápsula e o menisco. Com isso, fica uma alça deste fio no interior da articulação. Repete-se o mesmo procedimento com um cateter, levando um fio de Ethibond® número 2 que também deixa uma alça intra-articular. O segundo cateter pode ter uma disposição médio-lateral em relação ao primeiro (sutura tipo horizontal) ou proximal-distal (sutura tipo vertical).

Passa-se, então, a alça do fio de Ethibond® dentro da alça do fio de alta resistência. Para tal, podem-se manipular os cateteres e ter o auxílio adicional de um *probe* ou de uma pinça tipo *grasper*.

Retiram-se os cateteres, e puxa-se o fio de alta resistência, tal forma que a alça de Ethibond® é trazida contra o menisco. Com isso, existirá um fio passado no menisco pela lesão.

Por fim, realiza-se uma mini-incisão longitudinal entre os fios com divulsão dos tecidos até o plano da cápsula articular. Confecciona-se um nó cirúrgico com o joelho em extensão.

A técnica cirúrgica está detalhada nas Figuras 33-1 a 33-3.

DISCUSSÃO

Estudos de grande impacto estatístico comprovaram a importância da preservação meniscal. Numa

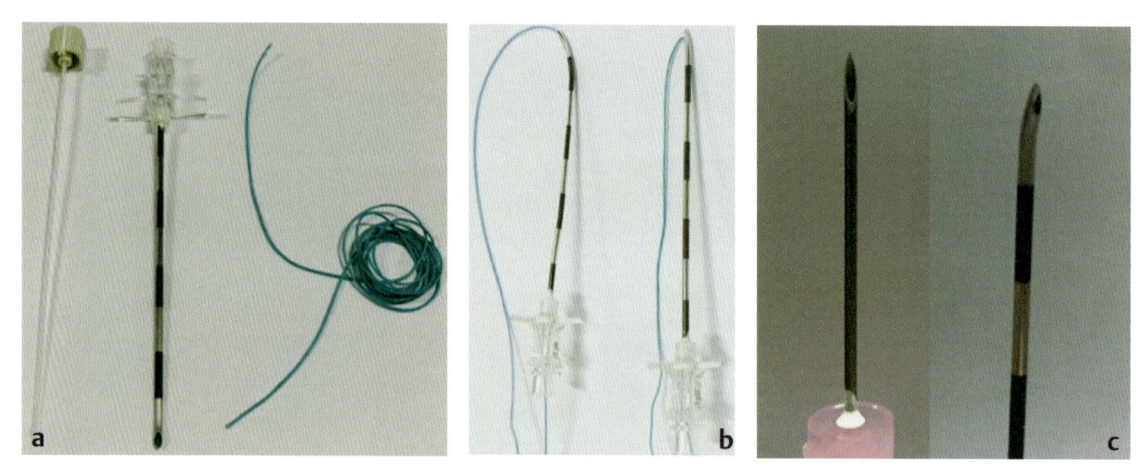

Fig. 33-1. Instrumentais necessários para a técnica do tipo *outside-in*. (**a**) Um cateter de peridural 14 ou 16 com seu respectivo trocarte e 2 fios, sendo um Prolene número 2 e um Ethibond® número 2. (**b**) Dois cateteres 14 de peridural com seu respectivo fio montado. Note que o cateter da esquerda foi moldado em sua ponta para melhorar o "ângulo de ataque" ao menisco.[1] O fio é passado em uma única passada no cateter. (**c**) Mostrando a diferença entre as pontas de uma agulha 40 x 12mm (cortante e rígida) e um cateter de peridural (rombo e moldável).

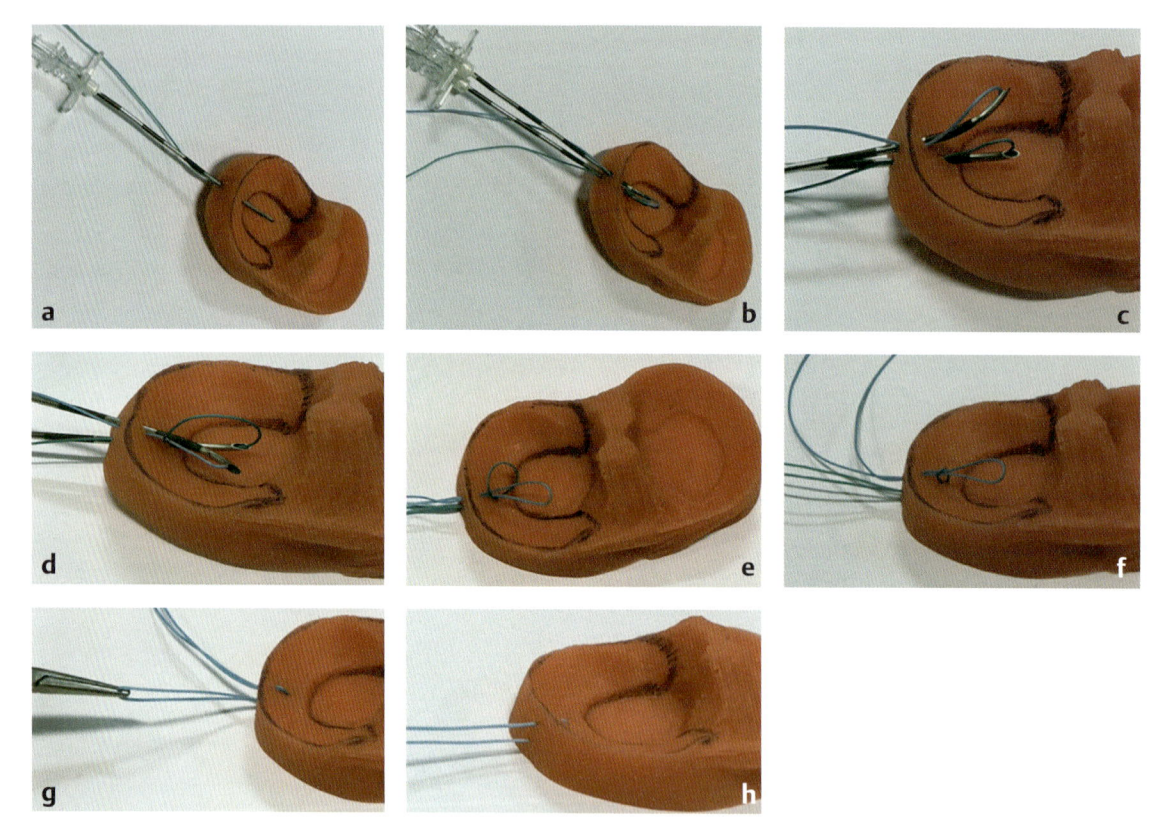

Fig. 33-2. Técnica cirúrgica modificada. (**a**) Passagem de cateter de peridural com fio de alta resistência 2 montado (representado pelo fio verde); (**b**) passagem de cateter de peridural com fio de Ethibond® número 2 montado (representado pelo fio azul), em uma disposição proximal-distal em relação ao outro cateter, proporcionando uma configuração vertical da sutura; (**c**) visão aproximada. Note que o cateter proximal foi moldado de tal forma a facilitar a passagem do fio. (**d**) Passagem do fio de Ethibond® dentro da alça do fio de alta resistência de maneira intra-articular; (**e**) retirada dos cateteres com alça do Ethibond® ainda dentro da alça do fio de alta resistência; (**f**) retração da alça do fio de alta resistência; (**g**) ao segurar em uma extremidade do fio de Ehtibond® e tracionar a outra (representado pela pinça), o fio corre. No final, termina-se essa etapa com uma ponta única de fio em cada extremidade. (**h**) A configuração final que deve ser complementada com um miniacesso longitudinal entre os fios até o plano da cápsula articular e seguido da confecção de um nó que deve repousar sobre a cápsula articular.

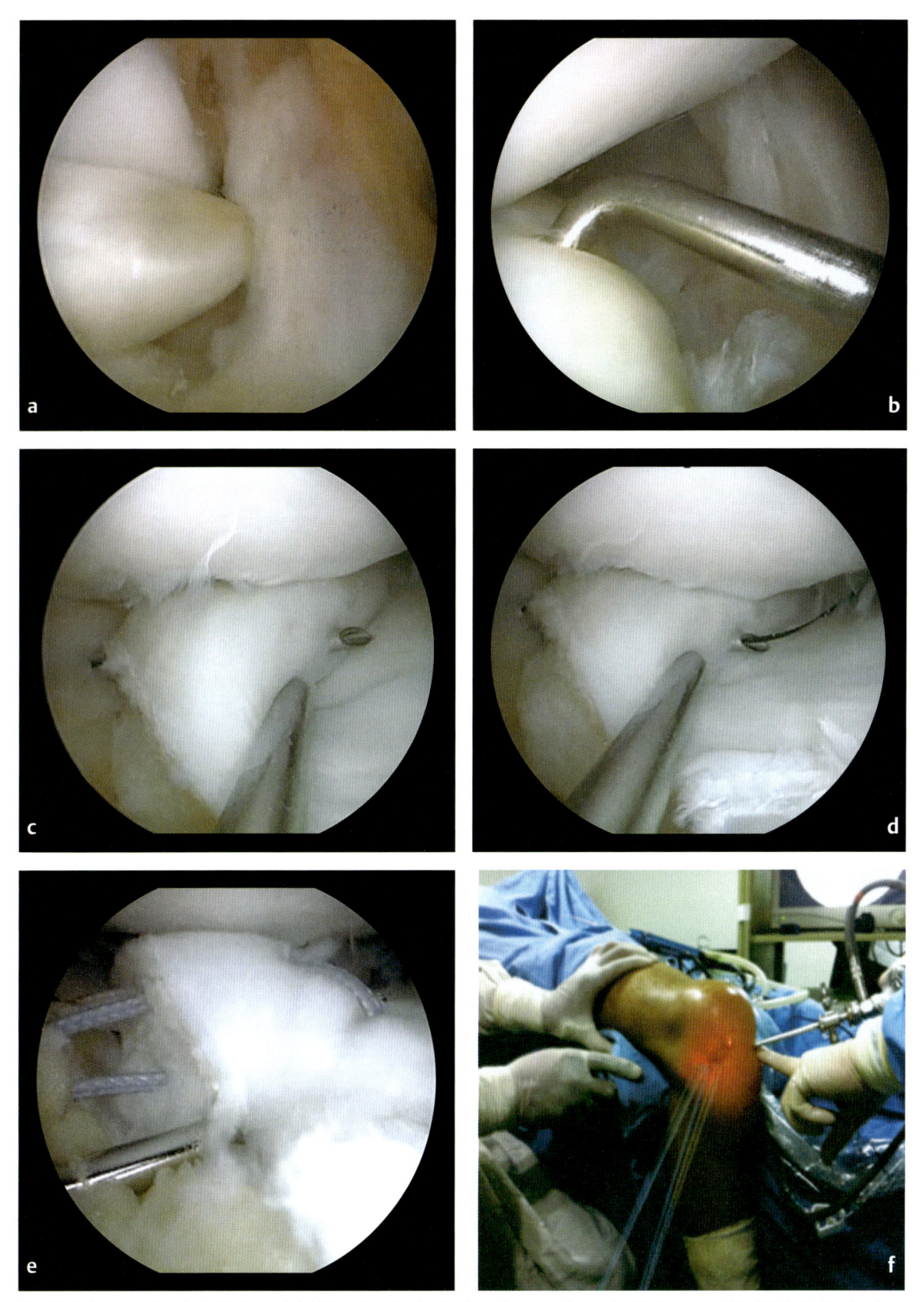

Fig. 33-3. Sutura: alça de balde lateral. (**a**) Visualização de alça luxada para o intercôndilo junto ao LCA. (**b**) Redução da alça com palpador. (**c**) Passagem de cateter "unindo" tanto a cápsula articular quanto o menisco; (**d**) passagem do fio.
Obs.: repete-se esse procedimento e passa-se o fio de Ethibond® dentro da alça do fio de alta resistência para a finalização da sutura. (**e**) Passagem de múltiplas suturas. (**f**) Aparência externa no joelho. Devem-se neste momento realizar mini-incisões longitudinais e realizar a confecção de nós cirúrgicos com o joelho em extensão.

coorte com 4.497 pacientes submetidos à reconstrução do ligamento cruzado anterior (LCA), Cristiani *et al.* separaram três grupos: pacientes com ruptura do LCA isolada submetidos à reconstrução ligamentar; um grupo submetido a reparo do menisco associado; e outro com meniscectomia concomitante ao procedimento do LCA. Não houve diferença significativa entre os dois primeiros grupos, enquanto o grupo que foi submetido à reconstrução do LCA junto à meniscectomia apresentou maior taxa de falha e maior Lachmann residual, principalmente no caso do menisco medial que exerce a função de estabilizador secundário mais efetiva que o menisco lateral.[5]

Utilizando uma divisão idêntica de grupos, mas desta vez com 10.001 pacientes submetidos à reconstrução do LCA com um acompanhamento de 2 anos, Phillips *et al.* avaliaram clinicamente os paciente pelos escores funcionais *Knee Injury* and *Osteoarthritis Outcome Escore* (KOOS) e EuroQol-5D (EQ-5D). Os autores concluíram que os pacientes submetidos à meniscectomia associada à reconstrução do LCA obtiveram piores escores clínicos, enquanto não houve diferença estatística entre os pacientes com lesão isolada do LCA em relação aos pacientes com reparo dos meniscos associados.[16]

Em relação ao risco de osteoartrose, Persson *et al.* avaliaram 2.487 com ruptura meniscal pós-traumática e dividiram em dois grupos: pacientes submetidos à meniscectomia parcial *versus* reparo. O acompanhamento médio foi de 10 anos, e os autores concluíram que o reparo meniscal diminui em torno de 25 a 50% o risco de osteoartrose em relação aos pacientes submetidos à meniscectomia parcial.[15]

Especificamente em relação à técnica *outside-in*, esta é a técnica de escolha para lesões do corno anterior meniscal, assim como uma excelente opção em lesões que envolvem o terço médio do menisco. O fácil acesso ao corno anterior, o fornecimento de uma fixação estável e a ausência de riscos de fornecer materiais intra-articulares são as vantagens deste método.[12]

Do ponto de vista biomecânico, rupturas do corno anterior do menisco lateral aumentam significativamente a pressão de contato tibiofemoral tanto no compartimento medial, quanto lateral.[18] Por outro lado, o corno anterior do menisco medial tem sido descrito como um importante estabilizador da rotação externa, quando o joelho está completamente estendido,[3] assim como na preservação do deslocamento femoral anterior.[24] Portanto, sempre que possível, uma lesão do corno anterior deve ser reparada e, para tal, deve-se lançar mão da técnica *outside-in*.

Os resultados da técnica de fora para dentro são variáveis na literatura, mas com forte tendência a bons resultados. Desde estudos mais antigos, como o de Morgan *et al.*, em 1991, que reportaram um sucesso em 84% após 74 reparos meniscais *outside-in* com todos os pacientes assintomáticos e avaliados com artroscopia de controle em um acompanhamento médio de 3 anos.[14] Van Trommel *et al.* obtiveram 76% de sucesso em sua coorte em 51 joelhos tratados com técnica de fora para dentro usando radiografia, ressonância magnética (RM) e *second look* artroscópico.[23]

Recentemente, Dave *et al.* fizeram uma revisão de 25 anos da técnica *outside-in* em que reuniram todos os estudos que avaliaram o resultado desta técnica. Ao todo, foram 9 estudos que estão descritos no Quadro 33-1. A variação de sucesso oscilou entre 73 e 98%. Essa variação ocorre por causa das peculiaridades de cada amostra e a forma como se avaliou os pacientes que ocorreu desde a avaliação puramente clínica até análises de imagem e por artroscopia.[6]

Em relação à técnica cirúrgica, acreditamos que a detalhada neste capítulo é de fácil realização e reprodução. Ao contrário de alguns autores, como Chahla *et al.*, que iniciam o procedimento com uma incisão de 3 cm de comprimento, realizamos a incisão na pele apenas após a perfuração de fora para dentro com a agulha e a passagem dos fios de sutura no menisco. Com isso, podemos realizar mínimas incisões que servem apenas para passagem do nó.[2]

Além disso, a técnica descrita tem um instrumental peculiar. O autor *master* modificou a tradicional agulha 40 × 12 mm por um cateter de peridural. Essa modificação proporciona duas vantagens: o cateter tem extremidade romba, o que evita cortar o fio. Além disso, o cirurgião pode moldar sua extremidade, facilitando seu "ângulo de ataque" ao menisco (Fig. 33-1).

Outra vantagem da técnica é que a laçada entre o Ethibond® e o fio de alta resistência ocorre dentro da articulação. Alguns autores, como Cho *et al.*, preconizam essa passada extra-articular.[4] Além de aumentar um passo na cirurgia, quando os fios retornam à articulação, há o risco de interposição dos fios na sinóvia e na gordura de Hoffa periportal.

Em caso de joelhos de difícil acesso, o autor *master* sugere fortemente a realização de um *pie crust* do LCM para evitar o risco de lesão condral iatrogênica. Em um estudo de 2017, Jeon SW *et al.*, com 814 joelhos, concluíram que não há diferença na estabilidade em valgo e nos escores funcionais entre pacientes com liberação do LCM em relação a pacientes que não realizaram o *pie crust*. Este procedimento é realizado em suturas do menisco medial principalmente em joelhos varos e em casos de "alça de balde" que abrange a transição dos terços médio e posterior.[8] Por fim, em relação às complicações envolvendo a técnica *outside-in*, as duas mais comuns são a neuropaxia do nervo safeno (1 a 2% na maioria das séries) e infecção.[4]

Quadro 33-1. Resultados das Técnicas *Outside-in*

Nome	Nível de evidência	Amostra	Idade	Taxa de cicatrização	Acompanhamento (Anos)	Avaliação de controle	LCA associado	Complicações	Comentários
Morgan et al.[13]	4	70	26 (14-50)	99%	1,5	Clínica	31%	1,4% lesão do nervo safeno 1,4% infecção profunda	
Morgan et al.[14]	4	74	46	84%	3	Clínica Artroscopia	68%	2,8% infecção	11/12 falhas foram do corno posterior
Marianni et al.[10]	4	22	23 (17-38)	86%	2,3	Clínica RM	Sim	0	
Van Trommel et al.[23]	4	51	28 (14-50)	76%	1,3	RM Artroscopia Artrografia	69%	0	Todas as falhas foram do corno posterior
Plasschaert et al.[17]	4	41	25,4 (12-38)	74%	3,5	Clínica	20%	14% lesão do nervo safeno (transitória) 7,3% infecção	
Rodeo e Seneviratne[19]	4	90	25 (11-54)	87%	3,8	RM Artroscopia Artrografia	42%	1% encarceramento do nervo safeno 1% infecção	Todas as falhas foram do corno posterior ou joelhos instáveis
Majewski et al.[9]	3	88	29,8 (15-60)	73%	10	Clínica	0	1% lesão do nervo safeno 2,3% infecção	0
Abdelkafy[1]	4	41	26,5 (8-44)	88%	11,7 (2-19)	Falha foi revisão com meniscectomia	39%	0	0
Sowbhy[20]	4	41	22 (17-31)	88%	(2-19)	Clínica	37%	0	0

Fonte: Dave et al.[6]

CONCLUSÃO

O reparo meniscal tem melhores resultados biomecânicos e funcionais em relação à meniscectomia parcial. Lesão do corno anterior deve ser reparada pela técnica *outside-in*. Esta também pode ser utilizada para as lesões do terço médio. Há tendência de bons resultados e poucas complicações com a técnica de fora para dentro.

REFERÊNCIAS BIBLIOGRÁFICAS

1. Abdelkafy A, Aigner N, Zada M et al. Two to nineteen tears follow-up of arthroscopic meniscal repair using outside- in technique: a retrospective study. *Arch Orthop Trauma Surg* 2007;127:245-52.
2. Chahla J, Gannon J, Moatshe G, LaPrade RF. Outside-in Meniscal Repair: Technique and Outcomes. In: R.F. LaPrade et al. The Menisci. Springer; 2017. p129.
3. Chen L, Linde-Rosen M, Hwang SC et al. The effect of medial meniscal horn injury on knee stability. *Knee Surg Sports Traumatol Arthrosc* 2015;23:126-31.
4. Cho, JH. A modified outside-in suture technique for repair of the middle segment of the meniscus using a spinal needle. *Knee Surg Relat Res* 2014;26(1):43-47
5. Cristiani R, Ronnblad E, Engstroom B et al. Medial meniscus resection increases and medial meniscus repair preserves anterior knee laxity: a cohort study of 4497 patients with primary anterior cruciate ligament reconstruction. *Am J Sports Med* 2017.
6. Dave LYH. Outside-In Meniscus Repair: The Last 25 Years. *Sports Med Arthrosc Rev* 2012 June; 20(2).
7. Keyhani S, Abbasian MR, Siatiri N et al. Arthroscopic meniscal repair: "Modified outside-in technique". *Arch Bone Joint Surg* 2015;3(2):104-8.
8. Jeon SW, Jung M, Chun YM et al. The percutaneous pie-crusting medial release during arthroscopic procedures of the medial meniscus does neither affect valgus laxity nor clinical outcome. *Knee Surg Sports Traumatol Arthrosc* 2018;26(10):2912-9.
9. Majewski M, Stoll R, Widmer H et al. Midterm and long-term results after arthroscopic suture repair of isolated, longitudinal, vertical meniscal tears in stable knees. *Am J Sports Med* 2006:34,1072-6.
10. Mariani PP, Santori N, Adriani E et al. Accelerated rehabilitation after arthroscopic meniscal repair: a clinical and magnetic resonance imaging evaluation. *Arthroscopy* 1996;12:680-6.
11. Matthew HB, Darren LJ. Knee meniscus injuries common problems and solutions. *Clin Sports Med* 2018:293-306.
12. Menge TJ, Dean CS, Chahla J et al. Anterior horn meniscal repair using an outside-in suture technique. *Arthrosc Tech* 2016:1-6.
13. Morgan CD, Casscells SW. Arthroscopic meniscus repair: a safe approach to the posterior horns. *Arthroscopy* 1986;2:3-12.
14. Morgan CD, Wojtys EM, Casscells CD, Casscells SW. Arthroscopic meniscal repair evaluated by second- look arthroscopy. *Am J Sports Med* 1991;19(6):632-7.
15. Persson F, Turkiewicz, A, Bergkvist D et al. The risk of symptomatic knee osteoarthritis after arthroscopic meniscus repair vs partial meniscectomy vs the general population. *Osteoarthritis Cartilage* 2018;26(2):195-201.
16. Phillips M, Rönnblad E, Lopez-Rengstig L et al. Meniscus repair with simultaneous ACL reconstruction demonstrated similar clinical outcomes as isolated ACL repair: a result not seen with meniscus resection. *Knee Surg Sports Traumatol Arthrosc* 2018;26(8):2270-7.
17. Plasschaert F, Vandekerckhove B, Verdonk R. A known technique for meniscal repair in common practice. *Arthroscopy* 1998;14:863-8.
18. Prince MR, Esquivel AO, Andre AM, Goitz HT. Anterior horn lateral meniscus tear, repair, and meniscectomy. *J Knee Surg* 2014;27:229-34.
19. Rodeo SA, Seneviratne AM. Arthroscopic meniscal repair using outside-in technique. *Sports Med Arthroscopy Rev* 1999;7:20-7.
20. Sobhy MH, Abou Elsoud MMS, Kamel EM et al. Neurovascular safety and clinical outcome of outside-in repairs for tears of the posterior horn of the medial meniscus. *Arthroscopy* 2010;26:1648-54.
21. Tapasvi S, Shekhar A. Outside-in meniscus repair. *Asian J Arthrosc* 2016 Aug-Nov;1(2):19-22.
22. Thompson, SM. A novel and cheap method of outside-in meniscal repair for anterior horn tears. *Arthrosc Tech* 2014 April; 3(2):e233-e235.
23. Van Trommel MF, Simonian PT, Potter HG, Wickiewicz TL. Different regional healing rates with the outside-in technique for meniscal repair. *Am J Sports Med* 1998;26(3):446-52.
24. Walker PS, Arno S, Bell C et al. Function of the medial meniscus in force transmission and stability. *J Biomech* 2015;48:1383.

34 SUTURA MENISCAL 3: TÉCNICA COM DISPOSITIVOS (*ALL-INSIDE*)

Luís Duarte Silva
Ricardo Bastos
Jacques Menetrey

INTRODUÇÃO

Historicamente o primeiro reparo meniscal é atribuído a Thomas Annandale, em 1883, sendo que esta técnica foi ignorada durante muitos anos por causa do papel secundário atribuído ao menisco nas décadas seguintes.[1] Com os recentes avanços científicos, e com a atribuição de inúmeras funções aos meniscos, como absorção de impacto; nutrição da cartilagem; propriocepção, entre outras, foram desenvolvidas diversas técnicas com o intuito de preservar o menisco lesionado, com resultados significativos, tanto em termos clínicos como biomecânicos, quando em comparação à ressecção meniscal (meniscectomia), como comprovado por diversos autores, em especial Juliusz Huber.[2-6]

Diversas técnicas têm sido descritas ao longo das últimas décadas, sendo as artroscópicas as consideradas como padrão ouro. Tradicionalmente as técnicas de reparo (sutura) meniscal podem ser divididas em três: *inside-out*, *outside-in* e *all-inside*, além da combinação dessas técnicas.

Em razão do tema deste capítulo, será abordada apenas a técnica *all-inside* que é realizada artroscopicamente, estando o dispositivo sempre dentro da articulação durante o procedimento. Esta técnica apresenta resultados bastante satisfatórios na literatura, mesmo em atletas, sendo descritas taxas de retorno ao mesmo nível esportivo pré-lesão de 89,6% e falência da sutura em cerca de 10% em publicações recentes (9,8 a 10,5%).[7-9]

Diversos tipos de dispositivos relacionados com a técnica *all-inside* foram desenvolvidos, porém, com problemas relacionados com sinovite, reações inflamatórias, lesões condrais e falência dos implantes. Dessa forma, foi necessário evoluir e, atualmente, tem-se a 4ª geração desses implantes. Estes geralmente são constituídos por uma âncora e um "nó corredio".[10,11]

INDICAÇÕES

É importante ressaltar que o reparo meniscal tem como objetivo retirar a dor e prevenir a evolução de patologias degenerativas no joelho.[12] Diversos tipos de lesões meniscais são descritos na literatura e incluem lesões longitudinais, radiais, horizontais; *flap* vertical; *flap* horizontal e complexas. Mais recentemente a classificação proposta pela ISAKOS tem ganhado espaço como sendo a referência para classificação e orientação terapêutica em razão da sua concordância interobservador.[13-15] É importante ter em mente que a zona de localização da lesão, assim como o padrão da lesão condicionam a possibilidade ou não de sutura, entendendo que as lesões horizontais, verticais, longitudinais, em alça de balde e até algumas radiais podem ser consideradas para esse desfecho.[16-18] A lesão ideal deve estar localizada na zona vermelho-vermelha ou vermelho-branca para ser esperado um potencial de cicatrização, no entanto, mais recentemente, em algumas lesões localizadas na zona branco-branca, existem relatos de tentativas de sutura com sucesso.[19,20] A técnica *all-inside* apresenta, também, um papel relevante nos casos de transplante meniscal.

Esta técnica é indicada principalmente para lesões localizadas no corno posterior e no corpo do menisco.

TÉCNICA

A maioria dos dispositivos desenvolvidos e disponíveis atualmente (Fig. 34-1) apresenta características comuns, sendo os principais pontos explicados a seguir.

Após anestesia, preparo e posicionamento do paciente em decúbito dorsal e com o manguito pneumático instalado na raiz da coxa, os acessos ao joelho pelos portais de artroscopia (anteroinferiores, lateral e medial) são realizados para a inserção e manuseio dos dispositivos. É realizado um inven-

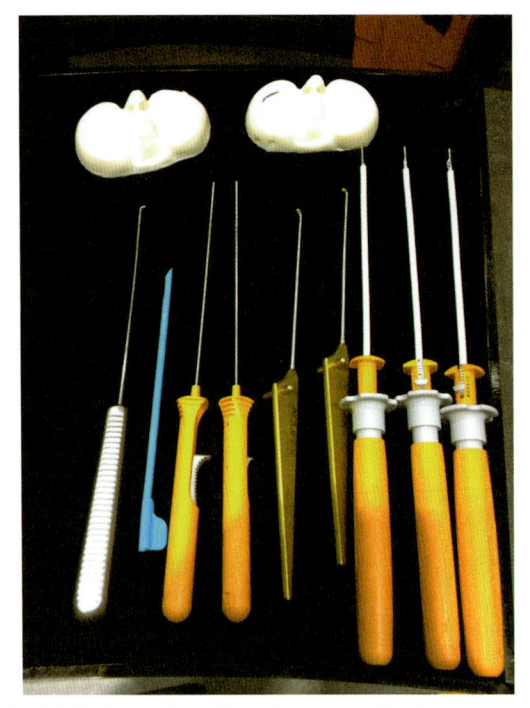

Fig. 34-1. Alguns dispositivos de sutura *all-inside*.
Fonte: Arquivo pessoal do editor.

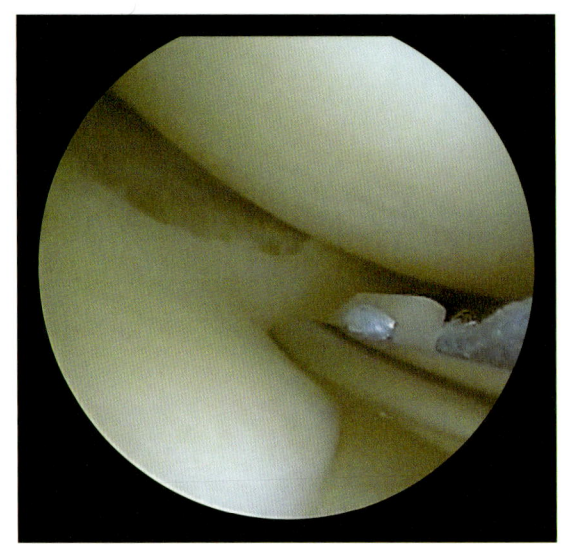

Fig. 34-2. Preparação para inserção da agulha.
Fonte: Arquivo pessoal do editor.

tário da cavidade articular, a identificação e avaliação da lesão e, em sendo considerada reparável, é iniciada a cruentização das bordas da lesão com *"shaver"* ou "raspa de menisco". Em seguida, faz-se a mensuração da profundidade do menisco e, então, o ajuste no dispositivo (sendo geralmente entre 16 a 20 mm). Sugerimos realizar uma sinovectomia ao redor dos portais da artroscopia e, então, a cânula-guia do dispositivo *all-inside* é inserida para facilitar a entrada na articulação e o manuseio, reduzindo a chance de dano na cartilagem. É necessário ter atenção na inserção do dispositivo, tentando manter o lado convexo voltado para a cartilagem mais próxima. O objetivo é obter uma perfuração com a agulha do dispositivo o mais perpendicular possível ao traço da lesão, isso sempre deve ser levado em consideração (Fig. 34-2). Após disparar o primeiro implante a agulha é retirada gentilmente sem sair do espaço articular, o sistema é, então, recarregado, e o processo é repetido uma segunda vez a uma distância de pelo menos 5 mm do local da lesão. A agulha e o respectivo sistema são retirados e em seguida usa-se um empurrador de nó, e finalizando, o fio é cortado. Vale um cuidado especial para não realizar tensão excessiva no processo (Figs. 34-3 e 34-4).

Há a possibilidade de serem realizados novos pontos de sutura, sempre com um espaçamento de 5 a 7 mm. Estes podem ser verticais, horizontais ou oblíquos. Um ponto de entrada adjacente à membrana sinovial pode ser usado como ponto de fixação em condições particulares.

Para o segmento posterior, o dispositivo é inserido no portal ipsolateral, a primeira sutura geralmente é a mais posterior exceto quando estamos diante de uma lesão em alça de balde instável. Para as lesões localizadas no corpo do menisco o portal de trabalho é invertido para permitir uma melhor triangulação, um melhor ângulo de ataque e inserção sem maior esforço do dispositivo.

Devemos planejar o reparo começando pela fixação posteromedial ou posterolateral, com uma sutura vertical e depois de acordo com o tipo, localização e tamanho prosseguir com suturas horizontais, verticais, em "X", superiores ou inferiores.

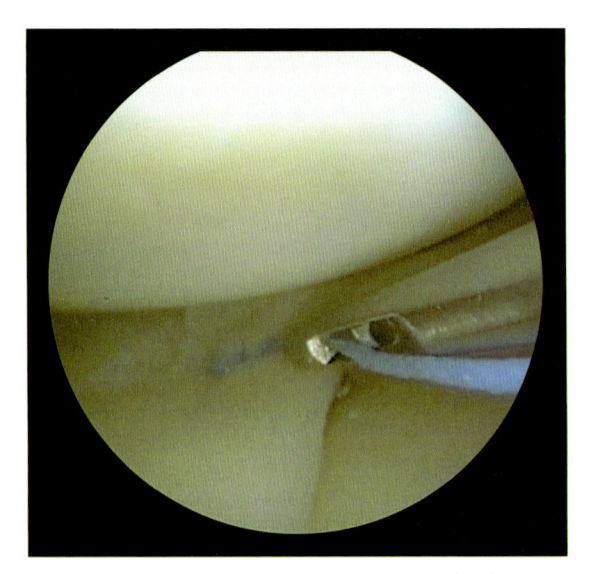

Fig. 34-3. Utilização do empurrador com cortador de nós.
Fonte: Arquivo pessoal do editor.

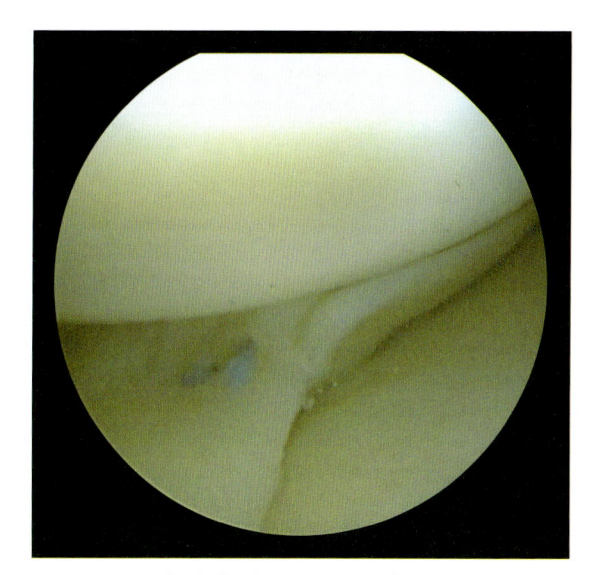

Fig. 34-4. Resultado final após corte do fio da sutura meniscal. *Fonte:* Arquivo pessoal do editor.

Potenciais riscos ocorrem especialmente quando estamos lidando com reparos próximos ao corno posterior do menisco lateral (lesão do feixe neurovascular poplíteo) e reparos junto ao segmento médio/posterior do menisco interno (lesão do nervo safeno). A protrusão subcutânea do dispositivo de ancoragem é outro risco, podendo ser necessária a sua retirada.[21-25]

REABILITAÇÃO

Após a cirurgia, o protocolo de reabilitação é iniciado imediatamente sendo que existe variação na literatura, no entanto o protocolo seguido pelos autores deste capítulo tem uma especial preocupação em não realizar carga no membro operado (apenas contato mínimo com o solo) e não realizar flexão do joelho acima de 90° até o final do primeiro mês após cirurgia.

Estimulamos também o início imediato de exercícios de contrações isométricas do quadríceps.

A descarga total do peso na marcha é iniciada por volta da 6ª semana após a cirurgia, e o retorno à atividade esportiva é protelado por diversos meses, dependendo do esporte praticado.

REFERÊNCIAS BIBLIOGRÁFICAS

1. Petrosini AV, Sherman OH. A historical perspective on meniscal repair. *Clin Sports Med* 1996;15(3):445-53.
2. Gaugler M, Wirz D, Ronken S *et al.* Fibrous cartilage of human menisci is less shock-absorbing and energy-dissipating than hyaline cartilage. *Knee Surg Sports Traumatol Arthrosc* 2015;23(4):1141-6.
3. Reider B, Arcand MA, Diehl LH *et al.* Proprioception of the knee before and after anterior cruciate ligament reconstruction. *Arthroscopy* 2003;19(1):2-12.
4. Voloshin AS, Wosk J. Shock absorption of meniscectomized and painful knees: a comparative in vivo study. *J Biomed Eng* 1983;5(2):157-61.
5. Bird MD, Sweet MB. A system of canals in semilunar menisci. *Ann Rheum Dis* 1987;46(9):670-3.
6. Huber J, Lisinski P, Kloskowska P *et al.* Meniscus suture provides better clinical and biomechanical results at 1-year follow-up than meniscectomy. *Arch Orthop Trauma Surg* 2013;133(4):541-9.
7. Kotsovolos ES, Hantes ME, Mastrokalos DS *et al.* Results of all-inside meniscal repair with the FasT-Fix meniscal repair system. *Arthroscopy* 2006;22(1):3-9.
8. Schmitt A, Batisse F, Bonnard C. Results with all-inside meniscal suture in pediatrics. *Orthop Traumatol Surg Res* 2016;102(2):207-11.
9. Alvarez-Diaz P, Alentorn-Geli E, Llobet F *et al.* Return to play after all-inside meniscal repair in competitive football players: a minimum 5-year follow-up. *Knee Surg Sports Traumatol Arthrosc* 2016;24(6):1997-2001.
10. Chang JH, Shen HC, Huang GS *et al.* A biomechanical comparison of all-inside meniscus repair techniques. *J Surg Res* 2009;155(1):82-8.
11. Kurzweil PR, Tifford CD, Ignacio EM. Unsatisfactory clinical results of meniscal repair using the meniscus arrow. *Arthroscopy* 2005;21(8):905.
12. Steenbrugge F, Verdonk R, Verstraete K. Long-term assessment of arthroscopic meniscus repair: a 13-year follow-up study. *Knee* 2002;9(3):181-7.
13. Bernstein J. In brief: meniscal tears. *Clin Orthop Relat Res* 2010;468(4):1190-2.
14. Anderson AF, Irrgang JJ, Dunn W *et al.* Interobserver reliability of the International Society of Arthroscopy, Knee Surgery and Orthopaedic Sports Medicine (ISAKOS) classification of meniscal tears. *Am J Sports Med* 2011;39(5):926-32.
15. Beaufils P EM, Jarvinen TLN, Pereira H, Pujol N. ESSKA Instructional Course Lecture Book: Springer; 2014.
16. Matsubara H, Okazaki K, Izawa T *et al.* New suture method for radial tears of the meniscus: biomechanical analysis of cross-suture and double horizontal suture techniques using cyclic load testing. *Am J Sports Med* 2012;40(2):414-8.
17. Espejo-Reina A, Serrano-Fernandez JM, Martin-Castilla B *et al.* Outcomes after repair of chronic bucket-handle tears of medial meniscus. *Arthroscopy* 2014;30(4):492-6.
18. Kurzweil PR, Lynch NM, Coleman S, Kearney B. Repair of horizontal meniscus tears: a systematic review. *Arthroscopy* 2014;30(11):1513-9.
19. van Trommel MF, Simonian PT, Potter HG, Wickiewicz TL. Arthroscopic meniscal repair with fibrin clot of complete radial tears of the lateral meniscus in the avascular zone. *Arthroscopy* 1998;14(4):360-5.
20. Mordecai SC, Al-Hadithy N, Ware HE, Gupte CM. Treatment of meniscal tears: An evidence based approach. *World J Orthop* 2014;5(3):233-41.
21. Beaufils P, Pujol N. Meniscal repair: Technique. *Orthop Traumatol Surg Res* 2018;104(1S):S137-S45.

22. Cuellar A, Cuellar R, Heredia JD *et al*. The all-inside meniscal repair technique has less risk of injury to the lateral geniculate artery than the inside-out repair technique when suturing the lateral meniscus. *Knee Surg Sports Traumatol Arthrosc* 2018;26(3):793-8.
23. Ochi M, Uchio Y, Okuda K *et al*. Expression of cytokines after meniscal rasping to promote meniscal healing. *Arthroscopy* 2001;17(7):724-31.
24. Masoudi A, Beamer BS, Harlow ER *et al*. Biomechanical evaluation of an all-inside suture-based device for repairing longitudinal meniscal tears. *Arthroscopy* 2015;31(3):428-34.
25. Cetinkaya E, Kuyucu E, Gul M *et al*. A suture technique for easier reduction and repair of bucket-handle meniscal tears while using the all-inside devices. *SICOT J* 2016;2:42.

35 SUTURA MENISCAL 4: TÉCNICA POSTERIOR PARA *RAMP LESION*

Raphael Serra Cruz
Thais Dutra Vieira
Bertrand Sonnery-Cottet

INTRODUÇÃO

As lesões da rampa meniscal (*ramp lesion*) têm sido objeto de crescente interesse no cenário atual, por causa, em grande parte, de sua recente descrição, sua característica oculta e pela história natural ainda não totalmente conhecida.[1]

Primeiramente relatada por Strobel, nos anos 1980, a lesão da rampa foi descrita como uma lesão longitudinal do corno posterior do menisco medial,[2] localizada na junção meniscocapsular. Mais recentemente, o conceito de ruptura das inserções meniscocapsulares posteriores (zona vermelho-vermelha)[3,4] foi acrescentado à definição desta lesão, tipicamente associada à deficiência do ligamento cruzado anterior (LCA).[5,6]

O frequente emprego do termo *hidden lesion* (lesão oculta) a esta lesão faz uma alusão à dificuldade de sua visualização pelos portais anteriores clássicos da artroscopia.[5,6] Além disso, diversos estudos reportaram dificuldade na identificação destas lesões em exames de ressonância magnética (RM),[3,7,8] levando-as a serem historicamente subdiagnosticadas. Nos últimos anos, entretanto, a atenção sobre as *ramp lesions* cresceu de forma exponencial, favorecendo o seu diagnóstico.

A incidência da lesão da rampa varia de 9,3-24% nos casos de ruptura do LCA,[3,8,9] chegando a 41%[9] quando se consideram somente os casos de ruptura do LCA provocados por um mecanismo de trauma com contato. É mais frequente em homens, abaixo dos 30 anos e em pacientes com deficiência crônica do LCA.[3] A presença de um *slope* meniscal aumentado também está relacionado com um aumento na incidência da lesão da rampa.[10] Esta alta prevalência também foi observada em crianças e adolescentes.[11] Um resumo dos principais fatores associados à lesão de rampa pode ser encontrado no Quadro 35-1.

Quadro 35-1. Fatores Associados à Lesão da Rampa Meniscal

Sexo	Masculino > feminino
Idade	< 30 anos
Tempo da lesão de LCA associada	Crônica > aguda
Mecanismo de lesão	Com contato > sem contato[9]
Tipo de lesão de LCA associada	Completa > parcial[9]
Slope Meniscal	Aumentado[10]

Como acontece: a lesão aguda da rampa meniscal resulta da transmissão de energia à cápsula posteromedial durante um estresse em valgo, somado à rotação interna da tíbia, no momento em que o joelho suporta a carga axial do corpo (Fig. 35-1).[6] Em um cenário crônico, a lesão da rampa se desenvolve de forma progressiva em um joelho com deficiência do LCA, uma vez que o corno posterior do menisco medial atue como um estabilizador secundário da translação anterior da tíbia e, nesta situação, o côndilo femoral aumenta a carga cisalhante sobre esta área.[7,12-16] Outra possibilidade é a de uma contratura crônica do músculo semimembranoso em sua inserção na cápsula posteromedial, aumentando o estresse na junção meniscocapsular e resultando na lesão.[6-9,11-17]

DIAGNÓSTICO

O diagnóstico e o tratamento destas lesões são essenciais para a reconstituição da cinemática do joelho. Quando a lesão da rampa não é percebida em um contexto de reconstrução do LCA, a instabilidade anterior e rotacional pode persistir, levando,[3,15,18,19] em alguns casos, à falha do enxerto.[20]

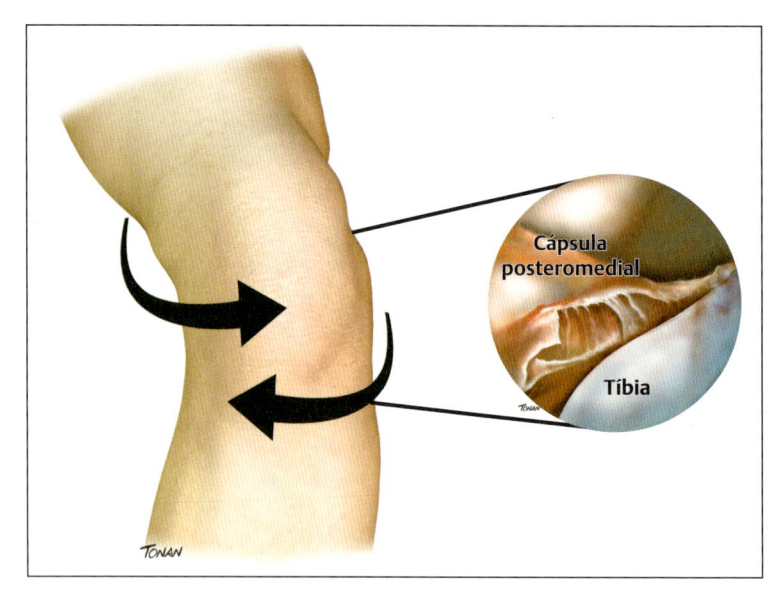

Fig. 35-1. Combinação de valgo + rotação interna da tíbia + carga axial provoca uma subluxação posterior da porção medial do platô tibial, que gera um aumento de forças transmitidas pela cápsula posteromedial do joelho, podendo levar à lesão da rampa meniscal.

Clinicamente, o médico deve ter um elevado grau de suspeição quando estiver diante de um paciente com quadro crônico de ruptura do LCA. Infelizmente, não existem testes clínicos específicos para lesão da rampa, e os testes meniscais clássicos podem até mesmo ser negativos.[6]

A RM auxilia no diagnóstico. Sua especificidade é alta, porém, a sensibilidade moderada pode subestimar a presença da lesão.[16] Segundo Hash,[21] o sinal mais específico da lesão da rampa na RM é a presença de um aumento de sinal em T2, interpondo-se completamente entre o menisco e a cápsula (Fig. 35-2). No entanto, a posição em extensão completa do joelho durante o exame reduz o *gap* meniscocapsular, resultando em falso-negativos.[21] Desta forma, é consenso entre os autores que a artroscopia é o padrão ouro para o diagnóstico preciso das lesões da rampa.[5-7,9,18] Mesmo assim, cerca de 40% destas lesões ainda não são identificadas sem a inspeção do compartimento posterior pela visão transintercondilar e do portal posteromedial (descritos a seguir). Esta informação é de extrema importância, visto que grande parte das lesões não visualizadas é reparável.[5,6]

CLASSIFICAÇÃO

As lesões de rampa podem ser classificadas de acordo com a morfologia em cinco tipos (Fig. 35-3):[22]

- Tipo 1: lesões meniscocapsulares. Essas lesões são localizadas muito perifericamente na bainha sinovial. A mobilidade ao *probe* é muito baixa.
- Tipo 2: lesões parciais superiores. Essas lesões são estáveis e somente podem ser diagnosticadas por uma visualização transintercondilar. A mobilidade ao *probe* é baixa.
- Tipo 3: lesões parciais inferiores ou *hidden lesions*. Estas lesões não são inicialmente visíveis, mesmo com a abordagem transintercondilar, mas sua presença pode ser suspeitada quando há mobilidade significativa ao *probe*.
- Tipo 4: lesão completa na zona vermelho-vermelha. A mobilidade ao *probe* é muito alta.
- Tipo 5: dupla ruptura. Alta mobilidade ao *probe*.

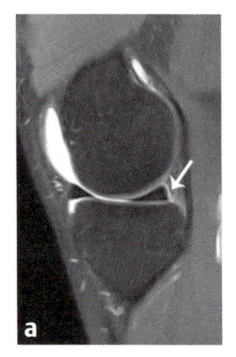

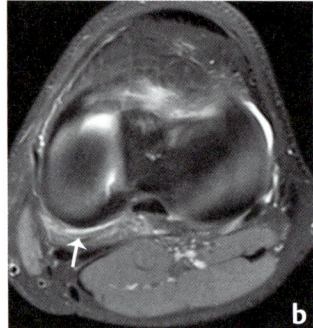

Fig. 35-2. Ressonância magnética ponderada em T2. (**a**) Corte sagital evidenciando o aumento de sinal na junção meniscocapsular posterior do menisco medial e (**b**) corte axial mostrando a mesma lesão. Observe a dificuldade em se estabelecer este diagnóstico somente pelo exame de imagem convencional.

ABORGADEM ARTROSCÓPICA

Uma característica singular da lesão da rampa, e uma das razões pelas quais ela tem sido subdiagnosticada ao longo dos anos, é a dificuldade em se observar a ruptura pelos portais anteriores clássicos,[5] pois o côndilo femoral medial fica interposto entre o artroscópio e a junção meniscocapsular posterior, onde ela ocorre. Isto é particularmente verdadeiro nos joelhos em varo e naqueles joelhos com um compartimento medial apertado. Algumas estratégias têm sido

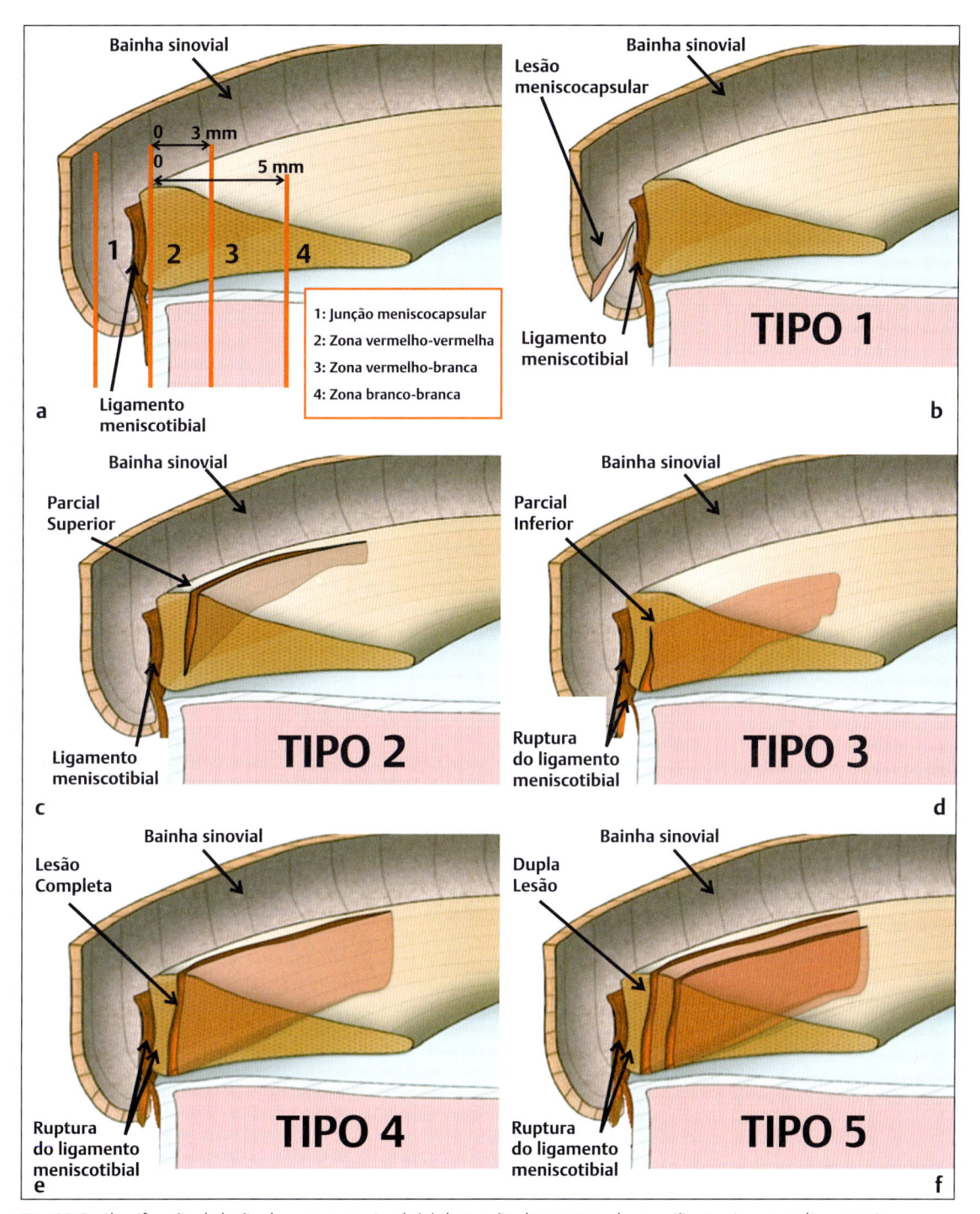

Fig. 35-3. Classificação da lesão da rampa meniscal. (**a**) Ilustração demonstrando a região meniscocapsular posterior e as zonas de vascularização do menisco. (**b**) Tipo 1: lesão meniscocapsular, localizada na bainha sinovial; (**c**) tipo 2: lesão parcial superior; (**d**) tipo 3: lesão parcial inferior (*hidden lesion*); (**e**) tipo 4: lesão completa na área vermelho-vermelha; (**f**) tipo 5: dupla lesão.

propostas para melhorar a visualização do aspecto posteromedial do joelho, incluindo o uso de um *leg holder* para distração articular, juntamente com uma cânula de infiltração artroscópica larga;[23] ou *pie crusting* do ligamento colateral medial.[24] Mesmo usando essas técnicas, o cirurgião ainda não tem uma visão ideal da área periférica da porção posterior do menisco.[5] A fim de melhor avaliar esta região, uma abordagem transintercondilar foi proposta, e uma melhor visualização da junção meniscocapsular posterior pode ser esperada por esta manobra. Embora se possa suspeitar de uma lesão na rampa pelo aumento da mobilidade do menisco, é essencial realizar uma visualização direta da junção meniscocapsular posterior, uma vez que algumas dessas lesões (tipos I e II) possam parecer estáveis quando inspecionadas pelos portais anteriores, mesmo quando tracionadas pelo *probe*. Observando este cenário, Sonnery-Cottet *et al.*[5] propuseram uma exploração artroscópica sistemática da articulação do joelho, utilizando uma óptica de 30°, que inclui 4 tempos:

- *Primeiro tempo:* exploração artroscópica padrão.
- *Segundo tempo:* exploração do compartimento posteromedial.
- *Terceiro tempo:* criação do portal posteromedial.
- *Quarto tempo:* procedimento de reparo do menisco.

Os três primeiros tempos são descritos a seguir, enquanto o quarto tempo será descrito na seção "Técnica Cirúrgica".

Primeiro Tempo: Exploração Artroscópica Padrão

O paciente é colocado em decúbito dorsal na mesa cirúrgica com um manguito pneumático aplicado à região proximal da coxa. O membro a ser operado é colocado sobre a mesa com um suporte sob o pé ipsolateral a fim de manter o joelho fletido em 90° durante a maior parte do procedimento, mas permitindo que ele seja manipulado em toda amplitude de movimento, conforme necessário (Fig. 35-4). Um portal parapatelar lateral alto é criado para visualização com o artroscópio, enquanto um portal parapatelar medial é criado para instrumentação, semelhante aos portais clássicos para a reconstrução do LCA.

A presença de lesão é, então, investigada, testando-se com o *probe* todo o tecido meniscal. A mobilidade aumentada do menisco durante esta investigação deve levar o cirurgião a suspeitar da presença de uma ruptura posterior (mesmo que ela não seja visível pela inspeção anterior), uma vez que as lesões de rampa classificadas como III, IV e V, possam ser altamente móveis quando tracionadas.

Segundo Tempo: Exploração do Compartimento Posteromedial

Uma visualização transintercondilar do compartimento posteromedial é realizada. O artroscópio é introduzido no portal anterolateral com o joelho posicionado a 90° de flexão e, em seguida, avançado por um triângulo delimitado pelo côndilo femoral medial, o ligamento cruzado posterior e as espinhas tibiais (Figs. 35-5a, b). Para facilitar a passagem por este espaço, uma força em valgo é aplicada, primeiramente em extensão e, depois, em flexão. Caso esta passagem continue difícil, o uso de um trocarte rombo pode ser útil. A rotação interna da perna pode melhorar a visualização, causando uma discreta subluxação posterior do segmento medial do platô tibial. Com essa manobra, 2/3 das lesões periféricas, desde o segmento posterior até o segmento médio do menisco, podem ser visualizadas (Fig. 35-5c).[25] Nesta posição, a óptica de 30° pode ser ajustada para a visualização ideal da junção meniscocapsular a fim avaliar a presença de uma lesão da rampa, sem a necessidade de uma óptica de 70°.

Terceiro Tempo: Criação do Portal Posteromedial

Com o artroscópio posicionado na visão transintercondilar, por transiluminação, o cirurgião é capaz de observar os nervos e veias que devem ser evitados (Fig. 35-6). O joelho é posicionado a 90° de flexão para evitar as estruturas neurovasculares, e uma agulha é introduzida (Fig. 35-7a) acima dos tendões dos isquiotibiais, 1 cm posterior à linha articular medial, apontando para a lesão. Então, sob controle artroscópico, um portal posteromedial é criado com uma lâmina de bisturi nº 11 (Fig. 35-7b). Não há necessidade de cânula. O corno posterior do menisco medial pode, então, ser explorado com uma agulha ou um *probe* para detectar a presença de uma lesão da rampa. Eventualmente, uma lesão oculta (tipo 3)

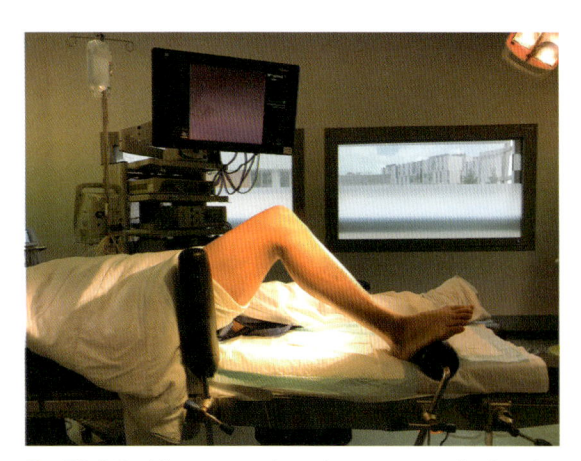

Fig. 35-4. Posicionamento do paciente na mesa de cirurgia, com um suporte sob o pé ipsolateral mantendo o joelho a 90° de flexão durante o procedimento e permitindo a flexoextensão do mesmo, conforme necessário.

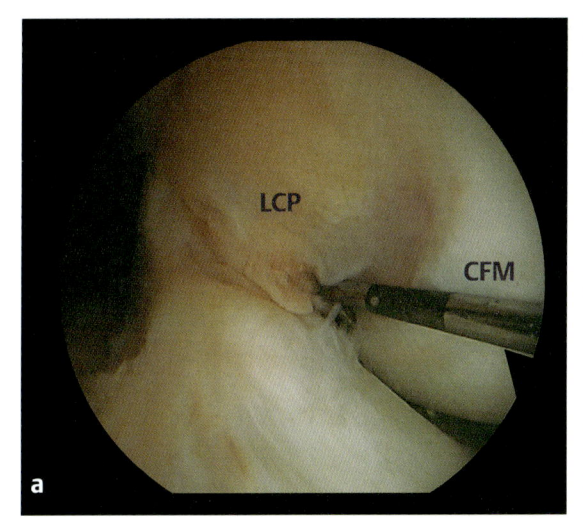

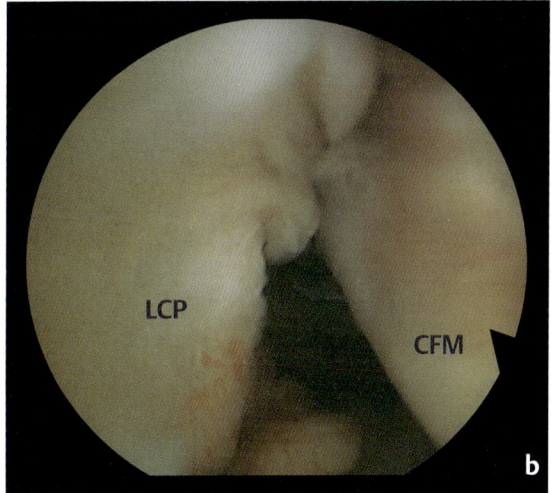

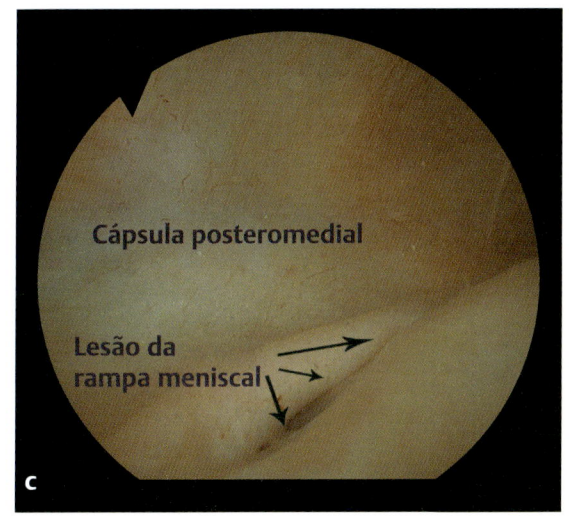

Fig. 35-5. Visão artroscópica com óptica de 30° de um joelho direito pelo portal anterolateral. (**a**) *Probe* inserido pelo portal anteromedial no espaço entre o ligamento cruzado posterior (LCP) e o côndilo femoral medial (CFM); (**b**) penetração do artroscópio na abertura entre o LCP e o CFM; (**c**) imagem obtida pela visualização transintercondilar, da região posteromedial do joelho, observando-se a cápsula posteromedial e a lesão da rampa meniscal.

pode ser encontrada dissecando-se o tecido sinovial sobre a lesão. Esse tipo de lesão pode ser suspeitado se, durante a abordagem padrão, o cirurgião notar uma alta mobilidade do menisco ao tracioná-lo.

OPÇÕES DE TRATAMENTO

O tratamento conservador da lesão da rampa ainda é assunto controverso na literatura médica. Alguns autores advogam que, uma vez que estas lesões ocorram, por definição, em uma zona bem vascularizada, caso uma pequena lesão (menor que 10 mm) seja encontrada na RM como uma lesão isolada em um joelho estável, o tratamento conservador pode ser adequado.[26] Entretanto, mesmo nos casos em que estas condições sejam preenchidas, alguns cirurgiões alegam que a hipermobilidade desta área ao movimento de flexoextensão do joelho prejudica a capacidade de cura desta lesão, sendo indicado o reparo da mesma sempre que for diagnosticada e identificada como a causa dos sintomas.[27] Uma das técnicas cirúrgicas mais populares para tratar a lesão da rampa meniscal é o uso de um dispositivo em formato de gancho, tipo "rabo de porco", pelo qual um fio de sutura é avançado pela área

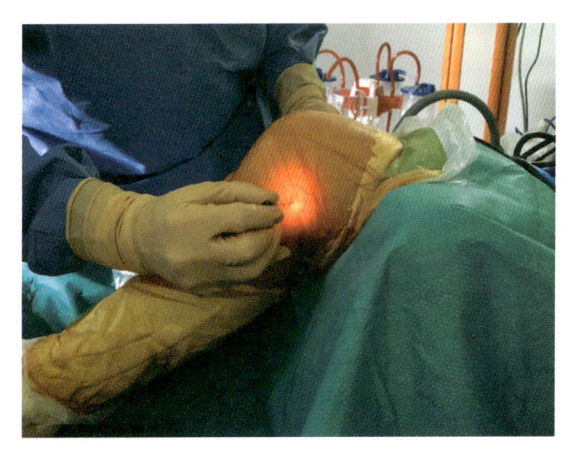

Fig. 35-6. Imagem externa de como a transiluminação do joelho com o artroscópio na visão transintercondilar orienta a confecção do portal posteromedial.

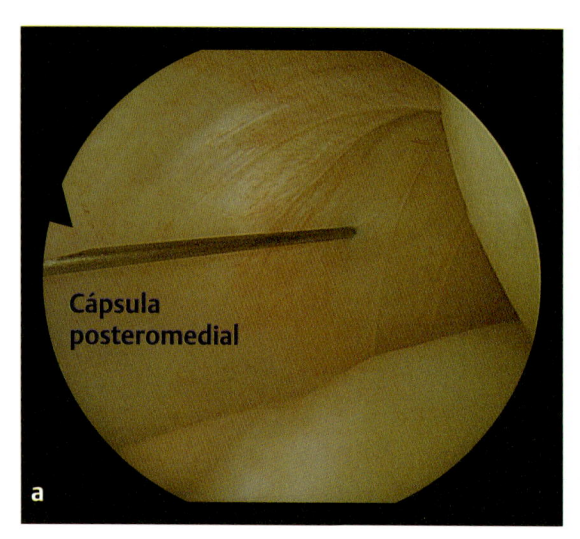

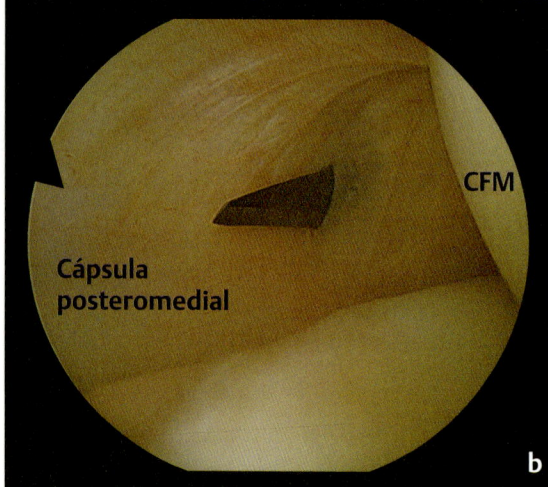

Fig. 35-7. Imagem artroscópica pela visão transintercondilar mostrando dois passos para a criação do portal posteromedial. (**a**) Inserção da agulha para verificação do correto posicionamento do portal e (**b**) criação do portal posteromedial com um bisturi de lâmina n°11. CFM; côndilo femoral medial.

lesionada e amarrado com nós deslizantes. Técnicas *inside-out* também foram descritas com sucesso para o tratamento da lesão da rampa.[28] Mais recentemente, alguns autores propuseram tratamentos alternativos, como técnicas de sutura *all-inside* ou até mesmo a simples abrasão associada à trefinação de lesões estáveis.[29,30] Infelizmente, esses estudos relataram amostras pequenas, têm algumas limitações e não tiram conclusões precisas sobre um tratamento ideal. A seguir, descrevemos a técnica utilizada no serviço do autor sênior, com o uso de um dispositivo em gancho tipo "rabo de porco", que é a técnica mais utilizada em todo o mundo.

TÉCNICA CIRÚRGICA

O dispositivo que utilizamos para este tipo de reparo consiste em uma cânula rígida com a extremidade em forma de gancho e ponta cortante, que permite a passagem do fio de sutura por sua luz (Fig. 35-8). O direcionamento ideal da curvatura deste dispositivo é o oposto do lado a ser operado, ou seja: ao se reparar uma lesão da rampa de menisco medial em um joelho direito, deve-se utilizar um dispositivo com curvatura para a esquerda, e vice-versa. Após

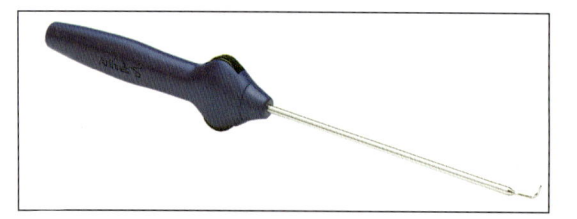

Fig. 35-8. Dispositivo de sutura em gancho, tipo "rabo de porco", com a curvatura da ponta orientada para o lado esquerdo (ideal para sutura de lesão da rampa meniscal em joelho direito).

a correta identificação da lesão e desbridamento de suas bordas com um shaver (Fig. 35-9a) ou uma raspa meniscal, o dispositivo é introduzido pelo portal posteromedial (Fig. 35-9b) sendo, então, manipulado de modo a fazer com que sua ponta cortante penetre a junção menisco-capsular, incluindo a parede periférica do menisco no sentido de fora para dentro (Fig. 35-9c) para que depois atravesse a porção mais interna da lesão, mantendo temporariamente as extremidades da lesão unidas (Fig. 35-9d). Um fio absorvível monofilamentar (PDS Nº 1) é progredido pela luz do dispositivo, e uma pinça tipo grasper é introduzida pelo portal posteromedial para recuperar a extremidade livre do mesmo (Fig. 35-9e). Um nó deslizante é aplicado manualmente fora do joelho e, com o auxílio de um empurrador de nó, levado até o local da sutura (Fig. 35-9f). O fio é, então, cortado, e o procedimento repetido tantas vezes quantas forem necessárias para alcançar a estabilidade da lesão. Idealmente, as suturas devem ser colocadas a um intervalo de 10 mm, começando pelo aspecto mais posterior da lesão até a porção mais anterior (Fig. 35-10). A rotação interna do pé ajuda a manter o côndilo femoral medial longe do segmento posterior do menisco e facilita o procedimento. Após a colocação de um número adequado de suturas, a estabilização da lesão da rampa é testada com o *probe*, estando o joelho posicionado em extensão e sendo aplicada uma força em valgo. Caso a ruptura estenda-se anteriormente pelo corno posterior e/ou corpo do menisco, a mesma deve ser reparada de acordo com a técnica preferida pelo cirurgião.

MANEJO PÓS-OPERATÓRIO

Não há consenso estabelecido sobre a reabilitação após o reparo da rampa. Comumente, em casos

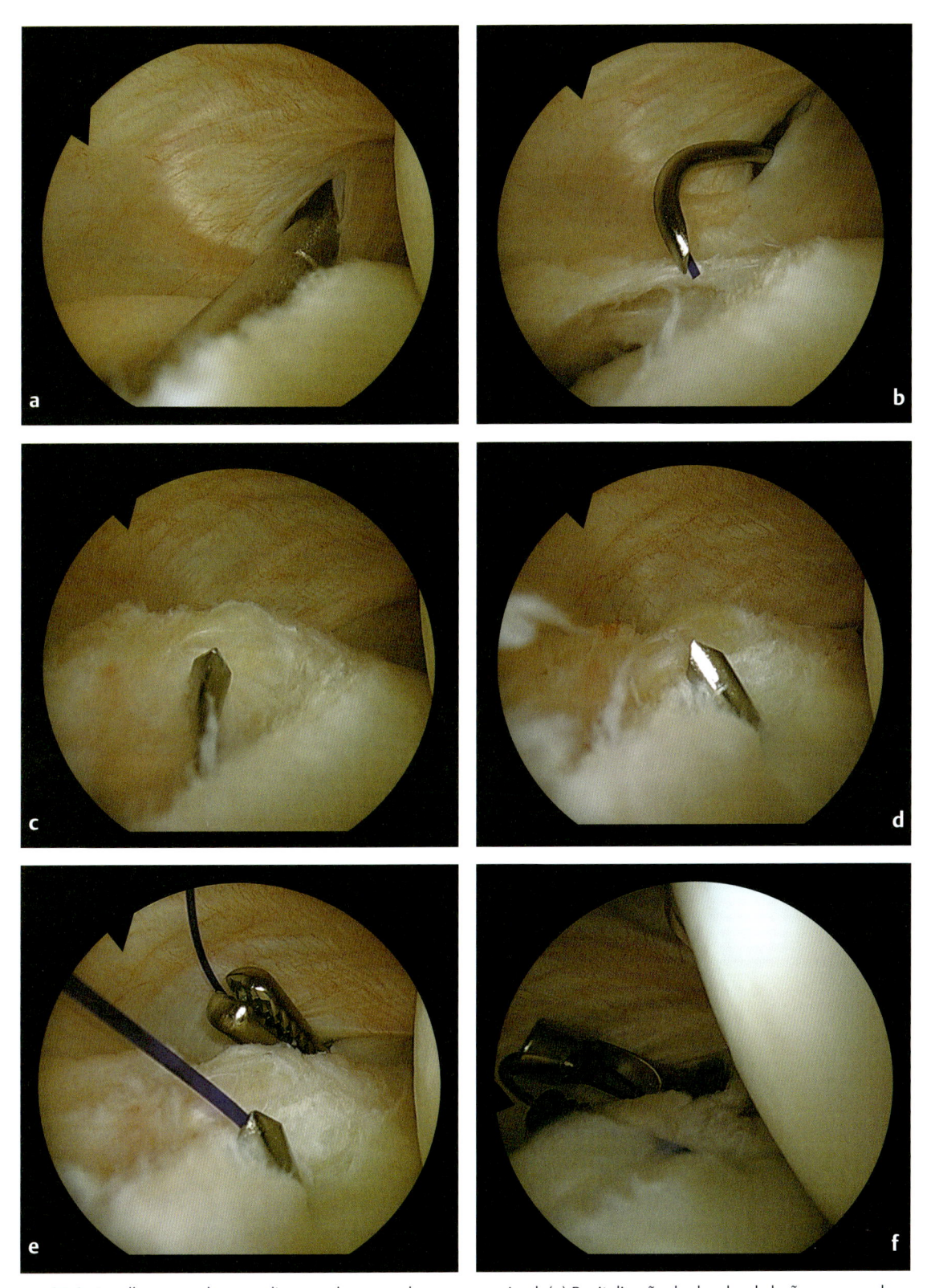

CAPÍTULO 35 ▪ SUTURA MENISCAL 4: TÉCNICA POSTERIOR PARA *RAMP LESION*

Fig. 35-9. Detalhamento do procedimento de sutura da rampa meniscal. (**a**) Revitalização das bordas da lesão com uso de um *shaver*; (**b**) dispositivo de sutura inserido pelo portal posteromedial; (**c**) primeira passagem, na borda mais periférica da lesão; (**d**) passagem do dispositivo de sutura englobando as duas extremidades da lesão; (**e**) progressão do fio de sutura que é, então, capturado para fora do joelho por uma pinça do tipo grasper; (**f**) primeiro ponto sendo concluído com o uso de um empurrador de nó.

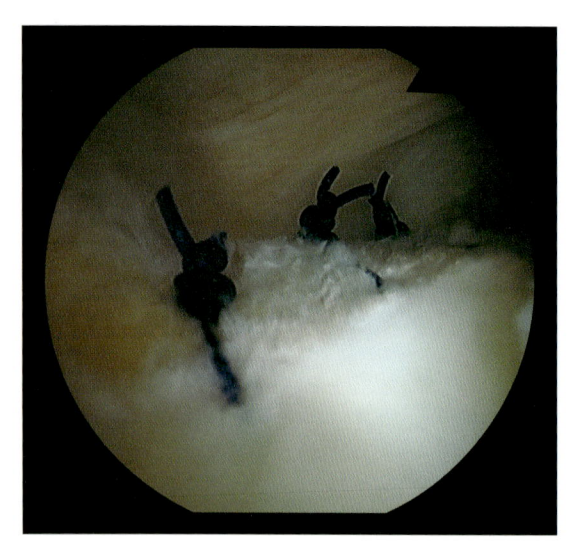

Fig. 35-10. Aspecto artroscópico final, pela visão transintercondilar, de uma sutura da rampa meniscal, em que 3 pontos foram necessários para o fechamento da lesão.

associados à reconstrução simultânea do LCA, o protocolo adotado é o mesmo utilizado para a reconstrução ligamentar.[3-5,20] Em casos de lesão meniscal isolada, um protocolo padrão de sutura meniscal deverá ser empregado.[4]

A maioria dos protocolos tem como objetivo comum a mobilidade precoce do joelho. No entanto, a hiperflexão deve ser evitada, pois está associada à translação anterior da tíbia e consequente aumento do *stress* na região da rampa.[6]

O manejo pós-operatório de reconstrução de LCA associada ao reparo da rampa abrange mobilização articular ativa e passiva limitada a 90° de flexão durante as primeiras 4 semanas. Com relação à carga, é permitido ao paciente caminhar com muletas no pós-operatório imediato, progredindo da carga parcial para total ao redor da terceira semana e estando apto a caminhar sem suporte com 4 semanas. A Corrida é iniciada após a 12ª semana; atividades que envolvam pivô são iniciadas após 6 meses e aos 9 meses são liberadas todas as atividades.[25]

RESULTADOS

Ainda há muito a ser estudado sobre os resultados do reparo das lesões da rampa.[4,6] Ainda que uma taxa de revisão de 2,6 a 16,2% seja reportada na literatura,[27,31] a sutura posteromedial das lesões do menisco medial parece proporcionar melhor cicatrização sem aumentar, de forma importante, a morbidade relacionada com o portal suplementar.[32] Mesmo em caso de falha da sutura da rampa, a área a ser excisada durante uma eventual meniscectomia é, em geral, menor quando comparada à lesão inicial, tornando o procedimento justificável. Quando ocorre esta nova lesão longitudinal, ela é sempre anterior à inicial por causa do efeito de "*cheese wire*" da sutura.[32]

Sabe-se também que a sutura meniscal periférica concomitante à reconstrução do LCA apresenta melhores taxas de cicatrização das fibras meniscais.[6] Na mesma perspectiva, a associação das reconstruções do LCA e do ligamento anterolateral tem um efeito protetor no reparo do menisco medial.[31] Além disso, a evidência do aumento na taxa de falha da sutura meniscal em joelhos com deficiência do LCA,[33] somado ao fato de haver uma maior taxa de falha do enxerto do LCA em joelhos com lesões da rampa não tratadas,[20] demonstra a íntima relação entre estas duas entidades.

CONCLUSÃO

A literatura recente provou que a integridade da junção meniscocapsular posterior é crucial para manter uma boa biomecânica do joelho. Embora subdiagnosticada no passado, saber identificar e tratar adequadamente as lesões da rampa nos dias atuais é essencial para o cirurgião de joelho. Um alto índice de suspeição é necessário para fazer o diagnóstico com precisão, uma vez que tanto os testes clínicos quanto os exames de imagem (e até mesmo a artroscopia, via portais anteriores clássicos) possam apresentar-se como falso-negativos. Na maioria dos casos, o tratamento cirúrgico é indicado, e qualquer lesão ligamentar concomitante deve ser tratada a fim de se obter um joelho estável que permita um ambiente ideal para o processo de cicatrização.

> **Comentários do Autor Sênior**
>
> **Fato interessante**: No mundo inteiro, em congressos de ortopedia, a lesão da raiz meniscal é muito mais discutida do que a lesão da rampa, apesar de esta última ser muito mais comum (presente em 24% das reconstruções de LCA, em nossa experiência).
>
> **Mudando padrões**: A taxa de reoperação decorrente da presença de alça de balde do menisco medial diminuiu de forma importante em nosso serviço após 2012. Acreditamos que isto se deva ao fato de, neste ano, termos introduzido a inspeção sistemática do compartimento posteromedial, com o consequente aumento da frequência de diagnósticos e reparos das lesões da rampa. Estas lesões, quando não tratadas, resultam em maior instabilidade anteroposterior do joelho.
>
> **Quando suturar a lesão de rampa?** Sempre que for diagnosticada e identificada como a causa dos sintomas do paciente.
>
> **Melhores resultados**: Sabe-se que, biomecanicamente, o reparo de rampa é fundamental para a estabilidade anteroposterior do joelho. Definitivamente, existe um melhor controle da translação anterior da tíbia nos casos de lesão concomitante de LCA e rampa meniscal, em que esta é adequadamente tratada no momento da reconstrução ligamentar.
>
> **Dica técnica**: Durante a inspeção do compartimento posteromedial é importante evitar que algumas lesões passem despercebidas. Há lesões em que a superfície superior encontra-se sutilmente irregular, mas a lesão não é aparente. Nesses casos, a palpação desta superfície com uma agulha pelo portal posteromedial divulsiona as fibras superficiais, permitindo a "descoberta" da lesão oculta.

REFERÊNCIAS BIBLIOGRÁFICAS

1. Reider B. Ramped Up. *Am J Sports Med* 2017 Apr;45(5):1001-3
2. Strobel MJ. *Manual of Arthroscopic Surgery*. New York: Springer; 1998.
3. Liu X, Feng H, Zhang H et al. Arthroscopic prevalence of ramp lesion in 868 patients with anterior cruciate ligament injury. *Am J Sports Med* 2011 Apr;39(4):832-7.
4. Chahla J, Dean CS, Moatshe G et al. Meniscal ramp lesions: anatomy, incidence, diagnosis, and treatment. *Orthop J Sports Med* 2016 Jul;4(7):2325967116657815.
5. Sonnery-Cottet B, Conteduca J, Thaunat M et al. Hidden lesions of the posterior horn of the medial meniscus: a systematic arthroscopic exploration of the concealed portion of the knee. *Am J Sports Med* 2014 Apr;42(4):921-6.
6. Laprade RF. *The Menisci - A Comprehensive Review of their Anatomy, Biomechanical Function and Surgical Treatment*. Springer; 2017. 197 p.
7. Seil R, VanGiffen N, Pape D. Thirty years of arthroscopic meniscal suture: What's left to be done? *Orthop Traumatol Surg Res* Dec;95(8 Suppl 1):S85-96.
8. Bollen SR. Posteromedial meniscocapsular injury associated with rupture of the anterior cruciate ligament: a previously unrecognised association. *J Bone Joint Surg Br* 2010 Feb;92(2):222-3.
9. Seil R, Mouton C, Coquay J et al. Ramp lesions associated with ACL injuries are more likely to be present in contact injuries and complete ACL tears. *Knee Surg Sports Traumatol Arthrosc* 2018 Apr;26(4):1080-5.
10. Song GY, Liu X, Zhang H et al. Increased medial meniscal slope is associated with greater risk of ramp lesion in noncontact anterior cruciate ligament injury. Am *J Sports Med* 2016 Aug;44(8):2039-46.
11. Malatray M, Raux S, Peltier A et al. Ramp lesions in ACL deficient knees in children and adolescent population: a high prevalence confirmed in intercondylar and posteromedial exploration. *Knee Surg Sports Traumatol Arthrosc* 2018 Apr;26(4):1074-9.
12. Hamberg P, Gillquist J, Lysholm J. Suture of new and old peripheral meniscus tears. *J Bone Joint Surg Am* 1983 Feb;65(2):193-7.
13. Noyes FR, Chen RC, Barber-Westin SD, Potter HG. Greater than 10-year results of red-white longitudinal meniscal repairs in patients 20 years of age or younger. *Am J Sports Med* 2011 May;39(5):1008-17.
14. Smith JP, 3rd, Barrett GR. Medial and lateral meniscal tear patterns in anterior cruciate ligament-deficient knees. A prospective analysis of 575 tears. *Am J Sports Med* 2001 Jul-Aug;29(4):415-9.
15. Mariani PP. Posterior horn instability of the medial meniscus a sign of posterior meniscotibial ligament insufficiency. *Knee Surg Sports Traumatol Arthrosc* 2011 Jul;19(7):1148-53.
16. Arner JW, Herbst E, Burnham JM et al. MRI can accurately detect meniscal ramp lesions of the knee. *Knee Surg Sports Traumatol, Arthrosc* 2017 Dec;25(12):3955-60.
17. Hughston JC. *Knee ligaments: injury and repair*. Saint Louis, Mo: Mosby; 1993.
18. Stephen JM, Halewood C, Kittl C et al. Posteromedial meniscocapsular lesions increase tibiofemoral joint laxity with anterior cruciate ligament deficiency, and their repair reduces laxity. *Am J Sports Med* 2016 Feb;44(2):400-8.
19. Ahn JH, Bae TS, Kang KS et al. Longitudinal tear of the medial meniscus posterior horn in the anterior cruciate ligament-deficient knee significantly influences anterior stability. *Am J Sports Med* 2011 Oct;39(10):2187-93.

20. Li WP, Chen Z, Song B et al. The fast-fix repair technique for ramp lesion of the medial meniscus. *Knee Surg Relat Res* 2015 Mar;27(1):56-60.
21. Hash TW, 2nd. Magnetic resonance imaging of the knee. *Sports health* 2013 Jan;5(1):78-107.
22. Thaunat M, Fayard JM, Guimaraes TM et al. Classification and surgical repair of ramp lesions of the medial meniscus. *Arthrosc Tech* 2016 Aug;5(4):e871-e5.
23. Carson WG, Jr. Arthroscopic techniques to improve access to posterior meniscal lesions. *Clin Sports Med* 1990 Jul;9(3):619-32.
24. Fakioglu O, Ozsoy MH, Ozdemir HM et al. Percutaneous medial collateral ligament release in arthroscopic medial meniscectomy in tight knees. *Knee Surg Sports Traumatol Arthrosc* 2013 Jul;21(7):1540-5.
25. Thaunat M, Jan N, Fayard JM et al. Repair of meniscal ramp lesions through a posteromedial portal during anterior cruciate ligament reconstruction: outcome study with a minimum 2-year follow-up. *Arthroscopy* 2016 Nov;32(11):2269-77.
26. Insall JN, Scott WN. *Insall & Scott Surgery of the Knee*. Philadelphia: Elsevier Health Sciences; 2012.
27. Ahn JH, Kim SH, Yoo JC, Wang JH. All-inside suture technique using two posteromedial portals in a medial meniscus posterior horn tear. *Arthroscopy* 2004 Jan;20(1):101-8.
28. DePhillipo NN, Cinque ME, Kennedy NI et al. Inside-out repair of meniscal ramp lesions. *Arthrosc Tech* 2017 Aug;6(4):e1315-e20.
29. Chen Z, Li WP, Yang R et al. Meniscal ramp lesion repair using the fast-fix technique: evaluating healing and patient outcomes with second-look arthroscopy. *J Knee Surg* 2017 Sep 5.
30. Liu X, Zhang H, Feng H et al. Is it necessary to repair stable ramp lesions of the medial meniscus during anterior cruciate ligament reconstruction? A prospective randomized controlled trial. *Am J Sports Med* 2017 Apr;45(5):1004-11.
31. Sonnery-Cottet B SA, Blakeney WG, Ouanezar H et al. Anterolateral ligament reconstruction protects the repaired medial meniscus: a comparative study of 383 ACL reconstructions from the santi group with a minimum follow up of two years. *Am J Sports Med* 2018 (in press).
32. Jan N, Sonnery-Cottet B, Fayard JM et al. Complications in posteromedial arthroscopic suture of the medial meniscus. *Orthop Traumatol Surg Res* 2016 Dec;102(8s):S287-s93.
33. Duchman KR, Westermann RW, Spindler KP et al. The fate of meniscus tears left in situ at the time of anterior cruciate ligament reconstruction: a 6-year follow-up study from the moon cohort. *Am J Sports Med* 2015 Nov;43(11):2688-95.

36 SUTURA MENISCAL 5: RAÍZES MENISCAIS

Moisés Cohen

INTRODUÇÃO

As lesões das raízes meniscais muitas vezes não são diagnosticadas corretamente ou são negligenciadas em sua preservação. Biomecanicamente a lesão de raiz meniscal leva a um processo de extrusão do menisco, provocando uma sobrecarga na articulação do joelho,[1,2] predispondo à artrose precoce.[1,3,4] As raízes meniscais são essenciais para que os meniscos mantenham sua capacidade de converter as cargas axiais em tensão circunferencial.[1,5]

ANATOMIA E COMPOSIÇÃO

O conhecimento da anatomia das raízes meniscais é fundamental para que possamos planejar qual a melhor técnica para a preservação meniscal. As raízes meniscais são definidas como a inserção dos cornos meniscais ao platô tibial e estendem-se a uma distância de 0,9 mm a partir do local de fixação.[6] Histologicamente, as raízes meniscais têm uma estrutura semelhante a uma entese típica, sendo compostas por quatro zonas: fibras meniscais, fibrocartilagem não calcificada, fibrocartilagem calcificada e osso.[7]

Raiz Posterior do Menisco Medial (RPMM)

A RPMM tem fibras suplementares primeiramente descritas por Anderson *et al.*[8] como as fibras brancas brilhantes (FBB), que aumentam a área de fixação do menisco medial à porção posterior do platô. A área de inserção corresponde a um túnel de 6 mm de diâmetro. A RPMM foi localizada 9,6 mm posterior e 0,7 mm lateral ao ápice da eminência tibial medial (marco mais reprodutível – Fig. 36-1).[9,10]

Raiz Posterior do Menisco Lateral (RPML)

A área de fixação das principais fibras da RPML corresponde a um túnel de 7 mm de diâmetro para reproduzir sua zona de fixação nativa.[9] A presença

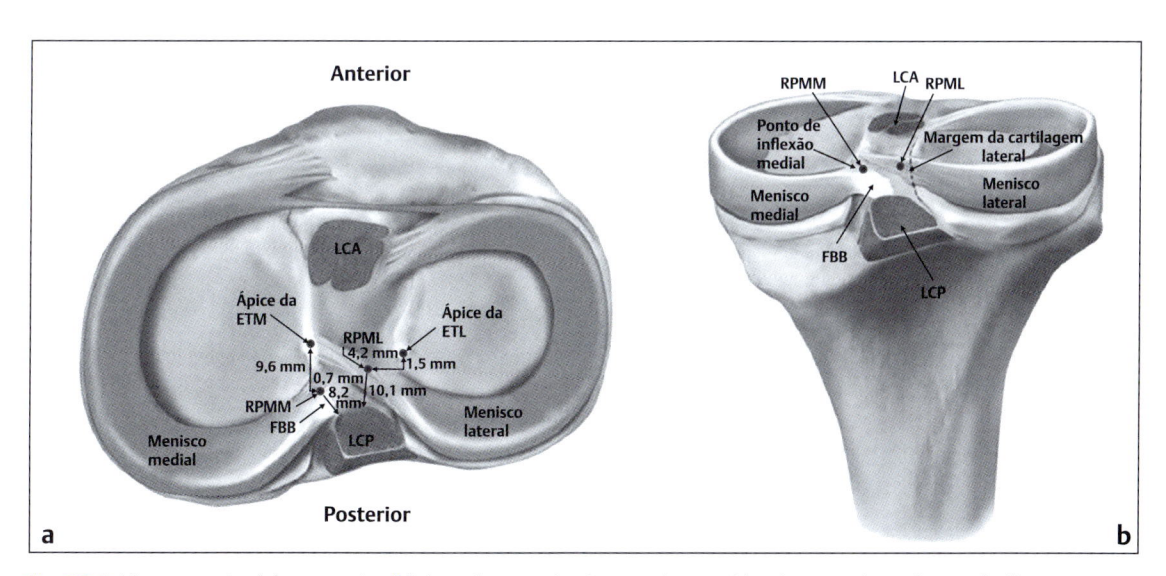

Fig. 36-1. Vistas superior (a) e posterior (b) das raízes meniscais posteriores evidenciam suas inserções e relações anatômicas.[9,10]

dos ligamentos meniscofemorais (LMFs), que ligam a RPML ao côndilo femoral medial com função importante na estabilização do menisco lateral, pois sua integridade impede ou reduz a quantidade de extrusão em casos de lesão dessa raiz.[11]

BIOMECÂNICA

As raízes meniscais atuam como âncoras para os cornos meniscais, lhes permitindo resistir à tendência de extrusão gerada a partir da força axial.[1,5]

Cerca de 50 a 70% da carga transmitida pelo joelho é suportada pelos meniscos medial e lateral, respectivamente.[12] Os meniscos são capazes de converter a carga axial em tensão circunferencial (*hoop stress*) e permitem uma distribuição mais uniforme do peso na articulação, porém, no caso de lesão, RPMM reduz a superfície de contato e eleva o pico de pressão do compartimento, razão pela qual a preservação das raízes meniscais é de suma importância para preservar a cinemática do joelho e prevenir alterações degenerativas da articulação.[1,3,4]

Nos casos de ruptura ligamentar, as raízes aumentam sua importância como restritores secundários.[13] Allaire *et al.*[1] demonstraram que a lesão da RPMM resultou no aumento da rotação externa e translação lateral da tíbia. A lesão da RPML tem menor repercussão na estabilidade articular supostamente pelo fato de o menisco lateral ter o dobro da mobilidade em relação ao medial.[5,14,15] Shybut *et al.* demonstraram em sua publicação que a ruptura isolada do ligamento cruzado anterior (LCA) provoca um deslocamento de 4 mm para o sentido anterolateral, porém quando se associa à ruptura da raiz posterior do menisco lateral, esse deslocamento dobra (Fig. 36-2).[13]

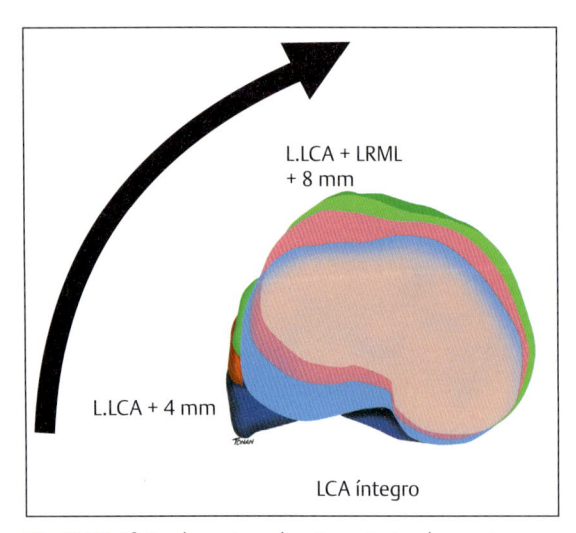

Fig. 36-2. Efeito da ruptura da raiz posterior do menisco lateral na estabilidade do joelho com lesão do ligamento cruzado anterior.[13]

Os cornos posteriores de ambos os meniscos são mais suscetíveis a lesões quando comparados aos anteriores. Isto pode ser explicado por causa do fato de suportarem mais carga e serem menos móveis do que os seus homólogos anteriores.[16,17] A RPMM é mais suscetível à lesão quando comparada à RPML,[5,14,15,17] e isto ocorre talvez pela menor mobilidade do menisco medial.

As lesões das raízes meniscais podem provocar a extrusão meniscal, definida como o deslocamento do menisco com relação à margem do platô tibial,[18] que fica mais vulnerável. Isto prejudica a transmissão de força de tensão circunferencial, pela insuficiência funcional na absorção de choque e, consequentemente, a um desgaste articular acelerado.[15,18,19]

A maioria dos estudos que analisam as consequências biomecânicas das lesões de raízes meniscais sobre a área e a pressão de contato tibiofemoral concentra-se nas raízes posteriores.[1,2,14-16,19-22] Allaire *et al.*[1] demonstraram que a pressão de contato se eleva com a diminuição da área de contato no compartimento medial após lesão da RPMM. Houve um aumento no pico da pressão de contato de 25,4%, comparável a uma meniscectomia total. No lado lateral, Schillhammer *et al.*[2] avaliaram as áreas de contato e os picos de pressão e descobriram que essa lesão gera um aumento significativo no pico de pressão do compartimento lateral, de 2,8 MPa para 4,2 MPa (50%), e uma diminuição significativa (32,6%) da área máxima de contato (de 451 mm^2 no estado intacto para 304 mm^2 após a secção do corno posterior do menisco lateral).[2] A RPML tem uma particularidade biomecânica: as consequências da lesão dessa raiz podem variar de acordo com o estado dos LMFs, uma vez que esses desempenhem um papel importante na transmissão de carga do compartimento tibiofemoral lateral e na prevenção de extrusão meniscal.[23] Em revisão sistemática publicada por Faucet, é realizada comparação entre o reparo da raiz, meniscectomia parcial e tratamento não cirúrgico, encontrou que a relação de custo e efetividade é maior para os caso de reparo da raiz posterior do menisco medial.[24]

CLASSIFICAÇÃO

LaPrade *et al.* desenvolveram um sistema de classificação[6] que pode ser usado para ambas as lesões das raízes posteriores e que facilita a documentação de resultados e desfechos dos pacientes. Esse sistema também pode ser usado para estabelecer um prognóstico e a conduta terapêutica mais adequada. A Figura 36-3 demonstra o sistema de classificação para as lesões das raízes meniscais posteriores. É interessante notar que, nesse estudo, os autores relataram uma variante em que os LMFs permaneceram intactos apesar da lesão da raiz, possivelmente adicionaram um certo grau de estabilidade e preveniram a extrusão excessiva do menisco lateral. Todos

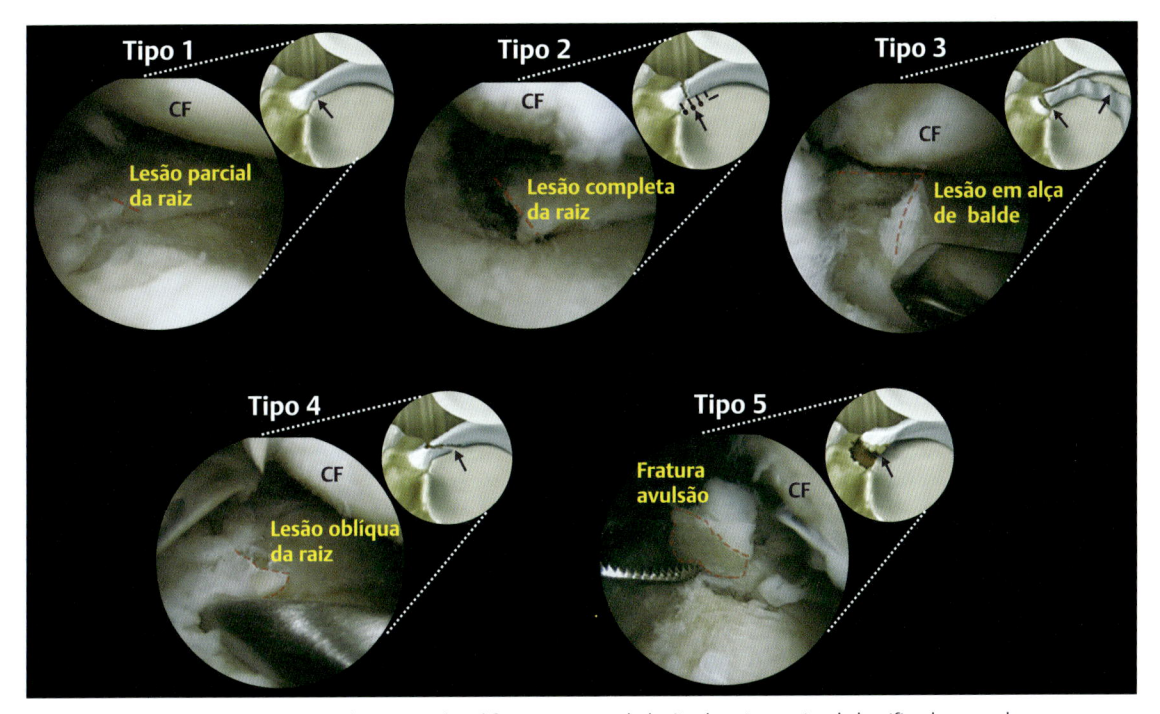

Fig. 36-3. Simulação artroscópica e ilustração dos diferentes tipos de lesão de raiz meniscal classificados com base na morfologia: lesão de raiz parcial estável (tipo 1); lesão radial completa dentro de 9 mm em relação à fixação posterior no platô (tipo 2); lesão em alça de balde com desprendimento completo da raiz (tipo 3); lesão longitudinal ou oblíqua complexa com total desprendimento da raiz (tipo 4); e fratura óssea por avulsão da raiz meniscal (tipo 5). CF, côndilo femoral.[6]

os casos em que essa variante foi observada foram reportados nas lesões tipo 2 (completas).[6]

EPIDEMIOLOGIA E FATORES DE RISCO

Embora todas as quatro raízes meniscais estejam sujeitas a lesões, as posteriores são as mais afetadas.[16,17,25] A porcentagem de todas as lesões de menisco medial que se localizam na raiz posterior pode chegar a 21,5%.[26] Elas são mais observadas em um cenário crônico, geralmente em mulheres de meia-idade, com sintomas mais sutis, padrão degenerativo e, muitas vezes, sem uma história bem definida de trauma.[26,27] As lesões da RPML são mais observadas nos quadros agudos, em associação a lesões do LCA, especialmente em pacientes jovens do sexo masculino.[23,28] Lesões das raízes anteriores também podem ocorrer em uma situação traumática, mas a maioria dos estudos as descreve como resultado de uma lesão iatrogênica, durante a perfuração de um túnel para reconstrução do LCA.[17,29]

DIAGNÓSTICO

O diagnóstico clínico nem sempre é fácil de ser realizado, pela grande variabilidade dos sintomas.

Avaliação Clínica

Os sintomas mais frequentes de ruptura das raízes posteriores dos meniscos são dor posterior no joelho e dor na interlinha articular, que são inespecíficos.[23] A presença de derrame não é tão frequente, e os sintomas mecânicos de bloqueio, raros. O teste de McMurray é positivo em apenas 57,1% dos pacientes.[30]

Imagem

O diagnóstico de uma ruptura de raiz posterior depende da experiência do radiologista e da qualidade da imagem. Geralmente, as sequências ponderadas em T2 são as mais indicadas para avaliar as lesões de raiz meniscal.[15] No entanto, um protocolo com supressão de gordura tem apresentado um melhor desempenho diagnóstico dessas lesões (Figs. 36-4 e 36-5).[17]

TRATAMENTO

A escolha do tratamento depende da condição da cartilagem articular e da qualidade do tecido meniscal, do alinhamento mecânico, do índice de massa corpórea (IMC), da expectativa do paciente e da vontade de aderir ao protocolo de reabilitação.

O tratamento não cirúrgico pode ser uma opção razoável para pacientes idosos,[31] pacientes com condições clínicas que contraindiquem a cirurgia e aqueles com dano articular avançado no compartimento ipsolateral (*Outerbridge* 3 ou 4). Esses devem ser manejados com alívio sintomático, por meio do uso de analgésicos e/ou *braces*.

Como formas de tratamento cirúrgico, podem ser indicados a meniscectomia parcial e o reparo da

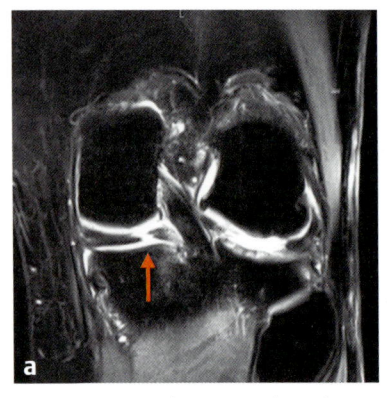

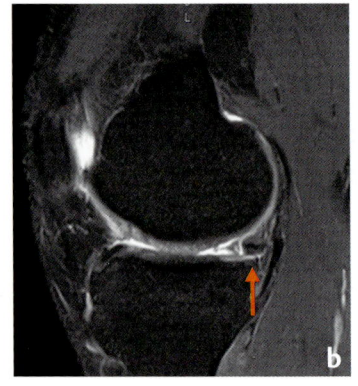

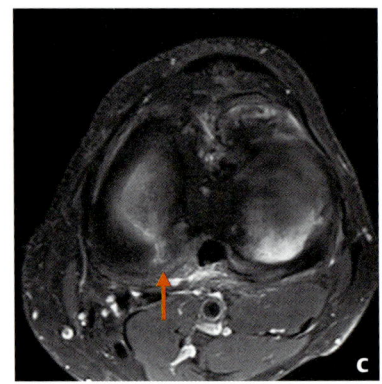

Fig. 36-4. Ressonância magnética demonstrando lesão da raiz meniscal posterior do menisco medial. (**a**) Corte coronal; (**b**) Corte sagital; e (**c**) Corte axial. Seta; lesão. *Fonte:* Arquivo pessoal do editor.

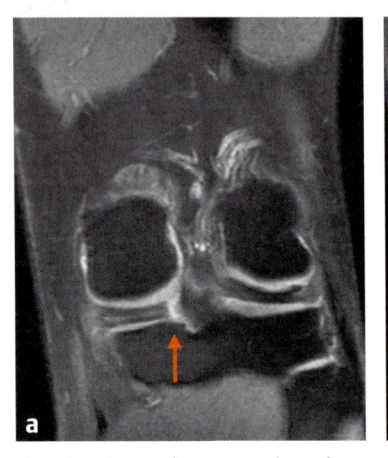

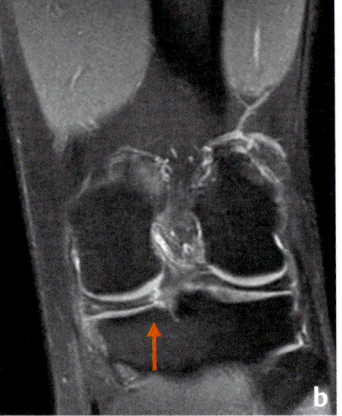

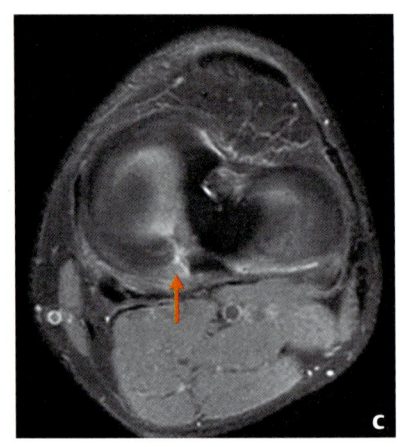

Fig. 36-5. Ressonância magnética demonstrando lesão da raiz meniscal posterior do menisco medial. (**a**) Corte coronal; (**b**) corte coronal; e (**c**) corte axial. Seta; lesão. *Fonte:* Arquivo pessoal do editor.

raiz meniscal. A meniscectomia parcial, por muito tempo, foi o tratamento de eleição, conceito que foi mudando à medida que conhecemos melhor o importante papel das raízes posteriores dos meniscos.[1,3] Nos casos onde há a lesão, mas parte da raiz fica inserida, conferindo estabilidade, a meniscectomia parcial pode ser indicada.[32]

O reparo meniscal deve ser realizado nas lesões agudas com cartilagem em bom aspecto, ou em pacientes com sintomas crônicos sem osteoartrose significativa preexistente.[15,27,33] As lesões condrais extensas, deformidades angulares e menisco degenerado não constituem boas indicações.[15,27,34]

A técnica preferida pelo autor tem início com a realização de um túnel tibial nas paredes medial e proximal da tíbia por onde se deixa alocado o fio para transporte. Em seguida utiliza-se uma pinça artroscópica carregada com uma agulha para perfurar o tecido meniscal. Duas suturas simples ou em alça são aplicadas à raiz meniscal e passadas pelo único túnel realizado. A fixação à face anterior da tíbia pode ser feita com um botão ou com âncora (Fig. 36-6).

REABILITAÇÃO PÓS-OPERATÓRIA

O início da reabilitação contempla a proteção do reparo cirúrgico e o ganho da amplitude de movimento (ADM). A carga é evitada nas primeiras quatro semanas, quando se inicia carga progressiva, para em seguida passarmos para uma muleta. A movimentação passiva é realizada, até 90° de flexão por três semanas, com ganho progressivo da ADM passiva. É realizada a mobilização patelar de rotina para evitar aderências de tecido cicatricial.

A partir da 4ª semana iniciam-se os exercícios ativos de baixa amplitude com resistência progressiva para fortalecimento muscular.

Após a oitava semana, aumenta-se o número de repetições, e inicia-se o trabalho de agachamento até 60 a 70 graus de acordo com a tolerância do paciente. Após a 10ª semana, o paciente é orientado para caminhadas na esteira e início de bicicleta com o assento elevado. É dado início ao trabalho progressivo de propriocepção e controle neuromotor.

Após 12 semanas, o paciente é autorizado a iniciar corrida e intensifica-se a propriocepção, iniciando-se agilidade e mudança de direção nos treinamentos.

A volta ao esporte é encorajada apenas após a 20ª semana, dependendo das condições de resposta do paciente ao protocolo realizado.[35]

CONSIDERAÇÕES FINAIS

Os estudos mostram que as meniscectomias parciais das raízes, principalmente nos casos onde há uma maior instabilidade e consequente extrusão do menisco, são as de pior prognóstico e nos sugerem que o reparo das raízes posteriores dos meniscos, seja por âncoras seja pela técnica de *pull-out* transtibial, tem maiores benefícios clínicos e funcionais em comparação aos pacientes meniscectomizados. Estudos com maior evidência aos já existentes devem ser realizados para se entender melhor a progressão para artrose em longo prazo (Figs. 36-7 a 36-9).

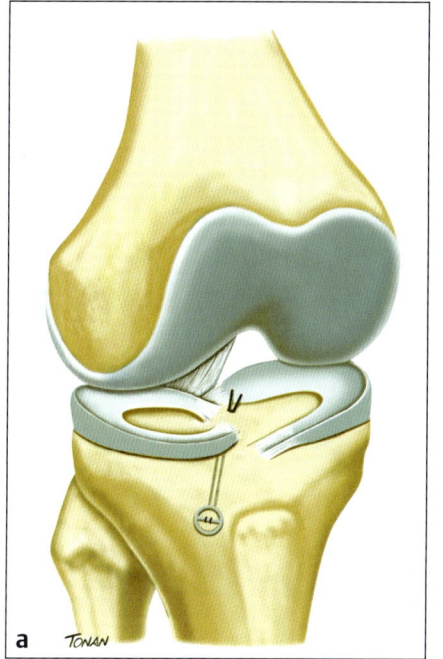

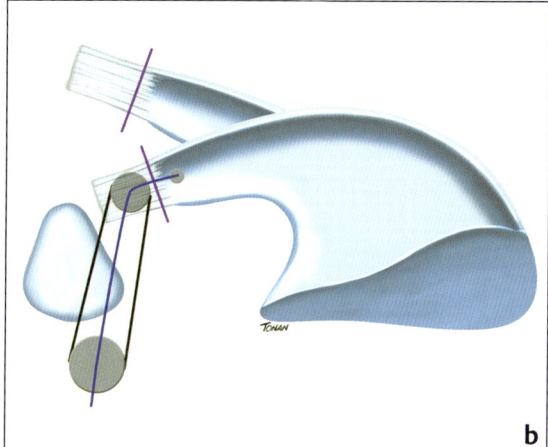

Fig. 36-6. (a, b) Técnica de reparação da raiz posterior com túnel único tibial.

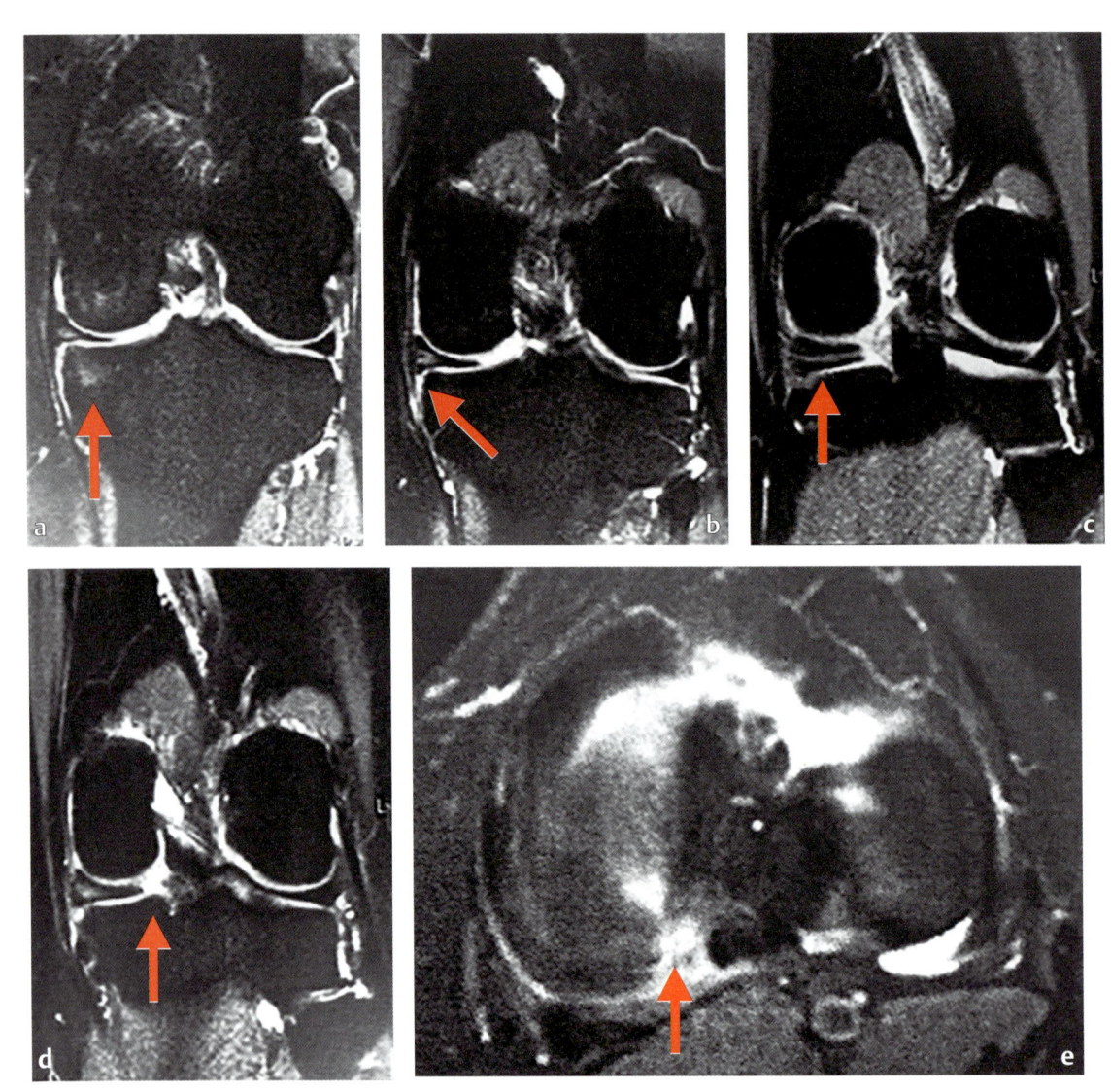

Fig. 36-7. Exemplo de caso clínico e reparo cirúrgico de lesão da raiz posterior do menisco medial. (**a**) RM em corte coronal demonstrando o edema ósseo por sobrecarga no platô tibial medial; (**b**) RM em corte coronal demonstrando o menisco medial extruso; (**c**) RM em corte coronal demonstrando componente horizontal da lesão do menisco medial; (**d**) RM em corte coronal demonstrando a lesão da raiz meniscal medial posterior; (**e**) RM em corte axial demonstrando a lesão da raiz meniscal medial posterior.

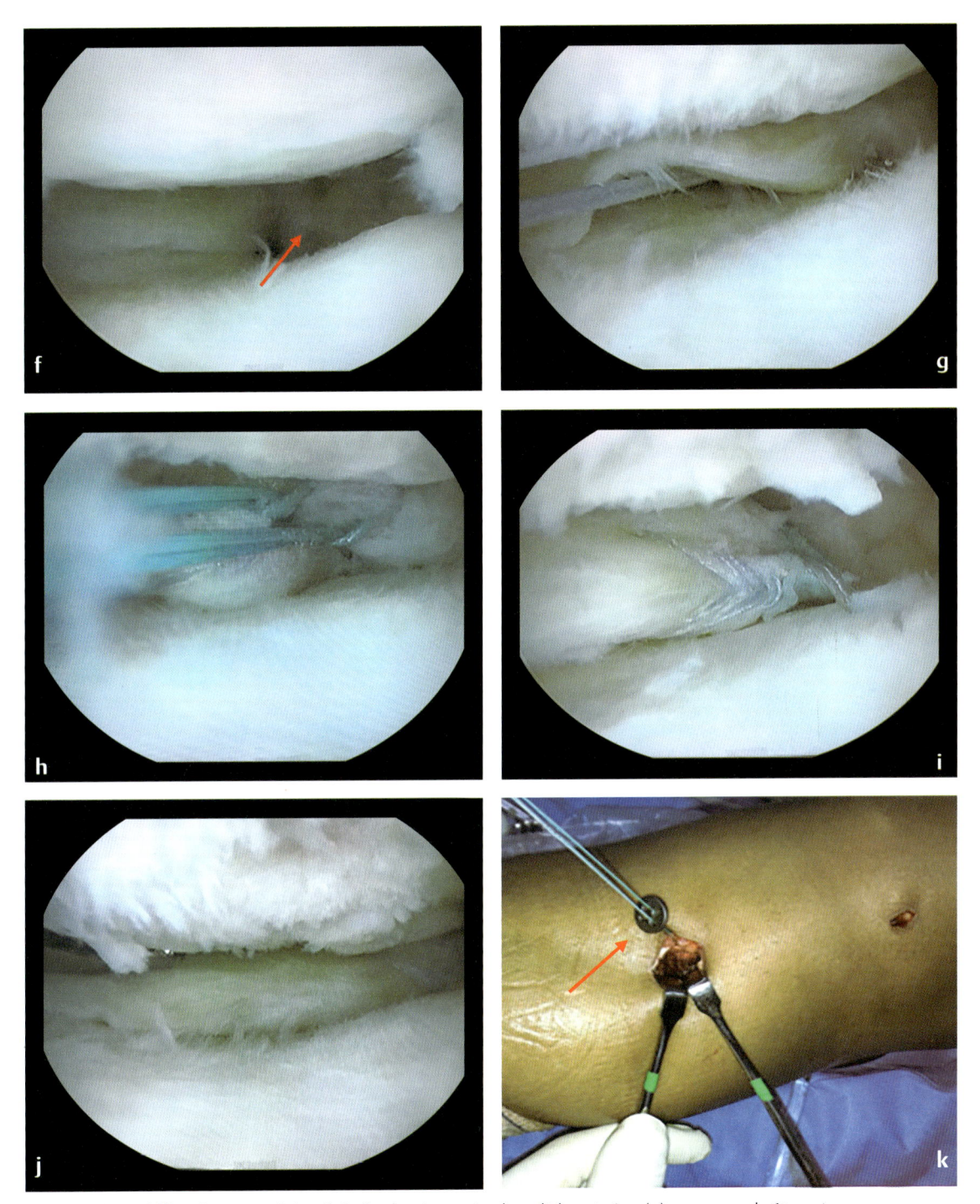

Fig. 36-7. *(Cont.)* (**f**) Visão artroscópica da lesão da raiz meniscal medial posterior; (**g**) passagem do 1º ponto; (**h**) passagem da sutura dupla; (**i**) fios transportados pelo túnel tibial; (**j**) menisco reinserido e (**k**) fixação na cortical anterior da tíbia com arruela metálica. Seta; lesão. *Fonte:* Arquivo pessoal do editor.

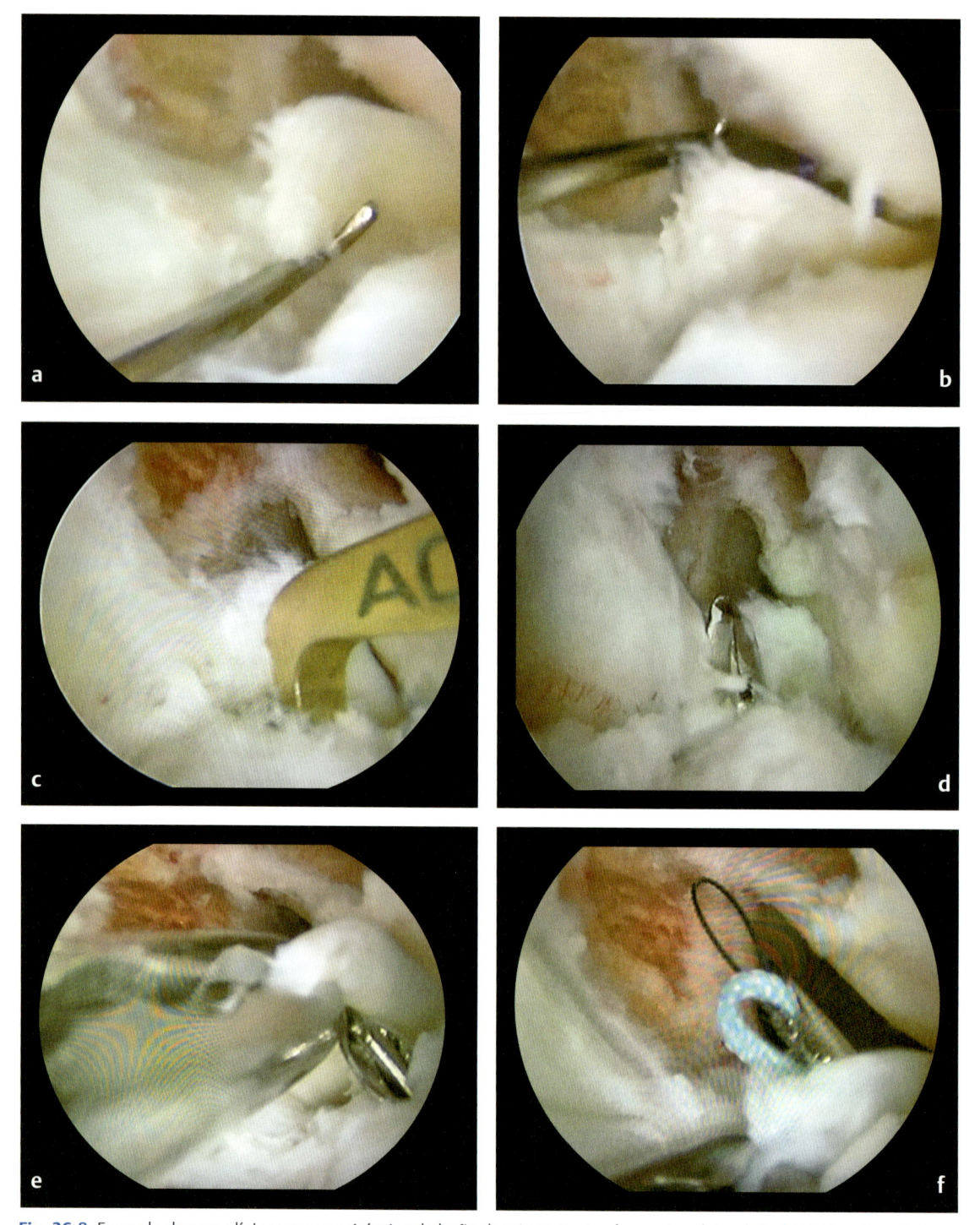

Fig. 36-8. Exemplo de caso clínico e reparo cirúrgico de lesão da raiz posterior do menisco lateral. (**a**, **b**) Visão artroscópica da lesão da raiz meniscal lateral posterior; (**c**) utilização do guia de LCA para confecção do túnel tibial; (**d**) passagem do guia flexível pelo túnel (moldado reto); (**e**) estabilização do menisco com a pinça grasper e perfuração do menisco com o guia e a agulha maleável invertida no interior; (**f**) passagem do guia com a agulha maleável invertida pelo menisco.

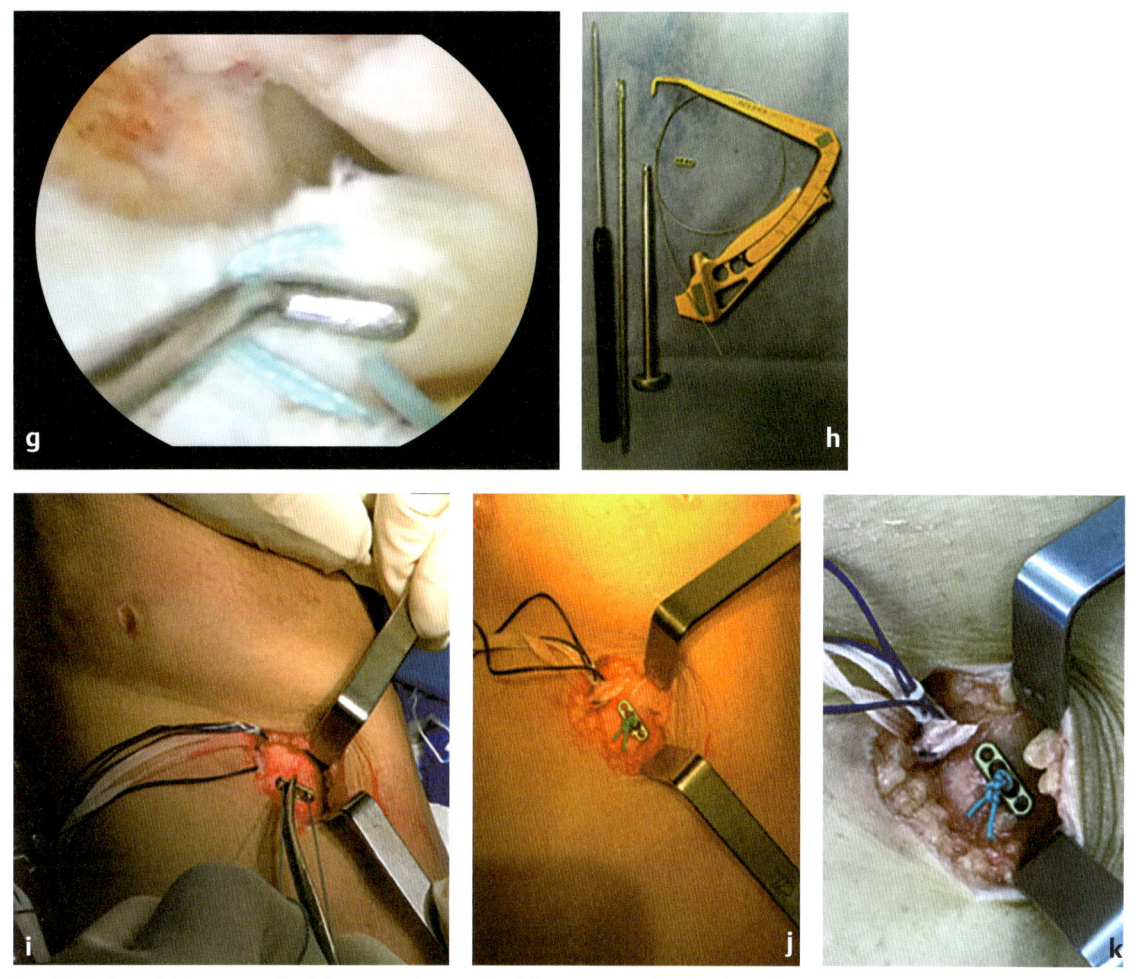

CAPÍTULO 36 ▪ SUTURA MENISCAL 5: RAÍZES MENISCAIS 289

Fig. 36-8. *(Cont.)* (**g**) Aspecto final do ponto já passado; (**h**) instrumental utilizado; (**i-k**) utilização de uma placa do tipo endobotton para fixação na cortical anterior da tíbia. *Fonte:* Arquivo pessoal do editor.

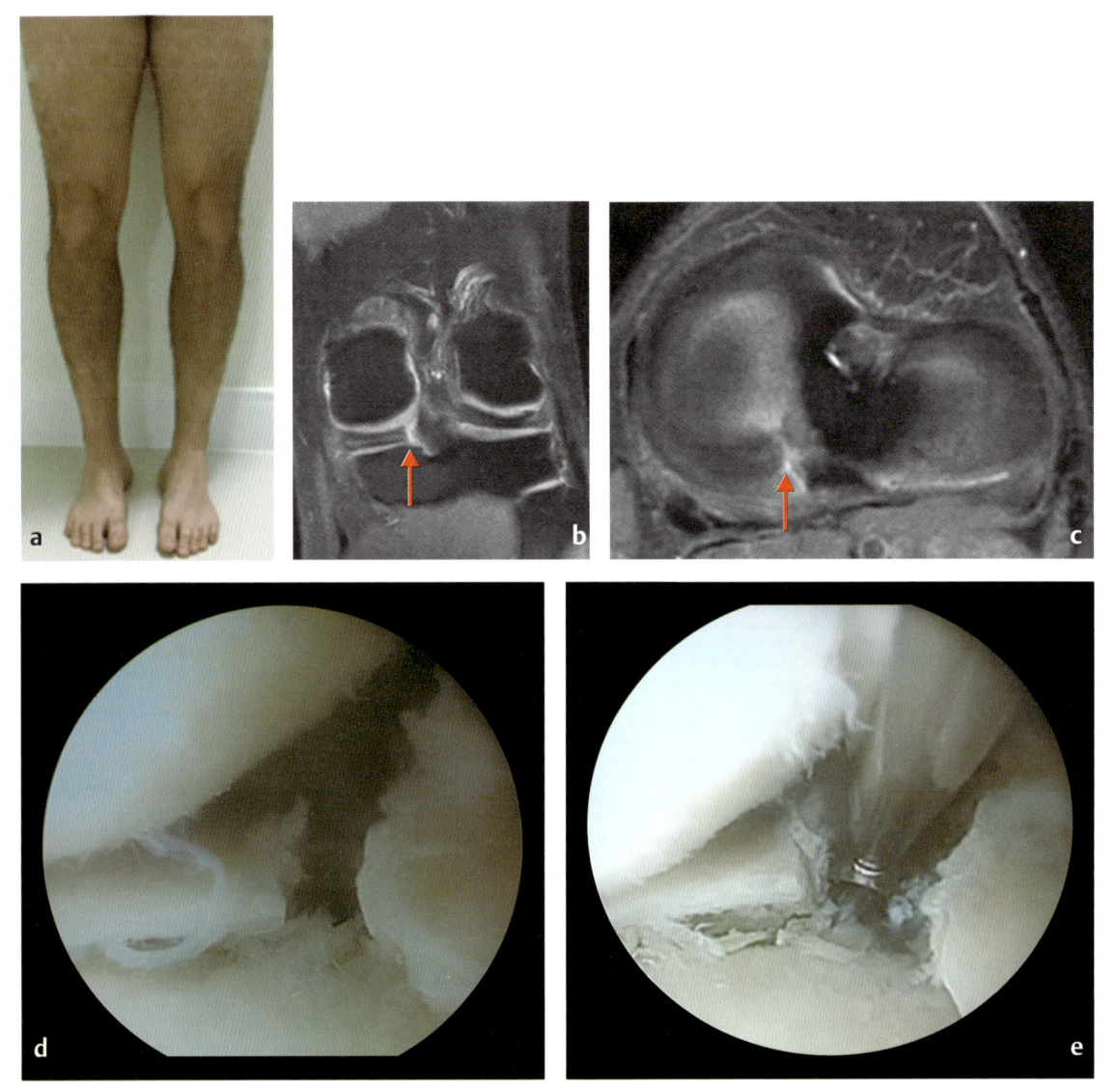

Fig. 36-9. Exemplo de caso clínico e reparo cirúrgico de lesão da raiz posterior do menisco medial. (**a**) Eixo dos membros inferiores do paciente; (**b**) RM em corte coronal demonstrando a lesão da raiz meniscal medial posterior; (**c**) RM em corte axial demonstrando a lesão da raiz meniscal medial posterior; (**d**) visão artroscópica da lesão da raiz meniscal medial posterior; (**e**) passagem da broca retrógrada (flipcutter® – Arthrex®).

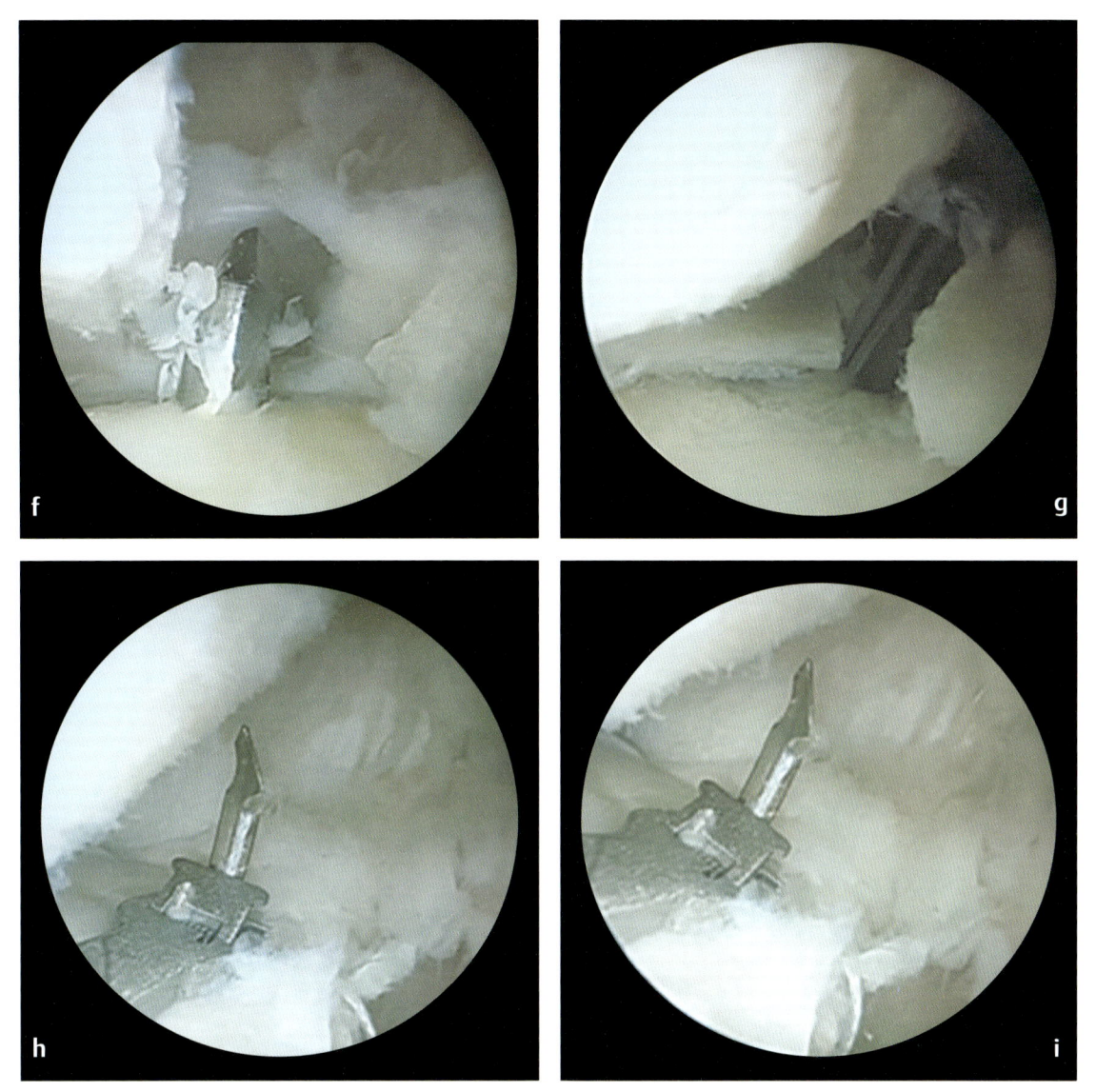

CAPÍTULO 36 ▪ SUTURA MENISCAL 5: RAÍZES MENISCAIS

Fig. 36-9. *(Cont.)* **(f)** Passagem da broca retrógrada (flipcutter® – Arthrex®); **(g)** passagem do fio pelo túnel; **(h, i)** perfuração do menisco com a pinça específica (Scorpion® – Arthrex®).

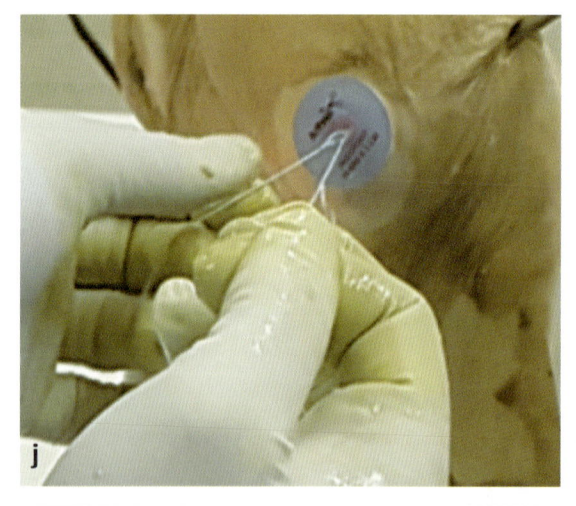

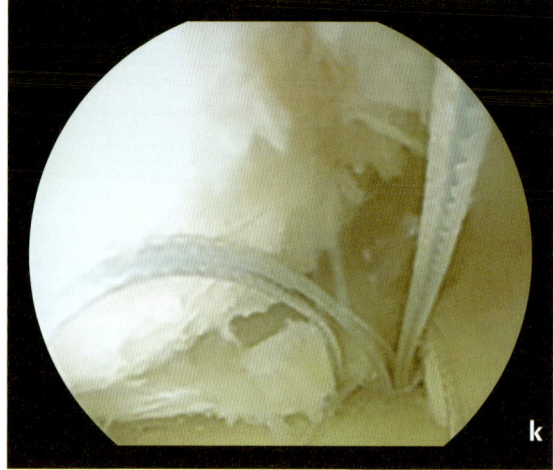

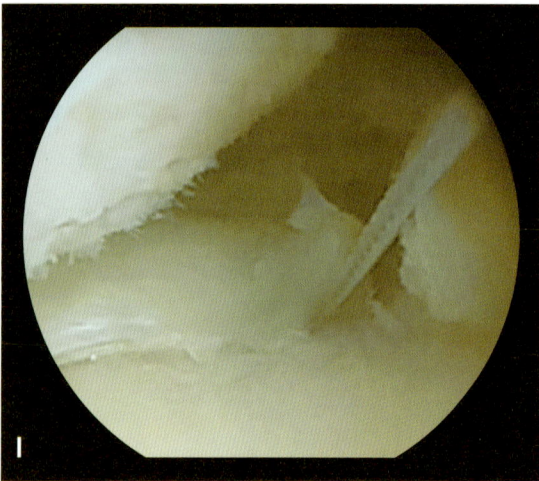

Fig. 36-9. *(Cont.)* (**j, k**) Preparo e passagem dos fios de transporte com os fios de sutura; e (**l**) aspecto final e menisco reinserido. Seta; lesão. *Fonte:* Arquivo pessoal do editor.

REFERÊNCIAS BIBLIOGRÁFICAS

1. Allaire R, Muriuki M, Gilbertson L, Harner CD. Biomechanical consequences of a tear of the posterior root of the medial meniscus. Similar to total meniscectomy. *J Bone Joint Surg Am* 2008;90(9):1922-31.
2. Schillhammer CK, Werner FW, Scuderi MG, Cannizzaro JP. Repair of lateral meniscus posterior horn detachment lesions: a biomechanical evaluation. *Am J Sports Med* 2012;40(11):2604-9.
3. McDermott ID, Amis AA. The consequences of meniscectomy. *J Bone Joint Surg Br* 2006;88(12):1549-56.
4. Ozkoc G, Circi E, Gonc U *et al.* Radial tears in the root of the posterior horn of the medial meniscus. *Knee Surg Sports Traumatol Arthrosc* 2008;16(9):849-54.
5. LaPrade CM, Jansson KS, Dornan G *et al.* Altered tibiofemoral contact mechanics due to lateral meniscus posterior horn root avulsions and radial tears can be restored with in situ pull-out suture repairs. *J Bone Joint Surg Am* 2014;96(6):471-9.
6. LaPrade CM, James EW, Cram TR *et al.* Meniscal root tears: a classification system based on tear morphology. *Am J Sports Med* 2015;43(2):363-9.
7. Messner K, Gao J. The menisci of the knee joint. Anatomical and functional characteristics, and a rationale for clinical treatment. *J Anat* 1998;193 Pt 2:161-78.
8. Anderson CJ, Ziegler CG, Wijdicks CA *et al.* Arthroscopically pertinent anatomy of the anterolateral and posteromedial bundles of the posterior cruciate ligament. *J Bone Joint Surg Am* 2012;94(21):1936-45.
9. Johannsen AM, Civitarese DM, Padalecki JR *et al.* Qualitative and quantitative anatomic analysis of the posterior root attachments of the medial and lateral menisci. *Am J Sports Med* 2012;40(10):2342-7.
10. Serra Cruz R, Ferrari MB, Metsavaht L, LaPrade RF. Compreendendo as lesões das raízes posteriores dos meniscos: da ciência básica ao tratamento – Artigo de Revisão. *Rev Bras Ortop* 2017;52(4):463-72.
11. Brody JM, Lin HM, Hulstyn MJ, Tung GA. Lateral meniscus root tear and meniscus extrusion with anterior cruciate ligament tear. *Radiology* 2006;239(3):805-10.
12. Seedhom BB, Dowson D, Proceedings Wright V. Functions of the menisci. A preliminary study. *Ann Rheum Dis* 1974;33(1):111.

13. Shybut TB, Vega CE, Haddad J et al. Effect of lateral meniscal root tear on the stability of the anterior cruciate ligament-deficient knee. *Am J Sports Med* 2015;43(4):905-11.
14. Padalecki JR, Jansson KS, Smith SD et al. Biomechanical consequences of a complete radial tear adjacent to the medial meniscus posterior root attachment site: in situ pull-out repair restores derangement of joint mechanics. *Am J Sports Med* 2014;42(3):699-707.
15. Bhatia S, LaPrade CM, Ellman MB, LaPrade RF. Meniscal root tears: significance, diagnosis, and treatment. *Am J Sports Med* 2014;42(12):3016-30.
16. Papalia R, Vasta S, Franceschi F et al. Meniscal root tears: from basic science to ultimate surgery. *Br Med Bull* 2013;106:91-115.
17. Bonasia DE, Pellegrino P, D'Amelio A et al. Meniscal root tear repair: why, when and how? *Orthop Rev* 2015;7(2):5792.
18. Lerer DB, Umans HR, Hu MX, Jones MH. The role of meniscal root pathology and radial meniscal tear in medial meniscal extrusion. *Skelet Radiol* 2004;33(10):569-74.
19. Hein CN, Deperio JG, Ehrensberger MT, Marzo JM. Effects of medial meniscal posterior horn avulsion and repair on meniscal displacement. *Knee* 2011;18(3):189-92.
20. Han SB, Shetty GM, Lee DH et al. Unfavorable results of partial meniscectomy for complete posterior medial meniscus root tear with early osteoarthritis: a 5- to 8 -year follow-up study. *Arthroscopy* 2010;26(10):1326-32.
21. Chung KS, Ha JK, Ra HJ, Kim JG. A meta- analysis of clinical and radiographic outcomes of posterior horn medial meniscus root repairs. *Knee Surg Sports Traumatol Arthrosc* 2016;24(5):1455-68.
22. LaPrade CM, Foad A, Smith SD et al. Biomechanical consequences of a nonanatomic posterior medial meniscal root repair. *Am J Sports Med* 2015;43(4):912-20.
23. Feucht MJ, Salzmann GM, Bode G et al. Posterior root tears of the lateral meniscus. *Knee Surg Sports Traumatol Arthrosc* 2015;23(1):119-25.
24. Faucett et al. Meniscus root repair vs meniscectomy or nonoperative management to prevent knee osteoarthritis after medial meniscus root tears- clinical and economic effectiveness. *Am J Sports Med* 2018;1:363546518755754.
25. Matheny LM, Ockuly AC, Steadman JR, LaPrade RF. Posterior meniscus root tears: associated pathologies to assist as diagnostic tools. *Knee Surg Sports Traumatol Arthrosc* 2015;23(10):3127-31.
26. Hwang BY, Kim SJ, Lee SW et al. Risk factors for medial meniscus posterior root tear. *Am J Sports Med* 2012;40(7):1606-10.
27. Kim SB, Ha JK, Lee SW et al. Medial meniscus root tear refixation: comparison of clinical, radiologic, and arthroscopic findings with medial meniscectomy. *Arthroscopy* 2011;27(3):346-54.
28. Anderson L, Watts M, Shapter O et al. Repair of radial tears and posterior horn detachments of the lateral meniscus: minimum 2 -year follow- up. *Arthroscopy* 2010;26(12):1625-32.
29. Ellman MB, James EW, LaPrade CM, LaPrade RF. Anterior meniscus root avulsion following intramedullary nailing for a tibial shaft fracture. *Knee Surg Sports Traumatol Arthrosc* 2015;23(4):1188-91.
30. Lee JH, Lim YJ, Kim KB et al. Arthroscopic pullout suture repair of posterior root tear of the medial meniscus: radiographic and clinical results with a 2 -year follow- up. *Arthroscopy* 2009;25(9):951-8.
31. Camanho GL. Dor aguda no joelho do paciente idoso. *Rev Bras Ortop* 2008;43(9):361-6.
32. Mordecai SC, Al- Hadithy N, Ware HE, Gupte CM. Treatment of meniscal tears: an evidence based approach. *World J Orthop* 2014;5(3):233-41.
33. Kim JH, Chung JH, Lee DH et al. Arthroscopic suture anchor repair versus pullout suture repair in posterior root tear of the medial meniscus: a prospective comparison study. *Arthroscopy* 2011;27(12):1644-53.
34. Feucht MJ, Kuhle J, Bode G et al. Arthroscopic transtibial pullout repair for posterior medial meniscus root tears: a systematic review of clinical, radiographic, and second- look arthroscopic results. *Arthroscopy* 2015;31(9):1808-16.
35. Mueller BT, Moulton SG, O'Brien L, LaPrade RF. Rehabilitation following meniscal root repair: a clinical commentary. *J Orthop Sports Phys Ther* 2016;46(2):104-13.

cia aumentou em média para 1,8 mm (p < 0,0001). Quanto ao ML não houve diferença estatística significativa com uma mudança de 0,3 mm sem carga para 0,5 mm com carga (p = 0,072).[2] Portanto, em condições adaptativas normais o MM tem um deslocamento radial mais importante que o lateral, que praticamente não se modifica.

A extrusão meniscal anormal ou patológica é considerada como um deslocamento da borda mais externa do menisco em relação à borda mais externa do platô tibial acima de 3 mm ou um deslocamento maior que 30% de sua largura total.[4,12-14] Segundo alguns autores a extrusão meniscal patológica pode estar associada à dor na interlinha articular,[15] e seu diagnóstico somente será percebido por exames dinâmicos com carga, como ultrassonografia (US) ou RM com carga. Segundo Costa *et al.*, extrusões meniscais acima de 3 mm têm alta correlação com o desenvolvimento de artropatia degenerativa.[4]

A extrusão meniscal pode ser avaliada tanto pela RM quanto pela US. Algumas críticas são feitas à RM tradicional por ser um exame estático em que não é possível aplicar carga a menos que seja realizada em um dispositivo preparado para isto. Nas RMs a mensuração da extrusão do MM é feita em um corte coronal, onde se visualiza a maior extrusão meniscal.[13,16] Uma primeira linha tangente à borda mais externa do menisco é traçada (Fig. 37-1 – linha A), em seguida uma segunda linha tangente à borda mais externa do platô tibial é traçada (Fig. 37-1 – linha B). A distância entre estas duas linhas é a medida da extrusão meniscal (Fig. 37-1 distância – D).[2,12,17] A medição para a extrusão do ML segue os mesmos princípios que a medição para o MM.

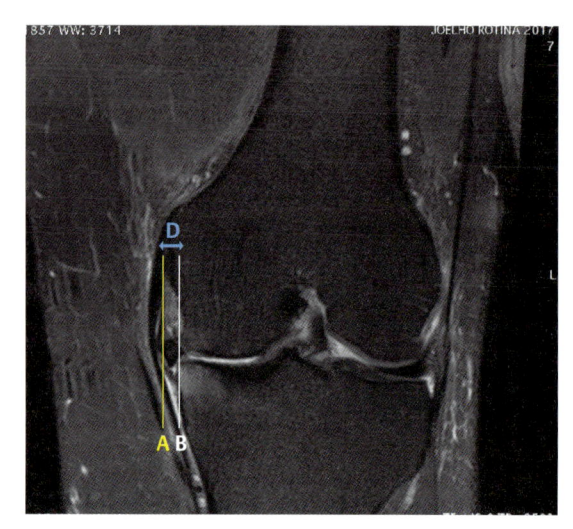

Fig. 37-1. Cálculo da extrusão meniscal na RM: (**A**) linha tangente à borda mais externa do menisco medial; (**B**) linha tangente à borda mais externa do platô tibial medial; (**D**) distância entre as duas linhas compatível com o montante de extrusão meniscal.

CAUSAS DE EXTRUSÃO MENISCAL

A extrusão meniscal pode ser vista como consequência de algumas lesões de menisco. Quanto maior a complexidade e maceração da lesão, maior a sua capacidade de extrusão.[18] As causas de extrusão meniscal podem ocorrer em decorrência da própria morfologia da lesão, como consequência de uma meniscectomia ou na falha do controle tensional de técnicas de reinserção da raiz meniscal. Existem diferenças no comportamento do MM e ML. A maioria dos artigos relaciona a extrusão meniscal medial à lesão da raiz posterior do MM.[14] Podemos ainda observar extrusão meniscal medial em lesões radiais, lesões complexas do corpo do menisco medial e pós-cirurgia de reparo da raiz posterior do MM.

Com o crescente entendimento da importância de detecção e tratamento das lesões da raiz posterior do MM[19,20] para melhores resultados funcionais e controle da evolução da artropatia degenerativa do MM, técnicas com reinserção com âncoras ou túneis transósseos vêm sendo descritas. Os resultados mostram que há uma melhora significativa da função quando comparado ao tratamento conservador ou meniscectomia, porém não há um controle completo da extrusão meniscal.[21] Pelo curto tempo de acompanhamento destas técnicas ainda não é possível afirmar que a manutenção da extrusão meniscal será um fator de insucesso, porém a sua correção é de início o fator mais importante para a restauração da função meniscal.[22]

Em uma revisão sistemática recentemente publicada, somente em 56% dos reparos e reinserções do MM a redução da extrusão meniscal foi obtida.[23]

As extrusões do ML nem sempre estão associadas à lesão da raiz posterior do ML,[24] somente em lesões do tipo III quando há acometimento dos ligamentos meniscofemorais.[25] Segundo Allen *et al.*, lesões horizontais do ML, localizadas no corpo deste menisco, têm associação significativa com a extrusão meniscal.[18] A extrusão do ML pode ser vista em casos de lesões radiais completas que acometem a transição do corno anterior com o corpo do ML, assim como a transição do corpo para o corno posterior. Pode ainda estar associada à meniscectomia lateral, meniscos discoides ou submetidos à regularização.[26-28]

Um simples corte ou lesão radial na margem meniscal elimina a resistência circunferencial e contribui para a subluxação médio-lateral do menisco.[29]

O QUE É CENTRALIZAÇÃO MENISCAL

A centralização meniscal é o procedimento cirúrgico que visa a corrigir a extrusão meniscal por um reposicionamento e ancoragem do menisco ao platô tibial (Fig. 37-2).

O principal objetivo do tratamento da lesão do menisco é o restabelecimento ou preservação

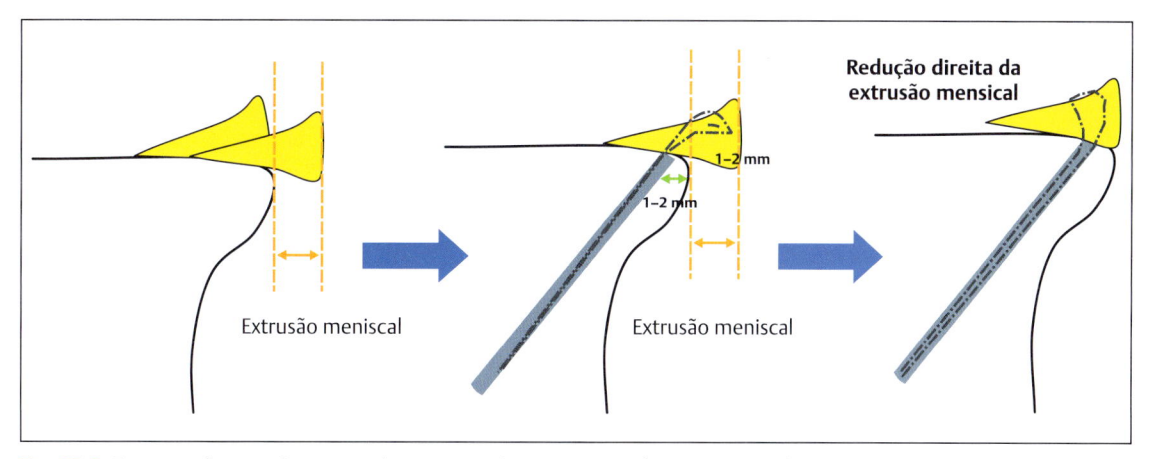

Fig. 37-2. Esquema da extrusão meniscal e sua correção com a centralização meniscal.[30]

da sua capacidade de resistência circunferencial. A extrusão meniscal é a consequência desta perda de função, e observando isto, recentemente, alguns autores descreveram técnicas para o controle ou correção da extrusão meniscal. Estas técnicas visam a evitar, proteger ou corrigir o deslocamento radial do menisco pela centralização do menisco, de onde vem o nome de técnica de centralização meniscal.

As técnicas de controle da extrusão meniscal já foram descritas anteriormente para os transplantes meniscais, porém Koga *et al.*, em 2012,[26] descreveram a técnica de centralização para o ML. O objetivo deste procedimento foi criar uma solução ao transplante meniscal, e, segundo estes autores, foram desenvolvidas técnicas cirúrgicas para reparo de lesões radiais e da raiz posterior do ML com bons resultados relatados em um curto prazo, entretanto, em casos com lesão osteocondral ou progressão da OA causada pela extrusão do ML após meniscectomia parcial, o transplante de menisco era a única intervenção cirúrgica para recuperar a função meniscal. Em seu estudo, Koga observou que meniscos discoides, submetidos à meniscectomia parcial, evoluíam com extrusão meniscal e consequente lesão condral mesmo nos casos onde mantinham uma margem suficiente de menisco discoide. Mesmo após casos de transplante do menisco, extrusões do corpo médio dos meniscos enxertados foram relatadas, que foram associadas ao desenvolvimento de OA. Com o objetivo de criar uma solução para a extrusão meniscal lateral e para o transplante meniscal lateral, desenvolveram o procedimento para centralizar e estabilizar o meio do corpo do menisco lateral. A vantagem dessa técnica é que a função do menisco lateral na distribuição de cargas poderia ser restaurada desde que parte do corpo médio do menisco permanecesse, sendo aplicável a casos com lesão osteocondral ou progressão da OA causada pela extrusão da lesão lateral.

Com objetivo de evitar a extrusão do menisco e, consequentemente, a progressão da OA, soluções de tratamento para algumas lesões como da raiz posterior do MM vêm ganhando espaço entre as técnicas de reparo meniscal. No entanto, estudos recentes sobre os efeitos do tratamento do reparo da raiz posterior do MM mostraram que, embora melhorias significativas nos achados clínicos pós-operatórios tenham sido alcançadas, a extrusão do menisco não foi reduzida ou evitada, e os atuais procedimentos cirúrgicos de reparo da raiz posterior do MM não impediram a progressão da artrose completamente.[31] Além disso, um estudo mais recente mostrou que o número de pacientes com diminuição da extrusão foi menor do que o número com aumento da extrusão, e os pacientes com diminuição da extrusão do menisco têm resultados clínicos e radiológicos mais favoráveis após o reparo da raiz posterior do MM.

Existem algumas possíveis explicações para a falha no controle da extrusão meniscal nos reparos de raiz medial. Uma razão poderia ser de ordem biológica, onde a borda rasgada do menisco já estaria degenerada, e as suturas na borda rasgada sozinhas não poderiam manter o MM em uma posição reduzida, mesmo com os métodos de fixação seguros já relatados. Outras razões poderiam ser por erro técnico de posicionamento de um túnel não anatômico, incapaz de restaurar a função do menisco,[32] pela adesão do menisco extruso, em conjunto com a cápsula articular adjacente, até o platô tibial medial distal à borda medial, resultando em dificuldade em reduzir a extrusão do menisco apenas puxando as suturas. Outro fator importante seria a cronicidade da lesão que leva a um afrouxamento sequencial e difuso meniscocapsular e que, durante o tratamento cirúrgico, é restaurada em um ponto somente.

TÉCNICAS DE CENTRALIZAÇÃO LATERAL

A técnica de centralização do menisco lateral foi descrita por Koga, em 2012 (Fig. 37-3). Neste artigo publicado, a técnica é indicada em casos sintomáticos

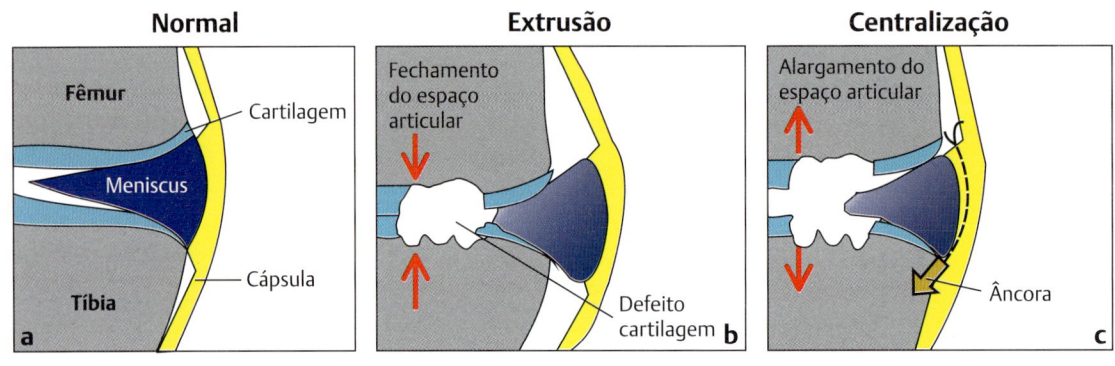

Fig. 37-3. Técnicas de centralização lateral. (**a**) Normal; (**b**) extrusão; (**c**) centralização.[27]

com dor ou perda progressiva da cartilagem em que há extrusão meniscal lateral pós-meniscectomia lateral ou nos casos pós-meniscoplastia em meniscos discoides. A extrusão meniscal lateral é confirmada na RM. As lesões condrais existentes foram abordadas em conjunto com a técnica de centralização meniscal.

Técnica de Koga[26]

A técnica tem início com o inventário artroscópico pelos portais anterolateral e anteromedial. As lesões condrais são identificadas e tratadas. A extrusão meniscal é confirmada por artroscopia pela palpação meniscal com o *probe*, onde o corpo do ML pode ser empurrado lateralmente descobrindo o platô tibial lateral.

A borda do platô tibial lateral, anterior ao hiato do poplíteo, é cruentizada com instrumento motorizado (*shaver*) com objetivo de remover a cartilagem neste local e liberar a ancoragem meniscal encurtada. Um portal mediolateral é realizado colado à borda proximal do menisco lateral e a 1 cm do hiato do poplíteo. Por meio deste portal é inserida, na borda lateral do platô tibial lateral, uma âncora de poliéster de 1,45 mm, JuggerKnot® (Biomet, Warsaw, IN), anterior ao hiato do poplíteo. Neste momento o menisco lateral é facilmente deslocado para lateral, permitindo fácil acesso à borda da tíbia. Com o uso de um passador de sutura curvo, Microlasso® (Arthrex, Naples, FL) carregado com uma alça de fio litinol penetra-se pelo portal mediolateral atravessando o corpo do menisco ML de superior para inferior. Através do portal anteromedial introduz-se um instrumental para a retração do fio de litinol e um dos fios carregados na âncora. Este fio é introduzido na alça de litinol e é, então, tracionado para sair pelo portal lateral. Introduz-se novamente o passador de sutura curvo pelo portal mediolateral e novamente atravessamos o ML de superior para inferior. Repetimos o mesmo passo de retirada da alça de litinol e o outro fio carregado na âncora para posteriormente serem tracionados de volta para o portal mediolateral. Uma segunda âncora é posicionada 1 cm anterior à primeira, e o mesmo procedimento é realizado. Com o uso de nós deslizantes dois pontos são confeccionados para o tensionamento e redução da extrusão no platô tibial lateral (Fig. 37-4).

Com o mesmo objetivo usamos a técnica descrita por Koga, porém com algumas adaptações e modificações técnicas que entendemos pertinentes. Realizamos os mesmos procedimentos e cuidados pré-operatórios indicados somente em pacientes sintomáticos com extrusão meniscal lateral nos exames de RM ou de US com carga, visto que alguns pacientes podem apresentar sintomas, mas somente a extrusão em exames com carga. Uma radiografia panorâmica é realizada e em casos de desvios de eixo que passem pelo centro do compartimento lateral, um procedimento de correção do eixo é discutido. Na RM identificamos possíveis lesões condrais e entramos preparados para técnicas de reparo ou restauração condral com transplantes osteocondrais autólogos, OATS (Arthrex, Naples, FL) ou técnicas de estimulação medular associada à cobertura de membrana de colágeno Tipo I-III, Chondro-Gide® (Geistlisch, Wolhusen, Switzerland). O procedimento artroscópico é realizado com os portais anterolateral e anteromedial. Um inventário artroscópico é realizado para avaliação articular, e confirmação da extrusão meniscal lateral e tratamento de lesões associadas. Através de transiluminação localizamos o ponto externo que corresponde ao corpo do menisco lateral, no maior ponto de extrusão do menisco. Neste local é realizada uma via de acesso de 3-5 cm com o objetivo de abordar o trato iliotibial, onde fazemos uma incisão no sentido de suas fibras, e expor a região capsular profunda onde posicionaremos nossos nós. Uma cânula de silicone Passport® (Arthrex, Naples, FL) é introduzida no portal anteromedial para facilitar a entrada e saída de fios sem que tenhamos a interposição de partes moles. Invertemos os portais e por meio da visão pelo portal anteromedial instrumentamos pelo portal anterolateral. Com uso de um instrumento motorizado cruentizamos a borda do platô tibial lateral, onde

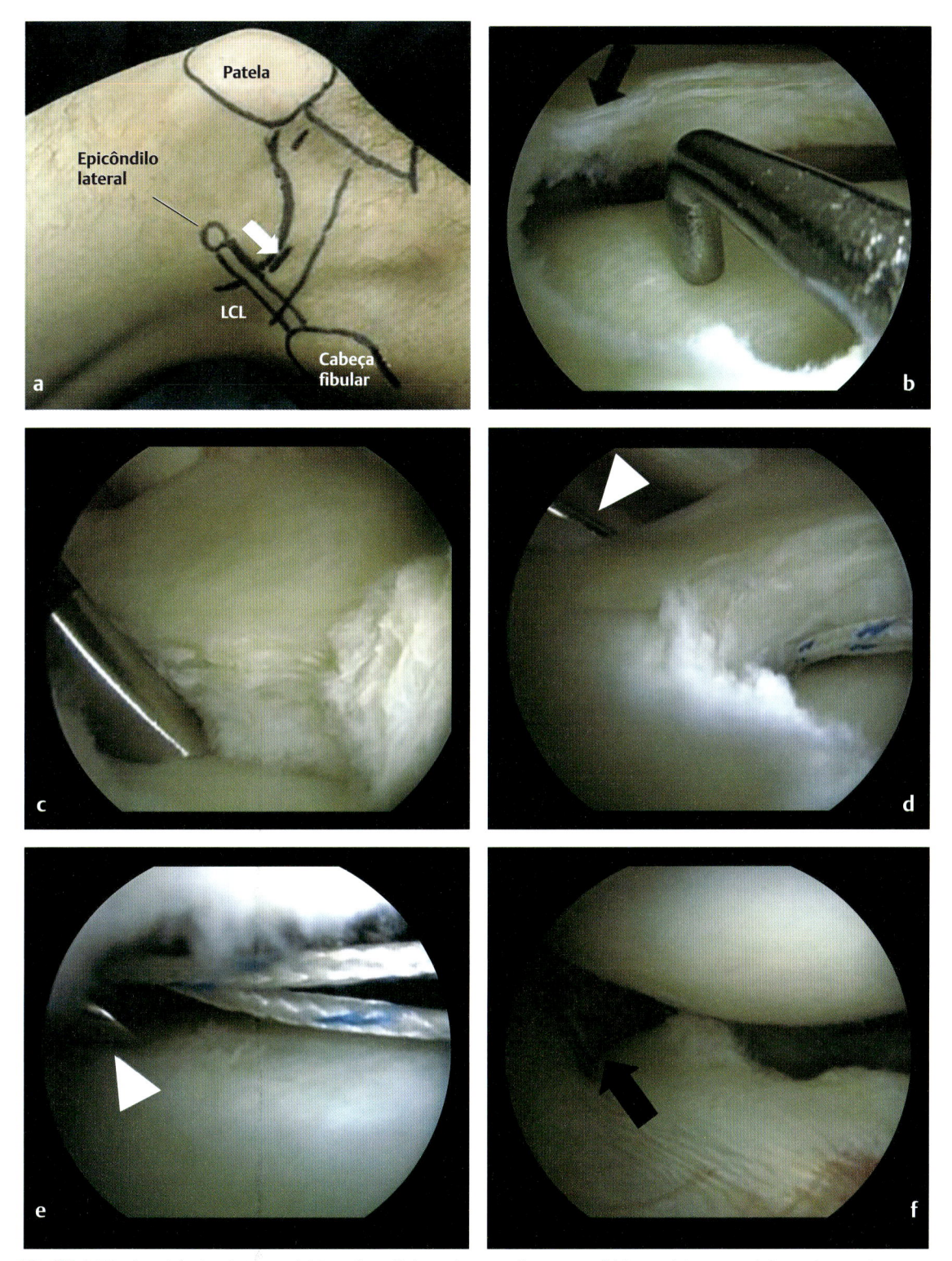

CAPÍTULO 37 ▪ CENTRALIZAÇÃO MENISCAL: DIAGNÓSTICO, INDICAÇÃO E TÉCNICA 299

Fig. 37-4. Técnica cirúrgica de Koga. (**a**) Portal mediolateral mostrado na seta; (**b**) inventário artroscópico pelo portal anterolateral e posição do 4; (**c**) colocação da âncora; (**d**, **e**) introdução do microlasso mostrados nas setas; (**f**) visão final da extrusão meniscal.[27]

serão colocadas as âncoras. Através da incisão realizada na parte lateral do joelho realizamos um portal a 1 cm do início do hiato do poplíteo logo abaixo do menisco. Introduzimos pelo portal os guias e brocas para a colocação de uma primeira âncora de 3 mm Bio Suture Tak® (Arthrex, Naples, FL). Pela incisão lateral com o uso de um Microlasso Curvo® (Arthrex, Naples, FL) perfuramos a cápsula articular, posteriormente o menisco de superior para inferior. Com o uso de um instrumento tracionamos a alça de litinol do Microlasso® em conjunto com um fio de sutura da âncora. Carregamos este fio na alça e, então, tracionamos o fio de volta pelo menisco e pela cápsula. Repetimos o mesmo procedimento, porém 5 mm anterior ao ponto de entrada da primeira passagem com o objetivo de criar uma ponte de partes moles que dará resistência ao ponto capsular. Uma segunda âncora é introduzida 1 cm anterior à primeira, e o procedimento de passagem dos fios é repetido. Os nós são realizados por pontos deslizantes e sem prender o trato iliotibial.

Uma opção ao uso de âncoras na borda do platô tibial é a realização de túneis transósseos posicionados na mesma localização descrita para as âncoras (Fig. 37-5).[33] Neste caso utilizamos um guia Multi-Use® (Arthrex, Naples, FL) ou um guia de reconstrução para LCA, um fio ponta broca e uma broca de canulada de 4 mm realizamos um túnel transósseo de anteromedial para a borda do platô tibial lateral. Com o uso de um fio encerado FiberStick® (Arthrex, Naples, FL) introduzimos neste túnel e capturamos pela articulação pelo portal anteromedial. Este fio servirá como fio de transporte da sutura meniscocapsular. Os pontos no menisco são passados pelo portal anteromedial com uma pinça Knee Scorpion® (Arthrex, Naples, FL) carregada com um fio FiberWire® Zero (Arthrex, Naples, FL). Esta pinça é posicionada para que o fio atravesse o menisco de inferior para superior o mais periférico e capsular possível. Carrega-se a pinça novamente com o mesmo fio, e o segundo ponto é posicionado 5 mm distante com a pinça em posição invertida para passagem do fio de superior para inferior. Neste momento as duas pernas do fio serão transportadas pelo túnel pela alça do fio FiberStick® (Arthrex, Naples, FL). Um segundo túnel é realizado a 1 cm do primeiro repetindo-se os mesmos passos. A fixação das suturas pode ser realizada como descrito por Monllau[33] por nós entre os dois túneis ou com uma âncora transóssea Bioswivelock® 4,75 mm (Arthrex, Naples, FL), permitindo o controle de tração da centralização.

O pós-operatório destes pacientes segue o protocolo de reabilitação dos reparos meniscais para lesões radiais. Não existe consenso sobre o melhor e mais adequado protocolo de reabilitação. A mobilidade articular é liberada no limite tolerado pelo paciente. A distribuição de carga é liberada em torno de 4-6 semanas com uso de *brace* e muletas.

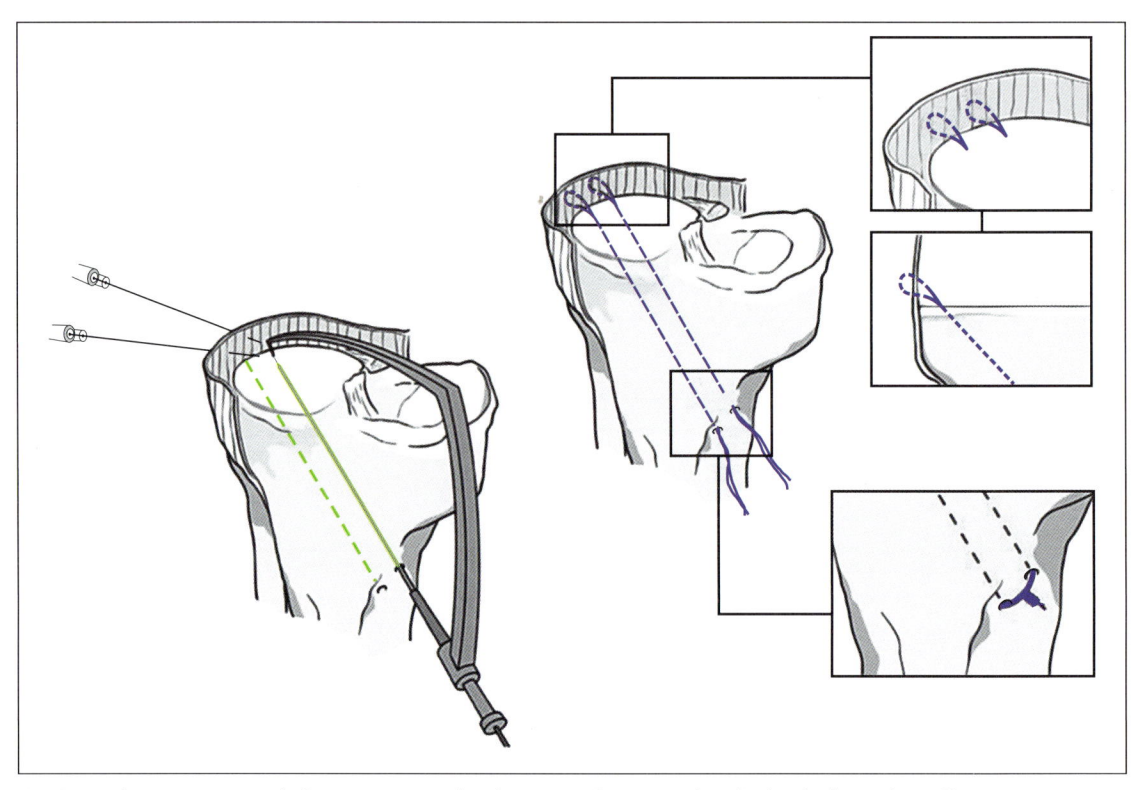

Fig. 37-5. Alternativa ao uso de âncoras na centralização meniscal com a realização de túnel transósseo.[33]

Após seis semanas de pós-operatório o *brace* é retirado, assim como as muletas. Alguns autores[21,22] permitem o agachamento completo após 3 meses. Em nossa prática atividades de agachamento completo, saltos e corridas são liberados após 6 meses de pós-operatório.

Os resultados da literatura, apesar de um acompanhamento em curto prazo e de ser uma única publicação, são satisfatórios dos pontos de vista funcional e radiográfico. Segundo Koga, a hipótese de manutenção do controle da extrusão meniscal lateral após dois anos foi confirmada em seu estudo. A extrusão foi significativamente reduzida com 3 meses de pós-operatório e mantida com 1 ano, tanto para o grupo de pacientes que tinha extrusão pós-meniscectomia, quanto para os pacientes do grupo de meniscos discoides. Neste período de acompanhamento não houve redução do espaço articular nas radiografias com carga a 45° de flexão do joelho.

TÉCNICAS DE CENTRALIZAÇÃO MEDIAL

A técnica de centralização medial é indicada em associação à reinserção da raiz posterior do MM grau 2A e 2B,[34] segundo Koga *et al.*[35] Diante dos resultados de parcial controle da extrusão meniscal pós-reinserção das raízes mediais devemos ficar atentos aos casos onde já exista uma extrusão meniscal presente maior que 3 mm ou uma lesão largamente deslocada vista na artroscopia, conforme descrito por Bin *et al.*[36] Além de melhor controle da extrusão meniscal a centralização meniscal nestes casos tem o objetivo de dividir a carga de tração meniscal, funciona como um *"Load-Share"* para o local de sutura e reinserção da raiz meniscal.[30,35] Nos casos de alteração de eixo mecânico ou quando este eixo passa pelo meio do compartimento medial, uma osteotomia valgizante associada à reinserção e centralização meniscal está indicada.[35]

O paciente é posicionado em decúbito dorsal horizontal na mesa cirúrgica. Um garrote pneumático pode ser colocado na região da raiz da coxa para controle de sangramento durante o ato cirúrgico. O procedimento tem início com o inventário artroscópico pelos portais anterolateral e anteromedial. Outras lesões, incluindo lesões osteocondrais, são identificadas, avaliadas e submetidas a tratamento, se necessário. A lesão da raiz posterior do MM é confirmada. A extrusão meniscal também é confirmada ao se palpar o menisco e deslocá-lo descobrindo a borda medial do platô tibial ou confirmando se tratar de um menisco largamente deslocado de sua inserção. A lesão da raiz posterior do MM é abordada. Diversas técnicas foram descritas para seu tratamento.[37-39] Nossa preferência é pelo uso de técnica com túnel transósseo realizado com um guia Multiuso® (Arthrex, Naples, FL) inserido pelo portal anteromedial (Fig. 37-6a, b). Um FlipCutter® de 6 mm (Arthrex, Naples, FL), dispositivo que funciona como fio-guia milimetrado e broca retrógrada para a cruentização de 5-10 mm de profundidade e 6 mm de diâmetro no local anatômico desejado (Fig. 37-6c). Diferentemente das técnicas para reinserção da raiz medial usamos uma incisão na borda anterolateral do joelho para um ataque e realização do túnel de anterolateral para posteromedial (Fig. 37-6a). Neste momento é colocada uma cânula de silicone Passport® (Arthrex, Naples, FL), e um fio FiberStick® (Arthrex, Naples, FL) já é introduzido no túnel para servir de transporte dos pontos em seguida (Fig. 37-6d). Quando o espaço articular é muito apertado podemos utilizar a técnica de sulcoplastia reversa ou liberação progressiva do colateral medial profundo pela técnica de *"pie-crust"*. Dois pontos ancorados com fios FiberWire® Zero (Arthrex, Naples, FL) são passados na raiz posterior do menisco, utilizando-se uma pinça Knee Scorpion® Suture Passer® (Arthrex, Naples, FL) - (Fig. 37-6e-g). Passado o primeiro ponto no menisco este já é transportado pelo túnel transósseo por uma alça realizada com Fio FiberStick® (Arthrex, Naples, FL) e posteriormente o segundo ponto. A fixação desses pontos na cortical óssea será realizada somente ao final do procedimento após a realização da centralização (Fig. 37-6h, i).

TÉCNICA DE KOGA – CENTRALIZAÇÃO MEDIAL[35]

Um portal acessório é realizado por transiluminação 1 cm proximal à borda capsular do MM, anterior ao côndilo femoral medial. Por meio deste portal é introduzida uma raspa de ombro para a liberação capsular meniscotibial com o objetivo de aumentar a mobilização e redução do menisco extruso. Através deste portal acessório é introduzida uma primeira âncora JuggerKnot Soft Anchor® (Zimmer Biomet, Warsaw, IN) na borda do platô tibial, o mais posterior possível. Com o uso de um passador de sutura curvo, Microlasso® (Arthrex, Naples, FL) carregado com uma alça de fio litinol penetra-se pelo portal acessório atravessando o corpo do menisco medial de superior para inferior. Através do portal anteromedial, introduz-se um instrumental para a retração do fio de litinol e um dos fios carregados na âncora. Este fio é introduzido na alça de litinol e é, então, tracionado para sair pelo portal acessório. Introduz-se novamente o passador de sutura curvo pelo portal e novamente atravessamos o MM de superior para inferior. Repetimos o mesmo passo de retirada da alça de litinol e o outro fio carregado na âncora para posteriormente serem tracionados de volta para o portal acessório mediomedial. Uma segunda âncora é posicionada 1 cm anterior à primeira, e o mesmo procedimento é realizado. Com o uso de nós deslizantes dois pontos são confeccionados para o tensionamento e redução da extrusão do menisco no Platô tibial medial. Neste momento a

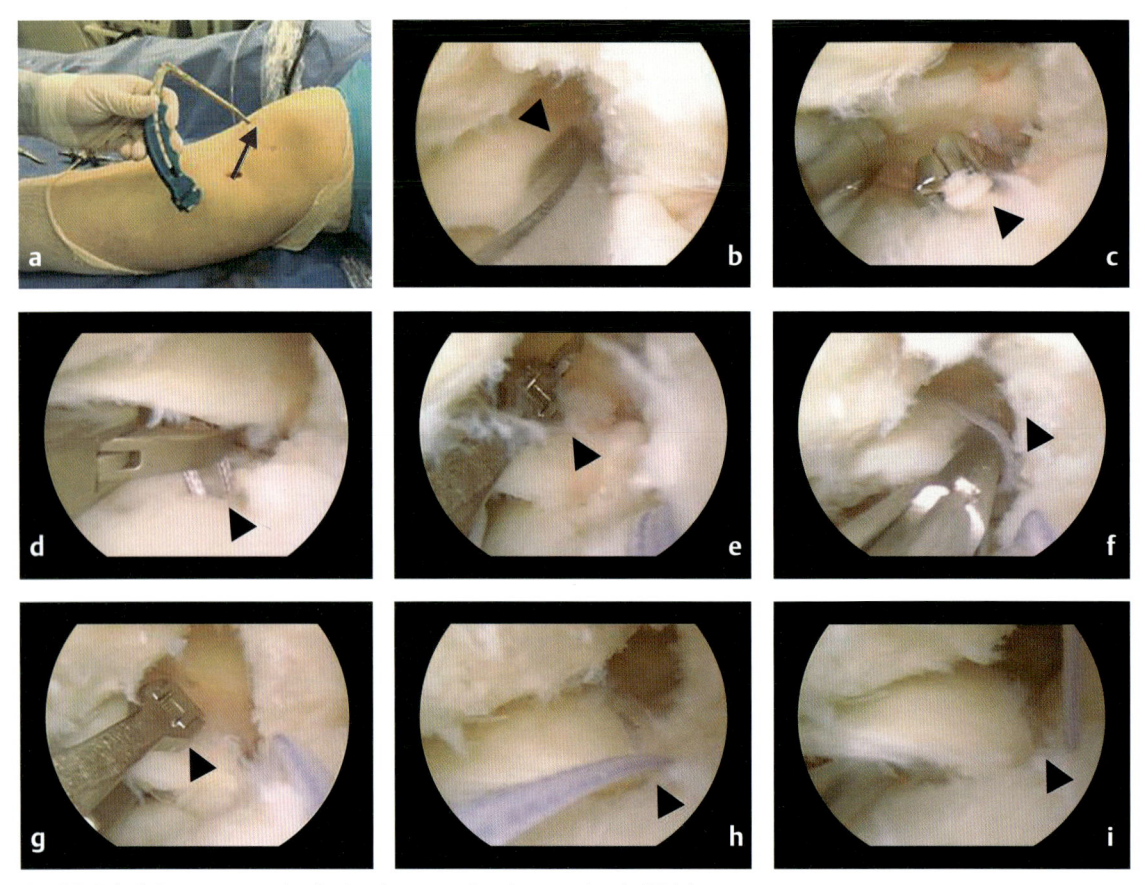

Fig. 37-6. (a-i) Passo a passo da técnica de reparo da raiz posterior do MM do autor.

sutura da raiz posterior do MM é tensionada e fixada ou com botões corticais ABS Button® (Arthrex, Naples, Fl), como descrito na técnica de Koga[29] ou com fixação transóssea com uma âncora Bio Swivelock® 4,75 mm (Arthrex, Naples, FL) (Fig. 37-7).

Com o mesmo objetivo usamos a técnica descrita por Koga, porém com algumas adaptações e modificações técnicas que entendemos pertinentes. Realizamos os mesmos procedimentos e cuidados pré-operatórios indicando somente em pacientes sintomáticos com extrusão meniscal medial presente. Uma radiografia panorâmica é realizada e em casos de desvios de eixo mecânico que passem pelo centro do compartimento medial um procedimento de correção do eixo é discutido. Na RM identificamos possíveis lesões condrais e entramos preparados para técnicas de reparo ou restauração condral com transplantes osteocondrais autólogos, OATS® (Arthrex, Naples, FL) ou técnicas de estimulação medular associadas à cobertura de membrana de colágeno Tipo I-III, Chondro-Gide® (Geistlisch). O procedimento artroscópico é realizado com os portais anterolateral e anteromedial. Um inventário artroscópico é realizado para avaliação articular, confirmação da extrusão meniscal lateral e tratamento de lesões associadas. Através de transiluminação localizamos o ponto externo que corresponde ao corpo do menisco medial. Uma cânula de silicone Passport® (Arthrex, Naples, FL) é introduzida no portal anteromedial para facilitar a entrada e saída de fios sem que tenhamos a interposição de partes moles. Com uso de um instrumento motorizado cruentizamos a borda do platô tibial medial onde serão colocadas as âncoras. Introduzimos pelo portal os guias e brocas para a colocação de uma primeira âncora de 2,7 mm Bio Suture Tak® (Arthrex, Naples, FL). A primeira âncora é colocada na porção central do corpo do menisco e outra na transição do corpo para corno posterior do menisco medial que corresponde à transição da zona 3 para 4.[40] Com uso da própria pinça Knee Scorpion Suture Passer® utilizada para a raiz posterior, passamos os dois fios carregados na âncora de inferior para superior. Pelo portal com o uso de um Microlasso® Reto (Arthrex, Naples, FL) perfuramos a cápsula articular logo acima do menisco no mesmo local de saída dos fios. Com o uso de um instrumento tracionamos a alça de litinol do Microlasso® em conjunto com um fio de sutura da âncora. Carregamos este fio na alça e, então, tracionamos o fio de volta pela cápsula. Repetimos o mesmo procedimento, porém 5 mm anterior ao ponto de entrada da primeira passagem com o ob-

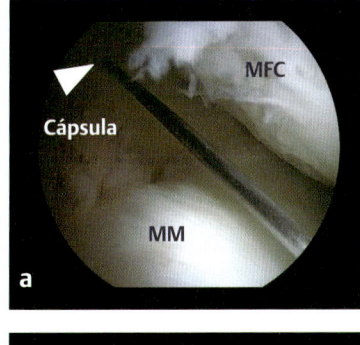

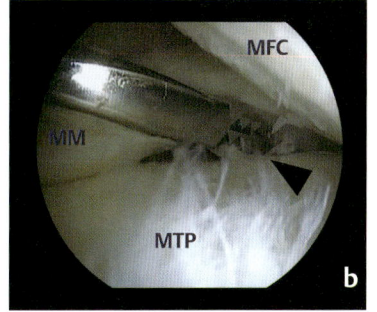

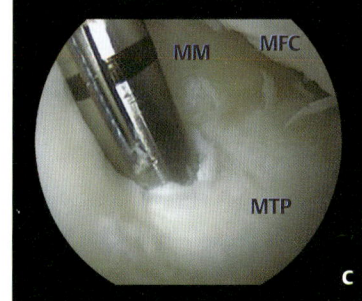

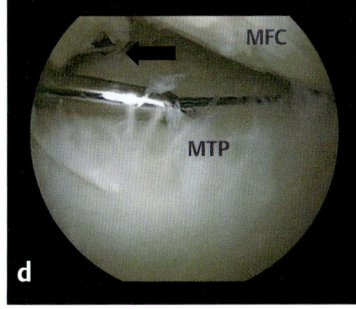

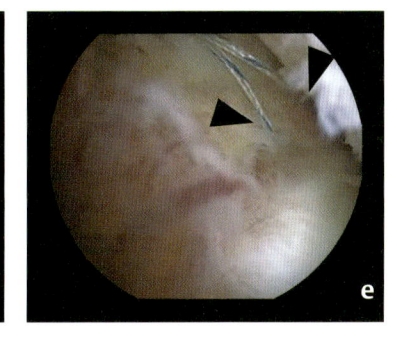

Fig. 37-7. Técnica de Koga para centralização meniscal medial. (**a**) Criação de portal mediomedial; (**b**) liberação capsular inferior para maior mobilização; (**c**) introdução de âncora na borda da tíbia; (**d**) passagem do microlasso curvo; (**e**) transporte dos pontos para cápsula.

jetivo de criar uma ponte de partes moles que dará resistência ao ponto capsular. Uma segunda âncora é introduzida 1 cm anterior à primeira, e o procedimento de passagem dos fios é repetido. Os nós são realizados por pontos deslizantes e centralização do menisco e sua cápsula articular (Fig. 37-8).

Uma opção ao uso de âncoras na borda do platô tibial é a realização de túneis transósseos posicionados na mesma localização descrita para as âncoras (Fig. 37-5).[30] Neste caso utilizamos um guia MU® (Arthrex, Naples, FL), um fio ponta broca e uma broca de canulada de 4 mm para a realização de um túnel de anterolateral para a borda do platô tibial medial. Com o uso de um fio encerado FiberStick® (Arthrex, Naples, FL) introduzimos neste túnel e capturamos pela articulação pelo portal anteromedial. Este fio servirá como fio de transporte da sutura meniscal. Os pontos no menisco são passados com a própria pinça Knee Scorpion® (Arthrex, Naples, FL) carregada com um fio FiberWire® Zero (Arthrex, Naples, FL). Esta pinça é posicionada para que o fio atravesse o menisco de inferior para superior o mais periférico e capsular possível. Carrega-se a pinça novamente com o mesmo fio, e o segundo ponto é posicionado 5 mm distante com a pinça em posição invertida para passagem do fio de superior para inferior. Neste momento as duas pernas do fio serão transportadas pelo túnel através da alça do fio FiberStick® (Arthrex, Naples, FL). Um segundo túnel é realizado a 1 cm do primeiro, repetindo-se os mesmos passos. A fixação das suturas pode ser realizada como descrito por Monllau[33] por meio de nós entre os dois túneis ou com uma âncora transóssea Bioswivelock®

4,75 mm (Arthrex, Naples, FL), permitindo o controle de tração da centralização (Fig. 37-9).

Recentemente Chernchujit publicou descrição da técnica para a associação de centralização meniscal medial associada ao reparo da raiz posterior do MM muito semelhante à técnica que descrevemos anteriormente. Nesta técnica somente um único túnel é realizado para centralização meniscal (Fig. 37-10).[30]

O pós-operatório destes pacientes segue o protocolo de reabilitação dos reparos meniscais para reinserção da Raiz posterior do MM. Não existe consenso sobre o melhor e mais adequado protocolo de reabilitação. A mobilidade articular é liberada no limite tolerado pelo paciente. A distribuição de carga é liberada em torno de 6-8 semanas com uso de *brace* e muletas nas primeiras seis semanas. Após seis semanas de pós-operatório o *brace* é retirado, e as muletas permanecem até a 8ª semana. Em nossa prática as atividades de agachamento completo, saltos e corridas são liberados após 6 meses de pós-operatório.

Atualmente as técnicas de centralização do MM em associação foram publicadas como técnicas cirúrgicas, porém, sem acompanhamentos em curto ou longo prazos.[30,35] Aparecem como uma possível alternativa e solução aos resultados cirúrgicos obtidos com as reinserções da raiz meniscal medial e uma parcial falha no controle da extrusão meniscal. Como limitações destas técnicas de centralização está a possibilidade de mudança da mobilidade meniscal e com isto mudança da cinemática do joelho ou novas lesões nestes locais de ancoragem. Futu-

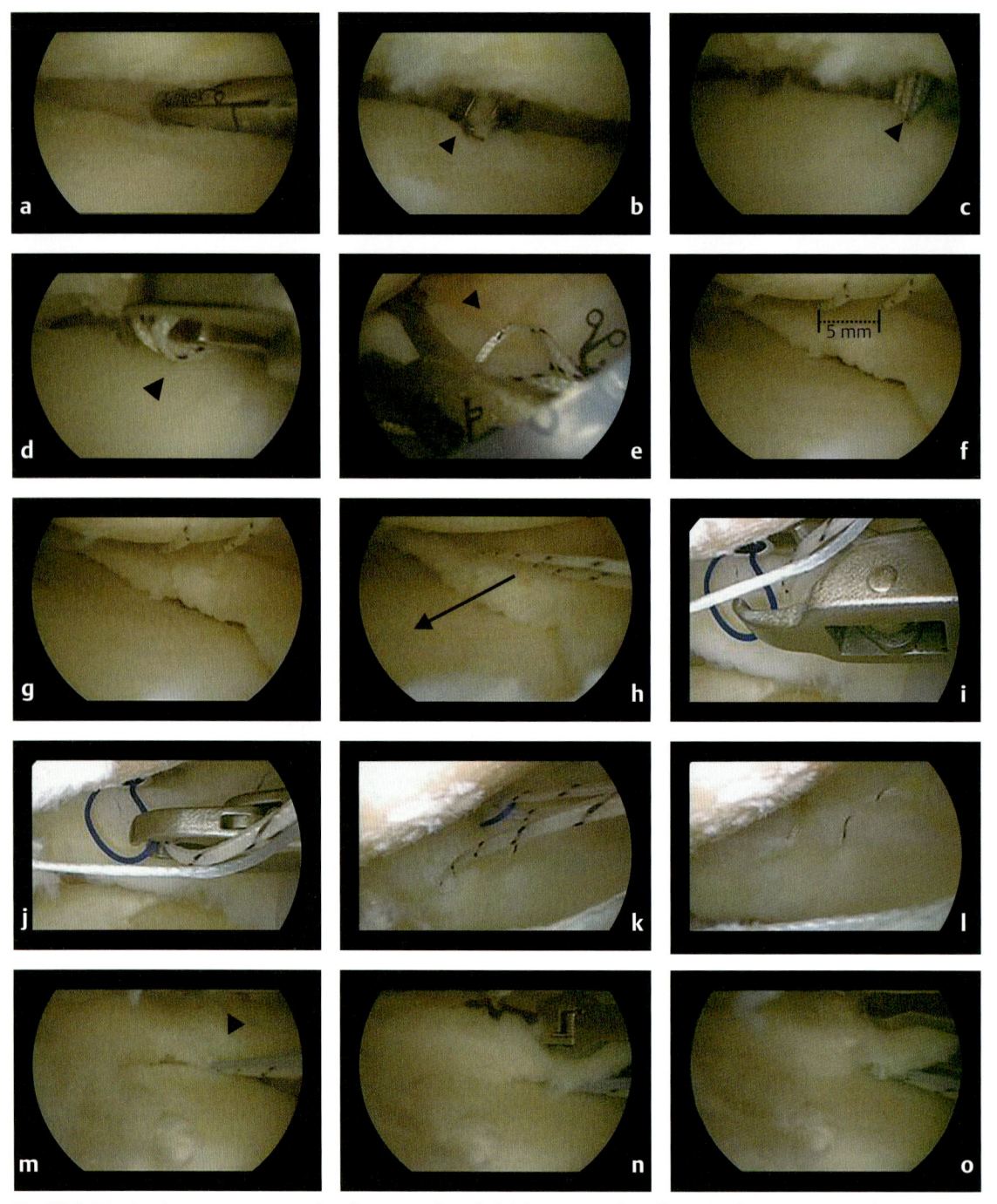

Fig. 37-8. Técnica do autor para centralização meniscal medial. (**a**) Cruentização e liberação do menisco capsular; (**b**) introdução da âncora na borda da tíbia; (**c**) fios na âncora Bio Suture Tak® 2,7 mm; (**d**) transporte dos fios para o portal anteromedial; (**e**) passagem dos pontos com pinça Knee Scorpion®; (**f-h**) passagem dos pontos pelo menisco; (**i-k**) uso de agulha para transporte dos pontos pela cápsula extra-articular; (**l**) tensionamento capsular com nó de correr; (**m-o**) segunda âncora e segundo ponto de centralização.

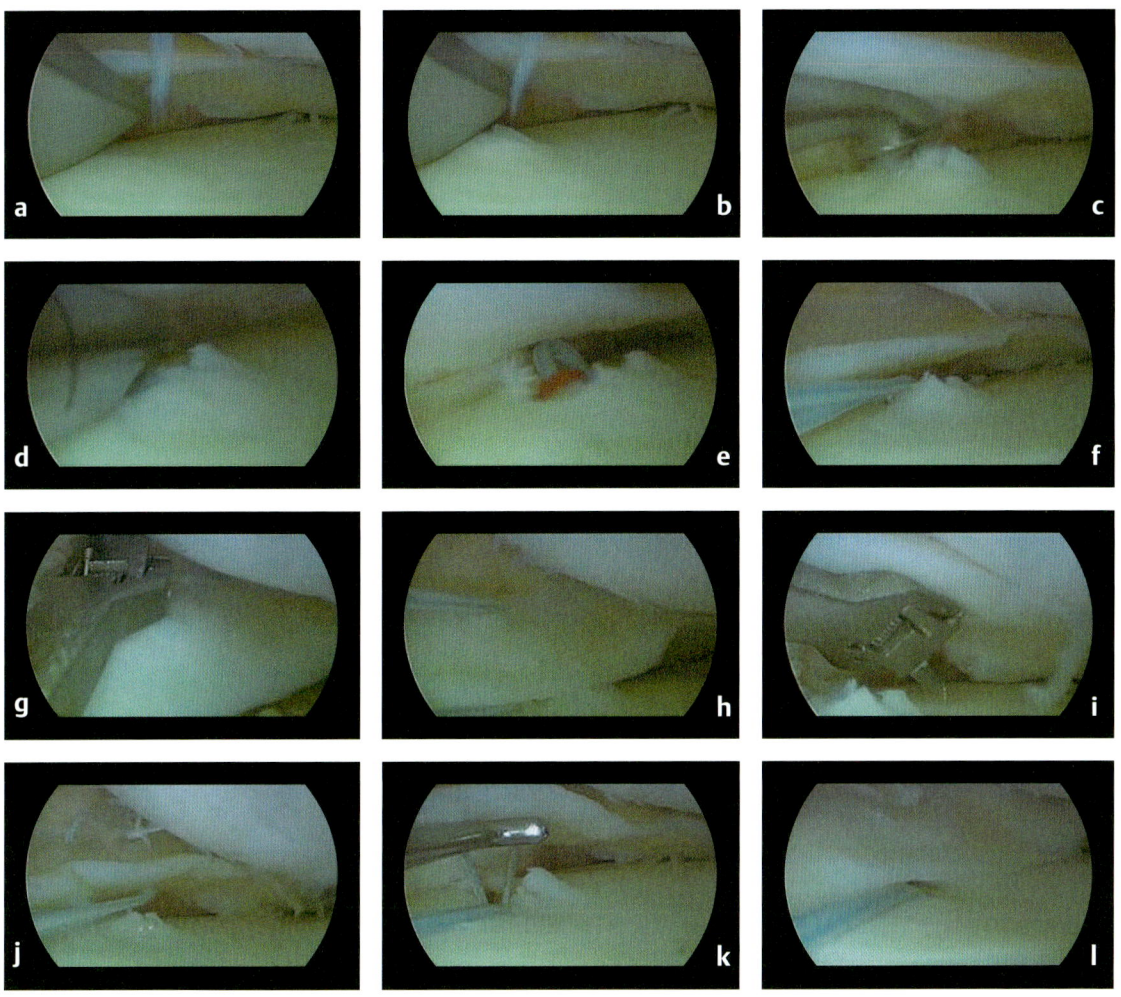

Fig. 37-9. Técnica do autor para centralização meniscal medial com túnel transósseo. (**a**) Posicionamento do guia Muti-Use® (Arthrex, Naples, FL); (**b**) introdução do fio ponta broca; (**c**) introdução de Broca de 4 mm; (**d**) exposição da saída do túnel com *shaver*; (**e** e **f**) passagem de fio FiberStick® (Arthrex, Naples, FL); (**g**, **h**) passagem com ponto meniscocapsular com pinça Knee Scorpion® (Arthrex, Naples, FL); (**i**, **j**) segunda passagem do ponto com a pinça invertida; (**k**) transporte dos pontos pelo túnel transósseo; (**l**) tensionamento e fixação após realização do segundo túnel.

ramente teremos resultados do acompanhamento destas técnicas.

CONCLUSÃO

O reparo meniscal é uma necessidade da preservação da articulação do joelho, para tal o controle da extrusão meniscal tem papel fundamental na restauração da preservação da área de contato entre o côndilo femoral e a tíbia. As técnicas de centralização meniscal, seja com âncora, sejam túneis transósseos, surgem como uma possibilidade de salvação nos casos pós-meniscectomia com meniscos extrusos e como um reforço e divisor de *stress* nas lesões da raiz posterior do MM contra extrusão meniscal.

Os resultados clínicos são ainda em curto prazo, porém animadores.

O futuro dos reparos meniscais e o controle da extrusão meniscal caminham em direção de alter-

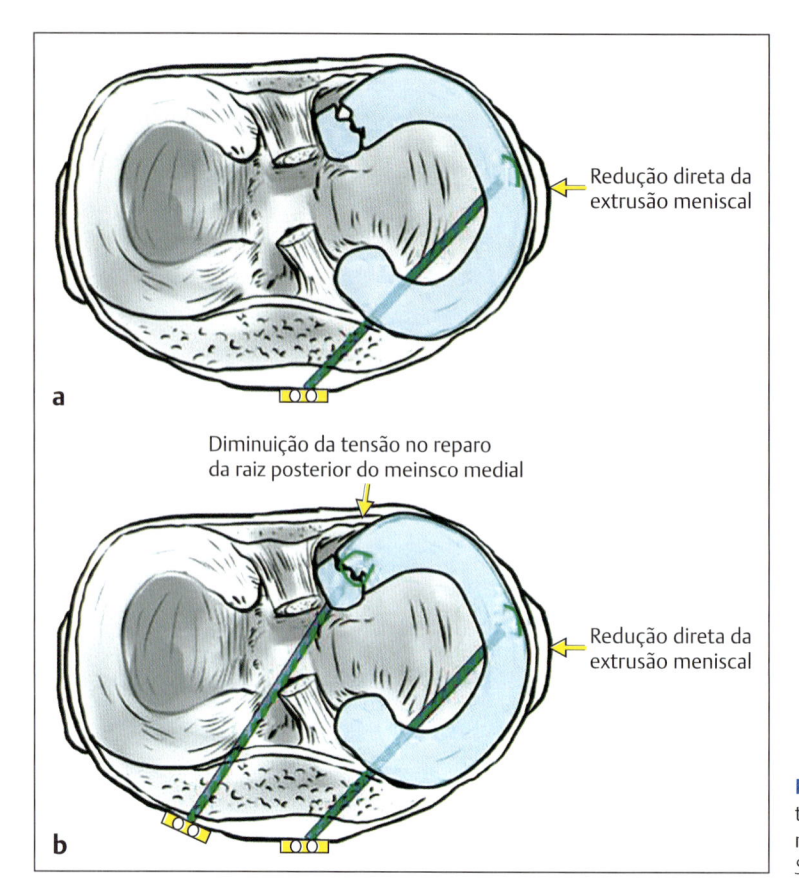

Fig. 37-10. (a, b) Uso de túneis transósseos para a centralização meniscal medial. Princípio de *Load Share* com a sutura da raiz medial.[30]

nativas onde diversos pontos de ancoragem dividem a carga com objetivo de limitar as forças de deslocamento radial aplicadas no menisco.

REFERÊNCIAS BIBLIOGRÁFICAS

1. Fairbank TJ. Knee joint changes after meniscectomy. *J Bone Joint Surg Br* 1948;30B(4):664-70.
2. Patel R, Eltgroth M, Souza R et al. Loaded versus unloaded magnetic resonance imaging (MRI) of the knee: Effect on meniscus extrusion in healthy volunteers and patients with osteoarthritis. *Eur J Radiol Open* 2016;3:100-7.
3. Walker PS, Erkman MJ. The role of the menisci in force transmission across the knee. *Clin Orthop Relat Res* 1975(109):184-92.
4. Costa CR, Morrison WB, Carrino JA. Medial meniscus extrusion on knee MRI: is extent associated with severity of degeneration or type of tear? *AJR Am J Roentgenol* 2004;183(1):17-23.
5. Verdonk P, Depaepe Y, Desmyter S et al. Normal and transplanted lateral knee menisci: evaluation of extrusion using magnetic resonance imaging and ultrasound. *Knee Surg Sports Traumatol Arthrosc* 2004;12(5):411-9.
6. Nogueira-Barbosa MH, Gregio-Junior E, Lorenzato MM et al. Ultrasound assessment of medial meniscal extrusion: a validation study using MRI as reference standard. *AJR Am J Roentgenol* 2015;204(3):584-8.
7. Kawaguchi K, Enokida M, Otsuki R, Teshima R. Ultrasonographic evaluation of medial radial displacement of the medial meniscus in knee osteoarthritis. *Arthritis Rheum* 2012;64(1):173-80.
8. Choi CJ, Choi YJ, Lee JJ, Choi CH. Magnetic resonance imaging evidence of meniscal extrusion in medial meniscus posterior root tear. *Arthroscopy* 2010;26(12):1602-6.
9. Hunter DJ, Zhang YQ, Niu JB et al. The association of meniscal pathologic changes with cartilage loss in symptomatic knee osteoarthritis. *Arthritis Rheum* 2006;54(3):795-801.
10. Achtnich A, Petersen W, Willinger L et al. Medial meniscus extrusion increases with age and BMI and is depending on different loading conditions. *Knee Surg Sports Traumatol Arthrosc* 2018;26(8):2282-8.
11. Stehling C, Souza RB, Hellio Le Graverand MP et al. Loading of the knee during 3.0T MRI is associated with significantly increased medial meniscus extrusion in mild and moderate osteoarthritis. *Eur J Radiol* 2012;81(8):1839-45.
12. Boxheimer L, Lutz AM, Treiber K et al. MR imaging of the knee: position related changes of the menisci in asymptomatic volunteers. *Invest Radiol* 2004;39(5):254-63.
13. Jones LD, Mellon SJ, Kruger N et al. Medial meniscal extrusion: a validation study comparing different methods of assessment. *Knee Surg Sports Traumatol Arthrosc* 2018;26(4):1152-7.

14. Park HJ, Kim SS, Lee SY et al. Medial meniscal root tears and meniscal extrusion transverse length ratios on MRI. *Br J Radiol* 2012;85(1019):e1032-7.
15. Kijima H, Yamada S, Nozaka K et al. Relationship between pain and medial meniscal extrusion in knee osteoarthritis. *Adv Orthop* 2015;2015:210972.
16. Pan F, Khan H, Ding C et al. Familial effects on structural changes relevant to knee osteoarthritis: a prospective cohort study. *Osteoarthritis Cartilage* 2015;23(4):559-64.
17. Boxheimer L, Lutz AM, Zanetti M et al. Characteristics of displaceable and nondisplaceable meniscal tears at kinematic MR imaging of the knee. *Radiology* 2006;238(1):221-31.
18. Allen DM, Li L, Crema MD et al. The relationship between meniscal tears and meniscal position. *Ther Adv Musculoskelet Dis* 2010;2(6):315-23.
19. Krych AJ, Reardon PJ, Johnson NR et al. Non-operative management of medial meniscus posterior horn root tears is associated with worsening arthritis and poor clinical outcome at 5-year follow-up. *Knee Surg Sports Traumatol Arthrosc* 2017;25(2):383-9.
20. Krych AJ, Johnson NR, Mohan R et al. Partial meniscectomy provides no benefit for symptomatic degenerative medial meniscus posterior root tears. *Knee Surg Sports Traumatol Arthrosc* 2018;26(4):117-22.
21. Chung KS, Ha JK, Ra HJ et al. Pullout fixation of posterior medial meniscus root tears: correlation between meniscus extrusion and midterm clinical results. *Am J Sports Med* 2017;45(1):42-9.
22. Kaplan DJ, Alaia EF, Dold AP et al. Increased extrusion and ICRS grades at 2-year follow-up following transtibial medial meniscal root repair evaluated by MRI. *Knee Surg Sports Traumatol Arthrosc* 2017.
23. Feucht MJ, Kuhle J, Bode G et al. Arthroscopic transtibial pullout repair for posterior medial meniscus root tears: a systematic review of clinical, radiographic, and second-look arthroscopic results. *Arthroscopy* 2015;31(9):1808-16.
24. Pula DA, Femia RE, Marzo JM, Bisson LJ. Are root avulsions of the lateral meniscus associated with extrusion at the time of acute anterior cruciate ligament injury?: a case control study. *Am J Sports Med* 2014;42(1):173-6.
25. Forkel P, Herbort M, Sprenker F et al. The biomechanical effect of a lateral meniscus posterior root tear with and without damage to the meniscofemoral ligament: efficacy of different repair techniques. *Arthroscopy* 2014;30(7):833-40.
26. Koga H, Muneta T, Yagishita K et al. Arthroscopic centralization of an extruded lateral meniscus. *Arthrosc Tech* 2012;1(2):e209-12.
27. Koga H, Muneta T, Watanabe T et al. Two-year outcomes after arthroscopic lateral meniscus centralization. *Arthroscopy* 2016;32(10):2000-8.
28. Choi NH. Radial displacement of lateral meniscus after partial meniscectomy. *Arthroscopy* 2006;22(5):575 e1-4.
29. Fukubayashi T, Kurosawa H. The contact area and pressure distribution pattern of the knee. A study of normal and osteoarthrotic knee joints. *Acta Orthop Scand* 1980;51(6):871-9.
30. Chernchujit B, Prasetia R. Arthroscopic direct meniscal extrusion reduction: surgical tips to reduce persistent meniscal extrusion in meniscal root repair. *Eur J Orthop Surg Traumatol* 2018;28(4):727-34.
31. Chung KS, Ha JK, Ra HJ, Kim JG. A meta-analysis of clinical and radiographic outcomes of posterior horn medial meniscus root repairs. *Knee Surg Sports Traumatol Arthrosc* 2016;24(5):1455-68.
32. LaPrade CM, Foad A, Smith SD et al. Biomechanical consequences of a nonanatomic posterior medial meniscal root repair. *Am J Sports Med* 2015;43(4):912-20.
33. Monllau JC, Ibanez M, Masferrer-Pino A et al. Lateral capsular fixation: an implant-free technique to prevent meniscal allograft extrusion. *Arthrosc Tech* 2017;6(2):e269-e74.
34. LaPrade CM, James EW, Cram TR et al. Meniscal root tears: a classification system based on tear morphology. *Am J Sports Med* 2015;43(2):363-9.
35. Koga H, Watanabe T, Horie M et al. Augmentation of the pullout repair of a medial meniscus posterior root tear by arthroscopic centralization. *Arthrosc Tech* 2017;6(4):e1335-e9.
36. Bin SI, Jeong TW, Kim SJ, Lee DH. A new arthroscopic classification of degenerative medial meniscus root tear that correlates with meniscus extrusion on magnetic resonance imaging. *Knee* 2016;23(2):246-50.
37. Cerminara AJ, LaPrade CM, Smith SD et al. Biomechanical evaluation of a transtibial pull-out meniscal root repair: challenging the bungee effect. *Am J Sports Med* 2014;42(12):2988-95.
38. Bhatia S, LaPrade CM, Ellman MB, LaPrade RF. Meniscal root tears: significance, diagnosis, and treatment. *Am J Sports Med* 2014;42(12):3016-30.
39. Petersen W, Forkel P, Feucht MJ et al. Posterior root tear of the medial and lateral meniscus. *Arch Orthop Trauma Surg* 2014;134(2):237-55.
40. Smigielski R, Becker R, Zdanowicz U, Ciszek B. Medial meniscus anatomy-from basic science to treatment. *Knee Surg Sports Traumatol Arthrosc* 2015;23(1):8-14.

38 COMPLICAÇÕES NOS REPAROS MENISCAIS

Diogo Assis Cals de Oliveira
Luiz Antônio M. Vieira
Carlos Humberto Victoria
Rodrigo A. Goes

Os meniscos exercem algumas funções mecânicas vitais ao bom funcionamento da articulação do joelho. Eles agem principalmente na transmissão da carga do fêmur sobre a tíbia, com o aumento da superfície de contato e pelo aumento da congruência articular, sendo assim diminuem o contato entre as superfícies articulares. Também funcionam na diminuição do impacto, pelo mecanismo de dispersão tipo "aro de barril", e na função de lubrificação da cartilagem e estabilidade, por diminuição da inclinação posterior do planalto tibial.[1,2]

Após cirurgias de meniscectomias totais ou parciais, acontece um aumento da carga de 2 a 3 vezes, por diminuição da superfície de contato e com isso precipita uma degeneração da articulação.[3-5]

Dessa forma é primordial a preservação dos meniscos, numa tentativa de manter a articulação o mais próximo do normal. Desde os anos 1980 são realizadas cirurgias para preservação do tecido meniscal, com a evolução das técnicas, houve uma expansão de suas indicações, não mais se restringindo a lesões longitudinais na periferia dos meniscos.[6]

As lesões meniscais são classificadas de acordo com a sua orientação (sendo verticais, longitudinais, horizontais, radiais, oblíquas e complexas), nas regiões de vascularização do menisco (sendo nas zonas vermelhas, vermelho-brancas e brancas) e no tempo de evolução (agudas ou crônicas, sendo as crônicas após três meses de lesão).[7]

Os reparos meniscais podem ser realizados basicamente de três maneiras, de dentro para fora (*inside-out*), de fora para dentro (*outside-in*), e as realizadas totalmente dentro da articulação (*all-inside*).

Nenhuma técnica específica se mostra superior a outra, sendo a localização da lesão a principal indicação de cada uma delas, e, não raro, a combinação de duas técnicas é empregada. As lesões no corno anterior são mais bem reparadas pela técnica de fora para dentro, e as lesões do corpo e corno posterior com a técnica de dentro para fora e pelos dispositivos todo dentro da articulação.

Estudos mais antigos demonstravam índices de complicações pós-reparo variando de 0 a 45%.[8-11] Com o avanço dos dispositivos para realização dos procedimentos todo dentro da articulação, o índice de complicações pós-reparo meniscal vem diminuindo,[12] com trabalhos mostrando complicações em até 18% dos casos, e outros estudos mostrando menos que 4% dos casos.[13]

Sherman *et al.*,[12] no seu estudo retrospectivo com 2.640 artroscopias, encontraram uma série de complicações, sendo a principal delas a hemartrose, presente em 60,1% dos casos. Na sequência, vieram: infecção (12,1%), doença tromboembólica (6,9%), complicações anestésicas (6,4%), falhas no instrumental (2,9%), síndrome dolorosa regional complexa (2,3%), lesão ligamentar (1,2%) e fratura ou lesão neurológica (0,6% cada).

Estudos maiores e mais recentes confirmaram que a artroscopia não é um procedimento isento de complicações.[14,15] Jameson *et al.*, em 301.701 artroscopias, encontraram taxa de readmissão de 0,64% em 30 dias, taxa de complicação de ferida em 0,26% em 30 dias e taxa de reoperação de 0,40% em 30 dias. Salzler *et al.*, em 92.565 casos, encontraram 4.305 complicações (4,7%). Outras complicações foram relatadas e especificamente relacionadas com as técnicas de sutura, incluindo quebra de implantes de sutura,[16] hematoma cístico[17] e formação de cisto.[8,10,18,19]

Jan *et al.*,[20] em estudo recente, demonstraram, em 132 pacientes submetidos à reconstrução do ligamento cruzado anterior (LCA) e sutura do menisco medial pela técnica posteromedial, descrita por Sonnery-Cottet, um índice baixo de complicações intra (1,5% ou duas punções de veia safena) e pós-operatórias. Hematoma pós-operatório ocorreu em 7% dos pacientes e não houve casos de infecção ou

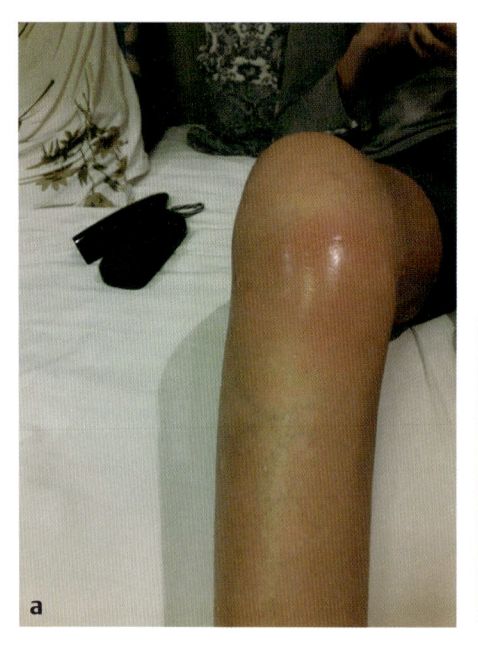

Fig. 38-1. (**a**, **b**) Caso clínico de paciente submetida à reconstrução do ligamento cruzado anterior e sutura do menisco medial pela técnica híbrida *inside-out* e *all-inside*. Apresentou quadro de infecção (celulite) no sítio operatório, extra-articular, que regrediu após antibioticoterapia. *Fonte:* Arquivo pessoal do editor.

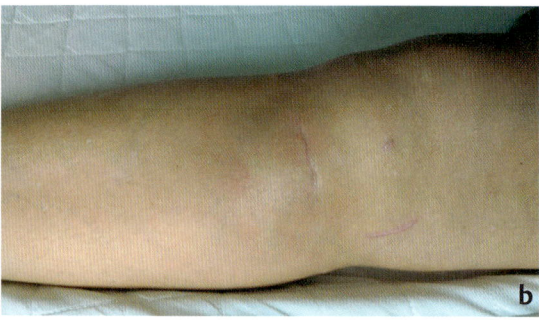

fístula. Doze pacientes (9%) apresentaram recidiva sintomática da lesão do menisco medial, necessitando re-operação em 10 desses. Alterações sensitivas ou disestesia ocorreram em 1,8% dos pacientes, envolvendo uma área maior ou igual a do tamanho de um cartão de crédito (45 cm²).

A seguir descreveremos as principais complicações reportadas na literatura.

INFECÇÃO

O índice de infecção descrito nos reparos meniscais fica em torno de 0,23-0,42%, com o aumento da incidência estando diretamente relacionado com o tempo de cirurgia, tempo de isquemia, lesões associadas e passado de outros procedimentos na mesma articulação (Fig. 38-1).[21]

TROMBOSE VENOSA PROFUNDA

O risco de evento trombótico em cirurgia artroscópica gira em torno de 1,2 a 4,9% o que não difere das cirurgias para reparo meniscal isolado.[22]

COMPLICAÇÕES VASCULARES

As lesões vasculares têm uma incidência reportada entre 0,5-1%, sendo as mais frequentes as lesões da veia safena, geralmente quando empregada a técnica de dentro para fora, lesões da artéria poplítea, pseudoaneurismas e fístulas arteriovenosas, estas podendo ocorrer tanto nas técnicas toda dentro e nas de dentro para fora, sendo menos frequente nas de fora para dentro.[23]

COMPLICAÇÕES DE ORIGEM NEUROLÓGICA

Aparecem com uma incidência de 0,06-2%[24], nos casos de artroscopia, que inclui desde trauma direto ou indireto até as síndromes dolorosas regionais. Os reparos mediais, tanto de fora para dentro como de dentro para fora, podem levar a uma neuropraxia do safeno ou a uma neuropatia por trauma direto, e os reparos do menisco lateral podendo levar a uma lesão do nervo fibular. Essas situações são mais comuns nos cirurgiões que optam por dar os pontos da sutura sem fazer o respectivo acesso e direcionar a agulha com visão direta para o lado externo (Fig. 38-2).

Quando relacionadas com a retirada do enxerto dos tendões flexores (semitendíneo e grácil) para reconstrução do LCA, as complicações neurológicas, envolvendo especialmente o nervo safeno e suas ramificações, podem estar envolvidas em até 74% dos casos.[25]

A prevalência de lesão/irritação do nervo foi maior com a técnica de dentro para fora (9% × 2%).

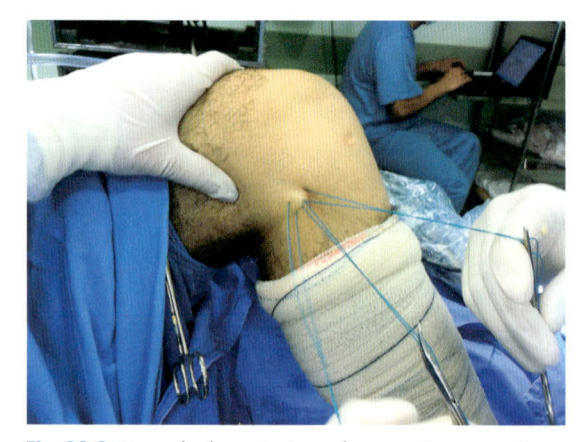

Fig. 38-2. Exemplo de paciente onde os pontos para sutura foram dados antes do acesso. Nesses casos, existe uma chance maior de lesão nervosa e aprisionamento de tendão. *Fonte:* Arquivo pessoal do editor.

Técnicas totalmente por dentro tiveram uma taxa mais elevada de irritação local dos tecidos moles, inchaço e migração ou ruptura do implante.[26]

Cannon e Vittori[27] descreveram um caso de paralisia do nervo femoral após sutura de dentro para fora, que se recuperou completamente, exceto por discreta hiperestesia localizada, e 14% dos pacientes tiveram sintomas irritativos locais, relacionados com fixação de implantes totalmente por dentro.[26,28-30] Em outros estudos, os sintomas nervosos ocorreram em 2% dos pacientes com implantes *all-inside*[30,31] e 9% nos reparos *inside-out*.[27,31,32]

As síndromes dolorosas regionais são mais frequentes nas lesões maiores do menisco medial, reparadas pela técnica de dentro para fora, onde ocorre uma maior manipulação capsular.[24]

REAÇÃO DE CORPO ESTRANHO

Wart *et al.* descreveram três casos de reação de corpo estranho aos dispositivos de sutura *all-inside*. Os pacientes permaneciam com queixa de dor no compartimento envolvido (o medial), causando irritação significativa e até mesmo debilitante do ligamento colateral medial (LCM), tecidos moles circundantes e ramos no nervo safeno após o procedimento. A RM não foi capaz de identificar o dispositivo e nem o tecido reativo. Diante disso, os autores sugerem a utilização do ultrassom como ferramenta diagnóstica, intraoperatória, para localização e remoção precisa dos implantes e do tecido reativo associado.[33]

CISTOS PARAMENISCAL E GANGLIÔNICO

Alguns autores descreveram a formação de cistos parameniscais e gangliônicos após a realização de sutura meniscal.[8,10,18,19] Essa complicação esteve associada à presença de dardos bioabsorvíveis,[18] dispositivos *all-inside*[8,18] e também aos nós dados na sutura *inside-out*.[19] Nos relatos, os cistos podem estar localizados nas regiões poplíteal[18] e medial,[8] projetando-se para a região extracapsular. Nesses casos, para o tratamento das lesões císticas, foi indicada a cistectomia associada ou não a procedimento intra-articular (reparo ou desbridamento meniscal) – (Fig. 38-3).[8,10,18,19]

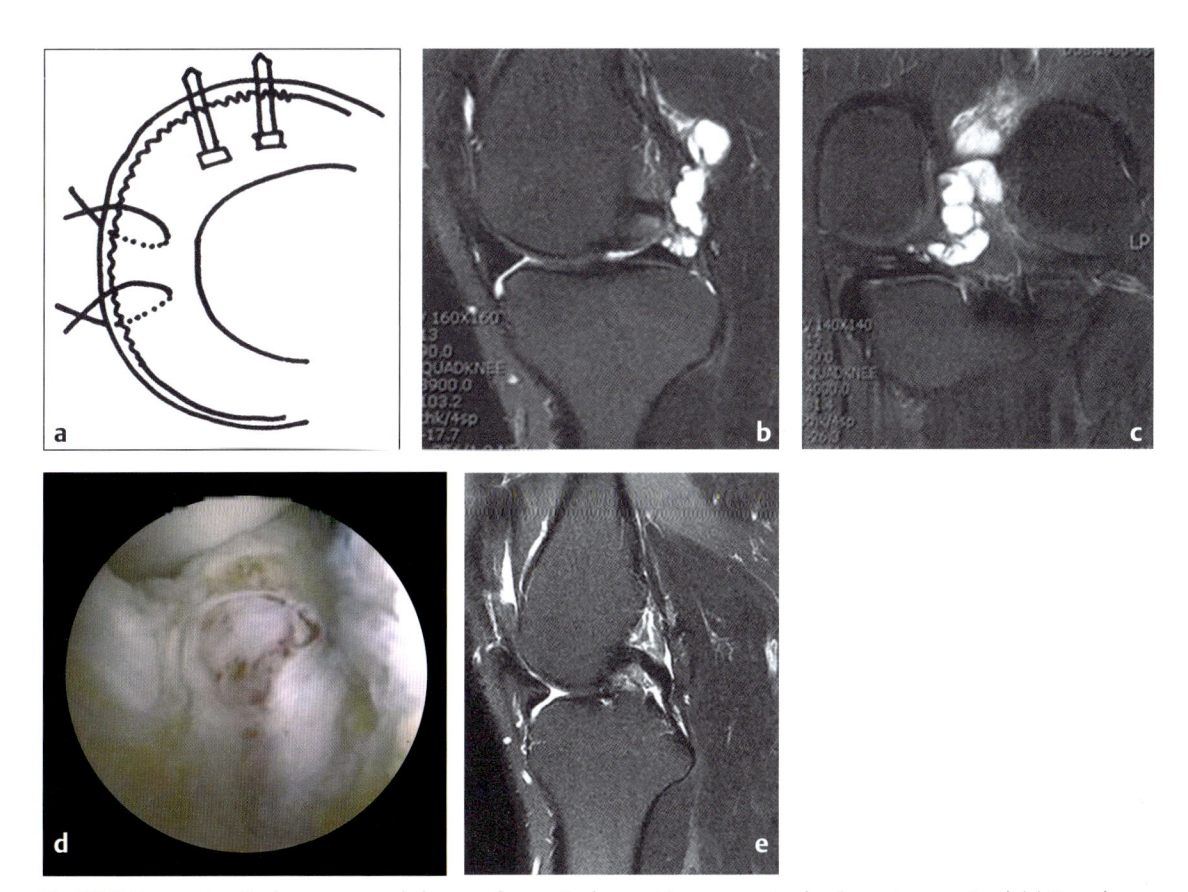

Fig. 38-3. Demonstração de um caso onde houve a formação de um cisto parameniscal após a sutura meniscal. (**a**) Desenho da sutura realizada, com dois pontos *inside-out* no corpo do menisco e dois pontos *all-inside* no corno posterior do menisco medial. Imagens antes da segunda intervenção, em corte sagital de RM (**b**) e coronal (**c**), onde o cisto se estende até a região poplítea. (**d**) Aspecto intraoperatório por portal posteromedial. (**e**) RM após 16 meses da realização da artroscopia e cistectomia. Sem cisto residual. *Fonte:* Yoo, Yoon e Lee, 2008.[18]

QUEBRA OU MIGRAÇÃO DOS IMPLANTES

Outra complicação relatada é a quebra do dardo/flecha ou migração deste para o tecido subcutâneo. Geralmente associado a casos de falha da sutura inicial, com meniscectomia no segundo tempo. Acreditam que a cabeça do implante pode ter sido ressecada inadvertidamente, gerando a migração do restante do implante. Aconselha-se a retirada total dos implantes nos casos de falha da meniscorrafia (Fig. 38-4).[16,34]

OSTEÓLISE NO PLATÔ TIBIAL E LESÕES CONDRAIS

Sonnery-Cottet *et al.* descreveram inicialmente a ocorrência de osteólise no platô tibial, secundário ao uso de dispositivos *all-inside*.[35] Até esse estudo, complicações, como condrólise ou artrólise, não haviam sido relatadas, e os autores destacam os riscos de dano osteocondral se esses dispositivos persistirem no interior da articulação e orientam que a detecção precoce e a remoção de implantes soltos podem prevenir esse tipo de lesão.

O uso de implantes rígidos, todos internos, de geração mais velha está associado à lesão condral (Figs. 38-5 e 38-6).[26]

COMPLICAÇÕES DE MOVIMENTO

Apesar de pouco frequentes, as complicações de perda de amplitude de movimento podem ser relacionadas com captura capsular, quando é feita a fixação da parte posterior do menisco com a perna em flexão ou por uma reação sistêmica, onde ocorre uma produção cicatricial excessiva da articulação, artrofibrose. Pode estar presente em até 6% dos casos (Fig. 38-7).[9]

DOR RESIDUAL NO LOCAL DO REPARO

Pode estar presente em até 31,6% dos casos, geralmente desaparecem até 12 meses de pós-operatório.[28]

EQUIMOSE NA REGIÃO POPLÍTEA

Frequente na nossa prática, e sem repercussão clínica significativa (Fig. 38-8).

FALHA DA SUTURA

Os índices de cicatrização variam de acordo com alguns fatores. Jan *et al.* relataram 7,6% de falhas nas suturas, quando associadas à reconstrução do LCA.[20] Em uma revisão sistemática, envolvendo dezenove estudos, incluindo apenas lesões meniscais isoladas e confrontando as técnicas de reparo, de dentro para

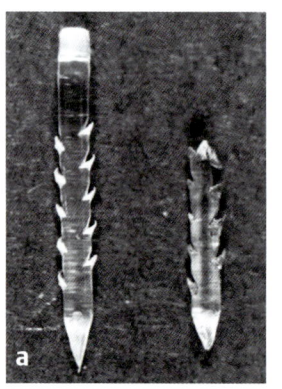

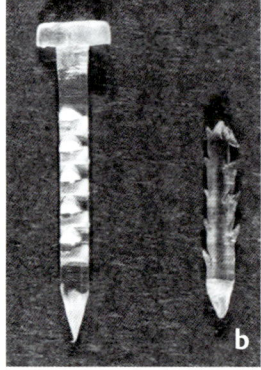

Fig. 38-4. (**a**, **b**) Reprodução de exemplo onde o dardo de fixação meniscal se apresenta quebrado. *Fonte:* Calder e Myers, 1999.[16]

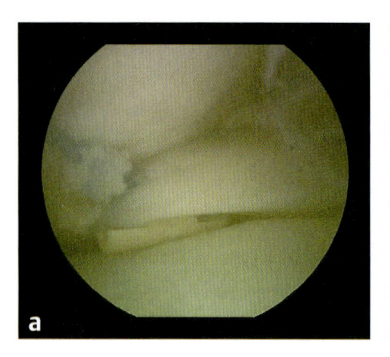

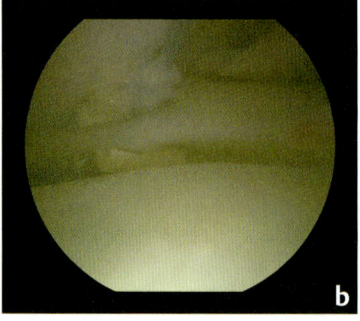

Fig. 38-5. Exemplo de paciente onde os implantes da sutura *all-inside* se encontravam no interior da articulação, representando um risco de lesão condral. *Fonte:* Arquivo pessoal do editor.

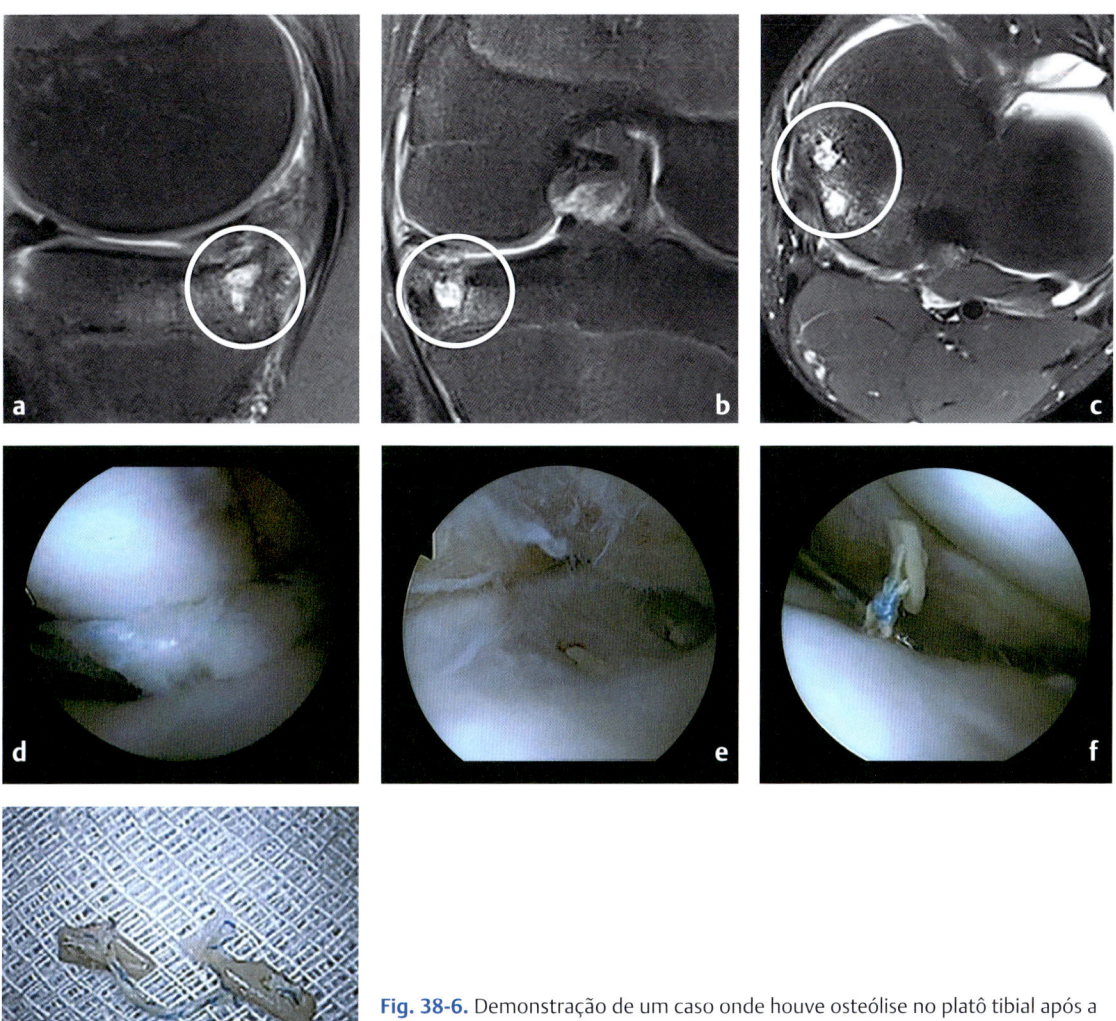

CAPÍTULO 38 ■ COMPLICAÇÕES NOS REPAROS MENISCAIS 313

Fig. 38-6. Demonstração de um caso onde houve osteólise no platô tibial após a realização da sutura meniscal e recidiva da lesão, demonstrada na RM no (**a**) plano sagital; (**b**) plano coronal e (**c**) plano axial e também durante a revisão artroscópica. (**d**) Recidiva da lesão em alça de balde; (**e**) lesão da cartilagem do platô da tíbia posteromedial após a meniscectomia; (**f**) âncoras encontradas no planalto tibial e (**g**) âncoras removidas. *Fonte:* Sonnery-Cottet *et al.*, 2013.[35]

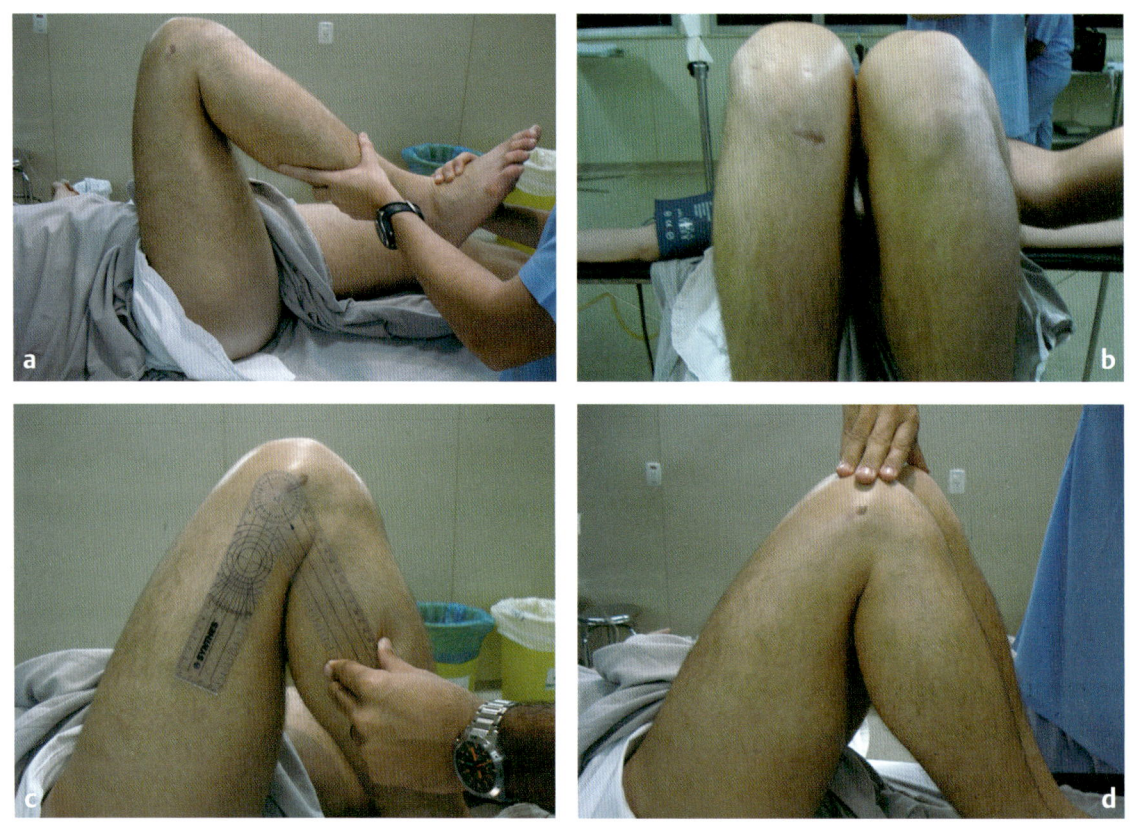

Fig. 38-7. Exemplo de paciente que foi submetido à reconstrução do ligamento cruzado anterior e sutura do menisco medial pela técnica *inside-out*. Apresentou quadro de rigidez e dificuldade para atingir o arco de movimento completo. (**a-d**) Foi necessária a realização de manipulação sob anestesia. *Fonte:* Arquivo pessoal do editor.

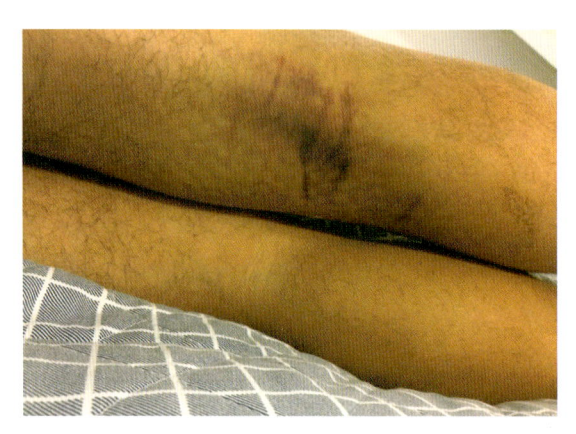

Fig. 38-8. Exemplo de paciente que foi submetido à revisão de reconstrução do ligamento cruzado anterior e sutura do menisco medial pela técnica *inside-out*. Apresentou quadro de equimose na região poplítea, sem repercussão clínica. *Fonte:* Arquivo pessoal do editor.

fora ou totalmente dentro. A taxa de falha clínica foi de 17% para a técnica *inside-out* e 19% para os reparos feitos com a técnica *all-inside*.[26] Os dados do Quadro 38-1 demonstram os resultados e as taxas de falha da sutura de menisco, em estudos recentes (Fig. 38-9).[20,36-46]

Quadro 38-1. Estudos Recentes Demonstrando a Taxa de Falha das Suturas de Menisco

	Referência	Amostra	LCA associado?	Taxa de falha no MM	Taxa de falha no ML	Taxa de falha Global
1	Brelin *et al.*, 2018	3.259	43,7%	–	–	13,6%
2	Sonnery-Cottet B, 2018	383	SIM	11,2%	–	–
3	Saltzman BM, 2018	78	55,1%	–	–	15,4%
4	Zimmerer A, 2018	63	77,7%	–	–	27%
5	Nakayama H *et al.*, 2017	46	NÃO	11,1%	7,1%	8,7%
6	Uzun *et al.*, 2017	140	69,3% (falha em 11,3%)	10%	–	–
7	Laurendon L, 2017	87	70,1%	–	–	15%
8	Westermann RW, 2014	235	SIM	13,6%	13,8	14%
9	Chahla J, 2017	43	MULTILIGAMENTAR	–	–	2,8%
10	Dean CS, 2017	95	66%	–	–	9,5%
11	Moses MJ, 2017	51	54,9%	–	–	23,5%
12	Jan N, 2016	132	SIM	9%	–	–

MM, menisco medial; ML, menisco lateral.

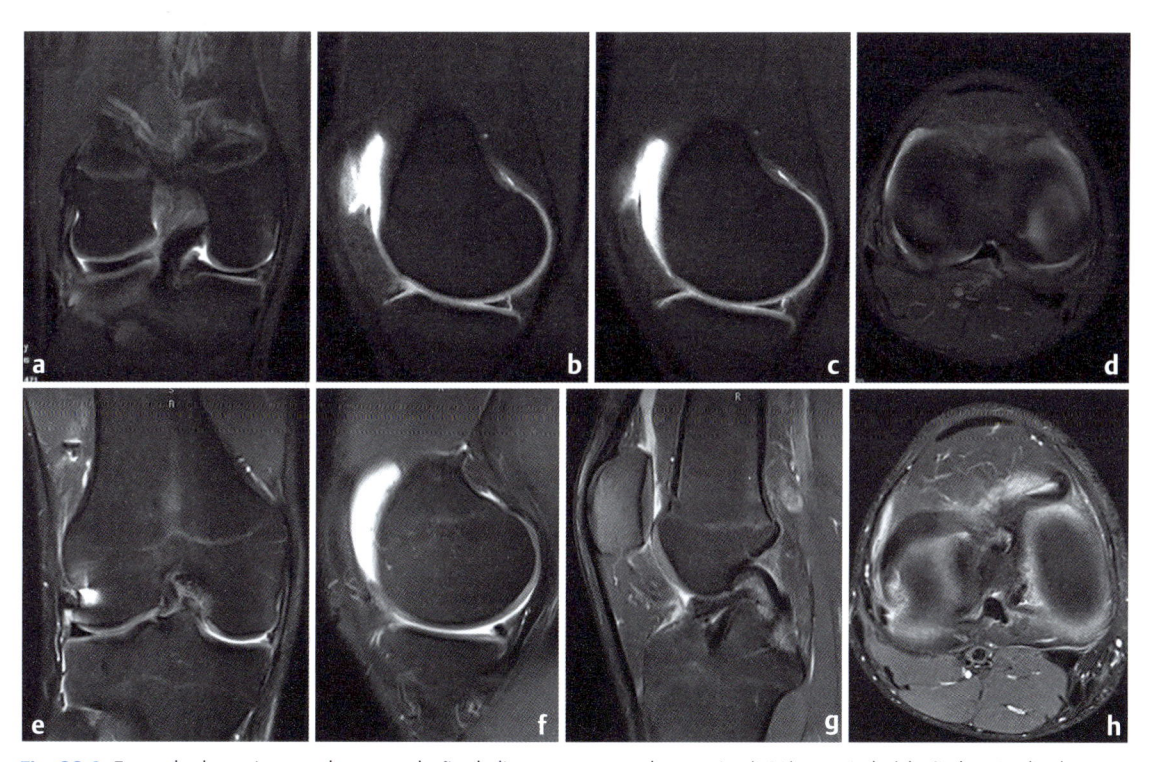

Fig. 38-9. Exemplo de paciente, atleta, com lesão do ligamento cruzado anterior (LCA) associado à lesão longitudinal vertical no menisco medial. (**a**) Plano coronal; (**b**) plano sagital; (**c**) plano sagital e (**d**) plano axial. Foi submetido à reconstrução do LCA e sutura do menisco medial pela técnica *inside-out*. Após 36 meses de pós-operatório, teve nova torção, com recidiva da lesão meniscal, com padrão em alça de balde, luxada no intercôndilo no (**e**) plano coronal; (**f**) plano sagital; (**g**) plano sagital e (**h**) plano axial. *Fonte:* Arquivo pessoal do editor.

REFERÊNCIAS BIBLIOGRÁFICAS

1. Mow VC, Ratcliffe A, Chern KY, Kelly MA. Structure and function relationships of the menisci of the knee. In: Mow VC, Arnoczky SP, Jackson DW, eds. *Knee Meniscus: Basic and Clinical Foundations*. New York, NY: Raven Press; 1992:37-5.
2. Voloshin AS, Wosk J. Shock absorption of meniscectomized and painful knees: a comparative in vivo study. *J Biomed Eng* 1983;5:157-61.
3. Kelly BT, Potter HG, Deng XH et al. Meniscal allograft transplantation in the sheep knee: evaluation of chondroprotective effects. *Am J Sports Med* 2006;34:1464-77.
4. Szomor ZL, Martin TE, Bonar F, Murrell GA. The protective effects of meniscal transplantation on cartilage. An experimental study in sheep. *J Bone Joint Surg Am* 2000;82:80-8.
5. Wilson W, van Rietbergen B, van Donkelaar CC, Huiskes R. Pathways of load-induced cartilage damage causing cartilage degeneration in the knee after meniscectomy. *J Biomech* 2003;36:845-51.
6. Noyes FR, Barber-Westin SD. Meniscus tears: diagnosis, repair techniques, clinical outcomes. *In*: Noyes FR, ed. *Noyes' Knee Disorders: Surgery, Rehabilitation, Clinical Outcomes*. Philadelphia, PA: Saunders; 2009:733-771.
7. Klimkiewicz JJ, Shaffer B. Meniscal surgery 2002 update: indications and techniques for resection, repair, regeneration, and replacement. *Arthroscopy* 2002 Nov-Dec;18(9)(Suppl 2):14-25.
8. Lombardo S, Eberly V. Meniscal cyst formation after all inside meniscal repair. *Am J Sports Med* 1999;27:666-7.
9. Austin KS, Sherman OH. Complications of arthroscopic meniscal repair. *Am J Sports Med* 1993;21:864-9.
10. Kimura M, Hagiwara A, Hasegawa A. Cyst of the medial meniscus after arthroscopic meniscal repair. *Am J Sports Med* 1993;21:755-7.
11. Stone R, Miller GA. A technique of arthroscopic suture of torn menisci. *Arthroscopy* 1985;1:226-32.
12. Sherman OH, Fox JM, Snyder SJ et al. Arthroscopy—"no-problem surgery". An analysis of complications in two thousand six hundred and forty cases. *J Bone Joint Surg Am* 1986;68(2):256-65.
13. Armstrong RW, Bolding F, Joseph R. Septic arthritis following arthroscopy: clinical syndromes and analysis of risk factors. *Arthroscopy* 1992;8(2):213-23.
14. Jameson SS, Dowen D, James P et al. The burden of arthroscopy of the knee: a contemporary analysis of data from the English NHS. *J Bone Joint Surg* (Br Vol) 2011;93(10):1327-33.
15. Salzler MJ, Lin A, Miller CD et al. Complications after arthroscopic knee surgery. *Am J Sports Med* 2014;42(2):292-6.
16. Calder SJ, Myers PT. Broken arrow: a complication of meniscal repair. *Arthroscopy* 1999;15:651-2.
17. Hechtman KS, Uribe JW. Cystic hematoma formation following use of a biodegradable arrow for meniscal repair. *Arthroscopy* 1999;15:207-10.
18. Yoo JH, Yoon JR, Lee SJ. Parameniscal cyst formation after arthroscopic meniscal repair with biodegradable meniscal arrow: a case report. *Knee Surg Sports Traumatol Arthrosc* 2008;16:815-17.
19. Choi NH, Kim SJ. Meniscal cyst formation after inside-out meniscal repair. *Arthroscopy* 2004;20:E1–E3.
20. Jan N, Sonnery-Cottet B, Fayard JM et al. Complications in posteromedial arthroscopic suture of the medial meniscus. *Orthop Traumatol Surg Res* 2016 Dec;102(8S):S287-S293.
21. Montgomery SC, Campbell J. Septic arthritis following arthroscopy and intra-articular steroids. *J Bone Joint Surg Br* 1989;71(3): 540-4.
22. Jaureguito JW, Greenwald AE, Wilcox JF et al. The incidence of deep venous thrombosis after arthroscopic knee surgery. *Am J Sports Med* 1999;27(6):707-10.
23. Kim TK, Savino RM, McFarland EG, Cosgarea AJ. Neurovascular complications of knee arthroscopy. *Am J Sports Med* 2002;30(4):619-29.
24. Rodeo SA, Forster RA, Weiland AJ. Neurological complications due to arthroscopy. *J Bone Joint Surg Am* 1993;75(6):917-26.
25. Sanders B, Rolf R, McClelland W, Xerogeanes J. Prevalence of saphenous nerve injury after autogenous hamstring harvest: an anatomic and clinical study of sartorial branch injury. *Arthroscopy* 2007 Sep;23(9):956-63.
26. Grant JA, Wilde J, Miller BS, Bedi A. Comparison of inside-out and all-inside techniques for the repair of isolated meniscal tears: a systematic review. *Am J Sports Med* 2012 Feb;40(2):459-68.
27. Cannon WD Jr, Vittori JM. The incidence of healing in arthroscopic meniscal repairs in anterior cruciate ligament-reconstructed knees versus stable knees. *Am J Sports Med* 1992;20(2):176-81.
28. Jones HP, Lemos MJ, Wilk RM et al. Two-year follow-up of meniscal repair using a bioabsorbable arrow. *Arthroscopy* 2002;18(1):64-9.
29. Kotsovolos ES, Hantes ME, Mastrokalos DS et al. Results of all-inside meniscal repair with the FasT-Fix meniscal repair system. *Arthroscopy* 2006;22(1):3-9.
30. Koukoulias N, Papastergiou S, Kazakos K et al. Clinical results of meniscus repair with the meniscus arrow: a 4- to 8-year follow-up study. *Knee Surg Sports Traumatol Arthrosc* 2007;15(2):133-7.
31. Albrecht-Olsen P, Kristensen G, Burgaard P et al. The arrow versus horizontal suture in arthroscopic meniscus repair: a prospective randomized study with arthroscopic evaluation. *Knee Surg Sports Traumatol Arthrosc* 1999;7(5):268-73.
32. Steenbrugge F, Verdonk R, Hurel C, Verstraete K. Arthroscopic meniscus repair: inside-out technique vs. Biofix meniscus arrow. *Knee Surg Sports Traumatol Arthrosc* 2004;12(1):43-9.
33. Warth LC, Bollier MJ, Hoffman DF et al. New complication associated with all-inside meniscal repair device. Ultrasound-aided diagnosis and operative localization of foreign body reaction. *Orthop J Sports Med* 2016;4(9):1-4.
34. Ganko A, Engebretsen L. Subcutaneous migration of meniscal arrows after failed meniscus repair. A report of two cases. *Am J Sports Med* 2000;28(2):252-3.

35. Sonnery-Cottet B, Mortati R, Gadea F *et al.* Osteolysis of the tibial plateau after meniscal repair with hybrid suture anchor. *Knee Surg Sports Traumatol Arthrosc* 2013;21(9):2137-40.
36. Brelin AM, Donohue MA, Balazs GC *et al.* Incidence and risk factors for reoperation following meniscal repair in a military population. *J Surg Orthop Adv* 2018;27(1):47-51.
37. Sonnery-Cottet B, Saithna A, Blakeney WG *et al.* anterolateral ligament reconstruction protects the repaired medial meniscus: a comparative study of 383 anterior cruciate ligament reconstructions from the SANTI study group with a minimum follow-up of 2 years. *Am J Sports Med* 2018 Jul;46(8):1819-26.
38. Saltzman BM, Cotter EJ, Wang KC *et al.* Arthroscopically repaired bucket-handle meniscus tears: patient demographics, postoperative outcomes, and a comparison of success and failure cases. *Cartilage* 2018 Jun;1:1947603518783473.
39. Zimmerer A, Sobau C, Nietschke R *et al.* Long-term outcome after all inside meniscal repair using the FasT-Fix system. *J Orthop* 2018 May 8;15(2):602-5.
40. Nakayama H, Kanto R, Kambara S *et al.* Clinical outcome of meniscus repair for isolated meniscus tear in athletes. *Asia Pac J Sports Med Arthrosc Rehabil Technol* 2017 Jun 7;10:4-7.
41. Uzun E, Misir A, Kizkapan TB *et al.* Arthroscopic medial meniscal repair with or without concurrent anterior cruciate ligament reconstruction: A subgroup analysis. *Knee* 2018 Jan;25(1):109-17.
42. Laurendon L, Neri T, Farizon F, Philippot R. Prognostic factors for all-inside meniscal repair. A 87-case series. *Orthop Traumatol Surg Res* 2017. Nov;103(7):1017-20.
43. Westermann RW, Wright RW, Spindler KP *et al.* Meniscal repair with concurrent anterior cruciate ligament reconstruction: operative success and patient outcomes at 6-year follow-up. *Am J Sports Med* 2014 Sep;42(9):2184-92.
44. Chahla J, Dean CS, Matheny LM *et al.* Outcomes of inside-out meniscal repair in the setting of multiligament reconstruction in the knee. *Am J Sports Med* 2017 Jul;45(9):2098-104.
45. Dean CS, Chahla J, Matheny LM *et al.* Outcomes after biologically augmented isolated meniscal repair with marrow venting are comparable with those after meniscal repair with concomitant anterior cruciate ligament reconstruction. *Am J Sports Med* 2017 May;45(6):1341-8.
46. Moses MJ, Wang DE, Weinberg M, Strauss EJ. Clinical outcomes following surgically repaired bucket-handle meniscus tears. *Phys Sports Med* 2017 Sep;45(3):329-36.

Parte V Transplante Meniscal

39 INDICAÇÕES E PLANEJAMENTO PRÉ-OPERATÓRIOS

Camila Cohen Kaleka
Pedro Debieux

INTRODUÇÃO

Nas últimas décadas, o conhecimento médico a respeito das funções dos meniscos, o tratamento das lesões meniscais e as consequências das lesões cresceram significativamente. Os meniscos auxiliam na manutenção da homeostase do joelho, realizando transmissão e distribuição de carga, absorção de impacto, lubrificação articular e contribuindo para a estabilidade articular, principalmente rotacional.

Historicamente, as lesões meniscais eram tratadas com excisão meniscal. Entretanto, nos últimos 30 anos, tem-se vivenciado a evolução pouco satisfatória dos pacientes submetidos à meniscectomia, principalmente do menisco lateral, pois há alteração da biomecânica do joelho, levando à degeneração da cartilagem articular. Embora todo esforço deva ser feito para preservar o máximo possível de tecido meniscal no tratamento de lesões meniscais complexas, meniscectomias totais ou subtotais podem ser necessárias ainda nos tempos atuais.

O transplante de menisco começou a ser estudado como **alternativa** terapêutica em cachorros, em 1930, e em humanos, em 1940, porém foi em 1980 que as primeiras publicações da Europa, Ásia e América do Norte apareceram a fim de identificar as indicações e relatar as técnicas cirúrgicas. Assim, o transplante meniscal ganhou maior popularidade e, atualmente, é considerado um método de tratamento eficaz para restaurar a função meniscal, reduzir a dor no joelho e auxiliar na prevenção da degeneração da cartilagem articular após meniscectomia total ou subtotal em pacientes com até 50 anos de idade e sem evidência de degeneração avançada da cartilagem articular.

Dessa maneira, o transplante meniscal não é mais um procedimento experimental, porém o sucesso dessa cirurgia depende da seleção criteriosa do paciente (avaliações clínica e de imagem) e da correspondência precisa entre as dimensões do menisco a ser doado e as dimensões do joelho receptor. A seleção apropriada do paciente e do tamanho do menisco a ser transplantado é importante para a melhora da função e para a escolha dos que mais terão benefício com o procedimento.

INDICAÇÕES: SELEÇÃO DO PACIENTE

O objetivo principal do transplante meniscal é minimizar ou postergar os efeitos negativos da perda meniscal, ou seja, buscar o alívio da dor, restaurar a biomecânica articular, melhorar a função do joelho e prevenir a osteoartrose. A ausência de alternativas para o tratamento dos joelhos meniscectomizados faz com que o transplante seja a melhor opção, entretanto a ausência de um grupo-controle com tratamento conservador torna impossível confirmar o grau de condroproteção decorrente do transplante.

Assim, de acordo com as evidências clínicas, os melhores resultados após o transplante meniscal são nos pacientes que se encaixam nas seguintes indicações:

A) Dor unicompartimental na deficiência total ou subtotal do menisco, conhecida como síndrome pós-meniscectomia, principalmente no compartimento lateral;
B) Procedimento concomitante com a revisão da reconstrução do LCA para agregar estabilidade, quando a deficiência meniscal é considerada associada como um fator de falha, já que o menisco medial é um estabilizador secundário da translação anterior da tíbia;
C) Procedimento concomitante ao reparo da cartilagem articular no mesmo compartimento da deficiência meniscal, pois a pressão de contato aumenta por redução da superfície de contato.

O candidato ideal para o transplante de aloenxerto meniscal é um paciente com queixa de dor em um dos compartimentos do joelho após uma meniscectomia total ou subtotal, sem sintomas de instabilidade, com alinhamento normal e cartilagem normal ou com alteração em até 50% da superfície condral. Os sintomas devem ser graves o suficiente para justificar uma operação com potenciais complicações, incluindo o risco de um resultado inferior e pouco duradouro. Isto geralmente significa que o paciente deve ter dor durante as atividades diárias, além de dor significativa que torna as atividades esportivas impossíveis ou muito difíceis. Além disso, os sintomas devem corresponder aos achados clínicos, ou seja, no caso em que o menisco medial foi ressecado, os sintomas devem estar localizados na linha articular medial. Outros sintomas podem ser inchaço ou travamento. A duração dos sintomas deve ser de pelo menos 6 meses. O paciente deve desejar e ser capaz de seguir o protocolo de reabilitação pós-operatório.

Quando há lesões na cartilagem, o transplante meniscal ainda pode ser indicado, mas o prognóstico é menos favorável, com maior taxa de falha. No caso do alinhamento em varo no joelho com deficiência medial do menisco, a osteotomia tibial valgizante é o tratamento de primeira linha e pode estar associada ao transplante meniscal, caso o alívio dos sintomas não seja suficiente. Da mesma forma, no caso de alinhamento em valgo em um joelho com deficiência lateral de menisco, a osteotomia femoral varizante é o tratamento de escolha e pode ser realizada concomitantemente ao transplante.

Em casos de instabilidade, isto geralmente é corrigido antes ou simultaneamente com o transplante meniscal. Nos joelhos com insuficiência do LCA com menisco medial deficiente e sem outras causas óbvias de falência do enxerto, uma revisão concomitante do LCA e transplante meniscal medial é uma boa indicação.

Assim, a avaliação do eixo mecânico para verificar o alinhamento deve ser sempre realizada ao considerar o transplante do menisco um possível tratamento. Numa metanálise, publicada em 2011, o transplante de menisco foi realizado como cirurgia isolada em apenas 36% dos casos, sendo a osteotomia o procedimento associado mais frequente realizado em 19% concomitantemente. Alguns trabalhos sugerem que a osteotomia associada retarda a progressão da degeneração articular.

Existe uma grande discussão a respeito da indicação profilática do transplante meniscal, ou seja, em pacientes com deficiência meniscal e assintomáticos. Uma diretriz publicada por um grupo de especialistas em reconstrução meniscal (IMREF) não recomenda o transplante meniscal nesse grupo, já que não há evidências do efeito condroprotetor.

O transplante meniscal raramente é indicado em pacientes com mais de 50 anos, embora tenham sido relatadas séries de casos incluindo pacientes nessa faixa etária como cirurgia de salvamento a fim de retardar a indicação da artroplastia do joelho. Entretanto, alterações degenerativas (Kellgren-Lawrence superior ao grau 2), sinais de infecção, doença inflamatória articular e índice de massa corpórea (IMC) acima de 35 são contraindicações para cirurgia.

PLANEJAMENTO PRÉ-OPERATÓRIO

A mensuração do enxerto meniscal bem como do tamanho do menisco do receptor são as razões mais conhecidas de falha do transplante. O enxerto superdimensionado leva ao aumento da compressão da cartilagem articular, por outro lado, os enxertos pequenos sobrecarregam o tecido meniscal.

Diversos métodos de mensuração meniscal têm sido descritos desde o surgimento do transplante meniscal, utilizando radiografias simples, ressonância magnética, tomografia computadorizada ou dados antropométricos dos pacientes. Entretanto, não há uma descrição precisa de qual o método mais fidedigno, pois cada uma das medidas (largura e comprimento) e cada um dos meniscos (medial e lateral) apresentam diferentes sensibilidades para cada método.

Avaliação por Imagem

A mensuração meniscal, utilizando radiografias simples do joelho nas incidências anteroposterior e em perfil, proposta por Pollard *et al.*, é o método mais utilizado pelos especialistas (35%) e leva em consideração pontos ósseos do planalto tibial para estimar a largura e o comprimento dos meniscos, usando fórmulas matemáticas com fatores de correção. Considerando que a ressonância magnética é um exame mais preciso para avaliação meniscal, autores descreveram alguns parâmetros para predizer o tamanho do menisco, utilizando o lado contralateral sem lesões, a fim de obter um aloenxerto que melhor corresponde à geometria do menisco original.

Medidas Radiográficas

As radiografias devem ser realizadas nas incidências anteroposterior e em perfil, com a ampola distando um metro do joelho do paciente com calibradores para correção da magnificação. A mensuração dos meniscos nas radiografias pode ser feita de acordo com os métodos descritos por Pollard *et al.* e Yoon *et al.*

Segundo Pollard *et al.* a largura dos meniscos é mensurada por radiografias anteroposterior pela distância entre duas linhas verticais perpendiculares à linha articular, uma tangente à margem da metáfise tibial, e a outra pela ponta das espinhas tibial, medial e lateral de ambos os joelhos (Fig. 39-1). O comprimento dos meniscos é mensurado nas radiografias de perfil pela aferição do tamanho do platô tibial, sendo a distância medida ao nível da linha articular entre uma linha da superfície anterior da tíbia acima da tuberosidade e uma linha paralela a ela, que tangencia a margem posterior do platô tibial. O menisco medial corresponde a 80%, e

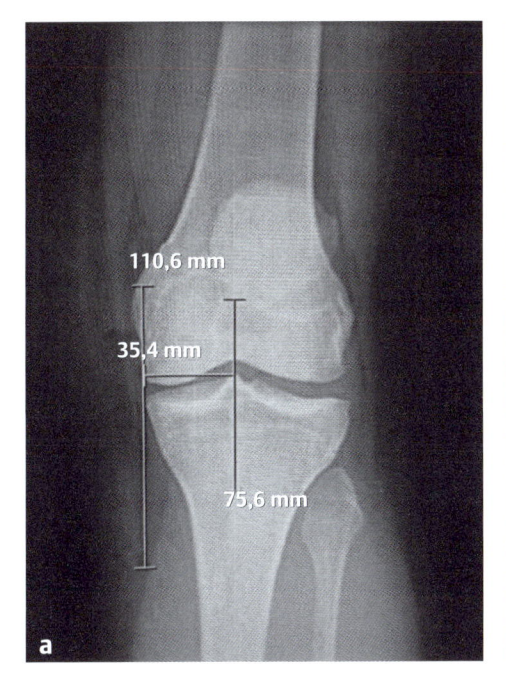

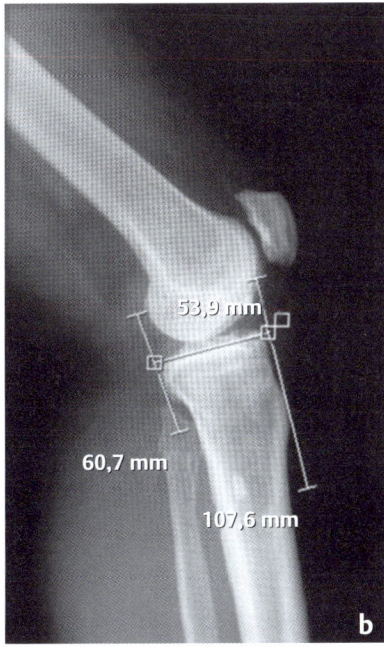

Fig. 39-1. Imagens radiográficas do joelho, anteroposterior (a) e em perfil (b), para medida de largura e comprimento, respectivamente.

o menisco lateral corresponde a 70% da mensuração do comprimento do planalto tibial no plano sagital.

Apesar de o método de Pollard ser muito utilizado, apresenta baixa acurácia para o menisco lateral. A fim de melhorar essa questão, pode-se utilizar do modelo matemático proposto por Yoon *et al.*:

> (0,52 × comprimento do planalto tibial, de acordo com o método de Pollard) + 5,2.

Medidas da Ressonância Magnética

Os exames de ressonância magnética (RM) podem seguir as sequências habituais adotadas para os exames de joelho.

As imagens devem demonstrar os meniscos em seus maiores eixos no plano longitudinal, paralelo ao planalto tibial, contendo em uma única imagem as raízes de inserção tibial e a periferia do corno anterior, do corpo e corno posterior (Fig. 39-2). Para o comprimento meniscal, realiza-se a medida entre o ponto mais anterior da extremidade do corno anterior e o ponto mais posterior da extremidade do corno posterior (Fig. 39-2a). Para determinar a largura meniscal traça-se uma linha unindo os pontos mais centrais de cada raiz meniscal para medida da distância do contorno externo do corpo até esta linha, de maneira perpendicular à medida do comprimento (Fig. 39-2b).

Avaliação Clínica

Além dos exames de imagem, Van Thiel *et al.* propuseram uma equação de regressão multivariável com dados antropométricos, incluindo gênero, altura e peso dos pacientes para estimativa das dimensões de largura e comprimento do menisco.

A mensuração dos meniscos pelos dados antropométricos segue a descrição de Van Thiel *et al.* por meio de equações de regressão matemática que utilizam o peso e altura para obter a largura e comprimento dos meniscos lateral e medial, com base em coeficientes que variam de acordo com o gênero do indivíduo e o menisco avaliado.

> *Dimensão meniscal (largura ou comprimento):*
> Coeficiente constante + (coeficiente de altura × altura) + (coeficiente de peso × peso)

Discussão sobre os Métodos

Apesar de não existir simetria na anatomia dos joelhos direito e esquerdo de um indivíduo, Dargel *et al.* demonstraram que existe uma boa correlação entre as dimensões morfométricas dos joelhos humanos direito e esquerdo. Comparativamente, no estudo mais recente, publicado em 2016, também não houve diferença com significância estatística entre as mensurações meniscais dos lados direito e esquerdo pelos métodos radiográficos e de RM.

Haut *et al.* mostraram que a RM tem uma acurácia maior que as radiografias em determinar a geometria meniscal, e Pródromos *et al.* confirmaram que a acurácia das mensurações obtidas a partir da RM do lado contralateral é superior ao método de mensuração radiográfica, propondo que esse seja o novo método padrão ouro para mensuração.

O método radiográfico de mensuração meniscal foi descrito por Pollard *et al.*, estabelecendo uma correlação entre marcos ósseos anatômicos e a di-

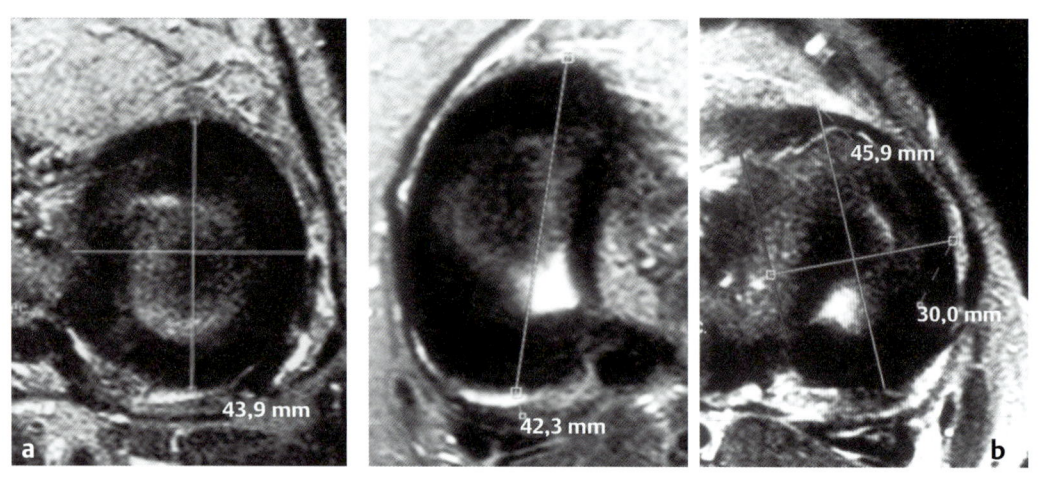

Fig. 39-2. Corte axial da ressonância magnética do joelho para avaliação das medidas que correspondem ao comprimento (medida anteroposterior) e largura. (**a**) Menisco lateral; (**b**) Menisco medial.

mensão dos meniscos. Apesar de a avaliação por radiografias ainda ser considerada o método de escolha por muitos autores, a literatura reporta menor acurácia dessas medições decorrente de erros de magnificação radiográfica, identificação errada de marcos ósseos, erros de rotação no posicionamento do joelho para o exame e dificuldade de diferenciar a interface entre estruturas ósseas e de partes moles. Pollard *et al.* reportaram uma margem de erro de 7,8% em suas medidas. Entretanto, outros autores não foram capazes de reproduzir os resultados encontrados por Pollard *et al.* com a mesma acurácia, principalmente em relação ao comprimento do menisco lateral, conforme documentado por Yoon *et al.*, que propuseram uma nova equação (método de Pollard modificado) para predizer essa variável, com aumento da acurácia da mensuração de 40% para 92%. No estudo publicado por Kaleka CC *et al.* encontrou-se que a acurácia da mensuração do comprimento do menisco lateral pelo método proposto por Yoon *et al.* foi de 81,8%, enquanto que pelo método de Pollard *et al.* foi de 47,7%, parecendo não ser ideal utilizar o método de Pollard *et al.* para o comprimento do menisco lateral, já que este leva a valores superestimados desta medida. Já em relação ao menisco medial, o método de Pollard parece ser mais eficiente e equivalente aos valores da RM.

Na tentativa de reduzir os erros provocados pelas imprecisões técnicas do método radiográfico e diminuir os custos dos exames de RM contralateral, Stone *et al.* propuseram correlacionar as dimensões meniscais com os dados antropométricos e demostraram que a altura, o peso e o gênero, variáveis facilmente obtidas, possuem correlação direta com o tamanho meniscal. Entretanto, foi Van Thiel *et al.* que demonstraram uma nova maneira de mensurar as dimensões meniscais com base apenas nos dados antropométricos dos pacientes. Os autores avaliaram 930 meniscos de doadores e desenvolveram um modelo de regressão que usa o gênero, o peso e a altura para obter o tamanho do menisco necessário para o transplante, com uma acurácia levemente superior que a acurácia descrita na literatura para os métodos radiográficos e de RM. A partir do método proposto por Van Thiel *et al.* encontramos que os valores das medidas do menisco lateral não apresentaram diferença estatística em relação aos valores obtidos na RM com acurácia de 72,7% para largura e 75% para o comprimento. No entanto, em trabalho recente que compara as medidas meniscais, a acurácia do método radiográfico de Yoon foi superior ao proposto por Van Thiel, cujo método também subestimou as medidas do menisco medial, principalmente o comprimento, com diferença estatística em relação às medidas da RM e com acurácia inferior à obtida com o método de Pollard.

Dessa forma, concluímos que, em caso de indicação de transplante meniscal em pacientes sem lesão no joelho contralateral, o método que permite mensuração meniscal mais adequada do comprimento e largura de ambos os meniscos é a RM contralateral, sendo esse o método de escolha em nossa opinião. Em pacientes com lesão no joelho contralateral ou em necessidade de redução dos custos com exames, sugere-se que a RM possa ser substituída pela aquisição dos dados antropométricos para obter a largura do menisco lateral e pelo método radiográfico proposto por Yoon para mensurar o comprimento meniscal lateral. Já em casos de lesão do menisco medial, o método radiográfico de Pollard poderia ser utilizado para substituir a RM.

SELEÇÃO DO ENXERTO MENISCAL

Os aloenxertos meniscais são idealmente coletados e processados nas primeiras 24 horas do óbito, e o processamento deve estar completo em até 72 horas para serem a seguir congelados a -80°C (Fig. 39-3). Alguns outros métodos de preservação são utilizados, mas o método fresco-congelado continua a ser o mais utilizado e o de eleição dos bancos de tecidos nacionais permitindo uma durabilidade de 5 anos do tecido. A inserção dos ligamentos meniscotibiais do menisco medial deve ser preservada, auxiliando a fixação periférica.

A seleção dos doadores é bem estrita e fundamentada em amplas pesquisas médica e social. A história médica inclui a pesquisa de doenças sistêmicas autoimunes, distúrbios neurológicos, doenças genéticas, infecções crônicas, etilismo e doenças oncológicas que são, em geral, contraindicações para a doação. Além da triagem inicial, o exame físico dos doadores no momento da captação é uma etapa que exclui 5% dos doadores por apresentarem características de aumento do risco de transmissão de doenças.

Apesar de a idade dos doadores não estar regulamentada por lei, a diretriz europeia sugere a idade de 45 anos como limite para captação de aloenxertos meniscais, já nos Estados Unidos, utilizam-se apenas doadores abaixo dos 35 anos. A triagem com exames de sangue (anti-HIV 1 e 2, HBs Ag, anti-HBc, HCV, HTLV tipos I e II e sífilis) e culturas de amostras do tecido para pesquisa de inúmeros vírus e bactérias é sempre realizada e, após a negativa de todos exames o tecido pode ser liberado para implantação.

As medidas dos aloenxertos meniscais são realizadas nos bancos de tecidos pelas equipes especializadas em captação. Durante o início do processamento dos meniscos captados, a distância anteroposterior (comprimento) e mediolateral (largura) de cada um dos meniscos é realizada e anotada separadamente para cada menisco selecionado. A presença de qualquer lesão meniscal ou degeneração faz com que aquele tecido seja descartado e, portanto, não armazenado. Os aloenxertos meniscais são específicos para o lado e compartimento que receberá o transplante.

CONCLUSÃO

A correspondência precisa entre as dimensões do enxerto meniscal e as do joelho receptor é um fator fundamental para restaurar a função meniscal após o transplante. Meniscos transplantados de tamanho

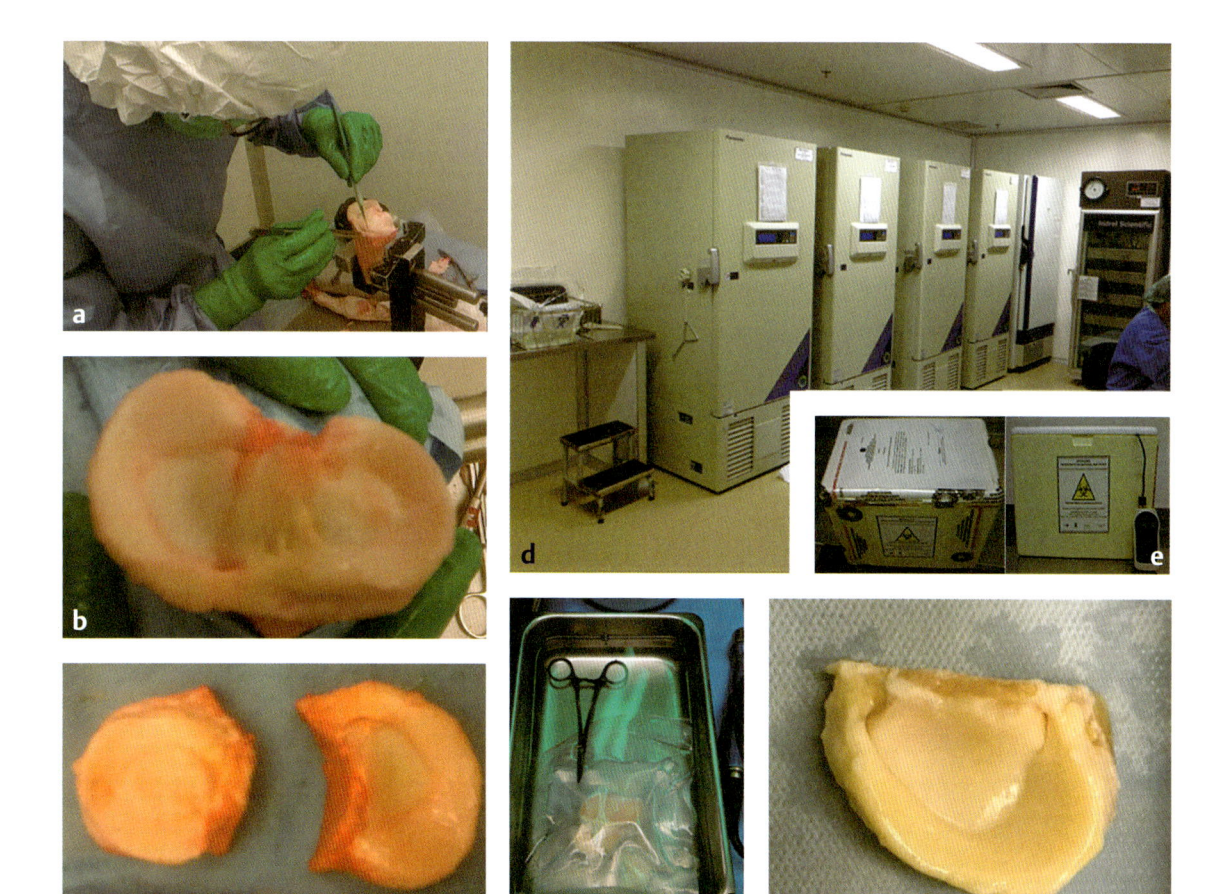

Fig. 39-3. Etapas de funcionamento de um Banco de Tecidos e processamento dos tecidos. (**a-c**) Esqueletização. (**d**) Congelamento e armazenamento. (**e**) Valises de transporte do enxerto com controle da temperatura. (**f**) Embalagem com o enxerto dentro. (**g**) O tecido (menisco) pronto para o transplante. *Fonte:* Arquivo pessoal do editor.

menor levam a uma incongruência no côndilo femoral resultando em carga excessiva no compartimento, enquanto meniscos maiores que o tamanho ideal estão predispostos à extrusão, também alterando a biomecânica da articulação, levando à degeneração precoce. Apesar de poucos estudos terem investigado as consequências da imprecisão da mensuração, estima-se que apenas 5 a 10% de incompatibilidade nas dimensões seriam bem toleradas pelo joelho.

O enxerto para transplante meniscal deve ser específico de acordo com o lado e o menisco lesionado. A nomenclatura utilizada para descrever as dimensões dos meniscos pode ser confusa. Por convenção, a largura do menisco descreve sua dimensão mediolateral, no plano coronal; enquanto seu comprimento descreve sua dimensão anteroposterior, no plano sagital. Sendo que a obtenção dessas medidas de maneira independente é fundamental, pois não se pode predizer com precisão a medida de uma dimensão a partir da outra.

Embora muitas questões estejam indefinidas em relação ao dimensionamento e processamento do aloenxerto meniscal, técnica cirúrgica e resultados em longo prazo, o transplante de aloenxerto do menisco não é mais uma técnica experimental e fornece alívio da dor e melhora da função para pacientes bem selecionados com queixas por deficiência meniscal. Além disso, para investigar essas questões, novas alternativas de substituição de menisco farão parte do futuro, como implantes sintéticos e meniscos de engenharia de tecidos, que oferecerão opções melhores de tratamento.

BIBLIOGRAFIA

Bursac P, York A, Kuznia P et al. Influence of donor age on the biomechanical and biochemical properties of human meniscal allografts. *Am J Sports Med* 2009;37(5):884-9.

Dargel J, Feiser J, Gotter M et al. Side differences in the anatomy of human knee joints. *Knee Surg Sports Traumatol Arthrosc* 2009;17(11):1368-76.

Dienst M, Greis PE, Ellis BJ et al. Effect of lateral meniscal allograft sizing on contact mechanics of the lateral tibial plateau: an experimental study in human cadaveric knee joints. *Am J Sports Med* 2007;35(1):34-42.

Elsner JJ, Portnoy S, Guilak F et al. MRI-based characterization of bone anatomy in the human knee for size matching of a medial meniscal implant. *J Biomech Eng* 2010;132(14):1010081-1-101008-11.

Getgood A, LaPrade RF, Verdonk P et al. *Am J Sports Med* 2016;45(5):1195-205.

Haut TL, Hull ML, Howell SM. Use of roentgenography and magnetic resonance imaging to predict meniscal geometry determined with a three-dimensional coordinate digitizing system. *J Orthop Res* 2000;18(9):228-37.

Kaleka CC, Netto AS, Silva JC et al. Which are the most reliable methods of predicting the meniscal size for transplantation? *Am J Sports Med* 2016;44(11):2876-83.

Kim JMK, Lee BS, Kim KH et al. Results of meniscus allograft transplantation using bone fixation: 110 cases with objective evaluation. *Am J Sports Med* 2012;40:1027-35.

Lee AS, Kang RW, Kroin E et al. Allograft meniscus transplantation. *Sports Med Arthrosc* 2012;20(2):106-14.

Netto ADS, Kaleka CC, Toma MK et al. Should the meniscal height be considered for preoperative sizing in meniscal transplantation? *Knee Surg Sports Traumatol Arthrosc* 2018;26(3):772-80.

Noyes FR, Heckmann TP, Barber-Westin SD. Meniscus repair and transplantation: a comprehensive update. *J Orthop Sports Phys Ther* 2012;42(3):274-90.

Pollard ME, Kang Q, Berg EE. Radiographic sizing for meniscal transplantation. *Arthroscopy* 1995;11:684-7.

Prodromos CC, Joyce BT, Keller BL et al. Magnetic resonance imaging measurement of the contralateral normal meniscus is a more accurate method of determining meniscal allograft size than radiographic measurement of the recipient tibial plateau. *Arthroscopy* 2007;23(11):1174-9.

Rodeo SA. Meniscal allografts-where do we stand? *Am J Sports Med* 2001;29(2):246-61.

Shaffer B, Kennedy S, Kimkiewicz J, Yao L. Preoperative sizing of meniscal allograft in meniscus transplantation. *Am J Sports Med* 2000;28(4):524-533.

Stone KR, Freyer A, Turek T et al. Meniscal sizing based on gender, height, and weight. *Arthroscopy* 2007;23(5):5038.

Tsai PH, Chou MC, Lee HS et al. MR T2 values of the knee menisci in the healthy young population: zonal and sex differences. *Osteoarthritis Cartilage* 2009;17(8):988-94.

Van Thiel GS, Verma N, Yanke A et al. Meniscal allograft size can be predicted by height, weight, and gender. *Arthroscopy* 2009;25(7):722-7.

Wilcox TR, Goble EM, Doucette SA. Goble technique of meniscos transplantation. *Am J Knee Surg* 1996;9(1):37-42.

Wilmes P, Anagnostakos K, Weth C et al. The reproducibility of radiographic measurement of medial meniscus horn position. *Arthroscopy* 2008;24(6):660-8.

Wilmes P, Pape D, Kohn D, Seil R. The reproducibility of radiographic measurement of lateral meniscus horn position. *Arthroscopy* 2007;23(10):1079-86.

Yoon JR, Kim TS, Lim HC et al. Is radiographic measurement of bony landmarks reliable for lateral meniscal sizing? *Am J Sports Med* 2011;39(3):582-9.

Yoon JR, Kim TS, Wang JH et al. Importance of independent measurement of width and length of lateral meniscus during preoperative sizing for meniscal allograft transplantation. *Am J Sports Med* 2011;39(7):1541-7.

40 INTRAOPERATÓRIO – TÉCNICA CIRÚRGICA E DICAS: TRANSPLANTE DE MENISCOS MEDIAL E LATERAL

Thomas M. DeBerardino

O advento de métodos menos invasivos de fixação e preservação do menisco lesionado também se traduziu na melhoria de nossa capacidade de realização do transplante de aloenxerto de menisco (MAT) por artroscopia. Uma parte dos pacientes submetidos à meniscectomia funcional total ou verdadeiramente total passa a ser sintomática, apresentando dor no compartimento afetado, e o transplante de menisco é uma opção viável para restauração da funcionalidade deste compartimento. A rigorosa adesão às indicações cirúrgicas e a técnica cirúrgica meticulosa podem levar ao alívio da dor e à melhora da função.

Muitas técnicas são usadas no MAT, e nenhuma se mostrou definitivamente superior às demais. O autor tem mais de duas décadas de experiência com a técnica totalmente artroscópica e uso de *plugs* ósseos nos MATs medial e lateral.

Esta técnica continua a ser a preferida por diversos motivos:

1. A técnica artroscópica permite a colocação anatômica dos dois cornos do menisco, o que minimiza a extrusão da estrutura e maximiza as tensões circunferenciais, o que talvez normalize a cinemática do joelho.
2. Os *plugs* ósseos podem ser adaptados à anatomia do paciente, principalmente no que se refere à inserção variável do corno anterior no menisco medial.
3. Procedimentos cirúrgicos concomitantes podem ser realizados durante o MAT para resolução da instabilidade de ligamentos, mau alinhamento mecânico e defeitos cartilaginosos.
4. A técnica totalmente artroscópica é minimamente invasiva e pode ser feita com caráter ambulatorial.

Este artigo descreve a técnica do transplante de meniscos medial e lateral. A técnica preferida para os MATs medial e lateral é o uso de *plugs* ósseos livres nos sítios anatômicos de inserção dos cornos meniscais. A técnica de canaleta (*slot*) também pode ser utilizada no transplante de menisco lateral. Uma vez que a fixação sólida ao osso faça com que a biomecânica tibiofemoral fique mais normal, as duas técnicas enfatizam a retenção das inserções ósseas, em vez da fixação apenas no tecido mole.

O transplante de menisco é uma das cirurgias de maior dificuldade técnica da medicina esportiva. Como em todos os procedimentos cirúrgicos avançados, o planejamento e o trabalho com uma equipe cirúrgica coordenada fazem com que a cirurgia ocorra com a maior eficiência possível.

O planejamento cirúrgico completo tem várias etapas:

1. Preparo do enxerto:
   A) Depois que o cirurgião assegurar a compatibilidade do transplante de menisco fresco congelado, o enxerto pode ser preparado, enquanto o paciente entra no centro cirúrgico. De modo geral, o tecido chega na forma de um hemiplatô preparado (Fig. 40-1a).
   B) Uma serra microssagital é usada para seccionar os sítios de inserção óssea dos cornos posterior e anterior (Fig. 40-1b, c).
   C) Uma quinta secção horizontal libera os *plugs* ósseos da cavidade criada (Fig. 40-1d, e).
   D) Uma pinça tipo goiva ou saca-bocado é usada para arredondar os cantos dos *plugs* ósseos. Os *plugs* cilíndricos normalmente têm 9 a 10 mm de diâmetro, e a altura necessária é de apenas 7 mm (Fig. 40-1f).
   E) Um orifício central é feito em cada *plug* ósseo (Fig. 40-1g).
   F) Quatro suturas permanentes de ancoragem são feitas no enxerto.
      ♦ Uma sutura com fio liso #2 é feita no *plug* do corno posterior, pelo lado esponjoso. A agulha atravessa o tecido firme do corno por vários milímetros do menisco. Por fim, a sutura abraça o orifício criado no *plug* ósseo (Fig. 40-1h, i).
      ♦ Da mesma maneira, uma sutura listrada é feita no *plug* ósseo do corno anterior.

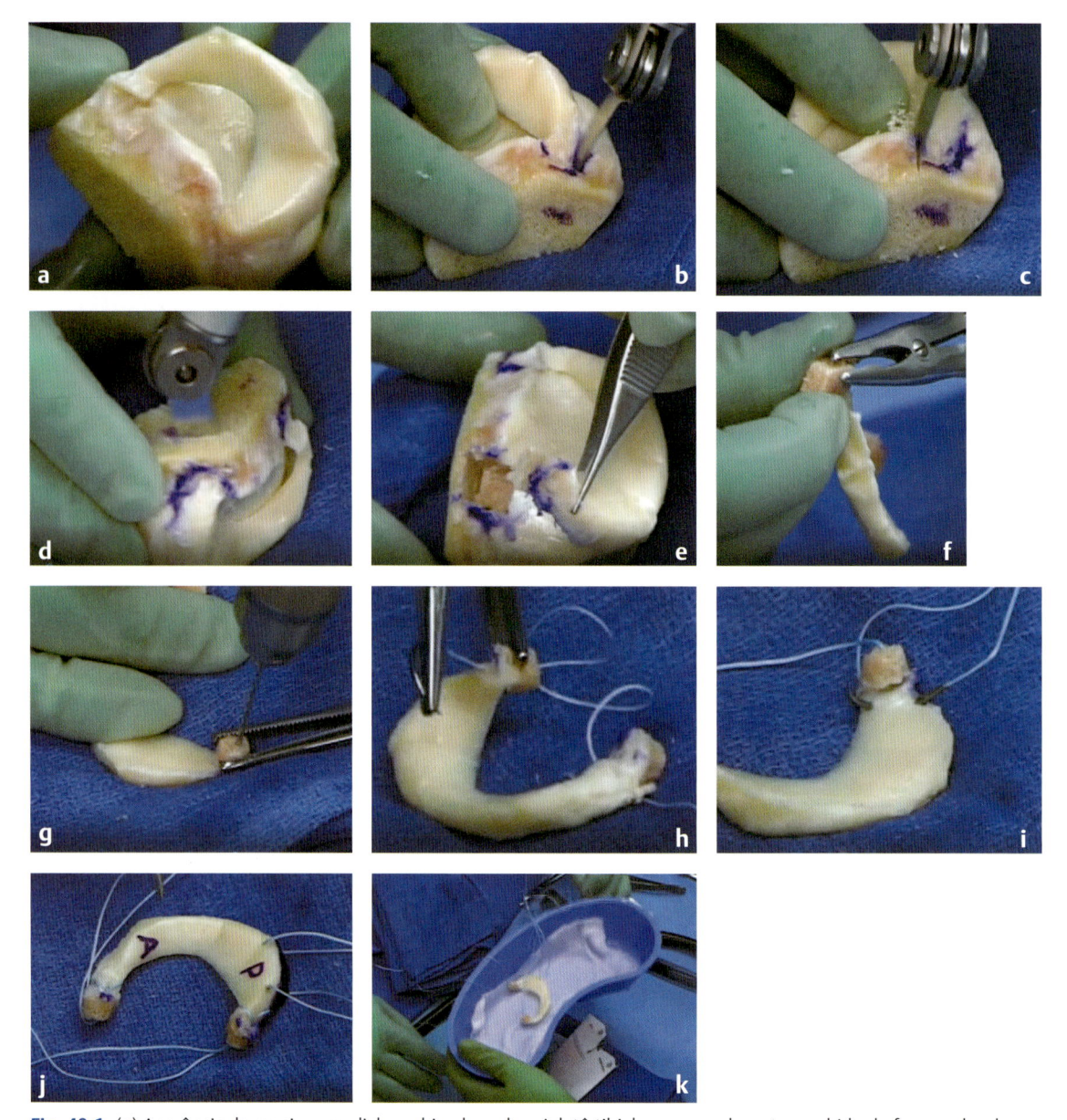

Fig. 40-1. (**a**) Aparência do menisco medial combinado ao hemiplatô tibial como geralmente recebido do fornecedor de aloenxerto. (**b, c**) Serra microssagital usada para secção ao redor dos sítios anatômicos de inserção dos cornos anterior e posterior do menisco. (**d, e**) Um corte horizontal libera cada *plug* ósseo do sítio de inserção. (**f**) Uma pinça goiva ou saca-bocado é usada para arredondar os cantos dos *plugs* ósseos em cilindros de 9 a 10 mm de diâmetro e 7 mm de altura necessária. (**g**) Uma pequena broca faz um orifício central em cada *plug* ósseo. (**h, i**) Uma sutura lisa #2, inabsorvível, é feita no *plug* do corno posterior, pelo lado esponjoso. A agulha atravessa o tecido firme do corno por vários milímetros do menisco. Por fim, a sutura abraça o orifício criado no *plug* ósseo. (**j**) Término do preparo do enxerto. (**k**) O enxerto é mantido em segurança em uma cuba rim até o transplante.

- As suturas com fios listrados e lisos são feitas a 1 e 2 cm, respectivamente, do *plug* ósseo, em sentido vertical.

G) Um marcador cirúrgico é usado na borda periférica superior do corno posterior e no aspecto do entalhe de cada um dos *plugs* ósseos do enxerto. Um "A" é feito na posição próxima ao corno anterior do enxerto, onde começa o tecido normal do menisco. Um "P" é feito no corno posterior correspondente à segunda sutura lisa vertical. As marcas servem como pontos visuais de início e término, mostrando a localização das suturas *inside-out* finais de reparo do menisco (Fig. 40-1j).

H) O enxerto final é protegido na mesa auxiliar para ser transplantado posteriormente (Fig. 40-1k).

2. Preparo do compartimento:
   A) A maior parte do corno posterior e do corpo do menisco foi removida durante a cirurgia anterior, mas é importante retirar quaisquer resquícios significativos do menisco nativo, inclusive o segmento do corno anterior, que geralmente ainda está presente.
   B) Um dispositivo de ablação, cauterização e sucção, assim como *shaver* e tesouras para menisco, ajudam a remoção rápida e eficiência dos resquícios de menisco (Fig. 40-2a, b).
   C) Deve-se prestar muita atenção para assegurar a visualização adequada dos sítios de inserção dos cornos posterior e anterior, com remoção de qualquer tecido estranho que possa bloquear a colocação dos *plugs* ósseos durante a passagem do enxerto.
   D) Uma parede intercondilar estreita e a regularização da eminência podem ser necessárias, com a intercondiloplastia (*notchplastia*) sendo realizada com cortador ósseo ou Power Rasp (Arthrex Inc., Naples, FL, Estados Unidos) até que uma broca *acorn* de 9 mm possa ser facilmente introduzida, confirmando a dilatação adequada do espaço para passagem do *plug* ósseo do corno posterior sem dificuldade (Fig. 40-2c).
3. Preparo da cavidade do corno posterior:
   A) Um Flipcutter (Arthrex Inc., Naples, FL, Estados Unidos) com diâmetro compatível com o *plug* ósseo é utilizado para gerar uma retrocavidade (túnel) com 10 mm de profundidade com um conjunto de instrumentos de reconstrução (*Retroconstruction Instrument Set*) e broca-guia multiuso (Arthrex Inc, Naples, FL, Estados Unidos) na referência anatômica da inserção do corno posterior (Fig. 40-3a, b). Uma sutura lisa colorida em alça, compatível com a sutura do *plug* ósseo do corno posterior, é feita no orifício criado com a broca no corno posterior e ancorada no portal lateral (Fig. 40-3c).
4. Abordagem aberta para suturas *inside-out* de reparo de menisco:
   A) Uma incisão longitudinal de 3 cm é feita na pele e na camada de tecido subcutâneo imediatamente posterior ao ligamento colateral. A dissecção é realizada até a fáscia que chega ao músculo gastrocnêmio, à altura da articulação do joelho. A dissecção cuidadosa entre o gastrocnêmio e a cápsula articular do

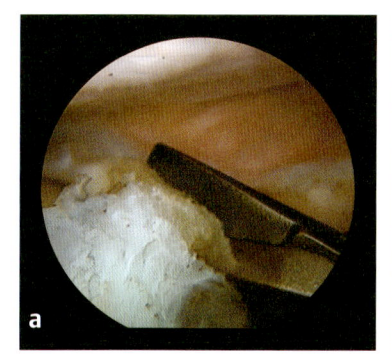

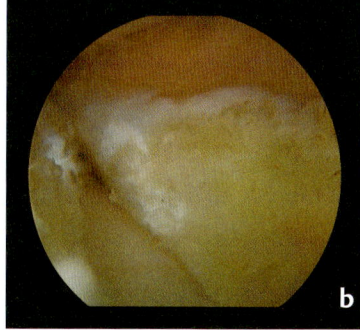

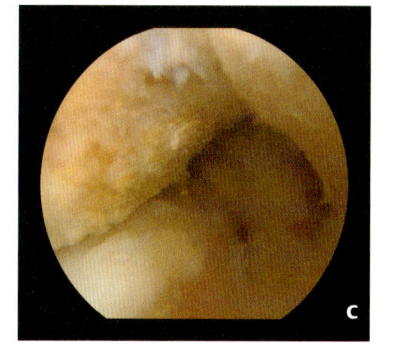

Fig. 40-2. (a, b) Tesouras retas de menisco são usadas para soltar e remover qualquer tecido residual do corno anterior do menisco. **(c)** A parede medial adequada e a intercondiloplastia (*notchplastia*) da eminência permitem a fácil passagem do *plug* ósseo do corno posterior.

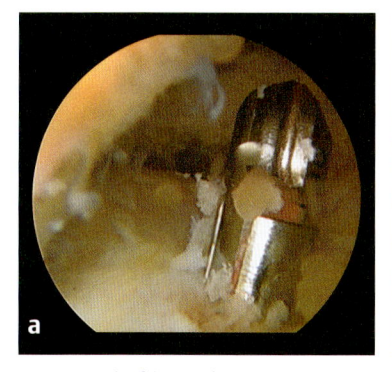

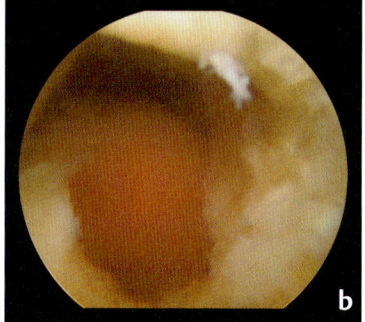

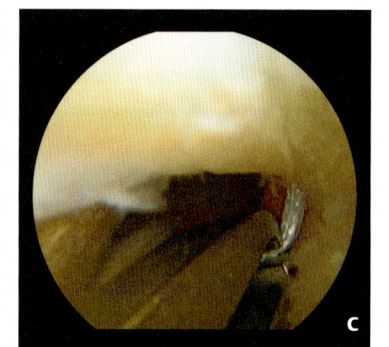

Fig. 40-3. (a, b) Um Flipcutter (Arthrex, Inc, Naples, FL, Estados Unidos) é utilizado para gerar uma retrocavidade (túnel) com 10 mm de profundidade no ponto de referência do sítio de inserção do corno posterior. **(c)** Uma pinça é utilizada para "pescar" a sutura em alça pela retrocavidade para posterior passagem do *plug* ósseo do corno posterior.

joelho permite a colocação de um afastador de Hennig para passagem segura das agulhas para sutura e, por fim, realização das suturas *inside-out* para reparo do menisco (Fig. 40-4a).
B) Um dispositivo passador tipo *SutureLasso* de 90 graus (Arthrex Inc., Naples, FL, Estados Unidos) é usado pelo portal oposto para lançar duas alças de sutura, uma listrada e uma lisa, respectivamente, que correspondem às suturas verticais do corno posterior, já feitas no enxerto (Fig. 40-4b-d).

5. Preparo do portal:
  A) Os portais peripatelares comuns anteromedial e anterolateral são utilizados. O portal ipsolateral é ampliado para permitir a fácil passagem de um dedo pequeno enluvado para replicar a passagem sem dificuldade do menisco construído (a ser transplantado). Uma cânula PassPort (Arthrex Inc., Naples, FL, Estados Unidos) de comprimento adequado (geralmente de 3 cm × 10 mm de diâmetro) é colocada no portal ampliado. A cânula permite a sutura eficiente e limita a perda de fluido pelo joelho, pelo portal.
  B) As suturas são feitas pelo portal ipsolateral, com cuidado para que não enrosquem ou haja cruzamento dos fios de sutura (Fig. 40-5a).
  C) A cânula PassPort é removida, assegurando que as suturas não se cruzaram. As suturas organizadas podem ser presas com uma pinça hemostática ao campo cirúrgico até necessárias para a passagem do enxerto (Fig. 40-5b).

6. Passagem do enxerto:
  A) O enxerto é colocado no portal ipsolateral ampliado, e as suturas permanentes, previamente realizadas, são feitas usando as suturas correspondentes de maneira sequencial do *plug* ósseo do corno posterior até as duas suturas verticais feitas no corno anterior do aloenxerto de menisco (Fig. 40-6a).
  B) Com a colocação do corno posterior pela incisura com a pinça adequada (KingFisher, Arthrex Inc., Naples, FL, Estados Unidos), a folga da sutura é minimizada com o *plug* ósseo do corno posterior, e as suturas verticais, sendo lentamente tracionadas até que o corpo do menisco repouse contra o côndilo medial (Fig. 40-6b, c).
  C) A força em valgo (ou varo) é aplicada ao joelho em flexão mínima para permitir a colocação e a passagem do corpo do enxerto pelo espaço articular para que repouse na posição anatômica no compartimento posterior do joelho.

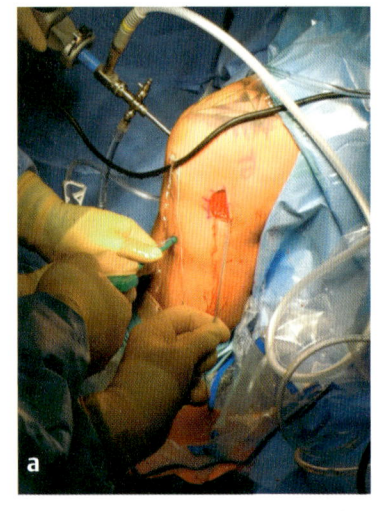

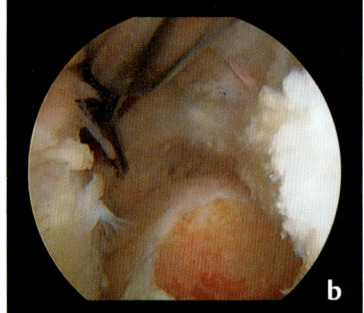

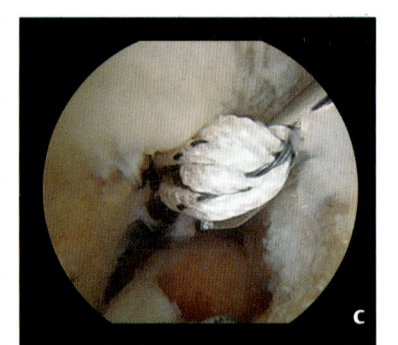

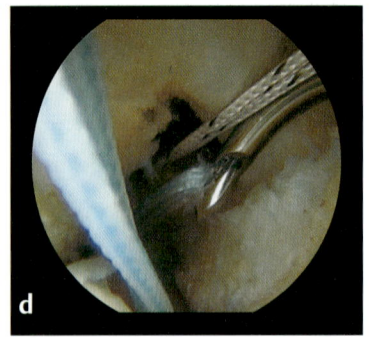

Fig. 40-4. (a-d) Um dispositivo de sutura Lasso de 90 graus (Arthrex Inc., Naples, FL, Estados Unidos) é usado para passar duas suturas distintas (Tigerstick e FiberStick) que correspondem às suturas verticais feitas durante o preparo do enxerto no corno posterior do menisco para ser transplantado. O dispositivo libera um fio flexível pela cápsula de dentro para fora, e as suturas são feitas de fora para dentro.

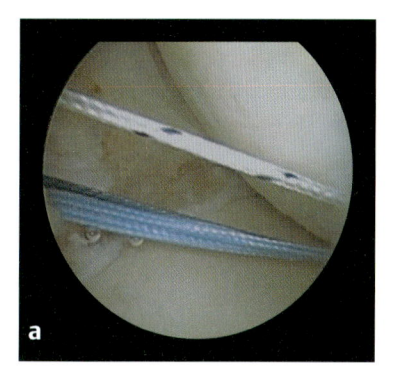

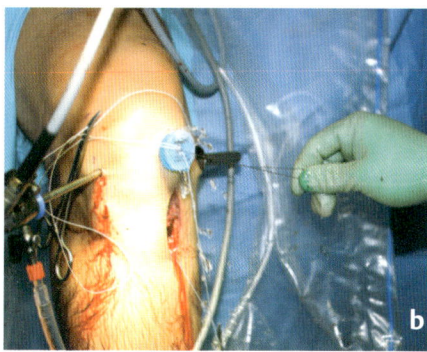

Fig. 40-5. (a) As três suturas, visualmente diferentes, são organizadas em ordem, de central para posterior, para evitar que se cruzem durante as suturas permanentes de fixação após a passagem do enxerto. **(b)** As suturas são organizadas fora da cânula *passport* imediatamente antes da passagem do aloenxerto de menisco.

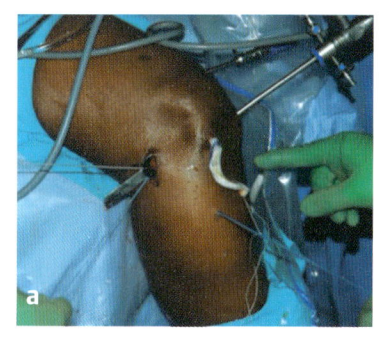

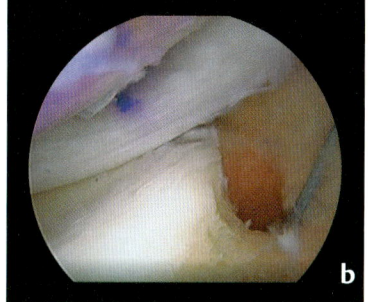

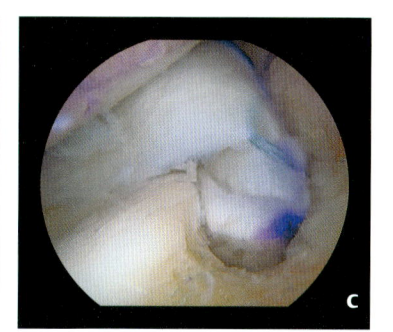

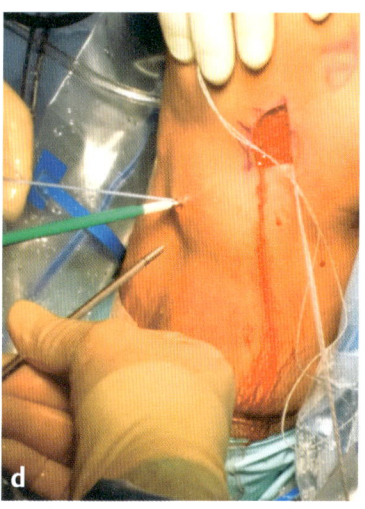

Fig. 40-6. (a) Neste exemplo, o enxerto do MAT lateral do joelho direito é orientado no portal lateral ampliado, enquanto a parte solta é continuamente abraçada pelos três conjuntos de suturas. **(b e c)** O MAT é colocado no compartimento medial, e o *plug* ósseo posterior é introduzido preenchendo o túnel posterior. **(d)** Uma âncora bioabsorvível tipo SwiveLock de 4,75 mm (Arthrex, Inc., Naples, FL, Estados Unidos) é utilizada para fixar o fio na cortical anterior da tíbia.

D) Liberando a tensão das suturas do corno posterior, o *plug* ósseo desta estrutura é liberado pela incisura justaposta à retrocavidade correspondente.

E) Uma sonda/*probe* é usada para girar o *plug* ósseo do corno posterior e direcioná-lo à cavidade/túnel. As suturas são bem tracionadas para acomodar bem o *plug* do corno posterior na retrocavidade. As suturas podem ser fixadas com um botão com dois orifícios ou presas à tíbia com a âncora bioabsorvível tipo SwiveLock de 4,75 mm (Arthrex Inc. Naples, FL, Estados Unidos) (Fig. 40-6d).

F) As duas suturas listradas e lisas do corno posterior do enxerto são fixadas pela incisão posteromedial para firmar o terço posterior do enxerto à cápsula em uma posição anatômica. Neste ponto, o terço posterior do aloenxerto de menisco é fixado ao interior do compartimento medial.

7. Preparo da cavidade do corno anterior:
   A) O portal medial é usado (tanto no transplante de menisco medial quanto lateral) para inserção de um fio-guia pela cânula de proteção por 2 cm na tíbia, no centro do sítio de inserção do corno anterior (Fig. 40-7a, b).

B) Uma broca *acorn* (Arthrex Inc., Naples, FL, Estados Unidos) de diâmetro compatível com o *plug* ósseo do corno anterior é usada para criação de uma cavidade anterógrada com 10 mm de profundidade (Fig. 40-7c).

C) Os fios livres de sutura do *plug* do corno anterior passam pelo ilhós da Âncora bioabsorvível tipo SwiveLock de 4,75 mm.

D) O dispositivo adequado (*tunnel notcher*) é usado para criação do canal para colocação da âncora SwiveLock, que permite a passagem eficiente e a redução do *plug* ósseo do corno anterior na cavidade anterior. A âncora SwiveLock é liberada para que os elementos filamentosos ajam como um parafuso de interferência entre o *plug* ósseo e a cavidade do corno anterior. As tensões circunferenciais são agora reintroduzidas no enxerto de menisco por causa da fixação óssea dos *plugs* ósseos dos cornos posterior e anterior (Fig. 40-7d, e).

8. Suturas *inside-out* de reparo:
   A) As suturas duplas de reparo de menisco, com FiberWire 2-0 (Arthrex, Inc., Naples, FL, Estados Unidos), fixam a cápsula ao enxerto com uma série de 6 a 8 pontos *inside-out* feitos com um dispositivo de passagem de agulha em zona específica. Nesta etapa, deve-se prestar muita atenção para evitar a extrusão iatrogênica do menisco ao aproximá-lo da cápsula e não colocar tensão excessiva sobre os pontos ao liberar os nós de trava ao longo da cápsula. Um afastador é utilizado anteriormente para defletir as agulhas de sutura da incisão posteromedial já realizada. Os fios livres da sutura são presos e sequencialmente cortados ao serem passados (Fig. 40-8a, b).
   B) Rotineiramente, 6 a 8 pares de sutura são colocados de maneira alternada entre as configurações oblíquas superiores e inferiores em colchoeiro de "A" a "P".
   C) O reparo final é anatomicamente fixo às inserções do corno ósseo e à cápsula do joelho (Fig. 40-8c, d).

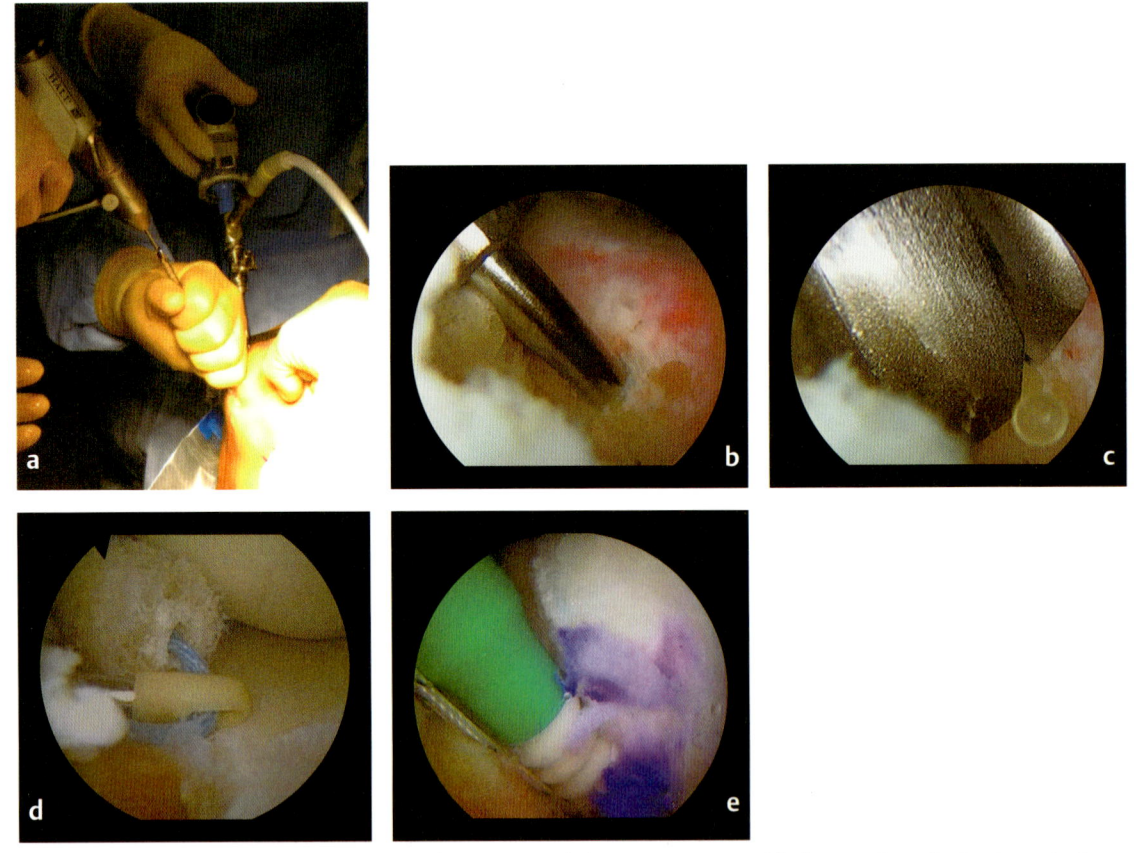

Fig. 40-7. (**a, b**) Uma cânula de proteção é usada como guia da broca e protetor tecidual para colocação do pino-guia do corno anterior, no centro do sítio de inserção. (**c**) Uma broca Acorn de 10 mm é usada para criação do túnel anterior com 10 mm de profundidade para colocação do *plug* ósseo do corno anterior. (**d, e**) Uma âncora bioabsorvível tipo SwiveLock de 4,75 mm (Arthrex, Inc., Naples, FL, Estados Unidos) é utilizada para fixar o *plug* ósseo do corno anterior na cavidade anterior.

Fig. 40-8. (**a**, **b**) As suturas de reparo de menisco, com FiberWire 2-0 e agulhas longas duplas, são feitas de maneira invertida para completar o reparo do MAT à cápsula, entre o "A", de anterior, e o "P", de posterior, anteriormente marcados. (**c**, **d**) O MAT é colocado no compartimento medial, e o *plug* ósseo é fixado preenchendo o túnel.

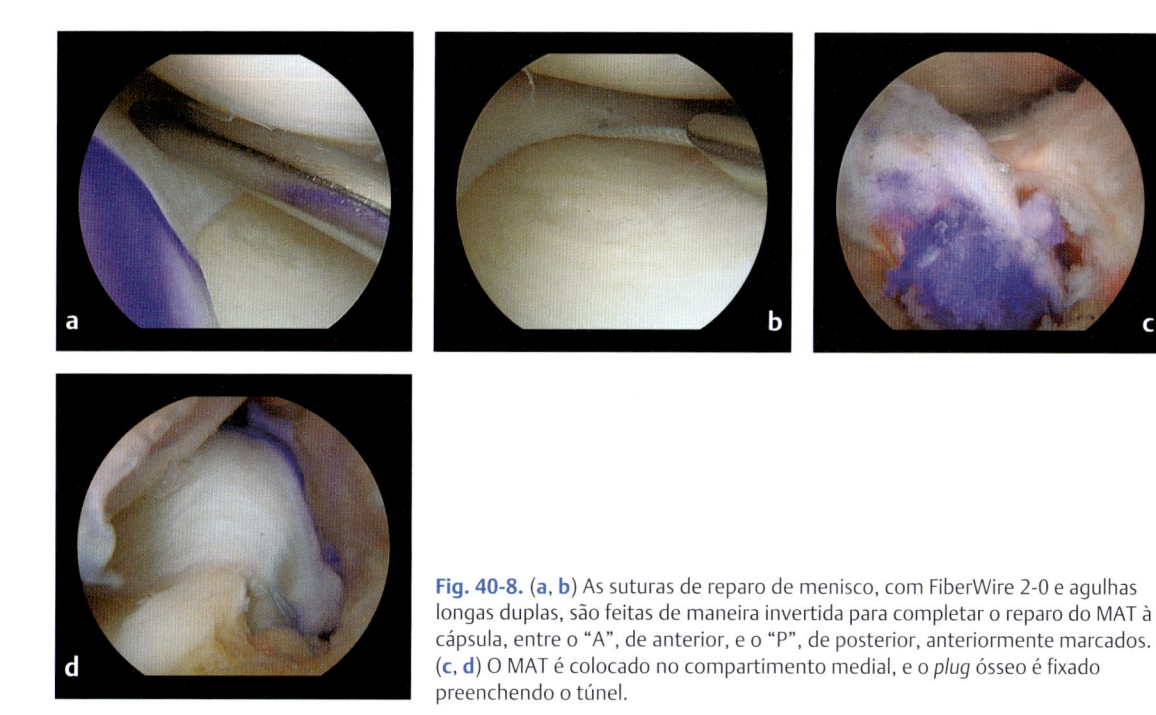

DICAS PARA RESOLUÇÃO DE PROBLEMAS

Na grande maioria das vezes, o preparo do enxerto é um processo direto, mas, às vezes, há problemas.

Ocasionalmente, a passagem do enxerto pode ser difícil, e as liberações usuais feitas no preparo de menisco podem ser utilizadas (p. ex., a liberação parcial percutânea do ligamento colateral medial, proximal com agulha ou lâmina #11).

Se o *plug* ósseo for desintegrado, quebre ou fique muito pequeno para permitir a realização das suturas pelo orifício central criado com a broca, a seguinte opção pode ser usada para resolver a situação. Múltiplas suturas de fixação ou apreensão podem ser feitas no tecido robusto do corno do menisco e ainda passarem ao redor do *plug* ósseo residual. Neste caso, o *plug* ósseo residual menor é empregado como um guia visual de profundidade para *stop*, evitando a redução excessiva do menisco na cavidade.

Se o *plug* ósseo do corno posterior já fixo não parecer completamente acomodado na retrocavidade posterior durante o transplante, as suturas podem ser tensionadas outra vez, pinçando os nós sobre o botão e fixando-os em posição reduzida com a âncora bioabsorvível tipo SwiveLock de 4,75 mm imediatamente distal ao orifício criado na tíbia (Arthrex, Inc., Naples, FL, Estados Unidos).

A cirurgia concomitante no ligamento cruzado anterior (LCA) geralmente requer que o túnel tibial se comunique com o túnel do corno anterior para o transplante do menisco medial. Nestes casos, o túnel tibial do LCA pode ser criado da maneira usual, com a técnica completamente interna (*all-inside*) e utilização concomitante do FlipCutter no túnel do corno anterior. As suturas do corno anterior podem ser feitas pelo túnel e por fora da retrocavidade tibial comunicante do LCA, de maneira cruzada. As suturas finais podem ser fixadas com um botão separado ou temporariamente pinçadas até sua incorporação após a construção final do túnel do LCA.

Caso o corno anterior do menisco transplantado esteja inserido bem abaixo e distal ao sítio correspondente no paciente, a seguinte opção pode ser utilizada. O corno anterior alongado com *plug* ósseo pode ser encaixado de maneira mais profunda na cavidade do corno anterior para restabelecer as tensões circunferenciais normais do menisco. A fixação padrão pode ser feita com âncora Swivelock. Alternativamente, um orifício ortogonal, feito com a broca na base da cavidade do corno anterior, pode ser usado para colocação das suturas com dispositivo e sua fixação com botão.

A restauração concomitante da cartilagem do côndilo ipsolateral geralmente requer flexão máxima do joelho para exposição adequada da área acometida do côndilo. Nestes casos, o implante de menisco é interrompido imediatamente antes da fixação do corno anterior. A cirurgia aberta para reparo da cartilagem, como a colocação de um aloenxerto osteocondral fresco, prossegue com o corno anterior em segurança, protegido de possíveis novas lesões na canaleta medial com a hiperflexão. Isto maximiza a exposição da cartilagem condilar mais posterior e protege o menisco de lesões iatrogênicas.

A extrusão iatrogênica do aloenxerto de menisco é prevenida pela determinação adequada do tamanho, mas, mais importante, pela obediência ao princípio de restabelecimento das tensões circunferenciais normais com a fixação do corno posterior e do corno anterior antes de prosseguir com a realização da maior parte das suturas *inside-out* do menisco.

O transplante artroscópico de aloenxerto de menisco evoluiu nas últimas duas décadas com o desenvolvimento de melhores guias e brocas para criação da cavidade anatômica. Os *plugs* ósseos fixados às cavidades ósseas são a melhor oportunidade para o posicionamento anatômico e a aparência dos transplantes de meniscos medial e lateral e excluem a morbidade das técnicas de canaleta óssea (*slot*) com aloenxertos maiores. A sutura *inside-out* continua a ser a técnica preferida para reparo da cápsula do menisco.

As Figuras 40-9 e 40-10 apresentam a técnica com 2 *plugs* ósseos, e as Figuras 40-11 e 40-12, a técnica com a canaleta (*slot*).

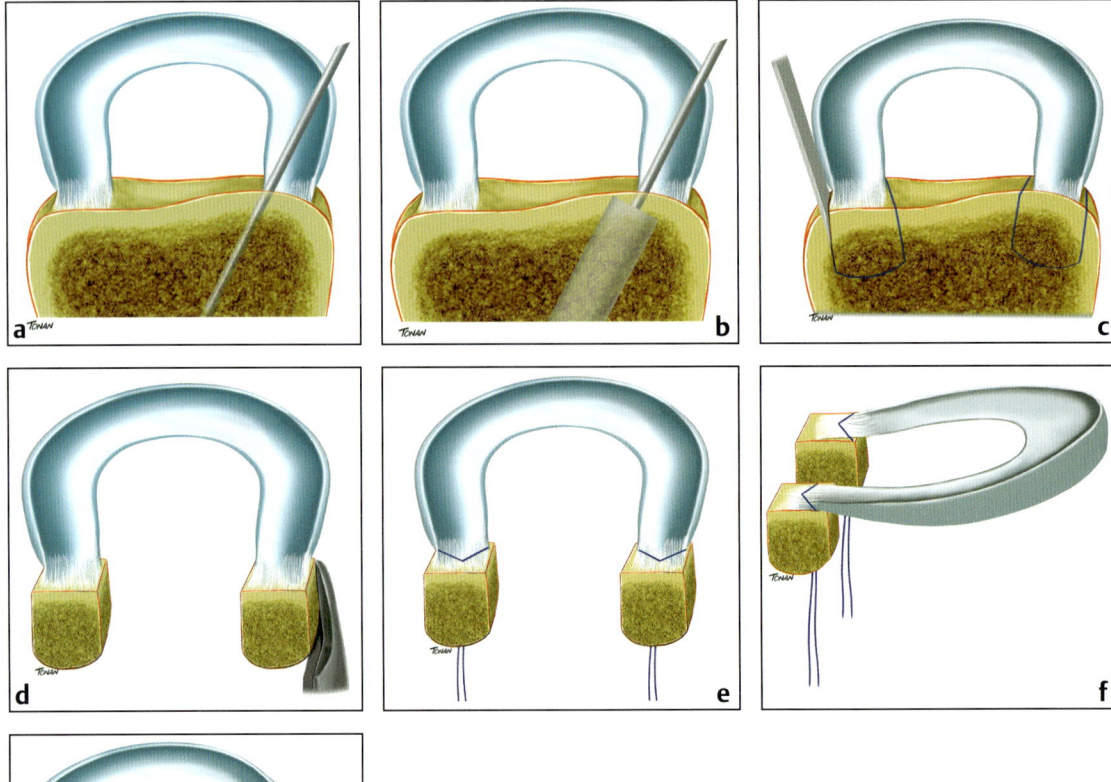

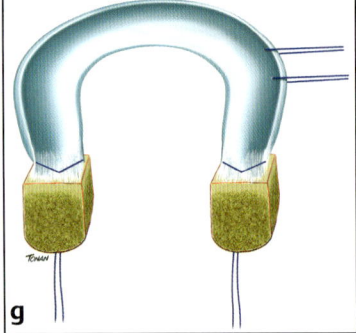

Fig. 40-9. Passo a passo do preparo do enxerto para a técnica com 2 *plugs* ósseos. (**a**) Passagem do fio-guia para confecção dos *plugs* ósseos. (**b**) Utilização da broca canulada. (**c**) Utilização da serra para confecção dos *plugs* ósseos, após marcação. (**d**) Utilização da goiva/saca-bocado para ajuste final. (**e**) Vista de frente do enxerto com as marcações de orientação e as suturas pelos *plugs* ósseos. (**f**) Vista de perfil do enxerto com as marcações de orientação e as suturas pelos *plugs* ósseos. (**g**) Vista de frente do enxerto preparado e pronto para ser transplantado, incluindo as suturas na transição do corpo com o corno posterior.

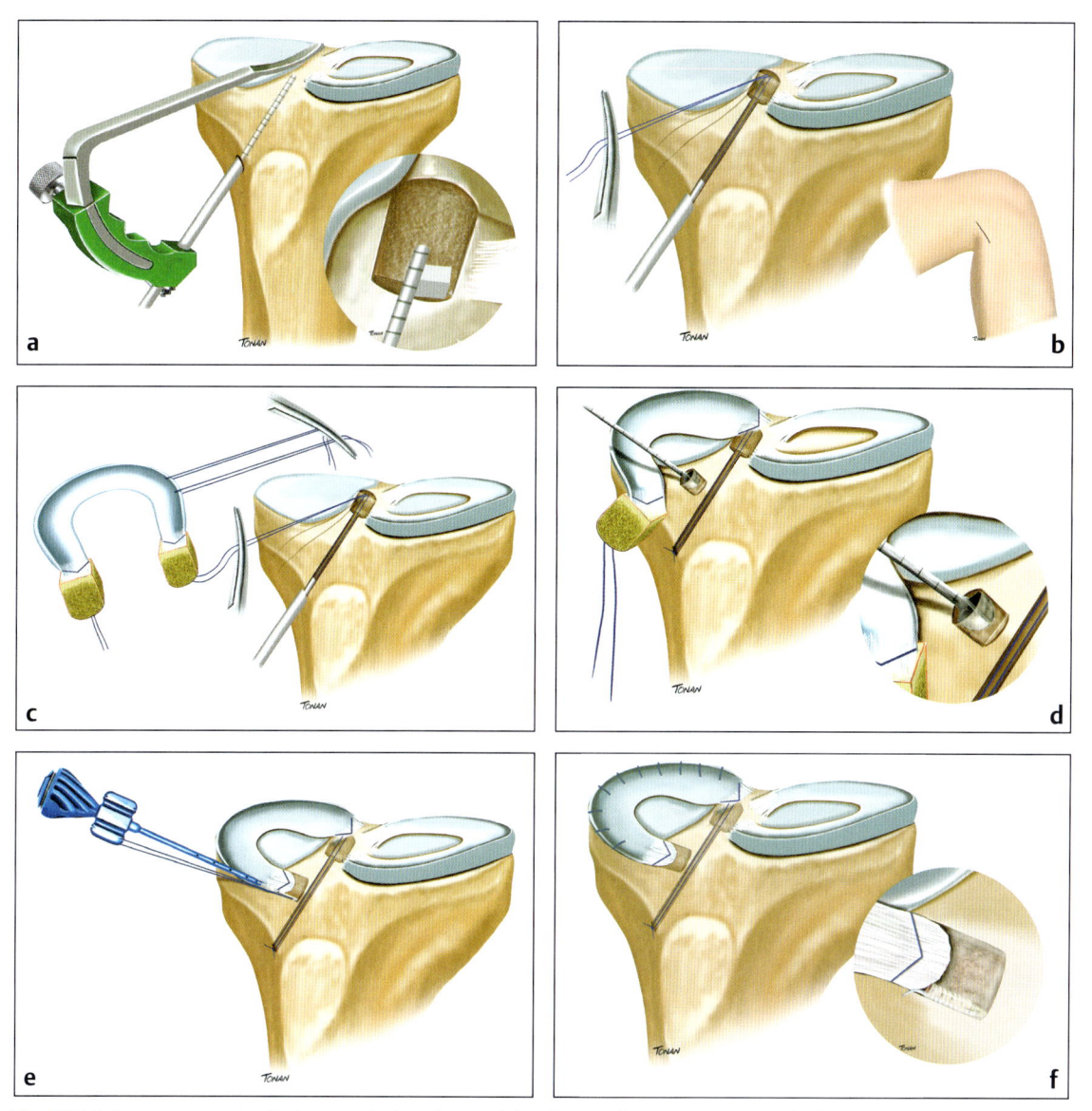

CAPÍTULO 40 ■ INTRAOPERATÓRIO – TÉCNICA CIRÚRGICA E DICAS: TRANSPLANTE DE MENISCOS MEDIAL E... 335

Fig. 40-10. Passo a passo da técnica com 2 *plugs* ósseos. (**a**) Utilização do guia e passagem do fio-guia e broca para confecção do túnel para inserção do *plug* posterior. (**b**) Passagem retrógrada do fio de transporte do *plug* posterior. (**c**) Passagem do enxerto, com o *plug* posterior e com os fios de sutura do corpo do menisco. (**d**) Confecção do túnel anterior, na localização da raiz meniscal anterior. No detalhe, a broca no interior do túnel. (**e**) Fixação do *plug* ósseo anterior. (**f**) Aspecto final com os dois plugs ósseos já fixados. No detalhe, a fixação do *plug* anterior.

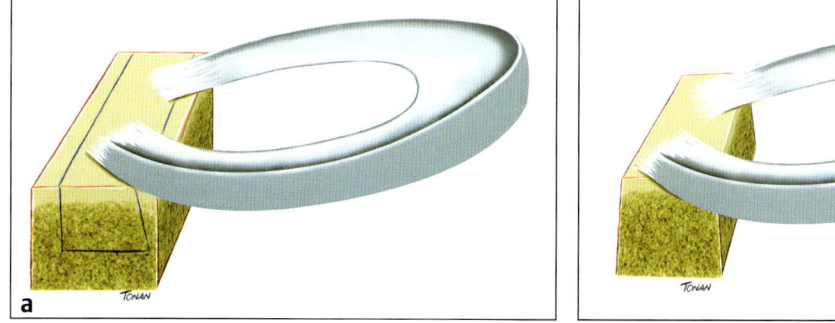

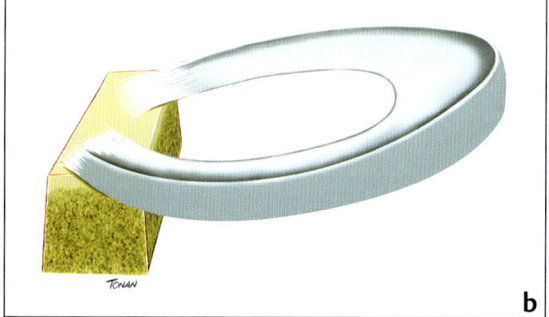

Fig. 40-11. Passo a passo do preparo do enxerto para a técnica com a canaleta (*slot*). (**a**) Marcação do bloco ósseo para preparo do enxerto. (**b**) Aspecto final do enxerto a ser transplantado.

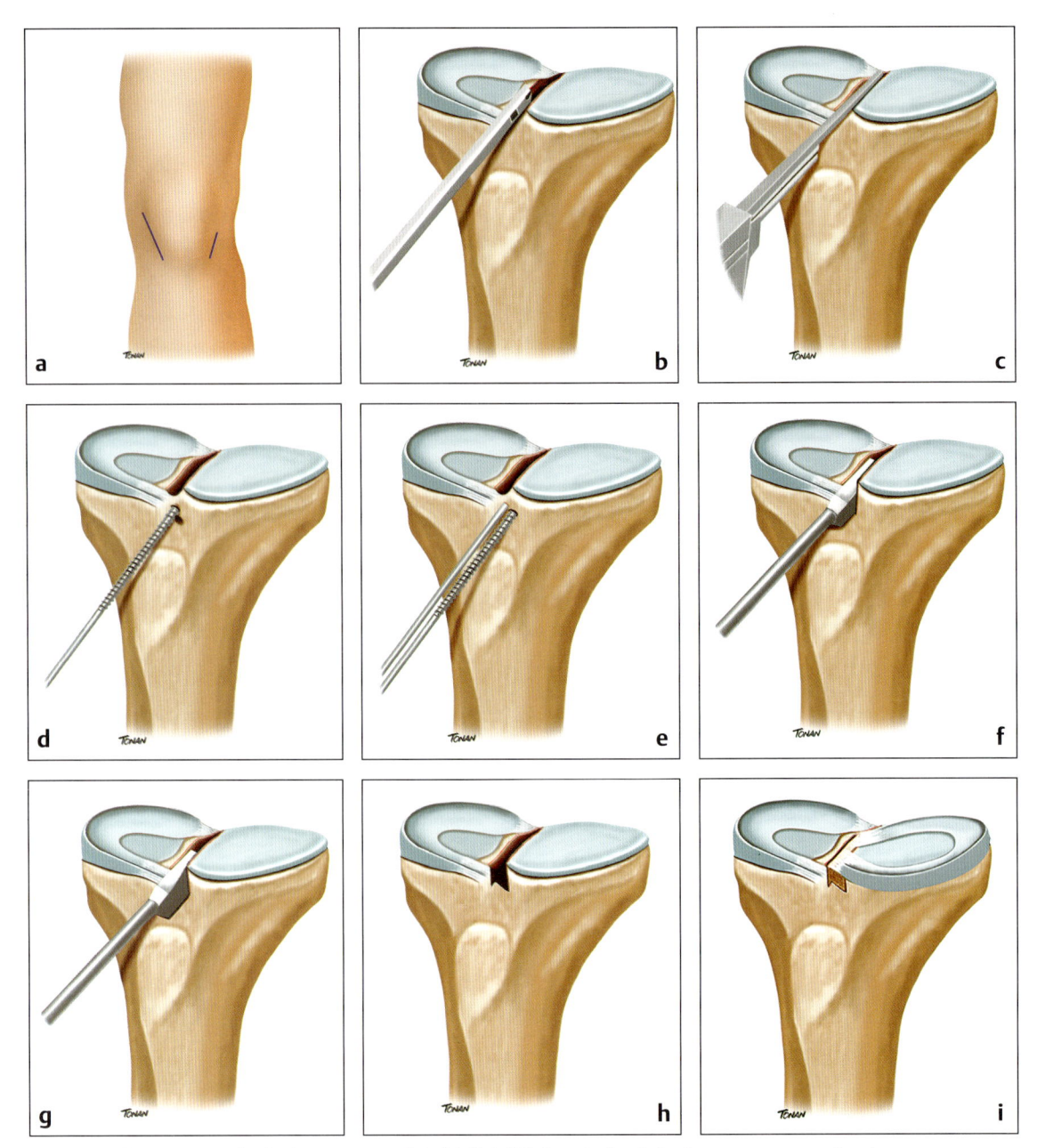

Fig. 40-12. Passo a passo da técnica com a canaleta (*slot*). (**a**) Visão anterior do joelho com as marcações dos acessos e portais parapatelares e inserção do enxerto. (**b**) Utlização do *shaver* ósseo para marcação do local da canaleta. (**c**) Guia próprio para passagem dos fios-guia e confecção da canaleta. (**d**) Fios-guia passados. (**e**) Utilização da broca pelo fio-guia. (**f**) Utilização da raspa modelada para preparo da canaleta. (**g**) Utilização do modelador liso da canaleta. (**h**) Aspecto final da canaleta. (**i**) Aspecto final do menisco transplantado pela técnica da canaleta (*slot*).

BIBLIOGRAFIA

Abat F, Gelber PE, Erquicia JI et al. Prospective comparative study between two different fixation techniques in meniscal allograft transplantation. *Knee Surg Sports Traumatol Arthrosc* 2013;21:1516-22.

Abat F, Gelber PE, Erquicia JI et al. Suture-only fixation technique leads to a higher degree of extrusion than bony fixation in meniscal allograft transplantation. *Am J Sports Med* 2012;40:1591-6.

Cole BJ, Carter TR, Rodeo SA. Allograft meniscal transplantation: background, techniques, and results. *Instr Course Lect* 2003;52:383-96.

Elattar M, Dhollander A, Verdonk R et al. Twenty-six years of meniscal allograft transplantation: is it still experimental? A meta-analysis of 44 trials. *Knee Surg Sports Traumatol Arthrosc* 2011;19:147-57.

Fox AJ, Wanivenhaus F, Burge AJ et al. The human meniscus: a review of anatomy, function, injury, and advances in treatment. *Clin Anat* 2015;28:269-87.

Gelber PE, Verdonk P, Getgood AM, Monllau JC. Meniscal transplantation: state of the art. *JISAKOS* 2017;2:339-49.

Getgood A, LaPrade RF, Verdonk P et al. International meniscus reconstruction experts forum (imref) 2015 consensus statement on the practice of meniscal allograft transplantation. *Am J Sports Med* 2017;45(5):1195-205.

Khetia EA, McKeon BP. Meniscal allografts: biomechanics and techniques. *Sports Med Arthrosc* 2007;15:114-20.

Kim JM, Lee BS, Kim KH et al. Results of meniscus allograft transplantation using bone fixation: 110 cases with objective evaluation. *Am J Sports Med* 2012;40:1027-34.

Kocher MS, Tepolt FA, Vavken P. Meniscus transplantation in skeletally immature patients. *J Pediatr Orthop B* 2016;25:343-8.

Lee DH, Kim SB, Kim TH et al. Midterm outcomes after meniscal allograft transplantation: comparison of cases with extrusion versus without extrusion. *Am J Sports Med* 2010;38:247-54.

Lubowitz JH, Verdonk PC, Reid JB et al. Meniscus allograft transplantation: a current concepts review. *Knee Surg Sports Traumatol Arthrosc* 2007;15:476-92.

McDermott I, Thomas NP. Human meniscal allograft transplantation. *Knee* 2006;13:69-71.

Monllau JC, González-Lucena G, Gelber PE et al. Allograft meniscus transplantation: a current review. *Techniques in Knee Surgery* 2010;9:107-13.

Myers P, Tudor F. Meniscal allograft transplantation: how should we be doing it? A systematic review. *Arthroscopy* 2015;31:911-25.

Parkinson B, Smith N, Asplin L et al. Factors predicting meniscal allograft transplantation failure. *Orthop J Sports Med* 2016;4:2325967116666318.

Rankin M, Noyes FR, Barber-Westin SD et al. Human meniscus allografts' in vivo size and motion characteristics: magnetic resonance imaging assessment under weightbearing conditions. *Am J Sports Med* 2006;34:98-107.

Riboh JC, Tilton AK, Cvetanovich GL et al. Meniscal Allograft Transplantation in the Adolescent Population. *Arthroscopy* 2016;32:1133-40.

Smith NA, MacKay N, Costa M et al. Meniscal allograft transplantation in a symptomatic meniscal deficient knee: a systematic review. *Knee Surg Sports Traumatol Arthrosc* 2015;23:270-9.

Stone KR, Pelsis JR, Surrette ST et al. Meniscus transplantation in an active population with moderate to severe cartilage damage. *Knee Surg Sports Traumatol Arthrosc* 2015;23:251-7.

Stone KR, Pelsis JR, Surrette ST et al. Meniscus transplantation in an active population with moderate to severe cartilage damage. *Knee Surg Sports Traumatol Arthrosc* 2015;23:251-7.

Stone KR, Walgenbach AW, Turek TJ et al. Meniscus allograft survival in patients with moderate to severe unicompartmental arthritis: a 2- to 7-year follow-up. *Arthroscopy* 2006;22:469-78.

Tuca M, Luderowski E, Rodeo S. Meniscal transplant in children. *Curr Opin Pediatr* 2016;28:47-54.

van Arkel ER, de Boer HH. Survival analysis of human meniscal transplantations. *J Bone Joint Surg Br* 2002;84:227-31.

Verdonk P. The future. In: Beaufils P, Verdonk R, eds. *The meniscus*. Springer, 2010.

Verdonk R, Almqvist KF, Huysse W et al. Meniscal allografts: indications and outcomes. *Sports Med Arthrosc* 2007;15:121-5.

Verdonk R, Van Daele P, Claus B et al. [Viable meniscus transplantation]. *Orthopade* 1994;23:153-9.

Zaffagnini S, Grassi A, Marcheggiani Muccioli GM et al. Is sport activity possible after arthroscopic meniscal allograft transplantation?: Midterm results in active patients. *Am J Sports Med* 2016;44:625-32.

41 REABILITAÇÃO APÓS A CIRURGIA DE MENISCO

Marc R. Rizzardo
Beth M. Rizzardo
Diane Rizzardo
Robert G. McCormack

INTRODUÇÃO

A reabilitação após a cirurgia de menisco normalmente progride de forma previsível. No entanto, há pouquíssima literatura com orientações específicas para os fisioterapeutas. O objetivo deste capítulo é fundamentar os princípios básicos que devem ser seguidos.

CONSIDERAÇÕES GERAIS

Há uma grande variação entre os protocolos pós--operatórios e não há consenso sobre os parâmetros ideais de sustentação de peso e amplitude de movimento (ADM). Por exemplo, alguns estudos descobriram que a ADM inicial e a sustentação de peso no período pós-operatório imediato parecem não ter efeitos prejudiciais sobre as chances de sucesso clínico depois da meniscectomia parcial isolada ou do reparo.[1] A comunicação com o cirurgião orienta as progressões, mas a dor é o principal guia na fase inicial, e a ADM recomendada para aquela determinada fase não deve ser ultrapassada. Caso o paciente não consiga atingir a ADM recomendada, a progressão deve ser determinada pela opinião pessoal do clínico.

A sobrecarga da articulação acometida pode ser minimizada por algumas ações preventivas. Dentre estas ações estão o monitoramento dos níveis de dor do paciente e da quantidade de inchaço após o exercício e o fortalecimento da musculatura ao redor do joelho.

Para assegurar o retorno do paciente ao nível anterior de desempenho, é importante entender bem o princípio de "**progressão com proteção**". Este princípio inclui progressões, como o aumento de cargas baixas para altas, de atividades em um plano para múltiplos planos, o aumento da velocidade de baixa para alta e a maior estabilidade da plataforma.[2]

O ambiente de cadeia cinética de funcionamento do joelho após o retorno às atividades deve ser bem enfatizado.[3] A maioria dos esportes requer que o membro use ações de cadeia cinética fechada. Isto significa que o segmento ou parte mais distante do corpo (neste caso, o pé) é fixo ou estacionário. A primeira fase da reabilitação da meniscectomia requer que o paciente faça exercícios de cadeia aberta (onde o segmento distal, o pé, é livre e não fixo em um objeto), já que, neste momento, é melhor que o joelho não seja sujeito a cargas. Depois que o joelho for liberado para sustentação de peso, recomenda-se a mudança para exercícios de cinética fechada, para que mimetizem o estado em que o joelho e o pé precisam funcionar ao considerar o retorno ao esporte.

Cada sessão e semana devem incluir a estrutura fundamental de terapia manual e exercícios. Alguns ou todos os aspectos a seguir precisam ser incluídos em uma sessão: propriocepção, força (concêntrica e excêntrica), flexibilidade (ADM), função (p. ex., reeducação de marcha). As fases posteriores são dedicadas a necessidades específicas do esporte (corrida de curta distância, pivôs, saltos).

Todos os diferentes tipos de cirurgia passam pelas fases descritas a seguir, mas o momento de início de cada fase pode diferir de maneira significativa. Na meniscectomia parcial, por exemplo, o uso de cargas no joelho para sustentação de peso geralmente tem início mais precoce. No transplante de menisco, a sustentação de peso normalmente se inicia entre 4 e 6 semanas após a cirurgia.

Um aspecto crucial da reabilitação é a comunicação com o cirurgião para saber exatamente qual foi o procedimento realizado. A leitura de uma cópia do prontuário cirúrgico é um bom começo. O conhecimento do reparo feito, especificamente, pode dar uma boa ideia sobre como abordar a ADM ou a carga. O cirurgião e o prontuário também podem esclarecer a gravidade da lesão e dizer se o menisco foi reparado ou excisado de maneira parcial ou completa (meniscectomia).

PRÉ-REABILITAÇÃO

A pré-reabilitação é ideal. A maioria dos cirurgiões prefere ter ADM mais próxima ao normal possível, inchaço mínimo a nulo e boa força na perna antes do procedimento. A força global da perna é fundamental na recuperação completa do joelho. Recomenda-se a inclusão de todos os músculos do quadril, do joelho e do tornozelo no plano de reabilitação da meniscectomia.

CONSIDERAÇÕES SOBRE A REABILITAÇÃO

O início de cada **"fase"** descrita a seguir varia de acordo com o cirurgião e o procedimento cirúrgico exato. Deve-se notar que, mesmo que o paciente sustente o peso de forma parcial, com uso de muletas e apenas o hálux tocando o chão, é importante estabelecer a mecânica adequada da marcha desde o começo do processo de reabilitação.

- O joelho cirúrgico pode ter curativos nos portais, que sairão sozinhos depois de um tempo. Se, em estágios posteriores da recuperação, os portais ficarem endurecidos (fibrose), a fricção melhora a mobilidade da pele ao redor da incisão. A fricção deve começar a ser feita depois de 4 semanas.
- Avalie a marcha. Os pacientes precisam tentar mimetizar a marcha normal. O apoio do calcanhar deve ser enfatizado, tentando colocar o joelho em extensão total na fase de apoio, empurrando o hálux e, então, movimentando o joelho para frente, com rápida colocação do calcanhar no chão.
- Eduque o paciente em termos de atividade geral, enfatizando que deve tentar movimentar o joelho o máximo possível e não dormir com o travesseiro sob o joelho (o que pode causar contratura em flexão). O paciente precisa estar ciente das limitações das primeiras fases do programa de reabilitação. Dentre estas limitações estão a impossibilidade de movimentos em pivôs, movimentos laterais, flexão com carga (agachamento), extensão do joelho com resistência e, talvez, de sustentação total de peso até ser aconselhado a fazê-lo.
- A terapia manual inclui mobilização das articulações por meio do uso da técnica de contração/relaxamento ou sustentação/relaxamento para aumentar a amplitude em flexão ou extensão e/ou facilitação neuromuscular proprioceptiva (PNF) manual. A PNF combina o alongamento passivo e o alongamento isométrico para obtenção da flexibilidade estática máxima.

Descrição do Protocolo de Reabilitação

Fase 1

O trabalho em tecidos moles dos glúteos, músculos isquiotibiais, banda iliotibial/tensor da fáscia lata, quadríceps e complexo gastrocnêmio/sóleo pode começar. Isto permite que a musculatura de apoio fique relaxada, e não tensa, o que inibiria a ADM.

Neste ponto, alguns cirurgiões podem querer que o paciente sustente o peso de forma parcial, dependendo do tipo de cirurgia realizada. A reeducação da marcha pode começar com o uso de muletas e apoio somente do hálux no chão, com a sustentação da quantidade necessária de peso nos braços/muletas.

Nesta semana, os exercícios são normalmente realizados no leito para minimizar a pressão no sítio operatório. Dentre esses exercícios estão a elevação de uma perna, exercícios para os músculos isquiotibiais e o quadríceps, exercícios de glúteos com extensão e abdução do quadril e fortalecimento do gastrocnêmio/sóleo. Os exercícios da porção superior do corpo podem ser enfatizados quase imediatamente. O ergômetro de membros superiores é uma excelente maneira de manutenção aeróbica. Outros exercícios de membros superiores podem ser feitos com o paciente sentado ou em posição supina.

Exercícios de Reabilitação de Fase 1
Reeducação da Marcha (Fig. 41-1)
Comece com 2 muletas, progrida → 1 muleta → bengala → andar sem auxílio.

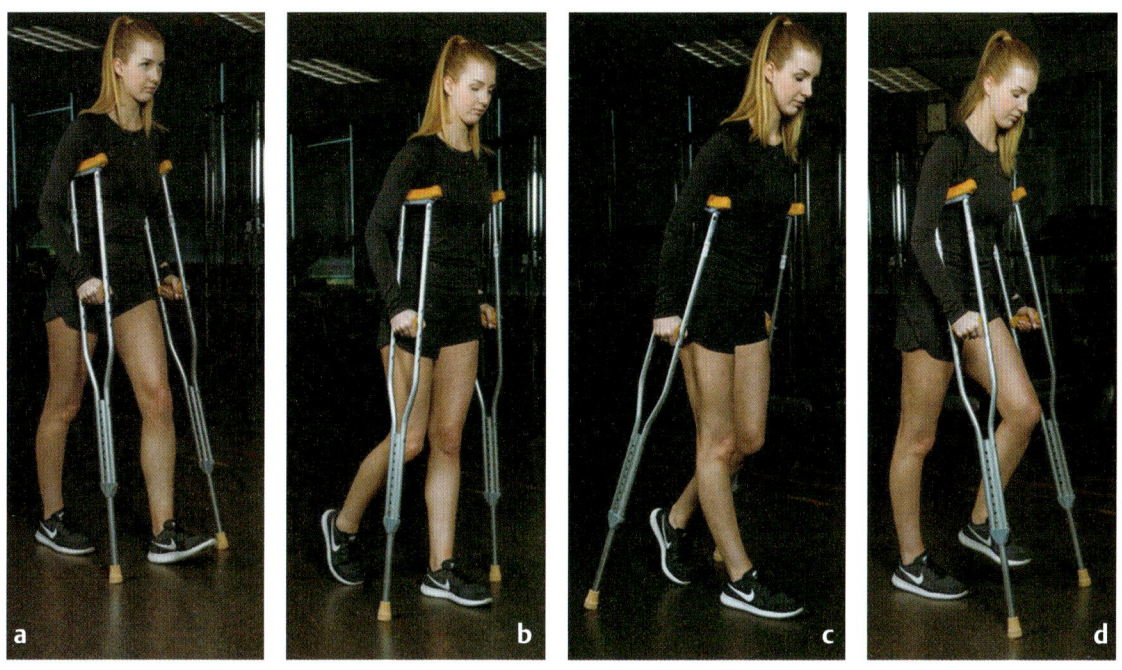

Fig. 41-1. Reeducação da marcha. (**a**) Apoio do calcanhar (2 muletas); (**b**) apoio do pé inteiro no chão, atenção à extensão completa; (**c**) impulso com o hálux; (**d**) mova o joelho para frente e rapidamente apoie o calcanhar no chão.

Fortalecimento (Figs. 41-2 a 41-6)

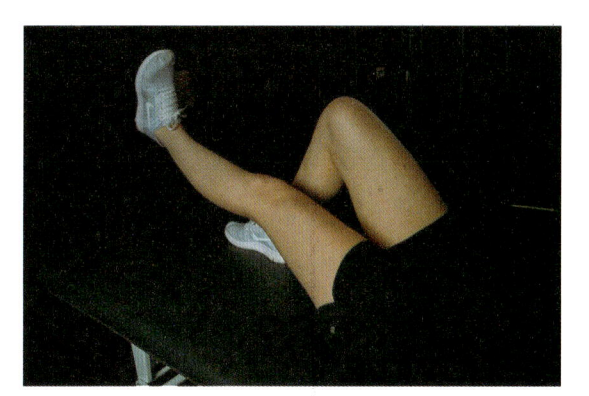

Fig. 41-2. Elevação do membro inferior reto até 45 graus.

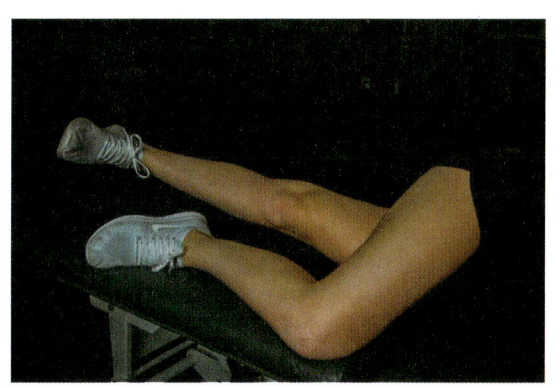

Fig. 41-3. Adução do quadril, colocando o pé para cima, para enfoque no vasto medial oblíquo e nos adutores.

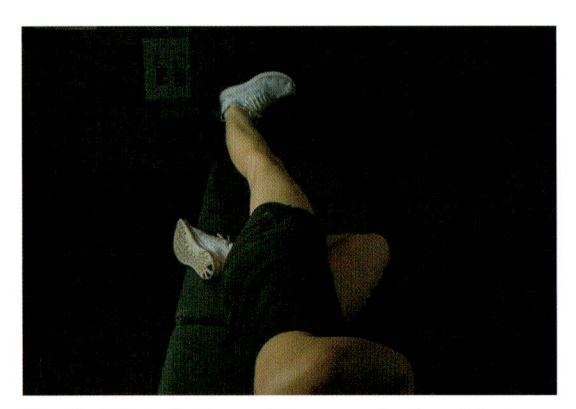

Fig. 41-4. Abdução do quadril, com o calcanhar atrás do trocânter maior.

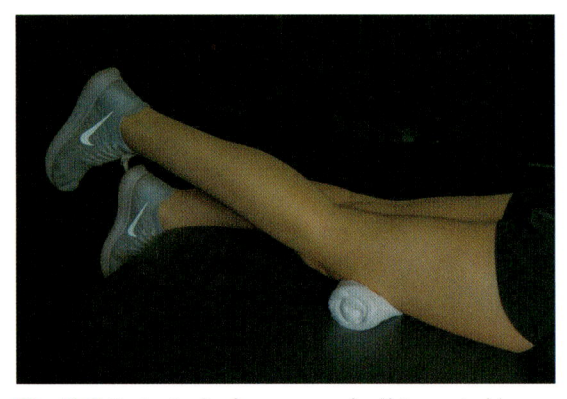

Fig. 41-5. Sustentação da perna em decúbito ventral (para aumento da ADM em extensão).

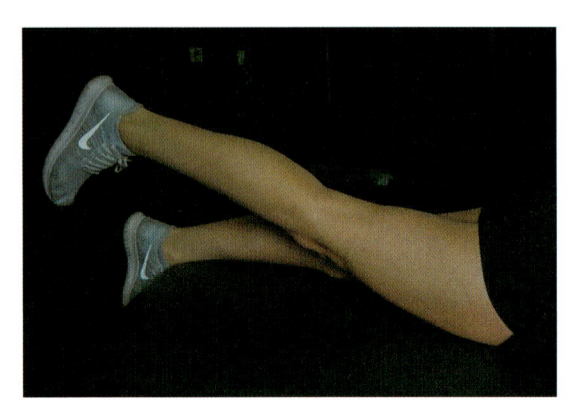

Fig. 41-6. Extensão do quadril. Elevação até 30 graus de extensão.

Recuperação (Fig. 41-7)

Fase 2

O momento de progressão para esta fase depende do tipo de cirurgia e das preferências do cirurgião. Em caso de remoção extensa do menisco (além da borda) ou reparo na raiz do menisco, a progressão pode ser adiada até a 4ª semana.

A propriocepção precisa começar com o simples equilíbrio do membro lesionado. Isto pode progredir a simplesmente jogar uma bola na parede ou em um trampolim no chão. O objetivo do paciente é ficar sobre a perna comprometida por 20 segundos por vez.

A mobilização da patela, principalmente em direção caudal/cranial, é essencial para que a estrutura deslize e se movimente bem, o que ajuda a evitar dor e rigidez retropatelar. A amplitude de movimentação começa em extensão total, para que a marcha fique bem normal. A flexão pode começar por meio da simples colocação da perna na beira da mesa, sob ação da gravidade. A flexão NUNCA deve ser forçada além deste ponto. A função normal, inclusive caminhar, realização de atividades da vida diária e exercícios de fortalecimento e alongamento, deve ajudar a recuperação da ADM ativa total. Ao final da fase 2, a flexão deve ser de 90°-120°.

A estimulação muscular (EMS) pode ser usada no fortalecimento do quadríceps. O paciente pode ficar de pé, em cadeia cinética fechada, empurrando uma pequena bola ou com uma toalha atrás do joelho para recobrar a extensão completa.

O uso de bicicleta ergométrica pode começar para promoção da ADM passiva (ADMP) e manutenção aeróbica. Equipamentos elípticos podem ser usados nos exercícios aeróbicos depois que o paciente conseguir sustentar o peso de maneira total. Com a cicatrização dos portais, a caminhada e até a corrida em piscina são recomendadas.

Os exercícios de fortalecimento incluem:

- Elásticos para abdução, extensão, flexão e adução do quadril, flexão dos isquiotibiais.
- Uso do aparelho de *leg press* para fortalecimento de quadríceps/glúteos/isquiotibiais.
- A plataforma de propriocepção pode ser trocada por uma placa oscilatória (2 pés).
- A elevação do hálux e o fortalecimento do gastrocnêmio/sóleo podem começar no aparelho de *leg press*.
- A elevação do quadril a partir da região lombar (ponte) pode começar a ser feita e progredir à ponte com elevação do membro inferior.

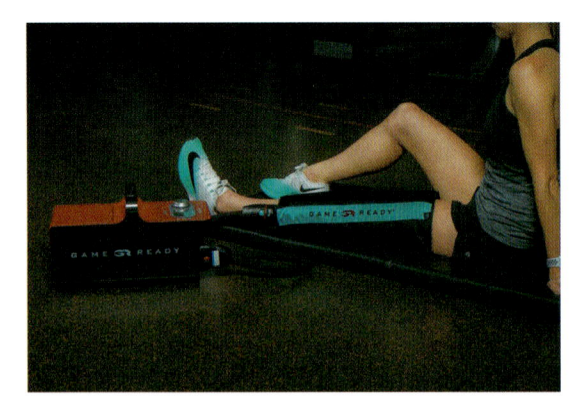

Fig. 41-7. Crioterapia por 10-15 minutos depois de cada sessão de exercício.

Exercícios Adicionais de Reabilitação de Fase 2 (Fig. 41-8)

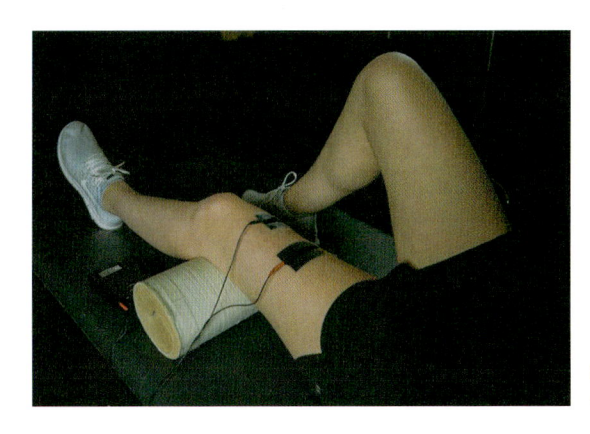

Fig. 41-8. Uso de EMS no vasto medial oblíquo para ativação muscular.

Fortalecimento com Elásticos (Figs. 41-9 a 41-14)

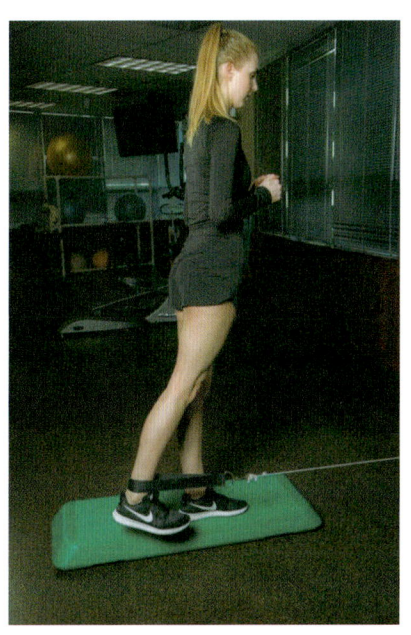

Fig. 41-9. Extensão do quadril. A perna não operada fica sobre a plataforma para manter o alinhamento da pelve.

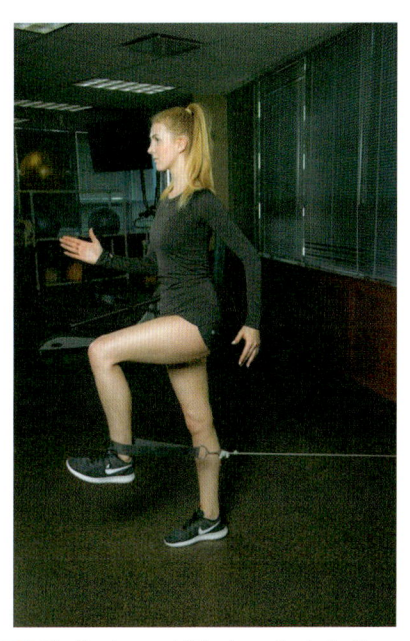

Fig. 41-10. Flexão do quadril (colocação do joelho para frente).

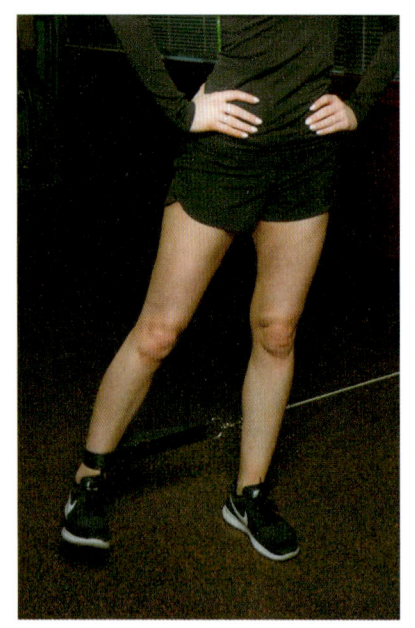

Fig. 41-11. Abdução do quadril. O calcanhar também se move em ângulo de 15°.

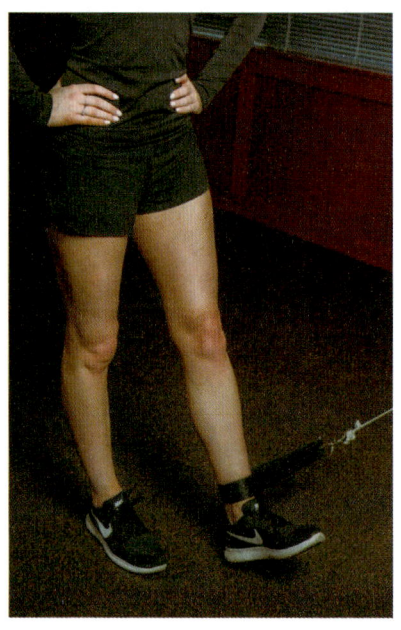

Fig. 41-12. Adução do quadril (desde que não haja lesão do ligamento colateral medial).

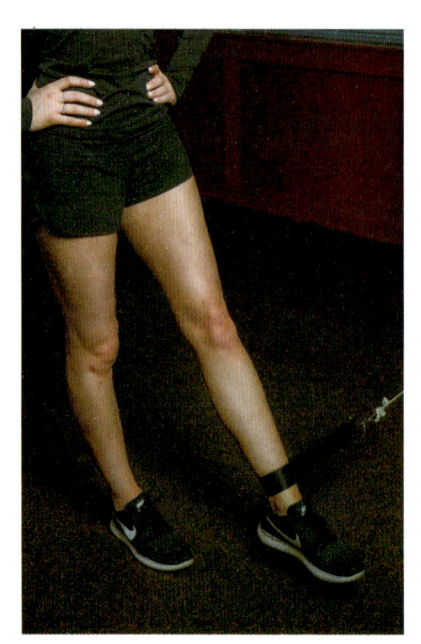

Fig. 41-13. Adução do quadril, fazendo um círculo no chão com o hálux. O exercício deve ser sempre feito em sentido medial.

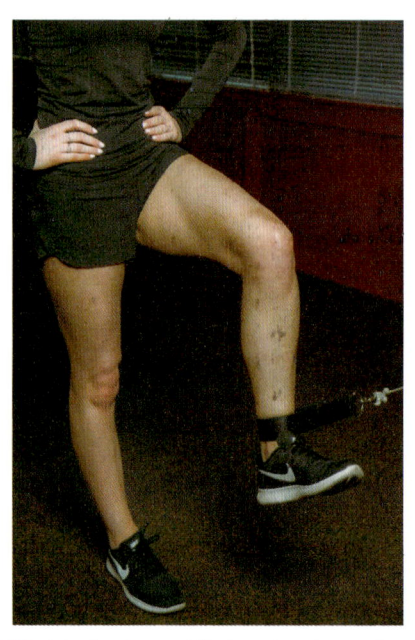

Fig. 41-14. Adução do quadril, desenhando um círculo no ar com o pé. Sempre em sentido medial.

Outros (Figs. 41-15 a 41-22)

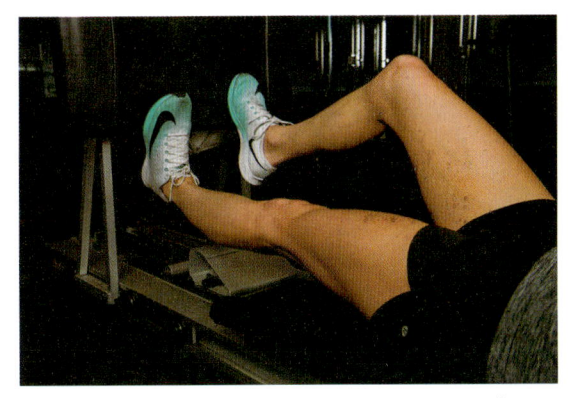

Fig. 41-15. Alongamento do gastrocnêmio em aparelho (peso inferior ao corpóreo) controlado pela perna não operada.

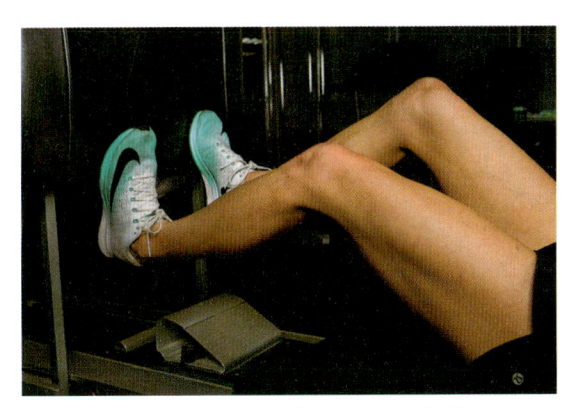

Fig. 41-16. Alongamento do sóleo em aparelho (peso inferior ao corpóreo) controlado pela perna não operada.

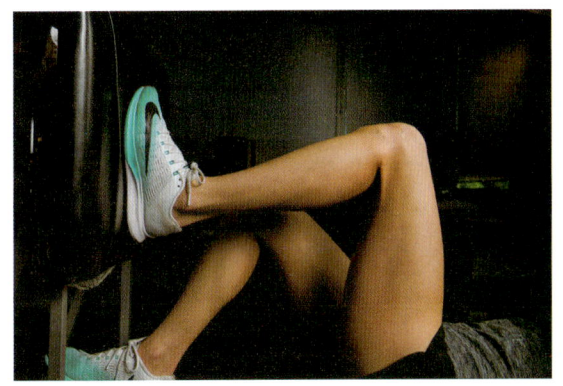

Fig. 41-17. *Leg press*. Comece em flexão inferior a 90°. Comece com resistência inferior ao peso corpóreo, aumente até o peso corpóreo.

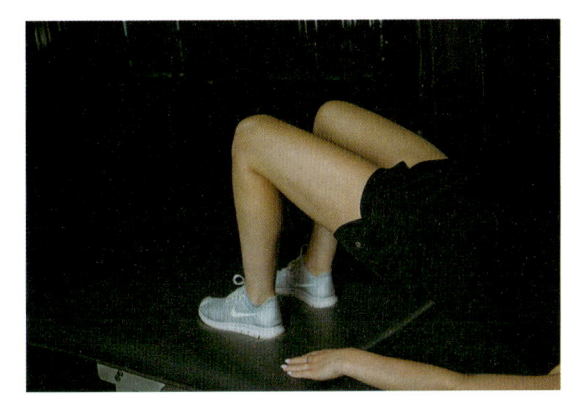

Fig. 41-18. Ponte com as duas pernas em plataforma sólida.

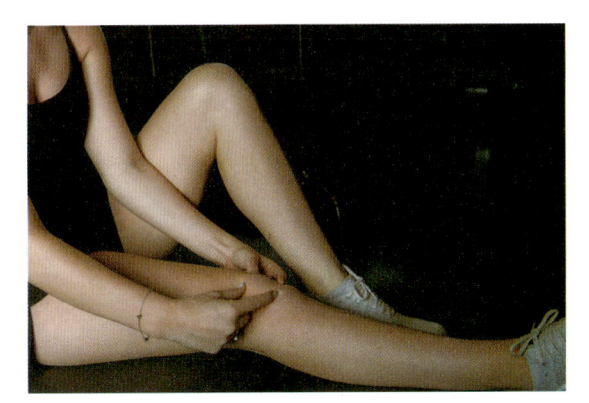

Fig. 41-19. Mobilização patelar (caudal à cranial).

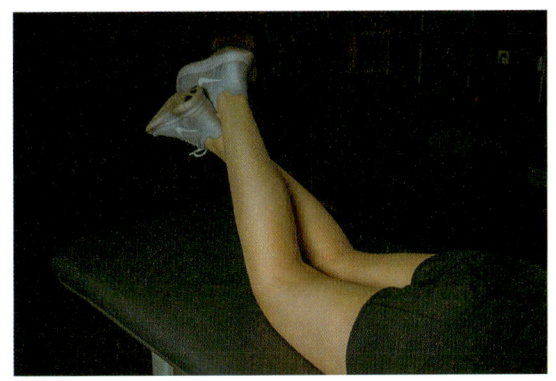

Fig. 41-20. ADM passiva em flexão com uso da perna não operada. Coloque a perna não operada sob a perna operada e flexione o joelho.

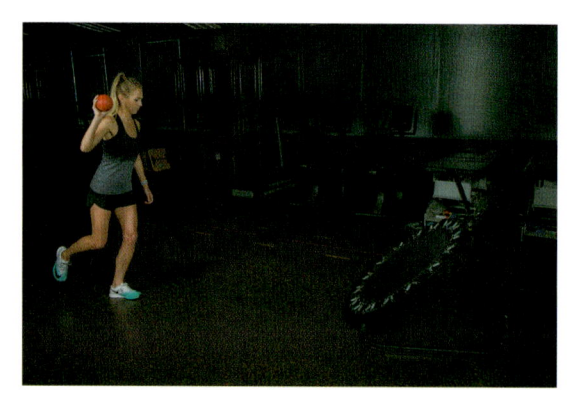

Fig. 41-21. Propriocepção. Jogue a bola no chão.

Os exercícios de fortalecimento podem ficar mais difíceis, com inclusão de:

- Abdução do quadril: com uso de elásticos, com a perna de apoio levemente flexionada e a perna em abdução desliza, como ao patinar. É importante usar as duas pernas como apoio. A estabilização da pelve e o fortalecimento dos glúteos são usados neste exercício.
- Adução do quadril: com uso de elásticos, os três exercícios a seguir são incorporados:
    1. Adução pura do quadril.
    2. Desenhar um círculo no chão com o hálux em sentido anti-horário.
    3. Desenhar um círculo no ar em sentido anti-horário.
- Extensão do quadril: extensão pura em plataforma, para bom alinhamento da pelve.
- Flexão do quadril: flexão pura, começando em posição de corredor.
- Músculos isquiotibiais: sentar, com aumento de resistência.

Exercícios Adicionais de Reabilitação de Fase 3 (Figs. 41-23 a 41-34)

Fase 4

A carga da articulação é o enfoque desta fase. O paciente pode começar treinos específicos do esporte, fortalecimento excêntrico e movimento lateral. Dependendo da cirurgia, a realização de movimentos de pivô pode precisar ser adiada para a próxima fase, 12 a 16 semanas após o procedimento. O

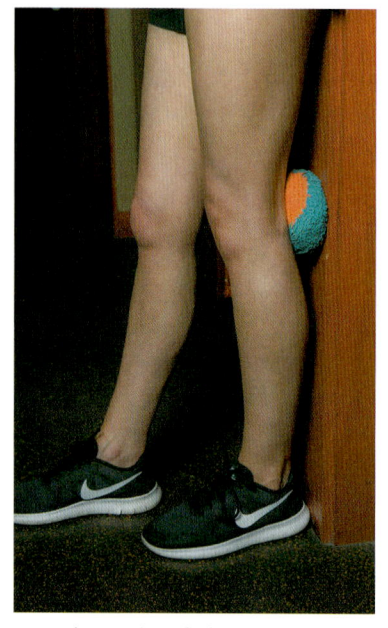

Fig. 41-22. Cadeia cinética fechada. Empurre o joelho contra a bola, ajudando a recuperação da extensão.

Fase 3

O paciente deve estar em sustentação total do peso, em extensão completa, e a ADM deve ser superior a 90° e próximo a 120°. Durante esta fase, o paciente deve começar a se sentir confortável ao realizar atividades lineares, ainda sem cargas na articulação até perto do final da fase.

Se as cicatrizes estiverem enrijecidas, podem ser submetidas à fricção leve.

Os exercícios de fortalecimento incluem: os exercícios desta fase são iguais aos da fase anterior, mas com resistência um pouco maior e podem ser realizados em uma plataforma mais difícil.

- Propriocepção: jogar bola em trampolim ou parede, em pé sobre o trampolim. Pode progredir a ficar em pé em bola BOSU. Todos os exercícios em uma única perna.

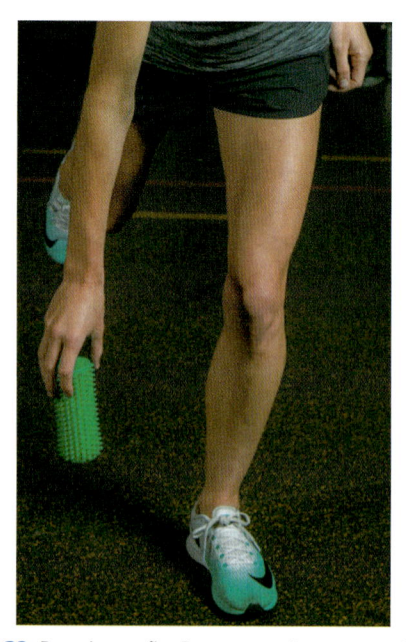

Fig. 41-23. Propriocepção. Rosca: o paciente se equilibra sobre a perna operada e coloca/pega um objeto no chão. O importante é a manutenção do equilíbrio.

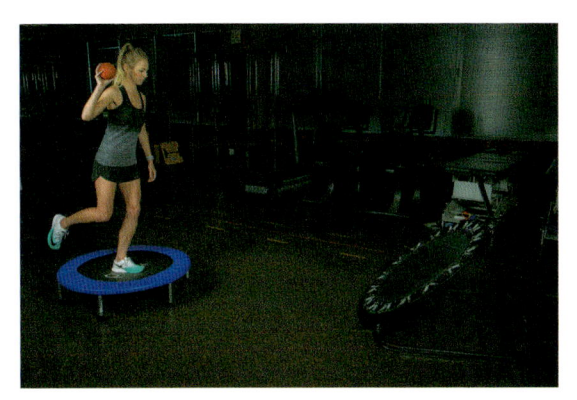

CAPÍTULO 41 ▪ REABILITAÇÃO APÓS A CIRURGIA DE MENISCO

Fig. 41-24. Propriocepção. Jogue bola a partir de uma plataforma instável.

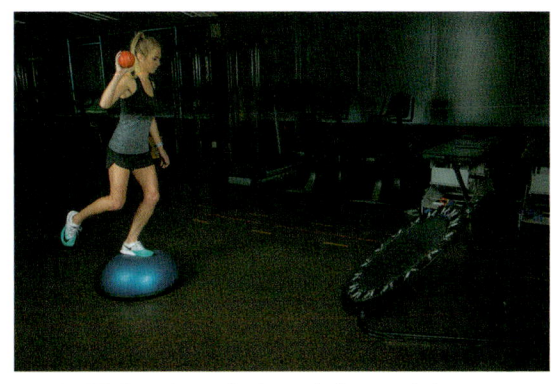

Fig. 41-25. Propriocepção. Jogue bola a partir de uma plataforma mais instável.

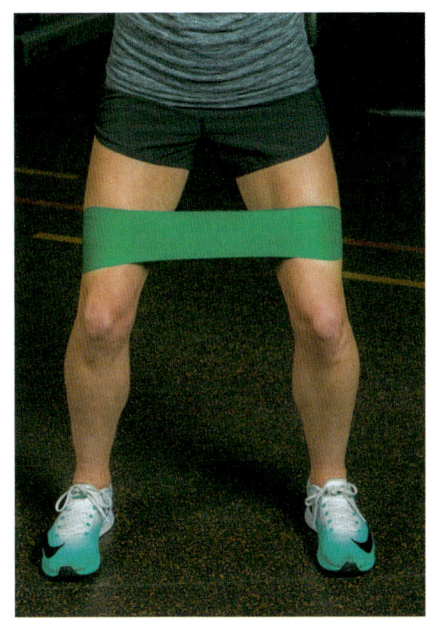

Fig. 41-26. Agachamento modificado (peso corpóreo) com uso de *theraband* como resistência lateral. Pode progredir até que o paciente fique de lado, mantendo o alinhamento correto da patela.

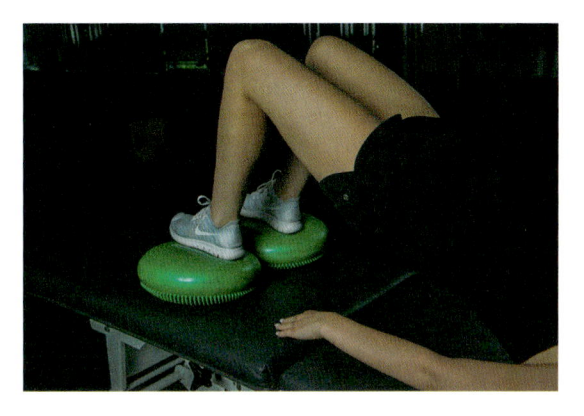

Fig. 41-27. Ponte com duas pernas em superfície instável.

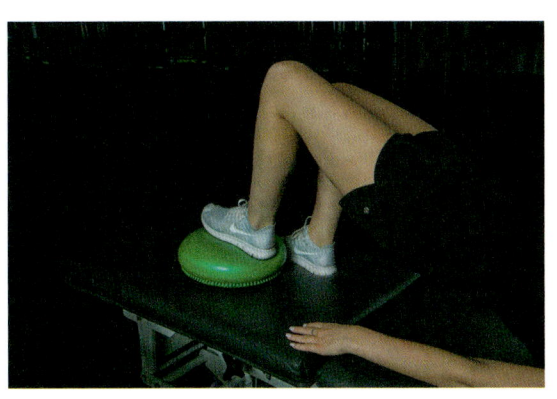

Fig. 41-28. Progressão à ponte com uma perna em superfície instável.

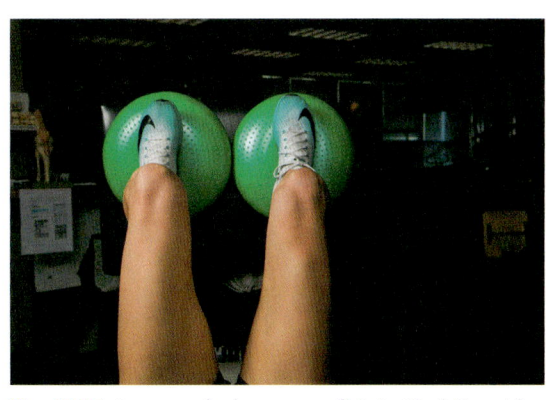

Fig. 41-29. *Leg press* duplo em superfície instável. Progrida à Figura 41-30.

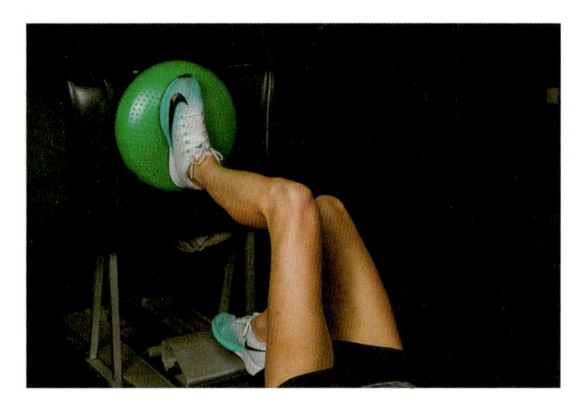

Fig. 41-30. *Leg press* com uma perna em superfície instável.

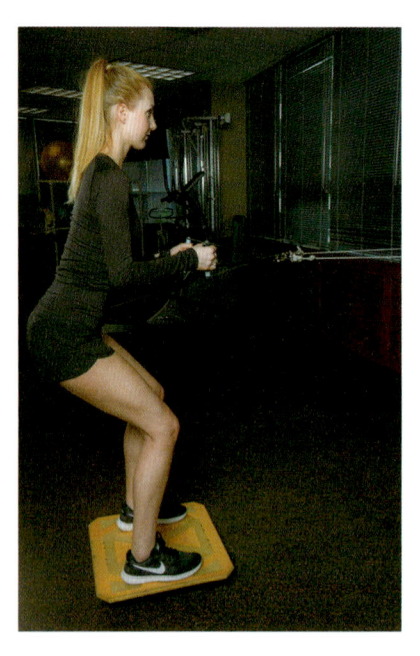

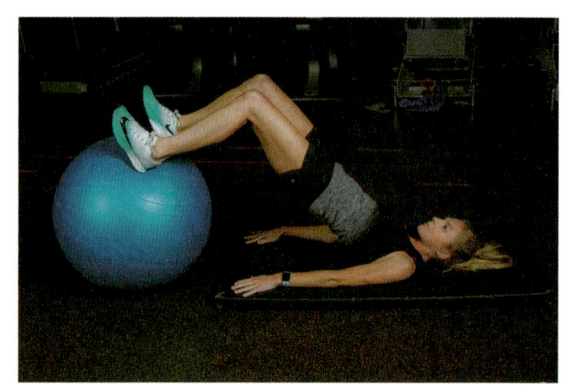

Fig. 41-31. Fortalecimentos isquiotibial e central. Pressione os calcanhares durante a ponte com as duas pernas. Progrida à ponte com uma perna.

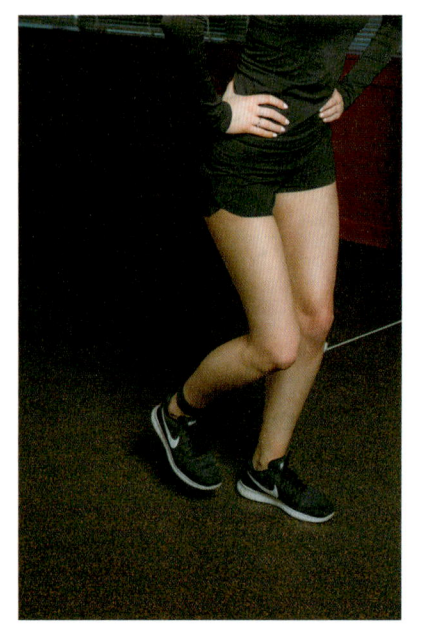

Fig. 41-32. Posição inicial da abdução do quadril.

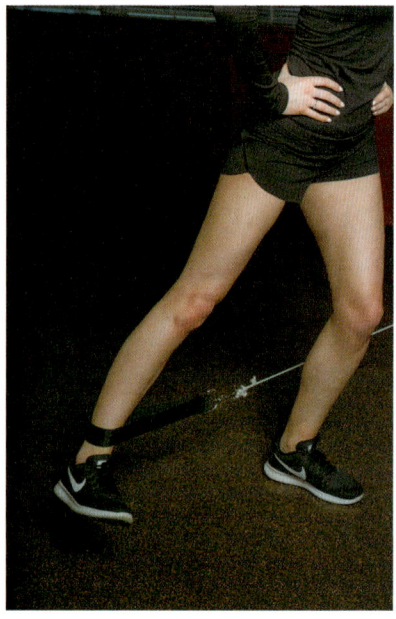

Fig. 41-33. Posição final da abdução do quadril, usando a técnica de deslizamento para que a perna de apoio passe de levemente flexionada à extensão total durante a abdução da outra perna.

Fig. 41-34. Equilíbrio em plataforma oscilatória durante a retração da parte superior do corpo e realização de agachamentos modificados. A direção da superfície pode ser de flexão/dorsiflexão plantar ou inversão/eversão.

treinamento específico do esporte precisa ser incorporado. A maneira mais fácil de descobrir o que o atleta precisa é simplesmente perguntar a ele. Planeje exercícios específicos com o atleta e/ou treinador, conforme adequado.

Os pivôs podem ser o último movimento/direção incluso no processo de recuperação. O paciente precisa estar física e mentalmente preparado para sua introdução no programa, já que geralmente é o movimento que causou a lesão, e o medo de reproduzi-lo pode ser grande.

As progressões podem ser iniciadas com os exercícios de saltos descritos nas fotografias; 1/4 de giro seguido por 1/2 giro, com atenção no equilíbrio depois de cada salto. A seguir, há progressão para corrida e corte lento em 45°. A etapa seguinte é o giro de 90°. A princípio, a velocidade é baixa e progride a corridas curtas. Isto deve acontecer ao longo de algumas semanas, não em uma única sessão. No início, a superfície de realização destes treinos deve ser previsível, como o chão da academia, e depois passar para grama sintética e depois para o gramado.

Os exercícios de fortalecimento incluem:

- Troca de bola BOSU: pisando com um pé na bola, e o outro ao lado da bola, o paciente rapidamente muda a posição dos dois pés.
- "V" com bola BOSU: o paciente começa cinco metros atrás de duas bolas BOSU, que estão separadas por quatro metros de distância. O paciente corre para uma bola e pisa sobre ela, então corre para trás até a posição inicial e vai para a bola oposta. Este exercício pode ser cronometrado ou realizado em 30 repetições.
- Músculos isquiotibiais: em posição supina, o paciente coloca a bola suíça sob os calcanhares e, ao fazer a ponte, pode puxá-la em direção ao glúteo.
- Bandas X: os exercícios de fortalecimento do CORE podem começar e, assim, todo o corpo é usado neste exercício. As progressões da coluna neutra ao passo lateral com movimentação do braço correspondente são excelentes para o recondicionamento de todo o corpo.
- Treinamento lateral com passos laterais e, então, deslocamentos laterais com bandas de resistência.
- Exercícios em aparelhos elípticos e ergométricos são excelentes para o treino aeróbico e, agora, devem permitir a ADM total, com resistência completa.
- O treinamento excêntrico pode ser realizado. O exercício pode começar em plataforma de 6", com saltos excêntricos para baixo. A altura pode ser aumentada para 12" e, então, 18". O movimento e o alinhamento patelar são aspectos cruciais deste exercício.
- O agachamento búlgaro é um exercício excelente para fortalecimento do glúteo e do quadríceps.

Exercícios Adicionais de Reabilitação de Fase 4 (Figs. 41-35 a 41-42)

RESUMO DA REABILITAÇÃO

As recomendações anteriores podem variar muito dependendo da cirurgia. O reparo de uma lesão vertical periférica simples pode permitir o início precoce de alguns exercícios em comparação às lesões complexas.

Cada fase tem uma lista de exercícios recomendados, mas esta lista não é, de forma alguma, exclusiva. O importante é que o paciente comece em velocidade baixa e progrida até o desempenho em velocidade de jogo ou máxima. Os exercícios devem começar em uma plataforma estável, como o chão/solo, e progredirem a plataformas mais desafiadoras e instáveis, como bolas BOSU, bolas suíças e plataformas oscilatórias.

No transplante de menisco, o processo anteriormente discutido é similar, mas bem mais lento. Todas as fases têm, no mínimo, mais 4 semanas de duração. Converse com o cirurgião para saber os objetivos e resultados esperados da cirurgia e do paciente.

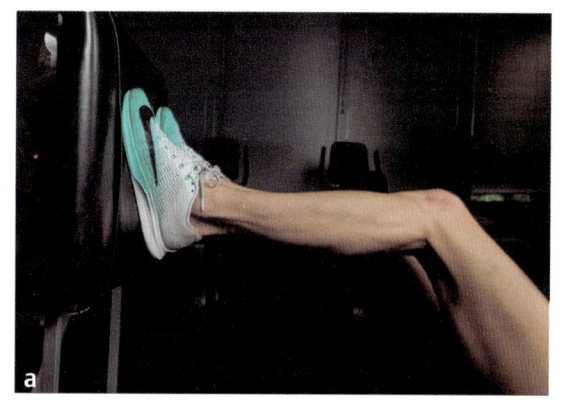

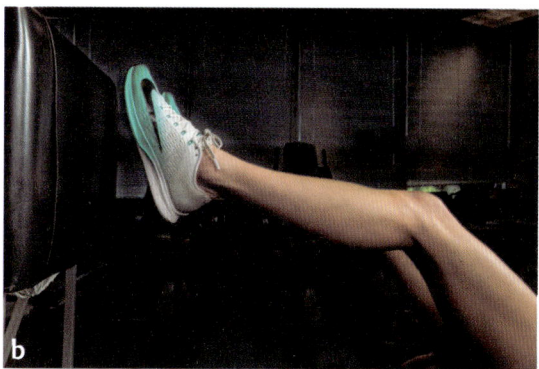

Fig. 41-35. Salto de plataforma com as duas pernas. (**a**) Atenção à aterrissagem com movimento patelar adequado. (**b**) Atenção à aterrissagem com movimento patelar adequado.

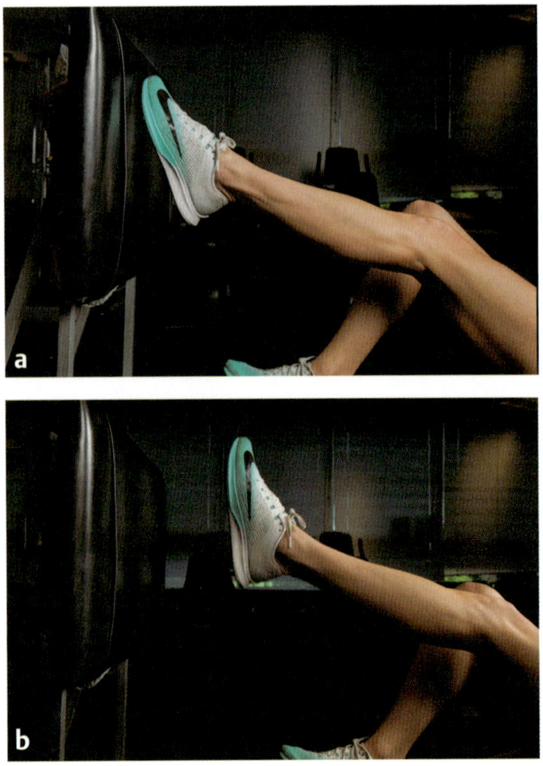

Fig. 41-36. Salto de plataforma com uma perna. (**a, b**) Comece com peso inferior ao peso corpóreo, progrida a resistência até o peso corpóreo total e, então, a mais do que o peso corpóreo.

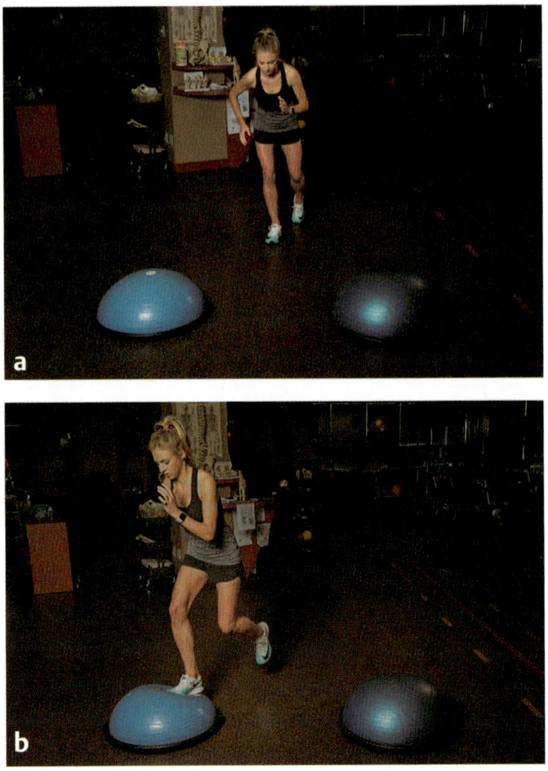

Fig. 41-37. Exercício com BOSU. (**a**) Pisada em bolas BOSU. (**b**) Atenção ao equilíbrio ao pisar na bola BOSU e ao movimento concomitante da patela.

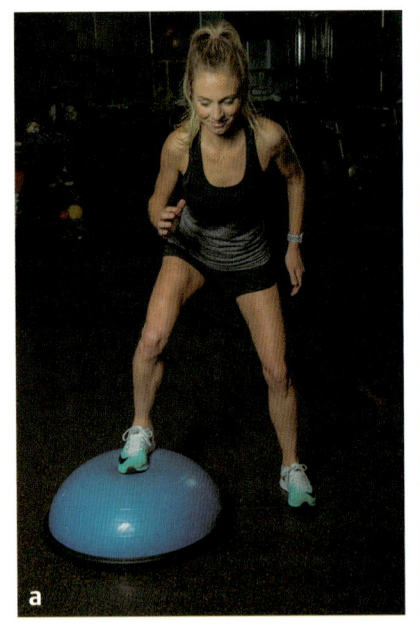

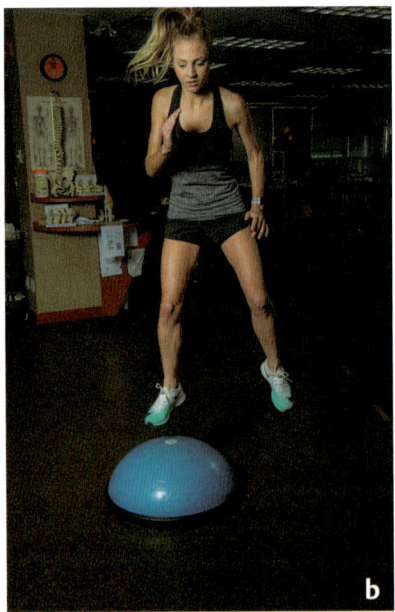

Fig. 41-38. Troca de BOSU. (**a**) O paciente pula com um pé até o lado oposto, sempre com uma perna sobre a bola BOSU. (**b**) O paciente pula com um pé até o lado oposto, sempre com uma perna sobre a bola BOSU. Aterrisse com a perna esquerda na bola BOSU, na mesma posição mostrada em **A**.

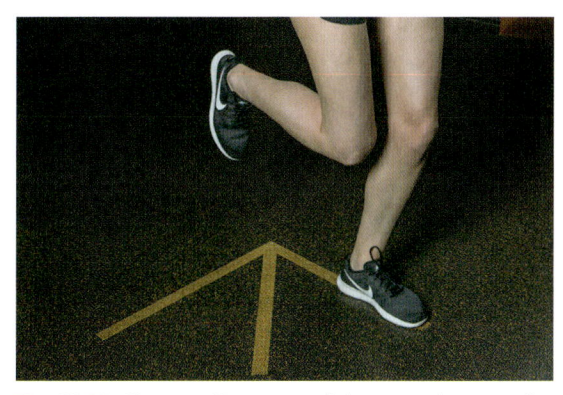

Fig. 41-39. Giros em 45 graus nas linhas amarelas. Atenção ao equilíbrio ao aterrissar antes de pular novamente.

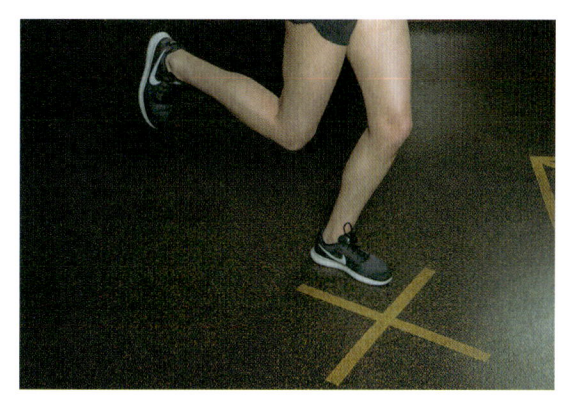

Fig. 41-40. Pulos entre os quadrantes em uma sequência em formato do número '8'.

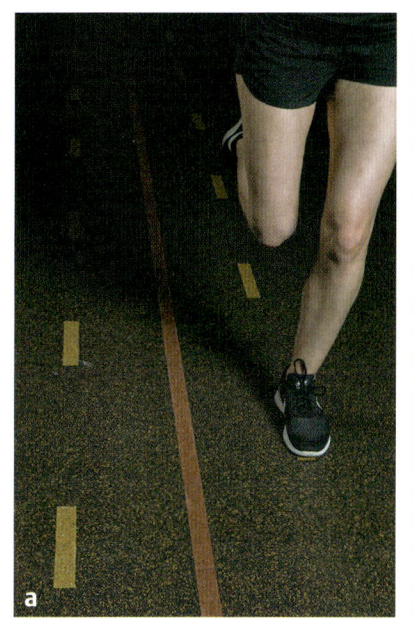

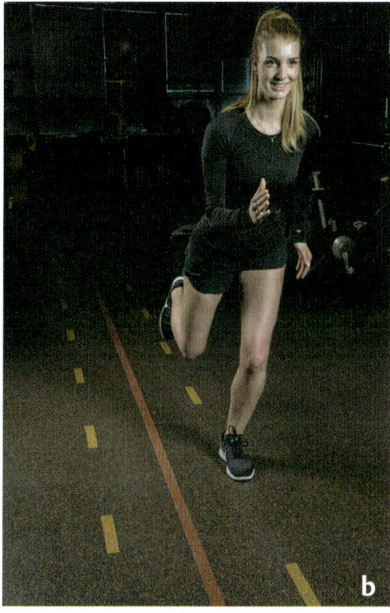

Fig. 41-41. Saltos na diagonal. (**a**) Comece os saltos da linha amarela para a linha vermelha para a linha amarela; progrida com saltos da linha amarela para a linha amarela. (**b**) Prepare para os saltos da linha amarela para a linha amarela.

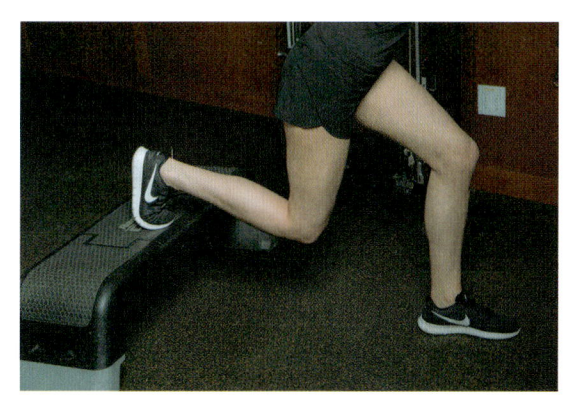

Fig. 41-42. Agachamento búlgaro. Mantenha a tíbia da perna de apoio em posição perpendicular durante o agachamento.

MODIFICADORES A PARTIR DA PERSPECTIVA DOS CIRURGIÕES

As fases de reabilitação após a cirurgia de menisco foram descritas anteriormente, mas, às vezes, é difícil saber quando é seguro progredir para o próximo estágio e quais são os principais determinantes do bom resultado após o procedimento. Existem muitos fatores a considerar, inclusive a natureza da lesão, o tipo de cirurgia realizada, as lesões concomitantes e fatores relacionados com o cirurgião.

Apesar do debate considerável e da ausência de evidências de qualidade sobre o momento ideal de introdução da sustentação de peso e da amplitude de movimento após a cirurgia, alguns fatos biomecânicos importantes devem ser considerados.

Durante a sustentação de peso em extensão total, as forças sobre o menisco tendem a reduzir a lesão longitudinal vertical.[4,5] Por outro lado, em caso de ruptura das fibras circunferenciais de colágeno que resistem às tensões circunferenciais ou a ruptura da inserção da raiz do menisco, a sustentação de peso desloca o menisco e pode causar extrusão. Há um aumento significativo na carga sobre o corno posterior do menisco com a flexão do joelho, que é quatro vezes maior em 90° de flexão.[6] A rotação e a translação da tíbia também aumentam significativamente as tensões sobre os meniscos.[7,8]

Além destas questões biomecânicas, ainda há o fato de que as taxas de sucesso de um reparo isolado de menisco são de apenas 70 a 80%. O desejo de preservação da função do menisco e os resultados inferiores da revisão do reparo meniscal levaram alguns cirurgiões a uma abordagem mais conservadora à reabilitação, com retardo da sustentação de peso e da amplitude de movimento (até mesmo com imobilização em tala).

No entanto, revisões sistemáticas não demonstraram qualquer benefício destes protocolos de reabilitação conservadora.[9] Também há ensaios controlados randomizados que demonstraram que os programas de reabilitação acelerada são bem-sucedidos no reparo de menisco[10]. Deve-se reconhecer, porém, a heterogeneidade considerável dos dados e o fato de que a maioria das evidências e da literatura é de nível 4 (estudos de caso).

Também é preciso considerar os fatores que podem ter efeito positivo ou negativo no sucesso da cirurgia de menisco e usá-los como modificadores para determinar o momento de instituição das diversas fases do programa de reabilitação.

Na meniscectomia parcial, a maioria dos clínicos começa com a sustentação total do peso e a amplitude de movimento com a progressão permitida pelos sintomas e funções. Se a ressecção incluir a periferia do menisco, porém, é preciso considerar certos atrasos na sustentação de peso na tentativa de redução da extrusão do menisco (que tem efeito negativo sobre a função biomecânica do menisco).

Muitos fatores devem ser considerados nos reparos de menisco. A primeira categoria é a natureza da lesão reparada. Como já discutido, caso haja uma lesão vertical periférica, a sustentação precoce de peso em extensão impõe pouca tensão sobre o sítio de reparo, mas a sustentação de peso com o joelho em flexão pode exercer uma carga significativa no corno posterior do menisco. Isto fez com que alguns sugerissem que a realização de agachamentos e flexão do joelho com carga além de 90° deve ser adiada por um tempo após o reparo do corno posterior. Em caso de reparo de uma lesão radial completa (com extensão pelas fibras da alça circunferencial) ou da raiz do menisco, é possível defender com veemência o retardo da sustentação de peso para permitir a cicatrização da borda e/ou raiz e evitar a extrusão do menisco.[11]

Outras considerações podem incluir a natureza aguda ou crônica da lesão, já que a melhor cicatrização de uma lesão não degenerativa aguda seria esperada. A idade do paciente também pode ser considerada a partir de duas perspectivas. O suprimento sanguíneo do menisco é melhor em indivíduos com esqueleto imaturo, mas, às vezes, os jovens precisam ser protegidos de si mesmos.

Na ausência de evidências, a experiência e o conhecimento do paciente podem ser a melhor orientação.

A presença de lesões concomitantes é relevante, e muitos estudos mostraram o maior sucesso do reparo do menisco quando realizado ao mesmo tempo em que a reconstrução do ligamento cruzado anterior (LCA). Isto pode permitir um protocolo mais agressivo de reabilitação, evitando todos os efeitos negativos da imobilização e da ausência de sustentação de peso no joelho com LCA reconstruído. Por outro lado, o procedimento de reparo da cartilagem articular pode forçar o retardo da sustentação de peso para proteção da superfície articular em cicatrização.

O tipo de cirurgia também afeta o cronograma de progressão do protocolo de reabilitação. O número de suturas e a qualidade do reparo influenciam a confiança do cirurgião de que as tensões envolvidas no processo de reabilitação normal serão toleradas.

Em resumo, a simples ressecção do menisco pode progredir bem depressa, mas o reparo pode precisar de modificações para minimizar a carga e a translação na superfície reparada.

O período pós-operatório do transplante de menisco é similar ao do reparo de raiz, já que o corno anterior e o corno posterior precisam cicatrizar antes que o joelho fique sujeito a cargas maiores que possam causar extrusão do menisco. Assim, a maioria dos cirurgiões mantém os pacientes transplantados com sustentação mínima ou nula de peso por várias semanas.

Não há evidências ou literatura de boa qualidade que mostrem a superioridade de um protocolo de reabilitação em relação aos demais. Isto significa que a comunicação com o cirurgião é importante para entender suas preocupações, expectativas e restrições durante a reabilitação. A obtenção de cópias da documentação cirúrgica pode auxiliar o fisioterapeuta, mas nem sempre comunica as nuances do procedimento ou todos os fatores que influenciam o sucesso.

REFERÊNCIAS BIBLIOGRÁFICAS

1. O'Donnell K, Freedman KB, Tjoumakaris FP. Rehabilitation protocols after isolated meniscal repair: a systematic review. *Am J Sports Med* 2017;45(7):1687-97.
2. Takeda H. Meniscal Tear. *BMJ Best Practice* 2017.
3. Kozlowski EJ, Barcia AM, Tokish JM. Meniscus repair: The role of accelerated rehabilitation in return to sport. *Sports Med Arthrosc* 2012;20(2):121-6.
4. Bray RC, Smith JA, Eng MK *et al.* Vascular response of the meniscus to injury: effects of immobilization. *J Orthop Res* 2001;19:384-90.
5. Richards DP, Barber FA, Herbert MA. Compressive loads in longtitiudinal lateral meniscus tears: a biomechanical study in porcine knees. *Arthroscopy* 2005;21:1452-6.
6. Becker R, Wirz D, Wolf C *et al.* Measurement of meniscofemoral contact pressure after repair of bucket-handle tears with biodegradable implants. *Arch Orthop Trauma Surg* 2005;125:254-60.
7. Johal P, Williams A, Wragg P *et al.* Tibio-femoral movement in the living knee. A study of weight bearing and non-weight bearing knee kinematics using 'interventional" MRI. *J Biomech* 2005;38:269-76.
8. Tienen TG, Buma P, Scholten JGF *et al.* Displacement of the medial meniscus within the passive motion characteristics of the human knee joint: An RSA study in human cadaver knees. *Knee Surg Sports Traumatol Arthrosc* 2005;13:287-92.
9. O'Donnell K, Freedman KB, Tjoumakaris FP. Rehabilitation protocols after isolated meniscal repair: a systematic review. *Am J Sports Med* 2017;45(7):1687-97.
10. Mariani PP, Santori N, Adriani E *et al.* Accelerated rehabilitation after arthroscopic meniscal reapair: a clinical and magnetic resonance imaging evaluation. *Arthroscopy* 1996;12:680-6.
11. Jones RS, Keene GC, Learmonth DJ *et al.* Direct measurement of hoop strains in the intact and torn medial meniscus. *Clin Biomech* (Bristol, Avon) 1996;11(5):295-300.

42 SOBREVIDA E RESULTADOS APÓS O TRANSPLANTE DE MENISCO

Erwin Secretov
Ardavan A. Saadat
Matthew J. Steffes
Mark R. Hutchinson

As pesquisas mostram que o menisco tem papel vital na distribuição de cargas e absorção de choques no joelho.[1] Assim, durante qualquer procedimento de reparo ou ressecção do menisco, é essencial preservar a maior quantidade possível de tecido desta estrutura para prevenir a progressão da artrose no joelho. Na presença de lacerações do menisco que não podem ser reparadas, a meniscectomia subtotal ou total é realizada. O transplante de aloenxerto de menisco (MAT) é considerado um tratamento eficaz para joelhos com síndrome pós-meniscectomia. Os desfechos, ou a sobrevida, destes procedimentos são extensamente analisados há anos, mas, ainda assim, as taxas publicadas de sucesso são variáveis por causa das diferenças de metodologias científicas, técnicas cirúrgicas e procedimentos concomitantes entre os estudos. Este capítulo faz uma avaliação geral dos desfechos do transplante de menisco, inclusive o retorno aos esportes, e analisa fatores específicos que contribuem para o sucesso, como lateralidade, patologias associadas, momento de realização da cirurgia, técnica cirúrgica e procedimentos concomitantes.

INTRODUÇÃO
Noyes *et al.* estudaram os desfechos funcionais em longo prazo e as taxas de sobrevida em uma série de 72 transplantes consecutivos de meniscos medial e lateral. Os autores determinaram a sobrevida do transplante com base em múltiplos desfechos, inclusive os sintomas do paciente, a necessidade de cirurgia subsequente, a falência à ressonância magnética (RM) ou a perda radiográfica do espaço articular. Noyes *et al.* determinaram que as taxas de sobrevida do transplante foram de 85% em 2 anos, 77% em 5 anos, 69% em 7 anos, 45% em 10 anos e 19% em 15 anos. Os autores recomendaram o transplante de menisco em joelhos com deficiência desta estrutura, mas advertem que o procedimento não é curativo e não previne a deterioração progressiva do joelho.[2]

LATERALIDADE
Bin *et al.* realizaram uma metanálise com inclusão de 9 estudos (287 joelhos submetidos ao MAT medial e 407 submetidos ao MAT lateral) e descobriram que 85,8% dos transplantes de menisco medial e 89,2% dos transplantes de menisco lateral tiveram sobrevida em médio prazo (5 a 10 anos), enquanto 52,6% dos transplantes de menisco medial e 56,6% dos transplantes de menisco lateral sobreviveram em longo prazo (mais de 10 anos). Os autores perceberam que os transplantes de menisco lateral apresentaram maior melhora funcional e alívio de dor em comparação ao transplante de menisco medial.[3] Yoon *et al.*, em seu estudo de coorte retrospectivo com 91 pacientes submetidos ao MAT (56 laterais, 35 mediais), demonstraram não ter diferença estatisticamente significativa nas pontuações de desfechos clínicos entre os grupos. No entanto, à RM, a maior extrusão do enxerto foi observada no grupo medial em comparação ao lateral. Além disso, no *second look*, o grupo lateral teve resultados piores em comparação ao grupo medial.[4]

TÉCNICA CIRÚRGICA
Zaffagnini *et al.* realizaram uma análise de sobrevida em uma série de 147 procedimentos artroscópicos de MAT sem *plugs* ósseos (82 mediais, 65 laterais) com uso de enxertos frescos congelados irradiados. A análise de sobrevida foi realizada com dois desfechos, a falência cirúrgica e a falência clínica. O tempo de sobrevida geral foi de 8 a 9,7 anos, dependendo dos critérios de falência. Estes autores concluíram que o MAT com fixação de tecido mole aliviou a dor de maneira significativa e melhorou a função do joelho no acompanhamento em médio prazo.[5]

Kim *et al.* realizaram uma análise de sobrevida em longo prazo dos transplantes de menisco com fixação óssea, com inclusão de 49 joelhos (34 laterais, 15 mediais). A falência clínica foi definida como uma pontuação inferior a 65 no escore modificado de Lysholm, e a falência cirúrgica foi considerada a necessidade de realização de um procedimento de revisão. A taxa de sobrevida em 10 anos foi de 98%, e a taxa de sobrevida em 15 anos foi de 93,3%. Os autores concluíram que as técnicas de MAT com fixação óssea apresentaram altas taxas de sobrevida clínica de acordo com as observações em longo prazo.[6]

DEFEITOS CONDRAIS CONCOMITANTES

Saltzman *et al.* realizaram um estudo comparativo retrospectivo em uma coorte de pacientes submetidos ao transplante de menisco com defeitos condrais de espessura total. No total, 91 pacientes (22 sem defeito e 69 com defeito de espessura total) participaram do estudo e foram acompanhados por, em média, 4,48 e 3,84 anos, respectivamente. Não houve diferença significativa quanto às alterações nos desfechos relatados pelo paciente (PRO) antes da cirurgia e ao final do acompanhamento. Além disso, não houve diferenças na taxa de complicação ou falência entre os grupos sem defeito e com defeito em espessura total. Os autores concluíram que a identificação e o tratamento do dano condral com restauro da cartilagem durante a primeira cirurgia não influenciam os desfechos clínicos do MAT.[7] Além disso, Lee *et al.* analisaram 222 pacientes consecutivos submetidos ao MAT primário e compararam o desfecho clínico e a sobrevida do enxerto de acordo com a condição da cartilagem articular. Os pacientes foram agrupados de acordo com o grau e a localização da degeneração articular. O estudo mostrou que não houve diferença significativa no desfecho clínico entre os grupos. No entanto, seus resultados sugeriram uma sobrevida superior do enxerto nos dois grupos com menor deficiência condral. A sobrevida estimada do enxerto em 5 anos foi significativamente menor no grupo com indicação de salvamento. Os autores concluíram que pode ser esperada uma sobrevida melhor do enxerto, caso a cartilagem articular esteja intacta ou limitada a uma lesão unipolar.[8]

PROCEDIMENTOS CONDRAIS CONCOMITANTES

Ogura *et al.* realizaram uma revisão retrospectiva para avaliação dos desfechos em médio e longo prazos de 17 pacientes submetidos ao MAT concomitante ao implante autólogo de condrócitos (ACI). As taxas de sobrevida em 5 e 10 anos foram de 75%. A melhora clínica foi observada em 65% dos pacientes no acompanhamento em médio e longo prazos. Os autores concluíram que os procedimentos concomitantes poderiam ser considerados intermediários, antes da artroplastia total de joelho.[9] Além disso, Getgood *et al.* fizeram uma revisão retrospectiva e a análise de sobrevida em pacientes submetidos ao aloenxerto osteocondral combinado (OCA) e MAT. Quarenta e oito pacientes com idade média de 35,8 anos passaram pelos procedimentos combinados de MAT e OCA. Trinta e um pacientes receberam um menisco lateral, 16 receberam um menisco medial e 1 recebeu ambos. Em média, houve dois OCAs por paciente. A sobrevida em 5 e 10 anos foi de 78% e 69% para o MAT e 73% e 68% para o OCA. Os autores concluíram que a taxa geral de sucesso do MAT e OCA concomitantes foi comparável aos desfechos individualmente relatados. Os desfechos piores foram observados em pacientes com enxertos OCAs bipolares. Os melhores resultados ocorreram na doença unipolar de menor extensão e menos avançada, sugerindo o benefício da intervenção precoce ao combinar MAT e OCA.[10] Stone *et al.* avaliaram a sobrevida em longo prazo de 119 MATs concomitantes ao reparo da cartilagem articular. O tempo médio estimado de sobrevida em toda a série foi de 9,9 anos. Os pesquisadores determinaram que a sobrevida do transplante não era influenciada pela gravidade do dano cartilaginoso, pelo alinhamento axial ou pelo grau de redução do espaço articular. Stone *et al.* sugeriram que o reparo das lesões condrais durante o mesmo procedimento não teve qualquer efeito sobre o desfecho do MAT.[11]

CIRURGIA SIMULTÂNEA DE LIGAMENTO

Yoldas *et al.* examinaram os desfechos clínicos relatados pelos pacientes após o transplante de menisco com e sem a combinação à reconstrução do ligamento cruzado anterior (LCA) em um seleto grupo de 31 pacientes; 11 transplantes isolados de menisco e 20 transplantes de menisco combinados à reconstrução do LCA. O acompanhamento médio foi de 2,9 anos. Não houve diferença significativa no desfecho relatado pelos pacientes com base na lateralidade do menisco transplantado ou do menisco com reconstrução concomitante do LCA. Os autores concluíram que o transplante de menisco combinado ou não à reconstrução do LCA em uma população de pacientes cuidadosamente escolhidos parece aliviar os sintomas e restaurar um nível relativamente alto da função.[12] Saltzman *et al.* estudaram uma coorte de 40 pacientes submetidos à reconstrução do LCA simultaneamente ao transplante de menisco. O tempo médio de acompanhamento foi de 5,7 anos. Os pesquisadores concluíram que a combinação da Reconstrução do LCA com MAT pode gerar melhora significativa no desfecho clínico e aumentar a estabilidade objetiva do joelho. Além disso, foi associada a um grau insignificante de estreitamento do espaço articular nas radiografias. Sua taxa de sobrevida em 5 anos foi superior a 80%.[13]

OSTEOTOMIA CONCOMITANTE

Kazi *et al.* realizaram uma revisão retrospectiva para análise da sobrevida do transplante de menisco concomitante à osteotomia. Em seu estudo, um total de 86 transplantes de menisco foram realizados em 53 pacientes submetidos à osteotomia concomitante. O tempo médio de acompanhamento da coorte foi de 180 meses. A falência foi determinada pela conversão à artroplastia total de joelho. Setenta e um por cento dos aloenxertos eram viáveis 15 após a cirurgia. O estudo não observou diferenças significativas na taxa de sobrevida do aloenxerto isolado com ou sem realização de osteotomia.[14]

MAT COM OUTROS PROCEDIMENTOS

Lee *et al.* fizeram uma revisão sistemática e metanálise para determinar se o transplante de menisco isolado e combinado a outros procedimentos poderia melhorar o desfecho clínico. No total, 24 estudos foram incluídos na análise. Nenhuma diferença significativa foi observada entre o desfecho relatado pelo paciente no pós-operatório em pacientes submetidos ao MAT isolado ou combinado. Os estudos mostraram desfechos variáveis de sobrevida e taxas de falência. Quatro estudos concluíram que a realização concomitante de outros procedimentos não influencia a sobrevida do MAT. Por outro lado, três estudos relataram que a cirurgia de ligamentos, a osteotomia de realinhamento e a transferência de autoenxerto osteocondral eram fatores de risco para a falência. Os autores concluíram que mais dados são necessários para determinar os efeitos da osteotomia e dos procedimentos de cartilagem sobre os desfechos do MAT. Os pesquisadores não conseguiram tirar conclusões sobre as taxas de sobrevida e falência entre os dois grupos por causa da insuficiência de dados.[1]

TAXA DE FALÊNCIA

Como já mencionado, dezenas de estudos foram publicados com diferentes indicações e escolha de pacientes, técnicas, protocolos de reabilitação e procedimentos concomitantes. Esta variabilidade também ocorre na definição de sucesso ou falência. Vundelinckx *et al.* descreveram uma coorte de 49 indivíduos submetidos ao MAT. Sua taxa de conversão à artroplastia foi de 12% em 12,5 anos. Ainda assim, ao incluir outros procedimentos cirúrgicos, do desbridamento artroscópico à revisão do transplante, a taxa subiu para 35%.[15] Noyes *et al.* relataram achados similares, com taxa de necessidade de outra cirurgia de quase 54%. Ao incluírem os achados radiográficos e de RM da falência do menisco em indivíduos assintomáticos, esta taxa de falência subiu para 84%.[2] O Quadro 42-1 destaca os estudos que são representativos na literatura atual. O que parece ser constante entre estes estudos é o aumento da taxa de falência com o maior tempo de acompanhamento. Isto apoia a visão aceita de que há, na verdade, um teto para o benefício decorrente deste procedimento.

Quadro 42-1. Taxa de Sobrevida e Resultados após o Transplante de Menisco

Referência	Critérios de falência	N =	Tempo médio de acompanhamento (anos)	Taxa de falência	Resultados funcionais
Vundelinckx 2014	Artroplastia total de joelho	49	12,5	10% em 8,6 anos, 12% em 12,5 anos; conversão à artroplastia	Melhoras significativas nas pontuações VAS, KOOS, Lysholm e SF-36 nos períodos de acompanhamento de 7,5 e 12,5 anos
	Outra cirurgia			35% Outra cirurgia de qualquer tipo	
Hommen 2007	Lysholm < 65	20	11,8	35% pela pontuação de Lysholm	Melhora significativa na pontuação média de Lysholm (de 53 para 75, p < 0,001). As pontuações pós-operatórias melhoraram em 90% dos aloenxertos, com 1 pontuação excelente, 5 pontuações boas, 8 moderadas e 6 ruins

(Continua)

Quadro 42-1. Taxa de Sobrevida e Resultados após o Transplante de Menisco *(Cont.)*

Referência	Critérios de falência	N =	Tempo médio de acompanhamento (anos)	Taxa de falência	Resultados funcionais
	Falência à ressonância magnética/ artroscopia			55% em caso de inclusão da ressonância magnética e de outras cirurgias	
		12 medial, 8 lateral			
van der Wal 2009	Artroplastia total de joelho ou laceração	63	13,8	29% geral	As pontuações gerais de Lysholm melhoraram significativamente, de 36 para 61, no acompanhamento em longo prazo. Todos os subgrupos apresentaram diferenças significativas entre as pontuações de Lysholm em curto e longo prazos, com deterioração das pontuações com o passar do tempo
		40 lateral, 23 medial		50% de lateral, 58% de medial	
Saltzman 2012	Falência clínica ou lacerações	22	8,5	Melhora significativa em todas as escalas de pontuação. A satisfação média foi de 8,8 em 10; todos os pacientes ficaram satisfeitos por completo ou em grande parte	Melhora significativa em todas as escalas de pontuação. A satisfação média foi de 8,8 em 10; todos os pacientes ficaram satisfeitos por completo ou em grande parte
Marcacci 2012	Lacerações ou fibrose	32	3	6%	Melhoras significativas em todas as pontuações, como VAS, componente físico de SF-36, componente mental de SF-36, atividade de Tegner e pontuações de Lysholm
McCormick 2014	Artroplastia total de joelho/ revisão	172	4,9	5% Revisão do transplante ou conversão à artroplastia	N/A
	Outra cirurgia			37% para outra cirurgia de qualquer tipo	
Verdonk 2005	Artroplastia total de joelho, revisão, meniscectomia, osteotomia	100	7,2	21% Geral	As pontuações modificadas de dor e função do HSS melhoraram de forma significativa no período pós-operatório

Quadro 42-1. Taxa de Sobrevida e Resultados após o Transplante de Menisco *(Cont.)*

Referência	Critérios de falência	N =	Tempo médio de acompanhamento (anos)	Taxa de falência	Resultados funcionais
		39 medial, 61 lateral		28% de medial, 16% de lateral	
Noyes 2016	Outra cirurgia	69	Não revelado	54% Geral	Melhoras significativas dos valores atribuídos à dor, edema, subir escadas e condições do joelho pelo paciente
				16% em 3,5 anos, 38% após 3,5 anos	
				84% incluindo casos com falência à ressonância magnética/radiografia, mas sem cirurgia	
Rue 2008	Outra cirurgia	31	3,1	6%	Melhoras significativas em todas as pontuações de resultados e escalas de satisfação, exceto nos componentes mentais de SF-12; 71% dos pacientes relataram satisfação completa (31%) ou em grande parte (45%) e 90% fariam a cirurgia outra vez

MOMENTO DE REALIZAÇÃO

O momento de realização do transplante de menisco é um dilema para o cirurgião ortopédico. O alívio dos sintomas tem grau e duração variáveis após a realização da meniscectomia isolada, mas a cartilagem articular ainda é suscetível a danos em razão da ausência de correção do transtorno mecânico.

Jiang *et al.* revisaram uma coorte submetida ao transplante imediato de menisco em comparação ao transplante tardio e uma coorte de controle submetida somente à meniscectomia. Os transplantes imediatos foram realizados durante a meniscectomia, enquanto os transplantes tardios ocorreram, em média, 35 meses depois da meniscectomia. O transplante imediato foi superior ao tardio nas pontuações subjetivas *International Knee Documentation Committee* (IKDC), Tegner e escala análoga visual (VAS). Além disso, os transplantes imediatos apresentaram menos sinais de alterações osteoartríticas e maior força muscular em comparação aos transplantes tardios e à meniscectomia isolada.[16]

Aagaard *et al.* mostraram resultados similares em um modelo animal (ovelhas). Quatro coortes de número quase igual de ovelhas foram submetidas à cirurgia simulada (placebo), à meniscectomia medial isolada, ao transplante imediato após a meniscectomia e ao transplante tardio, 3 meses após a meniscectomia. A superfície da cartilagem foi examinada 6 meses após o respectivo procedimento, e a coorte do transplante imediato apresentou melhor aparência macroscópica e histológica da cartilagem articular do fêmur e da tíbia.[17] Rijk *et al.* fizeram um estudo animal similar em coelhos, com coortes divididas em grupos quase idênticos ao estudo anterior, e a superfície da cartilagem foi examinada 6 semanas e 1 ano após o procedimento. Um ano após o procedimento, a coorte do transplante tardio apresentou mais alterações degenerativas no fêmur e na tíbia em comparação ao grupo do transplante imediato. Surpreendentemente, a coorte do transplante tardio sofre mais alterações degenerativas do que a coorte de meniscectomia isolada em 1 ano.[18]

Embora ainda existam poucos estudos de alto nível dedicados a esta questão do momento de realização do procedimento, as primeiras evidências parecem apoiar o transplante precoce/imediato, após a meniscectomia.

DESFECHOS SUBJETIVOS DO PACIENTE

Os pacientes sintomáticos com histórico de meniscectomia geralmente se queixam de dor no compartimento tibiofemoral acometido e que piora com o aumento do nível de atividade, aumento de volume intermitente, sensação de instabilidade e sensibilidade na linha articular. Diversos estudos clínicos relataram desfechos subjetivos favoráveis em curto e longo prazos e melhoras na dor e na função do joelho, principalmente em indivíduos que, a princípio, apresentavam sintomas que afetavam as atividades da vida diária. Em 2005, Noyes et al.[19] relatam os resultados em curto prazo após o transplante de menisco, em uma coorte de 38 pacientes, com idade média de 30 anos. Os pacientes foram avaliados por um período médio de acompanhamento pós-operatório de 3,3 anos. A pontuação pré-operatória de dor na escala de Cincinnati foi de 2,5 e melhorou para, em média, 5,8 no último follow-up (p < 0,0001). Embora 79% dos pacientes apresentassem dor moderada a grave nas atividades diárias, somente 11% relataram dor em atividades diárias no follow-up. Antes da cirurgia, todos os pacientes sentiam dor no compartimento tibiofemoral submetido à meniscectomia e, durante o follow-up, 68% dos pacientes relataram ausência de dor e 33%, apenas uma dor branda. Recentemente, Noyes et al.[20] relataram os resultados em longo prazo de uma coorte de pacientes com tempo médio de follow-up de 11 anos. Embora 72% dos pacientes sentissem dor moderada ou grave antes da cirurgia, somente 11% a relataram durante o follow-up (p < 0,0001). Da mesma maneira, os pacientes perceberam melhora significativa do joelho depois da cirurgia. Não houve diferença nos sintomas ou na função do joelho entre os pacientes submetidos aos transplantes laterais, mediais ou concomitantes (à exceção das pontuações significativamente maiores de dor em pacientes submetidos aos procedimentos concomitantes em comparação àqueles que passaram por transplantes isolados).

TRANSPLANTE DE MENISCO MEDIAL OU LATERAL

Em uma metanálise recente, Bin et al.[21] investigaram os desfechos clínicos e as taxas de sobrevida entre MATs mediais e laterais. Esta metanálise incluiu nove estudos, com 287 joelhos submetidos ao MAT medial e 407, ao MAT lateral. Em comparação ao MAT medial, os pacientes submetidos ao MAT lateral apresentaram alívio significativamente maior da dor (pontuação geral de dor no MAT medial de 65,5 pontos, em comparação a 71,3 pontos no MAT lateral, p = 0,002) e melhora funcional (pontuação de Lysholm de 67,5 no MAT medial em comparação a 72 no MAT lateral, p = 0,00001). É importante notar que não houve diferença significativa na sobrevida em médio e longo prazos entre os dois grupos.

DESFECHOS CLÍNICOS EM PACIENTES COM DANO CARTILAGINOSO MODERADO A GRAVE E SUBMETIDOS AO MAT

Stone et al.[22] avaliaram a eficácia do MAT em pacientes ativos com dano cartilaginoso moderado a grave. Do total de 49 pacientes, onde 41 apresentavam lesões Outerbridge grau IV e oito lesões de grau III, foram avaliados com follow-up médio de 8,6 anos (variação, de 2 a 15 anos). Todos os pacientes apresentaram melhoras significativas nas pontuações autorrelatadas de dor, pelo IKDC e WOMAC (Western Ontario and McMaster Universities Osteoarthritis Index) em 2, 3, 5, 7, 10 e 15 anos de follow-up em comparação às pontuações pré-operatórias. Da mesma maneira, Mahmoud et al.[23] relataram desfechos clínicos favoráveis em pacientes com lesões graus 3-4 de Outerbridge. Estes autores analisaram um total de 45 pacientes com idade média de 34,9 anos. Trinta e um pacientes apresentavam lesões graus 3-4 de Outerbridge, e 14 apresentavam lesões grau 0-2. Ao follow-up médio de 8,6 anos, os pacientes com lesões graus 3-4 de Outerbridge apresentaram melhoras significativas na pontuação de Lysholm de 24,25; IKDC de 21,5; e OKS de 13,3. Mais importante ainda, 97,3% dos pacientes estavam satisfeitos com o procedimento e o recomendariam a um amigo. Os dois autores concluíram que o transplante de menisco é uma opção viável e eficaz em pacientes com dano cartilaginoso moderado a grave, com melhora da dor e da função.

No entanto, o Fórum Internacional de Especialistas em Reconstrução de Menisco (IMREF, International Meniscus Reconstruction Experts Forum) publicou um consenso, em 2015, intitulado "Declaração Consensual sobre a Prática do Transplante de Aloenxerto de Menisco". Este consenso foi fundamentado na prática do MAT pelos principais líderes de opinião. Sua conclusão foi que a chance de sucesso clínico do MAT pode ser comprometida pela presença de OA, que deve ser considerada uma contraindicação relativa.[24]

RETORNO AO ESPORTE

Das diferentes formas de mensurar a função, a cinemática e a funcionalidade geral do joelho após a cirurgia para MAT, o retorno ao esporte e às competições atléticas é a mais importante. Embora esta medida de desfecho esteja sujeita a uma gama de diferentes influências, ainda é um referencial comum para os desfechos em medicina esportiva. Por causa do sucesso de muitos procedimentos na medicina esportiva, esta mensuração pode ser dividida por quais esportes/atividades de escolha, o tempo até o retorno às competições, o nível de desempenho no retorno e a longevidade da carreira após o procedimento. No momento da redação deste capítulo, havia somente quatro estudos publicados sobre esse tema.

Alentorn-Geli et al. observaram uma alta taxa de retorno ao esporte entre uma série de 14 jogadores profissionais de futebol. Doze destes 14 jogadores voltaram a jogar futebol no mesmo nível de desempenho em média 7,6 meses depois da cirurgia. A melhora nas pontuações subjetivas de IKDC e Lysholm ocorreu em todos os doze que voltaram a jogar. As pontuações de VAS melhoraram em todos os 14 pacientes. Mais da metade destes indivíduos apresentavam algum grau de lesão condral, mas isto não influenciou o retorno às competições.[25] Marcacci et al. relataram uma série de 12 jogadores profissionais de futebol, dos quais metade foi submetida ao MAT artroscópico sem plug ósseo. Após 12 meses do procedimento, 8 dos 12 jogadores voltaram a atuar profissionalmente. Aos 36 meses, 9 dos 12 competiam em nível profissional e dois, semiprofissional. Os tempos médios para retorno aos treinamentos e partidas oficiais foram de 7,3 e 10,3 meses, respectivamente. As pontuações de Tegner, IKDC subjetivo e objetivo, VAS e WOMAC melhoraram aos 12 e 36 meses em relação aos valores obtidos antes da cirurgia.[26]

Chalmers et al. detalharam uma série de 13 atletas de alto nível de diversos esportes. Todos os pacientes foram submetidos ao MAT com protocolo padronizado de reabilitação. Após 1,9 ano do procedimento, 10 dos 13 conseguiram voltar ao nível de competição anterior em uma média de 16,5 meses. No entanto, somente nove voltaram ao nível desejado,[27] e nenhum atleta conseguiu voltar ao nível funcional pré-lesão. Deve-se notar que esta série incluiu atletas de esportes muito diferentes (trilha, softbol e luta).

Zaffagnini et al. acompanharam 89 indivíduos praticantes de vários esportes antes da lesão e submetidos à MAT sem plug ósseo. Após 2 anos do procedimento, 74% ainda praticavam esportes, e a grande maioria apenas de forma recreacional. Daqueles que não retornaram, motivos pessoais foram citados como a causa mais comum. Sessenta e sete por cento conseguiram voltar ao nível pré-lesão. É interessante notar que o tipo de esporte praticado após a cirurgia sofreu uma grande mudança, de atividades com trocas de direção, saltos e pivôs repetitivos (futebol e basquete) para aquelas diretas ou sem impacto (corrida, natação ou ciclismo).[5] Noyes et al. observaram um desvio similar em sua série de 38 pacientes ativos. Depois do MAT, 76% dos pacientes conseguiram voltar aos esportes, mas estes eram limitados principalmente à natação ou ao ciclismo.[19]

Por fim, o transplante de menisco é um procedimento eficaz e confiável para retorno do atleta até mesmo às atividades esportivas mais exigentes. No entanto, fora do nível profissional, a volta ao esporte e o nível de retorno são variáveis, e isto destaca a necessidade de aconselhar os pacientes acerca das expectativas e discutir as realidades da realização de um procedimento tecnicamente complexo e do subsequente processo de reabilitação.

REFERÊNCIAS BIBLIOGRÁFICAS

1. Lee BS, Kim HJ, Lee CR et al. Clinical outcomes of meniscal allograft transplantation with or without other procedures: a systematic review and meta-analysis. *Am J Sports Med* 2018 Oct;46:3047-56.
2. Noyes FR, Barber-Westin SD. Long-term survivorship and function of meniscus transplantation. *Am J Sports Med* 2016;44(9):2330-8.
3. Bin SI, Nha KW, Cheong JY, Shin YS. Midterm and long-term results of medial versus lateral meniscal allograft transplantation: a meta-analysis. *Am J Sports Med* 2018 Apr;1243-50.
4. Yoon KH, Lee SH, Park SY et al. Meniscus allograft transplantation: a comparison of medial and lateral procedures. *Am J Sports Med* 2014;42(1):200-7.
5. Zaffagnini S, Grassi A, Marcheggiani Muccioli GM et al. Survivorship and clinical outcomes of 147 consecutive isolated or combined arthroscopic bone plug free meniscal allograft transplantation. *Knee Surg Sports Traumatol Arthrosc* 2016;24(5):1432-9.
6. Kim J-M, Bin S-I, Lee B-S et al. Long-term survival analysis of meniscus allograft transplantation with bone fixation. *Arthroscopy* 2017;33(2):387-93.
7. Saltzman BM, Meyer MA, Leroux TS et al. The influence of full-thickness chondral defects on outcomes following meniscal allograft transplantation: a comparative study. *Arthroscopy* 2018;34(2):519-29.
8. Lee BS, Bin SI, Kim JM et al. Survivorship after meniscal allograft transplantation according to articular cartilage status. *Am J Sports Med* 2017;45(5):1095-1101
9. Ogura T, Bryant T, Minas T. Biological knee reconstruction with concomitant autologous chondrocyte implantation and meniscal allograft transplantation: mid- to long-term outcomes. *Orthop J Sports Med* 2016;4(10):2325967116668490.
10. Getgood A, Gelber J, Gortz S et al. Combined osteochondral allograft and meniscal allograft transplantation: a survivorship analysis. *Knee Surg Sports Traumatol Arthrosc* 2015;23(4):946-53.
11. Stone KR, Adelson WS, Pelsis JR et al. Long-term survival of concurrent meniscus allograft transplantation and repair of the articular cartilage: a prospective two- to 12-year follow-up report. *J Bone Joint Surg Br* 2010;92(7):941-8.
12. Yoldas EA, Sekiya JK, Irrgang JJ et al. Arthroscopically assisted meniscal allograft transplantation with and without combined anterior cruciate ligament reconstruction. *Knee Surg Sports Traumatol Arthrosc* 2003;11(3):173-82.
13. Saltzman BM, Meyer MA, Weber AE et al. Prospective clinical and radiographic outcomes after concomitant anterior cruciate ligament reconstruction and meniscal allograft

transplantation at a mean 5-year follow-up. *Am J Sports Med* 2017;45(3):550-62.
14. Kazi HA, Abdel-Rahman W, Brady PA, Cameron JC. Meniscal allograft with or without osteotomy: a 15-year follow-up study. *Knee Surg Sports Traumatol Arthrosc* 2015;23(1):303-9.
15. Vundelinckx B, Vanlauwe J, Bellemans J. Long-term subjective, clinical, and radiographic outcome evaluation of meniscal allograft transplantation in the knee. *Am J Sports Med* 2014;42(7):1592-9.
16. Jiang D, Ao Y-F, Gong X *et al.* Comparative study on immediate versus delayed meniscus allograft transplantation: 4- to 6-year follow-up. *Am J Sports Med* 2014;42(10):2329-37.
17. Aagaard H, Jørgensen U, Bojsen-Møller F. Immediate versus delayed meniscal allograft transplantation in sheep. *Clin Orthop* 2003;(406):218-27.
18. Rijk PC, Tigchelaar-Gutter W, Bernoski FP, Van Noorden CJF. Histologic changes in articular cartilage after medial meniscus replacement in rabbits. *Arthroscopy* 2004;20(9):911-7.
19. Noyes FR, Barber-Westin SD, Rankin M. Meniscal transplantation in symptomatic patients less than fifty years old. *J Bone Joint Surg Am* 2005 Sep;87(1_suppl_2):149-65.
20. Noyes FR, Barber-westin SD. Meniscal transplantation in symptomatic patients under fifty years of age: survivorship analysis. *J Bone Joint Surg* 2015;97(15):1209-19.
21. Bin SI, Nha KW, Cheong JY, Shin YS. Midterm and long-term results of medial versus lateral meniscal allograft transplantation: a meta-analysis. *Am J Sports Med* 2018 Apr;46(5):1243-50.
22. Stone KR, Pelsis JR, Surrette ST *et al.* Meniscus transplantation in an active population with moderate to severe cartilage damge. *Knee Surg Sports Traumatol Arthrosc* 2015;23(1):251-7.
23. Mahmoud A, Young J, Bullock-Saxton J, Myers P. Meniscal allograft transplantation: the effect of cartilage status on survivorship and clinical outcome. *Arthroscopy* 2018 Jun;34(6):1871-6.
24. Getgood A, LaPrade RF, Verdonk P *et al.* International meniscus reconstruction experts forum (imref) 2015 consensus statement on the practice of meniscal allograft transplantation. *Am J Sports Med* 2016;45 (5):1195-205.
25. Alentorn-Geli E, Vázquez RS, Díaz PÁ *et al.* Arthroscopic meniscal transplants in soccer players: outcomes at 2- to 5-year follow-up. *Clin J Sport Med* 2010 Sept;20(5):340-3.
26. Marcacci M, Marcheggiani Muccioli GM, Grassi A *et al.* Arthroscopic meniscus allograft transplantation in male professional soccer players: a 36-month follow-up study. *Am J Sports Med* 2014;42(2):382-8.
27. Chalmers PN, Karas V, Sherman SL, Cole BJ. Return to high-level sport after meniscal allograft transplantation. *Arthroscopy* 2013;29(3):539-44.

43 ARTROPLASTIA BIOLÓGICA

André Siqueira Campos
James P. Stannard

A meniscectomia total ou subtotal aumenta a pressão no compartimento e altera as características de transmissão de carga na superfície condral podendo levar à lesão, tanto tibial quanto femoral, com evolução para osteoartrite.[1-3] A ressecção meniscal reduz a área de contato em 50-70% e aumenta o estresse em 100% no compartimento medial, enquanto, no compartimento lateral, a redução da área de contato é de 40-50%, e o aumento do estresse é de 200-300%.[4] Sem o menisco, a carga passa a ser absorvida pela cartilagem e, obviamente, uma lesão condral que já exista neste compartimento tende a aumentar ainda mais o estresse na própria cartilagem e no osso subcondral.[5]

Por isso, em pacientes jovens, o procedimento de escolha é a preservação meniscal. Em alguns casos, no entanto, isto não é possível, e a meniscectomia é inevitável. Para estes casos específicos, o transplante meniscal é um procedimento de salvação e deve ser levado em conta a fim de proteger o compartimento e preservar a articulação,[6-9] restaurando a biomecânica normal do joelho e as funções de transmissão de carga, absorção de impacto, estabilidade articular e propriocepção.[10,11] Antigamente, lesões condrais femorais a partir do grau 3 da classificação de Outerbridge eram consideradas contraindicação para a realização do transplante meniscal.[12] Alguns estudos demonstram resultados piores nos pacientes submetidos ao transplante meniscal com presença de alterações degenerativas no mesmo compartimento, e a falha mecânica está diretamente relacionada com a lesão condral com graus mais avançados da classificação de Outerbridge.[13-15] Da mesma forma, lesões meniscais com comprometimento da dissipação da carga, como as lesões radiais e da raiz, bem como a perda substancial do menisco, também eram consideradas contraindicações relativas aos procedimentos de reparo condral.[16] Contudo, com os avanços das técnicas de restauração da cartilagem e seus bons resultados, a associação destes procedimentos ao transplante meniscal pode ser necessária para a adequada preservação articular, e os resultados são tão bons quanto dos procedimentos isolados.[5,16,17]

Alguns autores mostraram bons resultados com a realização concomitante do transplante meniscal associado ao transplante osteocondral femoral com aloenxerto.

Abrams *et al.* realizaram um estudo retrospectivo analisando 32 pacientes submetidos aos transplantes meniscal e osteocondral femoral combinados com um acompanhamento mínimo de 2 anos.[6] O tempo médio do acompanhamento desses pacientes foi de 4 anos. O defeito condilar femoral tinha, em média, 4,7 +/- 2,0 cm². Encontraram melhora estatisticamente significativa dos escores Lysholm, IKDC, KOOS e SF-12 em todos os pacientes. Aqueles cuja lesão condral femoral era menor do que 4 cm² tiveram as maiores diferenças entre os escores pré e pós-operatórios. Não encontraram diferenças nos resultados entre os pacientes submetidos ao transplante do côndilo femoral lateral e aqueles submetidos ao transplante do côndilo femoral medial. Mesmo utilizando técnicas diferentes de transplante meniscal, os resultados por eles apresentados foram homogêneos e satisfatórios.

Harris *et al.* realizaram uma revisão sistemática de artigos que reportassem os resultados clínicos do transplante meniscal associado a algum procedimento de reparo ou restauração da cartilagem com acompanhamento mínimo de 2 anos.[5] Excluíram os artigos que reportavam lesão condral superficial, aceitando apenas aqueles com lesões de espessura total ou quase total, e aqueles onde foi realizado apenas desbridamento da lesão condral, bem como os que apresentavam transplante meniscal profilático, ou seja, sem sintomatologia no compartimento meniscectomizado, restando seis artigos incluídos na pesquisa. Todos os estudos apresentaram melhora nos resultados clínicos pós-operatórios em relação às condições pré-operatórias. Dois estudos compararam os seus resultados com o resultado histórico do transplante meniscal isolado e não encontraram diferença. Dois outros estudos compararam a cirurgia combinada (transplante meniscal e procedimento de cartilagem) ao transplante meniscal isolado com resultados equivalentes. Por outro lado, dois estudos reportaram que os procedimentos combinados não apresentaram resultado tão bom quanto cada procedimento isolado.

Getgood et al. realizaram uma análise retrospectiva dos dados prospectivos de pacientes submetidos concomitantemente aos transplantes meniscal e osteocondral femoral com aloenxerto entre 1983 e 2011.[18] Os procedimentos foram indicados nos pacientes com lesão condral do côndilo femoral ou do platô tibial e deficiência meniscal associadas à dor e perda funcional. A técnica operatória variou ao longo dos anos, assim como o protocolo de armazenamento dos enxertos. Dos 48 pacientes incluídos no estudo, 26 (54%) foram reoperados em algum momento do acompanhamento, sendo 15 (31%) sem remoção dos enxertos, apenas desbridamento artroscópico. Onze (23%) foram submetidos à remoção ou revisão de pelo menos um dos enxertos e foram, desta forma, consideradas falhas. Seis dessas falhas foram em casos de osteoartrite. O tempo médio até a falha foi de 3,2 anos para o enxerto meniscal e 2,7 anos para o enxerto osteocondral. A taxa de sobrevivência em 5 anos do enxerto meniscal foi de 78% e do enxerto osteocondral de 73%. Em 10 anos foi de 69 e 68%, respectivamente. Os autores consideraram como achados mais importantes a alta taxa de reoperação e a boa taxa de sobrevivência dos enxertos. Reportaram que os pacientes, cujos enxertos sobreviveram, apresentaram melhora clínica relevante em todos os escores e alta taxa de satisfação.

Meric et al. conduziram um estudo retrospectivo com 48 joelhos de 46 pacientes submetidos ao transplante osteocondral com aloenxerto para lesões condrais bipolares patelofemorais ou femorotibiais.[19] Foi necessária a cirurgia adicional em 30 joelhos (63%). A taxa de sobrevivência geral dos enxertos foi de 64,1% em 5 anos e 39% em 10 anos. Dos 26 joelhos cujos enxertos não falharam, 23 (88%) tiveram bom ou excelente resultado, 96% melhoraram a função, 92% apresentaram diminuição da dor, 88% ficaram extremamente satisfeitos ou satisfeitos, e 92% relataram que fariam a cirurgia novamente.

Saltzman et al. compararam os resultados do transplante meniscal realizado em pacientes sem lesão condral e com lesão condral de espessura total submetidos a algum procedimento de restauração da cartilagem no mesmo tempo do transplante e reportaram não haver diferença significativa.[20]

Tanto o transplante meniscal quanto o osteocondral com aloenxerto necessitam de um planejamento pré-operatório adequado, pois os enxertos precisam ser do mesmo tamanho e, obviamente, que seja do mesmo lado (direito/esquerdo e medial/lateral). Esta combinação pode exigir um tempo maior até encontrar o(s) enxertos(s) ideal(is), principalmente nos locais onde não existam muitos bancos de tecido disponíveis, como no Brasil.

Outro fator importante para o bom resultado do transplante é a viabilidade dos condrócitos, a fim de que se mantenham as propriedades biomecânicas e bioquímicas do enxerto. É de suma importância que o enxerto osteocondral apresente, no mínimo, 70% de densidade de condrócitos viáveis (DCV) comparada à análise do dia da coleta do enxerto.[21-24] Para tanto, a forma de armazenamento é fundamental. A maioria dos protocolos dos bancos de tecidos conservam o enxerto numa solução própria a 4°C e a viabilidade dos condrócitos é mantida por até 28 dias.[25-30] Como os testes de contaminação obrigatórios e a liberação segura do enxerto pelo banco de tecidos levam cerca de 14 dias, existe um tempo limitado para a utilização de 14 dias, quando, a partir daí, a concentração de condrócitos viáveis diminui para menos de 70%.[30-41] Infelizmente, apesar de a média de 70% da DCV estar presente até 28 dias com os protocolos padrões dos bancos de tecido, muitos enxertos apresentam densidade bem abaixo desse limiar mesmo antes de 28 dias.[42] Recentemente, foi desenvolvido e validado um novo protocolo de preservação chamado Missouri Osteochondral Allograft Preservation System (MOPS), que mantém o enxerto a uma temperatura ambiente de aproximadamente 25°C e conserva a densidade de condrócitos viáveis similar ao dia da coleta por, no mínimo, 56 dias.[42-44] Dados publicados indicam que os enxertos submetidos ao MOPS têm DCV significativamente maiores que os enxertos armazenados pelas técnica convencional.[42]

A artroplastia biológica do joelho é um transplante meniscal, puro ou maciço do platô (Fig. 43-1), combinado a um transplante osteocondral femoral com aloenxerto, cilíndrico ou maciço do côndilo, que pode ser uni ou bicompartimental. É indicado

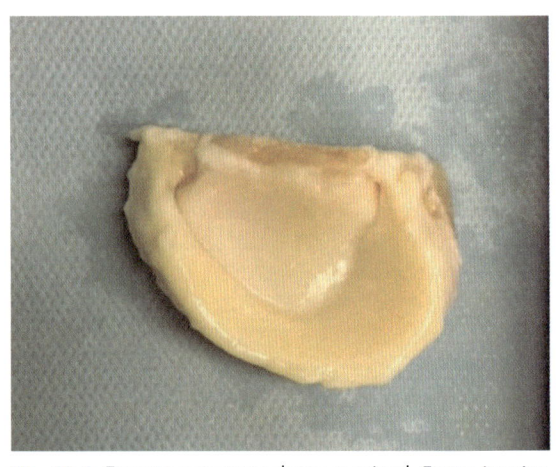

Fig. 43-1. Enxerto para transplante meniscal. *Fonte:* Arquivo pessoal do autor.

para lesões condrais femorais extensas associadas à meniscectomia total ou subtotal e/ou osteoartrite sintomática em pacientes jovens sem insuficiência ligamentar. É contraindicado em fumantes, obesos com índice de massa corpórea (IMC) acima de 35 e pacientes acima de 55 anos, sendo esta última uma contraindicação relativa.

A artroplastia biológica utiliza grandes enxertos (largura e comprimento) a fim de substituir as grandes lesões da cartilagem do côndilo femoral, platô tibial, tróclea ou patela. Esses enxertos são preparados com a espessura de apenas 7 mm, maximizando a capacidade de permitir o repovoamento celular da porção óssea do enxerto. A espessura de 7 mm fornece resistência mecânica adequada enquanto maximiza a incorporação biológica. Nós também deixamos a porção óssea do enxerto embebida num aspirado de medula óssea concentrado dos próprios pacientes. Isto tem mostrado acelerar a incorporação do enxerto.[45]

A técnica cirúrgica inicia-se com um acesso mediano e artrotomia parapatelar. Para cobrir grandes defeitos (Fig. 43-2), as técnicas convencionais utilizam múltiplos enxertos circulares sobrepostos. Esta técnica é conhecida como "boneco de neve" (Fig. 43-3) e tem alguns inconvenientes, incluindo múltiplas emendas, menor estabilidade do enxerto, sobreposição que corta parte do enxerto e torna mais difícil restabelecer a forma convexa do côndilo e pequenas áreas entre os enxertos que não serão reabitadas por cartilagem hialina verdadeira. Estas desvantagens nos levaram a desenvolver a técnica com um enxerto único grande que cubra todo o defeito.

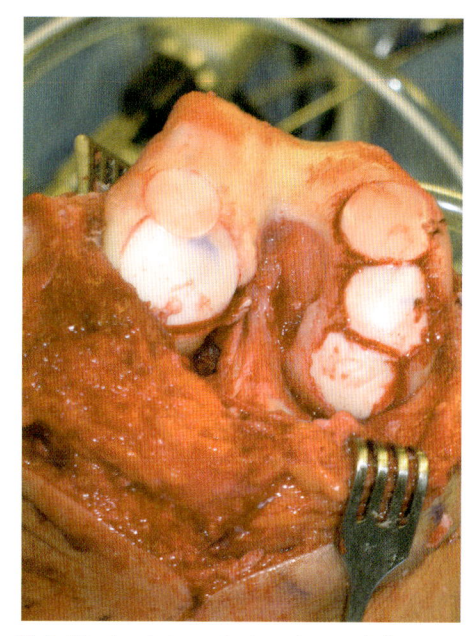

Fig. 43-3. Técnica de transplante osteocondral com múltiplos enxertos circulares sobrepostos ("boneco de neve"). *Fonte:* Arquivo pessoal do autor.

A técnica preferida pelo autor sênior deste capítulo, atualmente, consiste em extrair este enxerto único grande o suficiente para cobrir todo o defeito, com uma espessura de 7 mm (Fig. 43-4). Esse enxerto é medido e cortado de modo que se encaixe perfeitamente no leito receptor. Depois de finalizar os cortes, a porção óssea do enxerto é embebida no aspirado medular concentrado (Fig. 43-5). O enxerto é, então, encaixado no leito e fixado com

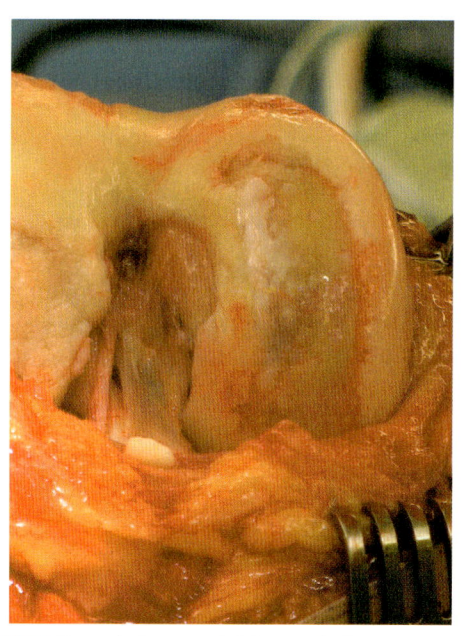

Fig. 43-2. Osteoartrite com defeito condral extenso no côndilo femoral medial. *Fonte:* Arquivo pessoal do autor.

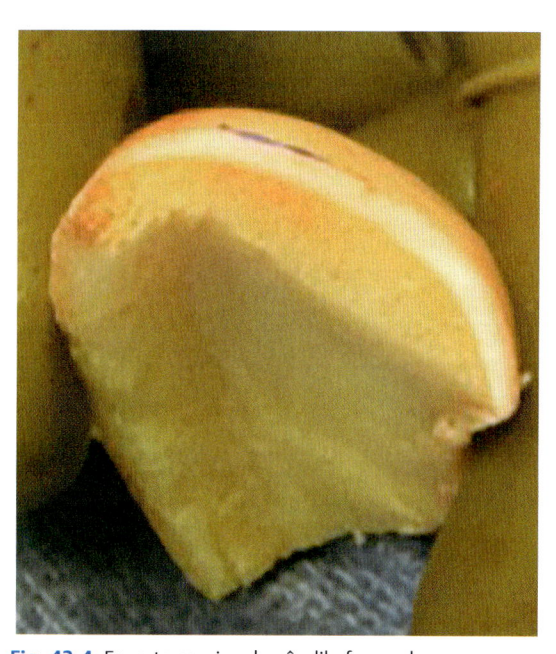

Fig. 43-4. Enxerto maciço do côndilo femoral. *Fonte:* Arquivo pessoal do autor.

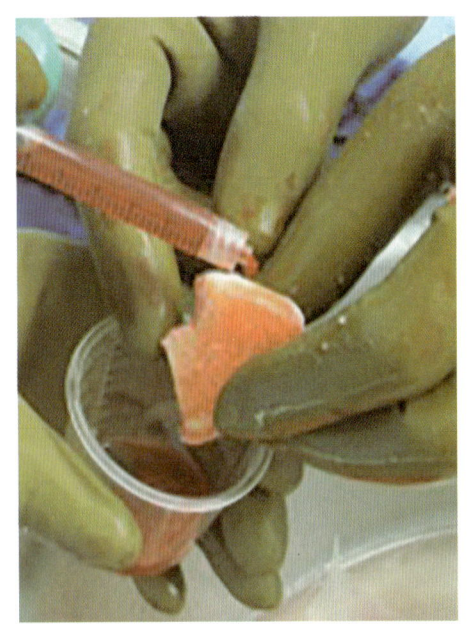

Fig. 43-5. Enxerto com porção óssea embebida no aspirado medular concentrado. *Fonte:* Arquivo pessoal do autor.

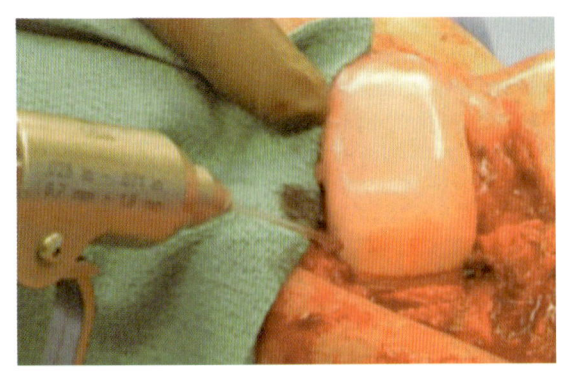

Fig. 43-7. Enxerto osteocondral maciço do côndilo femoral sendo fixado com implantes absorvíveis. *Fonte:* Arquivo pessoal do autor.

parafusos esponjosos de 2 mm (Fig. 43-6) ou com implantes absorvíveis (Fig. 43-7). Recentemente, nós passamos a usar os implantes bioabsorvíveis na maioria dos casos.

Esta técnica permite a substituição de grandes defeitos tanto no côndilo femoral medial quanto no lateral, no platô tibial, na tróclea ou na patela. Pode ser combinada com o transplante de menisco, conforme necessário para a realização da artroplastia biológica. Resultados preliminares têm sido favoráveis (aproximadamente 12% de falha entre todos os enxertos, na maioria bipolares) quando comparados à literatura existente. No entanto, há uma longa curva de aprendizado, e esta técnica carece de um acompanhamento em longo prazo (máximo de 3 anos no momento). Quando os enxertos são incorporados com sucesso, os pacientes tendem a ter excelentes capacidades funcionais com média de 1 nos escores de dor e variando de 70 a 96 no escore funcional do IKDC.

REFERÊNCIAS BIBLIOGRÁFICAS

1. Fairbank TJ. Knee joint changes after meniscectomy. *J Bone Joint Surg Br* 1948 Nov;30B(4):664-70.
2. McDermott ID, Amis AA. The consequences of meniscectomy. *J Bone Joint Surg Br* 2006 Dec;88(12):1549-56.
3. Beveridge JE, Shrive NG, Frank CB. Meniscectomy causes significant in vivo kinematic changes and mechanically induced focal chondral lesions in a sheep model. *J Orthop Res* 2011 Sep;29(9):1397-405.
4. Radin EL, de Lamotte F, Maquet P. Role of the menisci in the distribution of stress in the knee. *Clin Orthop* 1984 May;(185):290-4.
5. Harris JD, Cavo M, Brophy R et al. Biological knee reconstruction: a systematic review of combined meniscal allograft transplantation and cartilage repair or restoration. *Arthroscopy* 2011 Mar;27(3):409-18.
6. Abrams GD, Hussey KE, Harris JD, Cole BJ. Clinical results of combined meniscus and femoral osteochondral allograft transplantation: minimum 2-year follow-up. *Arthroscopy* 2014 Aug;30(8):964-970.e1.
7. Kelly BT, Potter HG, Deng X-H et al. Meniscal allograft transplantation in the sheep knee: evaluation of chondroprotective effects. *Am J Sports Med* 2006 Sep;34(9):1464-77.
8. Sohn DH, Toth AP. Meniscus transplantation: current concepts. *J Knee Surg* 2008 Apr;21(2):163-72.
9. Verdonk PCM, Verstraete KL, Almqvist KF et al. Meniscal allograft transplantation: long-term

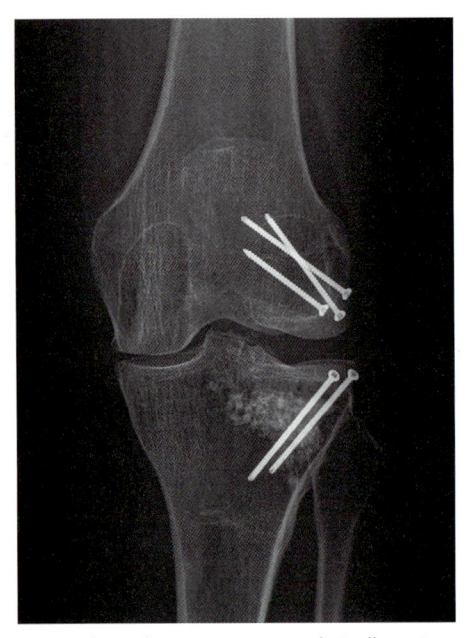

Fig. 43-6. Radiografia anteroposterior do joelho – 2 anos após artroplastia biológica. *Fonte:* Arquivo pessoal do autor.

clinical results with radiological and magnetic resonance imaging correlations. *Knee Surg Sports Traumatol Arthrosc* 2006 Aug;14(8):694-706.
10. Alhalki MM, Howell SM, Hull ML. How three methods for fixing a medial meniscal autograft affect tibial contact mechanics. *Am J Sports Med* 1999 Jun;27(3):320-8.
11. Paletta GA, Manning T, Snell E et al. The effect of allograft meniscal replacement on intraarticular contact area and pressures in the human knee. A biomechanical study. *Am J Sports Med* 1997 Oct;25(5):692-8.
12. Kang RW, Lattermann C, Cole BJ. Allograft meniscus transplantation: background, indications, techniques, and outcomes. *J Knee Surg* 2006 Jul;19(3):220-30.
13. van Arkel ER, de Boer HH. Human meniscal transplantation. Preliminary results at 2 to 5-year follow-up. *J Bone Joint Surg Br* 1995 Jul;77(4):589-95.
14. Potter HG, Rodeo SA, Wickiewicz TL, Warren RF. MR imaging of meniscal allografts: correlation with clinical and arthroscopic outcomes. *Radiology* 1996 Feb;198(2):509-14.
15. Mahmoud A, Young J, Bullock-Saxton J, Myers P. Meniscal allograft transplantation: the effect of cartilage status on survivorship and clinical outcome. *Arthroscopy* 2018 Jun;34(6):1871-6.
16. Rue J-PH, Yanke AB, Busam ML et al. Prospective evaluation of concurrent meniscus transplantation and articular cartilage repair: minimum 2-year follow-up. *Am J Sports Med* 2008 Sep;36(9):1770-8.
17. Bhosale AM, Myint P, Roberts S et al. Combined autologous chondrocyte implantation and allogenic meniscus transplantation: a biological knee replacement. *Knee* 2007 Oct;14(5):361-8.
18. Getgood A, Gelber J, Gortz S et al. Combined osteochondral allograft and meniscal allograft transplantation: a survivorship analysis. *Knee Surg Sports Traumatol Arthrosc* 2015 Apr;23(4):946-53.
19. Meric G, Gracitelli GC, Görtz S et al. Fresh osteochondral allograft transplantation for bipolar reciprocal osteochondral lesions of the knee. *Am J Sports Med* 2015 Mar;43(3):709-14.
20. Saltzman BM, Meyer MA, Leroux TS et al. The influence of full-thickness chondral defects on outcomes following meniscal allograft transplantation: a comparative study. *Arthroscopy* 2018 Feb;34(2):519-29.
21. Cook JL, Stannard JP, Stoker AM et al. Importance of donor chondrocyte viability for osteochondral allografts. *Am J Sports Med* 2016 May;44(5):1260-8.
22. Farr J, Gracitelli GC, Shah N et al. High failure rate of a decellularized osteochondral allograft for the treatment of cartilage lesions. *Am J Sports Med* 2016 Aug;44(8):2015-22.
23. Nuelle CW, Nuelle JAV, Cook JL, Stannard JP. Patient factors, donor age, and graft storage duration affect osteochondral allograft outcomes in knees with or without comorbidities. *J Knee Surg* 2017 Feb;30(2):179-84.
24. Pallante AL, Chen AC, Ball ST et al. The in vivo performance of osteochondral allografts in the goat is diminished with extended storage and decreased cartilage cellularity. *Am J Sports Med* 2012 Aug;40(8):1814-23.
25. Bugbee WD, Pallante-Kichura AL, Görtz S et al. Osteochondral allograft transplantation in cartilage repair: Graft storage paradigm, translational models, and clinical applications. *J Orthop Res* 2016 Jan;34(1):31-8.
26. Garrity JT, Stoker AM, Sims HJ, Cook JL. Improved osteochondral allograft preservation using serum-free media at body temperature. *Am J Sports Med* 2012;40(11):2542-8.
27. Malinin T, Temple HT, Buck BE. Transplantation of osteochondral allografts after cold storage. *J Bone Joint Surg Am* 2006 Apr;88(4):762-70.
28. Pallante AL, Bae WC, Chen AC et al. Chondrocyte viability is higher after prolonged storage at 37 degrees C than at 4 degrees C for osteochondral grafts. *Am J Sports Med* de 2009 Nov;37 Suppl 1:24S-32S.
29. Stoker A, Garrity JT, Hung CT et al. Improved preservation of fresh osteochondral allografts for clinical use. *J Knee Surg* 2012 May;25(2):117-25.
30. Williams SK, Amiel D, Ball ST et al. Prolonged storage effects on the articular cartilage of fresh human osteochondral allografts. *J Bone Joint Surg Am* 2003 Nov;85–A(11):2111-20.
31. Amiel D, Harwood FL, Hoover JA, Meyers M. A histological and biochemical assessment of the cartilage matrix obtained from in vitro storage of osteochondral allografts. *Connect Tissue Res* 1989;23(1):89-99.
32. Ball ST, Amiel D, Williams SK et al. The effects of storage on fresh human osteochondral allografts. *Clin Orthop* 2004 Jan;(418):246-52.
33. Bastian JD, Egli RJ, Ganz R et al. Chondrocytes within osteochondral grafts are more resistant than osteoblasts to tissue culture at 37°C. *J Investig Surg* 2011;24(1):28-34.
34. Black J, Shadle CA, Parsons JR, Brighton CT. Articular cartilage preservation and storage. II. Mechanical indentation testing of viable, stored articular cartilage. *Arthritis Rheum* 1979 Oct;22(10):1102-8.
35. Brighton CT, Shadle CA, Jimenez SA et al. Articular cartilage preservation and storage. I. Application of tissue culture techniques to the storage of viable articular cartilage. *Arthritis Rheum* 1979 Oct;22(10):1093-101.
36. Linn MS, Chase DC, Healey RM et al. Etanercept enhances preservation of osteochondral allograft viability. *Am J Sports Med* 2011 Jul;39(7):1494-9.
37. Pennock AT, Robertson CM, Wagner F et al. Does subchondral bone affect the fate of osteochondral allografts during storage? *Am J Sports Med* 2006 Apr;34(4):586-91.
38. Pennock AT, Wagner F, Robertson CM et al. Prolonged storage of osteochondral allografts: does the addition of fetal bovine serum improve chondrocyte viability? *J Knee Surg* 2006 Oct;19(4):265-72.
39. Teng MS, Yuen AS, Kim HT. Enhancing osteochondral allograft viability: effects of storage media composition. *Clin Orthop* 2008 Aug;466(8):1804-9.

40. Thomas VJ, Jimenez SA, Brighton CT, Brown N. Sequential changes in the mechanical properties of viable articular cartilage stored in vitro. *J Orthop Res* 1984;2(1):55-60.
41. Williams JM, Virdi AS, Pylawka TK *et al.* Prolonged-fresh preservation of intact whole canine femoral condyles for the potential use as osteochondral allografts. *J Orthop Res* 2005 Jul;23(4):831-7.
42. Stoker AM, Stannard JP, Cook JL. Chondrocyte viability at time of transplantation for osteochondral allografts preserved by the missouri osteochondral preservation system versus standard tissue bank protocol. *J Knee Surg* 2018 Sep;31(8):772-80.
43. Stoker AM, Stannard JP, Kuroki K *et al.* Validation of the missouri osteochondral allograft preservation system for the maintenance of osteochondral allograft quality during prolonged storage. *Am J Sports Med* 2018 Jan;46(1):58-65.
44. Cook JL, Stoker AM, Stannard JP *et al.* A novel system improves preservation of osteochondral allografts. *Clin Orthop* 2014 Nov;472(11):3404-14.
45. Oladeji LO, Stannard JP, Cook CR *et al.* Effects of autogenous bone marrow aspirate concentrate on radiographic integration of femoral condylar osteochondral allografts. *Am J Sports Med* 2017 Oct;45(12):2797-803.

44 ALTERNATIVAS AOS ALOENXERTOS – *SCAFFOLDS MENISCUS* (SUPORTES): INDICAÇÕES, TÉCNICAS E RESULTADOS

Fahd Mahmood
Simon J. Spencer

A prática ortopédica contemporânea reconhece a importância da preservação do menisco em preferência à ressecção, na tentativa de limitar a degeneração articular acelerada. Embora os pacientes submetidos à meniscectomia total ou subtotal possam ser beneficiados pelo transplante de aloenxerto de menisco, os suportes (*scaffolds*) de menisco surgiram como uma opção terapêutica em determinados pacientes com dor contínua no joelho após a meniscectomia parcial medial ou lateral.

Este capítulo revisa as indicações para uso dos suportes de menisco, além das técnicas cirúrgicas associadas e a reabilitação dos pacientes submetidos ao implante destas estruturas. Também revê a fisiopatologia e o mecanismo de regeneração do menisco após o implante de suporte e os resultados clínicos publicados.

INDICAÇÕES/CONTRAINDICAÇÕES

O implante de suporte de menisco (Fig. 44-1) é indicado em pacientes com dor constante no joelho após a realização de meniscectomia parcial medial ou lateral, em articulação bem alinhada e estável (ou que foi realinhada ou estabilizada). Se necessário, os pacientes podem ser submetidos aos procedimentos simultâneos de realinhamento ou reestabilização com implante do suporte. Uma consideração primária do implante de suporte de menisco é a presença de tecido meniscal suficiente para que o procedimento seja bem-sucedido. Os pacientes devem ter borda meniscal e cornos anterior e posterior intactos para que o suporte possa ser suturado no local correto. Estas condições asseguram a existência de tecido intacto suficiente para ancorar o suporte e manter sua estabilidade após o implante. É importante destacar que o implante pode ser cortado no tamanho necessário e, assim, usado imediatamente, sem que precise ser encomendado ou tenha tamanho compatível com determinado paciente. Além disso, a psicologia do paciente deve ser considerada – os pacientes devem estar motivados e aceitar a realização do protocolo de reabilitação pós-operatória detalhado a seguir.

Dentre as contraindicações ao implante de suporte estão a instabilidade ou o mau alinhamento do joelho. O índice de massa corpórea superior a 35 kg/m^2 resulta em carga excessiva sobre a articulação do joelho e possível desgaste ou lesão do implante; assim, é uma contraindicação relativa. A presença de desgaste articular, principalmente alterações de Kellgren-Lawrence III-IV, são contraindicações relativas ao implante do suporte – é imprová-

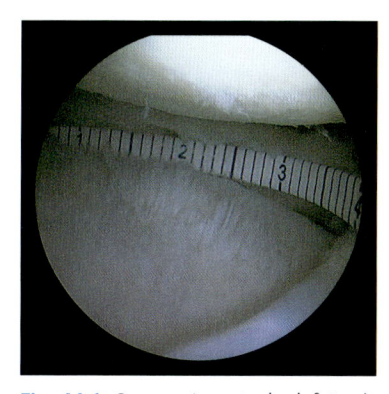

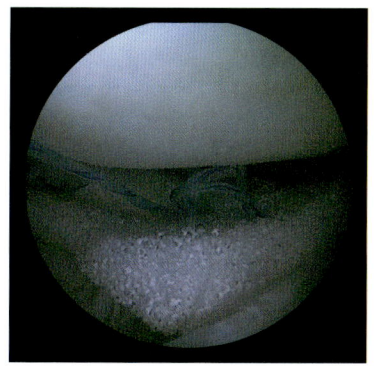

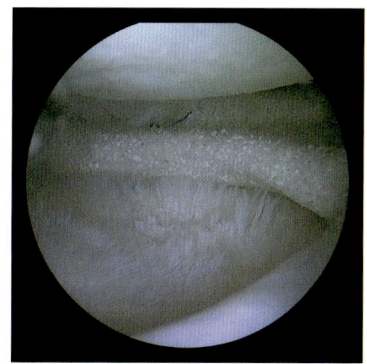

Fig. 44-1. O comprimento do defeito é medido com uma régua maleável e, a seguir, o implante é cortado no tamanho adequado. (Cortesia de Orteq Sports Medicine Ltd.)

vel que estes pacientes apresentem alívio sintomático após o procedimento. Por isso, o procedimento é preferencialmente realizado em pacientes com 18 a 50 anos de idade.

TÉCNICA CIRÚRGICA

O implante de suporte de menisco é realizado por artroscopia – nesta técnica, é necessário assegurar que as indicações anteriormente descritas, em especial quanto ao estado do menisco e o desgaste condral, sejam atendidas. Com as técnicas artroscópicas adequadas, o defeito segmentar no menisco ganha o formato necessário para aceitar o suporte, com um ângulo de 90 graus em suas extremidades anterior e posterior, o que cria dois cantos. Como discutido a seguir, os suportes dependem do sangramento sobre si mesmos para encorajar a cicatrização, e, assim, a borda interna do menisco precisa ser preparada por meio da ressecção até o tecido vascularizado. O sangramento é, então, encorajado por uma microfratura que penetra no tecido meniscal vascular.

A seguir, o comprimento do defeito meniscal é medido com uma régua maleável. O implante é recortado e preparado para ser compatível com o defeito meniscal, com a adição de 10% da medida anteriormente feita. Na experiência dos autores, este comprimento adicional permite que o suporte seja encaixado e impede a formação de um *gap* no sentido anterior. De modo geral, esta abordagem permite que o suporte se adeque ao local, preenchendo o defeito criado por completo. Assim, é importante marcar a superfície superior a intervalos regulares com uma caneta estéril. Isto permite o espaçamento adequado das suturas. Por fim, os dois cantos internos do suporte são seccionados em um ângulo oblíquo (Fig. 44-2). Para inserir o suporte na articulação, o portal adjacente ao lado do implante é aumentado, até que acomode o dedo mínimo do cirurgião. Uma pequena pinça arterial é usada para deslizar o suporte preparado na articulação que, então, é colocado na posição correta. A fixação/sutura é realizada com a técnica preferida pelo cirurgião (geralmente pela técnica *all-inside*) – os dois sistemas, com suturas de dentro para fora (*inside-out*) ou *all-inside*, são bem aceitas. As primeiras suturas devem ser feitas em direção ao canto posterior, e as suturas subsequentes são progressivamente anteriores. Todas as suturas são inseridas pela superfície superior do suporte. A Figura 44-3 mostra uma representação gráfica de um implante Actifit *in situ*. O fechamento da ferida e os curativos cirúrgicos seguem a técnica preferida pelo cirurgião. A seguir, uma joelheira articulada é colocada no paciente e travada em extensão total.

REABILITAÇÃO PÓS-OPERATÓRIA

Os principais objetivos da reabilitação pós-operatória são a proteção do suporte, para permitir a cicatrização da borda meniscal, e a promoção da deposição de tecido cicatricial, discutida adiante. De forma mais ampla, deve-se assegurar que o paciente mantenha a amplitude de movimento da articulação do joelho e a força muscular.

Na fase pós-operatória imediata, a joelheira articulada é travada em extensão por uma noite, e o paciente é mantido sem sustentação de peso por 2 semanas. Isto permite a redução da inflamação do tecido mole e minimiza a dor. A sustentação parcial de peso começa a seguir, e a joelheira pode ser destravada para flexão de até 60° para realização de exercícios, embora fique travada em extensão total para sustentação de peso. A joelheira pode ser destravada em 90° após 4 semanas e, então, completamente destravada após 6 semanas para obtenção da amplitude total de movimento. A progressão à sustentação total de peso pode começar na 8ª semana, com a joelheira também destravada para sustentação de peso. A seguir, a reabilitação enfoca o fortalecimento, o aumento da resistência e o reaprendizado da propriocepção. O paciente pode voltar a correr após 9 meses do procedimento em

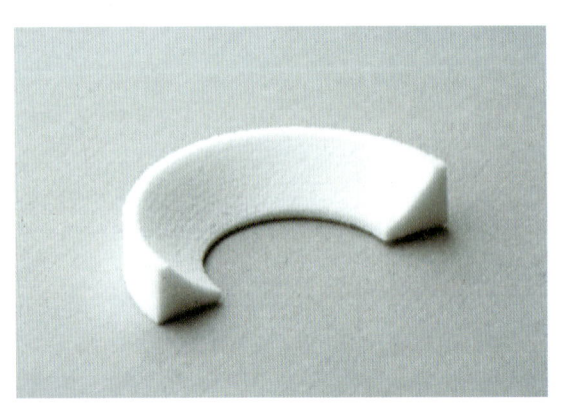

Fig. 44-2. Suporte de menisco. (Cortesia de Orteq Sports Medicine Ltd.)

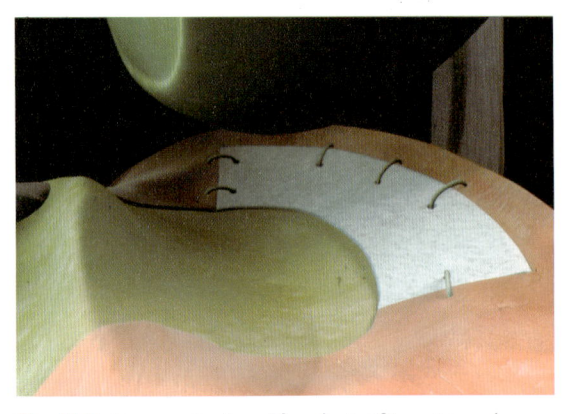

Fig. 44-3. Representação gráfica do Actifit posicionado e suturado. (Cortesia de Orteq Sports Medicine Ltd.)

caso de força adequada, e o retorno ao esporte pode ser considerado em 12 meses. O paciente deve ser aconselhado a evitar agachamentos profundos, rotações do joelho com cargas e atividades esportivas de alto impacto em longo prazo. É importante destacar estas limitações para o paciente antes da realização de qualquer procedimento.

A progressão na reabilitação depende do sucesso de cada estágio sem aumento da dor ou efusão na articulação do joelho – a presença destes problemas justifica a reavaliação do paciente para exclusão do desenvolvimento de uma nova patologia.

FISIOPATOLOGIA

Embora a cartilagem articular possa ser substituída por um material não biológico na forma de artroplastia total, este procedimento não tem tanto sucesso no menisco.

Os suportes de menisco são estruturas biodegradáveis implantadas no joelho com o objetivo de indução de crescimento biológico para restaurar a função do menisco. Isto é muito importante nas regiões em que o reparo meniscal é inviável por causa do baixo suprimento vascular, quando a lesão não é tão grave para que o transplante de aloenxerto seja necessário. Depois da implantação do suporte, acredita-se que o sangramento local deixe o suporte permeável ao infiltrado celular, com subsequente deposição de tecido similar ao do menisco. Assim, o suporte é uma via para o acesso vascular a uma região normalmente avascular. O suporte em si subsequentemente degenera durante a deposição tecidual, deixando um menisco regenerado.

Há dois suportes de menisco em uso clínico:[1]

- A prótese Actifit (Orteq Ltd).
- O implante de menisco de colágeno (*Collagen Meniscus Implant*, CMI).

IMPLANTES – DESENVOLVIMENTO E CARACTERÍSTICAS

Actifit

O suporte de menisco Actifit é composto por um polímero desenvolvido pela Orteq Sports Medicine e foi aprovado pela Comunidade Europeia, em 2008. O suporte é uma combinação polidispersa de componentes de poliéster e poliuretano em proporção escolhida para mimetizar as propriedades mecânicas do tecido meniscal.[2] Os componentes de poliéster formam os segmentos "moles" do implante, enquanto os segmentos "rígidos" são compostos por poliuretano.[3] Os poliuretanos, que formam 20% do implante, são grandes polímeros com pontes de uretano na estrutura polimérica. Estes compostos apresentam alta resistência à tensão, dureza e resistência à degradação, além de biocompatibilidade.[4]

As pontes de hidrogênio entre as moléculas de uretano unem os segmentos rígidos, permitindo que os segmentos mais moles formem uma rede que, então, pode ser preenchida por sangue, permitindo a regeneração do tecido. O implante Actifit é composto por 1,4-butano-diisocinato, que libera putrescina durante a degradação, uma poliamina que ocorre naturalmente no corpo e,[5] assim, é considerado não tóxico e eliminado pela urina. Os 80% restantes do implante são compostos por polímero de poli ε-caprolactona, que é mais flexível. Este polímero é rotineiramente usado como material de sutura.

É importante notar que tanto o módulo de compressão quanto o tamanho dos poros dentro do suporte influenciam o grau de crescimento interno da fibrocartilagem; até 100% do crescimento ocorre em módulos de 150 MPa e macroporos com 150 a 300 μm de tamanho.[6] O suporte é projetado para degradar ao longo do tempo, ao mesmo tempo em que permite o crescimento do tecido para substituição do menisco lesionado. Estudos histológicos em modelos de coelhos e camundongos sugerem que esta degradação leva 3,5 a 4 anos e é facilitada pela fagocitose dos macrófagos.[7] Em cães, não houve resposta inflamatória significativa após o implante. O tecido de infiltração é uma fibrocartilagem composta por colágeno de tipos I e II em concentração relativa parecida com a encontrada no menisco e muito diferente do tecido cicatricial fibroso normalmente gerado em resposta a defeitos de tecido mole.[2] O crescimento do colágeno, porém, mimetiza a aparência rendilhada do suporte e não a disposição circunferencial do menisco nativo.[8] É interessante perceber que, depois da formação da fibrocartilagem madura, o tecido fica avascular. A causa disso não é conhecida e pode ser associada à liberação de fatores antiangiogênicos por fibrocondrócitos.

O implante da prótese Actifit em um modelo de joelho ovino reduz as tensões de contato causadas pela meniscectomia parcial.[9] Porém, o mesmo estudo mostrou que o coeficiente de fricção contra a cartilagem com o implante Actifit foi maior do que com aço inoxidável, sugerindo que o implante possa ter algum efeito abrasivo. É interessante notar que análises recentes do suporte em soluções com diversas concentrações iônicas sugerem que o uso de solução de Ringer lactato/Hartmann gerou uma carga significativamente maior de falha das suturas feitas no Actifit do que com a solução hipotônica e livre de eletrólitos de Manitol-Sorbitol.[10] Não se sabe porque isto acontece, mas o uso desta solução como fluido de irrigação durante o implante de Actifit parece prudente.

Implante de Menisco de Colágeno

Diferentemente da prótese Actifit, o implante de menisco de colágeno (CMI) é usado desde 1993. O implante foi aprovado pela *Food and Drug Administration* (FDA) dos Estados Unidos, em 2008, embora esta aprovação tenha sido revertida, em 2010, com base em ter sido aprovado como um dispositivo similar a outros comercializados, o que não aconteceu. O desenvolvimento da prótese foi impulsionado pela observação de que as pontes de colágeno permitiram a regeneração do tecido nervoso e da pele nas falhas e também por um trabalho que mostrou que os fibrocondrócitos do menisco infiltraram um suporte de coágulo de fibrina para deposição de um reparo fibrocartilaginoso na parte avascular do menisco.[11-13] A prótese é desenvolvida em tecido do tendão do calcâneo de bovinos, que é submetido à desintegração mecânica, remoção de água, lipídios e material solúvel em sal e proteólise limitada para produção de colágeno purificado de tipo 1.[14] Esta etapa limita qualquer possível resposta imunogênica do implante, que apresenta antigenicidade baixa.[15] O colágeno produzido é colocado em um molde, com adição de glicosaminoglicanas e tratamento térmico. A modulação desta etapa permite o controle da taxa de degradação da prótese por colagenases,[16] assegurando o equilíbrio ideal entre o crescimento do tecido e a degradação do implante. A *electrospinning* é usada no suporte de colágeno para que, durante o crescimento subsequente, a orientação das fibras de colágeno espelhe aquela apresentada pelo menisco nativo.[17] A matriz final produzida é composta por aproximadamente 75% de colágeno e 25% de glicosaminoglicanas em peso seco.

A análise do implante em um modelo canino mostrou que a ocorrência de crescimento de fibrocondrócitos em mais de 60% dos casos; as amostras obtidas 1 ano após o implante lembravam o menisco canino nativo à histologia, mas as células eram mais fusiformes e alongadas do que no menisco nativo.[16,18] A cromatografia sugeriu que a síntese de proteoglicana neste modelo também espelhava o menisco nativo. Pesquisas subsequentes em seres humanos mostraram a proliferação similar de fibrocondrócitos e confirmaram a ausência de infiltrado inflamatório significativo.[19]

RESULTADOS CLÍNICOS
Actifit
O uso de suportes de menisco na cirurgia de joelho é uma tendência nova e, assim, ainda há poucas evidências clínicas de sua eficácia. Muitos dos estudos são relatos de casos, e alguns autores também realizam análises histológicas e/ou radiológicas. A maioria das pesquisas tem uma fraqueza significativa, que é a realização simultânea de outros procedimentos com o implante de Actifit, dificultando a determinação da influência do implante sozinho. Os resultados do paciente são relatados com pontuações específicas, como *International Knee Documentation Committee, Knee Injury and Osteoarthritis Outcome Escore* e Lysholm. Vários estudos mostraram melhoras estatisticamente significativas nestas pontuações em até 5 anos, embora com números pequenos de pacientes.[20-26] A ressonância magnética (RM) também foi usada para mostrar que a prótese continuava bem posicionada em 1 ano,[27,28] sem sinais de inflamação ou evidências de degeneração da cartilagem entre 6 e 24 meses na maioria dos pacientes (na verdade, um pequeno número apresentava melhora em uma laceração condral preexistente).[29] Outros desfechos relatados são a demonstração de crescimento tecidual em 3 meses e 1 ano depois do implante.[27,30] A reabsorção completa foi relatada em 3 de 32 pacientes em 5 anos.[26] A análise histológica mostrou que este crescimento tecidual ocorria em três camadas.[27] A primeira (presente em apenas um terço das amostras), a camada superficial, era vascularizada, hipercelular e cercada por uma matriz extracelular. A segunda camada continuava hipercelular, mas era avascular e composta por colágeno de tipo I e fibroblastos. A terceira camada era hipocelular e avascular, com células semelhantes a fibrocondroblastos. Os autores compararam estas camadas às zonas vasculares do menisco, com início do crescimento na primeira camada e amadurecimento até a terceira (Fig. 44-4). A ausência de controles limita a interpretação deste trabalho. Além disso, deve-se notar que estes resultados não foram replicados em um estudo posterior de comparação do Actifit ao implante de menisco de colágeno (ver a seguir).[31]

Implante de Menisco de Colágeno
Como ocorre com a prótese Actifit, a maioria dos trabalhos são séries de casos; no entanto, por causa do maior período em uso clínico, há estudos clínicos de maior qualidade sobre o CMI. As medidas de desfecho são similares às anteriormente discutidas para o Actifit.

Diversos estudos relataram melhores desfechos clínicos em pacientes submetidos ao implante de CMI.[32-36] Até 7% dos pacientes sofreram complicações.[37] Além dos melhores resultados dos pacientes, vários fatores são examinados em outros estudos. As biópsias do implante em 6 meses a 1 ano mostraram alta taxa metabólica com infiltração de fibrocondrócitos maduros,[32,38] tecido disposto em feixes e reabsorção variável do implante, com média de 38% do implante remanescente.[17] Há relatos conflitantes sobre a presença de infiltrado inflamatório na biópsia.[17,32] Os resultados radiológicos mostram sinal isointenso e morfologia similar ao menisco até 2 anos após o reparo.[34,39] Em prazo maior, aos 10 anos, porém, menos de 10% dos implantes tinham tamanho igual ao menisco nativo; além disso, o sinal isointenso observado aos 2 anos se torna hiperintenso no período maior. Isto pode refletir o

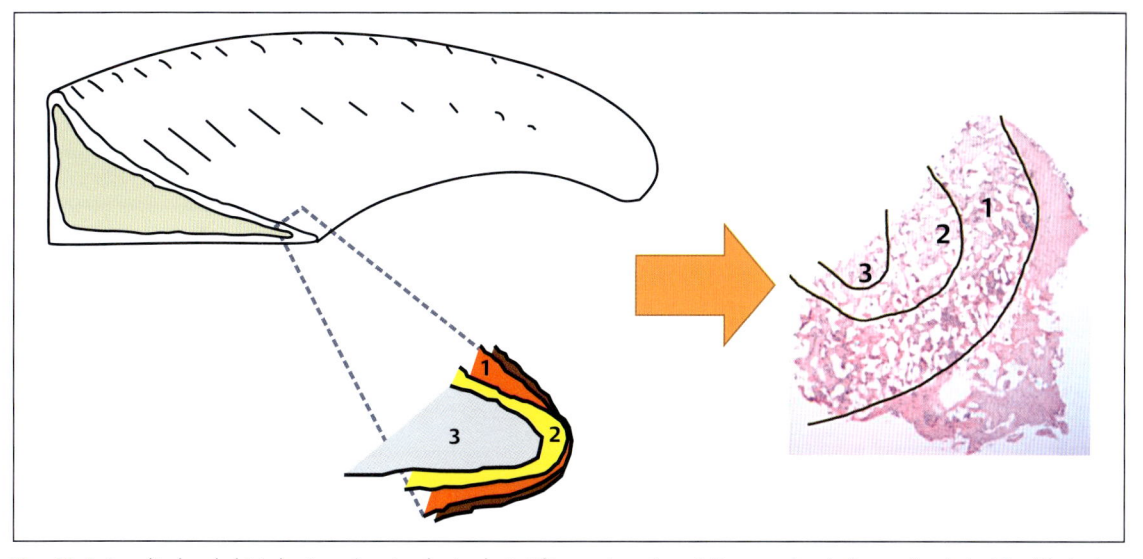

Fig. 44-4. Resultados da histologia após o implante de Actifit, mostrando as três camadas de formação de tecido. (Cortesia de Orteq Sports Medicine Ltd.)

remodelamento do implante aos 2 anos, com subsequente degradação que gera o sinal hiperintenso observado aos 10 anos.[40]

Há diversos estudos comparativos do CMI com acompanhamento próximo a 10 anos. Os números de pacientes são pequenos, com menos de 40 casos relatados. Em um estudo de coorte retrospectiva,[41] houve estreitamento do espaço articular e piora dos desfechos relatados pelo paciente, ambos estatisticamente significativos, nos indivíduos submetidos à meniscectomia parcial em comparação ao grupo submetido ao reparo com CMI. Porém, uma análise similar de pacientes submetidos à reconstrução do ligamento cruzado anterior associada à meniscectomia parcial medial ou reparo com CMI não encontrou diferenças nos desfechos relatados pelos pacientes.[42] O único ensaio randomizado controlado, relacionado com o CMI,[43] que comparou o reparo com o dispositivo à meniscectomia parcial em mais de 300 indivíduos, não detectou diferenças nos desfechos relatados pelos pacientes em 7 anos.

COMPARAÇÃO DOS DESFECHOS CLÍNICOS

Por causa da experiência clínica limitada, principalmente com a prótese Actifit, há poucas evidências de comparação dos resultados dos dois implantes. Spencer et al.[30] publicaram uma série de casos de 23 pacientes, 12 submetidos ao implante com CMI e os demais ao implante de Actifit. Os dois grupos apresentaram melhoras estatisticamente significativas nas pontuações de desfechos clínicos, embora a maioria das pontuações tenha sido significativa no grupo CMI. A avaliação artroscópica realizada em 14 pacientes em um período médio de 12,8 meses mostrou mais de 50% de crescimento tecidual em 4 dos 5 pacientes analisados do grupo Actifit e em apenas 4 dos 9 pacientes do grupo CMI. À RM, nenhum paciente apresentou progressão à artrite em um período médio de 19 meses após a cirurgia. A série relatada é pequena e sem padronização das características basais.

Mais recentemente, Bulgheroni et al.[31] demonstraram a ausência de diferença significativa em desfechos relatados pelo paciente entre os dois implantes (28 CMI e 22 Actifit). A avaliação por RM foi feita em 26 pacientes com CMI e 21 pacientes com Actifit. Os autores relataram as características dos grupos em mais detalhes, como tamanho similar do enxerto e tempo transcorrido desde a lesão. É interessante notar o número significativamente maior de lesões crônicas no grupo Actifit. Houve uma tendência a pacientes mais jovens no grupo Actifit. À análise histológica, os autores observaram o tecido vascular mais evidente no grupo CMI em comparação ao grupo Actifit, que era completamente avascular. Os dois implantes apresentaram melhoras significativas nos desfechos relatados pelo paciente em 1 ano. A análise de regressão múltipla sugeriu a ausência de diferenças nas pontuações de Lysholm e Tegner entre os implantes no acompanhamento máximo de 2 anos, mas que pacientes do sexo feminino e indivíduos submetidos a procedimentos concomitantes apresentavam melhora menor. As taxas de complicações foram similares entre os grupos. A avaliação artroscópica mostrou a ausência de progressão à artrite nos dois grupos. As amostras de biópsia apresentaram mais tecido fibroso rico em células e vasos sanguíneos no grupo CMI, enquanto o grupo Actifit apresentou tecido avascular com certa infiltração celular. Este é o maior estudo até hoje que compara os desfechos dos implantes, mas ainda é limitado pelos números pequenos e pela dominância de pacientes crônicos no grupo Actifit. Mais uma vez, procedimentos concomitantes foram realizados em ambos os grupos.

Há necessidade de realização de um ensaio randomizado prospectivo para explorar os resultados relacionados com os dois implantes e estabelecer sua eficácia clínica comparativa.

ESTUDOS FUTUROS

O principal objetivo em longo prazo do implante do suporte é minimizar o desgaste condral progressivo. Até hoje, nenhum estudo demonstrou uma melhora significativa no desgaste condral, embora melhoras não significativas à RM tenham sido observadas em uma série. Com o aumento do período de acompanhamento, a melhoria à RM foi observada em uma série. Estes maiores períodos de acompanhamento possibilitarão a coleta dos desfechos mais tardios de pacientes submetidos ao implante do suporte para demonstrar que o procedimento é, de fato, condroprotetor.

Embora esses suportes não sejam impregnados por qualquer material biológico, alguns trabalhos preliminares têm utilizado células-tronco mesenquimatosas, teoricamente ampliando seu potencial de cicatrização.[44] Um modelo ovino com colocação de fibrocondrócitos em um CMI demonstrou o remodelamento acelerado do suporte,[45] com redução da infiltração celular e maior quantidade de matriz extracelular em comparação ao implante normal, embora esta abordagem ainda não tenha sido explorada em humanos. Estes achados foram replicados *in vitro*, usando células-tronco mesenquimatosas ovinas e células do menisco humano.[46,47] Apesar de estes dados ainda serem, em grande parte, laboratoriais, podem levar ao desenvolvimento de suportes de menisco com impregnação de células-tronco, com aceleração da cicatrização em pacientes submetidos ao procedimento.

CONCLUSÕES

O implante do suporte de menisco é uma possível opção cirúrgica para pacientes sintomáticos após a meniscectomia parcial medial ou lateral. Estes procedimentos são eficazes no alívio da dor e na melhora das pontuações de desfecho relatado pelo paciente. Porém, ainda não sabemos se os suportes de menisco têm papel condroprotetor. Sugere-se que sim, porém mais estudos, com números maiores de pacientes e acompanhamento por períodos mais longos, são necessários para confirmação.

REFERÊNCIAS BIBLIOGRÁFICAS

1. Filardo G, Andriolo L, Kon E *et al.* Meniscal scaffolds: results and indications. A systematic literature review. *Int Orthop* 2015;39:35-46..
2. Heijkants RGJC, van Calck R V, de Groot JH *et al.* Design, synthesis and properties of a degradable polyurethane scaffold for meniscus regeneration. *J Mater Sci Mater Med* 2004;15:423-7.
3. de Groot J. *Actifit, Polyurethane meniscus implant: basic science*. The Meniscus, Berlin, Heidelberg: Springer Berlin Heidelberg; 2010, p. 383-7.
4. Lamba NMK, Woodhouse KA, Cooper SL, Lelah MD. *Polyurethanes in biomedical applications*. CRC Press; 1998.
5. Raina A, Jänne J. Physiology of the natural polyamines putrescine, spermidine and spermine. *Med Biol* 1975;53:121-47.
6. de Groot JH, Zijlstra FM, Kuipers HW *et al.* Meniscal tissue regeneration in porous 5050 copoly(l-lactide/®-caprolactone) implants. *Biomaterials* 1997;18:61-22.
7. van Minnen B, van Leeuwen MBM, Kors G *et al.* In vivo resorption of a biodegradable polyurethane foam, based on 1,4-butanediisocyanate: A three-year subcutaneous implantation study. *J Biomed Mater Res Part A* 2008;85A:972-82.
8. Welsing RTC, van Tienen TG, Ramrattan N *et al.* Effect on tissue differentiation and articular cartilage degradation of a polymer meniscus implant: a 2-year follow-up study in dogs. *Am J Sports Med* 2008;36:1978-89.
9. Maher SA, Rodeo SA, Potter HG *et al.* A pre-clinical test platform for the functional evaluation of scaffolds for musculoskeletal defects: the meniscus. *HSS J* 2011;7:157-63.
10. Hoburg A, von Roth P, Roy-Ali S *et al.* Biomechanical performance of the Actifit® scaffold is significantly improved by selection of irrigation fluid. *Arch Orthop Trauma Surg* 2018.
11. Yannas IV, Orgill DP, Silver J *et al.* Regeneration of Sciatic Nerve Across 15mm Gap by Use of a Polymeric Template. *Adv Biomed Polym*, Boston, MA: Springer US; 1987, p. 1-9.
12. Arnoczky SP, Warren RF, Spivak JM. Meniscal repair using an exogenous fibrin clot. An experimental study in dogs. *J Bone Joint Surg Am* 1988;70:1209-17.
13. Webber RJ, York JL, Vanderschilden JL, Hough AJ. An organ culture model for assaying wound repair of the fibrocartilaginous knee joint meniscus. *Am J Sports Med* 1989;17:393-400.
14. Stone K. *Prosthetic meniscus*. US5007934 A, 1989.
15. Grillo HC, Gross J, Battista AF *et al.* Thermal reconstitution of collagen from solution and the response to its heterologous implantation. *J Surg Res* 1962;2:69-82.
16. Stone KR, Rodkey WG, Webber RJ *et al.* Future directions. Collagen-based prostheses for meniscal regeneration. *Clin Orthop Relat Res* 1990:129-35.
17. Hansen R, Choi G, Bryk E, Vigorita V. The human knee meniscus: a review with special focus on the collagen meniscal implant. *J Long Term Eff Med Implants* 2011;21:321-37.
18. Stone KR, Rodkey WG, Webber R *et al.* Meniscal regeneration with copolymeric collagen scaffolds: In vitro and in vivo studies evaluated clinically, histologically, and biochemically. *Am J Sports Med* 1992;20:104-11.

19. Stone KR, Steadman JR, Rodkey WG, Li ST. Regeneration of meniscal cartilage with use of a collagen scaffold. Analysis of preliminary data. *J Bone Joint Surg Am* 1997;79:1770-7.
20. Efe T, Getgood A, Schofer MD et al. The safety and short-term efficacy of a novel polyurethane meniscal scaffold for the treatment of segmental medial meniscus deficiency. *Knee Surg Sports Traumatol Arthrosc* 2012;20:1822-30.
21. Verdonk P, Beaufils P, Bellemans J et al. Successful treatment of painful irreparable partial meniscal defects with a polyurethane scaffold: two-year safety and clinical outcomes. *Am J Sports Med* 2012;40:844-53.
22. De Coninck T, Huysse W, Willemot L et al. Two-year follow-up study on clinical and radiological outcomes of polyurethane meniscal scaffolds. *Am J Sports Med* 2013;41:64-72.
23. Kon E, Filardo G, Zaffagnini S et al. Biodegradable polyurethane meniscal scaffold for isolated partial lesions or as combined procedure for knees with multiple comorbidities: clinical results at 2 years. *Knee Surg Sports Traumatol Arthrosc* 2014;22:128-34.
24. Bouyarmane H, Beaufils P, Pujol N et al. Polyurethane scaffold in lateral meniscus segmental defects: clinical outcomes at 24 months follow-up. *Orthop Traumatol Surg Res* 2014;100:153-7.
25. Schüttler KF, Haberhauer F, Gesslein M et al. Midterm follow-up after implantation of a polyurethane meniscal scaffold for segmental medial meniscus loss: maintenance of good clinical and MRI outcome. *Knee Surg Sports Traumatol Arthrosc* 2015.
26. Monllau JC, Poggioli F, Erquicia J et al. Magnetic Resonance Imaging and Functional Outcomes After a Polyurethane Meniscal Scaffold Implantation: Minimum 5-Year Follow-up. *Arthrosc J Arthrosc Relat Surg* 2018.
27. Verdonk R, Verdonk P, Huysse W et al. Tissue ingrowth after implantation of a novel, biodegradable polyurethane scaffold for treatment of partial meniscal lesions. *Am J Sports Med* 2011;39:774-82.
28. Baynat C, Andro C, Vincent JP et al. Actifit synthetic meniscal substitute: experience with 18 patients in Brest, France. *Orthop Traumatol Surg Res* 2014;100:S385-9.
29. Schüttler KF, Pöttgen S, Getgood A et al. Improvement in outcomes after implantation of a novel polyurethane meniscal scaffold for the treatment of medial meniscus deficiency. *Knee Surgery, Sport Traumatol Arthrosc* 2014;23:1929-35.
30. Spencer SJ, Saithna A, Carmont MR et al. Meniscal scaffolds: early experience and review of the literature. *Knee* 2012;19:760-5.
31. Bulgheroni E, Grassi A, Campagnolo M et al. Comparative study of collagen versus synthetic-based meniscal scaffolds in treating meniscal deficiency in young active population. *Cartilage* 2016;7:29-38.
32. Rodkey WG, Steadman JR, Li ST. A clinical study of collagen meniscus implants to restore the injured meniscus. *Clin Orthop Relat Res* 1999:S281-92.
33. Zaffagnini S, Giordano G, Vascellari A et al. Arthroscopic collagen meniscus implant results at 6 to 8 years follow up. *Knee Surg Sports Traumatol Arthrosc* 2007;15:175-83.
34. Monllau JC, Gelber PE, Abat F et al. Outcome after partial medial meniscus substitution with the collagen meniscal implant at a minimum of 10 years' follow-up. *Arthrosc J Arthrosc Relat Surg* 2011;27:933-43.
35. Zaffagnini S, Marcheggiani Muccioli GM, Bulgheroni P, Bulgheroni E, Grassi A, Bonanzinga T et al. Arthroscopic collagen meniscus implantation for partial lateral meniscal defects: a 2-year minimum follow-up study. *Am J Sports Med* 2012;40:2281-8.
36. Hirschmann MT, Keller L, Hirschmann A et al. One-year clinical and MR imaging outcome after partial meniscal replacement in stabilized knees using a collagen meniscus implant. *Knee Surg Sports Traumatol Arthrosc* 2013;21:740-7.
37. Grassi A, Zaffagnini S, Marcheggiani Muccioli GM et al. Clinical outcomes and complications of a collagen meniscus implant: a systematic review. *Int Orthop* 2014;38:1945-53.
38. Reguzzoni M, Manelli A, Ronga M et al. Histology and ultrastructure of a tissue-engineered collagen meniscus before and after implantation. *J Biomed Mater Res B Appl Biomater* 2005;74:808-16.
39. Genovese E, Angeretti MG, Ronga M et al. Follow-up of collagen meniscus implants by MRI. *Radiol Med* 2007;112:1036-48.
40. Zaffagnini S, Grassi A, Marcheggiani Muccioli GM et al. MRI evaluation of a collagen meniscus implant: a systematic review. *Knee Surg Sports Traumatol Arthrosc* 2015;23:3228-37.
41. Zaffagnini S, Marcheggiani Muccioli GM, Lopomo N et al. Prospective long-term outcomes of the medial collagen meniscus implant versus partial medial meniscectomy: a minimum 10-year follow-up study. *Am J Sports Med* 2011;39:977-85.
42. Bulgheroni E, Grassi A, Bulgheroni P et al. Long-term outcomes of medial CMI implant versus partial medial meniscectomy in patients with concomitant ACL reconstruction. *Knee Surg Sports Traumatol Arthrosc* 2015;23:3221-7.
43. Rodkey WG, DeHaven KE, Montgomery WH et al. Comparison of the collagen meniscus implant with partial meniscectomy. A prospective randomized trial. *J Bone Joint Surg Am* 2008;90:1413-26..
44. Fisher MB, Henning EA, Söegaard N et al. Engineering meniscus structure and function via multi-layered mesenchymal stem cell-seeded nanofibrous Scaffolds. *J Biomech* 2015;48:1412-9.
45. Martinek V, Ueblacker P, Bräun K et al. Second generation of meniscus transplantation: in-vivo study with tissue engineered meniscus replacement. *Arch Orthop Trauma Surg* 2006;126:228-34.
46. Pabbruwe MB, Kafienah W, Tarlton JF et al. Repair of meniscal cartilage white zone tears using a stem cell/collagen-scaffold implant. *Biomaterials* 2010;31:2583-91.
47. Baek J, Sovani S, Glembotski NE et al. Repair of Avascular Meniscus Tears with Electrospun Collagen Scaffolds Seeded with Human Cells. *Tissue Eng Part A* 2016;22:436-48.

ÍNDICE REMISSIVO

Entradas acompanhadas por um *f* ou *q* em itálico
indicam figuras e quadros, respectivamente.

A

Abrasão
  sinovial, 232
    na cicatrização meniscal, 232
Absorção
  de impactos, 23
    meniscos e, 23
Acesso
  posterolateral, 241
    da sutura meniscal, 241
  posteromedial, 240, 255*f*, 256*f*, 258*f*
    da sutura meniscal, 240
    para resgate das suturas, 255*f*, 258*f*
ACI (Implante Autólogo de Condrócitos), 356
Actifit
  implante de, 371
    características, 371
    resultado, 372, 373*f*
      clínico, 372
      da histologia, 373*f*
ADM (Arco de Movimento), 284, 339
  do joelho, 38
  recuperação do, 181
Ahn
  classificação de, 122*f*
    de menisco discoide, 122*f*
Alteração(ões)
  meniscal(is), 45, 133*q*
    degenerativa, 45
    relacionadas com a idade, 133*q*
AMIC (Condrogênese Induzida por Matriz Autóloga/
  Autologous Matrix-Induced Chondrogenesis), 187
Análise Biocinética
  após meniscectomia medial, 24*f*, 26*f*
    total, 24*f*, 26*f*
      da marcha, 24*f*
Anatomia, 9-15
  ML, 9, 13
    conexões com menisco medial, 14
    inervação, 14
    suporte sanguíneo, 15
    vista axial do, 14*f*

MM, 10, 11*f*, 14
  classificação por zonas, 11*f*
  região do LCM, 12
  corno posterior, 12
  raiz, 10, 11
    anterior, 10
    posterior, 12
  zona, 10, 12
    1, 10
    2, 12
    3, 12
    4, 12
    5, 12
    anteromedial, 12
Apley
  teste de, 39
ARIF (Redução Assistida por Artroscopia e Fixação
  Interna), 199
Armadilha(s)
  na interpretação, 48
    das lesões meniscais, 48
Artroplastia
  biológica, 363-366
  total, 100
    do joelho, 100
      menisco degenerativo e, 100
Artroscopia
  de joelho, 75-82, 143*f*
    planejamento pré-operatório para, 75-82
      acesso às estruturas anatômicas, 79
      anestesia, 76
      exame com paciente anestesiado, 76
      identificação, 75
        do paciente, 75
        do sítio operatório, 75
      indicação, 75
      materiais, 77
      posicionamento do paciente, 77
      que cuidados devemos ter?, 75-82
      seleção dos portais, 79
      usar torniquete, 76
        ou não, 76

Artroscópio, 77
  30°, 77f
Artrose
  lesão meniscal sem, 133-137
    degenerativa, 133-137
      avaliação por imagem, 134
      causas, 133-137
      conseqüências, 133-137
      da raiz meniscal, 134, 136
      e osteonecrose, 136
      manifestações clínicas, 134
      origens, 133-137
      tratamentos, 133-137
  PF, 99
Artrotomia
  submeniscal, 198f
Atleta(s)
  de alto rendimento, 95, 206
    lesão meniscal em, 206
      condução da, 206
    MPA em, 95
  profissional de futebol, 100f
    submetido à meniscectomia parcial lateral, 100f
Avaliação
  neurovascular, 38
    do joelho, 38

B

Baskets, 78
  exemplos de, 78f
BIT (Banda Iliotibial), 241
Bohler
  teste de, 39
Bragard
  teste de, 39

C

Carga(s)
  transmissão de, 23
    meniscos e, 23
Cartilagem
  do compartimento do joelho, 80f
    medial, 80f
      vista artroscópica da, 80f
  tratamento da, 177
    AMIC, 187
    microfraturas, 177
    processo, 177
      de cicatrização, 177
      de regeneração, 177
    transplante autólogo, 184
      de condrócitos, 184
    transplante osteocondral, 178, 181
      autólogo, 178
      com aloenxerto, 181, 184f, 185f
CCA (Cadeia Cinética Aberta)
  versus CCF, 112
CCF (Cadeia Cinética Fechada)
  versus CCA, 112
Centralização Meniscal
  diagnóstico, 295-306

extrusão meniscal, 295
  causas de, 296
  o que é, 295
indicação, 295-306
o que é, 296
técnica, 295-306
  de Koga, 298, 299f, 301
    centralização medial, 301
  lateral, 298f
Ceterix NovoStitch®
  para sutura meniscal, 229
CFL (Côndilo Femoral Lateral), 13, 174
CFM (Côndilo Femoral Medial), 13, 174, 275f
  condrócitos do, 186f
    transplante autólogo de, 186f
  defeito condral no, 365f
    OA com, 365f
  lesão condral do, 188f
Cicatrização Meniscal
  estímulos biológicos para, 231-235
    estimulação mecânica, 232
      abrasão sinovial, 232
      flaps sinoviais, 233
      trefinação, 232
    estimulação medular, 233
    fatores de crescimento, 234
    fibrina, 233
      coágulo de, 233
      cola de, 233
    MSC, 235
    PRP, 234
Ciência Básica, 17-20
  citologia, 19
  embriologia, 19
  histologia, 17
  inervação, 20
  vascularização, 19
Cinemática
  articular, 25
    dos meniscos, 25
Cisto(s)
  meniscal, 148f
    lateral, 148f
    medial, 148f
  na gordura de Hoffa, 149f
  nos reparos meniscais, 311
    gangliônico, 311
    parameniscal, 311
  parameniscal, 147-
    diagnóstico, 147
    etiologia, 147
    lateral, 150f
    lesão meniscal associada a, 147-151
    sintomas, 147
    tratamento, 149
Classificação
  das lesões meniscais, 65-73
    de Watanabe, 69, 72f
    histórico, 65
    ISAKOS, 69, 73f
      proposta da, 73f

tipos de, 65, 67*f*
 de raiz, 69, 71*f*
 descritiva, 66
 em rampa, 68, 70*f*
 etiológica, 65
 localização, 66
 menisco discoide, 69
 RM, 67, 68*f*
 vascular, 65
de menisco discoide, 122*f*
 de Ahn, 122*f*
 de Watanabe, 122*f*
de Outerbridge, 175*f*
do ICRS, 175*f*
 de lesões, 175*f*
 condrais, 175*f*
 osteocondrais, 175*f*
Clivagem
 meniscal, 154*f*
CMI (Implante de Menisco de Colágeno)
 características, 371
 resultado clínico, 372
Coágulo
 de fibrina, 233
 na cicatrização meniscal, 233
Cola
 de fibrina, 233
 na cicatrização meniscal, 233
Compartimento
 do joelho, 80*f*, 81*f*
 lateral, 81*f*, 82
 acesso ao, 82*f*
 imagem artroscópica do, 81*f*
 medial, 80*f*
 cartilagem do, 80*f*
 vista artroscópica da, 80*f*
Complicação(ões)
 nos reparos meniscais, 309-315
 cistos, 311
 gangliônico, 311
 parameniscal, 311
 de movimento, 312, 314*f*
 dor residual no local, 312
 equimose, 312, 314*f*
 na região poplítea, 312, 314*f*
 falha da sutura, 312, 315*q*
 taxa de, 315*q*
 implantes, 312
 migração dos, 312
 quebra dos, 312
 infecção, 310
 lesões condrais, 312
 osteólise, 312, 313*f*
 no platô tibial, 312, 313*f*
 reação de corpo estranho, 311
 trombose venosa profunda, 310
 vasculares, 310
Condrócito(s)
 transplante autólogo de, 184, 186*f*, 187*f*
 do CFM, 186*f*

Condrólise
 pós-meniscectomia, 99-104
Conflito
 osteomeniscal, 131
 tratamento, 131
Corno
 posterior, 12
 do MM, 12
Corpo Estranho
 reação de, 311
 nos reparos meniscais, 311

D

DCV (Densidade de Condrócitos Viáveis), 364
Degeneração
 mixoide, 150*f*
Diagnóstico
 por imagem, 43-50
 das lesões meniscais, 43-50
 alteração degenerativa, 45
 armadilhas na interpretação, 48
 flap meniscal, 46
 ruptura, 44
 complexa, 45
 de ligamento raiz, 46
 em aba, 46
 em alça de balde, 46
 horizontal, 44
 radial, 45
 vertical, 44
Dispositivo(s)
 de sutura meniscal, 225-230
 Ceterix NovoStitch®, 229
 FAST-FIX™ 360, 227
 Knee Scorpion™, 228
 Omnispan™, 226
 QuickPass™ SutureLasso™, 229
 Sequent™, 227
 sistema CrossFix II™, 226
 SpeedCinch™, 225
Dissecção
 posteromedial, 256*f*
Dor
 residual no local, 312
 dos reparos meniscais, 312

E

Enxerto
 maciço, 365*f*, 366*f*
 do côndilo femoral, 365*f*, 366*f*
 osteocondral, 366*f*
 meniscal, 324, 364*f*
 seleção do, 324
Epidemiologia
 das lesões meniscais, 29-30, 33
 por esporte, 33
 proporção, 30*f*
Equimose
 na região poplítea, 312, 314*f*
 nos reparos meniscais, 312, 314*f*

Estabilidade
  articular, 24
    papel dos meniscos na, 24
Estimulação
  na cicatrização meniscal, 232
    mecânica, 232
      abrasão sinovial, 232
      flaps sinoviais, 233
      trefinação, 232
    medular, 233
Estrutura(s)
  anatômicas, 79
    acesso às, 79
      na artroscopia de joelho, 79
Extrusão
  meniscal, 141*f*, 295, 296
    causas de, 296
    medição da, 141*f*
    o que é, 295

F
Falha
  da sutura de menisco, 312, 315*q*
    nos reparos meniscais, 312, 315*q*
      taxa de, 315*q*
FAST-FIX™
  para sutura meniscal 360, 227
    vantagem, 227
Fator(es) de Crescimento
  na cicatrização meniscal, 234
Fibra(s)
  meniscais, 10*f*
    análise das, 10*f*
Fibrina
  na cicatrização meniscal, 233
    coágulo de, 233
    cola de, 233
Flap(s)
  meniscal, 46
  sinoviais, 233
    na cicatrização meniscal, 233
Flexoextensão
  do joelho, 27*f*
    após meniscectomia medial, 27*f*
      total, 27*f*
Fratura(s)
  do planalto tibial, 195-199
    menisco nas, 195-199
      abordagem e cuidado com o, 195-199
Função(ões) Biomecânica(s)
  dos meniscos, 23-27
    absorção de impactos, 23
    cinemática articular, 25
    estabilidade articular, 24
      papel na, 24
    lesões, 25
      repercussões biocinéticas das, 25
    muito mais que um amortecedor, 23-27
    proprioceptivas, 25
    transmissão de cargas, 23

G
Gordura
  de Hoffa, 149*f*
    cisto na, 149*f*
Graspers, 78

H
Helfet
  teste de, 39
Hoffa
  gordura de, 149*f*
    cisto na, 149*f*

I
ICRS
  classificação do, 175*f*
    de lesões, 175*f*
      condrais, 175*f*
      osteocondrais, 175*f*
    sistema do, 176*f*
      para mapeamento, 176*f*
      de lesão condral, 176*f*
IKDC (*International Knee Documentation Committee*), 359
Impacto(s)
  absorção de, 23
    meniscos e, 23
Implante(s)
  nos reparos meniscais, 312
    migração dos, 312
    quebra dos, 312
IMREF (*International Meniscus Reconstruction Experts Forum*), 360
Infecção
  nos reparos meniscais, 310
Inside-Out
  sutura meniscal, 239, 251-259
    acesso, 240, 241
      posterolateral, 241
      posteromedial, 240
    de dentro para fora, 239
    em X, 254*f*
    técnica cirúrgica, 239
Inspeção
  do joelho, 38
    estática, 38*f*
ISAKOS (*International Society of Arthroscopy, Knee Surgery and Orthopaedic Sports Medicine*)
  classificação da, 69
    das lesões meniscais, 69

J
Joelho
  artroplastia total de, 100
    menisco degenerativo e, 100
  artroscopia de, 75-82
    planejamento pré-operatório para, 75-82
      acesso às estruturas anatômicas, 79
      anestesia, 76
      exame com paciente anestesiado, 76

identificação, 75
    do paciente, 75
    do sítio operatório, 75
  indicação, 75
  materiais, 77
  posicionamento do paciente, 77
  que cuidados devemos ter?, 75-82
  seleção dos portais, 79
  usar torniquete, 76
    ou não, 76
compartimento do, 80*f*, 81*f*
  lateral, 81*f*, 82
    imagem artroscópica do, 81*f*
    acesso ao, 82*f*
  medial, 80*f*
    cartilagem do, 80*f*
      vista artroscópica da, 80*f*
flexoextensão do, 27*f*
  após meniscectomia medial, 27*f*
    total, 27*f*
semiologia do, 37-40
  arco de movimento, 38
  avaliação, 37, 38
    clínica, 37
    neurovascular, 38
  história clínica, 37
  inspeção, 38
    estática, 38*f*
  palpação, 38

K

Knee Scorpion™
  para sutura meniscal, 228
    vantagem, 229
Koga
  técnica de, 298, 299*f*, 301
    de centralização meniscal, 298, 299*f*, 301
      medial, 301
KOOS (*Knee Injury and Osteoarthritis Outcome Escore*), 264

L

LAL (Ligamento Anterolateral), 25
LCA (Ligamento Cruzado Anterior), 9*f*, 10, 24, 29, 90, 125, 199, 205, 217, 333
  deficiência do, 271
  lesões do, 245, 246, 248, 315*f*
    e meniscal, 245
      risco de OA, 245
    e sutura meniscal, 246
      resultados, 246, 248
        clínicos, 248
        da cicatrização, 246
  rebatimento do, 198*f*
  reconstrução do, 174, 247, 255, 264, 309, 356
    e sutura meniscal, 247
      procedimentos em tempo único, 247
        versus dois tempos distintos, 247
  ruptura do, 221, 232, 282
    como contraindicação, 221
      da sutura meniscal, 221

LCL (Ligamento Colateral Lateral), 14*f*, 25
LCM (Ligamento Colateral Medial), 12*f*, 33, 80, 199, 239, 255, 261
  região do, 12
LCP (Ligamento Cruzado Posterior), 9*f*, 10, 275*f*
Lesão(ões) Meniscal(is)
  associada a cisto parameniscal, 147-151
    dignóstico, 147
    etiologia, 147
    sintomas, 147
    tratamento, 149
  associada a lesões, 173-189
    condrais, 173-189
      cartilagem, 174
      guia de tratamento, 189
      menisco, 176
    osteocondrais, 173-189
      cartilagem, 174
        tratamento da, 177
      guia de tratamento, 189
      menisco, 176
  capacidade de detecção de, 53-61
    pela RM, 53-61
      resultados de estudos, 56*q*
  classificação das, 65-73
    de Watanabe, 69, 72*f*
    histórico, 65
    ISAKOS, 69, 73*f*
      proposta da, 73*f*
    tipos de, 65, 67*f*
      de raiz, 69, 71*f*
      descritiva, 66
      em rampa, 68, 70*f*
      etiológica, 65
      localização, 66
      menisco discoide, 69
      RM, 67, 68*f*
      vascular, 65
  degenerativa, 133-137
    menisco medial, 135*f*
    sem artrose, 133-137
      avaliação por imagem, 134
      causas, 133-137
      conseqüências, 133-137
      da raiz meniscal, 134, 136
      e osteonecrose, 136
      manifestações clínicas, 134
      origens, 133-137
      tratamentos, 133-137
  diagnóstico por imagem das, 43-50
    alteração degenerativa, 45
    flap meniscal, 46
    interpretação, 48
      armadilhas na, 48
    ruptura, 44
      complexa, 45
      de ligamento raiz, 46
      em aba, 46
      em alça de balde, 46
      horizontal, 44
      radial, 45
      vertical, 44

e OA, 99
em atletas de alto rendimento, 206
   condução, 206
em rampa, 165*f*
epidemiologia, 29-30
   proporção, 30*f*
interna, 6*f*
   resecção artroscópica, 6*f*
longitudinal vertical, 159-171
   aspectos, 160
      funcionais, 160
      radiológicos, 160
   conceito de biologia, 166
      preservada, 166
   considerações anatômicas, 159
      relevantes, 159
   definição, 160
   imagem artroscópica, 169*f*
   reabilitação, 171
      pós-reparo, 171
   técnicas cirúrgicas, 167
      de reparo meniscal, 167
   tratamento, 162, 168
      indicações de, 162
      preferência dos autores, 168
      princípios de, 162
mecanismo, 33-34
   por esporte, 33-34
      trauma, 33
      epidemiologia, 33
radial completa, 153-157
   biomecânica da lesão, 153
   definição, 153
   desfecho funcional, 157
   diagnóstico, 153
   imagem artroscópica, 155*f*
   pós-operatório, 157
   tratamento, 155
      conservador, 155
      meniscectomia, 155
      reparo meniscal, 156
tratamento, 96*f*
   fluxograma para, 96*f*
Lesão(ões)
   condrais, 173, 312
      cartilagem, 176
         tratamento da, 177
      clínica, 174
      epidemiologia, 174
      guia de tratamento de, 189
      ICRS, 176*f*
      menisco, 176
      nos reparos meniscais, 312
   da rampa meniscal, 271*q*
      fatores associados, 271*q*
   dos meniscos, 25, 85-86, 253*f*
      discoide, 127
         resultados clínicos, 129
         tratamento, 129
      em alça de balde, 253*f*
         luxada, 253*f*
      não discoide, 125
         complicações, 127
         cuidados pós-operatórios, 127
         diagnóstico, 125
         meniscectomia, 126
         reparo, 126
         resultados clínicos, 127
         tratamento, 126
      repercussões biocinéticas das, 25
      tratamento conservador das, 85-86
         e ligamentar, 86
         exercícios, 86
         observação expectante, 85
         perda ponderal, 85
         reabilitação física, 86
   multiligamentares, 247
      e sutura meniscal, 247
   osteocondral, 173
   do LCA, 245, 246, 248
      e meniscal, 245
         risco de OA, 245
      e sutura meniscal, 246
         resultados clínicos, 248
         resultados da cicatrização, 246
Ligamento
   intermeniscal, 14*f*
      anterior, 14*f*
      oblíquo medial, 14*f*
   meniscal, 13*f*
      lateral posterior, 13*f*
         de Wrisberg, 13*f*
   meniscomeniscal anterior, 14*f*
   raiz, 11*f*, 12*f*, 14*f*, 46
      anterior, 11*f*, 14*f*, 46*f*
      posterior, 12*f*, 14*f*
      ruptura de, 46
   transverso, 14*f*
LMF (Ligamentos Meniscofemorais), 13, 282

M

Marcha
   de pato, 39
   teste de, 39
MAT (Transplante de Aloenxerto de Menisco), 327, 355
   com outros procedimentos, 357
McMurray
   teste de, 39
MEC (Matrix Extracelular), 9, 17
Mecanismo
   de lesões meniscais, 33-34
      por esporte, 33-34
         de trauma, 33
         epidemiologia, 33
MegaOAT (Transplante Osteocondral por Aloenxertia), 183, 184*f*, 185*f*
Meniscectomia
   complicações após, 99-104
      artroplastia total, 100
      artrose PF, 99
      lesões meniscais, 99

    menisco degenerativo, 100
    OA, 99
    osteonecrose, 101
  condrólise após, 99-104
  em lesão de menisco, 126
    não discoide, 126
    radial completa, 155
  medial total, 24f, 26f, 27f
    análise biocinética após, 24f, 26f
      da marcha, 24f
    flexoextensão do joelho após, 27f
  reabilitação após, 107-117, 208
    abordagem fisioterapêutica, 107
    avaliação, 107
    no atleta de alto rendimento, 208, 209q-210q, 211q
      casos clínicos, 207
      protocolos, 209q-210q, 211q
    pós-operatório, 108
  subtotal artroscópica, 101f, 102f
    lateral, 101f
    medial, 102f
  vs. meniscorrafia, 203-214
    cuidados no atleta de alto rendimento, 203-214
      condutas na reabilitação, 207, 208
    revisão da bibliografia, 203-214
Menisco(s)
  anatomia, 9
    lateral, 13
      conexões com menisco medial, 14
      inervação, 14
      suporte sanguíneo, 15
      vista axial, 14f
    medial, 10, 11f, 14
      classificação por zonas, 11f
      corno posterior, 12
      raiz, 10, 11
        anterior, 10
        posterior, 12
      região do LCM, 12
      zona, 10, 12
        1, 10
        2, 12
        3, 12
        4, 12
        5, 12
        anteromedial, 12
  degenerativo, 100
    e artroplastia total, 100
  discoide, 121-123, 129
    resultados clínicos, 129
    tratamento, 129
  epidemiologia, 121-123
    anatomia, 121
    classificação, 121-123
      de Ahn, 122f
      de Watanabe, 122f
    diagnóstico, 121-123
    etiologia, 121
    histologia, 121
  extruso, 139-144
    causas, 139-144
    conseqüências, 139-144
    tratamento, 139-144
  fantasma, 154f
  funções biomecânicas dos, 23-27
    absorção de impactos, 23
    cinemática articular, 25
    estabilidade articular, 24
      papel na, 24
    lesões, 25
      repercussões biocinéticas das, 25
    muito mais que um amortecedor, 23-27
    proprioceptivas, 25
    transmissão de cargas, 23
  história do, 3-7
    cirurgia, 5
      no Brasil, 7
    do permiano superior, 3-7
      ao século XXI, 3-7
    evolução anatômica, 3
    humano, 4
  lesões dos, 85-86, 125-129
    no esqueleto imaturo, 125-129
      discoide, 127
      não discoide, 125
    tratamento conservador das, 85-86
      e ligamentar, 86
      exercícios, 86
      observação expectante, 85
      perda ponderal, 85
      reabilitação física, 86
  microvascularização do, 20f
  nas fraturas do planalto tibial, 195-199
    abordagem e cuidado com o, 195-199
      diagnóstico, 196
      discussão, 199
      incidência, 195
      tratamento, 197
  secção transversal do, 18f
  sutura do, 255, 257
    lateral, 257
    medial, 255
  variações regionais do, 20f
    na vascularização, 20f
    nas populações celulares, 20f
  zonas de vascularização do, 160q
Meniscorrafia
  meniscectomia *vs.*, 203-214
    cuidados no atleta de alto rendimento, 203-214
      casos clínicos, 208
      condutas na reabilitação, 207, 208
      protocolos de reabilitação, 209q, 210q
    revisão da bibliografia, 203-214
Merke
  teste de, 39
Microfratura(s)
  da cartilagem, 177
    técnica de, 179f, 180f
ML (Menisco Lateral), 53, 295
  anatomia, 13
    conexões com MM, 14

inervação, 14
suporte sanguíneo, 15
vista axial, 14f
discoide, 128f
lesão de, 128f
evolução morfológica do, 4f
sutura do, 257
transplante de, 7f, 327-336, 360
dicas, 327-336
para resolução de problemas, 333
intraoperatório, 327-336
resultados após, 360
sobrevida, 360
técnica cirúrgica, 327-336
MM (Menisco Medial), 53, 295
anatomia, 10, 11f, 14
classificação por zonas, 11f
conexões com ML, 14
corno posterior, 12
raiz, 10, 11
anterior, 10
posterior, 12
região do LCM, 12
zona, 10, 12
1, 10
2, 12
3, 12
4, 12
5, 12
anteromedial, 12
aparência do, 328f
inserção capsular do, 11f
anterior, 11f
transplante de, 327-336, 360
dicas, 327-336
para resolução de problemas, 333
intraoperatório, 327-336
resultados após, 360
sobrevida, 360
técnica cirúrgica, 327-336
MOPS (*Missouri Osteochondral Allograft Preservation System*), 183, 364
Movimento
complicações de, 312, 314f
nos reparos meniscais, 312, 314f
MPA (Meniscectomia Parcial Artroscópica), 85
complicações, 96
desafios, 89-96
dificuldades da técnica, 89-96
em atletas, 95
de alto rendimento, 95
indicação, 89
pós-operatório, 94
resultados, 95
técnica cirúrgica, 91
posicionamento, 93f
MSC (Células-Tronco Mesenquimais/*Mesenchimal Stem Cells*)
nas lesões meniscais, 235

O

OA (Osteoartrite), 85
lesões meniscais e, 99
risco de, 245
após lesão, 245
do LCA, 245
meniscal, 245
OA (Osteoartrose), 53, 126, 133
OCA (Aloenxerto Osteocondral Combinado), 356
OCD (Osteocondrite Dissecante), 125
Omnispan™
para sutura meniscal, 226
vantagem, 226
ORIF (Redução Aberta e Fixação Interna), 199
Osteólise
no platô tibial, 312, 313f
nos reparos meniscais, 312, 313f
Osteonecrose
lesão meniscal e, 136
pós-meniscectomia, 101
Osteotomia
do epicôndilo lateral, 198f
do fêmur, 198f
tibial, 187f
valgizante, 187f
Outerbridge
classificação de, 175f
Outside-In
sutura meniscal, 242, 261-266
de fora para dentro, 242
instrumental necessário, 262f
resultados, 265q

P

Palpação
do joelho, 38
Payr
teste de, 40
PF (Patelofemoral)
artrose, 99
Planalto Tibial
fraturas do, 195-199
abordagem ao menisco nas, 195-199
cuidado, 195-199
grau de afundamento, 196f
Planejamento Pré-Operatório
para artroscopia de joelho, 75-82
acesso às estruturas anatômicas, 79
anestesia, 76
geral, 76
local, 76
regional, 76
exame com paciente anestesiado, 76
identificação, 75
do paciente, 75
do sítio operatório, 75
indicação, 75
materiais, 77
artroscópio, 77
baskets, 78
graspers, 78

probe, 77, 78*f*
  shaver, 78
  trocater, 77, 78*f*
  posicionamento do paciente, 77
  que cuidados devemos ter?, 75-82
  seleção dos portais, 79
  torniquete, 76, 77*f*
   posicionamento do, 77*f*
   usar ou não, 76
Portal(is)
  artroscópicos, 79
  seleção dos, 79
Probe
  artroscópico, 77, 78*f*
PRP (Plasma Rico em Plaquetas), 232
  nas lesões meniscais, 234
  preparação do, 234*f*
PTL (Platô Tibial Lateral), 174
PTM (Platô Tibial Medial), 174

Q
QuickPass™ SutureLasso™
  para sutura meniscal, 229

R
Raiz(es)
  anterior, 10
   do MM, 10
   ligamentos, 14*f*
  lesões de, 69
  posterior, 14*f*, 71*f*
   do ML, 71*f*
    lesão completa da, 71*f*
   ligamentos, 14*f*
  ruptura de ligamento, 46
Raiz(es) Meniscal(is)
  sutura meniscal, 281-292
   anatomia, 281
    RPML, 281
    RPMM, 281
   biomecânica, 282
   classificação, 282
   composição, 281
   diagnóstico, 283
    avaliação clínica, 283
    imagem, 283
   diferentes tipos de, 283*f*
   epidemiologia, 283
   fatores de risco, 283
   reabilitação, 284
    pós-operatória, 284
   técnica de reparação, 285*f*
   tratamento, 283
Rampa
  lesões em, 68
   classificação das, 70*f*
   meniscal, 271*q*
    lesão da, 271*q*
     fatores associados, 271*q*
Reabilitação
  da sutura meniscal, 258
   com dispositivos, 269

  de dentro para fora, 258
  no tratamento conservador, 107-117
   abordagem fisioterapêutica, 107
   avaliação, 107
   princípios de, 107
  pós-menisectomia, 107-117
   abordagem fisioterapêutica, 107
   avaliação, 107
   pós-operatório, 108
  pós-operatória, 284
   da sutura meniscal, 284
    das raízes meniscais, 284
Reação
  de corpo estranho, 311
   nos reparos meniscais, 311
Reconstrução Ligamentar
  sutura meniscal associada à, 245-249
   abordagem, 247
   do LCA, 247
    procedimentos em tempo único, 247
    versus dois tempos distintos, 247
   epidemiologia, 245
   lesões do LCA, 245, 246, 248
    e meniscal, 245
     risco de OA, 245
    resultados clínicos, 248
    resultados da cicatrização, 246
   lesões multiligamentares, 247
   técnicas cirúrgicas, 247
Reinserção Meniscal, 198*f*
Reparo(s) Meniscal(is), 126, 165*q*, 201-317
  aberto, 239
  centralização meniscal, 292-306
   diagnóstico, 295-306
   indicação, 295-306
   técnica, 295-306
  cicatrização meniscal, 231-235
   estímulos biológicos para, 231-235
  complicações nos, 309-315
   cistos, 311
    gangliônico, 311
    parameniscal, 311
   de movimento, 312, 314*f*
   dor residual no local, 312
   equimose na região poplítea, 312, 314*f*
   falha da sutura, 312, 315*q*
    taxa de, 315*q*
   infecção, 310
   lesões condrais, 312
   migração dos implantes, 312
   osteólise no platô tibial, 312, 313*f*
   quebra dos implantes, 312
   reação de corpo estranho, 311
   trombose venosa profunda, 310
   vasculares, 310
  contraindicações para, 156*q*
  imagem artroscópica de, 156*f*
  indicações para, 156*q*
  meniscectomia, 203-214
   vs. meniscorrafia, 203-214

sutura meniscal, 217-292
  associada à reconstrução ligamentar, 245-249
  contraindicações para, 217-222
  dispositivos de, 225-230
  indicações para, 217-222
  materiais de, 225-230
  raízes meniscais, 281-292
  técnica, 251-259, 261-266, 267-269, 271-279
    com dispositivos, 267-269
    de dentro para fora, 251-259
    de fora para dentro, 261-266
    posterior para *ramp lesion*, 271-279
  vias de acesso para, 239-243
técnicas cirúrgicas, 167
Ressecção
  artroscópica, 6*f*
    de lesão meniscal, 6*f*
      interna, 6*f*
RM (Ressonância Magnética), 29, 43, 122, 323
  capacidade de detecção pela, 53-61
    de lesão meniscal, 53-61
      resultados de estudos, 56*q*
  diagnóstico por, 125, 141, 153
    de extrusão meniscal, 141
    de lesão meniscal, 125
      radial completa, 153
  do MM, 68*f*
  estudos com, 295
  medidas da, 323
  nas lesões meniscais, 67
  pré-operatória, 90
  previsibilidade pela, 53-61
    de sutura meniscal, 53-61
      resultados de estudos, 60*q*
RPML (Raiz Posterior do Menisco Lateral), 281
  lesão da, 288*f*
    reparo cirúrgico de, 288*f*
RPMM (Raiz Posterior do Menisco Medial), 281
  lesão da, 284*f*, 286*f*, 290*f*
    reparo cirúrgico de, 286*f*, 290*f*
  ruptura da, 282*f*
    efeito da, 282*f*
Ruptura
  meniscal, 44, 159*f*
    complexa, 45
    de ligamento raiz, 46
    em aba, 46
    em alça de balde, 46, 163*f*
    em rampa, 165*f*
    horizontal, 44
    radial, 45
    vertical, 44, 159*f*, 160*f*, 161*f*
      longitudinal, 160*f*, 161*f*
  RPMM da, 282*f*
    efeito da, 282*f*

S

Scaffolds Meniscus
  implantes, 371
    características, 371
      Actifit, 371

  CMI, 371
    desenvolvimento, 371
indicações, 369-374
  contraindicações, 369
  fisiopatologia, 371
resultados, 369-374
  clínicos, 372
    Actifit, 372
    CMI, 372
    comparação dos desfechos clínicos, 373
    reabilitação pós-operatória, 370
  técnicas, 369-374
    cirúrgica, 370
    estudos futuros, 374
Sequent™
  para sutura meniscal, 227
    vantagem, 228
Shaver
  artroscópico, 78
  lâmina de, 78*f*
Sinal
  de Smillie, 39
  teste de, 39
Sistema
  CrossFix II™, 226
    para sutura meniscal, 226
SpeedCinch™
  para sutura meniscal, 225
Steinmann
  teste de, 39
    secundário, 39
Sutura Meniscal, 53-61, 217-292
  associada à reconstrução ligamentar, 245-249
    abordagem, 247
    do LCA, 247
      procedimentos em tempo único, 247
        versus dois tempos distintos, 247
    epidemiologia, 245
    lesões do LCA, 245, 246, 248
      e meniscal, 245
        risco de OA, 245
      resultados clínicos, 248
      resultados da cicatrização, 246
    lesões multiligamentares, 247
    técnicas cirúrgicas, 247
  contraindicações para, 217-222
    análise crítica das, 218
    clássicas, 217*q*
  dispositivos de, 225-230
    Ceterix NovoStitch®, 229
    FAST-FIX™ 360, 227
    Knee Scorpion™, 228
    Omnispan™, 226
    QuickPass™ SutureLasso™, 229
    Sequent™, 227
    sistema CrossFix II™, 226
    SpeedCinch™, 225
  indicações para, 217-222
    análise crítica das, 218
    ideais, 217*q*
  instrumental próprio, 257*f*

materiais de, 225-230
previsibilidade pela RM de, 53-61
    resultados de estudos, 60q
raízes meniscais, 281-292
    anatomia, 281
        RPML, 281
        RPMM, 281
    biomecânica, 282
    classificação, 282
    composição, 281
    diagnóstico, 283
        avaliação clínica, 283
        imagem, 283
    diferentes tipos de, 283f
    epidemiologia, 283
    fatores de risco, 283
    reabilitação, 284
        pós-operatória, 284
    técnica de reparação, 285f
    tratamento, 283
técnica, 251-259, 261-266, 267-269, 271-279
    com dispositivos, 267-269
        all-inside, 267-269
        indicações, 267
        reabilitação, 269
        técnica, 267
    de dentro para fora, 251-259
        indicação, 252
        reabilitação, 258
        técnica cirúrgica, 255
    de fora para dentro, 261-266
        discussão, 261
        técnica cirúrgica, 261
    empilhada, 252f
    horizontal, 252f
    inside-out, 254f
        em X, 254f
    outside-in, 261-266
        instrumental necessário, 262f
        resultados, 265q
    paralela, 252f, 257f
    posterior para *ramp lesion*, 271-279
        abordagem artroscópica, 272
        classificação, 272, 273f
        diagnóstico, 271
        manejo pós-operatório, 276
        opções de tratamento, 275
        resultados, 278
        técnica cirúrgica, 276
    vertical, 252f, 257f
vias de acesso para, 239-243
    de dentro para fora, 239
    de fora para dentro, 242
    inside-out, 239
        acesso posterolateral, 241
        acesso posteromedial, 240
        técnica cirúrgica, 239
    outside-in, 242
    portal posteromedial, 243
    reparo meniscal aberto, 239
    transtibial, 242

T

Teste(s)
    meniscais, 37-40
        diagnósticos, 40q
        especiais, 39
            Apley, 39
            Bohler, 39
            Bragard, 39
            Helfet, 39
            marcha de pato, 39
            McMurray, 39
            Merke, 39
            Payr, 40
            sinal de Smillie, 39
            Steinmann, 39
                secundário, 39
            Thessaly, 39
Thessaly
    teste de, 39
TPL (Tendão Poplíteo), 13
    hiato meniscal do, 14f
Transmissão
    de cargas, 23
        meniscos e, 23
Transplante Meniscal, 319-375
    alternativa aos aloenxertos, 369-374
        implantes, 371
            características, 371
            desenvolvimento, 371
        indicações, 369-374
            contraindicações, 369
            fisiopatologia, 371
        resultados, 369-374
            clínicos, 372
            comparação dos desfechos clínicos, 373
            reabilitação pós-operatória, 370
        scaffolds meniscus, 369-374
        técnicas, 369-374
            cirúrgica, 370
            estudos futuros, 374
    artroplastia biológica, 363-366
    cirurgia de menisco, 339-355
        reabilitação após, 339-355
            considerações gerais, 339
            considerações sobre, 340
            modificadores, 354
                perspectiva dos cirurgiões, 354
            pré-reabilitação, 340
            resumo da, 349
    de ML, 7f, 327-336
        dicas, 327-336
            para resolução de problemas, 333
        intraoperatório, 327-336
        técnica cirúrgica, 327-336
    de MM, 327-336
        dicas, 327-336
            para resolução de problemas, 333
        intraoperatório, 327-336
        técnica cirúrgica, 327-336
    indicações, 321-326
        seleção do paciente, 321

planejamento pré-operatório, 321-326
   avaliação, 322, 323
      clínica, 323
      por imagem, 322
   enxerto meniscal, 324
      seleção do, 324
   métodos, 323
      discussão sobre os, 323
resultados após, 355-361
   cirurgia simultânea, 356
      de ligamento, 356
   de ML, 360
   de MM, 360
   defeitos condrais, 356
      concomitantes, 356
   desfechos do paciente, 360
      clínicos, 360
      subjetivos, 360
   lateralidade, 355
   MAT, 357
      com outros procedimentos, 357
   momento de realização, 359
   osteotomia concomitante, 357
   procedimentos condrais, 356
      concomitantes, 356
   retorno ao esporte, 360
   taxa de falência, 357
   técnica cirúrgica, 355
sobrevida após, 355-361
   cirurgia simultânea, 356
      de ligamento, 356
   de ML, 360
   de MM, 360
   defeitos condrais, 356
      concomitantes, 356
   desfechos do paciente, 360
      clínicos, 360
      subjetivos, 360
   lateralidade, 355
   MAT, 357
      com outros procedimentos, 357
   momento de realização, 359
   osteotomia concomitante, 357
   procedimentos condrais, 356
      concomitantes, 356
   retorno ao esporte, 360
   taxa de falência, 357
   técnica cirúrgica, 355

Transplante
   autólogo, 184, 186*f*, 187*f*
      de condrócitos, 184, 186*f*, 187*f*
         do CFM, 186*f*
   osteocondral, 178
      autólogo, 178
      circulares sobrepostos, 365*f*
      técnica de, 365*f*
Tratamento Conservador
   das lesões de menisco, 85-86, 107-117
      e ligamentar, 86
      exercícios, 86
      observação expectante, 85
      perda ponderal, 85
      radial completa, 155
      reabilitação física, 86
      reabilitação no, 107-117
         abordagem fisioterapêutica, 107
         avaliação, 107
         princípios de, 107
Trauma
   meniscal, 33
      mecanismos de, 33
Trefinação
   na cicatrização meniscal, 232
Trocater
   artroscópico, 77, 78*f*
Trombose Venosa
   profunda, 310
      nos reparos meniscais, 310

V

VAC (Canal de Acesso Vascular/*Vascular Access Channels*), 232
VAS (Escala Análoga Visual), 359

W

Watanabe
   classificação de, 69, 72*f*, 122*f*
      das lesões meniscais, 69
      de menisco discoide, 122*f*
WOMAC (*Western Ontario and McMaster Universities Osteoarthritis Index*), 204, 360
Wrisberg
   ligamento meniscal de, 13*f*
      lateral posterior, 13*f*